ULTRASOUND IN CLINICAL MEDICINE

临床超声医学

主　　编：陈宝定　鹿　皎

名誉主编：徐辉雄　薛　玉

副 主 编：亓培君　张　歆

吴新财　尚梦园

沈培璞

江苏大学出版社
JIANGSU UNIVERSITY PRESS
镇　江

编委会
（按拼音排序）

陈宝定　江苏大学附属医院
陈哲铭　江苏大学附属医院
杜　睿　江苏大学附属医院
侯秀敏　徐州医科大学附属医院
胡建群　江苏省人民医院
胡　兴　江苏大学附属医院
鹿　皎　徐州医科大学附属医院
亓培君　徐州医科大学附属医院
仇　焕　徐州医科大学附属医院
尚梦园　江苏大学附属医院
沈　楚　江苏大学附属医院
沈培璞　徐州医科大学附属医院
王珂珂　江苏大学附属医院
王　荣　徐州医科大学附属医院
吴新财　江苏大学附属医院
夏炳兰　江苏省苏北人民医院
许　迪　江苏省人民医院
许建萍　江苏大学附属医院
薛佩芳　江苏大学附属医院
余　转　江苏大学附属医院
张倩倩　徐州医科大学附属医院
张　歆　江苏大学附属医院
张　哲　江苏大学附属医院
赵　峰　江苏大学附属医院
赵双双　江苏大学附属医院
卓晓英　徐州医科大学附属医院

图书在版编目(CIP)数据

临床超声医学 / 陈宝定，鹿皎主编. — 镇江 ：江苏大学出版社，2018.5(2022.12 重印)
ISBN 978-7-5684-0812-7

Ⅰ. ①临… Ⅱ. ①陈… ②鹿… Ⅲ. ①超声波诊断 Ⅳ. ①R445.1

中国版本图书馆 CIP 数据核字(2018)第 105213 号

临床超声医学

Linchuang Chaosheng Yixue

主　　编/陈宝定　鹿　皎
责任编辑/仲　蕙　王　晶　李经晶
出版发行/江苏大学出版社
地　　址/江苏省镇江市京口区学府路 301 号(邮编：212013)
电　　话/0511-84446464(传真)
网　　址/http://press.ujs.edu.cn
印　　刷/广东虎彩云印刷有限公司
开　　本/787 mm×1 092 mm　1/16
印　　张/36.25
字　　数/978 千字
版　　次/2018 年 5 月第 1 版
印　　次/2022 年 12 月第 3 次印刷
书　　号/ISBN 978-7-5684-0812-7
定　　价/88.00 元

如有印装质量问题请与本社营销部联系(电话:0511-84440882)

序一

超声医学新技术不断发展进步，特别是近十年，超声医学取得了突破性的进展，已经成为临床重要的影像检查技术。江苏大学附属医院和徐州医科大学附属医院的超声医学同仁，为了满足医学影像专业教学和超声临床工作的需求，历经一年多的通力合作，编写了这本面向临床医学专业本科生的超声医学教材。该教材编委陈宝定和鹿皎等，长期在临床、教学和科研一线工作，积累了大量的临床病例资料、教学经验和科研基础。

本书依据超声专业教学大纲要求，详细阐述了超声医学的基本理论、基本知识和基本技能，以临床上的常见病、多发病的超声诊断为重点，并兼顾一些新技术的介绍。本书重点突出，内容简洁、精练，涵盖的范围又极其广泛，不仅包括传统超声诊断，还增加了一些超声新技术，如超声造影、弹性成像、三维成像、介入性超声及部分小儿超声的内容，拓宽了学生们的视野，增加了学生学习的兴趣。

通过精心准备，本书内容翔实、图片丰富，必将成为在校医学影像专业学生的一本宝贵的教科书，同时可为从事临床超声诊断工作的医务人员提供指导和帮助。

南京军区南京总医院

2018 年 4 月

序二

近年来，超声医学新技术和诊断新思路发展迅速，弹性成像、超声造影、介入性超声等一些新技术不断应用于临床。为了配合新时期超声医学教学的需求，江苏大学附属医院和徐州医科大学附属医院超声专业的同道编写了本书。此书立足超声专业的本科教学，同时也适合广大超声医务工作者参考使用。本书编委都是从事医教研工作的一线人员，多数是年青同志，为了本书的出版，他们在繁忙的工作之余精心编撰，付出了大量的辛勤劳动，实属不易。

本书主要介绍了疾病的解剖病理、临床表现、超声检查方法及超声声像图表现，作为教学用书，尽量配上了各疾病相应的典型声像图改变及示意图、鉴别诊断表格等，能使学生更为直观地加深对疾病的理解及超声诊断的掌握。本书涵盖的内容广泛，包括超声基础，消化系统、心脏、泌尿和男性生殖、胃肠、妇科、产科、外周血管、浅表器官、肌肉骨骼系统、介入性超声、小儿超声 13 个章节，对超声基础部分阐述深入浅出，并增加了超声弹性、超声介入等新技术的介绍，使得该教材更加新颖。

此书出版正值超声新技术在临床广泛应用的节点，不仅适合在校医学影像专业学生使用，也适合从事临床超声诊断工作的医务工作者使用。

江苏省肿瘤医院

2018 年 4 月

前　言

超声检查,以其无创、实时、便捷和准确性高等优点已在临床广泛应用。近年来,传统超声成像技术不断完善,如二维图像分辨率和血流成像敏感性明显提高,为观察正常和病理状态下组织结构和功能变化提供了更可靠的方法。同时,超声影像新技术发展迅速,超声造影、弹性成像、三维超声、介入性超声等技术的开发,大大拓展了超声影像学的临床应用范围。特别是介入性超声的发展,更是将超声医学从传统诊断范畴向治疗领域拓展开来,并在临床发挥了重要作用。

为了适应超声技术的飞速发展,配合超声医学教学的需求,江苏大学附属医院和徐州医科大学附属医院的超声医学同仁总结了多年教学和临床经验,参阅了国内外大量文献及相关书籍,编写了这本《临床超声医学》。2016 年 6 月,我们成立了该书编委会,初步制定了编写的方针和框架结构,启动了编订工作。各位编委齐心协力、精心编撰,先后召开了三次编委会,大家共同学习,集体讨论和修改了编写内容,分享编写经验。历时一年多,经反复修改和不断精益求精,于 2017 年 12 月在南京召开定稿会,完成了全书的编写工作。

本书的编写原则和要求是针对五年制医学影像学专业教学需求,重视基础理论、基本知识和基本技能,培养从事临床医疗工作的医学影像专业医师,同时也希望其他不同专业的临床医师能从中受益。本书不仅适用于在校医学影像专业学生专业课学习,也适合从事临床超声诊断工作的医务工作者了解超声诊断的基本知识。

本书涵盖的内容广泛,配图清晰(彩图详见各章节二维码),共 13 章,新增加了介入性超声、小儿超声、肌肉骨骼的超声诊断等超声医学的新篇章。相应章节包含各个组织器官的超声解剖、检查方法、疾病的病理、临床表现、超声声像特征及鉴别诊断,并配上了各疾病相应的典型声像图改变及示意图等,能使读者更为直观地加深对疾病的理解及超声诊断的掌握,以便举一反三,迅速掌握超声诊断与鉴别的要点。内容上,我们选择了超声诊断涉及的各个系统的常见病、多发病,书中的主要观点和论据大多为现阶段临床公认的较为成熟的资料,但也介绍了某些超声新技术的探索性应用,以拓展读者的知识面。

本书在编写过程中得到了杨斌教授、谭旭艳教授和徐辉雄教授等前辈的关心支持,特别是徐辉雄教授不断给予编委会指导和鼓励,杨斌和谭旭艳教授也欣然作序;江苏大学出版社的编辑们也大力支持，在此一并表示衷心感谢！

江苏大学附属医院和徐州医科大学附属医院超声医学同仁在繁忙的工作之余，为本书的编撰付出了大量的辛勤劳动。由于编者学术水平和经验所限，书中难免存在疏漏之处，恳请广大读者提出宝贵意见，以便再版时给予纠正和提高。

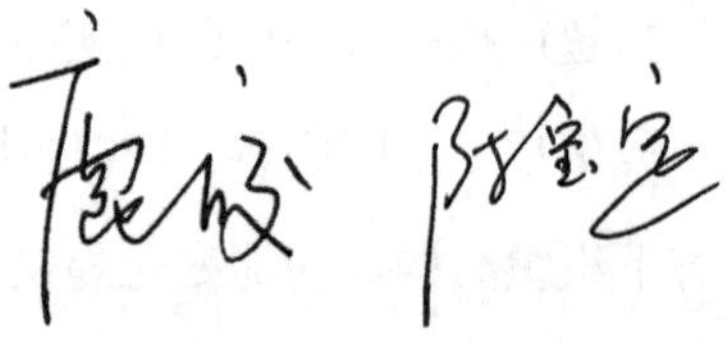

2018 年 4 月

目　录

第一章　医学超声基础知识

扫一扫

看彩图

第一节　超声基本特性

一、超声发展史

由于超声检查具有安全、无创、便携、易用、价格便宜、实时成像等优势，早在20世纪末，超声影像学便成为医学影像诊断领域的主要方法之一。现简要回顾国内外医学超声发展史，简单阐述医学超声当前技术的发展水平及其临床应用。

1880年，Curie兄弟首次发现了产生超声波的压电效应，1949年奥地利的K. T. Dussik获得了头部（包括脑室）的二维B型超声图像，超声从此开始用于临床诊断。1952年美国Wild等应用A型超声诊断仪分析组织结构，由于该方法将超声回波幅度作为纵坐标、超声传播时间作为横坐标，其波形只能反映某一方向一维深度各点的回波波形信息而缺乏解剖形态。1954年Edler等开始通过M型超声诊断心血管疾病，即以回波幅度调节声束各扫描点的亮度，以随时间变化的曲线显示心脏结构运动的变化情况。20世纪60年代后期，B型超声被用于检查腹部脏器并可获取相对理想的图像，该方法是以回波的幅度调制光点亮度以形成二维断面图，其检测实质为界面的声阻抗差。20世纪90年代兴起的三维超声成像技术是采用二维序列图像和三维重建算法，以获得感兴趣区横切面、纵切面、冠状切面及三维轴向切面的图像。

1842年Christian Doppler首次发现多普勒效应；1957年日本里村茂夫发表连续多普勒诊断心脏瓣膜病的文章；随后，Fram Kein研制出脉冲多普勒超声。多普勒超声主要用于诊断心血管、反映血流动力学指标，1992年McDicken等提出采用多普勒组织成像技术来分析心肌运动产生的频移信号。

声波在介质内传播、发射及散射都具有非线性效应，导致谐波产生，其中二次谐波的幅度最强。谐波成像技术最早应用于超声造影成像，即利用微泡在超声波的作用下进行非线性振动形成"仅含微泡"的图像。1968年Gramiak和Shah报道了通过使用小气泡来增强超声对比度的工作，开启了超声造影剂的研究。最早的超声造影剂不能通过肺循环而只能使右心显影。1984年Feinstein等发明的白蛋白包裹的微泡造影剂直径小、在血液内持续时间长，标志着超声造影跨入了左心造影时代。随后，第三代声学造影剂能达到心外脏器、实现心外脏器造影，增强实质脏器的二维图像和多普勒超声信号。目前超声造影增强的临床应用及潜在的应用技术领域主要集中于以下4个方面：多普勒模式下超声造影显像、灰阶超声造影显像、超声造影功能显像及超声与微泡造影剂在治疗领域中的应用。

软组织发生病变时，其组织的弹性特征会随之变化。为此，1982年Dickinson和Wilson等首先将超声用于测量组织弹性情况，即通过跟踪由心脏收缩和血流搏动所产生的回波移动来测量血管附近的位移和形变。1988年Lerner和Parker首次将感兴趣区表示为一幅图像以显示软组织包绕高硬度区域的检测情况，并提出“声弹性”这一具有里程碑意义的技术。1991年Ophir等提出“弹性成像”技术，即通过外部压力获得应变图像以辨别病变组织的炎症、增生、纤维化等病变。此方法被称为应变弹性成像，可定性显示组织硬度。20世纪90年代苏联学者Sarvazyan系统提出了剪切波弹性成像理论，即利用声束产生的声辐射力对介质进行激励，这种激励能沿其传播方向对介质产生推力，而弹性介质如人体组织自身存在恢复力，对这种推力会有所反应，可引发机械波，其中包括在组织中横向传播的剪切波。因人体各组织密度相对稳定，剪切波的传播速度与人体组织的硬度直接相关，故该方法近几年被应用于定量显示人体软组织硬度情况。

二、超声波的物理特性

超声波(ultrasound)的本质是频率超过人耳听觉范围(20～20 000 Hz)的机械波(表1-1-1)，是通过压强周期变化在弹性介质中传播的一种能量。机械波的压强变化会引起介质中质点的位移，或导致质点在其平衡位置附近发生振动。弹性介质的各质点就是通过弹性力而相互联系的，而机械波正是通过质点前后振动并与相邻质点之间的相互作用向前传播的。因此，机械波从振源向外传播的是能量，本身并不移动。故作为机械波的一种，超声波与电磁波不同，其传播是需要介质的，如空气、水、软组织、固体等。超声波可以理解为介质中的质点位移或引起质点运动的入射压强，当质点距平衡位置最远时其能量为0；当质点在平衡位置时压强达到最大。相控阵探头发射的最高峰值声压在软组织内引起的质点最大位移约10^{-8}m，大概是原子直径的100倍。

表1-1-1　声波频率的分段

名称	频率范围/Hz	备注
次声波	<20	
可听声波	20～20 000	人耳听到的声音频率因人而异，其总范围为20～20 000 Hz。年龄越大，人耳能听到的频率范围越窄
超声波	>20 000	医学诊断超声所用频率多为1～20 MHz

机械波可分为纵波、横波、拉伸波、弯曲波等多种，医学超声领域应用最多的是纵波，近几年一些新的成像技术也开始涉及横波(图1-1-1)。

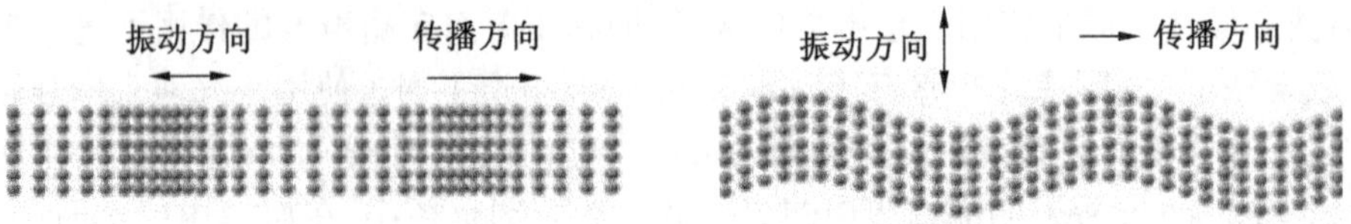

(a) 纵波　　(b) 横波

纵波是指介质中质点的运动方向与波的传播方向平行。波长为相邻压缩区或稀疏区之间的距离。声波即常见的纵波，由高、低声压区组成，高声压区(压缩区)为波峰，低声压区(稀疏区)为波谷。横波是指质点的运动方向垂直于波的传播方向。其波长为相邻波峰之间的距离。光波、X线、无线电波等电磁波属于横波。

图1-1-1　纵波与横波示意图

超声波在介质的分子间传播时,介质的第一个分子受到超声波的推力在其平衡位置附近振动,并将能量传给第二个分子,使其在自己的平衡位置附近振动,这种压缩将依次传递到相邻分子对,直到分子运动因摩擦而终止,波的传播也中断。这种因分子振动而引起的随时间变化的声压常被用来描述声波特性。

超声波在介质中传播时会出现波形的畸变。对畸变波形进行频谱分析后发现该频谱中除了有一个幅度最大、频率最低的波(称为基波),还有若干个频率为基波频率整数倍的波,即谐波(图 1-1-2)。基波频率称为基频 f,则频率为 $2f,3f,\cdots,nf$ 的这些谐波分别称为二次谐波、三次谐波……n 次谐波。有限振幅波在介质中开始传播,到锯齿波形成所经历的距离称为间断距离。在形成锯齿波时谐波是最丰富的。谐波的形成有两个突出特点:谐波强度随深度变化是非线性的;谐波能量与基波能量呈非线性。

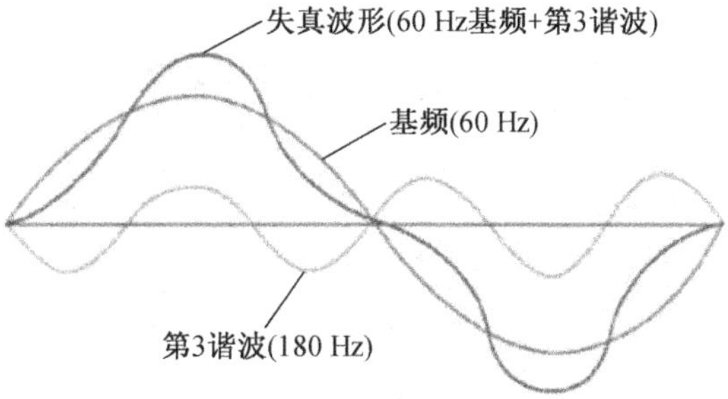

图 1-1-2 基波与谐波示意图

常规超声成像仅利用基波的信息进行成像。如去除基波而利用组织谐波成像则称为组织谐波成像(tissue harmonic imaging, THI),该方法可消除基波的噪声干扰及旁瓣产生的混响,消除近场伪像干扰。

三、声波相关物理量

为更好地掌握超声成像特点及临床应用,首先应熟悉波长、频率、周期、声速、波动公式等机械波的描述性特质。

波长(wave length, λ)是指具有同样位移的相邻两点间的距离,标准单位为米(m)。1.5 MHz 的超声波在软组织中的波长大约为 1 mm。

频率(frequency, f)是指 1 s 内通过任意指定点的波的周期个数,单位为赫兹(Hz)。1 MHz = 1 000 kHz = 1 000 000 Hz。用于成像的超声频率对图像分辨率和穿透深度非常重要,频率增加后,轴向分辨率增加而穿透深度降低。

周期(period, T)是指弹性介质质点完成一次全振动所需要的时间,单位为秒(s)。周期和频率成反比关系($T = 1/f$)。

声速(sound velocity, c)是指声波在介质中传播的速度,单位为米/秒(m/s)。与电磁波不同,超声波声速取决于波传播的介质。不同频率的声波在同一介质中的传播速度相同,但同一频率的声波在不同介质中的传播速度不同(图 1-1-3)。

波动公式表示频率、波长和声速之间的关系,即

$$c = f\lambda = \lambda/T \quad (1\text{-}1\text{-}1)$$

该式是诊断超声得以成像、测量的基础,因此是诊断超声中最重要的公式。波动公式的临床实际应用二维声像图如图 1-1-4 所示。

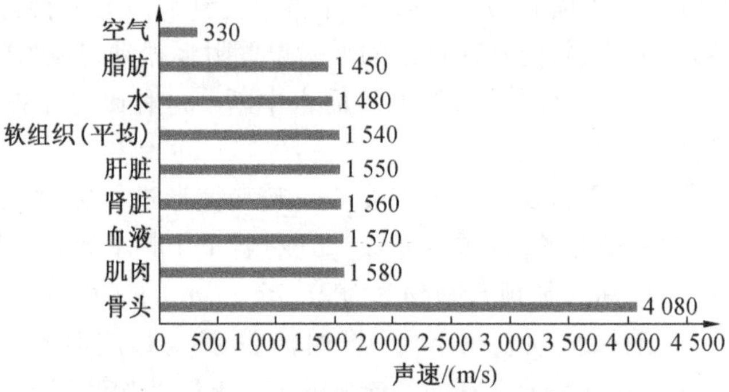

图 1-1-3　不同介质中声波的传播速度

假设探头发射的声波约在 0.178 ms 后被探头探测到肝实质内有异常肿块样回声，表示声波经探头发射后约 0.089 ms 到达肿块表面，则探头距肿块表面的距离约 1 540 m/s × 0.089 ms = 154 000 cm/s ×0.000 089 s = 13.706 cm。

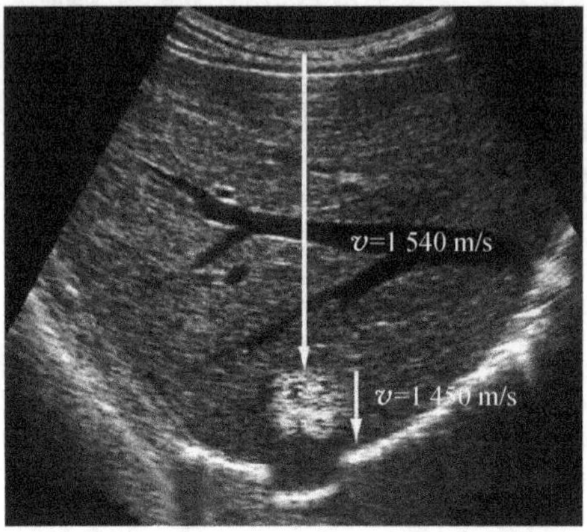

图 1-1-4　波动公式的临床实际应用二维声像图

四、声波的基本特性

（一）反射

当前超声设备只能探测到反射回探头的声波并据此成像，未反射回探头的声波则不会被探测到。当超声波经过完全均质的介质时不会遇到任何界面而发生反射（reflection），该介质表现为囊性；当接触到非均质的介质后，部分声波会在界面发生反射，其程度是由组成界面的两种介质的声阻抗（acoustic impedance）差异所决定的，公式如下：

$$Z = \rho c \tag{1-1-2}$$

式中，Z 为声阻抗；ρ 为介质密度；c 为声速。由此公式可知声阻抗与介质本身有关，与声波频率无关。图 1-1-5 反映了几种不同介质的声阻抗。当声阻抗差（acoustic impedance difference）大于 1% 时，即可对入射的超声波发生反射。两界面的声阻抗差越大，反射能量越多，例如组织与空气或骨骼形成的界面，因两者声阻抗差较大使得大部分声波发生反射；脂肪与肌肉形成的界面，因两者声阻抗很接近，只有一小部分声波发生反射，大部分声波继续向前传播。

声波在遇到界面后发生反射的方式取决于界面的大小和表面特征。如界面较大且相对光滑时，入射的一小部分声波在界面发生镜面反射，被反射声波的比例以反射系数（R）表示。当入射声波与界面垂直时，反射系数计算方法如下：

$$R = \frac{(Z_2 - Z_1)^2}{(Z_2 + Z_1)^2} \tag{1-1-3}$$

式中，Z_2，Z_1 分别表示形成界面的两种介质的声阻抗。

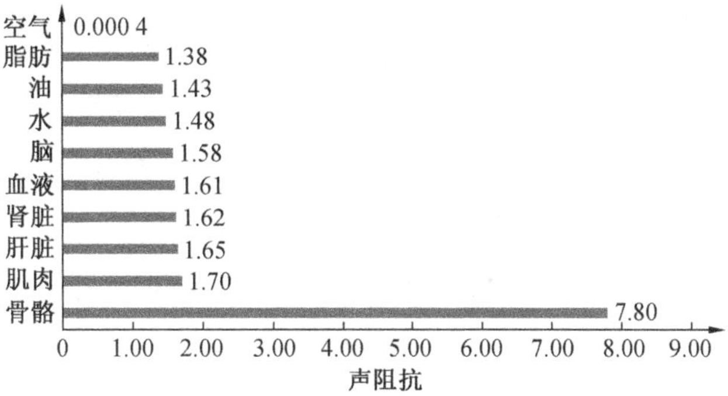

图 1-1-5 不同介质的声阻抗

（二）折射

当声波从一种介质传入另一种介质后传播速度发生改变，其传播方向也会发生改变，这种情况称为折射（refraction），传播方向改变时遵循 Snell's 定律，公式如下：

$$\frac{\sin\theta_1}{\sin\theta_2}=\frac{c_1}{c_2} \tag{1-1-4}$$

式中，θ_1 为入射角；θ_2 为折射角；c_1，c_2 为构成界面的两种介质中的声速。

我们假定声波在整个传播过程中是沿着一条固定的线进行的，折射的存在可使我们获得的图像在距离或位置方面存在一定的偏差（图 1-1-6）。为此，在实际操作中应尽可能使声波垂直射入以提高图像准确性。

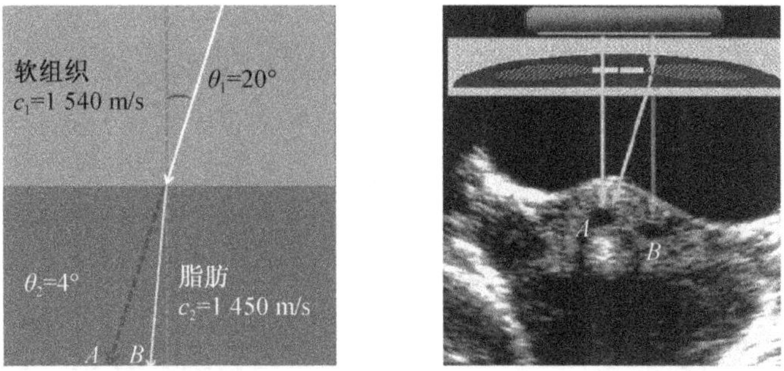

(a) 示意图　　(b) 二维声像图

声束经过折射后观察到的是点 *B* 的情况，但之前假设声束是沿直线传播的，所以我们认为观察到的是点 *A* 的情况。

图 1-1-6 折射所形成的假象示意图及二维声像图

（三）散射和衍射

当声波遇到小界面（small interface，指声学界面的长度小于声波的波长）而向多个方向辐射的现象称为散射（scattering），构成小界面的微粒则称为散射体（图 1-1-7）。

因实质性脏器的反射界面范围较入射的声波波长明显小，故声波在体内传播时大多数不会发生镜面反射，而是向各个方向散射，这种反射称为漫反射。发生漫反射后的声波间会因存在正向或负向叠加而导致超声散斑，使获得的超声图像具有颗粒感，并降低组织间的对比性，但却是实质性组织得以成像的基础。此外，一些检查方法的应用很大程度上依赖于漫反射，如应用多普勒技术观察走行垂直于声束的血管。

在散射波中，与入射声束方向完全相反（即呈 180°）的散射称为背向散射（back scattering）。通常根据背向散射系数（*Sb*）来衡量组织背向散射特性，其定义为在与入射声束成 180°

的方向上的单位体积和单位立体角的微分散射截面。

经过波的散射，波的能量会发生衰减。

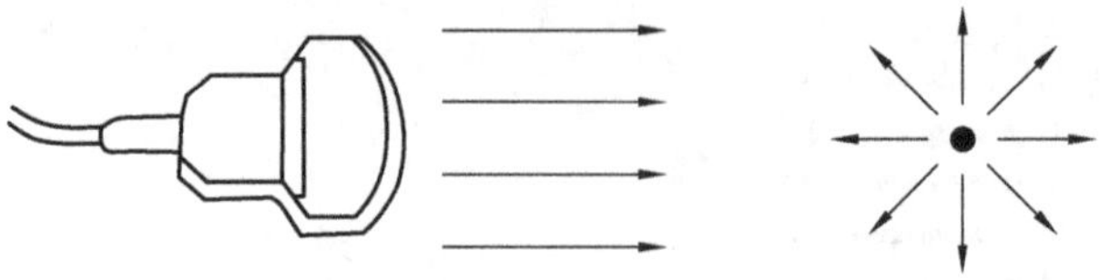

图 1-1-7　波的散射示意图

衍射(diffraction)也称绕射，是指当超声远离其声源时声束向外伸展的现象(图 1-1-8)。衍射角度与声源尺寸相关，声源越小，发生的衍射角度越大。当声束通过一个小缝隙时也可发生衍射，小缝隙此时即相当于一个小声源，当声束经过之后会迅速衍射开来。衍射将严重影响侧向分辨力，大的衍射将增加衰减。

经单缝衍射后，声束除有继续向前的 p，还有向两侧伸展的 w 和 n。

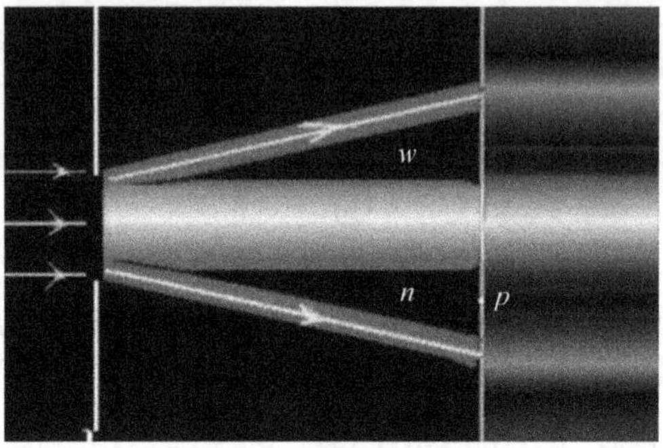

图 1-1-8　单缝衍射示意图

(四) 波叠加与波干涉

当两列或更多列声波在介质中传播时，如在空间某点相遇，在任一时刻质点的位移是各个波在该点所引起的分位移的矢量和，即合成新的声波，称为波的叠加(彩图 1-1-9)。叠加后的声波包含了每个波原有的独立特性(振幅、频率、相位等)。当两个频率相同、振幅相同、相位差相同的声源发出的波，同时作用于某区域内时，使介质中某些点上的振动始终加强，某些点上的振动始终减弱，称为波的干涉(图 1-1-10)。

波叠加可以相互增强，也可以相互抵消。

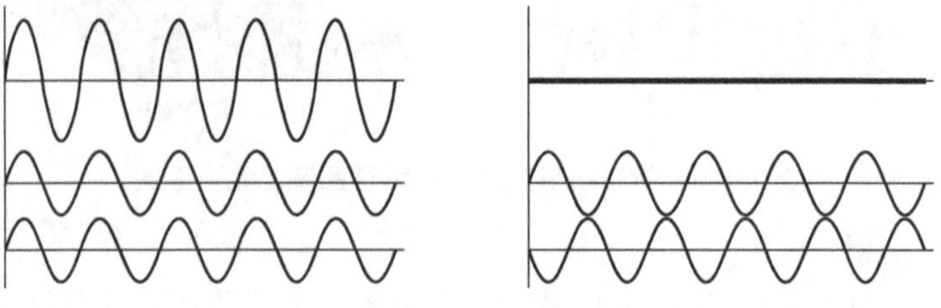

(a)　　(b)

图 1-1-10　波叠加示意图

(五) 惠更斯原理

超声波从声源发出后若在均匀的各项同性的非流动介质中传播，波动到达的各个被激发产生振动的质点都可视为发射子波的新声源。由子波到达的各质点所连成的包络构成新的波阵面，称为波前。波前的法线就是波的传播方向。该规律称为惠更斯原理(Huygens principle)。波前呈平面的波称为平面波，波前呈球面的波称为球面波(图 1-1-11)。

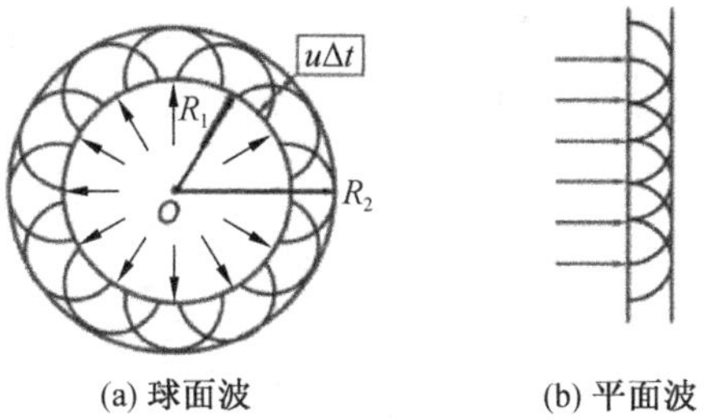

图 1-1-11 球面波与平面波示意图

一个波源在均质介质内的传播速度为 u,自始点 O 开始传播,于 t 时形成的波面 R_1 为球面,于 $(t+\Delta t)$ 时形成的波面 R_2 仍为球面。如一组振动波源在均质介质中同时振动,波前平行于振源组的连线,传播方向与振源组连线垂直。

(六) 线性传播与非线性传播

当前医学超声成像是基于超声传播的过程中声压、声速和密度之间大致呈线性关系的假设。但实际上,超声在传播过程中会发生波形畸变,即非线性传播,使得正压时相的波峰逐渐右移,而负压时相的波峰逐渐左移。这种畸变波形按傅里叶转换原理相当于以正弦波为基波,叠加两倍、三倍至数倍于基波频率的谐波。一般来说,频率为 f_0 的波随传播距离的增大会产生频率为 $2f_0, 3f_0, \cdots$ 的谐波,其中以 $2f_0$ 谐波的强度较大。声波在反射传播过程中同样也是非线性的,产生谐波。

(七) 多普勒效应

由于声源与接收器相对运动而使得声频发生改变的现象称为多普勒效应(Doppler effect)。该部分将在后面详细介绍。

(八) 衰减

声波经过非均质介质后,其能量最终转化为介质的热能。在传播过程中,声波的能量发生衰减(attenuation)后将影响组织深度的有效观测,在临床实际应用中则影响探头的选择及时间(或深度)增益等大量与操作相关的参数设定。测量衰减时使用的是相对值而不是绝对值,通常用分贝(dB)来表示衰减的声能或声强。分贝指两个声束的相对能量或强度(单位 mW/cm^2),表示成 10 的对数,计算公式如下:

$$分贝(dB)=10\lg\frac{I}{I_0} \tag{1-1-5}$$

式中,I 为超声束中任意点的能量或强度;I_0 为超声束的起始能量或强度。

吸收、散射与反射共同作用导致声能在传播过程中衰减,前者将声能转换为热能,后两者将声能进行转移。衰减程度与入射波频率和传导介质有关,频率越高,衰减越明显。以声衰减系数(α)表示,即 $\alpha=\beta f$(式中,β 也为声衰减系数,单位 dB/(cm · MHz);f 为超声频率)。图 1-1-12 为不同类型正常组织的衰减系数。

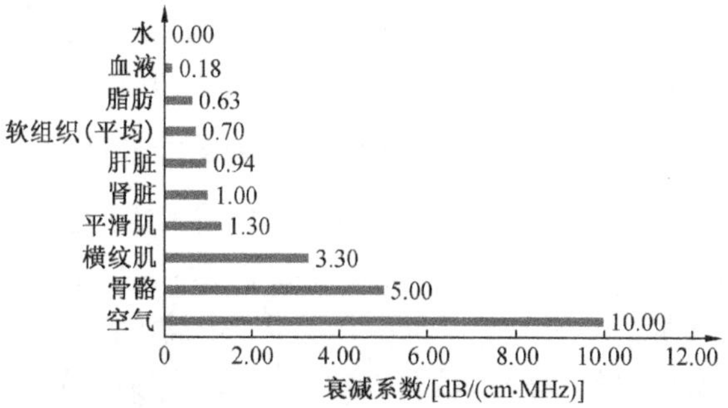

图 1-1-12 不同组织的衰减系数

由图 1-1-12 可以看出，由于空气的衰减系数最大，肺是含气器官，因而肺的衰减系数是最大的，骨骼的衰减系数也较大；而水和血液的衰减系数非常小，因而是传播超声的良好介质，被称为“超声窗”。

五、超声波的声场特性

声源(sound source)：能发出超声的物体称为声源，通常采用压电陶瓷、压电有机材料或混合压电材料。在这些材料上加以电脉冲即可发射超声波。用超声换能器制成可供检查用的器件称为超声探头。

声束(sound beam)：换能器发出的声波，由于有指向性而在某个方向上形成集中传播的束状超声波，这种声场也称为声束。

声场(sound field)：介质中有声波存在的区域，即有声能占据的空间，也就是发射超声在介质传播时其能量所达到的空间，称为声场。

声强(intensity, I)：描述超声能量大小的一种物理量，即超声束在单位时间通过单位横截面积的超声能量，以 W/cm^2 或 mW/cm^2 为单位，$1\ W/cm^2 = 1\ J/(cm^2 \cdot s)$。

近场与远场：超声场可分为两部分，近超声源处的超声束呈狭窄的圆柱形，直径略小于探头压电晶片的直径，此区域为近场。在距超声源远的区域，超声束扩散变宽，称为远场。远场区声束扩散程度的大小与声源的半径和超声波的波长有关。用 θ 代表半扩散角时，则 $\sin\theta = 1.22\lambda/D$，显然半扩散角 θ 越小，方向性就越好。如果采用机械或电子方法进行聚焦，则可减少远场区声束扩散获得更窄更佳的声束，并能减少图像的失真度。

非聚焦声束内声强的分布是不均匀的。近场区声束宽度虽然接近相等，但声强分布起伏较大；远场区声强分布相对均匀，但声束增宽，逐渐扩散。声束中，在声轴方向上声强最集中的区域呈细窄瓣状，称为主瓣，在主瓣周围还有数层旁瓣，由内向外依次称为第一旁瓣、第二旁瓣……(图 1-1-13)，其中最重要的是第一旁瓣，其声压虽小，但足以引起伪像。

图 a 中声束 A 为主瓣声束，声束 B，C 分别为第一旁瓣声束和第二旁瓣声束。B，C 形成的图像叠加在 A 上，使得最终获得的图像如图 b 所示。

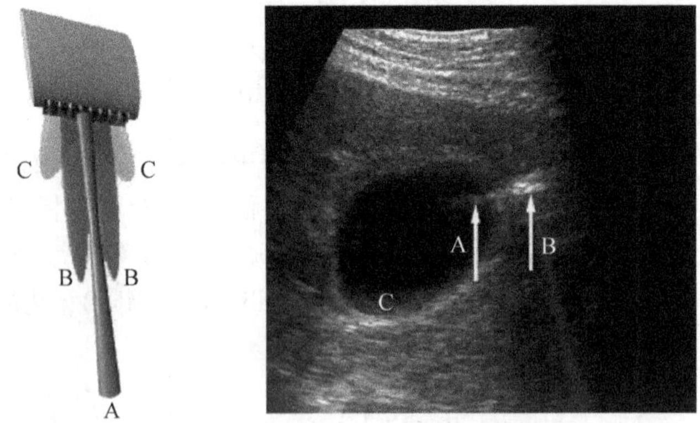

(a) 示意图　　(b) 二维声像图

图 1-1-13　旁瓣效应示意图及二维声像图

分辨力(resolution)：即评价超声图像空间分辨本领与清晰度最关键的因素，包括空间分辨力、对比分辨力、时间分辨力及细微分辨力，其中最主要的是空间分辨力。空间分辨力是指所能成像的高对比度物体的最小尺寸。空间分辨力依方向不同可分为轴(纵)向分辨力、侧向分辨力和层厚分辨力。其中最简单的是轴向分辨力，即能够分辨沿声轴方向紧邻的两个界面的能力。超声转换器发射一系列脉冲波进入人体内，每个脉冲波通常含有两到三个周期超声波，超声医师无法调整脉冲波内的声波周期数，而单位脉冲波长度为声波波长与所含声波周期数的乘积，当声波频率增加后其波长变短，则脉冲波长也变短，使得轴向分辨力提高（图1-1-14）。此外，侧向分辨力也必须考虑。侧向分辨力是指垂直于声轴切面但与探头切面平行方向上分辨紧邻的两个界面的能力，其取决于声束的宽度，可通过聚焦选定区域的声束来提高。层厚分辨力指垂直于声束及探头切面的层厚，其取决于声束的厚度，该厚度是由探头本身决定、不能调节。超声声束的宽度或厚度过宽或过厚将影响对微小结构，如乳腺肿瘤的微小钙化或甲状腺内的小囊肿等的显示。侧向分辨力、层厚分辨力通常明显较轴向分辨力差。

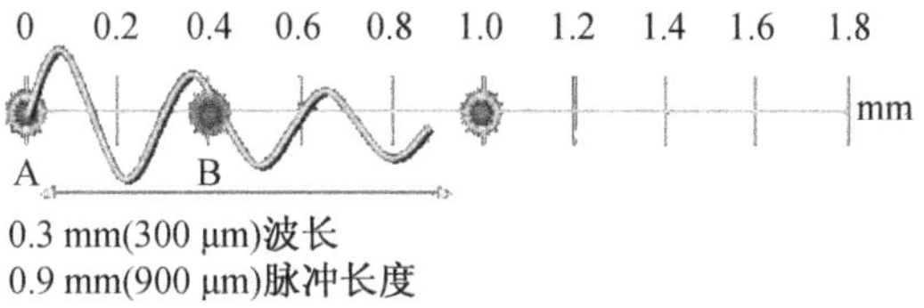

转换器发射的声波频率为 5 MHz 时波长约 0. 31 mm，假设脉冲波包含 3 个超声波，则脉冲波波长约 0. 93 mm，此时相距约 0. 4 mm 的 A，B 两物体则不能被区分。如声波频率为 15 MHz，脉冲波波长约 0. 31 mm，则可将 A，B 分开。

图 1-1-14　轴向分辨力示意图

六、多普勒原理及其临床应用

（一）多普勒原理

介质表面的反射信号包含的信息除了声波的振幅外，还有相位及频率。B 型超声只是利用反射信号的振幅方面的信息来形成图像，对于血管里的红细胞等快速运动的物体反射回的声波振幅信息较少，使得大血管通常显示为无回声而无法观测其内的血流情况。当高频超声作用于相对探头静止的界面时，反射回来的声波频率与入射频率相同；当反射界面与探头发生相对运动时，则自该界面反射回的声波频率与入射频率存在差异，即多普勒频移 ΔF，该差异与反射界面和探头间相对运动的速度直接相关，即多普勒效应（图 1-1-15）。

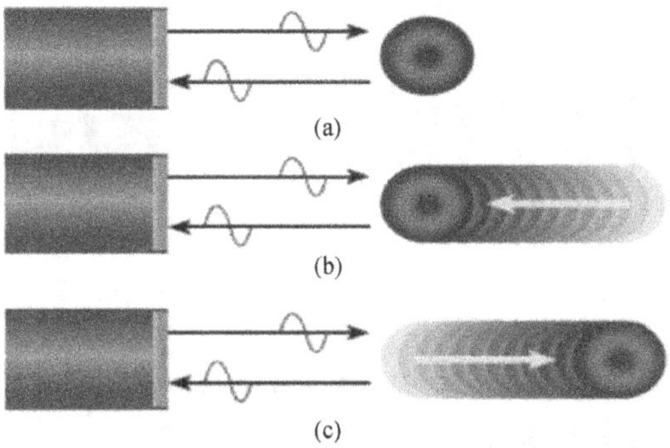

图 a 中，当观察的目标物体与探头间不存在相对运动时，探头发射频率与接收频率相同，不存在多普勒频移；当观察的目标物体与探头间存在相对运动时，探头发射频率与接收频率间存在一定的差异，即存在多普勒频移。

图 b 中，目标物体朝向探头运动时，探头发射频率低于接收频率，即 $\Delta F>0$。

图 c 中，目标物体背向探头运动时，探头发射频率高于接收频率，即 $\Delta F<0$。

图 1-1-15　多普勒效应示意图

（二）多普勒频移

多普勒效应在临床上主要应用于根据检测到的多普勒频移 ΔF 的变化情况评估血流流速 v。多普勒频移计算公式如下：

$$\Delta F = 2 \cdot F_T \cdot v/c \tag{1-1-6}$$

式中，F_T 为探头发射声波频率；v 为反射界面相对于探头的运动速度；c 为介质内声波传播速度。

但在实际应用中，声束方向很少与血流束运动方向平行，通常存在一定的角度 θ，此时多普勒频移计算公式如下：

$$\Delta F = 2 \cdot F_T \cdot v \cdot \cos\theta/c \tag{1-1-7}$$

由式（1-1-7）可知，当血细胞运动方向与声束方向平行，即 $\theta = 0°$或 180°时频移最大；当两者呈 45°时检测到的频移减少 30%；$\theta > 60°$后因 $\cos\theta$ 值随 θ 值改变而变化很快，所以略微改变 θ 值 ΔF 会发生较大偏差从而影响评估血流速度的准确性，当血细胞运动方向与声束方向垂直时，$\cos\theta = 0$，此时原则上检测不到频移。因此应用时应注意保证 $\theta < 60°$，以尽可能减少测量偏差。同时 θ 也不宜过小，因为过小时会由于声束传播路径变长而使信号衰减过大，从而增加检测难度。故临床实际操作中应保证 $30° < \theta < 60°$。（图 1-1-16）

因测量目标流速

$$v = \frac{\Delta F \cdot c}{2F_T \cdot \cos\theta} \tag{1-1-8}$$

故在实际操作中切记：在需测量速度时一定要精确测量多普勒角度，未经测量多普勒角度而直接由系统计算给出的界面运动速度是毫无意义的，也是不能用来作为诊断依据的。

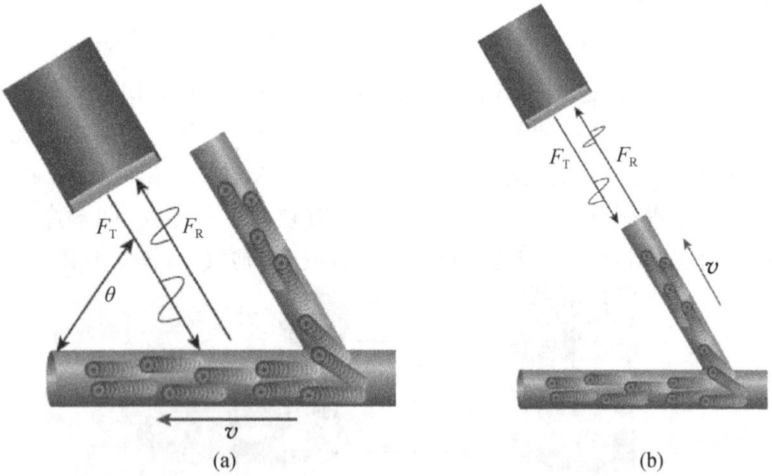

图 a 中，当声束方向与血细胞运动方向平行时，$\Delta F = 2F_T v/c$。

图 b 中，当声束与血细胞运动方向不一致、存在夹角 θ 时，$\Delta F = 2F_T \cdot v \cdot \cos\theta/c$。由该式可知，血细胞朝向探头运动时 $\Delta F > 0$，背向探头运动时 $\Delta F < 0$。当声束方向与血细胞运动方向垂直时，即$\theta = 90°$时，$\cos\theta = 0$，此时没有多普勒频移可被检测到。

图 1-1-16 多普勒频移示意图

（三）多普勒的临床应用

1. 连续多普勒与脉冲多普勒

多普勒超声主要用于显示血流情况。最简单的多普勒是连续多普勒（continuous wave

Doppler, CW），即通过两个晶振元件分别持续发射、接收连续声波。发射和接收的声束在距探头表面一定距离处存在重叠（图 1-1-17）。该方式可识别血流运动方向，但因同时检测所有感测区域的运动界面而不能区分不同深度的界面信息，使得系统无法精确测量某一位置处的血流速度。因连续多普勒频移在人耳可听范围内（200 ~ 15 000 Hz），故在临床应用中常用于超声听诊器以监测胎儿心跳。

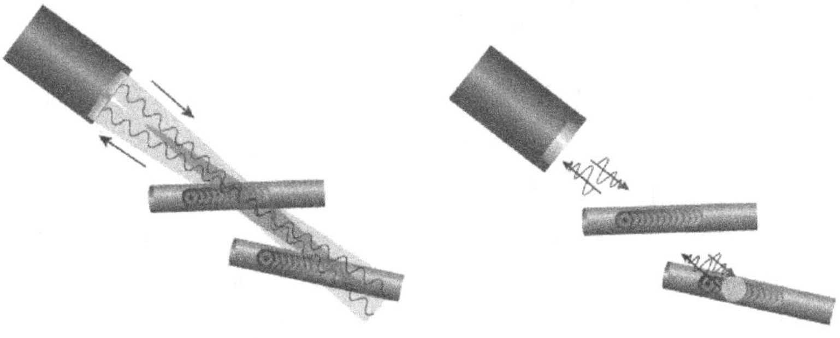

(a) 连续多普勒　　(b) 脉冲多普勒

图 1-1-17　连续多普勒与脉冲多普勒示意图

临床多应用脉冲多普勒（pulsed wave Doppler, PW）来同时获得位置信息和速度信息。PW 采用同个晶振元件脉冲式发射、接收声波，每个脉冲中包含有 5 ~ 20 个周期来提供更多能量，以更精准测量多普勒频移。在 PW 中，距离信息的采集是通过晶振发射每个脉冲后接收一段时间的回波信号来完成的，这种处理称为“距离选通”（range gating），该功能使 PW 能测量确定深度的速度情况而不受其他区域信号的干扰。选通宽度（gate width，即取样框宽度）为晶振可接收回波的时间长度。

PW 在测量深部的血流速度时如选择条件不恰当会出现伪像。因接收深处返回的回波信号需要一定的时间，而大多数 PW 系统会随检测深度的增大而降低脉冲重复频率，根据尼奎斯特定律（Nyquist law），系统可正确采样的最大多普勒频移为脉冲重复频率的一半。当脉冲重复频率小于采样区域多普勒频移的 2 倍时，多普勒频移信号即会出现失真，这种现象为混叠（aliasing），这种伪像将在后面进行介绍。如在测量血管狭窄处的流速时，多普勒频移明显增大，使图像上显示为频率峰值被“砍掉”，出现在基线下方（彩图 1-1-18）。为避免出现混叠现象，应尽可能提高脉冲重复频率，但脉冲重复频率也不能无限制提高，因为脉冲到达深度感兴趣区需要一定的时间，且晶振在接收到回波后才发射下一个脉冲。

2. 双功多普勒

双功多普勒（duplex sonography）是将实时 B 超与多普勒组合在一个探头内，使得多普勒流体信息与 B 超图像同步显示，根据传统测量回波幅度获得图像，利用回波信号相位确定流速方向，通过测量多普勒频移确定流速大小。当前最常使用的彩色多普勒血流显像（color Doppler flow imaging, CDFI）是在图像的每条线上采用多个取样门以确定实时图像上每个部位的平均流速和方向。红色或蓝色表示返回的多普勒频移正或负（即血流运动方向），颜色亮度表示频移大小（即血流速度大小）。

3. 能量多普勒与组织多普勒

临床上较常用的还有能量多普勒（power mode Doppler）及组织多普勒（tissue Doppler imaging, TDI）。CDFI 是通过观测多普勒频移及其变化以获得图像，受观察角度及流速影响较大，对低速血流的显示能力较差。而能量多普勒则是以多普勒信号强度的平方值表示其能量为基础，当频率高于某一滤波值且能量测得值高于机器所设置的能量值时即可获得图像。与彩色多普勒相比，能量多普勒不受观察角度影响，对低速血流显示较好，且不会出现混响，但不能表示血流方向及血流速度（彩图 1-1-19）。TDI 的成像原理与 CDFI 基本相同，其不同点在于 CDFI 利用壁滤波器滤去高幅低频的非血流运动信息，只显示血流信息；TDI 滤去低幅高频的血流信息，只显示组织运动信息。TDI 测速范围为 0.03 ~ 0.24 m/s，多用于检测心肌有无缺血、肥厚等局限性心壁运动障碍等情况。

4．多普勒频谱分析

多普勒频谱分析即分析运动物体所产生的多普勒信号频谱分布，临床上多用来测量心脏、大血管血流动力学情况。其主要显示方式为频移（速度）－时间显示图谱（图 1-1-20）。频谱幅值表示血流速度，其大小可自动测量或手工测量，测值显示在屏幕上。频谱亮度与某一时刻取样容积内速度相同的血细胞数量相关，速度相同的血细胞数量越多，亮度越亮；反之则越暗。频谱宽度即频谱在垂直方向上的宽度，与某时刻取样血流内血细胞速度分布范围大小有关，速度分布范围越大，频谱越宽；反之频谱越窄。因此，频谱宽度是识别血流动力学的重要指标。正常情况下人体血流为层流，速度梯度小，频谱较窄。当存在病变、血流呈湍流时，速度梯度大、频谱宽。

在多普勒频谱图中可得到许多血流动力学数值，常用的包括收缩期峰值流速（peak systolic velocity, PSV）、舒张末期流速（end diastolic velocity, EDV）、平均流速（mean flow velocity, V_m）、阻力指数（resistive index, RI）、搏动指数（pulsatility index, PI）、S/D（systolic/diastolic ratio）等（图 1-1-20）。这些数据有助于医生评估血管的狭窄程度及肿瘤、移植肾、胎盘等组织器官的血流灌注情况。*PI* 和 *RI* 计算公式如下：

$$PI = \frac{V_s - V_d}{V_m} \tag{1-1-9}$$

$$RI = \frac{V_s - V_d}{V_s} \tag{1-1-10}$$

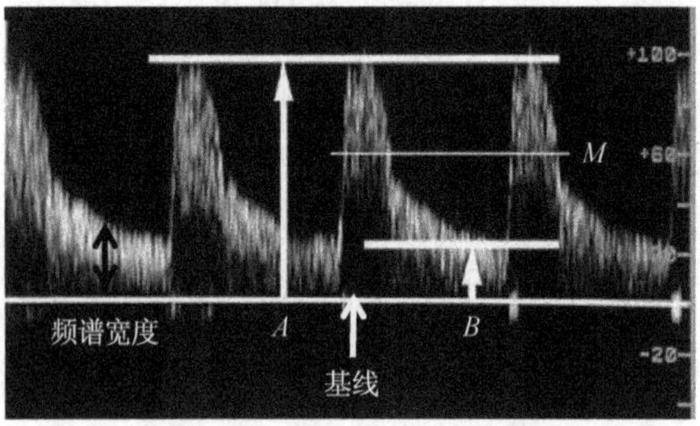

图 1-1-20　频移－时间显示图谱

图中横轴表示运动目标的时间（单位 s），纵轴表示速度多普勒频移。中间的水平轴线为基线，表示零频移。通常基线以上表示血流方向朝向探头，此时 $\Delta F > 0$，基线以下表示血流方向背向探头，此时 $\Delta F < 0$。通过该频谱，可获得 PSV（即测值 *A*）、EDV（即测值 *B*）、平均流速（即测值 *M*）及 *RI*, *PI*, *S/D* 等数据，从而定量分析血流动力学情况。

第二节 超声诊断原理及诊断基础

扫一扫

看彩图

一、超声设备及探头原理

（一）超声设备

超声设备是复杂且精密的影像学设备，但均包括以下基本部分：① 脉冲发射器；② 声能转换器；③ 脉冲接收分析器；④ 显示器；⑤ 存储器。下面将简单介绍声能转换器。

（二）探头原理

诊断用超声设备的声能转换器也称探头，主要利用压电材料的压电效应来完成电能与机械能之间的转换（图 1-2-1 和图 1-2-2）。超声显像诊断仪的探头里安装具有压电效应的晶片，由主机产生高频交变电场，电场方向与晶体压电电轴方向一致，压电晶片沿一定方向压缩和拉伸，当交变电流在 20 000 Hz 以上时可产生超声波，称为逆压电效应（converse piezoelectric effect），此时压电晶片可作为超声波声源。压电晶片受到压缩或拉伸时能够聚集电荷，当反射回来的超声波引起压电晶片发生形变时将产生振荡的电信号以被处理，称为正压电效应（direct piezoelectric effect）。能产生压电效应的材料称为压电材料，如天然石英晶体、压电陶瓷（钛酸钡、铅钛酸铅等）、压电有机聚合物（polyvinylidene fluoride，PVDF），其中，压电陶瓷要经高压电场极化处理后才具有压电性能。

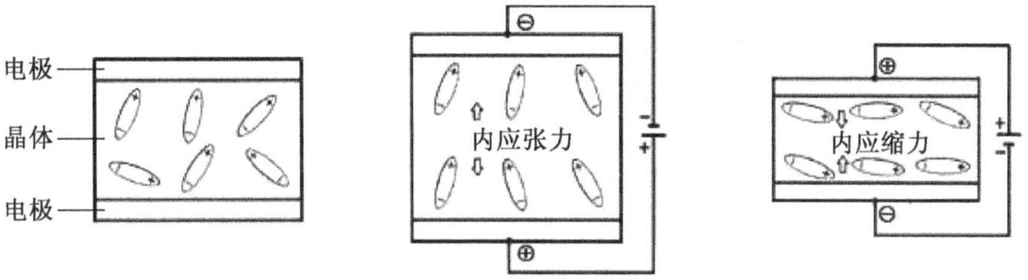

(a) 未施加电场时　(b) 外加电场　(c) 外加反向电场

图 1-2-1　逆压电效应示意图

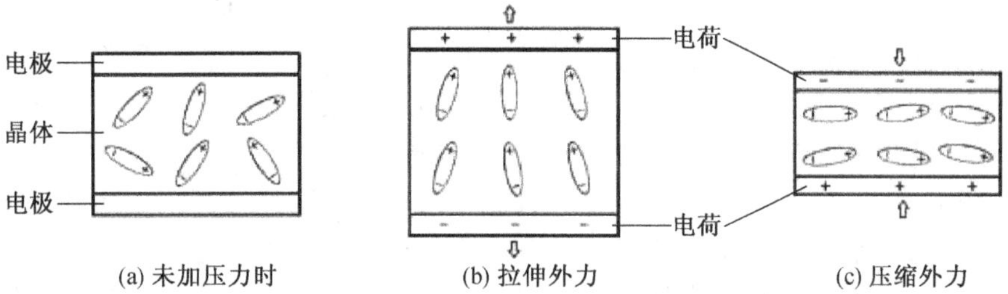

(a) 未加压力时　(b) 拉伸外力　(c) 压缩外力

图 1-2-2　正压电效应示意图

（三）探头种类

根据用途和使用方法可将探头分为体表探头、经腔内探头和术中探头等（图 1-2-3）。

（1）经体表检查的常用探头

① 电子凸阵探头：用于腹部和妇产科检查。

电子凸阵探头，振元呈弧形排列，可有不同曲率半径。声束随凸起的弧度做扇面扫查，兼有线阵与相控阵扫查两者的优点，但开角不如相控阵。它的近场范围和图像质量均优于扇扫探头，远场范围也大于线阵探头。而且凸阵探头比机械式扇扫探头使用寿命长，与相控阵扇扫探头相比，造价较低。

② 高频电子线阵探头：用于外周血管、浅表器官检查。

高频电子线阵探头的特点是图像质量较好、分辨力高，通过电子扫描成像，即通过依次触发压电陶瓷阵列中的阵元来实现扫描成像。主要用于小器官、肌肉骨骼、乳腺、甲状腺、血管、新生儿颅脑等的检查。

③ 相控阵探头：用于心脏检查。

相控阵探头，是一种线列振元多晶片探头，采用延迟线，使声束方向偏转。做扇形扫查，一般为64振元，最多可达512振元。机械式扇形扫查仪的优点是造价低，缺点是每个探头的焦点固定，不能随意调节，焦点以外的横向分辨力差。近年有用环形相控阵探头替代单晶片探头，用于机械式扇形扫查的仪器，使焦点连续可变。扇形超声显像诊断仪的特点是探头与人体接触面小，深部视野广阔，便于通过较小的声窗探测深部脏器和结构，但身体浅层显示较差。

④ 微凸阵探头：用于心脏检查。

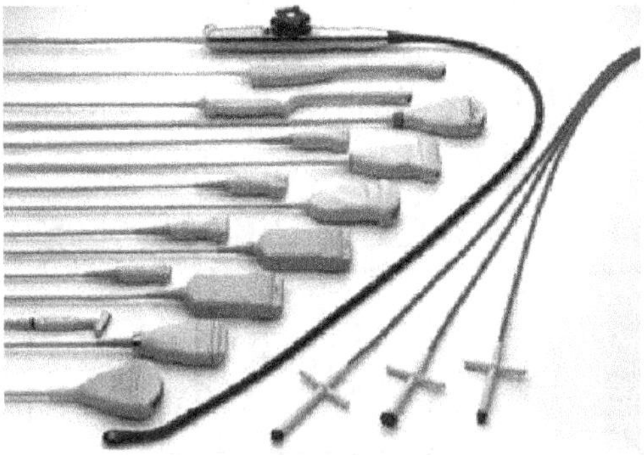

图 1-2-3　超声探头

(2) 经腔内检查的常用探头　体腔内探头包括直接插入消化道、阴道及直肠进行超声检查的探头，或与内镜或经皮穿刺导管组合制作的特殊探头。这种探头比普通探头小得多，近年已有血管内超声探头应用于临床，并获得高质量的超声显像图像。进行体内超声扫描，明显缩短了超声探头与靶器官之间的距离，避免了腹壁脂肪、肠腔气体和骨骼对超声波的影响和干扰。另外，采用高频探头可以获得分辨力更高的超声显像图像。体腔内超声显像诊断具备内镜和超声显像的双重功能，既可通过内镜直接观察管腔黏膜表面的病变、形态，又可进行超声扫描，获得管壁各层组织结构及周围邻近器官的超声影像，其扩大了内镜的诊断范围，弥补了两者的不足，提高了内镜和超声显像诊断的能力和水平。体腔超声显像扫描的基本方式包括机械扇形扫描、电子线阵和凸阵扫描，或将这几种方式进行不同组合，以实现多种方式的扫查。

① 经食管探头：用于心脏检查；

② 经直肠探头：用于泌尿系统检查；

③ 经阴道探头：用于妇科检查；

④ 经血管内探头：用于血管内检查；

⑤ 超声内镜探头；

⑥ 穿刺探头或穿刺附加器。

（3）术中探头　该探头应用范围很广，从脑、心脏、腹部扩展到女性生殖系统、眼睛等浅表器官。

（4）三维成像探头　三维成像探头主要包括体表三维成像探头、经腔道三维成像探头、血管三维探头等，其中利用灰阶差异的变化显示组织结构的表面轮廓的三维表面成像技术已较广泛应用于含液性结构及被液体环绕结构。其不仅能显示被检结构的立体形态、表面特征和空间关系，而且能提取和显示感兴趣的结构，精确测量面积和体积等，适用于胎儿、子宫、胆囊、膀胱等含液性或被液体环绕的结构。

二、超声诊断方法

（一）A 型超声诊断法

A 型超声（amplitude modulation display），简称 A 超，是出现最早的一维超声诊断技术（图 1-2-4）。它用超声探头发射单束超声波至人体组织内。当超声波在人体组织器官内遇到不同声阻抗的界面时，就会发生反射。声阻抗差别越大，则反射回声波幅度越大。这些从组织器官反射回来的超声波被同一个探头接收，然后转换为相应的电信号，并在显示屏上显示。此法以波幅的高低代表界面反射信号的强弱，探测界面距离、脏器大小及鉴别病变的物理特性，在显示器上，以纵坐标表示脉冲回波的幅度，横坐标表示检测深度，即超声波的传播时间，结果较准确，可用于对组织结构的定位和定性。目前除用于颅内病变及眼科诊断外，此法已基本被 B 型超声诊断法取代。

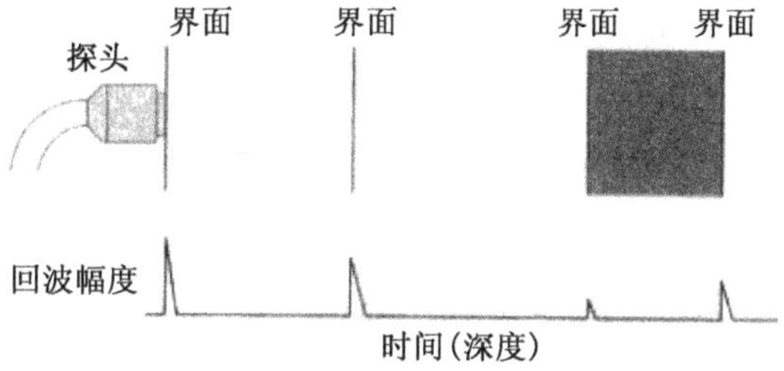

图 1-2-4　A 型超声诊断模式图

（二）B 型超声诊断法

B 型超声（brightness modulation display）即辉度调制型，是目前应用最广泛的超声检查方法，简称 B 超，全称为实时灰阶二维显像仪（图 1-2-5）。它是在 A 型诊断技术基础上发展起来的，与 A 型诊断技术一样，应用超声反射回波原理，即向人体组织发射超声波，然后接收各层组织界面反射的回波进行信息处理和图像显示。二维超声图像如用伪彩色编码显示，称为 B 型彩色超声仪。在 B 型超声显像诊断装置中，发射电路产生高频的电脉冲信号，控制超声探头产生相应的超声束。这些声束进入人体组织器官后，遇到不同声阻抗的界面就会产生回波。回波被超声探头接收后，经过高频放大器、检波器和视频放大器，最后加到显示器的 Z 轴，作为亮度调制。而显示器的 Y 轴则由与声束同步的时标电路控制。图像 X 轴方向的信息靠声束扫描获得，水平位置检测装置的作用是检测声束的水平位置，并控制显示器的 X 轴。这样显示器上便出现了二维超声切面图像。本法以不同辉度的光点表示界面反射信号的强弱，反射强则亮，反射弱则暗，称为灰阶成像。因采用多声束连续扫描，故可显示脏器二维切面图像，为临床提供有关人体组织结构学信息。这种显像方法受组织的声特性阻抗、声衰减系数、入射角度、发射声强、仪器操作调节等因素影响。

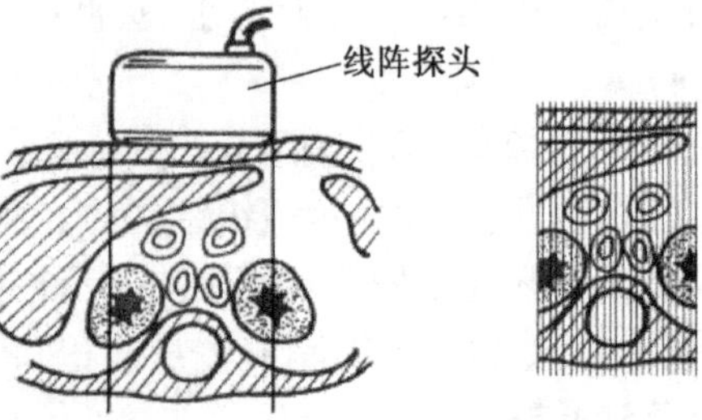

图 1-2-5　线阵探头 B 型超声诊断模式图

（三）M 型超声诊断法

M 型超声（M-mode sonography）也属辉度调制型，简称 M 超。B 型超声技术是利用声束扫描产生声束切面的图像，但在 M 型超声中，X 轴上的信息不是探头水平的信息，而是与时间呈线性关系的慢变化信号，进而显示运动器官（心脏）的运动状况。它显示沿声束传播方向上各目标的位移随时间变化的曲线，适用于对运动脏器的探查，主要用于探测心脏，临床称为 M 型超声心动图（图 1-2-6）。M 型超声心动图虽不能反映心脏的解剖结构，但有助于定量分析心壁和瓣膜的活动规律。在其显示的图像中，纵轴（Y 轴）代表被测目标所处的深度位置，横轴（X 轴）则代表扫描时间。

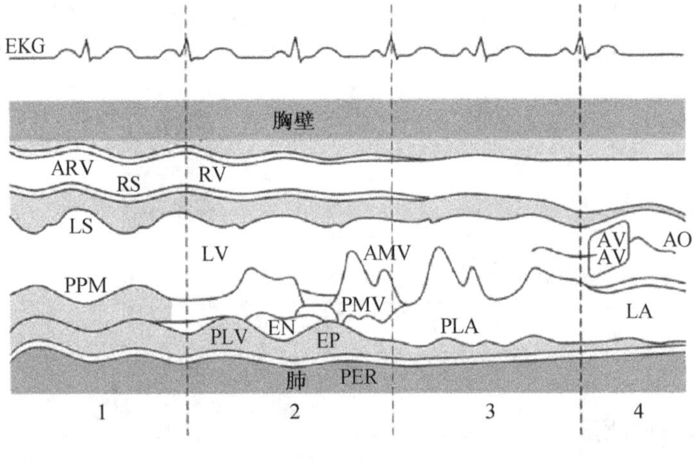

ARV—右心室前壁；RV—右心室；RS—室间隔右缘面；LS—室间隔左缘面；LV—左心室；PPM—后乳头肌；PLV—左心室后壁；EN—左心室后壁心内膜；EP—左心室后壁心外膜；PER—心包；AMV—二尖瓣前叶；PMV—二尖瓣后叶；PLA—左心房后壁；AV—主动脉瓣；AO—主动脉；LA—左心房；1～4—心脏从心尖部到心底部 M 型超声声像图图解

图 1-2-6　M 型超声诊断模式图

（四）D 型超声诊断法

多普勒现象是 1842 年奥地利学者 Doppler 首先发现的一种自然界中广泛存在的现象，它是指当发射器与接收器发生相对运动时，接收到的频率与发射频率不同，即存在频移。人们通过检测频移，依据多普勒方程可计算出接收频率和发射频率之间相对运动的速度，这一技术称为多普勒技术。

1. 多普勒频移（速度）图谱

在频谱图（图 1-2-7 和彩图 1-2-8）上，横轴代表时间，即运动目标的运动时间，单位为 s（秒），纵轴代表多普勒频移，即运动速度，单位为 cm/s。中间水平轴线代表零频移线，称为基线。通常，在基线上方的频移为正，表示血流方向迎着探头而来；基线下方的频移为负，表示血流方向远离探头而去。频谱幅值，即频移大小，表示血流速度。频谱宽度，即频移在垂直方向上的宽度，表示某一时刻取样血流中红细胞速度分布范围的大小。速度分布范围大，频谱宽；速度分布范围小，频谱窄。人体正常血流是层流，速度梯度小，频谱窄，频谱光点密集，包络比较光滑，频谱与基线之间一般有明显的空窗；病变情况下，血流呈湍流，速度梯度大，频谱宽，频谱光点疏散，包络不光滑，呈毛刺状，频谱与基线之间的空窗消失。频谱宽度是识别血流动力学改变的重要标志。

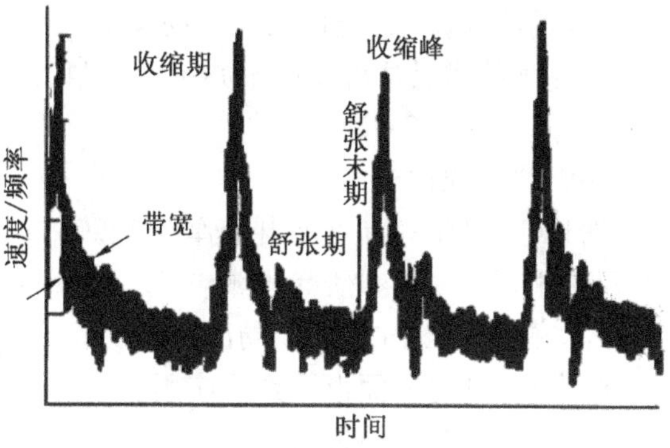

图 1-2-7　多普勒频移模式图

2. 频谱多普勒(pulse waveform)

利用声波的多普勒效应，以频谱的方式显示多普勒频移，多普勒与 B 型诊断法结合，在B 型图像上进行多普勒采样。当频移为正时以正向波表示，负向波则表示负频移。临床多用于检测心脏及血管的血流动力学状态。频谱多普勒可分为连续多普勒与脉冲多普勒。

(1) 连续多普勒(continuous wave doppler, CW)　该检测方式探头内采用两个晶振元件，一个用来发射连续超声波，另一个用来接收回波。虽为连续工作，但可测量高速血流，不会产生混叠伪像(aliasing)。

(2) 脉冲多普勒(pulsed wave doppler, PW)　该检测方式采用一个晶振元件间歇式(交替)发射和接收超声。通常瞬间发一个超声短脉冲后，在间歇期通过深度可调节的距离采样门(SV)获取回声信号。应用该方式不仅检查取样的深度可以调节，而且取样的大小也可以通过 SV 调节。脉冲重复频率(pulse repetition frequency, PRF)是指单位时间发射脉冲波的次数，即两个相邻超声脉冲间期 t_d 的倒数，$PRF = 1/t_d$。多普勒频移 f_d 受到 PRF 的影响，一般小于 1/2PRF，当 f_d 超过这一极限时，就会出现流速大小和方向的伪差，即频率失真，产生频率混叠(frequency aliasing)，这一极限称尼奎斯特频率极限(Nyguist frequency limit)，此时不能从频谱图中判断频移信号的大小和方向。

3. 彩色多普勒(color Doppler)

彩色多普勒指在多普勒二维显像的基础上，以实时彩色编码显示血流的方法，即在显示屏上以不同颜色显示不同的血流方向和流速。通过这种方法既可以了解人体组织的结构学信息，又可以同时了解人体血流(或组织)的运动学信息，即血流的方向、速度及湍流程度。通常，用红色表示朝向探头方向流动的血流，用蓝色表示背离探头方向流动的血流。它们的辉度(颜色的深浅)表示速度的大小，颜色越浅，流速越快。层流为纯正红或蓝单色；正向湍流的颜色接近黄色(红色与绿色混合而成)，负向湍流的颜色接近湖蓝色(蓝色与绿色混合而成)；涡流为五彩镶嵌的颜色(彩图 1-2-9)。

(五) 三维成像法

目前临床应用的三维成像法(three-dimensional ultrasound)是把二维成像采集来的图像信息经处理后进行三维重建和显示的成像方法，也可进行彩色多普勒血流三维成像。早期(20 世纪 80 年代)只能做到静态三维成像，20 世纪 90 年代开始出现动态三维成像，可用于显示心脏各结构的活动，21 世纪已出现实时动态三维成像（也有人称为四维成像）。随着三维技术的发展，该项技术已从可应用于心脏及产科，发展到可应用于全身各个器官（彩图 1-2-10、彩图 1-2-11 和彩图 1-2-12）。

（六）弹性成像法

1991 年 Ophir 等首先提出了弹性成像（elastography）原理，近年来该原理得到了迅速的发展。目前主要的应用和研究领域包括乳腺、甲状腺、血管壁等部位的病变；同时新的组织弹性成像技术在肝纤维化的诊断、局部心肌功能评价，以及高强度聚焦超声、射频消融等引起的损害的检测与评估等方面也得到了应用。

弹性成像的基本原理是由于不同组织的硬度不同，当对组织施加一个内部的或外部的、动态的或静态的激励时，按照弹性力学、生物力学等物理规律的作用，组织将产生一个响应，包括位移、应变、形变等，这些物理量在正常组织和病变组织中、不同病变程度的组织中产生一定的差异或改变，通过收集这些变化的物理量，可以了解组织内部弹性属性的弹性模量等差异，并以灰阶或彩色编码形式成像。临床应用中，当组织被压缩时，组织内所有的质点均产生一个纵向（压缩方向）的应变，如组织内部弹性系数分布不均匀，组织内的应变分布也会有所差异。弹性系数较大的区域，引起的应变比较小；反之，弹性系数较小的区域，相应的应变比较大。技术上通过对压缩前后的射频信号进行延时估计，可以估计组织内部不同位置的位移，从而计算出组织内部的应变分布情况。

根据不同的显像方式可将弹性成像法分为应变弹性成像和剪切波弹性成像，其中应变弹性成像又可根据不同的激励方式分为施压式弹性成像（彩图 1-2-13）和声脉冲辐射力弹性成像（acoustic radiation force impulse，ARFI）（彩图 1-2-14），而剪切波弹性成像的激励方式亦为声脉冲辐射力。应变弹性成像是指对压缩前后的射频信号进行相关分析，估计组织内部各点的位移，从而计算出其应变分布情况，根据对组织的应变分布假设就可以对组织的弹性模量进行估计，并加以成像，可显示患者的炎症、增生、纤维化等病变。剪切波弹性成像是利用调幅的聚焦超声波在生物黏弹性组织内产生剪切波，继而估计剪切模量。由于焦区外辐射力迅速衰减，剪切波只限于组织内局部区域，因此该技术可消除边界条件的影响，简化弹性重构。后来又提出瞬时弹性成像可消除衍射的影响：采用脉冲激励，使组织内产生瞬时剪切波，同时测量剪切波在组织内的传播情况，其速度与组织的弹性模量直接联系。此技术可用于无创诊断肝纤维化，监测肝疾病的发展。声脉冲辐射力弹性成像包括声触诊组织成像（virtual touch tissue imaging，VTI）（彩图 1-2-15）和声触诊组织定量成像（virtual touch tissue quantification，VTQ）（彩图 1-2-16），可定性及定量反映组织的硬度特征，从而对病灶及周围组织硬度进行比较分析。

弹性成像对以往成像模式是个有力的补充，对提高超声诊断率有较大的帮助。但此项新技术还需要不断完善，当良性病灶伴有钙化、胶原化、玻璃样变和间质细胞丰富的时候，超声弹性图像可表现为假阳性；而恶性病灶体积较大，或病灶内伴有出血、坏死灶时，超声弹性图像可表现为假阴性。因此，将弹性成像图像与传统二维及多普勒图像结合起来进行分析，会提高超声检出恶性肿瘤的敏感性。

（七）组织谐波成像法

声波在介质（人体组织）中传播，以及在反射和散射时，都具有非线性效应，导致谐波产生。在某些谐波丰富的情况下，滤去基波（基频），利用谐波的信息进行成像的方法称为谐波成像法（harmonic imaging，HI）。根据非线性因素的不同，谐波成像法可分为组织谐波成像

(tissue harmonic imaging,THI)和对比谐波成像(contrast harmonic imaging,CHI)。

对探头发射的超声脉冲,都含有一定的频率范围,其中幅度最大、频率最低的称为基频或基波,而谐波是指频率等于基频整数倍的正弦波,所以基频也称一次谐波,谐波也称 n 次谐波。谐波有两个突出的特点:① 谐波强度随深度的变化呈非线性关系,而基波的强度随深度的变化按线性衰减。然而,在所有的深度上,组织谐波的强度均低于基波。② 谐波的能量与基波的能量呈非线性关系。弱的基波几乎不产生谐波能量,而强的基波产生较大的谐波能量,因此,频率为中心频率的基波产生的谐波能量较强,而旁瓣产生的谐波能量就非常弱。

采用滤波技术去除基波而利用组织谐波进行成像的方法,称为组织谐波成像。由于组织谐波具有以上特性,用这种方法可以消除近场伪像干扰和近场混响,明显改善信噪比,提高图像的质量和对病灶的检测能力。特别对传统基波成像显像困难的患者,组织谐波成像对心内膜和心肌的显示、腹腔深部血管病变边界的显示(心腔血流状态),以及血栓的轮廓、腹部占位性病变、腹部含液性脏器内病变及囊性病变的内部回声具有明显的改变。组织谐波成像质量取决于超宽频探头能否准确发射和接收宽频带信号,以及足够高的灵敏度、足够高的动态范围、滤波器的技术和性能及信号处理技术等。因此,不同仪器的组织谐波成像质量有很大的差异。

对比谐波成像,也称造影谐波成像,是利用造影剂的非线性振动产生的谐波进行成像的技术,在超声造影中做详述。

(八) 超声造影

超声造影(contrast-enhanced ultrasound, CEUS)是将利用造影剂在血管内产生的微泡作为"散射体"随血流流遍全身,在声场中产生谐振,提供丰富的非线性谐波信号,又在血液中产生大量的液—气界面来增强血液的背向散射,从而明显增加血液的回波信号强度,成为可看见的血池示踪剂。将超声造影剂与特殊的显像技术相结合,能够有效地增强心肌、肝、肾、颅脑等器官的血流多普勒信号和增加灰阶图像对比分辨率,反映和显示正常组织和病灶的血流灌注情况,提高超声诊断的灵敏性和特异性(彩图 1-2-17、彩图 1-2-18)。随着分子影像学的迅速发展,特异性或功能性超声造影剂也将对疾病诊断及治疗带来新的内容。

超声造影剂的主要特点在于使用了气体微泡,增加血液与周围组织的对比来达到增强图像效果的目的。目前微泡是由壳膜包裹某一种气体的复合体,微泡的直径应小于 8 μm,以便通过肺—体循环中的毛细血管。微泡具有良好的声背向散射,能产生丰富的谐波且受声压作用下具有破裂效应,即空化效应等重要特征。声场中的微泡表现行为受多个参数影响和控制,包括入射频率、共振频率、脉冲重复频率、声能、微泡内的气体特性、衰减系数、壳膜的材料和厚度等。局部的声能是影响微泡行为的重要参数。超声造影剂可以分为五大类,包括以白蛋白为成膜材料的造影微泡、以表面活性剂为成膜材料的造影微泡、以糖类为成膜材料的造影微泡、以磷脂类化合物为成膜材料的造影微泡、以高分子多聚物为成膜材料的造影微泡。理想型超声微泡一般具有以下特性:① 无毒副作用,最终可降解或排出体外;② 给药方便,能经外周静脉注射;③ 粒径大小适宜,均匀一致,能通过心肺循环和微循环而不造成栓塞;④ 使用较小的剂量即可产生明显的对比效果,且持续时间足够长;⑤ 性能稳定,有明确的破坏阈值,具有可预测性及可重复性;⑥ 易于生产,便于储存,价格适宜。

以人血白蛋白作为包膜的微泡是最早期的造影剂,于 20 世纪 80 年代由 Feinstein 等采用超声声振的方法获得。蛋白质类物质在超声作用下,由于蛋白质分子中的羰基与氨基之间形成氢键，增强了分子之间的相互作用力，可以形成具有一定机械强度的薄膜。研究表明，以白蛋白作为液膜的微泡具有无毒、易制备等优点，但是具有产量低、稳定性较差，且在一些人体中会产生异体蛋白的免疫反应等缺点。Albunex，Optison，Quantison，Myomap 属于此种造影微泡。

由于表面活性剂本身的特性，目前已制备出的超声造影剂中或多或少含有一些表面活性剂成分。表面活性剂类物质一般具有降低溶液表面张力的能力，因此具有良好的起泡性能，被广泛用于微泡的制备研究。在形成微泡的过程中表面活性剂的疏水端伸向气体、亲水端伸向液体，形成牢固的膜。另外，表面活性剂的液膜一般还具有受破坏后自我修复的能力。ST 系列造影剂、Echogen 及 Imavist 属于此种造影微泡。

基于糖类物质的微泡造影剂一般具有很好的安全性和生物相容性。多聚糖如淀粉可被加入一些配方中用来提高微泡的稳定性，因为加入淀粉可以增强微泡膜分子之间的作用力。单糖和寡聚糖分子较小，相互作用力不强，形成微泡的方法不同于淀粉等多聚糖。单糖和寡聚糖用来制备微泡时采用了微泡形成的基本物理原理：在任何被气体过饱和的液体中，微泡首先在液体中的一些固体表面形成，如容器表面和分散在液体中的糖类物质的固体粉末位点，而且形成的微泡可以存在很长时间。采用这一原理制备出的微泡粒径分布集中，微泡也有足够的存活时间。Echovist 和 Levovist 属于此种造影微泡。

脂类化合物形成的造影微泡膜分两种形式：一种是脂类分子形成单分子层，包裹气体微泡；另一种是脂质形成类似于细胞膜的双分子层结构。与白蛋白类和非离子表面活性剂类造影剂相比，脂类造影剂具有更多的优势：① 具有靶向性：脂质体进入人体后，易先被富含网状内皮细胞的组织如肝、脾及骨髓所摄取。② 稳定性好：一方面脂类造影剂化学性质稳定，常温下可保存数月不变化，易于商品化；另一方面在血液循环中更能耐压，能显著增加造影效果，且造影持续时间长。③ 使用安全：构成脂质体的磷脂膜可生物降解，对人体无害。Definity，Sonazoid 及 SonoVue 属于此种造影微泡。在中国，SonoVue 被批准用于心脏和腹部造影检查，为目前临床中较常用的一种造影剂产品。

聚合物造影剂由于外壳较白蛋白、脂质硬，因此抗压性较好，持续时间较长，且具有粒径分布集中、体内稳定性好、共振频率较高等特点，是近年来超声造影剂的重点研究对象。聚合物造影剂的缺点是微泡外壳较硬，弹性差，因此需要较高的声能输出才能引起微泡的非线性振动和造影效果；而高声能输出时，可能引发不良的生物学效应，如引起细胞溶解、毛细血管破裂等。Sonovist 属于此种造影微泡。

靶向性微泡造影剂是指微泡表面结合或连接有特异性配体的微泡，这种微泡可以通过血循环集聚到特定的靶组织上，从而使靶组织在超声影像中特异性增强。理想的靶向微泡应具有以下特点：微泡能够到达靶目标，并在结合部位聚集；在超声检测期间微泡具有足够的稳定性，而且微泡与靶结合牢固，能耐受血流的剪切力的作用。目前常用的靶向配体包括单克隆抗体及其碎片、蛋白多肽、去唾液酸糖蛋白和多聚糖、适体等。靶向造影微泡可用于炎症显像、血栓显像、肿瘤显像、评价器官移植后的急性排斥反应等诊断，此外还可用于药物输送与基因治疗、抗肿瘤治疗、溶栓治疗。

超声造影剂安全性的评估内容包括两个方面：一是像任何外源物一样评估其对人体的影响；二是需评估它们在超声作用下产生的效应及对组织的影响。总体来说，许多造影微泡经过Ⅰ，Ⅱ，Ⅲ期临床试验后，其安全性和不良反应都已经被证实和接受。在人体内，造影微泡表现出良好的安全性和耐受性，对于肾脏、肝脏和脑部未发现特殊毒性。造影剂极少对人体产生副作用,即使出现也只是瞬间反应,且程度很弱。

（九）组织定征诊断法

组织定征诊断法是探讨组织声学特性与超声表现之间相互关系的基础与临床研究,通过各种各样的超声手段和方法对生物组织的特征进行测量或估值。

三、超声诊断仪的使用调节

（一）仪器使用的环境要求

超声显像诊断仪是一种精密的大型电子设备,对环境有严格的要求。

1. 温度

仪器的适宜工作温度为 10 ~ 30 ℃。因此,冬天室内要有供暖设备,夏天应开启空调,以保持合适温度。

2. 湿度

要求相对湿度范围在 30% ~80% ,湿度太大会使仪器受潮,易发生短路损坏电子元器件。若环境湿度过大,应使用去湿机降低房间湿度后再开机工作。

3. 避免电磁信号干扰

仪器安装供电线路应尽量避开电磁信号干扰,不宜与理疗机、CT 等放射诊断机器距离太近,超声室应远离理疗科、放射科,甚至楼上楼下为邻也不相宜。

4. 防尘

超声室要清洁防尘,防止有害气体对仪器的损害。

5. 采光

超声室应设置遮光窗帘,光线宜暗,防止强光(阳光、日光灯)照射荧光屏。强光照射荧光屏会干扰超声医师观看图像,另外,也易使荧光屏老化而影响图像质量。

（二）仪器控制面板的功能调节

超声诊断仪的操作调节键有很多,按其作用大概分为功能键、控制调节键(钮)和操作键三类。

1. 功能键

功能键包括显示格式、方式选择、左右反向、上下反向、正负反转、扫描速度和冻结等。这些都是仪器本身具备的功能。只要按下功能键,就可实现相应功能,无须调节。

2. 控制调节键(钮)

控制调节键(钮)包括能量、增益、STC 及 AGC、动态范围、增强方式、M 采样线、Doppler 采样、对比度、亮度等键(钮)。它们都需要实际应用时进行合理的调节,才能获取较好的效果。

① 频率调节:可以通过调节探头频率提高诊断质量,以获得较好的图像分辨力、检测深度及多普勒成像效果。

② 亮度调节:使灰标中的最高灰阶显示适当的亮度,而灰阶中的最低灰阶隐约可见,使室内光照度适当变暗,避免灯光直射屏幕。

③ 对比度调节:最大限度地使灰标中的灰阶等级显示清晰可辨,做到屏幕上的字符笔画显示清晰,图像层次丰富、柔和。

④ 动态范围调节:是指超声仪器能够显示的从最低到最高回声信号的范围,一般为 30 ~ 70 dB。动态范围应根据观察的不同脏器目标进行选择。

⑤ 束聚焦功能调节:经过聚焦的声束扫查人体组织,可以提高超声对聚焦区域(病灶)细微结构的分辨力,减少超声伪像的产生,从而提高图像质量。

⑥ 壁滤波调节:如果检查低速血流,在能够抑制血管壁运动的前提下,尽可能使用低滤波频率(50~100 Hz),以避免较弱的低速血流频移信号被滤除。若检查高速血流则应使用高滤波频率。

⑦ 速度范围调节:在检查低速血流时,减小速度范围有利于低速血流彩色和频谱的显示,但会使高速血流信号出现混叠。所以,在用多普勒检查不同的部位、不同速度的血流时应随机调节速度范围。

⑧ 增益调节:多普勒增益的高低可影响血流彩色和频谱的显示。增益过高,同一信号出现双相(镜像)和杂波;CDFI亦出现彩带增宽失真或杂乱彩斑。增益过低,则易使低速血流信号丢失,彩色过淡,甚至不能显示。调节原则是以保证彩色和频谱显示清楚为准,减低增益,最大限度地减少噪声信号。

⑨ 深度增益补偿(DGC)调节:超声波在人体内的传播过程中具有吸收和衰减的物理特性,因此会产生近场回声强、远场回声弱的现象。为此,适当调节DGC,对近场进行调节,对远场进行补偿,使整幅图像回声均匀一致。

⑩ 声束聚焦功能调节:可提高深部目标细微结构的分辨力,减少超声伪像发生,使图像更具真实性。一般目标距离皮肤5 cm以内采用近程聚焦,5~10 cm采用中程聚焦,10 cm以上采用全程聚焦。

⑪ 多普勒取样线或取样容积调节:使用连续多普勒(CW)时,应使取样线位于血管腔中心,并尽量使取样线(声束的方向)与血流方向平行。使用脉冲多普勒(PW)时,调节取样容积位于血管腔内,并根据血管走行方向和内径调节取样容积的宽度。增大其宽度,有利于调高信噪比,减少通过时间效应所引起的频谱增宽,但不能超过血管壁外。

⑫ 角度矫正:根据二维断层图像显示的血管方向与取样容积方向进行矫正,使二者方向趋于平行,最大不超过60°。矫正不准或夹角过大,则其血流速度检测易出现误差。

3. 操作键

操作键设在键盘和仪器面板上,包括电子卡尺操作、体位标记、探头标记、键盘、字符数字输入、修正、各种测量等,这些操作必须按规定步骤进行。

现在不少设备采用功能菜单式操作、使操作程序化、可预置或修改检查条件,甚至设置智能化一键控制。所以,操作者对使用的设备要有全面的了解。

(三) 实时灰阶超声诊断仪(B型超声)的调节

① 输入患者ID及选择操作模式。

② 按检查部位、脏器和患者年龄、体型的需要,合理选择探头类型和工作频率。

③ 按相关的功能键使仪器处于所需的功能状态。

④ 按所检查部位、脏器的需要,对控制调节键进行最佳调节。或按菜单选用相关的部位或项目(如菜单中的心脏、腹部、妇产科、浅表器官、外周血管等),使仪器处于选定脏器检查的仪器条件的优化组合状态。

⑤ 合理调节深度增益补偿。

⑥ 合理调节增益,既充分显示图像又不使杂波过多。

⑦ 聚焦调节,使感兴趣检查区的图像更清晰。

⑧ 后处理一般不用调节,在图像显示不满意的情况下,才通过后处理使灰阶最佳分配以

改善图像显示质量。

(四)彩色多普勒诊断仪(彩超)的调节

① 先按 B 型超声调节的 1 ~7 项进行调节,在获取的满意的 B 型图上找到感兴趣区。

② 按 CD(彩色 Doppler)键,图像出现彩色取样框:

a. 将取样框置于感兴趣区,并合理调节取样框大小。

b. 调节聚焦,使聚焦区位于感兴趣区所需的深度位置。

c. 核定彩标为常规的血流方向指示,即血流朝向探头为红色,背向探头为蓝色。

d. 调整彩色速度标尺,使其指示值接近实际血流速度水平。标尺指示过低时,易出现彩色滤叠现象;而过高时,则彩色充填不足。

e. 调节彩色增益至适当显示血管内的血流。

f. 当深部血流不显示或显示不充分时,可适当降低多普勒工作频率或提高彩色增益。

g. 减小声束与血流夹角,有利于提高彩色血流信号,增加敏感度。

h. 适当调节滤波,即去除频噪声干扰信号,又不致损失真实的血流信号。

③ Doppler 频谱显示及测量:

a. 按 PW 键,显示脉冲波多普勒频谱。

b. 移动取样线,使取样容积位于血管或心脏内的特定检测位置。

c. 调节取样容积大小,不能超越血管壁外,并位于血管中间。

d. 调节声束与血流夹角,使校正角度 $<60°$。

e. 调节合理的流速范围,将基线移至适当水平位置,使正向频谱波或反向频谱波充分显示。当血流速度超过脉冲多普勒最大测量范围时,改用连续多普勒检测。

(五)超声扫查的切面及方法

在取得超声图像中常用的扫查切面如下(图 1-2-19):

① 矢状切面扫查(纵切面的一种):即扫查面由前向后并与人体的长轴平行。

② 横向扫查(横切面、水平切面):即扫查面与人体长轴垂直。

③ 斜向扫查(斜切面):即扫查面与人体的长轴成一定的角度。

④ 冠状面扫查(冠状切面或额状切面):即扫查面与人体侧腹部或人体额部平行,亦属纵切面的一种。

用各种不同切面识别脏器及病灶,无论以横向或纵向扫查时,探头移动的手法主要有以下几种(图 1-2-20):

① 连续滑行扫查法:探头在皮肤上做连续、缓慢的滑行扫查。通过一系列的连续扫查,可以做纵向、横向或任意方向的连续平移扫查,也可使探头的一端固定,另一端做连续旋转滑行扫查。该法适用于较大的脏器和病变的检查。

② 扇形扫查法:按顺序在扫查平面做扇形移动,以形成立体概念,可避开骨骼和含气器官的影响,对感兴趣区进行系统扫查。此法适用于心脏及较小脏器的检查。

③ 十字交叉法:以病变区为中心,在相互垂直的两个方向上做连续纵切和横切扫查。该法可以确定被检查目标的整体空间方位,常用于病变定位。

④ 追踪扫查法:发现某一异常结构或病变后,沿其走行进行追踪扫查,以全部显示其结构。此法适用于管道结构如胆总管、输尿管、胃肠道、血管的超声检查。

⑤ 对比扫查法:对于对称性器官,如肾、肾上腺、卵巢、甲状腺的左右侧叶、肢体、眼球、颅脑等,除仔细检查患侧病变之外,还应对健侧进行常规性检查。此法可以判断病变的存在和

健侧的状况。

⑥ 加压法:进行腹部超声检查时,若因胃肠气体影响而显示不清,可通过加压探查,驱散局部的胃肠气体,缩短探头与被检查脏器或病变之间的距离,使其得以显示。

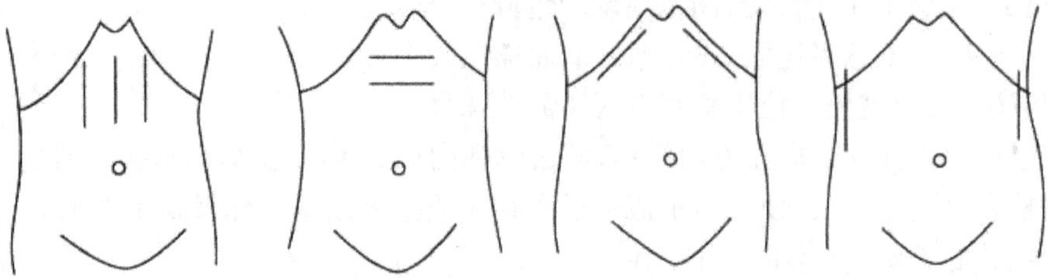

(a) 矢状切面　(b) 横切面　(c) 斜切面　(d) 冠状切面

图 1-2-19　腹部常用扫查切面示意图

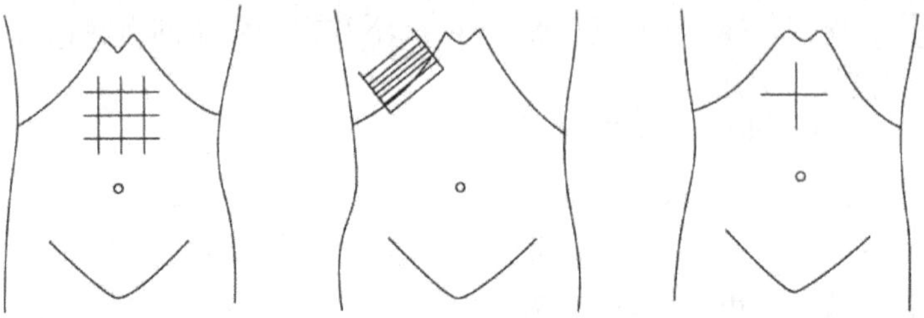

(a) 连续滑行扫查法　(b) 扇形扫查法　(c) 十字交叉法

图 1-2-20　超声扫查方法示意图

扫一扫

看彩图

第三节　超声诊断的临床应用

一、超声灰阶成像描述

超声图像是由很多像素构成的,而回声的强弱决定了像素的亮暗。与其他影像学检查方法相似,显示屏中从最亮到最暗的像素变化过程称为灰度(gray),对灰度进行分级即灰阶(gray scale),显示屏一侧表示灰阶的标志为灰标(mark of gray scale)。

根据灰阶强度不同,回声分为无回声、低回声、等回声、高回声、强回声,详见表 1-3-1。根据点状回声分布情况分为均匀分布和不均匀分布,其中后者包括随机性不均(如点状、线状、小区性分布不均等)及规律性深度递减。根据回声形态分为点状(直径 <2 mm)、斑片状(直径 3 ~5 mm)、团状(直径 >5 mm)、环状及带状或线状等。

表 1-3-1　超声回声强弱分类

回声强弱	描述	常见结构
无回声	无点状及其他形状的回声,呈一片黑色暗区	囊肿、充盈的膀胱
低回声	病变回声灰度低于周围正常组织	肾皮质
等回声	病变回声灰度与周围正常组织几乎相等	正常肝、脾等实质性组织
高回声	病变回声灰度高于周围正常组织,后方常不伴声影	肾窦、纤维组织
强回声	病变回声灰度高于周围正常组织,后方常伴声影	结石、钙化灶

二、常见超声伪像

临床所使用的诊断声像图将以时间基准的脉冲回波信号转化为图像上的距离基准信息。当检测时间相关的回波遇到任何干扰均将影响距离相关的组织结构的成像，使获得的图像不能代表所观察组织的真实解剖结构，即形成超声伪像（artifact）。与其他影像学检查方法相比，声学伪像更易因错误的扫查技术或设备的使用方法不正确造成，并可通过改变探头位置或更换探头提高图像质量，因此，有必要正确地理解伪像以尽可能避免伪像的出现，提高诊断准确性。

（一）混响伪像

当超声波在靠近探头的两个非常近的平滑的强反射界面间重复多次反射，使得声波返回探头的时间延长，图像表现为界面距探头距离增加，即产生混响效应，如图1-3-1所示。当观察一般实质性脏器时混响效应形成的图像叠加于原有成像图像上不宜被察觉；当界面下方为较大的液性暗区，如膀胱、胆囊、大囊肿时，混响效应所产生的图像可在液性暗区前壁后方隐约显示，称为混响伪像（reverberation artifact），。可通过重新放置探头，使超声不垂直于相关界面来识别混响伪像与真实解剖结构，或在发生混响伪像的界面附近降低近端的时间增益补偿、延迟远端时间增益补偿来抑制或消除伪像。在图像远端的高反射界面出现混响伪像时应谨慎对待，不要与真实的解剖结构混淆。混响伪像多见于膀胱前壁、胆囊底、大囊肿的前壁。其鉴别方法是侧动探头来减少伪像，或探查压力增大使等距离多次反射间的距离变小，探查压力减小后多次反射间的距离增大。

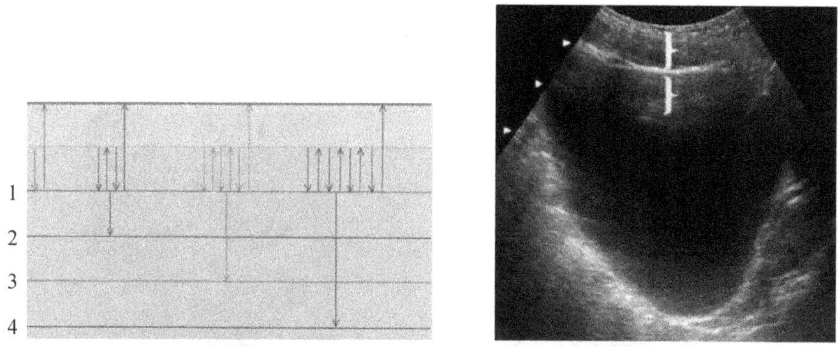

(a) 示意图　　(b) 二维声像图

图a中，声波在进入介质后，在深度1的界面发生较强的初次反射，此时设备认为探头距目标的距离为s，随着声波在界面1,2间反射次数的增加，信号反射回探头的时间不断延长，此时设备认为探头距目标的距离增大，变为$2s$（深度2）、$3s$（深度3）、$4s$（深度4）。

图b所示为观察充盈膀胱时，探头垂直于膀胱前壁放置，此时在膀胱前壁后方可见与探头至膀胱前壁距离相同的伪影。当改变探头与膀胱前壁间的角度使两者不垂直时该伪影可消失。

图1-3-1　混响效应示意图及二维声像图

（二）镜面伪像

镜面伪像（mirror image artifact）产生的原理与光学镜原理一样。如图1-3-2所示，当声束遇到膈顶部（膈胸膜和含气肺界面）这样的高反射界面时，声波在该界面（如镜面一样）返回探头，从而产生虚像，使得膈下肝实质及其内的肿瘤回声以膈肌为对称轴对称出现于膈肌上方。

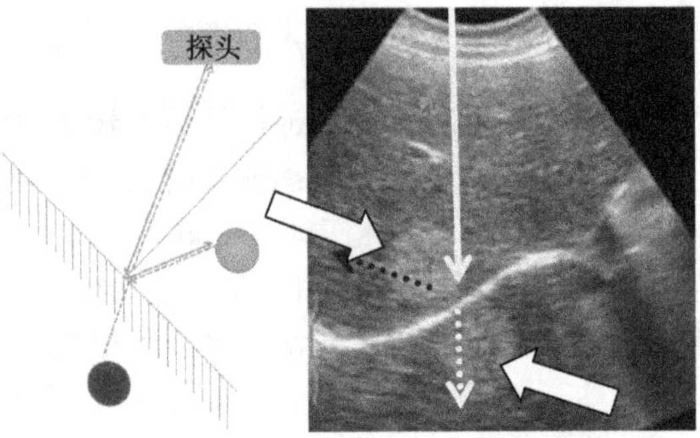

(a) 示意图　　(b) 二维声像图

图 a 中,探头发出的声束通过平滑的界面反射后探测到黑色的实际物体,该声束再沿原路线折回,由于机器认为声束未发生反射而是直接沿直线传播探测到物体,因而同时在实际物体的镜面位置显示有灰色的伪像。

在实际中,如图 b 所示,经膈肌这一平滑的高反射界面,在膈上方可显示与膈下肝内肿块形态大小相近的肿块影像。

图 1-3-2　镜面伪像示意图及二维声像图

(三) 折射重影效应

当声束与界面不垂直时可发生折射导致声束方向发生偏转,而成像在垂直于显示屏的扫描线上,使得实物与图像存在一定程度的空间位置差异,同时该实物可被未发生折射的声束探测到,则在图像上显示两个同样的实物并列在一起,如两个真实的结构,称折射重影效应(duplicated imaging effect due to refraction)(图 1-3-3)。该伪影主要见于上腹部剑突下横切时,腹主动脉、肠系膜上静脉可显示折射重影效应。

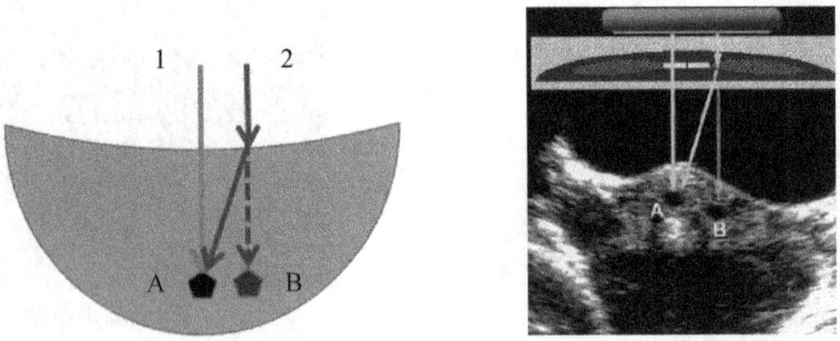

(a) 示意图　　(b) 二维声像图

图 a 中,物体 A 被声束 1,2 同时探测到后,均成像于垂直于显示屏的扫描线上,使得图像中显示的 A,B 两个物体并列存在。

图 b 中,探头垂直于腹直肌观察宫颈内的囊肿,声束经折射后探测到囊肿 A,所以在相应位置显示"存在有"囊肿 B,但注意,B 后方并没有囊肿后方应有的回声增强,故 B 为伪像。

图 1-3-3　折射重影效应示意图及二维声像图

(四) 声影与后壁增强

声束在组织内传播时,其能量的衰减势必随着深度的增加而增多,为此可通过深度增益补偿(DGC)系统增大来自深部组织返回的信号增益,以尽可能获得亮度均匀的图像。当声束在传播过程中发生较强反射或衰减时即产生声影(shadowing),图像上表现为在组织或病灶后方显示回声低弱或接近无回声的平直条状区,而当其中某一局部区域声衰减很小时,则该区域存在过高补偿，其后壁较同等深度的周围组织明亮，称为后壁增强效应（图1-3-4）。该效应常出现于囊肿、脓肿或其他液性暗区后壁，但几乎不出现于血管腔后壁。后壁增强时必然伴有后方回声增强效应，只是在病灶后方存在散射体时后方回声效应才显示。

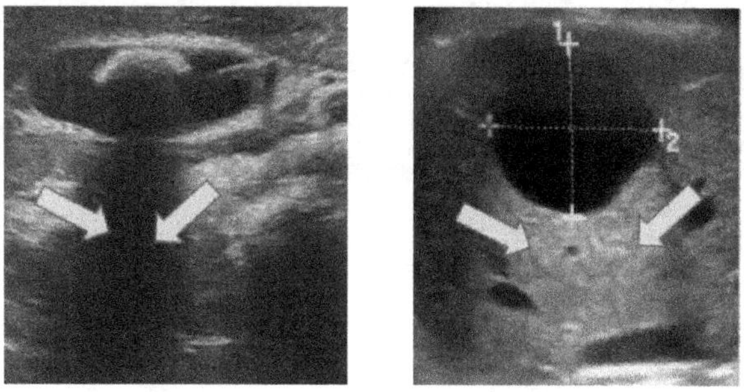

(a) 声影声像图　　(b) 后壁增强声像图

图a显示的是胆囊结石后方回声衰减，箭头之间所指示的区域回声明显较两侧区域低，即为声影。图b显示的为囊肿后方的回声情况，箭头之间所指示区域的回声较两侧高，为后壁增强所致。

图1-3-4　声影与后壁增强二维声像图

（五）旁瓣效应

声源发出的声束除中央的主瓣外，其周围存在对称分布、与主瓣声轴存在一定角度的数对小瓣，称为旁瓣，其能量明显较主瓣少，其中最靠近主瓣的旁瓣称为第一旁瓣，与主瓣声轴间呈10°～15°，其能量为主瓣能量的15%～21%（图1-3-5）。当主瓣声束成像时，第一旁瓣也成像并重叠于主瓣成像图上，导致旁瓣效应（side lobe artifact）。旁瓣效应可在充满液体的结构，如膀胱、胆囊等内部出现薄纱样或细淡点状回声，也可因侧向分辨力降低导致测量失误。

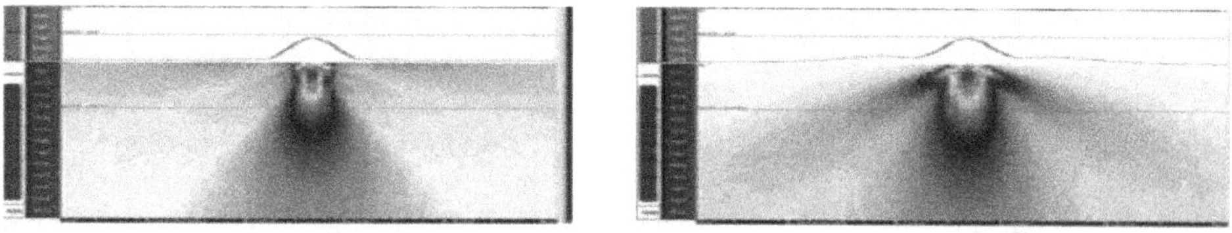

(a) 主瓣声束　　(b) 旁瓣效应

图a发出的声束呈锥形；图b发出的声束在其中心轴两侧各生出一个多余的旁瓣，即形成了旁瓣效应。

图1-3-5　旁瓣效应示意图

（六）回声失落伪像与侧后折射声影

回声失落伪像（echo drop-out artifact）也称切线伪像（tangential artifact），是指入射声束与界面夹角足够大时，因反射声波转向他侧而不能回到探头造成的边缘声影（edge shadow）（图1-3-6），如囊肿侧壁后方细窄的弱回声带；细管状结构的横切面声像图呈现无侧壁的等号状等。此外，在圆形病灶周围有纤维包膜（其声速较软组织高）且入射角大于临界角时产生全反射现象，而在圆形病灶的两侧侧后方出现直线形或三角形声影，此时称为侧后折射声影（彩图1-3-7）。值得注意的是，侧后折射声影不能推断病灶性质，只能从超声物理角度提示病灶具有较高声速的外壁。该种伪像常见于胆囊底与胆囊颈。

探头发出的三束平行声束入射到观测目标时，中央的一束声束因垂直于界面全部反射回探头，而两侧声束则因与界面间存在夹角而发生反射，其反射回的声束不能被探头所接收，则此两处发生回声失落。

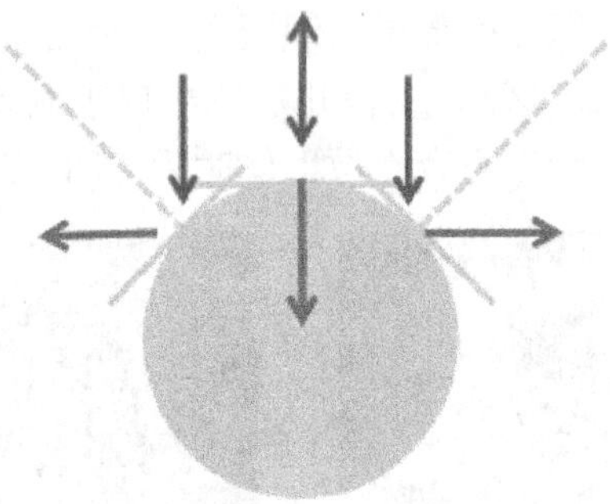

图 1-3-6　回声失落示意图

（七）振铃伪像

振铃伪像(ring-down artifact)也称"彗星尾"征(comet tail artifact)或内部混响，出现于体内两个非常接近的强反射界面之后。如体内很小的金属异物、气体、结晶体等，其后产生很长的强回声，似"彗星尾"状(图 1-3-8)。振铃伪像可帮助超声医师识别体内的异物或发现液体内的积气，具有很高的敏感性和特异性。

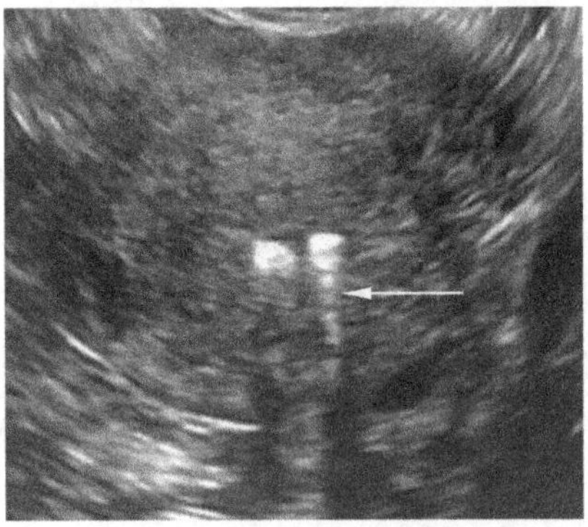

箭头所指即为子宫内的节育环回声后方所产生的振铃伪像。

图 1-3-8　振铃伪像

（八）声速伪像

超声仪器的成像和测量都是按照人体软组织的平均声速(1 540 m/s)进行设计的。当声束经过声速过快或过慢的组织时，可造成这些组织在声像图上形状和位置的轻微改变和测量误差，其后方的组织也因此发生移位，即声速伪像(velocity artifact)，如图 1-3-9 所示。如肝内肿块在声束方向上的成像假性变长，使其后方的膈肌向后移位，产生中断的伪像。

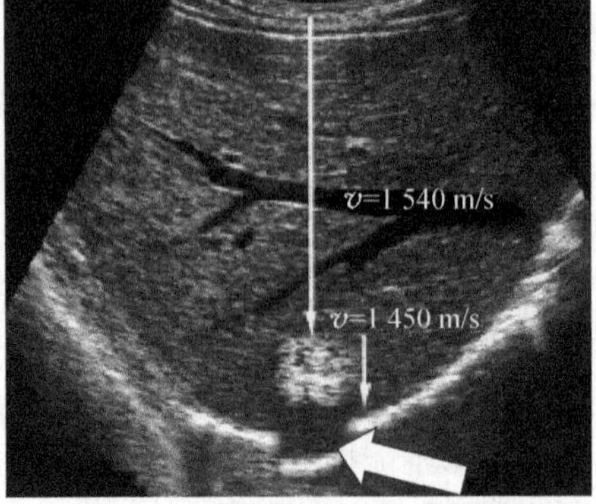

因声波在正常肝组织和肿块内的传播速度不同，导致肿块后方的肝包膜显示中断。

图 1-3-9　声速伪像二维声像图

（九）多普勒混叠

多普勒伪像(aliasing)是指多普勒频移大于 *PRF*/2 时,频移谱线峰出现在基线的另一侧,显示于基线另一侧但顶点朝上,而 CDFI 呈现多色镶嵌的"马赛克"(mosaic)状,亦称"彩色镶嵌",即最高速度的血流频移发生方向倒错,与其上面频移谱的低速部分重叠(彩图 1-3-10、图 1-3-11)。混叠会严重干扰对血流速度的定量评估。

（十）频移缺失

频移缺失指有血流但无血流频移显示的伪像(彩图 1-3-12)。其主要成因是声束与血管夹角过大或血流速度过慢,而滤波设置过高,使低速血流信号被滤除。

表现为基线上下均有频谱显示,基线上方的频谱上方似被截断后"置于"基线下方。

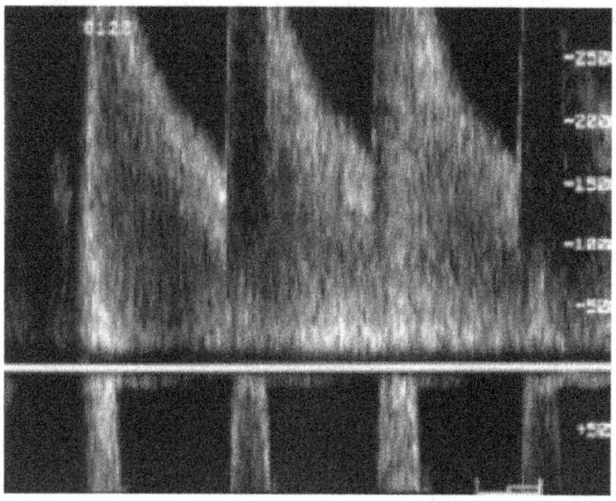

图 1-3-11　多普勒伪像频谱

（十一）彩色衰减伪像

彩色衰减的主要原因是红细胞微弱的背向散射通过距离长的组织时能量衰减。在原本血流分布一致的区域显示彩色血流信号分布不均,表现为浅表血供多、深部血供少,或器官深部血流较难显示。彩色衰减伪像会对深部血流信号的评估造成影响或误判,甲状腺功能亢进时,甲状腺深部的血流信号较浅表明显较少(彩图 1-3-13)。

（十二）组织振动伪像

心脏或大血管搏动等内脏运动引起的周围组织振动,只要其频率在多普勒频移的频率范围内,而且强度足够大,都可以引发与血流无关的彩色闪烁伪像(flash)而掩盖正常血流信号,这一现象称为组织振动伪像(tissue vibration artifact)。

（十三）快闪伪像

快闪伪像(twinkling artifact)表现为肾盂、输尿管、膀胱等不光滑结石表面频率很高的彩色噪声,并向声束入射方向延伸。快闪伪像有助于发现和确认不典型尿路结石。

（十四）彩色"外溢"

彩色增益过高或滤波设置过低时,可发生彩色血流信号从血管腔内"溢出"的伪像(彩图 1-3-14)。严重时会使伴行的动脉和静脉混为一体,掩盖血管内的病变。

（十五）衰减伪像

超声造影时,如高浓度微泡强烈散射,加上谐波的频率较高,会引起其后方回声衰减甚至形成声影,表现为高增强后方伴有低增强甚至无增强伪像。通常见于心腔后的心肌或血运丰富结构后的组织,这些部位可能因组织灌注不均匀形成伪像,从而严重影响 TIC 定量分析的结果。

（十六）开花伪像

超声造影时血液内的运动微泡的强散射或爆破使彩色血流信号显著增强,呈开花状,而无法分辨血管形态及血流方向,称为“开花伪像”(blooming artifact)。

第四节 超声生物效应与安全

一、超声生物效应

超声在临床有着广泛的应用,不仅为临床提供大量有价值的信息,而且具有成像速度快、实时成像、经济实惠,以及对患者和操作人员无放射损伤等优点。

超声波是一种能量形式,在生物体内传播时与生物组织发生相应作用。当超声波能量达到一定剂量时,会引起生物体的功能、结构或状态发生变化,这种作用称为超声生物效应(physical effects of ultrasound)。随着超声显像技术的发展及其在临床医学的广泛应用,有关超声生物效应的研究引起了超声界的关注。许多学者在动物体内就超声生物效应问题进行了多层次深入研究,包括哺乳动物整体的超声生物效应、组织与器官的超声生物效应,以及细胞和生物大分子水平的超声生物效应等许多方面系统的定性和定量研究。超声生物效应可分为热效应和非热效应两种,非热效应主要包括空化作用和机械作用。

(一)热效应

超声的机械能作用人体组织,由于组织的黏滞吸收效应,使一部分超声能量转化为热能,局部温度升高,同时由于人体组织是热的导体,通过对流、传导、辐射等途径,局部组织的热能可被传递到周围甚至远隔部位,这一过程称为热效应(thermal effect)。组织的温度升高率与超声的检查时间、平均声强、组织的吸收系数、声束横截面面积大小、受辐射时间长短等因素有关。超声的强度越大,组织内分子的振动就越活跃,使得组织升高的温度也越高。而诊断超声因声强低及人体的物理保护机制,不会对人体产生显著危害。此外,热效应也可用于治疗,例如高强度聚焦超声用以治疗肿瘤。

(二)空化作用

在超声辐射下,局部组织产生压力增大、减小的交替变化,组织“断裂”引起气体微泡的形成,这个过程被称为空化作用或空化效应(effect of acoustic cavitation)。按气泡的动力学行为,空化效应可分为稳态和瞬间两种。当液体声场存在适当大小的气泡时,在交变声场作用下,它们可能进入体共振状态。在声频接近气泡共振的特征频率时,振动幅度达到最大。这种气泡的动力学过程称为稳态空化。在超声作用下,在几个超声振动周期时间内,气泡在完全破灭之前由小气泡变成大气泡。空化作用可对生物组织产生破坏作用,但也可利用空化作用在生物体内进行药物的传输。

(三)机械作用

超声振动属于机械能。超声在生物组织中传播,机械能表现为声压及力作用于生物组织,也可引起组织损伤。这种作用称为机械作用或机械效应。

一般认为,在低声强长时间辐照时,引起损伤的机制以热效应为主;而在高声强短时间辐照时,损伤机制以瞬间空化作用为主;当声强处于 100 ~ 1 500 W/cm^2 的范围时,损伤机制则以机械作用为主。

二、超声生物效应的安全性

超声波是一种能量形式,射入生物体组织内会产生生物学作用。超声显像技术应用的是医用脉冲式超声，通常有 4 种超声声强：空间平均时间平均声强（SATAI）、空间平均时间峰值声强（SATPI）、空间峰值时间平均声强（SPTAI）和空间峰值时间峰值声强（SPTPI）。以上 4 种超声声强均可对人体产生生物效应，其中 SPTAI 在生物效应中特别重要。1978 年美国医用超声学会生物效应委员会根据 W. Nyborg 提出的声强与时间关系的安全剂量曲线，建议各类型超声诊断仪使用的超声波的 *SPTAI* 不得大于 100 mW/cm^2 级超声显像技术安全阈值。但近年研究发现，当 $SPTAI \leqslant 100\ mW/cm^2$ 时，仍可使细胞分裂时姊妹染色体互换率增加，使活体血小板计数增加并长出伪足，使红细胞膜抗原松解及氧结合力下降；在妇产科做超声显像检查时，可促使妇女提早排卵，胎儿出生体重降低及儿童诵读困难等。因此，为了保证超声显像检查的安全，对以上脏器超声检查在每一切面上的持续观察时间不宜超过 1 min。需要注意的是，彩色多普勒显像比二维黑白超声所产生的 SPTAI 要大许多。例如二维超声显像探头发射 SPTAI 在 100 mW/cm^2 时，在做彩色多普勒显像时 SPTAI 可达到 600～800 mW/cm^2，而做频谱多普勒检查时 SPTAI 可超过 1 000 mW/cm^2。因此，做超声检查时要求超声医师应熟悉仪器操作技术、缩短扫查时间、降低探头输出能量，尤其是对超声敏感的部位。

美国超声医学研究所和美国国家电气制造商协会于 1976 年联合发布了一个自愿性标准，从而保证诊断超声设备提供了足够的特征信息，使得操作人员可以依据其经验判断和评估设备对患者的具体应用风险。之后，又有多个组织在自愿性标准的基础上加以修改，制定出其他相关标准。目前，诊断超声设备采用的输出显示标准（ODS）可直接在诊断仪上显示热指数及机械指数，以提醒操作者规避风险。它们可以粗略地指示发生在生物体上热效应和空化效应等机械效应的可能性程度，是目前最适用的安全性参数。

（一）热指数

热指数（thermal index，TI）是指超声实际照射到某声学界面产生的温升与使界面温升 1℃ 的比值，它指示超声在该组织内可能引起的温度升高值，是对超声热效应的风险评估。根据常见的不同软组织和骨组织的解剖学组合定义了 3 种可供选择的热指数类别：软组织热指数（TIS）、骨热指数（TIB）、颅骨热指数（TIC）。

$$TI = \frac{W_P}{W_{\deg}} \tag{1-4-1}$$

式中，W_P 是指定点的输出功率；$W_{\deg}$是指在指定组织热学模型条件下使该点温度上升 1 ℃所需的衰减后输出功率。通常 *TI* 值在 1.0 以下认为无致伤性，但对胎儿的检查应调节至 0.4 以下，对眼球应调至 0.2 以下。

（二）机械指数

机械指数（mechanical index，MI）是指超声在弛张期的负压峰值（MPa 数）与探头中心频率（MHz 数）的平方根值的比值，它指示发生诸如空化等机械效应可能性的程度，是对超声机械效应的风险评估。探头中心频率越高，*MI* 的值就越小，产生机械效应的可能性程度就越低；超声波的负压峰值声压越大，*MI* 的值就越大，产生机械效应的可能性程度就越高。

$$MI = \frac{P_{\mathrm{ra}}}{C_{\mathrm{MI}}\sqrt{f_{\mathrm{awf}}}} \tag{1-4-2}$$

式中，$C_{\mathrm{MI}} = 1\ \mathrm{MPa}/\sqrt{\mathrm{MHz}}$，$P_{\mathrm{ra}}$为衰减后峰值负（疏）声压，单位是 MPa；$f_{\mathrm{awf}}$为工作频率，单位是 MHz。通常，*MI* 值在 1.0 以下认为无害，但对胎儿应调节至 0.3 以下；对眼球应调节至 0.1 以下；在使用超声造影剂或体内存在其他微泡或气体情况下，*MI* 值应调节至 0.1 或更低（0.04）。

第五节　超声物理治疗

之前介绍的超声诊断模式和超声诊断仪中，超声波作为信息载体，利用人体组织对超声波作用，使超声波某些特性发生变化，这些变化被检测到后以图像方式显示，为临床提供相关诊断信息。但超声波在人体组织内传播时，不仅可被介质作用而达到诊断目的，还可作用于介质并对介质产生影响，尤其是病变部位，以达到治疗疾病、促进康复的目的。

早在1922年德国即出现了超声治疗仪的发明专利，但超声治疗在临床上的发展落后于超声诊断。近20年超声治疗才在高强度聚焦超声（high intensity focused ultrasound, HIFU）治疗仪等方面取得了一定的进展，促进了超声治疗进入一个新时代。

现超声治疗通常分为两个方面：一是直接利用超声波与生物组织相互作用产生的生物效应，以对疾病进行治疗；二是间接利用超声波，如使用超声波改变生物组织或药物的结构或活性，实现药物运输，以辅助治疗疾病。

一、超声波治疗原理与方法

（一）超声治疗机制

目前普遍认为，超声波治疗机制是当超声作用于人体后，首先在接受超声辐射的组织范围内产生机械作用、热作用和继发的理化效应，随后通过人体的各神经体液调节系统的反射作用，各生物效应会波及整个组织乃至整个人体，最后上述生物效应的综合影响使得各种生理生命功能受到激发和改变，从而达到治疗疾病的目的。现将上述3种效应简单描述如下。

1. 机械作用

超声波在介质内传播时，介质质点压缩、伸张而形成压力变化，这种压力变化对机体组织可产生很大的压力，使细胞的体积、运动随之发生变化，进而对组织、细胞形成细微按摩，引起细胞胞质微流、胞质颗粒的旋转、细胞内容物的移动甚至细胞内部结构的改变，从而达到治疗目的。

2. 热作用

超声波在介质内传播时，介质将机械能转化为介质中的热能。超声产热的多少与介质对声能的吸收有关，超声频率越高，介质吸收得越多，产热量越大；超声剂量越大，热作用越强，产热量越大；组织动力学黏性越高，吸收声能越多，产热量越大。超声波在空气中被吸收最多，液体次之，固体最少。不同软组织对声能的吸收能力不同，产热量也不同，如肌肉组织较脂肪组织吸收能力大1倍，神经比脂肪吸收能力大3～4倍。此外，超声波在两种不同组织的交界处产热较多，如皮下组织与肌肉交界处、肌肉与骨骼交界处。这个特点可应用于治疗关节、韧带等运动创伤、类风湿性关节炎等。值得注意的是，超声治疗时其产热具有局限性，产热范围从超声探头作用处的皮肤开始向组织深处延伸，近超声探头作用处强、远离探头作用处弱，中心部位强、周围区域弱。

3. 理化效应

超声的机械作用和热作用均可促发若干物理化学变化。实践证实一些理化效应往往是上述效应的继发效应，主要包括以下几种：① 弥散作用，指超声波可提高生物膜的通透性，使细胞膜对 K^+，Ca^{2+} 的通透性发生较大改变，从而增强生物膜弥散过程，促进物质交换，加速代谢，改善组织营养；② 触变作用，指超声可使凝胶转化为溶胶状态，可用于肌肉、肌腱的软化，以及改变一些与组织缺水有关的病理状态，如治疗类风湿性关节炎，关节、肌腱、韧带等退行性变；③ 空化作用，指或保持稳定的单向振动或继发膨胀以致崩溃，使细胞功能发生变化，表现为细胞内钙水平增高，成纤维细胞被激活，蛋白合成增加，血管通透性增加，血管形成加速，胶原张力增加；④ 聚合作用与解聚作用，分子聚合时，多个相同或相似的分子合成一个较大的分子，大分子解聚时则将大分子的化学物变成小分子，该作用可作用于关节，以增加水解酶及原酶活性；⑤ 消炎、修复细胞和分子，指超声波可使组织 pH 向碱性方面发展，缓解炎症所伴有的局部酸中毒。超声可通过影响血流量，产生致炎症作用，抑制并抗感染，使白细胞移动，促进血管形成；促进胶原合成及成熟；促进损伤的修复和愈合等过程，从而促进人体对受损细胞组织进行清理、激活、修复。

（二）治疗超声的声场参数

患者在进行超声治疗时，超声波对人体组织产生的生物效应的可能性及其程度取决于声场参数（sound-field parameters，SFP）的时空分布情况。因测试所有声场参数很难，因此需要选定重要的、能适宜表述超声输出所产生生物效应能力的几个参数。临床常用的主要有声波波形及声强。

1. 治疗超声的波形

治疗用超声波的波形可根据临床需要而不同，可以是连续波形，也可以是间断波形，波形还可有不同的形状，可以是正弦波，也可以是矩形波。治疗超声波也可采用脉冲波波形，此时用于激励探头的高频电场在时间上不再是连续的，而是一系列等幅长脉冲波列，每个脉冲可能还包含多个振动周期。

2. 声强

在讨论治疗超声的声强时，应区分“在位声强”和“发射声强”。在位声强是指人体内或其他生物体系内所感兴趣的空间部位的声强。发射声强是指在水中自由声场条件下仪器探头辐射的声强。人体的在位声强难以直接测量，只能通过发射声强和人体组织的超声衰减特性进行估算。因此在实际应用中，通常以发射声强来比较不同治疗仪器产生生物效应的能力。探头的发射声强大小可通过探头发射的声功率除以有效发射面积获得，单位为 W/cm^2。常用时间峰值声强和时间平均声强来描述连续波形的声强情况，用脉冲峰值声强和脉冲平均声强描述脉冲波形的声强情况，在空间上则用空间峰值声强和空间平均声强来描述。如同时考虑声波在空间和时间上的双重变化，则可采用空间平均时间平均声强、空间峰值时间平均声强、空间平均脉冲平均声强及空间峰值脉冲平均声强 4 种表示方式。

3. 人体各器官的超声剂量效应

除个体差异外，每个人的各器官对超声敏感性不同，所引起的生物学、生理学反应也有所差异。一般治疗常用的超声强度等级见表 1-5-1。

表 1-5-1 治疗用超声强度等级 W/cm^2

治疗方法 等级强度	固定法			移动法		
	低	中	高	低	中	高
连续波形	0.1～0.2	0.3～0.4	0.5～0.6	0.6～0.8	1.0～1.2	1.2～2.0
脉冲波形	0.3～0.4	0.5～0.7	0.8～1.0	1.0～1.5	1.5～2.0	2.0～2.5

通常情况下，高强度、大剂量超声波对各组织器官有抑制或破坏作用，可造成组织形态学

上不可逆转的变化;低强度、中小剂量有刺激及调节作用,不引起或仅引起轻微的可逆的组织形态学变化。

其中骨骼对超声波的吸收能力很强,超声波作用于未骨化的骨骼可致骨发育不全,儿童、青少年期尤其敏感,因此对幼儿骨骺处禁用大剂量超声波。神经系统对超声波非常敏感,但因有头发、头皮、肌肉、颅骨等组织对超声波的吸收和反射,能到达脑实质的超声波剂量很小。肝对超声波有很大的耐受性。超声波对胚胎发育亦有影响,包括对染色体及胚胎发育。大剂量(3 W/cm^2)超声波作用于妊娠子宫可造成流产、胚胎畸形或死胎。因此在实际应用时应当注意,避免造成不必要的损害。

二、超声治疗的适应证与禁忌证

1. 适应证

超声治疗的适应证:运动支撑器官创伤性疾病,如腰痛、肌痛、挫伤、扭伤、肩关节周围炎、增生性脊柱炎、颞颌关节炎、腱鞘炎等;疤痕、粘连、注射后硬结、硬皮症、血肿机化;作用于局部及相应的神经节段以治疗神经炎、神经痛等相关疾病。

2. 禁忌证

超声治疗的禁忌证:恶性肿瘤,除采用 HIFU 可治疗的除外;活动性肺结核,严重支气管扩张,严重心脏病,消化道大面积溃疡,具有出血倾向、静脉血栓禁用;化脓性炎症,急性败血症,持续局热;孕妇(早期)腹部及小儿骨骼处最好选用其他疗法;X 线、镭及核素治疗期间及随后的 6 个月内。

三、超声治疗仪的分类

(一)低强度超声治疗仪

常用超声治疗仪的超声频率多不高过 1 MHz,连续波声强≤3 W/cm^2。连续波声强≤3 W/cm^2,不会对组织产生破坏作用和发生不可逆性变化,仅通过对组织的刺激和调节作用,最多仅引起人体组织轻微的可逆性变化来达到治疗和康复目的。临床上往往将声、电两种物理因子相结合共同用于治疗,即超声—电疗法。常用的超声治疗仪主要由超声功率发生器和超声换能器组成。

(二)中强度聚焦超声治疗仪

中强度聚焦超声治疗仪简称聚焦超声治疗仪(focused ultrasound,FU),所使用的超声频率为 0.8 ~ 4.0 MHz,最大声功率为 3 ~ 100 W/cm^2,其治疗原理是利用超声波在人体软组织内有良好的穿透性、方向性、可聚性及能量可积累的特点,通过一定剂量的超声照射表浅组织(器官),将能量沉积到皮肤层、真皮层,利用超声的组织效应使病变组织(包括病毒)发生损伤甚至凝固性坏死,并改善局部组织微循环,促进组织重建,从而达到治疗目的。现主要用于妇科和皮肤科。据报道,可用于外阴瘙痒、外阴白色病变、慢性宫颈炎、尖锐湿疣、神经性皮炎、疤痕、鸡眼、皮肤痣等。

(三)高强度聚焦超声治疗仪

高强度聚焦超声(HIFU)治疗仪是将体外低能量密度的超声波聚焦于生物体内,在生物体内形成高能量密度的焦域,焦域处的高强度超声波将对生物组织产生热效应、空化效应及其他物理效应,从而达到瞬间破坏和杀灭病变组织的目的(图 1-5-1)。HIFU 治疗仪的超声频率为 0.2 ~ 5 MHz,焦域声强为 5 000 ~ 15 000 W/cm^2。其基本结构包括组合式聚焦超声治疗头、大功率发生器、扫描运动装置、显像定位监视装置、计算机自动控制和处理装置、治疗床、水处理器及电源控制柜。

超声波聚集于某一区域，通过产生热作用、机械作用及继发的理化效应等达到治疗目的。

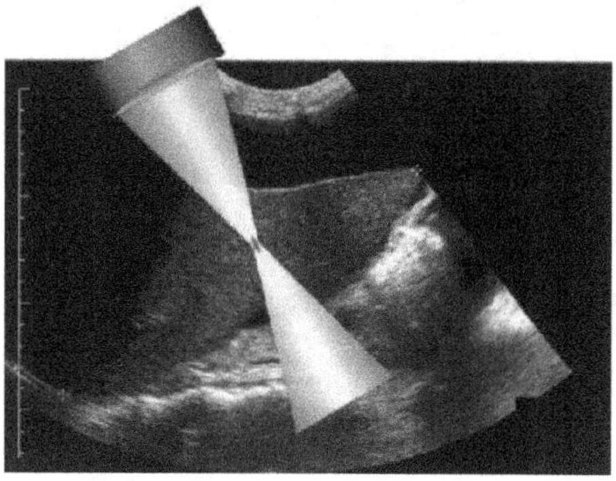

图 1-5-1 HIFU 治疗原理示意图

应用 HIFU 时应注意以下几个关键问题：① 确保有良好的聚焦区，并在聚焦区有足够高的声强，以便使聚焦区的组织瞬间温升可达 80 ℃以上。其关键在于聚焦超声治疗头要有好的聚焦效能，能高效发射大功率超声。此外，大功率发生器除了能产生足够大的功率外，还要与换能器良好匹配。② 定位要精确，保证聚焦区落在病变组织区，这是获得治疗效果的关键。为此，选用方便而准确的影像定位技术及灵活准确的扫描运动装置十分重要。③ 能够有效监测评估 HIFU 治疗效果，包括测温及判定凝固性坏死组织。

四、超声碎石

当今社会，结石症的发病率和复发率很高。非开放式手术治疗人体结石的方法分为两类：体外冲击波碎石及体内碎石。前者又称为非接触式碎石，是在人体之外产生冲击波能量，通过适当介质传导进入体内并汇聚，使冲击波在结石处集中能量，将人体内结石震碎，然后自然排出体外。因冲击波属机械波，用于碎石的主要是振动频率为 0.8 ~2 MHz 的超声波，因此可纳入超声碎石系统。该方法可非侵入性治疗尿路结石等，且治疗成功率高、对人体组织损伤较少，现已在临床上得到广泛应用。后者又称接触式超声碎石，是在与内镜联合使用下，将超声换能器顶端的探针经皮肤或管腔（如胆管、输尿管）与人体腔内结石直接接触，将声波直接传给结石，经过反射在结石前后表面产生张力使结石碎裂。该方法属侵入性治疗，技术要求高，患者痛苦大，通常应用于下尿路结石、输尿管嵌顿结石、巨大结石、定位或治疗困难的结石等。

参考文献

[1] Rumack C M. Diagnostic Ultrasound. 4th ed. Elsevier：Mosby，2011：2 – 33.
[2] 陈思平，周永昌. 超声医学基础. 人民军医出版社，2009.
[3] 刘吉斌，王金锐. 超声造影显像. 科学技术文献出版社，2010.
[4] 周永昌，郭万学. 超声医学. 6 版. 人民军医出版社，2011.
[5] 富京山，富伟. 全身超声诊断学. 2 版. 人民军医出版社，2011.
[6] 任卫东，常才. 超声诊断学. 3 版. 人民卫生出版社，2013.

[7] 王志刚. 超声分子影像学. 科学出版社,2016.

中英文对照

acoustic impedance	声阻抗
aliasing	混叠
color Doppler flow imaging	彩色多普勒血流显像
continuous wave Doppler	连续波多普勒
Doppler	多普勒
echocardiography	超声心动图
echo drop-out artifact	回声失落伪像
elastography	弹性成像
frequency	频率
frequency aliasing	频率失真
gray scale	灰阶
harmonic imaging	谐波成像法
Huygens principle	惠更斯原理
intensity	声强
mechanical index	机械指数
mirror image artifact	镜面伪像
power mode Doppler	能量多普勒
pulsed wave Doppler	脉冲多普勒
reverberation artifact	混响伪像
ring-down artifact	振铃伪像
scattering	散射
shadowing	声影
side lobe artifact	旁瓣效应
sound beam	声束
sound field	声场
sound source	声源
thermal index	热指数
ultrasound	超声波
velocity artifact	声速伪像
wave length	波长

第二章　肝胆脾胰的超声诊断

扫一扫

看彩图

第一节　肝脏的超声诊断

超声是肝脏疾病的首选影像学检查方法之一。普通超声，包括二维灰阶超声和彩色多普勒，不仅能显示肝脏的大小、形态、实质回声及内部管道结构、血流状态，而且能发现肝脏局灶性和弥漫性的病变，并能较准确地对局灶性病变进行定位及定性诊断。近年来，超声造影、弹性超声等新技术的应用，显著提高了超声对肝脏病变的诊断和鉴别诊断能力。

一、解剖概要

（一）大体解剖概要

肝脏(liver)大部分位于右季肋区和腹上区，小部分位于左季肋区。肝上界与膈同高，于右锁骨中线上平第5肋。成人肝下界一般不超过右肋缘，在剑突下约3 cm。小儿肝脏下缘可低于右肋缘，但不超过2 cm。

肝脏呈不规则的楔形，可分为上、下两面，前、后、左、右四缘。肝上面膨隆，与膈肌相邻，称“膈面”(图2-1-1)，肝膈面后部没有腹膜覆盖的部位称为“裸区”，此区借结缔组织与膈相连。肝的膈面有镰状韧带附着，将肝脏分为肝右叶及肝左叶。肝下面凹凸不平，与胆囊、胃、右肾上腺、右肾、十二指肠上部、结肠肝曲相邻，称“脏面”(图2-1-2)。脏面有“H”形的两条纵沟和一条横沟。左纵沟的前部有肝圆韧带，后部有静脉韧带，肝圆韧带及静脉韧带分别由胎儿时期的脐静脉及静脉导管闭锁而成。右纵沟前部容纳胆囊，称“胆囊窝”，后部容纳下腔静脉，称“腔静脉沟”。横沟位于肝脏面正中，为“第一肝门”，是门静脉、肝固有动脉、胆管及肝的神经、淋巴管出入肝的门户。在腔静脉沟的上端处，肝左、肝中及肝右静脉汇入下腔静脉，称为“第二肝门”。

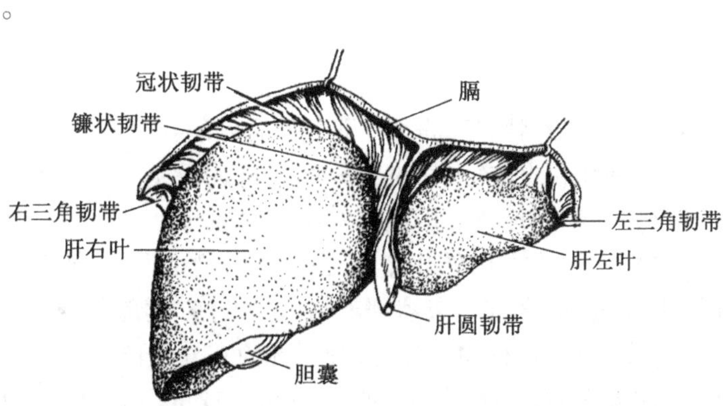

图2-1-1　肝(膈面)

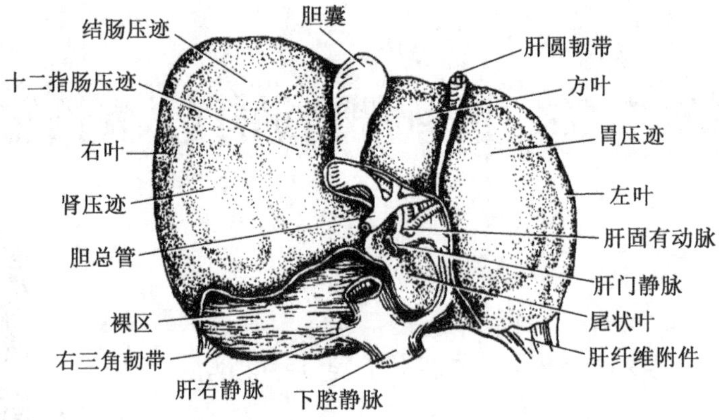

图 2-1-2 肝（脏面）

肝的前缘（也称下缘）薄而锐利，是肝膈面与肝脏面的分界线。肝的后缘钝圆，朝向脊柱。肝的右缘钝圆，是肝右叶的右下缘。肝左叶的左缘为肝左缘。

（二）肝脏的分叶、分段

肝门静脉、肝固有动脉和肝管的各级分支在肝内的走行、走向基本一致，并有 Glisson 囊包绕，共同组成 Glisson 系统。按照 Glisson 系统各分支的分布区，可将肝分为两个半肝（左、右半肝），进一步再分成 5 个叶（右前叶、右后叶、左内叶、左外叶与尾状叶）、8 个段（Ⅰ段—尾状叶、Ⅱ段—左外叶上段、Ⅲ段—左外叶下段、Ⅳ段—左内叶、Ⅴ段—右前叶下段、Ⅵ段—右后叶下段、Ⅶ段—右后叶上段、Ⅷ段—右前叶上段）。这是目前国际较通用的 Couinaud 分段法（图 2-1-3）。

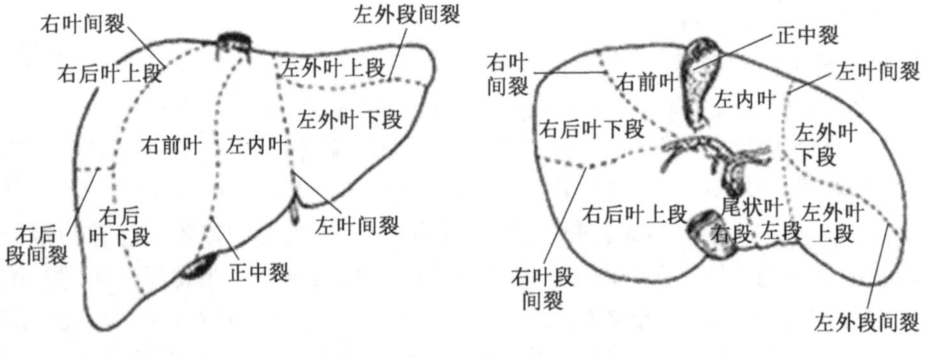

图 2-1-3 肝脏分叶分段示意图

（三）肝内血管

1. 门静脉

门静脉主干是由肠系膜上静脉和脾静脉在胰颈部后方汇合而成。在第一肝门处，门静脉主干分左、右两大支。门静脉右支较短，长约 1.5 cm，向右水平走行，分成右前支和右后支，前支和后支分别再分成上段支和下段支。门静脉左支相对较长，以锐角自门静脉主干发出，向左前上方走行，此段称“横部”，在左内外叶交界处，折向足侧走形，与横部垂直，垂直段称“矢状部”，横部与矢状部折角处称“角部”，矢状部末端稍膨大称“囊部”，与肝圆韧带相连。门静脉矢状段再横向分出分支，两支走行向左外叶，分别称为左外上段支、左外下段支，另一支走向内，称为左内叶支。左支横部、矢状部、左外叶上段支、左外叶下段支及左内叶支，形成独特的“工”形结构。

2. 肝静脉

肝静脉没有静脉瓣。在肝内，肝静脉与门静脉交叉走行，呈近似垂直交叉状（图 2-1-4）。肝静脉有三支即肝左静脉、肝中静脉和肝右静脉，三支肝静脉汇入下腔静脉处称“第二肝门”，位于膈肌下方约 1 cm 处。通常，肝右静脉单独汇入下腔静脉，肝左静脉及肝中静脉可分别汇入下腔静脉，也可先合成短干，再汇入下腔静脉（共干型）。肝右静脉及肝中静脉多呈主干型；肝左静脉变异较大，可见主干型和分散型，分散型多见。

此外，有若干条肝静脉系统的小静脉（来自右半肝脏面的右后肝静脉和尾状叶的一些小静脉）出肝后直接在腔静脉沟的下段汇入下腔静脉，临床称该处为“第三肝门”，一般情况下超声不易显示。

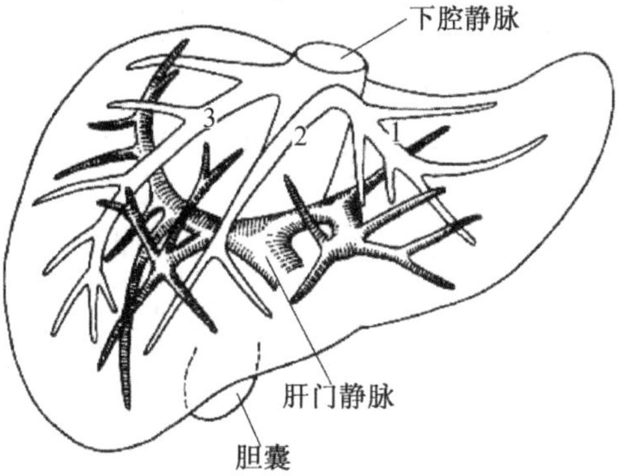

图 2-1-4　肝静脉和门静脉肝内分支示意图

3. 肝动脉

肝总动脉发自于腹腔动脉，向右行走至十二指肠上部上缘，在胰头右前方分出胃十二指肠动脉后，称为“肝固有动脉”，位于门静脉的腹侧。肝固有动脉在第一肝门附近分成左、右两支，分别进入肝左叶及肝右叶。右支在入肝门前，分出胆囊动脉，分支分布于胆囊。

（四）肝周围间隙

肝脏与其毗邻脏器和组织之间形成一些潜在间隙，这在超声诊断及鉴别诊断上有着重要的意义，常见的有：

（1）肝上间隙　位于膈与肝之间，该间隙被镰状韧带分为右肝上间隙和左肝上间隙，左肝上间隙又被左三角韧带分为左肝上前间隙和左肝上后间隙。

（2）肝下间隙　位于肝脏脏面与横结肠及其系膜之间，此间隙被肝圆韧带分为左肝下间隙和右肝下间隙，左肝下间隙又被小网膜与胃分为左肝下前间隙和左肝下后间隙。

（3）肝裸区　为右冠状韧带上、下层之间与膈的连接区，主要位于右肝的外后方，属腹膜外间隙。

（五）肝脏解剖变异和发育异常

肝脏的形态、大小有个体差异，部分正常人可因肝叶的异常发育导致形态变异，常见的有如下几种：

（1）肝发育不良或发育不全　较常见，可有肝左外叶缺如或萎缩、肝右叶发育不全。

（2）獭尾肝　表现为肝左外叶细长，向左后方延伸，可达脾脏，甚至跨越左腋中线，形似獭尾，称獭尾肝。

（3）舌叶肝　为肝右叶下部呈舌状向下突出生长，部分可超过肋弓下缘，女性多见，容易被误认为肝脏肿块或肝脏增大，又称 Riedel 肝叶。

(4) *副叶肝* 为胚胎期肝脏发育异常。副叶肝一般较小,多位于肝脏后面,有自己独立的肝内管道系统。

(5) *尾叶下突* 肝尾状叶明显向下突出,如乳头状,称为尾叶下突。

二、检查方法及正常声像图

肝脏常规超声检查,检查前一般无须特殊准备。需同时检查胆道系统或观察门静脉系统餐前、餐后血流变化,应禁食空腹 8 h 以上。肝脏超声检查应在胃镜或胃肠道钡餐 3 日后进行,以避免干扰,保证图像质量,或先行超声检查后,再行相应检查。长期便秘、腹胀者及慢性肝病患者,胃肠道积气较多,必要时可于检查前服用适量缓泻剂,促使粪便和气体排出,或者于检查前数天调整饮食,避免食用豆制品、牛奶等易产气食物,以减少肠道气体。

(一)体位

(1) *平卧位* 充分暴露上腹部,两臂上举,双手置于头部两侧,以使肋间隙增宽。

(2) *左侧卧位* 是探测肝脏的常用体位,有利于对后位肝脏及肝门部位的检查。

(3) *右侧卧位* 右侧卧位时,胃及内容物右移,可增加肝左叶特别是左外叶上段及肝左缘的显示。

(4) *坐位或立位* 适用于肝脏位置较高、肝脏肿大、大量腹腔积液或心功能较差不能平卧的患者及腹胀明显的患者。

(5) *俯卧位* 上肢置于身体两侧,探头放置在腰背处,可用于观察右半肝及门静脉、肝静脉的分支。

(二)检查途径及技巧

1. 扫查方法

肝脏扫查应按一定的顺序进行,以避免漏诊。常用的扫查方法如下:

(1) *纵行扫查(矢状扫查)* 从肝左缘处开始扫查,逐渐右移。可大体了解肝左右叶及尾状叶厚度形态,可清晰显示肝边缘、肝实质回声、肝内血管、肝门区结构,胆囊、腹膜、下腔静脉、右肾及门静脉分支的图像。肝脏基本矢状切面有经腹主动脉矢状切面图、经下腔静脉矢状切面图、肝胆矢状切面图、肝右肾矢状切面图。

(2) *右肋缘下扫查* 患者取仰卧或左侧卧位,沿右肋弓下缘连续扫查,可观察较大范围的肝实质回声及脏面的胆囊。基本右肋缘下斜切面有右肋缘下斜切面 1(第一肝门)、右肋缘下斜切面 2(第二肝门)。

(3) *右肋间扫查* 患者取左侧卧位,沿右侧第 7,8,9,10 肋间扫查,右肋间斜切面可得到由膈肌到肝叶下缘的整个肝叶图像。经门静脉长轴纵切面通常用以检查肝门部位,观察门静脉和肝外胆管。

(4) *水平扫查* 从剑突下连续横切面扫查,可观察肝左右叶、胰腺、脾、胆囊、左右肾和大血管的图像。其中,肝脏基本横切面为高位肝脏横切面、经第一肝门横切面、经胰腺水平横切面和低位肝脏横切面。

2. 检查技巧及注意事项

① 在扫查区采取连续、系统性滑行扫查,切忌跳跃式扫查。同时,对每个切面进行最大范围的侧动扫查,以减少遗漏区。

② 针对肺或骨骼所掩盖的区域,如肝膈顶部、肝左外叶、肋骨后等,检查过程中特别容易疏忽的部位,常见于右叶下角、尾状叶等,以及解剖结构较为复杂的肝门部等,可采用改变体

位、让患者呼吸配合等一些辅助显示方法，解决上述检查中的困难，减少扫查盲区。

③ 当发现肝内局灶性病变时，应从多个切面进行扫查，在两个不同的声束切面（特别是两个接近垂直的声束切面）均可显示肝内占位者，方可确定其为肝内局灶性病变。

④ 扫查肝脏时还要注意观察肝脏与邻近脏器和周围组织的关系。

（三）正常声像图及正常超声测值

1．形态、大小

肝脏的膈顶部向下至肝门的横切面呈楔形。右叶大而厚、钝圆，左叶小而薄。左半肝后面为胃区强回声，肝尾叶的后方可见下腔静脉、腹主动脉。肝脏的矢状切面近似三角形。

肝脏的测值大小与体型等有关，存在个体差异。肝脏形态不规则，即使在同一部位测量，由于声束角度不同测值可有差异。进餐后，门静脉血流量增加、管径增粗，因此，不同状态下肝脏的测值亦有差异。以下为成年人常用肝脏超声测值，仅供参考。

（1）肝右叶最大斜径

① 测量标准切面：显示肝右静脉汇入下腔静脉的右肋缘下斜切面（图 2-1-5）。

② 测量位置：测量点分别置于肝右叶前、后缘包膜处，测量其最大垂直距离。

③ 参考值：10 ~ 14 cm。

（2）肝右叶前后径

① 测量标准切面：在右侧第 5 或第 6 肋间肝右叶的最大切面。

② 测量位置：测量点分别置于肝右叶前、后缘包膜处，测量其间的最大垂直距离。

③ 参考值：8 ~ 10 cm。

（3）肝左叶前后径和上下径

① 测量标准切面：平静呼吸时，通过腹主动脉的肝左叶矢状切面（图 2-1-6）。

② 测量位置：左叶前后径测量点分别置于肝左叶前、后缘包膜处（包括尾状叶），测量其最大垂直距离；左叶上下径测量点分别置于肝左叶的上、下缘包膜处，并与肝前部表面接近平行，测量其最大上下径。

③ 参考值：肝左叶前后径≤6 cm；肝左叶上下径≤9 cm。

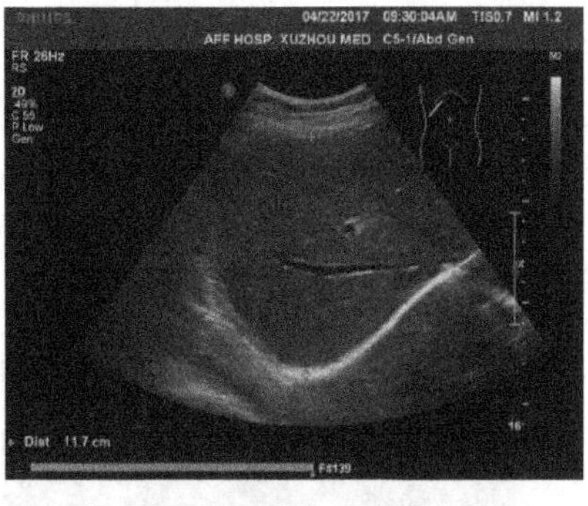

图 2-1-5　肝右叶最大斜径标准测量切面

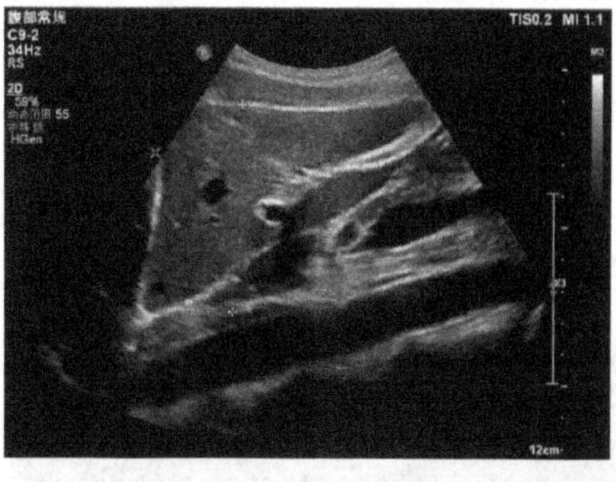

图 2-1-6　肝左叶前后径和上下径标准测量切面

2．包膜与边缘

肝膈面包膜光滑呈纤细的强回声。肝左叶边缘锐利，左下缘角在 35° ~ 45°之间，右下缘稍钝圆，在 80°以内。肝与右肾间有明显的分界。

3．肝实质

正常肝实质呈中等回声，回声强度一般比胰腺略低，比肾皮质稍高，光点稀疏、细微、分布均匀，肝内管道系统走行正常，纹理清晰。受呼吸及心跳影响，靠近第二肝门附近的肝实质在呼吸心动脉周期中略有伸缩，显示质地柔软。

4. 肝脏的韧带

(1) 肝圆韧带　肝脏横切面，位于左内叶与左外叶之间，相当于门静脉左支矢状部的长轴在囊部与肝表面之间，呈高回声条索状(图 2-1-7)。

(2) 镰状韧带　通常不易被看到，当有肝硬化腹腔积液时，膈顶腹壁与肝左叶间可显示条索状线样回声，下端与肝圆韧带相连。

(3) 静脉韧带　高位肝脏横切面，位于肝左外叶与尾状叶之间，静脉韧带呈条索状高回声，自肝左叶膈面延续至肝门静脉左支角部的后壁，作为这两叶的分界(图 2-1-8)。

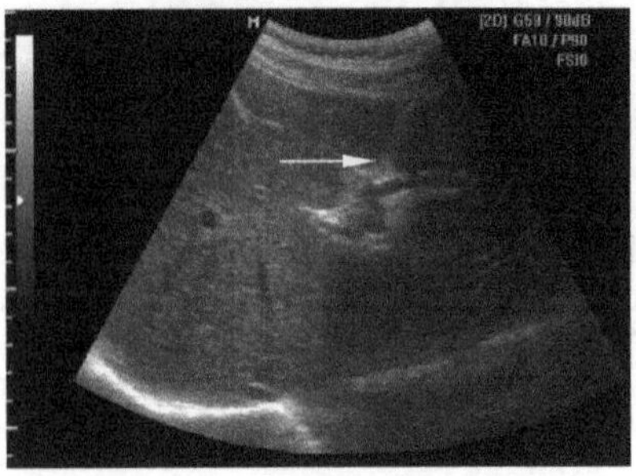

图 2-1-7　肝圆韧带二维声像图

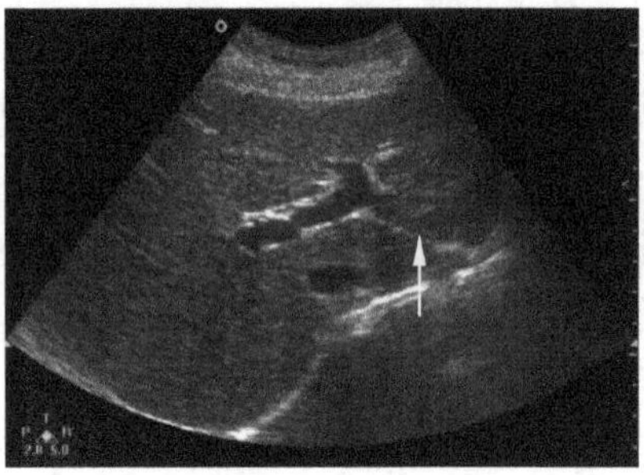

图 2-1-8　静脉韧带二维声像图

5. 肝内管道系统

(1) 门静脉　右肋间经门静脉长轴切面显示，门静脉呈粗管状进入肝内，血流方向入肝。在肝内，门静脉分支角度明显，管径由粗到细，管壁较厚，回声高。门静脉血流量约占肝脏血流总量的75%。门静脉主干管径的测量，应在平卧位、平静呼吸下进行，以右肋缘下第一肝门纵切面为标准测量切面，测量部位在距第一肝门 1～2 cm 处，正常门静脉主干内径 <1.4 cm，脉冲多普勒显示呈连续性低速血流，频谱较平直，血流速 15～26 cm/s。门静脉血流速随呼吸变化，呼气时增大，吸气时减小(图 2-1-9)。右肋缘下第一肝门斜切面，可显示门静脉左支横部、矢状部、左内叶支及左外叶上、下段支呈“工”字形(图 2-1-10)，并可清晰显示角部及囊部。门静脉矢状部走行在肝左叶间裂中，横部走行于肝尾叶和肝左内叶之间。门静脉右干长轴较短，和胆囊长轴呈空间垂直，其远端成“Y”形分叉，右前支长轴与胆囊长轴略平行(图 2-1-11)。门静脉右干及分支与前面的胆囊、后面的下腔静脉立体投影空间排列呈“飞鸟样”。右后叶上段支呈“C”形弯向右后叶，右后叶下段支长轴与胆囊长轴呈一钝角。

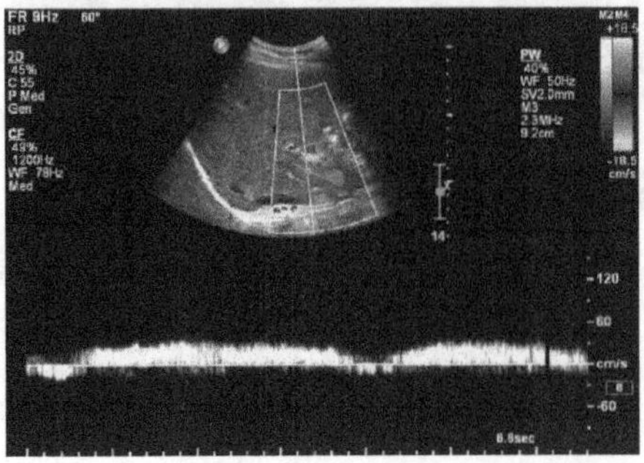

图 2-1-9　门静脉脉冲多普勒曲线

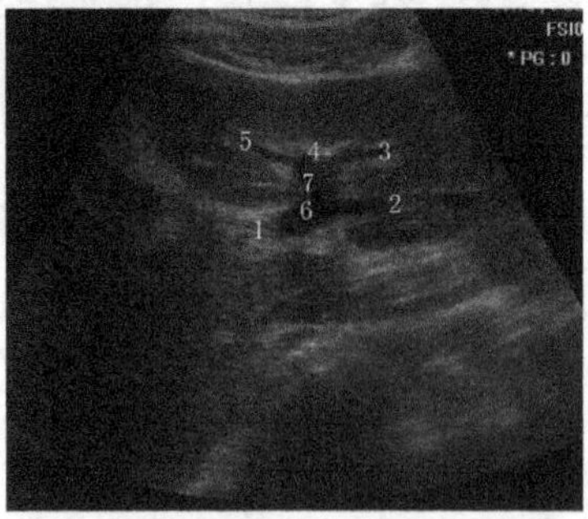

1—左支横部；2—左外叶上段支；3—左外叶下段支；4—囊部；5—左内叶支；6—角部；7—矢状部

图 2-1-10　门静脉“工”字形二维声像图

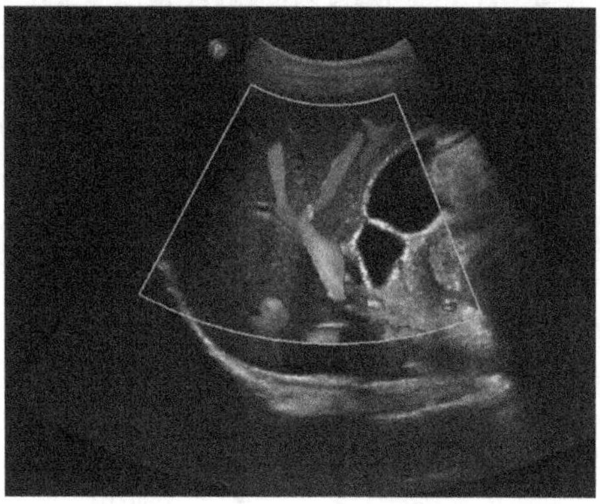

图 2-1-11　门静脉右前支彩色血流图

(2) 肝静脉　右肋缘下经第二肝门斜切面可显示肝静脉呈扇形向下腔静脉集中,管腔由细到粗,分支角度不明显。图像上肝静脉直而柔软,管腔内血液显示清晰,肝静脉壁通常不能显示(图 2-1-12a)。由于不在同一切面,超声扫查不容易在同一声像图上同时显示左、中、右三支完整的肝静脉,但容易同时显示其中两支静脉。肝静脉与肝内门静脉走行相反,两者呈双手十指交叉状,如肝静脉为长轴,门静脉则为横断(表 2-1-1)。通常,肝左静脉管径较细,内径 0.4 ~0.8 cm,肝中静脉和肝右静脉管径 0.5 ~0.9 cm。正常肝静脉血流方向离肝,为蓝色血流束(图 2-1-12b)。受心动周期影响,血流呈搏动性,在频谱多普勒曲线上呈"W"形的三相波,即在收缩期和舒张早期分别显示两个负向"S"谷和"D"谷,心房收缩期出现一个正向的"A"峰(图 2-1-13)。

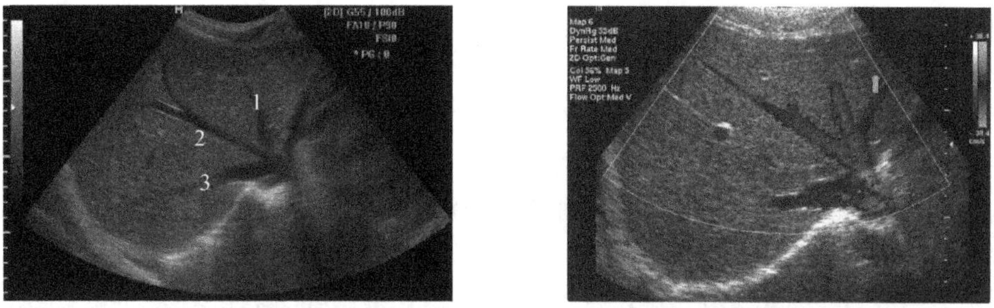

(a) 二维声像图　　(b) 三支肝静脉彩色血流图

1—肝左静脉;2—肝中静脉;3—肝右静脉

图 2-1-12　右肋缘下经第二肝门斜切面显示肝静脉

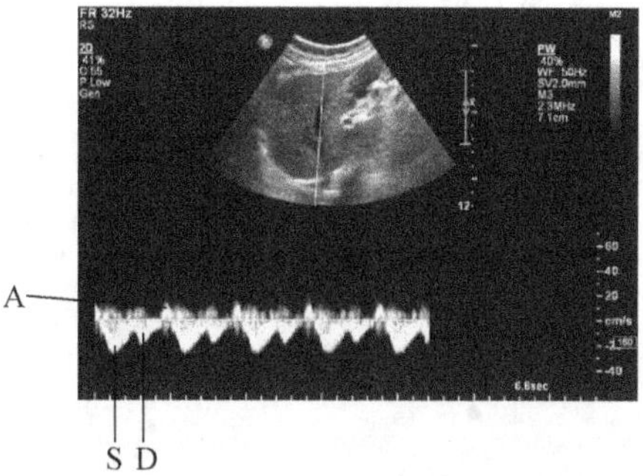

图 2-1-13　肝静脉脉冲多普勒曲线

表 2-1-1 门静脉与肝静脉的超声鉴别

鉴别点	门静脉	肝静脉
管壁回声	管壁厚,回声较高	管壁薄,回声不明显
形态	分支角度明显,整体呈“杨树枝”状	分支角度不明显,整体呈“柳树枝”状
走行	走行于肝叶或肝段中央	走行于肝叶或肝段之间
与胆道的关系	位于胆道后方,与胆道平行	与胆道和门静脉垂直,呈十指交叉状
与肝外的关系	与门静脉主干相连	汇入下腔静脉
血流方向	入肝,从第一肝门处流向肝脏实质,管径由粗渐细	离肝,从肝脏边缘流向第二肝门,管径由细渐粗
CDFI	右肋间经门静脉长轴切面显示,血流呈红色	右肋缘下经第二肝门斜切面显示,三支肝静脉血流呈蓝色
多普勒频谱形态	连续性带状频谱	“W”形三相波

(3) 胆管系统　肝内胆管与门静脉平行伴行,其管径较细,正常情况下不易显示。在肝门横沟处可观察到左、右肝管汇合成的肝总管。

(4) 肝动脉　在第一肝门部可观察到肝固有动脉的搏动,但肝内分支不易显示。肝固有动脉在肝门处位于门静脉左前方,管腔内径(0.33 ±0.12) cm,收缩期峰值血流速度为 40 ~ 60 cm/s,阻力指数为 0.5 ~0.7。通常认为肝动脉占肝脏血流总量的 25%。

6. 肝门的超声解剖

(1) 第一肝门　为门静脉、胆管、肝动脉、淋巴管及神经的出入口,也称为肝门。右肋间扫查可显示第一肝门部,经门静脉长轴切面可见门静脉呈粗管状进入肝内,其腹侧分别为肝固有动脉及胆管。在空间位置上,肝左管和肝右管通常位于最前,汇合点最高;左、右门静脉分支位置在最后,分叉点稍低,肝固有动脉的左、右支位于中间,但分叉点最低、最远,三者成立体三角形。在第一肝门的横切面上,门静脉与肝外胆管、肝固有动脉显示为 3 个圆形的管腔结构,门静脉在后方,肝固有动脉及肝外胆管分别位于门静脉的左前、右前。门静脉与下腔静脉相邻部位可作为第一肝门标记。

(2) 第二肝门　为三支肝静脉汇入下腔静脉处,在第一肝门上方约 5 cm 处,膈肌下方约 1 cm 处。

(3) 第三肝门　一般情况下二维超声不易显示,彩色多普勒有时可显示。

在肝—下腔静脉纵切面,可观察到三个肝门之间的关系,以下腔静脉肝段为界,上端为第二肝门,中部为第三肝门,下端为第一肝门。

(四) 肝脏超声分叶及分段

1. 肝左、右叶的超声分界标志(图 2-1-14)

① 肝中静脉。

② 右肋缘下斜切面,胆囊纵切面的中线与下腔静脉的连线。

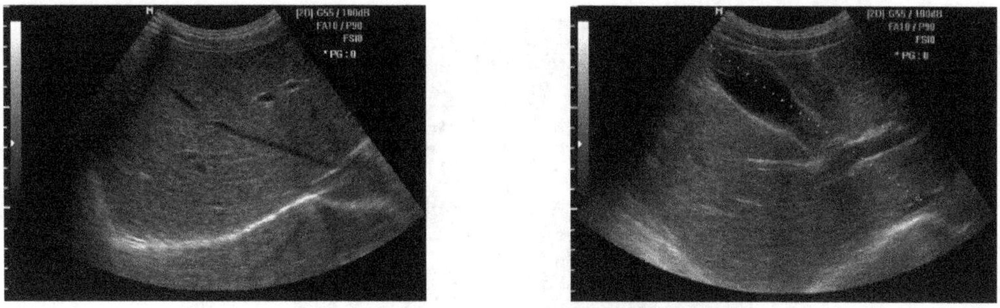

(a) 肝中静脉　　(b) 胆囊纵切面的中线与下腔静脉的连线区分肝左、右叶

图 2-1-14　肝左、右叶的超声分界

2. 肝脏右前、后叶的超声分界标志

肝右静脉作为肝脏右前、后叶的超声标志如图 2-1-15 所示。

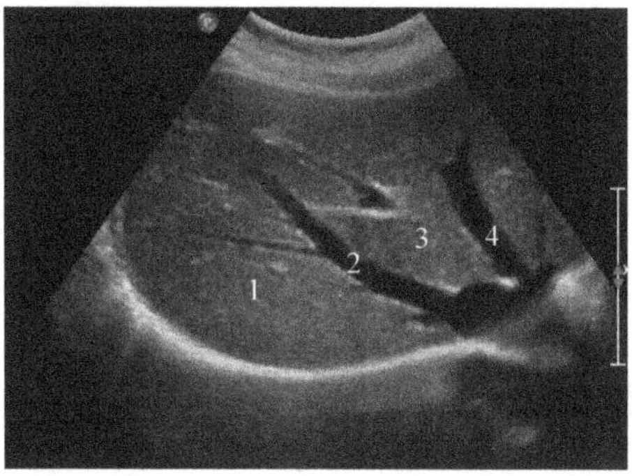

1—肝右后叶;2—肝右静脉;3—肝右前叶;4—肝中静脉

图 2-1-15　肝右前叶、右后叶的超声分界

3. 肝左内、外叶的超声分界标志

该分界标志为肝圆韧带—门静脉左支矢状部—静脉韧带的连线(图 2-1-7、图 2-1-8)。

4. 肝左外叶上、下段的超声分界标志

① 肝左静脉。

② 门静脉左支矢状部中点与肝左缘中点连线。

5. 肝右前叶上、下段的超声分界标志

右肋缘下斜切面显示第二肝门,门静脉右支横切面为肝右前叶上、下段的分界。

6. 肝右后叶上、下段的超声分界标志

右侧冠状切面,显示肝右静脉长轴,门静脉右后支上下段分叉为肝右后叶上、下段的分界。

7. 肝尾状叶与左内叶的超声分界标志

门静脉左支横部走行于横沟内,可作为左内叶和尾状叶的分界标志(图 2-1-16)。

8. 肝尾状叶与左外叶的超声分界标志

静脉韧带可作为肝尾状叶与左外叶的超声分界标志(图 2-1-16)。

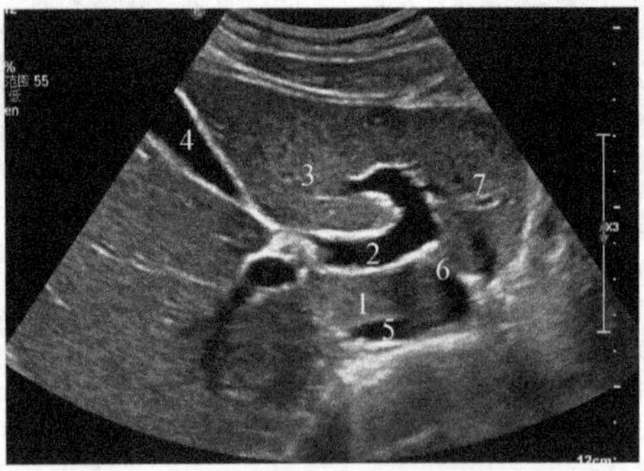

1—尾状叶;2—门静脉左支横部;3—左内叶;4—胆囊;5—下腔静脉;6—静脉韧带;7—左外叶

图 2-1-16 肝尾状叶与左内叶、左外叶的超声分界标志

(五)肝脏超声造影

超声造影(contrast-enhanced ultrasound,CEUS)能够显示肝血供及微循环,借助专用成像技术及动态增强模式,实现对肝病变的鉴别诊断和定量化诊断。临床应用较为广泛的超声造影剂为意大利 Bracco 公司生产的声诺维(SonoVue),主要成分是以磷脂包裹的六氟化硫微泡,平均直径约 2.5 μm。声诺维在体内的半衰期约 12 min,最后经呼吸排出体外。与常规超声相比,超声造影具有连续显示肝脏实质和病灶血管构架及组织灌注状况等优势,诊断效能较常规超声有显著提高,目前这项技术在肝脏的应用比较成熟。

由于肝脏有肝动脉及门静脉双重血供,因此,自外周静脉注入超声造影剂后,显影时间上存在着时间差,使肝脏依次出现特异性的动脉期、门脉期及延迟期。根据注入造影剂后的时间,对造影过程中各个时相进行界定,一般定义为从造影剂开始注射至其后的 30 s 为动脉期,31 ~ 120 s 为门脉期,120 s 以后为延迟期。患者的循环状态不同,三个时相会有不同的叠加。注入超声造影剂后,正常肝脏超声造影表现:动脉期肝内动脉呈分支状、网状增强,肝实质呈弥漫性不均匀增强,门脉期时可见门静脉及分支开始增强,继而整个肝脏逐渐呈均匀性增强,延迟期肝脏回声呈均匀性衰退减低,渐恢复至基础状态,整个造影过程中肝内未见明显造影剂异常充填区。

造影过程中,需要观察病灶和肝组织开始增强时间及消退时间、病灶的增强程度、增强时相、增强形态、增强类型等内容。根据不同的造影增强特点和时间、强度曲线分析,可显著提高对肝脏局灶性病变的诊断和鉴别诊断。

三、肝脏囊性病变

超声是肝脏囊性病变的首选诊断方法。肝脏囊性病变的超声声像图表现具有特异性,超声诊断肝脏囊性病变优于其他影像诊断方法,有较重要的临床价值。

(一)肝囊肿

肝囊肿(hepatic cyst)是肝内非寄生虫性含液性病变,是最常见的肝脏良性占位性病变。女性患者多于男性患者,且随着年龄增长,发病率逐渐升高。根据其发病原因,可分为先天性和后天性两种。

1. 病理

先天性肝囊肿可能是由胚胎期肝内胆管、淋巴管发育障碍所致,生长极缓慢。后天性肝囊肿多为潴留性或老年退行性变,可由于创伤、炎症、瘢痕等原因引起肝内小胆管、淋巴管阻塞致体液潴留，形成囊肿，囊液多为胆汁、淋巴液、黏液等成分。

肝囊肿可单发或多发，大小不等，囊壁薄而光滑，为致密的纤维组织，壁上有小血管，壁内层衬以立方形或柱形上皮细胞，具有分泌蛋白的功能。少数囊肿囊内可见一个或数个纤细带状分隔，为分隔型囊肿。

2．临床表现

根据囊肿大小、生长部位和并发症的不同而不同。肝实质内的小囊肿一般无明显临床不适，大的肝囊肿或位于肝包膜下的囊肿，可出现上腹胀痛或隐痛，以及相关压迫症状，如大囊肿压迫胃肠，可有饭后饱胀、食欲减退等状况；位于肝门附近的大囊肿，可压迫胆管引起梗阻性黄疸，出现皮肤黏膜黄染，血液胆红素增高。当囊肿合并出血、感染，可引起畏寒、发热、腹痛等，实验室检查可见血白细胞增高，以中性粒细胞增高为主。

3．超声声像图

（1）单纯型囊肿（图 2-1-17a）　肝内可见单发或多发的圆形或椭圆形无回声区，并具有囊肿的典型声像表现：① 囊壁菲薄，边界清晰，边缘整齐光滑，或前壁菲薄，后壁呈亮弧线，侧壁回声失落（即不能显示真实的囊壁侧部）；② 无回声，内透声好；③ 后方回声增强，有侧后声影（即两侧细条状声影，为折射性声影）；④ 位置表浅且较大的肝囊肿，当用探头加压时可显示可压缩性，而小的囊肿有时声像图上仅显示囊肿的前壁和后壁回声，或仅观察到后方回声增强，而不显示无回声。

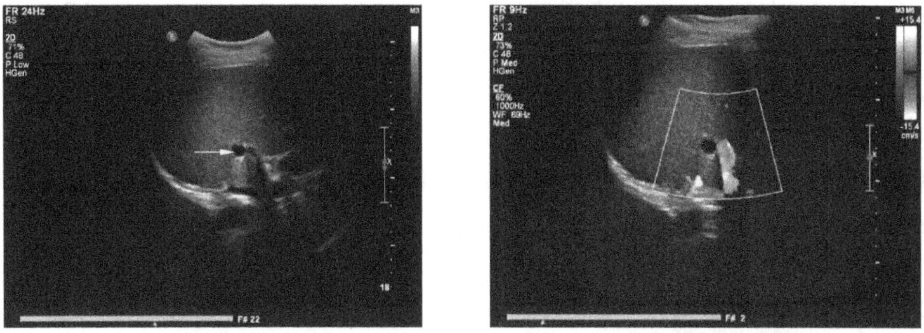

(a) 二维声像图　　(b) 彩色血流图

图 2-1-17　单纯型肝囊肿二维声像图及彩色血流图

（2）分隔型囊肿　外形可不规则，囊肿内可见多条纤细高回声光带，将囊肿分成大小不等多个囊腔，其囊壁菲薄，囊内透声好，壁外的周围肝组织呈正常图像（图 2-1-18）。

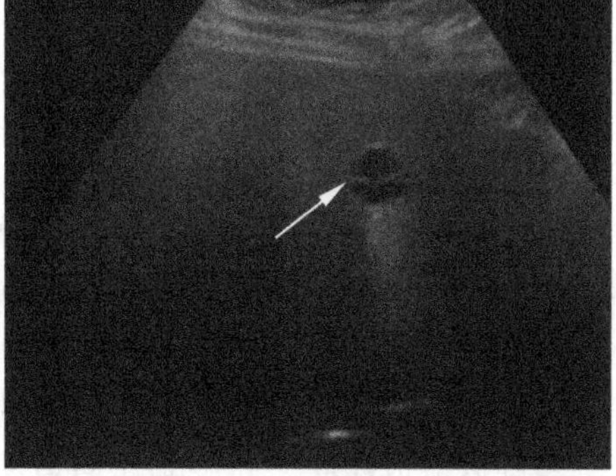

图 2-1-18　分隔型肝囊肿二维声像图

（3）囊肿合并出血或感染　囊内出现细密或粗大光点或多条粗细不等的条索状高回声分隔，囊壁增厚、边缘模糊不整齐。

（4）肝脏大小、形态及回声　较小囊肿，肝脏大小、切面形态及实质回声基本正常；大囊肿或肝脏边缘部位局部外凸的囊肿可引起肝脏增大、局部形态改变或邻近脏器受压移位。肝内较大囊肿还可出现肝内组织受压表现，如局部胆管扩张等。

(5) CDFI　囊内无血流信号(图 2-1-17b),大囊肿壁上可探及少量点状、细条状血流信号。

(6) 超声造影　单纯型囊肿及分隔型囊肿,囊内始终呈无增强,囊壁、部分囊内分隔可见增强,呈纤细条带状,呈等增强。超声造影对于合并出血、感染的囊肿及肿瘤性囊性肿块,能较好地鉴别诊断。

4. 鉴别诊断

(1) 肝内管道结构(肝内血管、胆管)横切面　肝内管道结构的横切面有时易被误认为小的囊肿,两者的鉴别要点是转动探头方向时,肝内管道结构纵切面即显示为管道状结构,且CDFI检查时,肝内血管横切面可见彩色血流信号。

(2) 肝脓肿　完全液化的肝脓肿可表现为圆形或不规则形的无回声区,但壁厚,内壁不光整,如虫蚀状,边缘不规则,外周可见低回声的炎性反应带;囊内透声差,充填细小光点或脓屑形成的片状高回声,并有畏寒、发热等全身感染的临床症状。

(3) 肝脏肿瘤囊性变　肿瘤囊性变表现为病灶形态不规则,常为多房性,囊壁不规则增厚,或有乳头状突起,囊内回声混杂。CDFI 可在囊壁或突起的结节处探及动脉血流信号。超声引导下穿刺,可抽出血性液体。

(二) 多囊肝

多囊肝(polycystic liver)为先天性疾病,是由于胚胎发育时期肝内多余的胆管未发生退化和吸收,并逐渐呈分节状和囊状扩张而成。本病有遗传性及家族史,临床上多在中年以后发病,常伴有多囊肾,偶伴有多囊脾、多囊胰。

1. 病理

大体标本上,多囊肝表面呈结节状,囊壁薄而光滑,囊液澄清透明。多囊肝标本切面可见囊肿数目众多,呈蜂窝状,且囊肿大小不一,大者可达几十厘米,与正常胆系不相通,囊肿间也互不相通。囊壁分两层,内层为上皮细胞,外层为胶原结缔组织。囊肿生长缓慢,较大时可合并出血和感染。

2. 临床表现

早期,多数患者无明显自觉症状,肝功能一般正常。当囊肿数目及大小达到一定的程度时,可压迫邻近脏器,表现为食欲缺乏、饱胀、右上腹不适、隐痛等。体检发现肝大、右上腹包块。囊肿较大时也可合并出血和感染,出现相应的临床表现,如发热、腹痛等。

3. 超声声像图

(1) 轻型患者　肝脏大小正常,或轻度肿大,切面形态大致正常。肝内可见散在分布的无回声区,大小较均匀,多在 2 ~ 5 cm。囊肿多呈圆形,壁薄,囊肿之间可见正常肝组织回声,肝内纹理显示清晰。

(2) 典型多囊肝　肝脏弥漫性增大,切面形态失常,表面不光滑,高低不平。肝内密布大小不等的无声区,小者数毫米,大者数十厘米。形态以圆形或类圆形多见,部分囊肿由于相互挤压,呈不规则形。囊壁薄而光滑,边界清晰,囊内透声好(图 2-1-19)。较大囊肿合并出现出血或感染时,囊内透声差,可见细密或粗大光点、絮状回声(图 2-1-20),或多条粗细不等的高回声光带分隔。囊肿常紧密相邻,但各囊肿之间互不相通。

囊肿后方或囊肿之间肝实质回声增强,严重多囊肝患者肝内探查不到肝实质,且肝内纹理显示不清。多囊肝常与多囊肾、多囊脾等其他内脏的多囊性病变合并存在,以多囊肾常见。

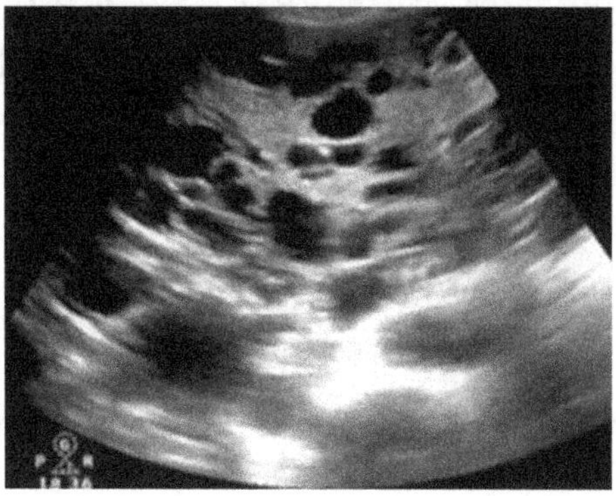

图 2-1-19 多囊肝二维声像图

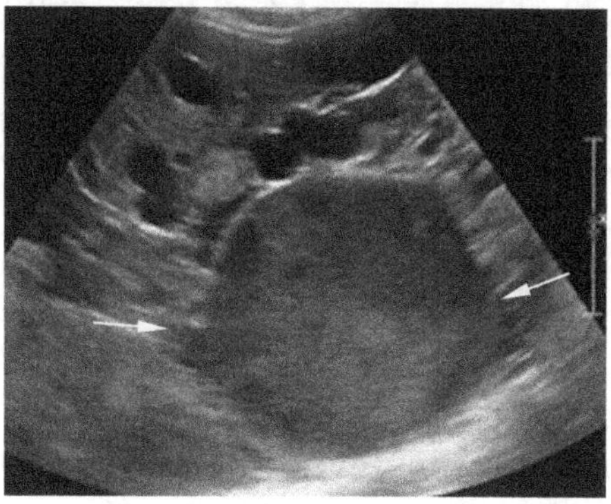

图 2-1-20 多囊肝合并出血二维声像图

(3) CDFI 囊内无血流信号显示,较大囊肿可造成周边血管推压移位。

4. 鉴别诊断

(1) 多发性肝囊肿 多发性肝囊肿有时不易与轻型的多囊肝相鉴别,鉴别要点见表 2-1-2。

表 2-1-2 多囊肝与多发性肝囊肿鉴别

鉴别点	多囊肝	多发性肝囊肿
临床特征	上腹隐痛,饱胀,纳后明显,上腹部出现包块	一般无明显症状,较大时可有相应压迫症状
声像特点		
肝脏体积	明显增大,呈均匀性增大	增大不明显,肝边缘较大囊肿可有局部隆起
囊肿数目	数十个至难以计数	一般可数
囊肿分布	弥漫性满布全肝,早期呈局部聚集	散在性分布
病变与正常肝比例	正常肝组织少,囊肿间几乎无正常肝组织,管道结构消失	囊肿间有正常肝组织,且管道正常
其他脏器	可伴有多囊肾、多囊胰、多囊脾等	其他脏器不伴多囊性改变

(2) 先天性肝内胆管囊状扩张症(Caroli 病) 本病为节段性肝内胆管囊状扩张,发病年龄大多在 30 岁以下,多伴有反复右上腹痛、发热和黄疸病史,常与肝外胆管囊状扩张症(又称先天性胆总管囊肿)同时存在,鉴别要点见表 2-1-3。

表 2-1-3 多囊肝与 Caroli 病鉴别

鉴别点	多囊肝	Caroli 病
临床特征	无症状或感上腹部饱胀、隐痛	有右上腹痛、发热、黄疸等病史,且反复发作
声像特点		
囊肿部位	满布全肝,早期呈局部聚集	胆管走行区可见呈串珠样囊性回声
肝实质	囊肿间几乎无正常肝组织	胆管周围肝实质正常
囊肿形态	圆形、椭圆形或形态不规则	梭形、长柱形或串珠状
囊壁	囊壁较薄	囊壁为肝内胆管壁
囊腔交通性	囊肿紧密相邻,但不相通	囊与囊相通,且与肝内胆管相通
穿刺检查	囊液清亮透明	穿刺液为胆汁

(3) *肝脏其他囊性占位性病变* 肝内多发的包虫囊肿、肝脓肿、含有大片液化坏死的多发转移癌等，均表现为肝内多发囊性占位性病变，但上述疾病一般显示囊壁较厚且不规则，或有乳头状突起，囊内回声混杂，并可见粗大的光带分隔。CDFI 显示囊壁或乳头状突起可探及血流信号。

(三) 肝包虫病

肝包虫病(hepatic echinococcosis)是棘球绦虫寄生在人体所致的寄生虫病，是一种严重的人畜共患的疾病。包虫病分为棘球蚴病及泡球蚴病两种，棘球蚴病临床较为常见，是由细粒棘球绦虫的虫卵感染所致，也称包虫囊肿。泡球蚴病较少见，是由多房棘球绦虫的蚴虫在肝内发育而成。在我国，该病主要流行于畜牧业较发达的新疆、甘肃、内蒙古、青海、宁夏和西藏等地区。包虫病的传播途径是人在流行区接触了病畜的排泄物，经口或呼吸道感染。本节主要描述细粒棘球蚴病。

1. 病理

细粒棘球绦虫卵被人吞食后，在小肠孵化，钻入肠壁血管，随门脉血流到达肝脏，形成包虫囊肿。包虫囊肿分内外两囊，内囊即为虫体本身，即包虫囊，外囊为宿主的肝脏组织形成的一层纤维包膜。内囊壁又可分为两层，外层为角质层，内层为生发层，是胚胎蚴的繁殖基地，可由此向囊内生长脱落成为子囊。肝包虫囊肿一般较大，囊液清亮透明，但含有毒性白蛋白，囊液外漏可致过敏性休克。包虫因感染退化死亡后，囊液被吸收，呈混浊胶冻样。

2. 临床表现

临床症状主要取决于囊肿的部位、大小、对周围器官压迫的程度及其有无并发症。本病发展缓慢，早期常无症状，囊肿增大时出现上腹部隐痛等，并出现相应的压迫症状，如囊肿压迫胃肠道，产生食欲不振、食后饱胀；囊肿压迫胆管，产生黄疸等。继发感染时，多有间歇性高热和白细胞升高及腹痛。体检肝脏肿大，在上腹部可触及无痛性囊性包块。实验室检查可见嗜酸性粒细胞增多，Casoni 试验阳性率达 75%~95%，血清补体结合实验阳性率约 80%。

3. 超声声像图

根据肝包虫病不同阶段的病理变化及声像图特征，可有以下超声表现：

(1) *单发囊肿型* 此型较多见，约占 70%，囊肿较大，多数为 5 ~ 10 cm 或者更大，呈类圆形或圆形，后方回声增强，边界清晰，囊壁厚。典型者囊壁有内、外两层，呈双层结构，外囊光滑，内囊欠规则，其间可见极窄无回声间隙，囊内为无回声(图 2-1-21)，可见“囊沙”所致的点状或簇状强回声沉积物，随体位改变可沉落，呈“落雪”征，是本病的特征性声像。

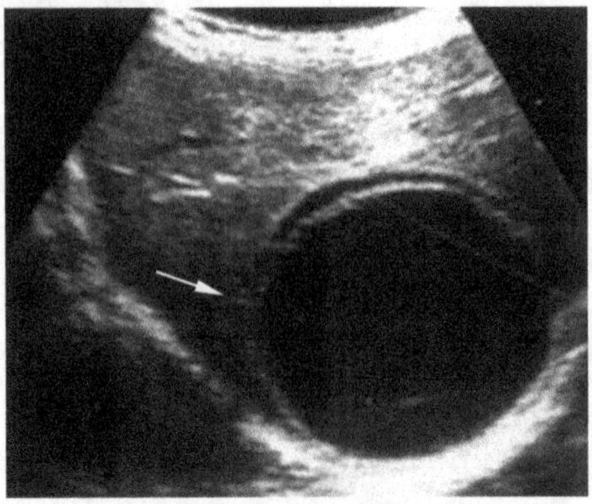

图 2-1-21 肝包虫病单发囊肿型二维声像图

(2) 多发囊肿型　肝内可见多个独立或彼此相连的囊肿，为肝内多发包虫或外生性子囊所致。大小囊肿、囊壁及囊内回声表现不同。

(3) 子囊孙囊型　大的囊肿内可见多个大小不等的小囊，即“囊中囊”征象(图 2-1-22)，母囊为圆形或椭圆形，壁厚，呈双层，子囊紧贴内囊壁，子囊、孙囊较多时，可呈蜂窝状等多房性改变，是包虫囊肿特有征象，具有诊断价值。

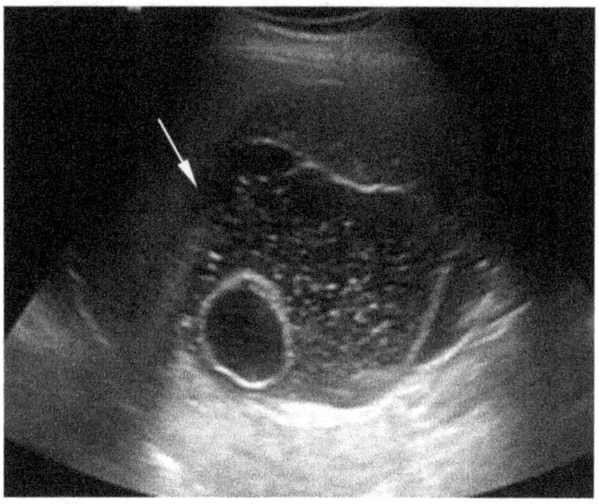

图 2-1-22　肝包虫病“囊中囊”征象

(4) 内囊分离型　双层囊壁，内囊壁部分或完全分离破裂，出现卷曲、漂浮呈波浪状翻带，内囊内、外两层无回声间隙，不均匀增宽，又称“水百合花”征，是本病独特的声像。

(5) 囊壁钙化型　囊壁增厚、毛糙，呈强回声改变，如“蛋壳样”，囊内回声增加，可见不均质低回声及斑片状、点状强回声，后方伴有声影。

(6) 囊肿实变型　晚期，包虫死亡，虫体机化，囊液被吸收，浓缩成糊状或胶冻状，甚至成干酪样，超声表现为类似实性肿块，内回声混杂，典型改变成脑回状或洋葱样。

(7) 感染坏死型　囊壁不规则增厚，内壁不光整，囊内透声差，可见不均匀弱回声或强回声。

除以上超声表现外，还有肝脏增大，局部肝表面隆起，肝实质回声正常，较大囊肿周围可出现受压梗阻表现。CDFI 显示肝包虫囊肿内部及周边无明显血流信号。肝包虫囊肿较大时，可并发囊肿破裂，可因囊肿破入不同部位而出现不同表现，并可产生过敏性反应。

4. 鉴别诊断

(1) 肝脓肿　肝脓肿形态不规则，脓肿周围可见环形低回声带的炎性反应区，且临床上全身感染症状较明显，而肝包虫病临床症状一般较轻，有疫区生活史等。肝包虫病继发感染后，声像图与肝脓肿相似，不易鉴别。

(2) 肝囊肿　肝包虫病单发囊肿型与肝囊肿的鉴别，见表 2-1-4。

表 2-1-4　肝包虫病单发囊肿型与肝囊肿的鉴别

鉴别点	肝包虫病单发囊肿型	肝囊肿
囊肿大小	较大，多在 5 cm 以上，甚至大于 10 cm	较小，多在 5 cm 以下
囊壁	较厚，双层，内层欠规则	菲薄光滑，单层
内部回声	囊内可见斑点状回声，移动呈“落雪”征	透声好，呈清晰无回声区
动态随访	囊肿增大，内囊壁发生分离、卷曲等改变	增大缓慢，多无明显变化
穿刺抽液	囊液清，可查见包虫头节	囊液清亮透明
流行病学	有疫区生活史	无疫区生活史

(3) 多囊肝　肝包虫病多发囊肿型与多囊肝的鉴别,见表 2-1-5。

表 2-1-5　肝包虫病多发囊肿型与多囊肝的鉴别

鉴别点	肝包虫病多发囊肿型	多囊肝
临床特征	无家族史,可有上腹部饱胀等,补体结合试验阳性,Casoni 试验阳性	可有家族史,一般无症状,严重时有腹胀等
流行病学	有疫区生活史	无疫区生活史
声像特点		
病变部位	病变多限于一叶	常满布全肝
囊壁	囊壁厚,呈双层,可伴有钙化	囊壁菲薄,单层,不伴有钙化
囊肿形态	多为圆形,呈葡萄状或多房性改变,可见“囊中囊”征	囊肿大小不一,呈圆形、椭圆形或不规则形,紧密相邻,相互挤压
内部回声	无回声,内透声差,可见“落雪”征、“百合花”征等	无回声,不伴感染或出血时,囊内透声好

四、原发性肝癌

原发性肝癌(primary liver cancer)是指起源于肝细胞或肝内胆管上皮细胞的癌,是我国常见的恶性肿瘤之一。我国为肝癌高发国家,每年约 13 万人死于肝癌,占全球肝癌死亡人数的 42%。

按照肿瘤的大小,原发性肝癌新的分类如下:微小肝癌,直径≤2 cm;小肝癌(small hepatocellular carcinoma,SHCC),2 cm < 直径≤5 cm;大肝癌,5 cm < 直径≤10 cm;巨大肝癌,直径 > 10 cm。

原发性肝癌大体病理形态分为以下三型:

① 块状型:呈单个病灶,或多个病灶融合成块,直径为 5 ~ 10 cm, > 10 cm 者称为巨块型。此型肿瘤体积大,肿块内常有出血、坏死,瘤体周围可有大小不一的卫星灶。常不伴有肝硬化或仅合并轻度肝硬化。

② 结节型:癌结节散在,数目不等,直径≤5 cm,此型最常见,且通常合并肝硬化。

③ 弥漫型:较少见,癌组织弥漫分布于肝脏,结节不明显,常合并有肝硬化,且与肝硬化不易区别。

原发性肝癌组织学类型主要分为肝细胞癌(hepatocellular carcinoma,HCC)、肝内胆管癌(intrahepatic cholangiocarcinoma,ICC)、混合细胞型肝癌。其中,肝细胞癌约占 90% 以上。

(一) 肝细胞癌

本病可发生于任何年龄,以 40 ~ 49 岁多见,男女之比为(2 ~ 5):1。肝硬化、乙型肝炎病毒感染、丙型肝炎病毒感染、酒精、黄曲霉毒素、饮用水污染、遗传因素等多种病因均可引发肝癌,但乙型肝炎病毒感染是肝细胞癌的主要病因。

1. 临床表现

早期可无明显症状及体征,部分患者有上腹部闷胀、隐痛,乏力,食欲减退等类似肝硬化的相关症状及体征。晚期患者出现肝区疼痛、腹胀、消瘦等,体查见上腹部肿块、腹腔积液、黄疸、脾肿大等,实验室检查约有 80% 患者血清甲胎蛋白(AFP)含量升高。

2. 超声声像图

(1) 肝切面形态　癌肿较小时,肝切面形态可无改变。位置表浅的巨块型肝癌,肝脏呈非均匀性增大,切面形态失常,可见肝表面局部隆起,呈“驼峰”征。

(2) 肿块的声像图表现 肝内出现肿块图像,可单个或多个,大小不一,回声多样,可分为:

① 高回声型:肿块回声高于周围肝组织,最常见,为类圆形高回声团块,境界较清晰,边缘不整齐,内部回声不均匀,病灶单个或多个,大小不等,周围有声晕,为病灶外周的环形低至无回声细带,宽 0.1 ~0.3 cm,也称"暗环"征。(图 2-1-23)

② 低回声型:肿块回声较周围肝组织低,呈圆形或类圆形,境界较清晰,边缘较整齐,内部回声较均匀,此种回声类型病灶一般较小,以小肝癌常见。(图 2-1-24)

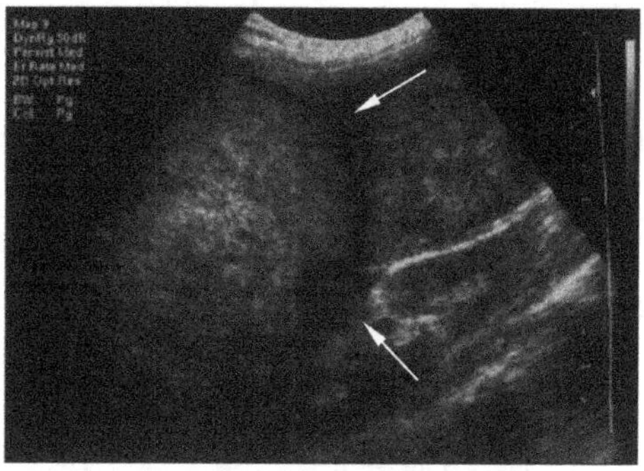

图 2-1-23 高回声型 HCC 二维声像图(肿块周边可见声晕)

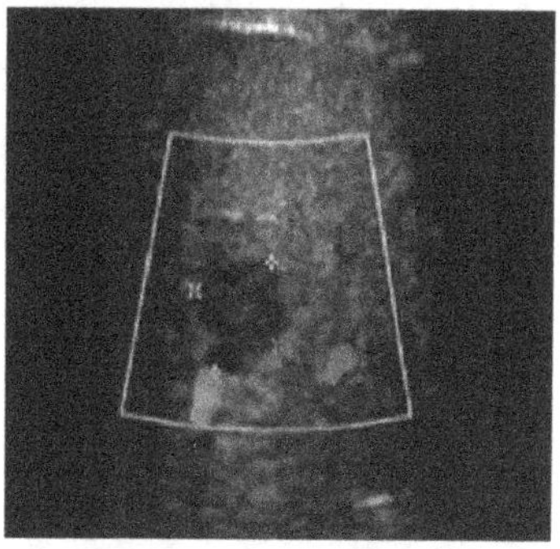

图 2-1-24 低回声型 HCC 声像图

③ 等回声型:肿块回声与周围肝组织相似,需多方向仔细地扫查找到病变区与肝组织间的隐约分界线。(图 2-1-25)

④ 混合回声型:肿块内部回声不均匀,可见高、低回声或强回声同时存在,当病灶局部出现出血、坏死时,还可见不规则无回声(图 2-1-26)。混合回声多见于块状型肝癌,肿块边缘多不规则,边界多不清,或可见低回声晕。部分肿块内部之间相互融合呈现"块中块"声像(图 2-1-27)。肿块周围可见单个或多个低回声结节,为卫星灶。

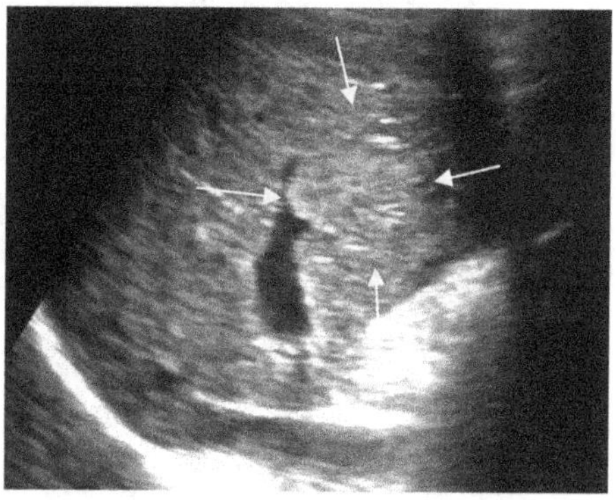

图 2-1-25 等回声型 HCC 二维声像图

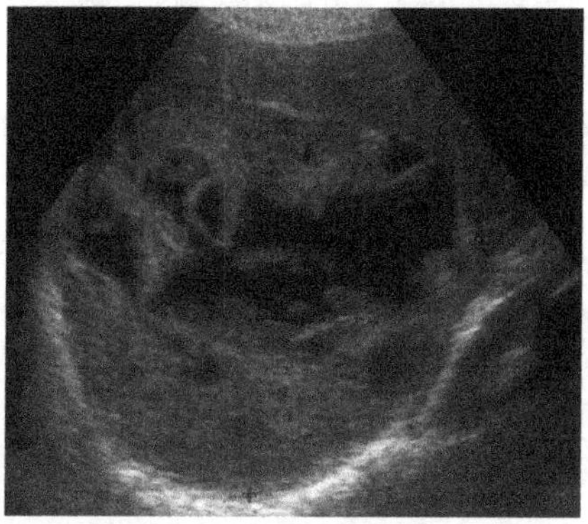

图 2-1-26 混合回声型 HCC 二维声像图

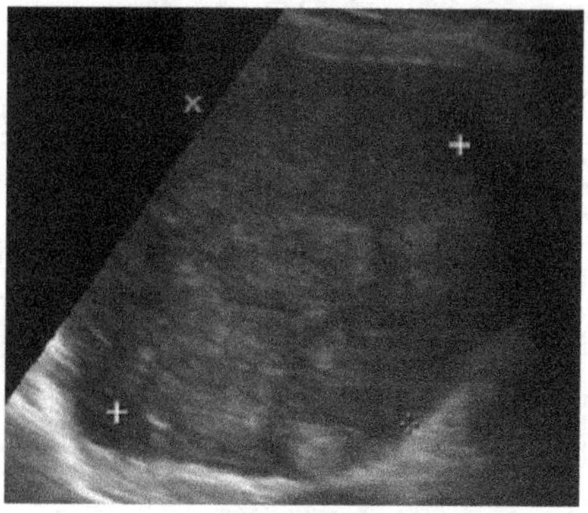

图 2-1-27 HCC 肿块内部相互融合成"块中块"声像

⑤ 弥漫型:全肝弥漫分布不规则点状、结节状回声,大小不一,分布不均,或肝内可见斑片状不均匀回声区,形态不规则,边界不清,同时肝脏增大,切面形态失常,肝内管道结构紊乱

或显示不清，静脉内常可见癌栓。

（3）继发声像图表现

① 较大的原发病灶周围可见散在结节状回声，即卫星结节，可为高回声或低回声，直径多在0.5～1.5 cm，提示癌肿肝内转移。

② 病变区血管的改变：病灶周围的肝静脉和门静脉可受压中断和移位。当病变增大时，血管回声形成一条半环状管形无回声带，紧紧包绕在病灶的边缘处（图2-1-28），有时血管未包绕在病灶周边，而是被肿块所压形成刀切样中断。

③ 血管内出现癌栓

a. 门静脉癌栓：门静脉癌栓表现为局限于某一支门静脉管腔内，显示边界清晰的孤立均匀的等回声或低回声，彩色多普勒超声检查显示癌栓周围有血流通过；也可表现为门静脉内径明显增宽，管腔内无回声区消失，内满布低至中等回声（图2-1-29）。部分门静脉壁连续中断或显示不清，提示门静脉壁严重浸润和破坏；后期门静脉形成广泛的吻合支及门静脉肝动脉短路，使门静脉周围出现蜂窝状结构，即“门静脉海绵样变”。

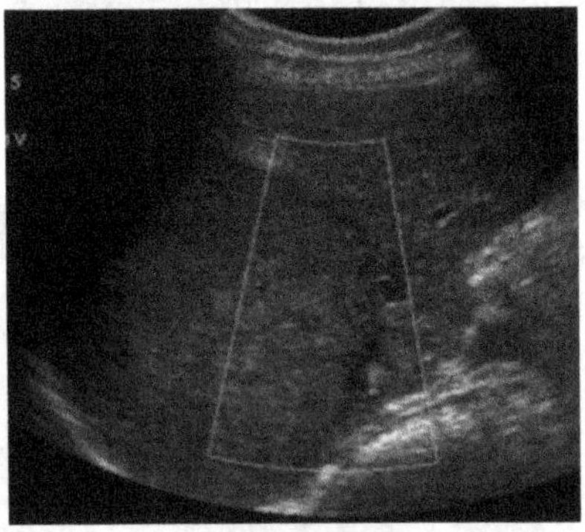

图2-1-28　HCC彩色血流图（病灶周边可见半环状血管包绕）

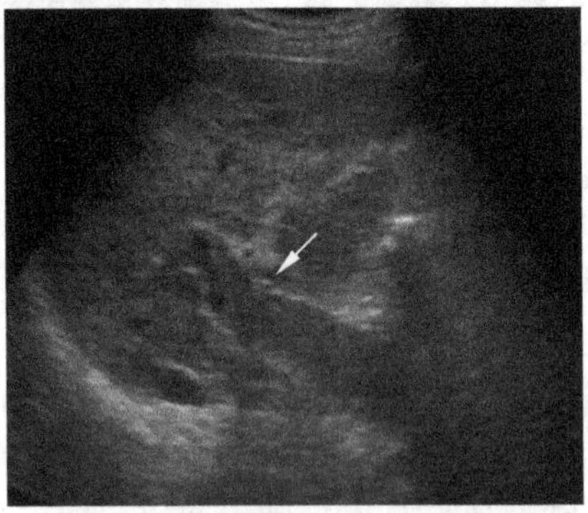

图2-1-29　门静脉癌栓二维声像图

b. 肝静脉癌栓及下腔静脉癌栓：在肝静脉或（和）下腔静脉内可见形状不规则的癌栓，但肝静脉及下腔静脉壁多显示正常（图2-1-30、图2-1-31）。

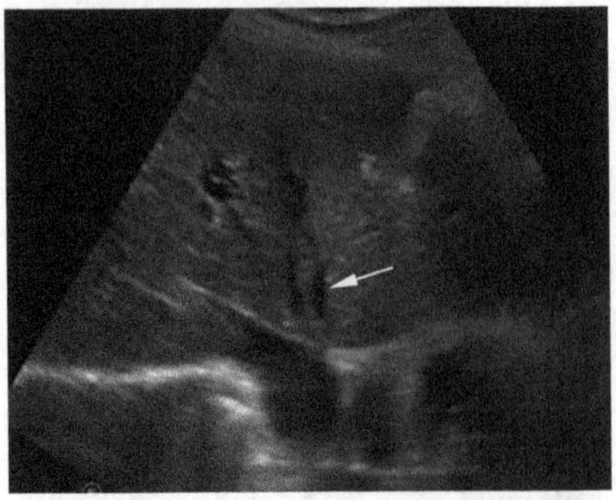

图2-1-30　肝静脉癌栓二维声像图

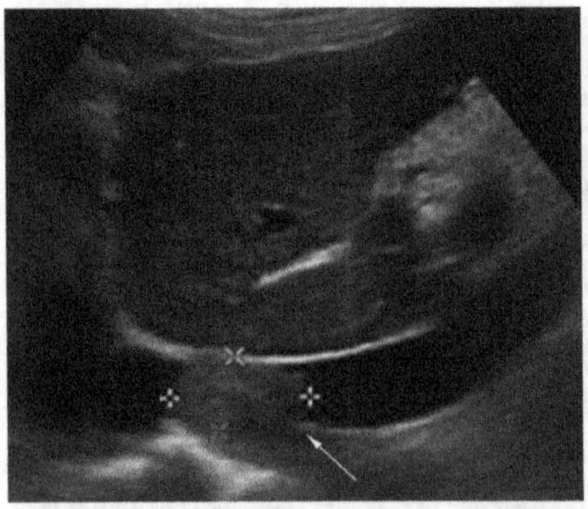

图2-1-31　下腔静脉癌栓二维声像图

（4）小肝癌声像图表现　小肝癌多是在肝硬化基础上发生发展的，以低回声型常见。结节形态规则，以圆形或椭圆形多见，内部呈均匀细小低回声，中心可见数个增强的点状回声，边界清晰，包膜纤细光滑，可有侧壁回声失落，结节后壁及后方回声轻度增强，侧动探头可见侧后声影(图 2-1-32)。少数小肝癌表现为高回声型,内部回声不均,可见增粗的点状回声,无明显包膜回声,结节周围暗环完整或不完整。

(5) CDFI HCC 绝大多数是富血供的肿瘤,90%以上由动脉供血。彩色多普勒可见肝癌结节周围血管围绕,结节内彩色血流丰富,分布呈线状、树枝状等,脉冲多普勒测及血流为动脉血流,RI 值大于 0.60,PI 值大于 0.90。少数为少血供型肝癌,彩色多普勒仅在肝癌结节周围探及血流信号,结节内未探及明显彩色血流。

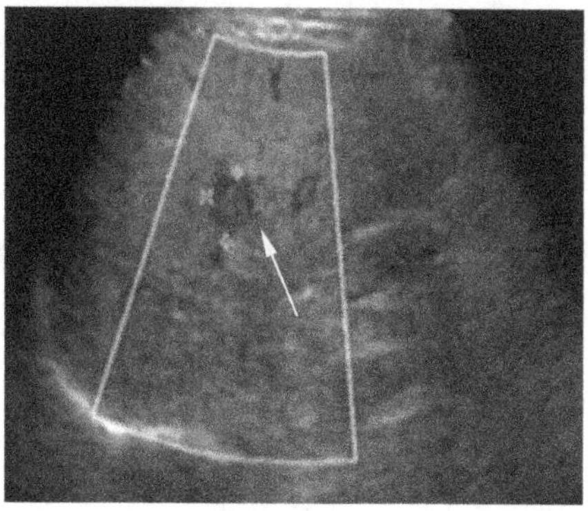

图 2-1-32 低回声型小肝癌声像图

(6) *超声造影* 典型 HCC 的超声造影表现为“快进快出高增强”,即肿块增强早于周围肝实质,达峰时增强强度高于周围肝实质,肿块消退早于肝实质。表现为动脉期呈快速高增强,门脉期呈等增强,延迟期呈低增强。(彩图 2-1-33)

(二)肝内胆管癌

肝内胆管癌是原发性肝癌的一种,占原发性肝癌的 5% ~20%,多发生于肝内 2 级及以上胆管分支。其发病原因不明,常见病因多为肝胆管结石,此外中华分支睾吸虫感染、理化因素、Caroli 病等与本病发病也密切相关。早期无明显症状,后期可出现全身无力、腹痛、消瘦、梗阻性黄疸等。本病好发于中老年人,以 50 ~60 岁最多见。一般无肝炎后肝硬化病史,AFP 常无升高。肝内胆管癌有早期向肝内外扩散的倾向,主要经淋巴道播散,易出现远处脏器转移和周围淋巴结肿大。本病的超声声像图表现如下:

(1) *直接征象* 肿块多数较大,形态不规则。发生于肝门部的肿块多呈浸润状,边界不清;发生于肝实质内的肿块,边界尚清但形态不规则,内部回声多样化,可为低回声、等回声或高回声,回声分布不均匀。肝内胆管癌也可表现为肝内胆管腔内 1 个或多个息肉样小肿块,与胆管壁分界不清。

(2) *间接征象* 常伴发远端胆管扩张,但发生于肝脏边缘小胆管的肿瘤可不伴有胆管扩张。此外,常合并胆管结石及反复发作的胆道感染。

(3) *局部侵犯及肿瘤转移表现* 病灶可侵犯邻近的肝门静脉、肝动脉,表现为肝门静脉管壁回声中断或不清,管腔变窄,管腔内出现弱回声;肝动脉周围被肿块包绕,管壁显示不清。常发生转移,表现为肝门部淋巴结肿大等。

(4) CDFI 肿块内血流信号少,CDFI 多检查不到血流信号。

(5) *超声造影* 肝内胆管癌为乏血供肿块,动脉期增强多等于或晚于肝实质,表现为周边不规则的环状高增强,中央以低增强为主,病灶内造影剂消退早于周围肝实质,延迟期呈明显低增强,边界较造影前更加清晰(彩图 2-1-34)。

(三)鉴别诊断

(1) *肝血管瘤* 较小的肝血管瘤大多呈高回声结节,境界清晰,内部类似筛孔状图像,小肝癌大多呈低回声,病变内部回声较均匀,无筛孔状结构。少部分较小血管瘤内部回声较低且无明显筛孔状结构者,与肝癌的鉴别诊断较难,但仔细观察,低回声的小血管瘤周边可见高回声环绕。较大的海绵状血管瘤内部可见大小不一的血管窦无回声区,但部分大血管瘤与肝癌仍不易鉴别,超声造影对鉴别两者有很大的帮助。

(2) *肝脓肿* 未完全液化或脓液稠厚的肝脓肿,超声上呈低回声或不均质回声,与肝癌声像图表现相似。仔细观察，肝脓肿的周围常有炎症反应，表现为较宽的低回声带，呈齿轮状。且患者有畏寒、发热等临床表现。对不易鉴别者，超声造影、超声引导下穿刺活检或抗感染治疗后复查有助于鉴别。

（3）转移性肝癌　有原发肿瘤病史，肿块多发且形态类似，无肝硬化背景，典型者呈现“牛眼”征或“靶环”征等。对于不易鉴别者，可行超声造影。

五、转移性肝癌

原发病灶在肝外转移至肝内的肿瘤称为转移性肝癌（metastatic hepatic carcinoma，MHC）。肝脏是全身各部位的癌肿常见的转移部位。转移途径有血行转移和淋巴道转移，也可以由临近肝脏的肿瘤直接浸润播散至肝脏。

（一）临床表现

早期，转移性肝癌的肝区症状较轻，临床主要为原发肿瘤的表现。当肝内转移癌病灶较大或发生广泛肝转移时，临床表现与原发性肝癌相似。实验室检查常出现原发灶的肿瘤标志物（如 CA125 及 CEA 等）增高，除生殖腺恶性肿瘤转移外，AFP 多阴性。转移性肝癌很少合并肝硬化，也很少出现癌结节破裂出血或肝门静脉癌栓。

（二）超声声像图

转移性肝癌可表现为局灶型病变，也可表现为弥漫浸润型病变及直接浸润型病变，以局灶型病变多见。

1．局灶型病变

局灶型转移性肝癌一般表现为肝内单发或多发圆形、类圆形结节或团块，边界清楚。肿块内部回声因肿瘤来源、成分结构及坏死程度不同而有很大的差别，可分为高回声、低回声、等回声、无回声和混合回声型。对同一病例而言，肝脏转移癌不论肿块大小，其声像图表现基本一致。

（1）高回声型（图 2-1-35）　最常见。此型癌结节常比血管瘤回声高，内部回声不均匀，且周边可见声晕。典型的转移性肝癌表现为“牛眼”征（图 2-1-36）或“靶环”征，即病灶内部呈高回声，周围可见较宽的低回声晕环绕，部分高回声的中央还可见低或无回声区。高回声型多见于原发病灶为消化系统的肿瘤（特别是结肠癌）及已行放疗或化疗后的转移癌。

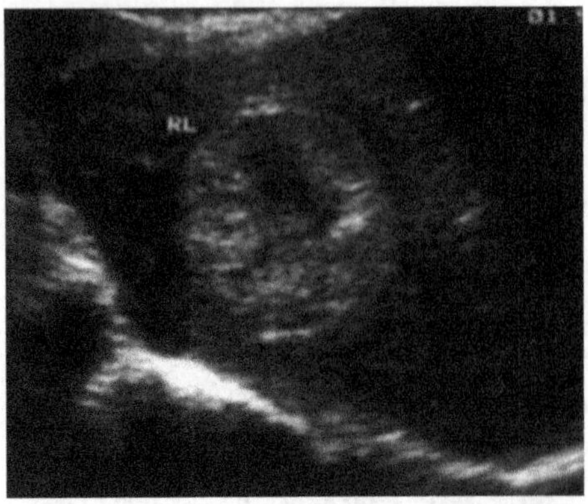

图 2-1-35　高回声型转移性肝癌二维声像图

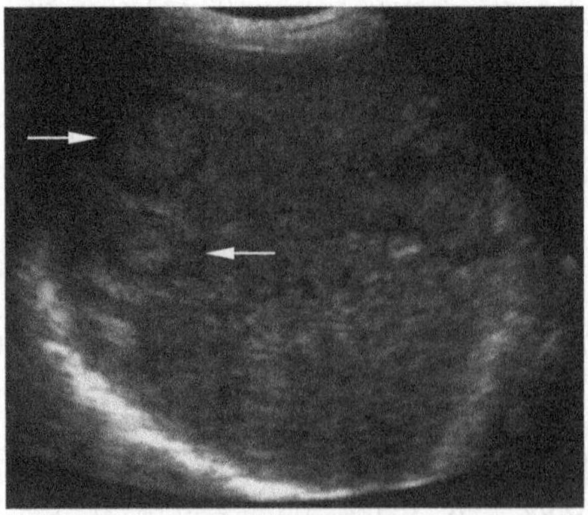

图 2-1-36　转移性肝癌（“牛眼”征）

（2）低回声型（图 2-1-37）　此类型肿块一般较小，呈结节状，内部回声较低，边界清晰。

常见于乳腺癌、小细胞肺癌及某些淋巴系肿瘤的肝转移。此外，在脂肪肝基础上发生的转移性肝癌也多表现为低回声型。

（3）*等回声型* 肿块的回声与正常肝实质相似，但肿块周围可有低回声晕，肿块周围部分血管可受压绕行或中断。此型不仔细观察容易漏诊。

（4）*无回声型* 较少见。肿块回声极低，类似肝囊肿，边界清晰，但没有薄而亮的囊壁。多见于淋巴瘤或囊腺癌肝转移。

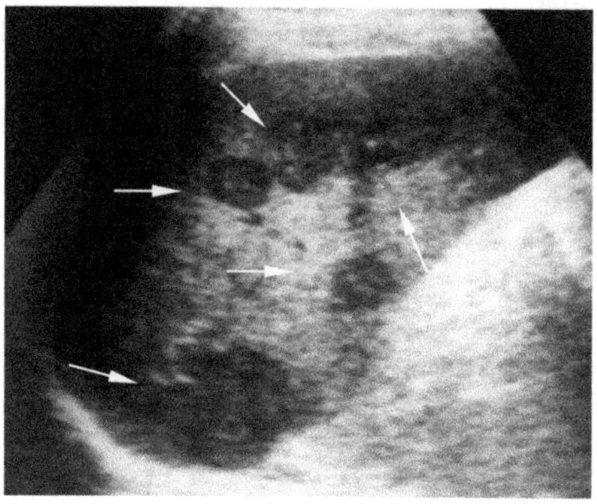

图 2-1-37 低回声型转移性肝癌二维声像图

（5）*混合回声型* 瘤体积较大，其内回声不均匀，可有液化坏死或钙化斑。可见于有分泌功能的转移性肝癌及较大的转移癌，如来源于胰腺的内分泌肿瘤、肾上腺肿瘤等。

2. 浸润型病变

弥漫浸润型转移性肝癌仅表现为肝脏回声增粗杂乱，分布不均匀，而肝内无明显肿块，此型极易漏诊。直接浸润型转移性肝癌多为肝脏周边脏器（如胆囊、肝外胆管、胃、胰腺等）的恶性肿瘤，可直接侵犯肝组织，表现为原发肿瘤和肝内继发肿瘤融合，形态不规则，边界不清。

3. 其他表现

可伴有肝门部淋巴结肿大。转移性肝癌时通常肝实质回声较为均匀，一般没有肝硬化表现。当肿瘤位于肝边缘或较大时，可见肝脏形态失常、肝表面局限性隆起等表现。转移性肝癌很少出现肝门静脉、下腔静脉癌栓。

4. CDFI

肝脏转移癌多为乏血供肿瘤，肿瘤内部一般检查不到明显血流信号，仅在肿块周边部见棒状或点状血流信号。少数富血供转移癌内部可见丰富的动脉血流信号。

5. 超声造影

动脉期可表现出病灶整体快速增强、周边厚环状快速增强及病灶内稀疏低增强三种，随后病灶内造影剂迅速消退廓清，呈明显低增强（彩图 2-1-38、彩图 2-1-39）。消退比 HCC 更早，与 HCC“快进快出”相比，转移性肝癌呈“快进更快退”表现。

（三）鉴别诊断

（1）HCC 局限型和弥漫浸润型转移性肝癌在声像图上与 HCC 不易辨别，但大多数 HCC 患者有不同程度肝硬化背景及乙型肝炎病毒感染病史，实验室检查 AFP 增高。而转移性肝癌患者肝实质回声是均匀的，且有原发肿瘤病史，相关肿瘤标志物异常。超声造影时转移性肝癌消退较 HCC 早，有时动脉晚期即廓清呈低增强。

（2）*肝血管瘤* 高回声型转移性肝癌常不易与高回声型血管瘤相鉴别，尤其是多发者。前者内部回声不均匀，外周多有低回声晕环绕，后者内部呈筛网状回声。低回声型转移性肝癌境界清晰，而低回声型肝血管瘤外周可有高回声环绕，部分可见“血管穿通”征，超声造影对于两者鉴别非常明显。

（3）*局灶性脂肪肝* 局灶性脂肪肝肝内多处低回声，需与转移性肝癌鉴别，局灶性脂肪肝多出现于胆囊旁、门静脉旁，无占位效应，不对周围管道结构产生推挤移位等改变，其内血管走行正常。超声造影时,局灶性脂肪肝的低回声与周围肝组织呈三期等增强,即同时增强、同时消退。

六、肝血管瘤

肝血管瘤(hepatic hemangioma)属先天性发育异常,是肝脏最常见的良性肿瘤。肝血管瘤可生长在肝脏任何部位,一般生长缓慢。肝血管瘤可见于任何年龄,但成年人多见,儿童罕见。有文献报道认为,肝血管瘤的发生与增长与女性激素有关,临床上女性发病率高于男性。

(一) 病理

肝血管瘤可单发或多发,外观呈暗红色或紫蓝色,可见不规则分叶状。病理类型主要包括海绵状血管瘤、毛细血管瘤、硬化性血管瘤和血管内皮细胞瘤,其中以海绵状血管瘤最为常见。肝海绵状血管瘤切面多呈蜂窝状的血窦腔,血窦壁有内皮细胞覆盖,血窦间由厚薄不一的纤维组织分隔,血窦腔内有时可见血栓形成,并可出现钙化。

(二) 临床表现

根据血管瘤生长部位、大小及邻近器官受压情况不同,临床症状不一。大多数血管瘤体积小、无症状,临床常因体检偶然发现;位于肝脏边缘部位、直径 >5 cm 的血管瘤患者,可出现上腹闷胀、肝区隐痛等不适,较大的血管瘤还可压迫胃肠道等周围脏器引起相应的临床症状。极少数患者,血管瘤破裂出血,出现急腹症或内出血症状。体格检查时,对于大的海绵状血管瘤,上腹部可扪及质软而有弹性的肿块,无压痛。实验室检查肝功能多在正常范围。

(三) 超声声像图

(1) *形态* 肝血管瘤可单发或多发,较小血管瘤形态规则,多为圆形或椭圆形;较大血管瘤形态多不规则,呈团块状;巨大的肝血管瘤可引起肝脏增大,形态失常。

(2) *回声类型* 肝血管瘤回声表现多样化,可呈高回声、低回声、等回声及混合回声等。血管瘤回声的类型由瘤内血管腔、血管壁及纤维组织分隔的多少和厚薄所决定。同一病例肝血管瘤可表现为同一回声类型,也可同时表现为多种回声类型。

① 高回声型(图 2-1-40):绝大多数小的血管瘤(< 2 cm)表现为高回声型。肝内可见单发或多发的圆形或椭圆形高回声结节,其内可见点状无回声区,呈筛网状,边界清晰,无声晕。高回声型肝血管瘤主要是由瘤内管腔细,纤维分隔多而厚,界面回声增高所致。

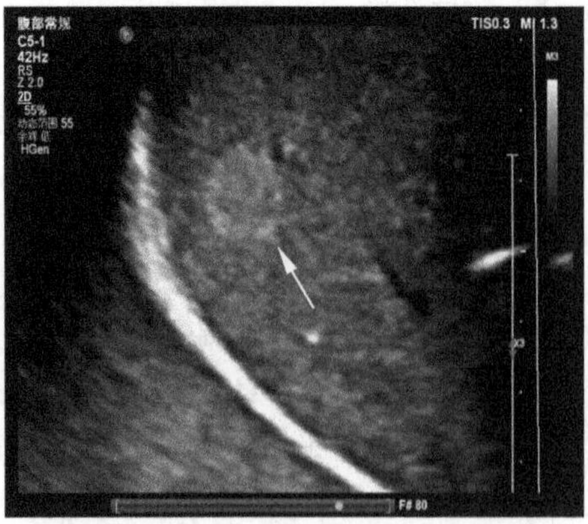

图 2-1-40　高回声型肝血管瘤二维声像图

② 低回声型(图 2-1-41):肝内可见圆形或椭圆形低回声结节,边界清晰,形态规则,较小的低回声结节周边可探及高回声环绕。低回声内部可见类似等号样血管断面回声,血管断面回声位于肿块周边时称为"周缘裂隙"征。部分血管瘤还可见小血管穿入瘤内或穿通瘤体,称为"血管穿通"征。低回声型肝血管瘤主要由瘤内管腔粗,纤维隔少而薄,界面回声弱所致。

③ 混合回声型(图 2-1-42):多见于直径 5 cm 以上的较大的血管瘤,瘤内回声不均匀,可见无回声区或高、低回声等,有时还可见强回声,边界不清,形态不规则。混合回声型肝血管

瘤主要是由瘤内产生血栓、栓塞、纤维化、钙化等改变,致使其内部回声混杂所致。

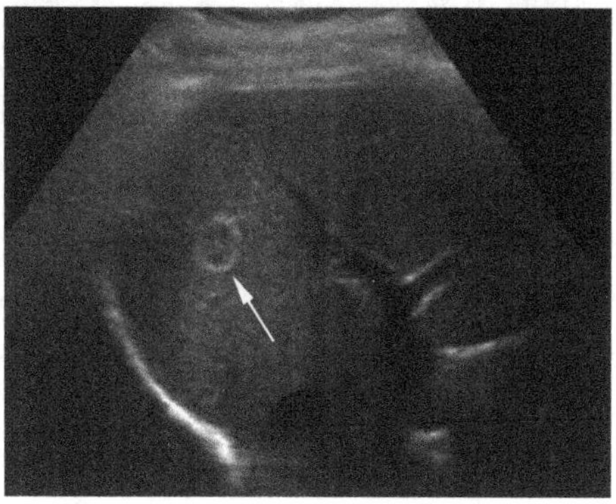

图 2-1-41 低回声型肝血管瘤二维声像图

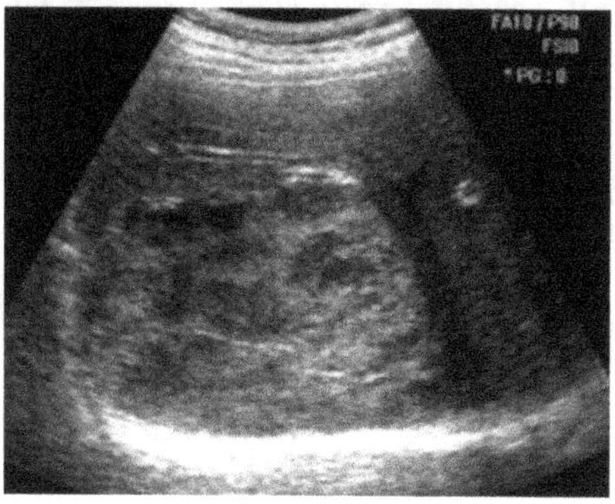

图 2-1-42 混合回声型肝血管瘤二维声像图

(3) CDFI 较小肝血管瘤,彩色多普勒不易检测出血流信号;部分较大的肝血管瘤可在瘤体周边探及点状或短棒状血流信号。

(4) 超声造影 较大的肝血管瘤表现为动脉期周边呈环状结节状增强,渐向心充填,延迟期可充填完全呈整体高增强,或充填不完全呈周边高增强,中央不规则低增强。较小的肝血管瘤表现为动脉期呈整体快速高增强,持续强化,延迟期仍呈高增强。延迟期高增强是肝血管瘤区别于肝脏恶性肿瘤的一个显著特点。

(四) 鉴别诊断

(1) HCC HCC 患者有不同程度肝硬化背景及乙型肝炎病毒感染病史,实验室检查 AFP 增高。肝血管瘤患者多无乙型肝炎病毒感染史,肝脏实质回声均匀, AFP 正常。低回声的 HCC 肿块内可探及动脉血流信号,但低回声型肝血管瘤内一般检查不到血流信号,且瘤体周围有高回声环绕。高回声的 HCC 肿块周边多见暗环,而高回声型肝血管瘤边界清晰,周边无暗环,结节内呈筛孔状。对于合并肝硬化的肝血管瘤患者,超声造影有助于两者的鉴别。

(2) 肝脏转移瘤 见“转移性肝癌”鉴别诊断。

(3) 肝脓肿 早期肝脓肿尚未液化或液化不全时,声像图与混合回声型的肝血管瘤不易鉴别,需结合相关临床资料鉴别,如肝脓肿患者临床有畏寒、发热、右上腹痛症状,实验室检查白细胞及中性粒细胞增高;肝血管瘤患者一般无明显临床表现。超声造影的典型表现更有助于两者的鉴别诊断。

七、肝脓肿

肝脓肿(hepatic abscess)是由细菌或原虫等病原微生物感染引起的一种感染性疾病,分细菌性和阿米巴性两种。阿米巴性肝脓肿由阿米巴原虫感染所致。临床上以细菌性肝脓肿多见,常见致病菌有大肠杆菌、葡萄球菌、厌氧链球菌等,主要感染途径为:

(1) 胆道 细菌沿胆道上行,感染肝脏形成脓肿,如胆管结石伴感染等。经胆道系统感染是引起细菌性肝脓肿的主要原因。

(2) 门静脉 与门静脉系统有关脏器的细菌感染,如坏疽性阑尾炎、细菌性痢疾等,细菌沿门静脉系统到肝脏引起肝脓肿。

(3) 肝动脉 体内化脓性感染引起菌血症时,细菌可由肝动脉进入肝脏,如化脓性骨髓炎。

(4) 淋巴系统 肝脏周围感染病灶的细菌,可循淋巴系统侵入肝脏,如胆囊炎、膈下脓肿等。

（5）直接侵入　开发性肝损伤，细菌直接侵入肝脏，引起感染，形成肝脓肿。

（一）病理

细菌侵入肝脏早期仅表现为炎性反应，进一步发展则形成多数小脓肿，进而融合成较大脓腔。细菌性肝脓肿脓腔多为多发，脓液是由炎性渗出物和坏死组织细胞形成的，脓液较稠厚，脓腔壁由纤维组织包裹。

与细菌性肝脓肿不同，阿米巴性肝脓肿单发常见，脓肿体积一般较大，脓液是由肝组织坏死后被溶组织酶溶解后形成的，较稀薄，多呈棕褐色。

（二）临床表现

临床表现为寒战，高热，右上腹痛，严重者出现全身感染中毒症状，体格检查可见肝脏肿大、肝区压痛及叩击痛，实验室检查白细胞计数增高，以中性粒细胞增高为主，C 反应蛋白阳性。阿米巴肝脓肿在粪便中可能找到溶组织内阿米巴原虫。

（三）超声声像图

（1）细菌性肝脓肿　根据细菌性肝脓肿的病理过程不同，声像图表现分为：

① 早期肝脓肿：此期脓肿尚未液化，表现为实性的不均质回声肿块，形态不规则，边缘可见较宽的弱回声带，与周围组织分界不清，肿块局部由于小范围坏死可呈高回声。CDFI 在肿块内可探及彩色血流信号。

② 脓肿形成期：随着病变发展，肿块内部逐渐出现较多的组织破坏出血或液化坏死，内部回声减弱，或变为液性暗区，表现为形态不规则的囊性包块（图 2-1-43），其特征为：a. 脓肿壁较厚，且厚薄不均，内壁不光整呈毛刺样高回声。b. 脓腔内的回声程度取决于脓肿液化坏死的程度、组织碎片的大小和多少，以及脓液的浓稠程度。脓肿液化坏死较完全时，脓肿内部表现为无回声区，伴密集点状碎屑回声、片状高回声及分层状液平面，脓肿内含气体时，可见不规则强回声。脓肿液化坏死不充分时，内部可见条索状或斑片状高回声，形成多发蜂窝状小腔。c. 脓肿周围肝组织可见低回声的炎性反应区，回声强度由最强的脓肿壁逐渐减弱至正常肝组织。CDFI 检查脓肿内无血流信号，脓肿周边可见彩色血流信号。部分急性期肝脓肿可并发右侧胸腔积液，近膈顶的病灶还可引起患侧膈肌运动受限，肝脏边缘的脓肿破溃，可并发膈下脓肿或肝周脓肿。

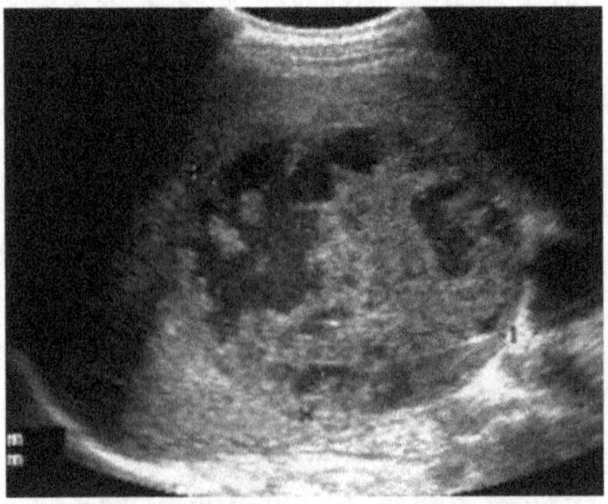

图 2-1-43　肝脓肿二维声像图

③ 肝脓肿吸收期：脓肿暗区逐渐缩小或消失，新生的肝组织、肉芽组织和纤维组织生长，可形成边界不清的高回声团，或形成强回声瘢痕或钙化。CDFI 检查可发现血流信号较前明

显减少,或无血流信号显示。在慢性肝脓肿中常出现囊壁钙化。

(2) *阿米巴性肝脓肿* 其超声表现与上述细菌性肝脓肿相似,但具有以下特点:① 脓肿单发多见,脓腔较大,常位于肝脏的边缘部,尤以肝右叶膈顶部多见。② 脓肿液化较完全,无回声内为细密光点,提高增益可显示。③ 脓肿壁较细菌性脓肿壁薄。

(3) *超声造影* 典型的肝脓肿表现为脓肿边缘不规则厚环状增强,内部呈花瓣状增强,其内可见不规则无增强区,造影剂的消退晚于周围肝实质。

(四) 鉴别诊断

(1) HCC 肝脓肿未液化时呈实性回声,与 HCC 不易鉴别。早期肝脓肿患者可有畏寒、发热症状,患者多有糖尿病、胆道或其他部位感染史。HCC 患者有乙肝病毒感染史、AFP 增高。超声造影表现的不同有助于鉴别诊断,超声引导穿刺活检可明确诊断。

(2) *转移性肝癌* 中心坏死的转移性肝癌声像图表现和肝脓肿的有相似之处,需要结合病史、体征和相关实验室检查进行鉴别,必要时可做超声造影或超声引导下穿刺抽吸或活检。

(3) *肝血管瘤* 肝脓肿与混合回声型肝血管瘤的鉴别见“肝血管瘤”鉴别诊断。

八、肝局灶性结节性增生

肝局灶性结节性增生(focal nodular hyperplasia,FNH),是一种临床较少见的肝内原发良性病变,确切病因不明,可能与肝内血管局部发育异常有关。FNH 可见于任何年龄,多见于 20 ~ 50 岁成年人,且女性常见。本病一般为单发,多发者约占 20%。

(一) 病理

肝局灶性结节性增生好发于肝右叶,单发多见,呈质硬、无包膜,但边界清晰、表面不光滑的结节性肿块。颜色通常较正常肝组织为淡。FNH 的病变特征为病灶中心呈星形瘢痕组织,并可见从中间向周围呈放射状分布的纤维间隔,纤维间隔内包含有畸形的血管结构,呈离心性走向外周。镜下病灶成分包括正常肝细胞、Kuppffer 细胞及胆管。病灶极少出血坏死、钙化和恶变。

肝局灶性结节性增生可分为典型(80%)和非典型(20%)两类。典型的 FNH 具有三类典型的改变,包括局灶结节样结构、畸形血管及胆管增生;而非典型的 FNH 只具有其中两项镜下改变。

(二) 临床表现

多无明显的临床症状,常在超声查体时发现。病灶较大时,可有上腹不适、隐痛等。FNH 极少有出血倾向。

(三) 超声声像图

(1) *形态及回声类型* 一般为单发,常位于肝脏浅表部位,大小不等,以直径 <3 cm 常见,边缘欠规则,无包膜回声,但边界清楚。结节内部回声不一,以高回声或等回声多见(图 2-1-44),低回声少见。典型病例结节中央有强回声斑点,称为“星状疤痕”征,并向周围组织形成放射状高回声,结节内极少有坏死液化征。

(2) CDFI 显示病灶内血流信号丰富,特征性的表现是病灶中央可见“星状”动脉彩色血流信号,在肿块内呈放射状分布,呈轮辐状排列至周边,病灶周围常可显示粗大的供血动脉从周围穿入病灶内。

(3) *超声造影* 肝局灶性结节性增生为富血供病变,典型病灶表现为动脉期从中心开始快速增强,并由中心向周边放射状增强呈轮辐状分布。门脉期及延迟期病灶表现为高增强或等增强。

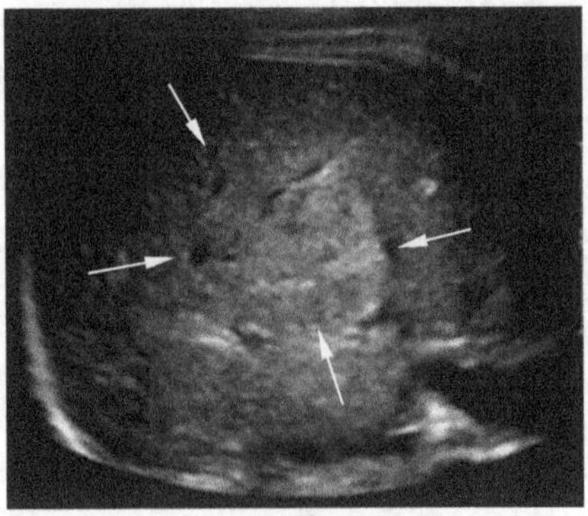
(a) 二维声像图

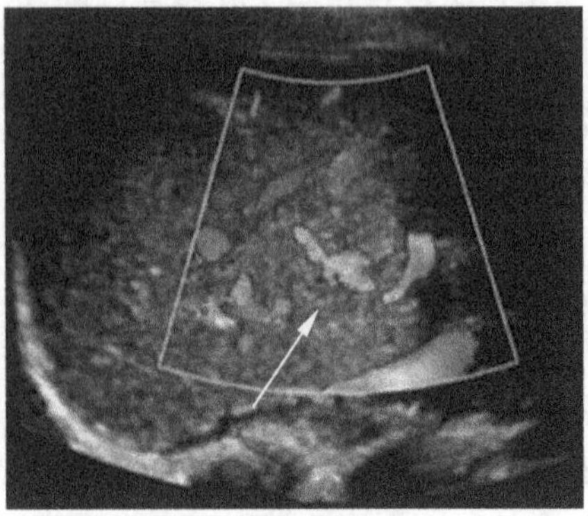
(b) 彩色血流图

图 2-1-44　肝局灶性结节性增生二维声像图及彩色血流图

(四) 鉴别诊断

(1) HCC　小肝癌周边可见声晕,且患者有肝硬化背景或乙肝病毒感染史,超声造影表现为"快进快出",延迟期呈低增强;而肝局灶性结节性增生患者无肝硬化背景,超声造影表现为特征性的"轮辐状"增强,延迟期病灶表现为高增强或等增强。

(2) *转移性肝癌*　典型的转移性肝癌声像图显示为"牛眼"征,常为多发,超声造影显示病灶廓清迅速,门脉期为低增强,延迟期为明显低增强,呈"黑洞"征。

(3) *高回声型肝血管瘤*　肝血管瘤内可见筛孔样改变,并可见"边缘裂隙"征,瘤内血流信号不明显,以静脉血流为主。

九、脂肪肝

当肝内脂质含量超过肝脏湿重的 5%,或肝组织切片 HE 染色或脂肪染色,光镜下每单位面积见 1/3 以上肝细胞内有脂滴存在时,称为脂肪肝(fatty liver)。

引起脂肪肝的原因很多,常见的有肥胖、营养不良、慢性酗酒、糖尿病、慢性肝病及某些药物中毒等。根据肝脏脂肪浸润的范围,分为均匀性脂肪肝和非均匀性脂肪肝两大类,临床上以均匀性脂肪肝多见。非均匀性脂肪肝是由于肝脏内局限性脂肪浸润(focal fatty infiltration),或脂肪肝内出现局灶性脂肪沉积缺失(focal fatty sparing)区(该区域为正常肝组织)。非均匀性脂肪肝可能与肝内局部血流紊乱或血供障碍有关。

(一) 病理

肝脏外观呈弥漫性肿大,边缘钝而厚,表面苍白或呈灰黄色,有油腻感。光镜下可见细胞肿大,胞质内含有数量不等、大小不一的脂滴或脂肪空泡。早期,肝组织学病理仅为肝细胞的脂肪变性,即单纯性脂肪肝,进一步发展可出现肝细胞气球样变及炎性细胞浸润,形成脂肪性肝炎,少数晚期严重者,可导致肝小叶结构改建、假小叶及再生结节形成,最终发生脂肪性肝硬化。单纯性脂肪肝是可逆的,合理治疗后可恢复正常,而脂肪性肝炎通常会进一步进展,因此,脂肪性肝病为隐源性肝硬化的重要病因。

(二) 临床表现

轻度脂肪肝患者多无症状。较重者可有疲乏、食欲减退、嗳气、右上腹胀痛等症状,体检可有肝大,肝区压痛,实验室检查血脂增高或正常,肝功能可正常或轻度异常。

（三）超声声像图

1. 均匀性脂肪肝

① 轻度脂肪肝时，肝脏大小尚正常，形态饱满，边缘变钝。肝光点细密，整个肝实质回声弥漫性增强，回声强度比脾、肾回声高，即肝肾对比征阳性，称“明亮肝”。肝内血管纹理尚清晰，血流充盈尚好（图 2-1-45）。

② 脂肪肝明显时，肝脏弥漫性增大。肝切面近场回声增强，远场回声随着深度增加而逐渐减弱，即回声衰减，且与近场增强回声无明显分界。肝内血管纹理模糊或显示不清，血流信号减少（图 2-1-46）。

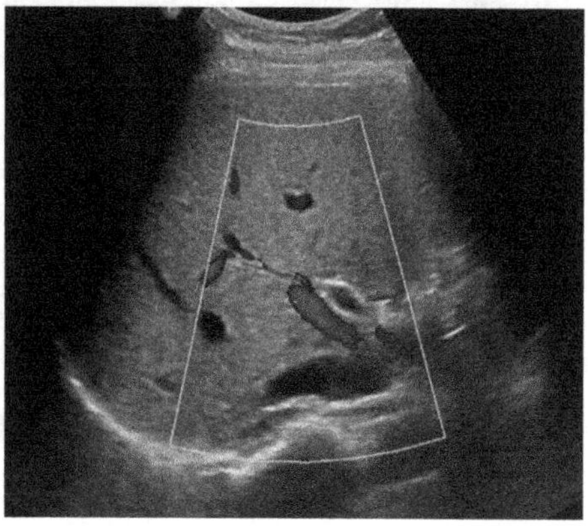

图 2-1-45　轻度脂肪肝二维声像图

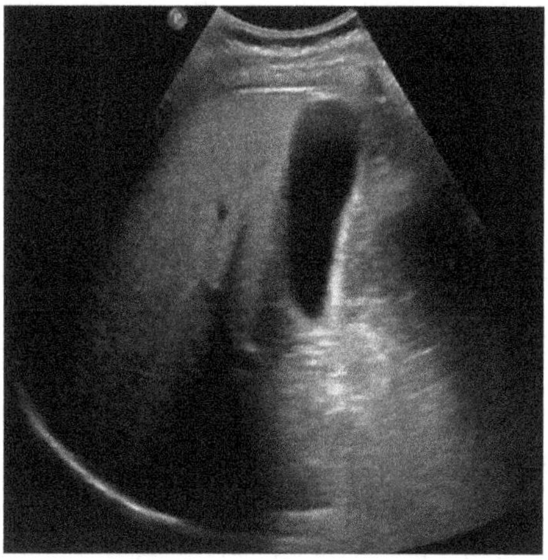

肝切面近场回声增强，远场回声衰减，且与近场增强回声无明显分界，肝内血管纹理模糊。

图 2-1-46　脂肪肝二维声像图

③ 均匀性脂肪肝在灰阶超声声像图上可分为：a. 轻度：肝实质回声密集增强，肝包膜回声可见，肝内血管可显示，呈“明亮肝”；b. 中度：肝切面近场回声增强，远场回声减低，提高远场增益时肝包膜回声可见，肝内血管显示不清，血流信号减少，膈肌回声显示中断；c. 重度：肝切面远场回声明显衰减，结构显示不清，肝包膜、肝内血管、血流信号及膈肌回声无法显示。超声判断中度及重度脂肪肝往往容易出现误差，可参考上述标准，仅对轻度及中、重度脂肪肝进行区分。

2. 非均匀性脂肪肝

非均匀性脂肪肝可分为以下三种类型：

（1）肝脏局灶性脂肪缺失　即肝脏绝大部分区域脂肪变，残存小片正常肝组织。声像图表现为背景肝呈脂肪肝声像，肝内出现局灶性低回声区（图 2-1-47）。好发于肝脏左内叶及右前叶近胆囊区域或肝门静脉左、右支前方。可单发或多发，其范围不大，形态多样，多呈类圆形或不规则长条形，一般边界清晰，无包膜回声，内部回声尚均匀，无占位效应。

（2）叶段浸润型脂肪肝　脂肪浸润沿叶段分布。声像图表现为部分叶段呈脂肪肝表现，回声密集、增强；而另一部分叶段呈相对低回声，两者间分界明显，有“阴阳肝”之称，分界线与相应间裂吻合，线条平直，边界清楚（图 2-1-48）。

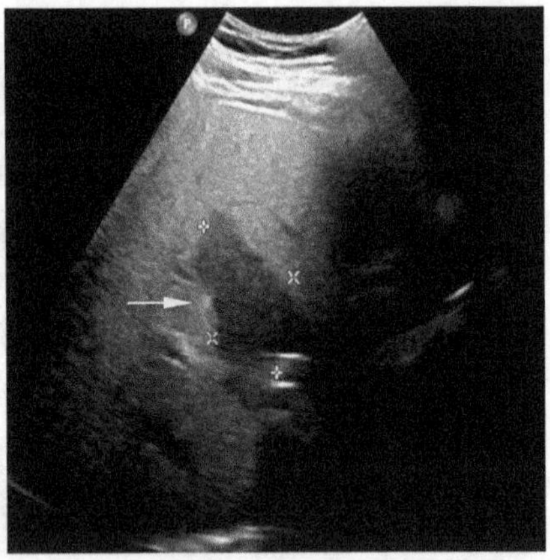

图 2-1-47　肝脏局灶性脂肪缺失二维声像图

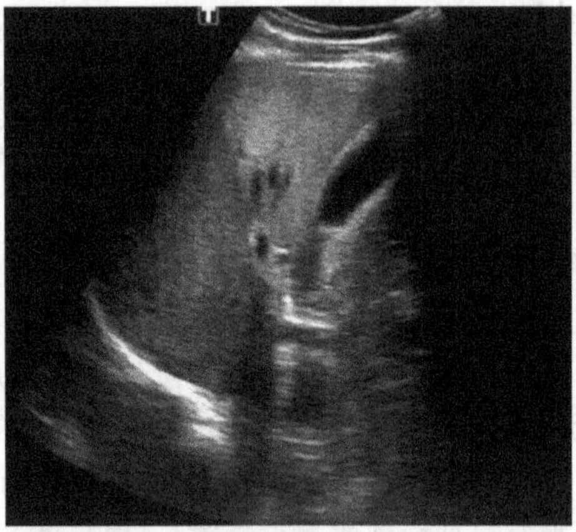

图 2-1-48　叶段浸润型脂肪肝二维声像图

(3) 局灶性脂肪肝　即肝内局限性脂肪浸润。单发或多发,背景肝实质正常,超声表现为局灶性高回声区,形态呈圆形或不规则,边界欠清晰。

3. CDFI

病灶内及其周围血管走行正常,无异常血流信号。

4. 超声造影

无论哪种类型的非均匀性脂肪肝,超声造影均表现为与周围肝组织呈三期等增强。

(四) 鉴别诊断

(1) 肝硬化　均匀性脂肪肝时,肝实质回声增强与早期肝硬化不易鉴别。后者还伴有肝光点的增粗、分布欠均匀及乙型肝炎病毒感染史等。

(2) 肝血管瘤　局灶性脂肪肝需与高回声型肝血管瘤鉴别。肝血管瘤内呈筛孔状,部分可伴有"血管穿通"征、"周围裂隙"征。肝脏局灶性脂肪缺失需与低回声型肝血管瘤鉴别,低回声型肝血管瘤周边有高回声环绕,而肝脏局灶性脂肪缺失的低回声区有脂肪肝背景,当两者的鉴别诊断有困难时,超声造影检查有较大帮助。

(3) 其他肝脏占位性病变　不均匀脂肪肝易被误认为肝占位性病灶,但不均匀脂肪肝的病灶不具有立体感,且周围及内部血管走行走向正常,对周围组织无挤压征象,超声造影可明显鉴别。

十、肝硬化

肝硬化(cirrhosis)是一种或多种致病因素反复作用损害肝脏所引起的慢性肝脏疾病。高发年龄在 35~50 岁,男性多发,男女比例约为 8∶1,其病理特点为肝组织弥漫性纤维化、再生结节及假小叶形成,结果导致肝脏质地变硬。

肝硬化病因很多,因地域分布不同而有所不同,在欧洲、美国等西方国家,以酒精性肝硬化为主,而亚洲、非洲则以病毒性肝炎为主。在我国,肝硬化仍以慢性 HBV 感染肝炎后肝硬化为主要病因。

(一) 病理

早、中期肝体积正常或略增大,质地稍硬。后期肝体积缩小,质地硬,表面呈结节状。肝脏切面呈棕黄色或带有绿色,结节间有白色结缔组织。肝硬化结节多呈圆形、不整齐,镜下可见结缔组织增生,肝小叶破坏,假小叶形成。

肝硬化病理现在仍以肝再生结节的大小作为标准进行分类，通常分为以下四种类型：

（1）小结节性肝硬化　结节大小较为均匀，直径一般为 0.3～0.5 cm，最大直径不超过 1 cm，纤维间隔较窄。

（2）大结节性肝硬化　结节较粗大，大小不均，直径在 1～3 cm，最大者可达 3～5 cm，结节由多个小叶构成，纤维间隔宽窄不一。

（3）大小结节混合性肝硬化　肝内同时存在大、小结节两种病理形态。

（4）不完全分隔性肝硬化　也称再生结节不明显性肝硬化，其病理特点是纤维间隔显著，向肝小叶内延伸，但肝小叶不成完全分隔。该型肝细胞再生不明显，即无明显的假小叶形成，此型在我国以血吸虫病引起者为多，又称血吸虫病性肝硬化。

（二）临床表现

1. 代偿期

多数无明显不适或有食欲减退、乏力、右上腹隐痛、腹胀等非特异性症状，临床表现较轻，体检可发现肝脏轻度肿大，实验室检查肝功能正常或轻度异常。

2. 失代偿期

失代偿期的临床表现以肝细胞功能减退和门脉高压症为主。患者可有厌食、恶心、呕吐、腹胀、腹泻、乏力、体重减轻、低热、低白蛋白血症、水肿、腹腔积液、贫血、出血倾向，如牙龈出血、鼻出血等；体检可见肝掌、蜘蛛痣、黄疸、男性乳腺发育等。门静脉高压多表现腹腔积液、脾肿大、脾功能亢进、侧支循环形成与开放。失代偿期肝硬化有多种并发症，常见为上消化道出血、自发性腹膜炎、肝性脑病、水电解质和酸碱平衡紊乱、肝肾综合征、肝肺综合征、门静脉血栓形成。

（三）超声声像图

1. 早期肝硬化

肝大小正常或稍大，形态稍饱满，包膜尚光整，肝内回声稍增高，分布欠均匀，无特征性的声像图改变。病理改变以肝细胞脂肪变性为主。

2. 晚期肝硬化

（1）肝脏大小、形态及包膜　肝形态失常，肝脏各叶比例失调，肝脏缩小，以右叶缩小为著，肝左叶代偿性增大。肝包膜增厚，回声增高，肝表面不光整，凸凹不平，呈锯齿状或结节状（图 2-1-49）。

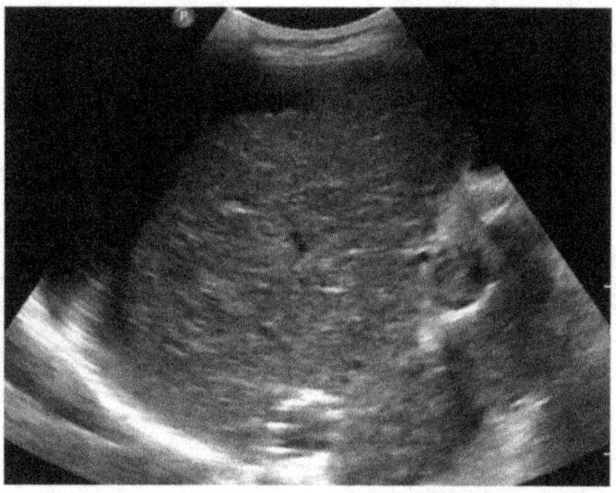

图 2-1-49　肝硬化二维声像图

（2）肝实质回声改变　肝实质回声弥漫性增强，光点密集增粗，呈沙砾样，分布不均匀，可见：① 线状回声增强，可见短小粗线状增高回声。② 网状回声增强，各个方向的线条状回声汇成网状，网眼大小不等，可小如绿豆、大如蚕豆。其间为病变较轻的肝细胞小岛及再生的肝结节，形成边缘不清晰的低回声区。③ 片状回声增强，出现小片状回声增强区。④ 部分肝硬化患者肝内可见“鹅卵石样”硬化结节，结节多数为低回声，呈圆形、椭圆形，边界清晰，球体感强，周边无“声晕”，CDFI 检查结节内血流信号不丰富，或以静脉血流信号为主，若探及动脉血流信号则为中等阻力。超声造影时，动脉期肝硬化结节与肝实质呈等增强或稍低增强，门脉期及延迟期均呈等增强。

(3) 肝内外血管　由于肝静脉受挤压、牵拉，管径变细，且管腔粗细不一，走向不清，甚至可见部分肝静脉分支闭塞，许多小分支的回声消失。门静脉主干增宽，内径大于 1.4 cm，分支扭曲、管壁回声增高。门静脉血流速减慢，频谱形态呈平坦型，其频谱形态及血流速随心动周期、呼吸变化的改变减弱或消失。肝硬化门静脉高压时由于门静脉循环障碍，肝动脉可代偿性增宽，血流量增加，并与门静脉吻合、沟通。声像图上肝动脉内径增宽，较正常易显示，血流信号增多，流速增快。

(4) 胆囊壁增厚、水肿　胆囊增大，胆囊壁增厚、毛糙，回声增强。门静脉高压时，胆囊静脉或淋巴回流受阻，胆囊壁水肿，粗厚夹层，呈“双边”征，腔内可见细密光点充填(图 2-1-50)。

(5) 脾肿大　脾脏长度 >12 cm，厚度 >4 cm，脾实质回声正常或增高。

(6) 腹腔积液　平卧位扫查，少量腹腔积液可在下腹部、盆腔探及小片状无回声区，或仅在肝周有少量无回声包绕，大量腹腔积液时腹腔、盆腔均可见到大范围无回声区，肠管及大网膜飘浮。

(7) 门脉高压征象　正常门静脉压力为 0.98 ~ 1.47 kPa(100 ~ 150 mmH_2O)，当门静脉压力超过 2.45 kPa(250 mmH_2O)时，即为门静脉高压(portal hypertension)。门静脉高压主要是由门静脉血流受阻所致，依其阻塞部位，可以分为肝前型、肝内型和肝后型三种类型，约 90% 以上是肝内型。声像图表现有以下几种：

① 门静脉系统扩张：门静脉主干增粗，内径 >1.4 cm(图 2-1-51)，血流速减慢，双向或反向；脾静脉扭曲、扩张，内径 >0.8 cm，部分可呈囊状扩张，聚集成团；肠系膜上静脉扩张，内径 >0.7 cm。

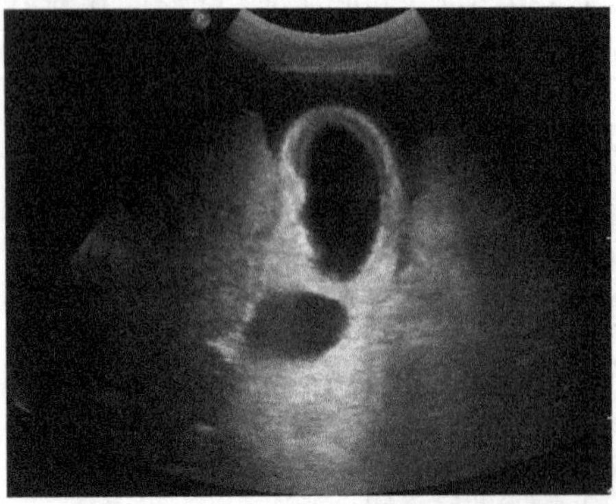

图 2-1-50　胆囊壁水肿，呈“双边”征

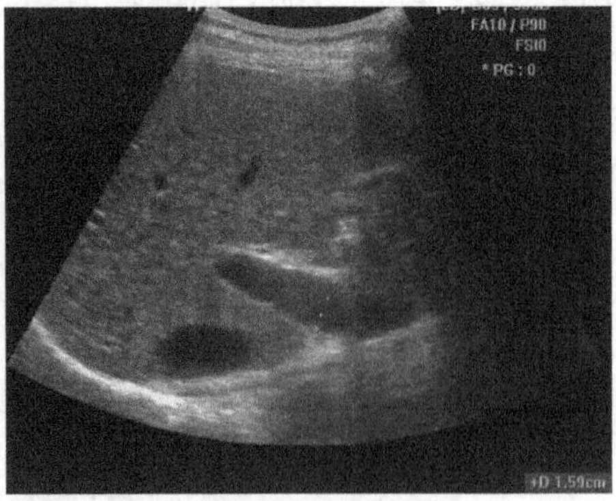

图 2-1-51　门静脉主干增粗

② 门静脉侧支循环重新开放、迂曲扩张。

a. 脐静脉开放是门静脉高压的重要依据。正常时脐静脉呈圆形、条索状高回声，内无管腔显示，CDFI 无血流信号。重新开放的脐静脉位于肝左内、外叶之间的肝圆韧带内，呈无回

声管腔样结构，一端与门静脉左支囊部相通，另一端向前、向下经肝下缘、前腹壁延续至脐。重新开放的脐静脉血流的多少与门静脉高压的严重性呈正相关。依据脐静脉重新开放的程度分为三度：轻度，脐静脉内径 <0.4 cm；中度，脐静脉内径 0.4 ~0.7 cm；重度，扩张的脐静脉内径 >0.8 cm，呈粗管状（图 2-1-52）。

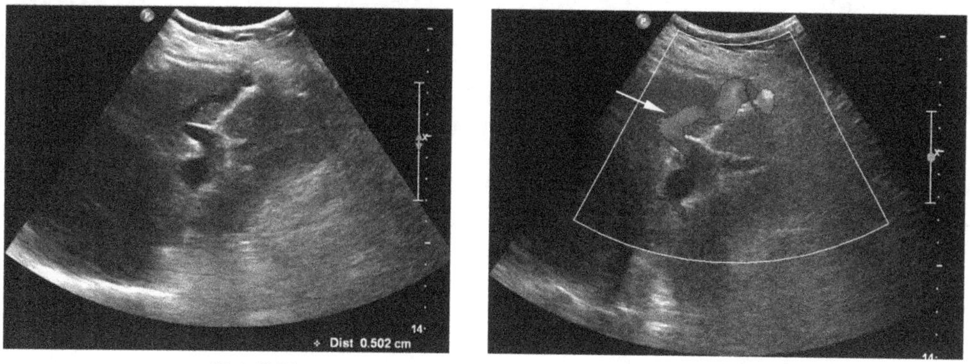

(a) 二维声像图　　(b) 彩色血流图

图 2-1-52　脐静脉重开二维声像图及彩色血流图

b. 门静脉血栓及门静脉海绵样变性：门脉高压时门静脉内血流缓慢，可形成门静脉血栓。表现为门静脉内透声差，可见不均质回声或絮状斑片回声。陈旧性血栓可附着于门静脉管壁，形成附壁血栓。门静脉血栓时间较长时，门静脉周围侧支循环形成，超声可见肝门部门静脉周围呈“蜂窝样”回声，长轴呈“蚯蚓状”，其内可见红、蓝相间彩色血流，频谱多普勒显示连续性低速静脉血流频谱，为门静脉海绵样变性。

c. 门脉高压时，食管胃底静脉、胃左静脉、腹壁静脉等扩张，腹壁、上腹部肝左叶后方等部位可见迂曲扩张的血管，部分呈囊状，聚集成团，内示红、蓝相间的缓慢静脉血流。

（四）鉴别诊断

（1）HCC　肝硬化与 HCC 弥漫型不易鉴别，鉴别要点见表 2-1-6。

表 2-1-6　HCC 弥漫型与肝硬化鉴别

鉴别点	HCC 弥漫型	肝硬化
肝脏大小、形态	肝脏弥漫性增大，形态失常，肝表面凹凸不平	肝脏缩小，右叶明显，形态失常，包膜不光整，呈锯齿状
肝内血管	常显示不清	可显示，肝静脉纤细，走行僵硬，门静脉增宽
门静脉栓子	常有，多为癌栓，门静脉增宽，管壁模糊或局部中断，管腔内充满实性回声，其内可探及动脉血流，造影动脉期有增强	无或有，多为血栓，门静脉较大分支内可见实性回声，其内无血流信号，造影无增强，门静脉管壁连续，与栓子分界较清
CDFI	肝内血流信号增多，紊乱，可探及高速高阻或高速低阻血流信号	多为门静脉血流缓慢、双向等门静脉高压表现
临床表现	常有消瘦、乏力、黄疸等恶病质表现，AFP 持续升高	常有食欲缺乏、腹胀等慢性肝病表现

（2）肝硬化结节与小肝癌　肝硬化结节需要与小肝癌鉴别。肝硬化再生结节一般多发，呈“鹅卵石样”，声像表现与周围肝实质相似，周边无“声晕”，内部血流信号不丰富；而小肝癌

周边可见"声晕",内部可见彩色血流信号,尤以动脉血流信号为主。超声造影时,动脉期肝硬化结节与肝实质呈等增强或稍低增强,门脉期及延迟期均呈等增强;而典型小肝癌动脉期表现为快速高增强,门脉期及延迟期表现为低增强。

十一、淤血肝

淤血肝(congestive liver)不是一个独立的疾病,而是各种原因造成的肝静脉压增高引发的一组症候群。一切引起肝静脉回流障碍的疾病均可导致淤血肝,临床上引起淤血肝的主要因素是心血管疾病,如心包炎、心包积液,以及各种心脏疾病引起的充血性心力衰竭等。

(一)病理

各种病因引起右心房压力增高时,下腔静脉压力也增高,继而肝静脉血液回流受阻,肝静脉扩张与淤血。早期,肝脏淤血肿大,质地较软。肝脏长期淤血,可导致肝细胞发生缺氧、变性、坏死、结缔组织增生,进而导致肝脏质地变硬,形成心源性肝硬化。

(二)临床表现

除原发疾病临床表现外,临床上还可有右上腹不适、食欲不振、恶心、肝大、黄疸等表现。

(三)超声声像图

① 肝脏弥漫性增大,形态饱满,边缘钝圆。肝实质回声均匀或增强,肝内血管纹理清晰。

② 三支肝静脉扩张,直径 >0.8 cm,扩张的肝静脉在第二肝门呈花瓣样汇入下腔静脉,有时扩张的肝静脉内可见血细胞缓慢、双向流动(图 2-1-53)。

③ 下腔静脉增粗,内径可达 2.0 cm 及以上,张力增高,短轴切面呈圆形,随心脏搏动及呼吸运动管径变化减弱或消失。

④ 肝内副肝静脉显示率增加,管径增粗。

⑤ CDFI 显示三支肝静脉内可见彩色血流充盈、饱满,血流速降低,并随心脏搏动呈红、蓝色交替变化。脉冲多普勒显示扩张的肝静脉血流曲线形态失常,S 谷与 D 谷间出现反相 V 峰,或 D > S,A 峰增高。

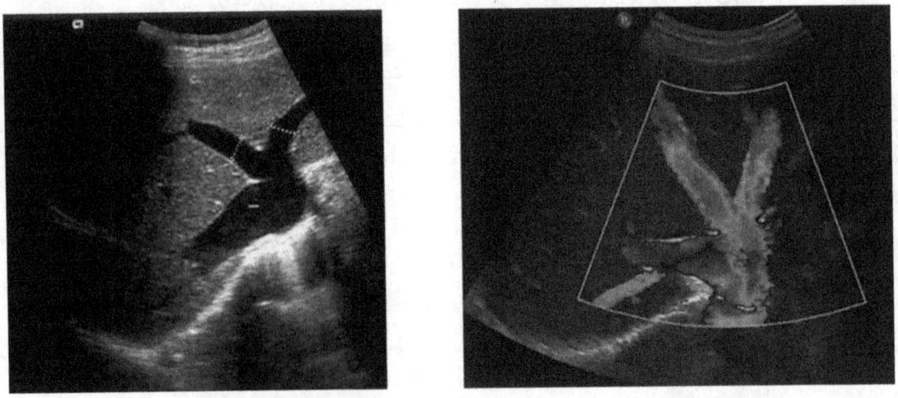

(a) 二维声像图　　(b) 彩色血流图

图 2-1-53　淤血肝二维声像图及彩色血流图

(四)鉴别诊断

(1)脂肪肝　脂肪肝可见肝脏弥漫性增大,形态饱满,实质回声增强,但脂肪肝内浅层回声增强,深层回声衰减,且肝内血管走行不清晰,肝静脉变细。

(2)Budd-Chiari 综合征　见"Budd-Chiari 综合征"鉴别诊断。

十二、Budd-Chiari 综合征

Budd-Chiari 综合征（Budd-Chiari syndrome，BCS）为肝段下腔静脉或肝静脉，部分或完全性阻塞引起下腔静脉高压和门静脉高压的综合症状。根据发病原因不同，可分为原发性和继发性两种。原发性 BCS 是指肝静脉先天性阻塞或肝段下腔静脉的先天性纤维隔膜或节段性索带状狭窄。继发性 BCS 多由肝静脉和（或）下腔静脉因血栓栓塞或肿瘤压迫、侵犯造成。本病发病率男性多于女性，病程缓慢。我国以黄河中下游地区为高发区。本节仅讲述原发性 BCS。

（一）病理

原发性 BCS 的主要组织病理学是静脉血栓形成和膜形成。肝静脉阻塞多由闭塞性肝静脉内膜炎所致，闭塞部位常在肝静脉口，也可以是肝静脉主干全程。肝段下腔静脉阻塞多由隔膜所致。隔膜为纤维组织，常为薄膜状，一般厚度在 0.5 cm 以下，与静脉瓣相似。镜下可见隔膜为静脉增厚的内膜的延续和融合，膜的上、下表面与静脉内膜相连。肝脏的病理生理学变化是肝静脉流出道阻塞，导致进行性肝后性门脉高压，进而出现食管静脉曲张破裂出血、大量腹腔积液、恶病质或肾功能衰竭等。

（二）临床表现

（1）肝静脉阻塞　食欲不振、恶心、腹胀、腹腔积液、肝脾肿大、黄疸、消化道出血、肝昏迷等。

（2）下腔静脉阻塞　双侧下肢水肿、静脉曲张、下肢皮肤色素沉着、久治不愈的溃疡、胸腹壁静脉曲张、肝脾肿大等。

（3）其他表现　脾亢，贫血。女性患者还可出现月经紊乱、不孕；男性患者还可见阳痿，会阴部或精索静脉曲张。

（三）超声声像图

Budd-Chiari 综合征可分为三大类型，分别是肝静脉阻塞型、下腔静脉阻塞型、混合型。每个类型又分为多个亚型。

1. 肝静脉阻塞型

亚型如下：

（1）肝静脉/副肝静脉膜性阻塞　大多发生在肝静脉汇入下腔静脉处，可分为完全阻塞和不完全阻塞，完全阻塞声像图表现为下腔静脉开口处有条带样高回声，隔膜厚薄不一，部分隔膜可向下腔静脉内呈弧形膨出，隔膜远端肝静脉管腔扩张（图 2-1-54）。CDFI 显示阻塞肝静脉远端血流反向，与远端交通支血管或侧支血管相通；或远端血流方向正常，近端经交通支绕行；不完全阻塞时条带样高回声内有孔或裂隙，CDFI 可在孔或裂隙部位探及纤细血流束，血流呈花色，方向出肝。病变处肝静脉可局部管壁增厚，回声增强。

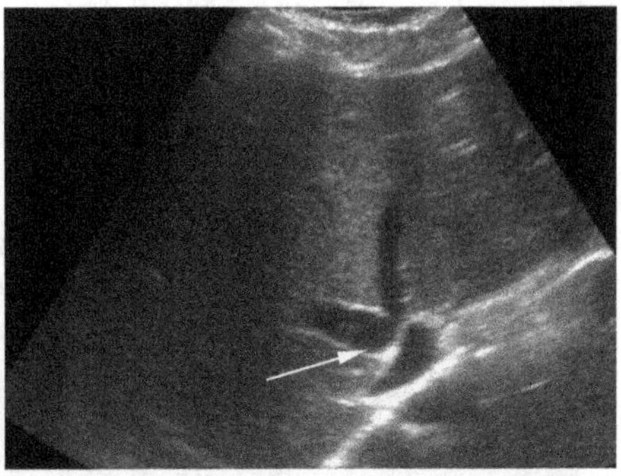

图 2-1-54　肝静脉开口处膜性阻塞二维声像图

（2）肝静脉节段性阻塞　肝静脉近心段主干阻塞大于 1 cm 的，称为节段性阻塞，可表现为肝静脉节段性变细，管腔消失，完全闭塞表现为肝静脉走行部位可见条索状高回声（图 2-1-55），CDFI 在闭塞段的肝静脉无血流信号显示，闭塞远端肝静脉与交通支血管相通（彩图 2-1-56）。

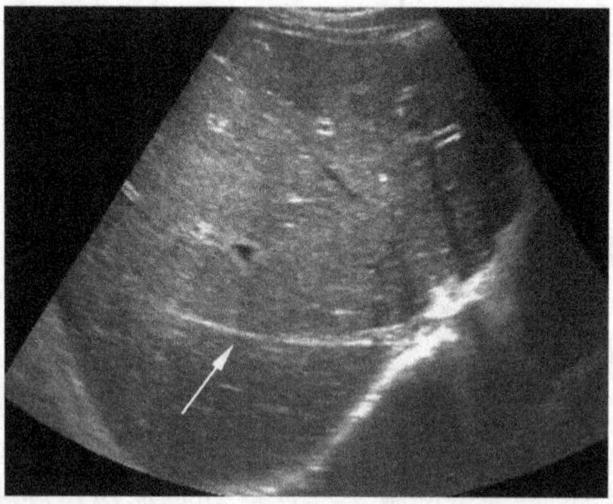

图 2-1-55　肝静脉闭塞二维声像图

(3) 肝静脉广泛性阻塞　肝静脉多支主干发生全程闭塞或重度狭窄,超声检查时可在肝静脉走行区探及条索状高回声,CDFI 未显示血流信号。

(4) 肝静脉阻塞伴血栓形成　肝静脉内可见实质性回声,完全阻塞时 CDFI 无血流信号显示,不完全阻塞时,可探及部分血流信号。

2. 下腔静脉阻塞型

亚型如下:

(1) 下腔静脉膜性带孔阻塞　下腔静脉内可见条带样高回声,但连续性中断,隔膜下方下腔静脉管腔扩张(图 2-1-57)。CDFI 可在中断处探及纤细向心血流束,其下方下腔静脉可呈双向血流,或向心血流,但流速缓慢。

(2) 下腔静脉膜性阻塞　下腔静脉近心段可见条带样高回声将管腔隔断,CDFI 显示隔膜下方下腔静脉血流反向。

(3) 下腔静脉节段性阻塞　下腔静脉阻塞 >1 cm 以上的称为节段性闭塞,闭塞长度从 1 cm 至下腔静脉全程不等,病变部位血管腔消失,呈条索状高回声(图 2-1-58),CDFI 在闭塞的血管段无血流信号显示,闭塞段下方下腔静脉血流反向(彩图 2-1-59)。

(4) 下腔静脉阻塞伴血栓形成　下腔静脉内可见实质性回声,完全阻塞时 CDFI 无血流信号显示,不完全阻塞时,可探及部分血流信号。

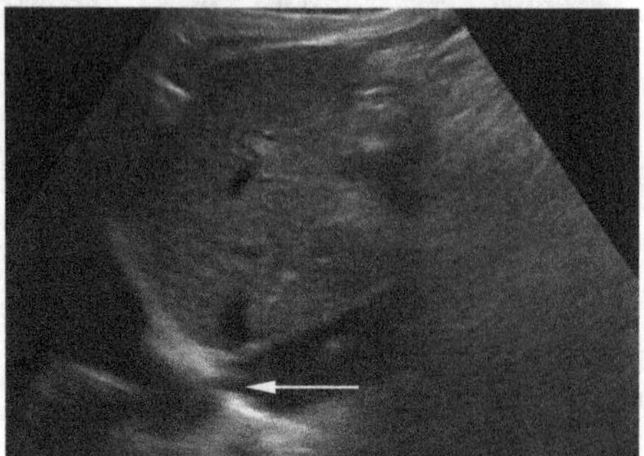

图 2-1-57　下腔静脉膜性带孔阻塞二维声像图

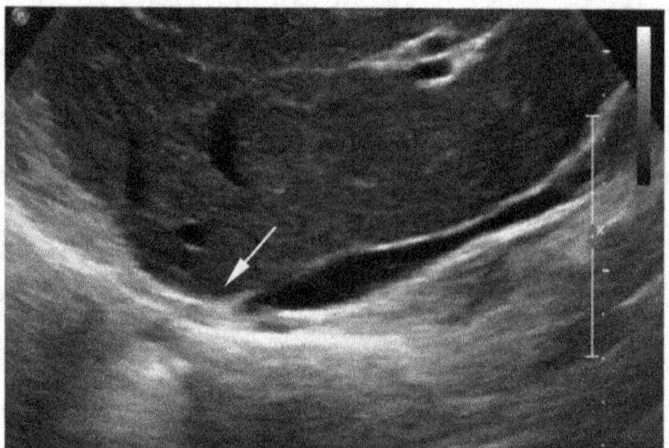

图 2-1-58　下腔静脉节段性闭塞二维声像图

3. 混合型

亚型如下:

(1) 肝静脉和下腔静脉阻塞　既有肝静脉阻塞,又有下腔静脉阻塞。

（2）肝静脉和下腔静脉阻塞伴血栓形成　肝静脉和下腔静脉均发生阻塞，同时伴有肝静脉或下腔静脉内血栓形成。

4. 肝内交通支及副肝静脉

肝内可探及多条交通支血管，并可见副肝静脉增宽扩张。交通支血管可位于肝静脉与肝静脉间、肝静脉与副肝静脉间、肝静脉与肝表面血管间及肝静脉与门静脉间，其形态多样，走行弯曲，长短不一，管腔粗细不等，其内血流方向不一，同一支血管也可显示为多方向性血流。

5. 其他表现

肝脏增大，尾状叶增大明显，肝脏实质回声不均匀，甚至出现肝硬化表现，脾脏增大，后期出现门静脉高压表现、腹腔积液等。

（四）鉴别诊断

（1）肝硬化　肝硬化时肝脏回声及门静脉高压表现与 Budd-Chiari 综合征表现一致。鉴别要点在于肝静脉及下腔静脉的改变。肝硬化时肝静脉纤细、迂曲，但血流通畅，血流方向出肝，肝内无交通支血管，下腔静脉肝段可受压，前后径变小，但横切面显示成扁椭圆形，血流向心。另外，Budd-Chiari 综合征时，肝尾状叶增大，也是与肝硬化鉴别的一个要点。

（2）淤血肝　淤血肝时肝静脉表现为全段管腔增宽，走行正常，血流通畅，肝内无交通支血管，下腔静脉也增宽，呈均匀性扩张，随呼吸波动减弱，但管腔内无异常回声，且肝脏尾状叶不增大。

十三、肝血吸虫病

血吸虫病是由于人体感染了血吸虫而患的一种寄生虫病。在我国长江流域及其以南地区为日本血吸虫病的主要流行区域。其感染的途径是尾蚴侵入皮肤后转变为童虫，童虫钻入静脉或淋巴管进入体循环，并随体循环到达全身。进入门静脉系统的童虫发育成成虫后，寄生于门静脉系统，成虫产生的虫卵可随血流进入肝脏，引起肝脏病变，称为肝血吸虫病（hepatic schistosomiasis）。

（一）病理

其基本病理变化为虫卵结节形成。急性期主要为急性虫卵结节形成。大量的虫卵随门静脉血流到达肝脏，在汇管区引起嗜酸性脓肿和假性结核结节。随着病程的进展，肝内大量的急性虫卵聚积演变为慢性及纤维性虫卵结节，致使门静脉分支管腔内血栓形成及肝门静脉周围大量纤维组织增生、管壁增厚，增生的纤维组织沿肝门静脉分支呈树枝状分布。晚期肝脏变硬、缩小，表面出现大小不等的结节，形成血吸虫性肝硬化。

（二）临床表现

患者有流行区疫水接触史。临床表现因虫卵沉积部位、人体免疫应答水平、病程分期及感染程度不同而有所差异。一般可分为急性期、慢性期、晚期 3 种类型。急性期主要表现为畏寒、发热、腹痛、腹泻、便血等，体检有肝大，肝区压痛，实验室检查可见血嗜酸性细胞明显增多。慢性期常无明显自觉症状，或表现为肝脾大、慢性腹泻、消瘦、贫血等。晚期主要表现为肝硬化及门静脉高压的一系列症状体征。

（三）超声声像图

1. 急性期

① 肝脏轻度增大，形态饱满，肝表面光滑，实质回声稍增高，光点增粗，分布欠均匀，肝内

血管纹理清晰,走行正常,门静脉管壁增厚,欠光滑。严重者肝内可见散在分布的小片状低回声区,边界不清,形态不规则。

② 脾大小正常或轻度增大。

2. 慢性期及血吸虫性肝硬化

① 肝右叶小,左叶增大,形态失常,边缘不光整,表面呈锯齿状或结节状。

② 根据肝门静脉周围纤维组织增生程度不同,声像图特征可分为:a. 鱼鳞样回声,肝内弥漫分布纤细稍高回声带,将肝实质分割形成鱼鳞样,境界不清楚,此型最常见;b. 斑点状强回声,在肝实质内弥漫分布大小不等的斑点状强回声,可伴声影,多发于门静脉管壁旁,多为虫卵钙化所致;c. 网格状回声,肝实质内出现粗细不等、纵横交织的条索状高回声带,形成大小不一的网格状回声,呈“地图样”改变(图 2-1-60)。网格形态不规则,内部实质回声不均匀。

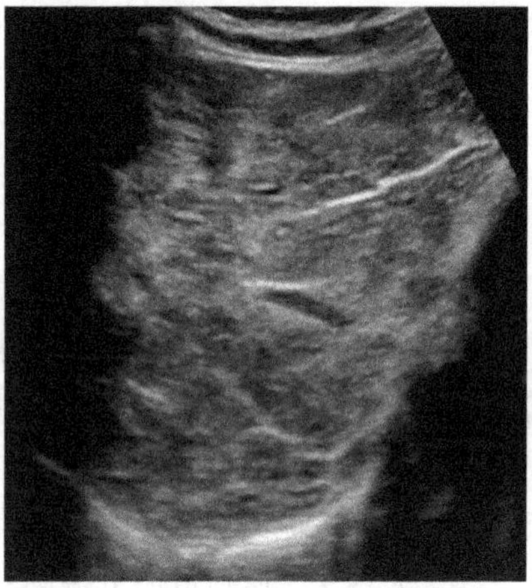

图 2-1-60　肝血吸虫病二维声像图

③ 肝内血管纹理改变,表现为门静脉管壁增厚、毛糙,回声增强,管腔内径可增宽、不均匀性变窄,或粗细不等。肝静脉变细、回声模糊或结构不清。

④ 脾脏增大,脾静脉增宽。

⑤ CDFI 显示,肝门静脉高压时,门静脉系统不同程度扩张,血流速减慢,侧支循环开放。

(四) 鉴别诊断

(1) 弥漫型肝癌　肝血吸虫病与 HCC 弥漫型鉴别要点见表 2-1-7。

表 2-1-7　肝血吸虫病与 HCC 弥漫型鉴别

鉴别点	肝血吸虫病	HCC 弥漫型
流行病学及病史	有流行区疫水接触史	多有乙型肝炎病史
实验室检查	大便镜检虫卵(+)	AFP(+)
声像特点		
肝脏大小	体积可增大,多表现左叶大,右叶小,晚期肝缩小	肝体积弥漫性增大
肝实质回声	较多条索状高回声带,呈“网格状”或“地图样”改变,网格形态不规则,内回声不均匀	点状、结节状回声,大小不一,分布不均、杂乱,回声强弱不等
门静脉	管壁增厚、毛糙,回声增强,出现门静脉高压时门静脉增宽	门静脉增宽,管壁模糊或局部中断,管腔内常有癌栓
肝静脉	纤细,走行僵硬	常显示不清或见癌栓
脾脏	明显肿大	正常或轻度肿大

(2) 肝炎后肝硬化　肝炎后肝硬化肝内回声增粗、增强,分布不均匀,可见散在分布的结节样回声,与血吸虫性肝硬化回声相似。血吸虫性肝硬化除有上述表现外,“网格状回声”“地图样改变”是其特征性表现,且患者有流行区疫水接触史。而肝炎后肝硬化相关肝炎病毒检查阳性。

第二节　胆道的超声诊断

超声是检查胆囊效果最好的方法之一。由于胆道自身的囊性结构的特点，特别是当其扩张时，给超声检查提供了其与周围组织较高的对比分辨率。超声良好的空间分辨率及肝脏所提供的良好声窗，保证了大部分患者都能够得到高质量的检查效果。目前来说，超声是检查胆囊结石、右上腹痛，初步评估黄疸的首选影像学方法。如果与 MRI/MRCP 和增强 CT 检查相结合，超声在综合评价复杂胆道疾病，如肝门部胆管癌的诊断和分期中也起着关键作用。

一、解剖概要

胆道(biliary tract)系统由胆管和胆囊组成，其主要功能是将肝细胞分泌的胆汁输送至十二指肠，分为肝内和肝外两部分。肝内部分称为肝内胆管，由毛细胆管、小叶间胆管、段(叶)胆管和左、右肝管所构成，在肝内形成胆管树。肝外部分包括肝总管、胆总管、胆囊。

(一) 胆囊

胆囊(gallbladder，GB)位于肝脏下面右纵沟前部的胆囊窝内，呈梨形，为中空囊袋状结构，长 10～15 cm，宽 3～5 cm，厚 4 cm，容量 40～60 mL。胆囊前面与外侧是肝右叶脏面，内侧后方为十二指肠及胰头，下方为右肾上极和横结肠(图 2-2-1)。

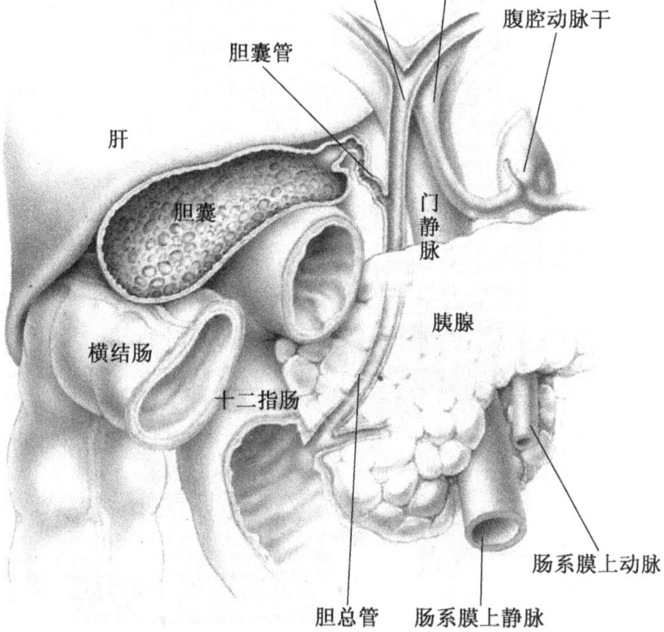

图 2-2-1　胆道与周围组织解剖结构图

胆囊分底、体、颈、管四部(图 2-2-2)。胆囊大部分位于肝脏下方，只在底部前缘微微露出肝脏下缘，该处体表投影为右锁骨中线或右侧腹直肌外缘与右肋弓交界处。胆囊底部一般游离。胆囊体部是胆囊的主体部分，呈漏斗形，借疏松结缔组织附着于肝脏，呼吸时与肝脏移动同步。胆囊颈部是胆囊体部向下延续并逐渐变细的部分，常呈“S”形，向下与胆囊管相接，连接处后壁向外膨出呈袋状，形成 Hartmann 囊，胆囊结石常嵌顿于此处。胆囊管(cystic duct)长

2.5 ~4 cm,内径 0.2 ~0.3 cm,多以锐角与肝总管汇合为胆总管。胆囊管近胆囊的一端,有螺旋状黏膜皱襞称 Heister 瓣,近胆总管的一端则内壁光滑。Heister 瓣的存在可使胆囊管不致过度膨大或缩小,有利于胆汁的进入和排出;当胆囊有炎症而致此瓣水肿或有结石嵌顿时,常可导致胆囊积液。

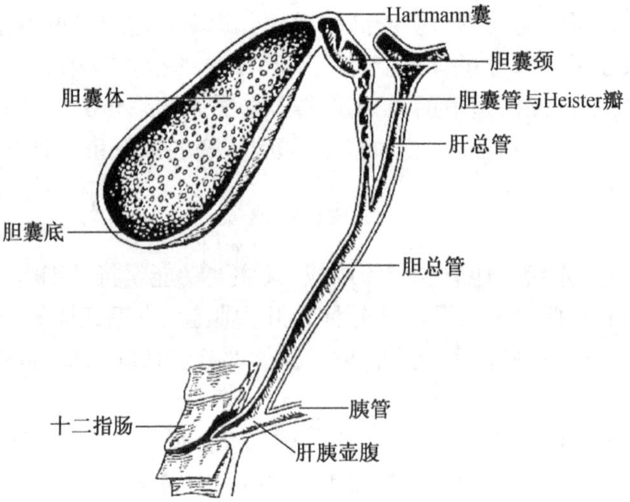

图 2-2-2　胆道示意图

胆囊的生理作用主要是贮存、浓缩和排出胆汁。肝脏不断分泌胆汁注入胆道,胆总管下端的 Oddi 括约肌在空腹时处于收缩状态,并能经受 300 mmH_2O 的压力,因而胆汁流入胆囊;进食后,由于神经反射和内分泌的作用,使胆囊收缩、Oddi 括约肌松弛,将胆囊内浓缩的胆汁排入十二指肠;当胆总管下端发生阻塞时,胆汁淤积,使胆道内压力升高,患者出现黄疸。

(二) 胆管

胆管(bile duct)分为肝内胆管和肝外胆管两部分。肝内部分由肝内毛细胆管、小叶间胆管及逐渐汇合而成的左肝管和右肝管组成。肝外部分由肝总管、胆囊管及二者汇合后形成的胆总管组成。在胆道解剖术语中,近端指胆道相对接近肝脏和肝细胞的一部分,远端指的是靠近肠管的部分。胆道起自胆总管水平,一级分支是左、右肝管,二级分支是左内叶、左外叶、右前叶、右后叶胆管,三级分支为各肝段胆管。中央是指接近肝门处,而周围是指肝内胆道延伸至肝实质的高级分支。

1. 肝内胆管

小叶间胆管内径 17 ~20 μm,超声难以显示。左、右肝管可显示,内径约 0.2 cm。左肝管平均长约 1.6 cm,右肝管平均长约 0.8 cm。

肝内胆管与门静脉间不存在固定的位置关系,它可以在门静脉前方、后方,甚至可以在门静脉周围扭曲走行。左、右肝管作为一级分支,是超声的常规检查内容,二级分支常常也能被观察到。超声检查时常常运用彩色多普勒和频谱多普勒超声来区分胆管和肝动脉。一般而言,超声检查时观察到三级及以上胆管常常是异常表现,需要寻找扩张的原因。左、右肝管及肝总管位于肝门或胆道的中心部位,是胆管癌最常见的发生部位。胆道的一级及以上分支的正常直径通常不超过 0.2 cm,且不超过伴行门静脉的 40% 。

肝内胆管引流的范围和汇合的方式有很大的个体差异,最常见的一种为右肝管在肝右叶形成右前支和右后支,分别引流肝脏右前叶(5 段和 8 段)和右后叶(6 段和 7 段);2 段和 3 段的胆管分支在镰状韧带左侧汇合形成左肝管，这段胆管延伸至肝外镰状韧带的右侧，该处是1段和4段的胆管汇入部位。

2. 肝外胆管

肝总管(common hepatic duct, CHD)长约3 cm，内径0.3～0.4 cm。其上端由左、右肝管汇合而成，位于肝固有动脉的右侧和门静脉的右前方，下行与胆囊管汇合成胆总管。

胆总管(common bile duct, CBD)自肝总管与胆囊管汇合后起始，直至十二指肠的乳头开口，长7～8 cm，内径0.6～0.8 cm，管壁厚0.2～0.3 cm，富有弹力纤维。胆总管前方有十二指肠球部、降部和胰头；后方与门静脉伴行，门静脉后方为下腔静脉(图2-2-1)。胆总管依行程可分为四段：

(1) *十二指肠上段* 自胆囊管与肝总管汇合处至十二指肠上缘，在肝十二指肠韧带右缘向下行走，位于门静脉右前方，肝固有动脉右侧。

(2) *十二指肠后段* 紧贴在十二指肠第一段的后面，位于门静脉右前侧、下腔静脉前方。

(3) *胰腺段* 约2/3的受检者穿过胰腺实质，另外1/3的受检者位于胰头的背侧沟内。下行中继续向右弯曲，位于下腔静脉前方。

(4) *十二指肠壁段* 此段斜行穿入十二指肠降部内后侧壁，并与胰管汇合，形成略膨大的肝胰壶腹，开口于十二指肠乳头部。

二、检查方法

(一) 仪器条件

(1) *探头及频率* 采用彩色多普勒超声诊断仪，根据受检者年龄、体型选择适当的探头及频率。常用探头频率为2～5 MHz，儿童及婴儿可选择5 MHz或更高频率。术中超声可采用频率5 MHz以上的专用探头。

(2) *仪器调节* 经腹检查时将增益调至低于肝的条件，使胆汁呈无回声，胆囊壁或胆管壁清晰可见。聚焦设置于目标区域。检查胆囊时可采用组织谐波，尽量去除伪像。

(二) 检查前准备

① 受检者禁食8 h以上，以使胆囊充盈胆汁，并减少胃肠道内容物和气体的干扰。检查前24 h禁脂肪饮食，停用影响排空胆汁的药物，如阿托品、羟甲烟胺(利胆素)等。

② 如已做胃肠钡剂X线检查、胃镜检查或胆管X线造影，超声检查应安排在2～3天后进行。

③ 胃肠气体干扰较明显者，可让受检者饮无气水后再行检查。

④ 小儿或不合作者，可使用镇静催眠药，使其在睡眠状态下进行检查。较小的婴幼儿，无须严格禁食。

(三) 受检者体位

(1) *仰卧位* 为最常用的体位。暴露上腹部，右上肢上举至头部，拉宽肋间隙以易于检查。此体位观察肝内胆管及胆囊效果好，但易受胃肠道气体干扰，影响胆囊底部及肝外胆管的观察。

(2) *右前斜位* 仰卧位检查不满意时可用此体位。可使肝脏和胆囊向左下方移位，扩大胆囊的声窗，减少气体干扰，与仰卧位结合并快速改变体位，可用于观察胆囊内可疑结石的移动情况。

(3) *坐位或站立位* 特别肥胖的患者或肝脏、胆囊位置较高者可利用该体位使其下降，以便于检查。此体位还可用于观察结石的移动情况。

(4) 胸膝位或俯卧位　用于观察胆囊颈部结石的移动情况,检查胆囊颈部的隐蔽结石。

(四) 检查方法

1. 胆囊

(1) 胆囊长轴扫查　在仰卧位或右前斜位,探头置于右肋缘下或右肋间斜向扫查。扫查到胆囊后,调整探头方位和角度,与胆囊长轴平行。胆囊位置较高者,可采用右前斜位或嘱受检者深吸气后屏气检查。右肋间扫查有利于胆囊颈部的显示。

(2) 胆囊短轴扫查　在胆囊长轴切面上旋转探头 90°,从胆囊颈部向底部扫查。

2. 胆管

(1) 肝内胆管　左、右肝管在解剖上实际位于肝外,正常情况下容易显示,在肝内的二级分支有时也可显示,三级以上分支则一般不易显示。各级肝管与相应门静脉伴行,可先显示门静脉,在附近寻找伴行胆管。从剑突下或右侧肋缘下向上横切或斜切扫查,可显示门静脉左、右支及伴行的左、右肝管。右肋间扫查可显示门静脉右支和右前、后支及伴行的胆管。剑突下扫查还可显示肝左外叶门静脉分支及伴行胆管。

(2) 肝外胆管

① 右肋间扫查:显示肝总管及上段胆总管,在门静脉主干右前方与之平行走行。

② 上腹正中剑突下横切扫查:显示胰腺长轴切面,在胰头后外方显示胆总管胰头段的短轴图像。

③ 右上腹斜、纵切扫查:显示胆总管胰头段的横切面后,旋转探头扫查,显示胆总管胰头段的长轴切面,再向上斜切扫查,显示与门静脉主干伴行的胆总管上段。胆总管下段多与脊柱平行走行,向下、向右折曲进入十二指肠降部,在右上腹肝门部至胰头区域行纵、斜切扫查,可追踪肝外胆管。

3. 胆囊收缩功能检查

当临床需要了解胆囊收缩功能时,可采用脂餐试验,让受检者进食 2 个油煎鸡蛋, 2 h 后测量胆囊体积(V_t)并与餐前胆囊体积(V_0)比较。

$$胆囊排空指数(EF) = \frac{V_0 - V_t}{V_0} \times 100\%$$

$EF \geqslant 1/2$:胆囊收缩功能良好;

$1/3 \leqslant EF < 1/2$:胆囊收缩减弱,功能尚可;

$1/5 \leqslant EF < 1/3$:胆囊收缩减弱,功能欠佳;

$EF < 1/5$:胆囊收缩功能差。

胆囊收缩功能差,若空腹胆囊 < 正常大小,多提示有重度病变而失去功能,若空腹胆囊增大,则表示胆囊远端胆道有梗阻。不伴黄疸者,梗阻部位在胆囊颈或胆囊管。

(五) 测量规范

(1) 胆囊测量　在胆囊长轴最大切面上测量胆囊的长径和短径,测量时不包括胆囊壁,均测内径。对于折叠胆囊,测长径时可分段测量并累加。经右肋间显示胆囊体部长轴切面,探头垂直于胆囊壁,测量其厚度。声束与胆囊壁成角或者偏离胆囊的中心时不能测量,会造成假性胆囊壁增厚。

(2) 肝外胆管内径测量　显示肝外胆管长轴面,测量管腔最大内径,测量时不包括管壁。

(六) 注意事项

① 正常情况下,扫查肝外胆管上段不难,下段由于肠管气体干扰,较难清晰显示。扫查

时可适当加压，必要时让受检者服高脂餐，使肝外胆管产生不同程度的扩张；饮无气水可增强透声窗。

② 位于门静脉主干前方的肝固有动脉或副肝动脉、肝动脉右支可能被误认为胆总管，可运用彩色多普勒血流成像进行鉴别。

③ 某些常规体位时不易诊断的胆囊颈部结石，可采取俯卧位，将探头放在右腋中线处利用肝脏做透声窗经肋间扫查，以避开多重反射伪影和肠气干扰。

④ 主肝裂内有脂肪及结缔组织，约 70% 的受检者在超声图像上显示为连接胆囊颈部和门静脉右支根部间线状高回声。当胆囊高度收缩、萎缩或充满结石显示不清时，主肝裂是寻找胆囊的线索。

⑤ 常见的胆囊伪像及其鉴别：

a. 混响伪像：在胆囊体、底部靠近腹壁时容易出现，表现为胆囊腔内多条与胆囊壁平行的高回声带。

b. 旁瓣伪像：酷似胆泥沉着于胆囊颈体部。

c. 声束厚度效应：亦称部分容积效应，表现为胆囊临近的胃肠道气体强回声及声影，看似位于胆囊腔内的结石。

上述伪像可妨碍病灶的显示或易误诊为病变，可通过改变体位或扫查方向、调节增益及聚焦或采用组织谐频等方法予以鉴别。

三、正常声像图

（一）正常声像图

1. 胆囊

胆囊呈囊袋状结构，形态因人而异。长轴切面呈梨形或椭圆形，少数呈圆形或长条形。胆囊颈部和体部常可见皱襞，多处皱襞可使胆囊呈“S”形。有时凸起的皱襞后方可形成声影，如果皱襞凸起比较短小，易被误诊为息肉样病变或结石，需要改变扫查角度进行鉴别。胆囊腔内胆汁为无回声，因透声良好，胆囊后壁及后方回声多增强（图 2-2-3、图 2-2-4）。

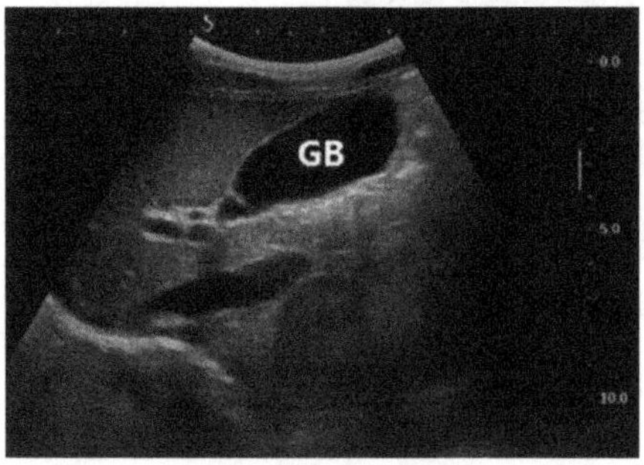

图 2-2-3　正常胆囊二维声像图（GB 胆囊）

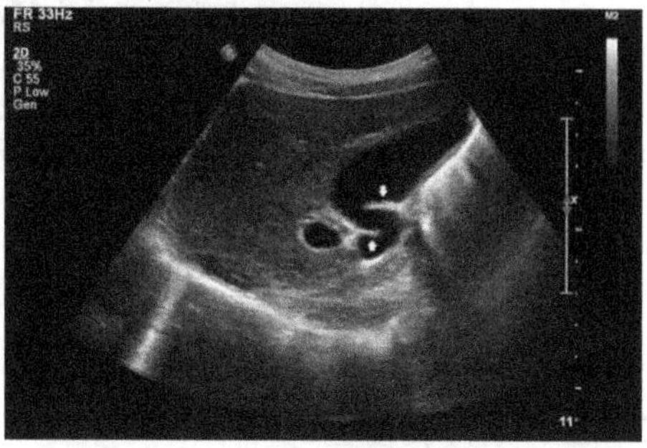

图 2-2-4　正常胆囊二维声像图

胆囊颈部和体部可见多个皱襞。

胆囊壁呈带状或线状高回声，轮廓平滑清晰。胆囊管较细，汇入胆总管的方式变异较大，多数与胆总管平行下降一段后再汇入胆总管。正常人胆囊管难显示，扩张时较容易检出。

2. 胆管

（1）肝内胆管　肝内一级胆管（左、右肝管）容易显示，位于门静脉左、右支前方，是细管状无回声。肝内二级胆管（左肝内叶、左肝外叶、右肝前叶、右肝后叶胆管）有时也可显示，但三级以上分支胆管(各肝段胆管)则一般不显示。肝内二级胆管以上分支如有扩张,与伴行的门静脉一起呈“平行管”征。(图 2-2-5)

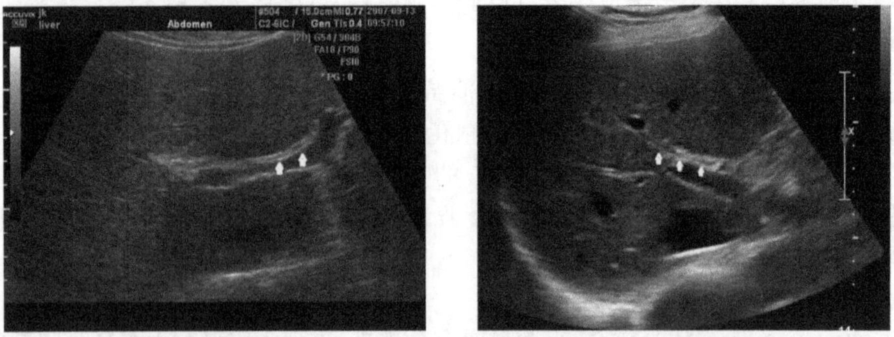

(a) 左肝管　　(b) 右肝管

图 2-2-5　左、右肝管二维声像图

(2) 肝外胆管　由于在超声显像中一般不易发现胆囊管与肝总管的汇合处,不能区分肝总管与胆总管,故统称为肝外胆管。探查时多借助胆囊、门静脉、下腔静脉、胰腺等作为超声解剖标志,将肝外胆管划分为上、下两段,上段自肝门起始后与门静脉伴行,下段与下腔静脉伴行并延伸进入胰头背外侧。超声检查中,正常人的肝外胆管上段易于显示,其纵切面图像表现为门静脉前方的管状无回声,与门静脉平行形成双管结构,管壁呈平滑的线状高回声。85% 的受检者在双管之间可见到圆形无回声的肝右动脉横切面图像。在肝门部的横切面图像上,肝外胆管与肝固有动脉、门静脉共同显示为 3 个圆形的管腔结构,即“米老鼠”征,门静脉是头部,肝固有动脉和肝外胆管分别位于左前、右前,似两只耳朵。(图 2-2-6)

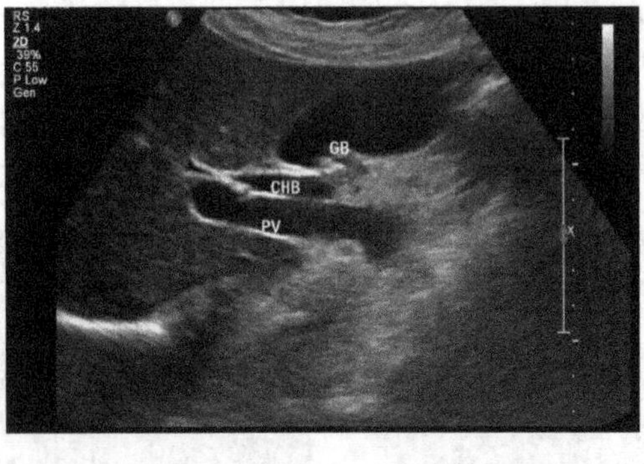

GB—胆囊;CHB—胆总管;PV—门静脉

图 2-2-6　肝外胆管上段二维声像图

(二) 正常超声测量值

1. 胆囊

正常胆囊大小差异很大,并且在生理状态下,胆囊存在多个弯曲,因此超声切面测量值和解剖测量值会存在差异。超声显示胆囊长轴切面时测量,成人胆囊长径≤9 cm,短径≤4 cm。儿童胆囊的长径 <7 cm,短径 <3.5 cm。1 岁以下的婴儿和新生儿胆囊的长径为1.5 ~ 3.0 cm。对于反映胆囊的张力状态,短径较长径灵敏。胆囊壁厚度≤0.3 cm。目前,经腹壁凸阵探头检查时,正常的胆囊壁几乎只能呈现出一条较强回声的线状光带。进食后胆囊收缩变小,胆囊壁厚度增加。

2. 胆管

肝外胆管或正常胆总管内径一般不超过0.8 cm,下段的内径通常比上段宽,部分人在深吸气状态下的测量值比呼气状态下要宽0.1 cm或更多。胆总管可随年龄增长而增宽,65岁以上正常人最大内径可达1 cm。约有15%行胆囊切除术后的受检者胆总管内径可增至1 cm,但无任何胆道梗阻的证据。婴幼儿胆总管最大内径一般不超过0.2 cm,较大儿童一般不超过0.4 cm,左、右肝管内径通常不超过0.2 cm,或小于伴行门静脉内径的40%。肝内胆管二级以上分支一般较难显示。

四、胆囊疾病

正常胆囊功能有贮存、浓缩胆汁和调节胆汁排放。胆囊腔内胆汁为均匀性液体,胆囊壁与胆汁间存在一定的声阻抗差,形成良好的超声反射界面。胆囊壁显示清晰,胆囊腔内无回声,后方回声增强。当胆囊发生病变时,胆囊大小、形态、透声性及胆囊壁厚度等出现异常回声表现,根据声像图表现,结合临床资料,可及时确诊。

(一)急性胆囊炎

胆囊炎可分为急性和慢性两种。急性胆囊炎(acute cholecystitis)是指胆囊的急性炎症性疾病,其中90%~95%由胆囊结石引起,5%~10%为非结石性胆囊炎。急性胆囊炎的危险因素有蛔虫、妊娠、肥胖、艾滋病等。急性胆囊炎的并发症主要有胆囊穿孔、胆汁性腹膜炎、胆囊周围脓肿等。

1. 病理

急性胆囊炎可为初发或由慢性胆囊炎急性发作。多由胆囊管和胆总管下端梗阻或细菌感染所引起。

临床上分三类;第一类为急性单纯性胆囊炎,胆囊黏膜充血水肿;第二类为急性化脓性胆囊炎,病变侵及胆囊壁全层,浆膜面有渗出,使囊壁增厚,胆汁淤积,胆囊膨大;第三类为急性坏疽性胆囊炎,囊壁极度膨胀,使血循环障碍,引起坏死、穿孔,胆管亦受累。

2. 临床表现

(1) 症状和体征　发热,右上腹疼痛(可向右肩部放射),Murphy征阳性,右上腹包块、压痛、肌紧张、反跳痛。

(2) 实验室检查　C反应蛋白升高(≥30 mg/L),白细胞升高。

(3) 影像学检查

① 超声:急性胆囊炎快速、简便的非创伤检查手段,是首选的影像学检查方法。

② X线:近20%的急性胆囊炎可以在X线平片中显示结石影,化脓性胆囊炎或胆囊积液也可显示出肿大的胆囊或炎性组织包块阴影。

③ CT:超声检查有时能替代CT,但有并发症而不能确诊的患者需行CT检查。

3. 超声声像图

① 胆囊肿大(长轴>9 cm或短轴>4 cm),由于张力增大常呈椭圆形。轮廓线模糊,外壁线不规则。

② 胆囊壁弥漫增厚,其厚度>0.3 cm,呈高回声,有时其间可见连续或中断的条纹状弱回声带及无回声带,形成“双边影”。(图2-2-7)

③ 胆囊腔内出现细小或粗大光点,呈云雾状,为胆囊积脓。

④ 超声Murphy征:探头置于胆囊体表时,稍用力加压,患者感疼痛,称超声Murphy征阳性。

⑤ 胆囊穿孔:穿孔处胆囊壁连续性中断,扩张的胆囊缩小,胆囊腔内回声增多,形态不规则,胆囊周围可见境界不清的液性暗区,其内可见粗细不等的点状或带状回声,若胆囊周围有脓肿,显示圆形、椭圆形透声暗区或者边缘不规则的透声性减低的肿块。(图 2-2-8)

显示胆囊壁增厚。

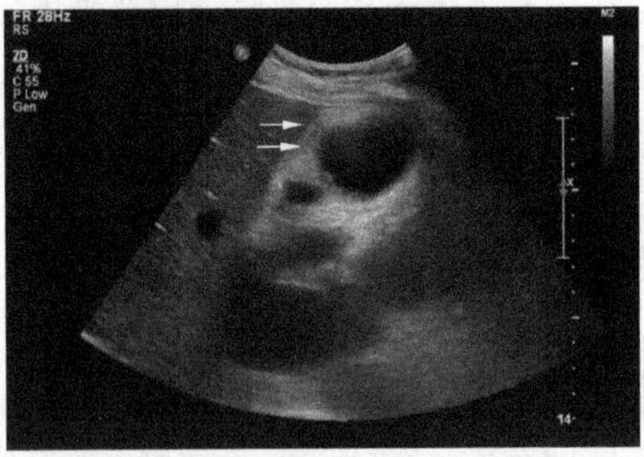

图 2-2-7　急性胆囊炎二维声像图

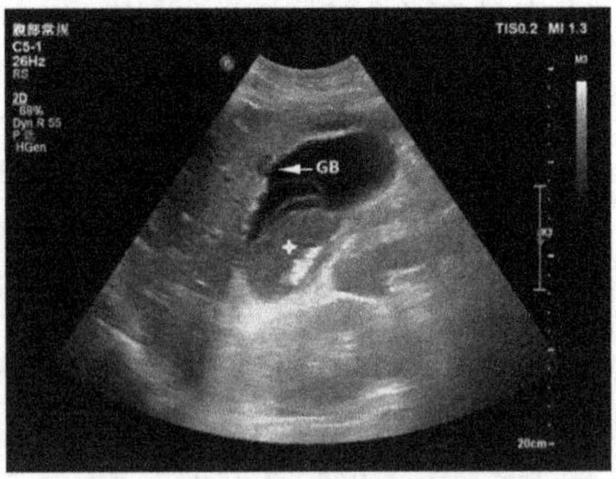

图 2-2-8　急性胆囊炎二维声像图

显示胆囊壁增厚不光滑,前壁连续性中断(白色箭头),腔内积脓(十字星)。

⑥ 胆囊气肿:急性气肿性胆囊炎罕见,胆囊腔内积气,表现为致密强回声,或呈"彗星尾"征。

⑦ 胆囊收缩功能差或丧失。

注意:单纯性胆囊炎初期可无明显超声改变。

4. 鉴别诊断

急性胆囊炎所引起的胆囊肿大或胆囊壁增厚,应与慢性胆囊炎、阻塞性黄疸、肝硬化引起的胆囊改变相鉴别,具体见表 2-2-1。

表 2-2-1　急性胆囊炎与肝硬化、阻塞性黄疸、慢性胆囊炎超声鉴别诊断

鉴别点	急性胆囊炎	肝硬化	阻塞性黄疸	慢性胆囊炎
胆囊壁增厚	+	+	-	+
胆囊肿大	+	-	+	-
胆囊壁"双边影"征	+	-	-	-
超声 Murphy 征	+	-	-	-
胆囊收缩功能	无	差	差	差

(二) 慢性胆囊炎

慢性胆囊炎(chronic cholecystitis)常由急性胆囊炎反复发作或长期存在的胆囊结石所致胆囊功能异常导致。约 25% 的患者存在细菌感染,其发病基础是胆囊管或胆总管梗阻。

1. 病理

慢性胆囊炎根据病因和病理可分为以下三类:

(1) 感染性胆囊炎　是最常见的一种,为急性胆囊炎迁延而来,轻者仅黏膜有炎症,胆囊壁有时增厚和纤维组织增生,重者胆囊壁显著增厚,甚至胆囊萎缩,功能丧失。

(2) 代谢性胆囊炎　常见,由胆固醇沉积在胆囊壁黏膜上而引起的慢性胆囊炎,由于黄白色的胆固醇散布在充血的黏膜上,形如草莓而称之为"草莓样胆囊"。

(3) 阻塞性胆囊炎　胆囊管嵌顿结石,胆汁滞留于胆囊,刺激胆囊,发生慢性炎症。

2. 临床表现

(1) 症状和体征

① 腹痛:常与高脂高蛋白饮食有关,患者常表现出发作性的胆绞痛,多位于右上腹,或出

现钝痛，可放射至背部，持续数小时后缓解。

② 消化不良：表现为嗳气、饱胀、腹胀、恶心等。

③ 压痛：右上腹压痛。

④ 无症状：只在手术或尸检时被发现。

（2）实验室检查　收集十二指肠引流液进行胆汁检查，可发现胆汁内有脓细胞、胆固醇结晶、胆红素钙沉淀、寄生虫卵等，胆汁培养可发现致病菌。

（3）影像学检查

① 超声：首选的影像学检查手段，可显示胆囊大小、囊壁厚度、囊内结石和胆囊收缩情况等。

② X线：可显示阳性结石、胆囊钙化及胆囊膨胀的征象。

③ 胆管造影：口服及静脉胆管造影，除可显示结石、胆囊大小、胆囊钙化、胆囊膨胀的征象外，还可观察胆总管形态及胆总管内结石、蛔虫、肿瘤等征象，对本病有诊断价值。

3．超声声像图

① 慢性胆囊炎病程初期，胆囊体积无明显变化，或胆囊稍有增大，超声检查难以发现和识别。随病程进展，胆囊体积逐渐缩小，甚至萎缩成团块状，腔内胆汁消失，胆囊显示不清（图2-2-9）。

② 胆囊壁增厚，厚度 >0.3 cm，边界模糊，可出现类似“双边”征。

③ 胆囊腔内透声差，可出现等回声或低回声团，无声影，体位改变时可缓慢移动和变形，此系组织残屑所致。

④ 合并有胆囊周围炎时，胆囊周围条索状或斑块状回声增多，呼吸运动时胆囊有活动“受限”的现象。

⑤ 充满胆囊结石者，可形成囊壁-结石-声影三联征（wall-echo-shadow sign，WES）。

⑥ 脂餐试验胆囊收缩功能差或丧失。

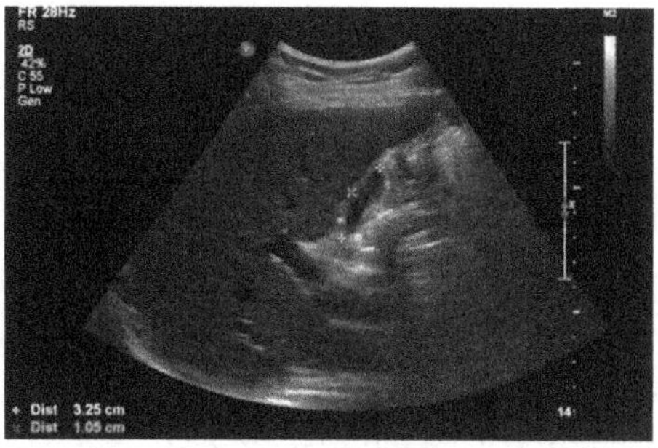

胆囊缩小，壁明显增厚，边界模糊。

图2-2-9　慢性胆囊炎二维声像图

4．鉴别诊断

慢性胆囊炎应与胆囊癌、胆囊腺肌增生症等原因引起的胆囊壁增厚相鉴别，见表2-2-2。

表2-2-2　慢性胆囊炎与胆囊癌、胆囊腺肌增生症的鉴别诊断

鉴别点	慢性胆囊炎	胆囊癌	胆囊腺肌增生症
胆囊形态	萎缩	不规则	呈葫芦状
胆囊壁	增厚	局限性或弥漫性不均匀的增厚	增厚，壁可见小囊腔（罗-阿窦）
胆囊腔	点片状或无胆汁回声	杂乱高回声实变样	囊腔变窄，若有小结石则呈“彗星尾”征
胆囊收缩功能	差	无功能或差	亢进

(三) 胆囊结石

胆囊结石(cholecystolithiasis)是世界范围的常见病。流行病学显示胆囊结石在欧美发病率最高(约 10%),东亚(约 4%)和撒哈拉以南非洲(2% ~5%)最低。主要见于成人,女性多于男性,40 岁后发病率随年龄增长而增高。

1. 病理

胆囊结石与多种因素有关。任何造成胆固醇与胆汁酸浓度比例改变和胆汁淤滞的因素都能导致结石形成。我国西北地区胆囊结石的发病率相对较高,这可能与当地人的饮食习惯有关。根据结石的化学成分,通常分为如下三类:

(1) 胆固醇结石　主要成分是胆固醇,多呈球形或卵圆形,常为单发,直径 0.5 ~5 cm,含钙少,X 线平片不显影。其比重小,可以在胆汁中漂浮。

(2) 胆色素结石　胆囊内发生较少,大部分分布于胆管内。主要成分为胆色素,数目较多。X 线平片可显影。

(3) 混合性结石　胆囊结石中最多见,主要由胆色素、胆固醇和钙盐以不同比例组成,呈不同颜色的多边形,常为多发,体积小,一般不到 1 cm^3,X 线平片显影。

胆囊结石与胆囊炎往往同时存在,互为因果。

2. 临床表现

(1) 症状和体征

① 大多数患者无症状,仅在体检、手术和尸解时发现,称为静止性胆囊结石。

② 胆绞痛常:在饱餐、进食油腻食物后或睡眠中体位改变时发生,疼痛位于右上腹或上腹部,呈阵发性,或者持续疼痛阵发性加剧,可向右肩胛部和背部放射,可伴恶心、呕吐。

③ 右上腹隐痛:表现为进食过量、吃高脂食物、工作紧张或休息不好时感到上腹部或右上腹隐痛,或者有饱胀不适、嗳气、呃逆等。

④ 胆囊积液:积液呈透明无色,又称为白胆汁。

⑤ 其他:部分患者结石进入胆总管内成为胆总管结石,引起黄疸、胆源性胰腺炎、胆囊穿孔等。

(2) 辅助检查

① X 线:结石含钙量超过 10% 时,X 线检查可以显影,有助于确诊。

② CT 和 MRI:也可显示胆囊结石,但不作为常规检查。

3. 超声声像图

(1) 典型胆囊结石的超声特征(图 2-2-10)

① 胆囊腔内形态稳定的强回声光团,强回声形态由于结石的类型、形态、大小等区别而存在差别,可为新月形、半圆形或圆形,可单发,亦可多发。

结石(白色箭头所示)后方伴有声影(黑色箭头所示),可以在胆囊腔内移动。

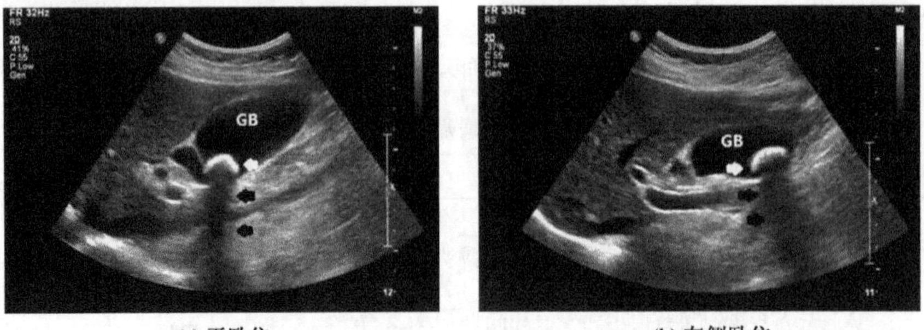

(a) 平卧位　(b) 左侧卧位

图 2-2-10　典型胆囊结石二维声像图

② 此光团可随患者体位的改变沿着重力方向移动。

③ 强回声光团后方有形态稳定的声影，边缘锐利，宽度与结石的宽度基本一致。

（2）不典型的胆囊结石超声图像

① 胆囊腔内充满结石：胆囊腔内胆汁较少或无胆汁，胆囊呈团块状实体回声，胆囊内无回声区消失，仅能看到增厚的胆囊前壁包绕中间结石呈弧形或半月形强回声带，其后拖有较宽的声影带，后壁和轮廓不能显示，即 WES 征（图 2-2-11）。

② 胆囊颈部结石：如果胆囊颈部结石未嵌顿，结石在周围胆汁的衬托下易于显示；如果囊壁与结石紧密接触，则其强回声团变得不明显，仅表现为胆囊肿大或颈部有声影，此时可采用右前斜位，部分结石可移出（图 2-2-12）。

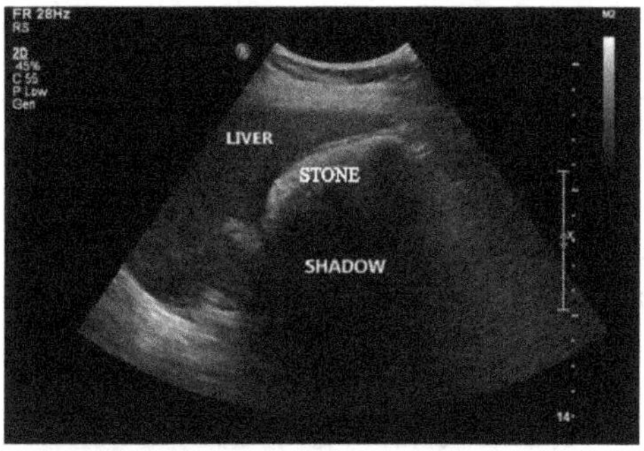

胆囊腔内充满强回声，后方伴有宽大声影 STONE 结石、SHADOW 声影。

图 2-2-11　胆囊结石二维声像图

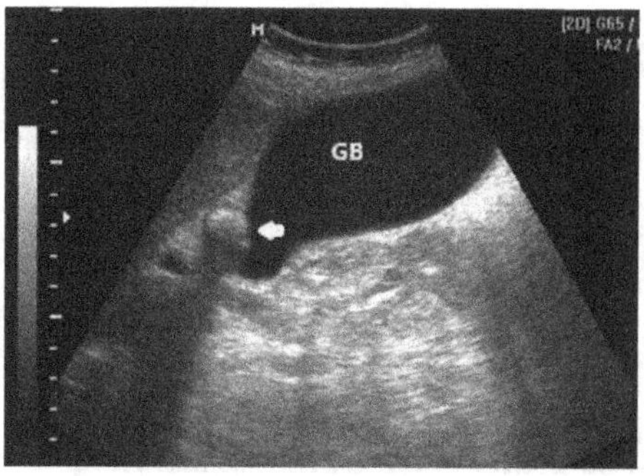

胆囊颈部可见强回声结石（箭头）紧贴胆囊壁，后方伴有声影，胆囊（GB）肿大。

图 2-2-12　胆囊颈部结石二维声像图

③ 泥沙样结石：结石主要成分为胆色素，此泥沙样结石颗粒细小，质地疏松，呈泥沙样。表现为胆囊后壁分布厚薄不一的强回声带，后方声影较淡。结石较少时声影往往不明显，此时可变动体位仔细观察有无颗粒移动（图 2-2-13）。

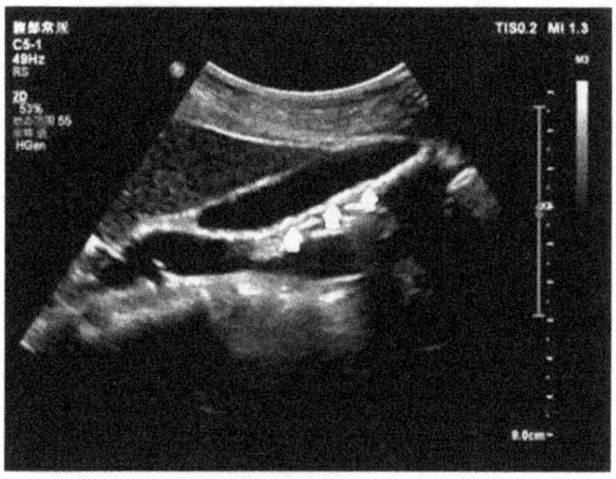

(a) 平卧位

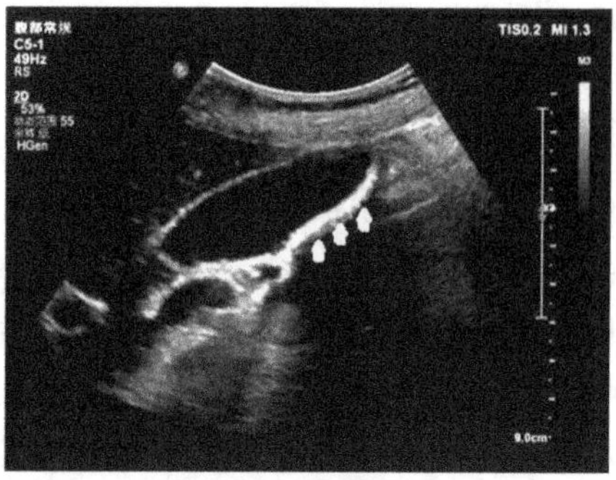

(b) 左侧卧位

平卧位结石位于胆囊后壁，显示为胆囊后壁毛糙，后方声影不明显；受检者左侧卧位后，可见结石向胆囊底部移位，后方出现声影。

图 2-2-13　胆囊泥沙样结石二维声像图

④ Mirizzi 综合征：多发生于胆囊管与肝总管伴行过长或者胆囊管与肝总管汇合位置过低时。结石嵌顿于胆囊颈、管部，引起胆囊炎，并压迫肝总管造成部分梗阻狭窄，梗阻以上的胆管扩张。超

声表现为胆囊颈、管部可见强回声结石伴后方声影。胆囊肿大，或者因慢性胆囊炎反复发作而胆囊萎缩。胆囊壁明显增厚。肝内胆管及肝外胆管上段扩张，肝外胆管下段管径正常。

4．鉴别诊断

（1）头孢曲松钠引起的假性结石　有此类药物使用的病史，停药后复查，此类结石可完全溶解而消失。

（2）肝门附近的肠气回声　肠气回声可出现酷似强回声的光团，但光团形态不固定，其声影内有多重反射的回声光带，不如结石声影清晰整齐，且随肠蠕动而移动。

（3）胆囊内沉积物或浓缩胆汁　多见于胆道梗阻或长期禁食者，其回声较弱，后方无声影，移动缓慢，可在胆汁中漂动（图 2-2-14、图 2-2-15）。

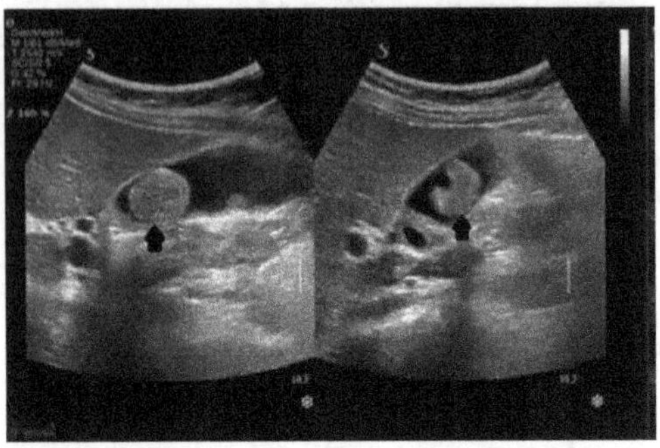

胆囊腔内可见高回声团，后方不伴声影，改变体位后此高回声团移位、变形。

图 2-2-14　胆囊腔内沉积物二维声像图

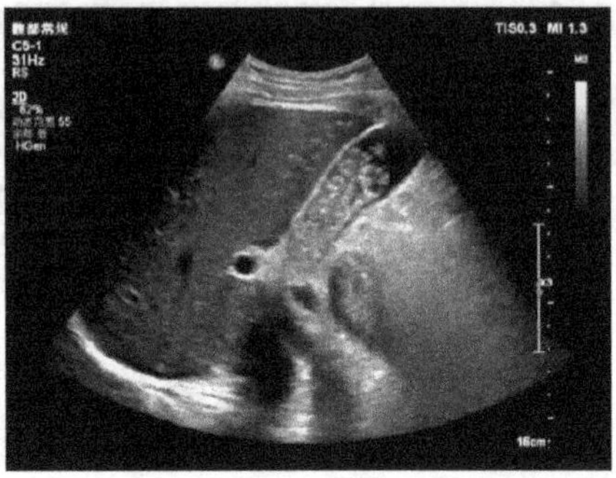

患者长期禁食后，胆囊腔内出现大量高回声点堆积。

图 2-2-15　胆囊腔内浓缩胆汁二维声像图

（四）胆囊腺肌增生症

胆囊腺肌增生症（gallbladder adenomyomatosis）是一种以腺体和肌层增生为主的良性胆囊疾病，是胆囊增生性疾病的一种，以慢性增生为主，兼有退行性改变。病因不明，女性多见。

1．病理

胆囊壁黏膜增生肥厚，罗-阿窦（Rokitansky Aschoff sinus）数目增多，扩大成囊状，穿至肌层深部，窦与胆囊腔之间有管道相连，形成假性憩室。肌层明显增生，胆囊壁显著增厚。假性憩室中充满胆汁，可形成结石。分为以下三型：

（1）局限型　最为常见，胆囊壁局部发生明显增厚，常为单发，多位于胆囊底部，易被误认为肿瘤（图 2-2-16a）。

（2）节段型　胆囊壁的一段发生增生，常造成胆囊环形狭窄，狭窄部壁厚超过 0.2 cm，边缘不规则（图 2-2-16b）。

（3）弥漫型　整个胆囊壁均有增生，胆囊壁均匀并且有广泛的增厚。

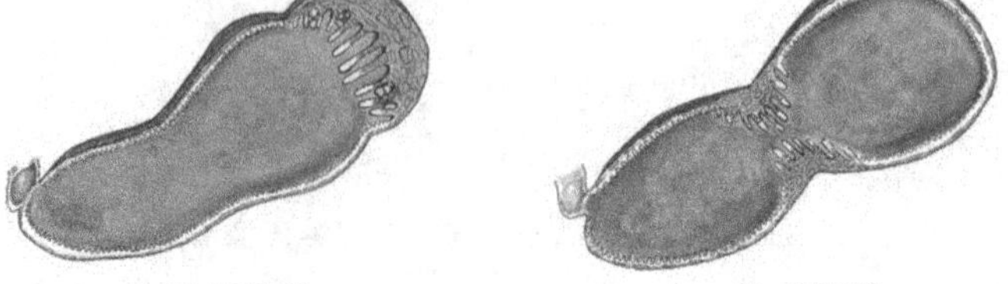

(a) 局限型　　(b) 节段型

图 2-2-16　胆囊腺肌增生症示意图

2. 临床表现

(1) 症状和体征　临床以成年女性多见，主要症状有上腹部隐痛，消化不良、嗳气、厌食油腻食物等，类似慢性胆囊炎、胆石症的临床征象，或无症状，或与胆囊结石并存。

(2) 辅助检查

① 超声：为首选的影像学检查方法。

② CT：主要表现为胆囊壁增厚及伸入其内的多个小壁内憩室，与胆囊腔相通。

③ 胆囊造影：可见增厚的胆囊壁内多发小点状造影剂充盈，与胆囊腔相通。

3. 超声声像图

(1) 常见声像图表现　胆囊壁内小点状强回声，后方伴“彗星尾”征。可伴或不伴胆囊壁增厚(图 2-2-17)。

(2) 典型表现　胆囊壁局限或弥漫性显著肥厚，局限性增厚者也称为腺肌瘤；增厚的胆囊壁内见稀疏分布或蜂窝状的小囊状无回声区或小网格样回声；囊壁内见散在分布的点状强回声伴“彗星尾”征。

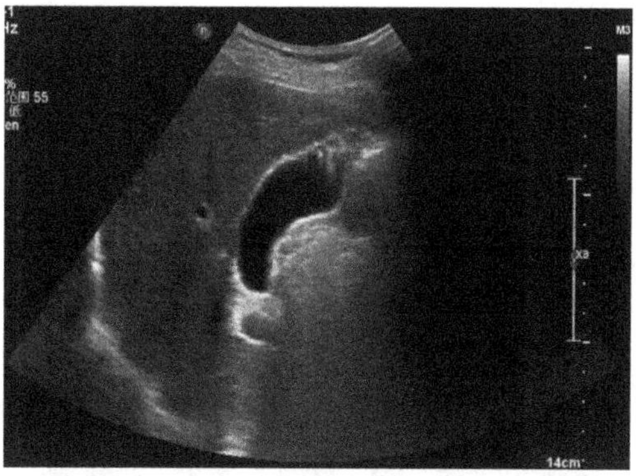

胆囊底部壁局限性增厚，壁内可见多发小无回声腔，其内可见强回声光点后方伴“彗星尾”征。

图 2-2-17　胆囊腺肌增生症二维声像图

(3) 不同类型胆囊腺肌增生症声像图表现

① 局限型：最常见，囊壁见单个或多个点状强回声，后方伴“彗星尾”征，可伴局部囊壁增厚。局灶型腺肌增生症局限于胆囊底部时也称为基底型，此型如受检者症状不明显时容易漏诊。当怀疑病变存在时可采用高频超声观察。

② 节段型：病变多发生在胆囊体、颈部，显著增厚的肌层呈三角形向腔内突出，形成所谓“三角”征，尖端指向腔内，囊壁常见小囊及伴“彗星尾”征的点状强回声。

③ 弥漫型：胆囊壁呈广泛性增厚，内腔狭窄，相对少见。

胆囊腺肌增生症行脂餐实验显示胆囊收缩功能亢进。本病可合并胆囊结石、胆囊炎。

4. 鉴别诊断

胆囊腺肌增生症超声检查，以胆囊壁明显增厚，壁内可见小囊低回声或“彗星尾”征为特征。缺乏这些特征时，应与其他因素引起的胆囊壁增厚的疾病相鉴别。胆囊腺肌增生症超声鉴别诊断见慢性胆囊炎。

(五) 胆囊腺瘤

胆囊腺瘤(adenoma of gallbladder)是胆囊常见的良性肿瘤，多见于中老年女性。研究认为，胆囊腺瘤的发病率很低，本病虽有癌变的可能性，但对人群构成的威胁并不太大。

1. 病理

胆囊腺瘤可单发或多发,可发生在胆囊的任何部位,直径多为0.5～2.0 cm,甚至可充满整个胆囊,癌变机会与腺瘤大小呈正相关。外形可呈乳头状或非乳头状,腺瘤表面可破溃出血、坏死、感染,部分病例同时伴有胆囊结石。胆囊腺瘤是胆囊癌的癌前病变,一旦确诊,宜行手术切除。

2. 临床表现

多数无临床症状,如伴有胆囊炎,可有恶心、嗳气、食欲缺乏、乏力、右上腹部疼痛。厌食油腻,大便次数增多等。常在体检时首先由超声检查发现。

3. 超声声像图(图2-2-18)

① 多孤立存在,多发者少见。

② 病灶最大直径多超过1 cm,一般表面较光滑,形态规则,多为中等回声,内部回声均匀。

③ 超过2 cm的腺瘤可呈结节状、乳头状或分叶状,呈等回声或高回声或混合回声。

④ 部分病灶带有短而粗的蒂。

⑤ 胆囊腺瘤与胆囊壁紧密相连,不随体位改变而移动,瘤体后方无声影。

⑥ 彩色多普勒检查,较大的腺瘤内部多可见血流信号显示,自胆囊壁伸入瘤内,可探查到动脉或静脉型血流频谱。

胆囊壁可见实性突起,基底部较宽。

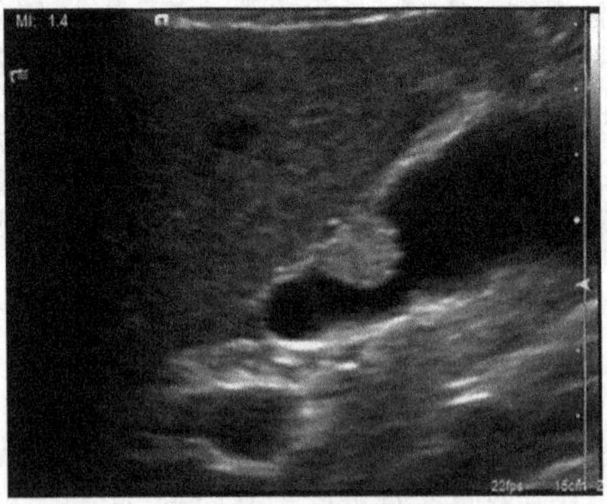

图2-2-18 胆囊腺瘤二维声像图

4. 鉴别诊断

(1) 胆囊癌 胆囊癌时,胆囊壁增厚,黏膜面常不规则,胆囊壁的连续性常受到破坏,胆囊外形有改变,常显示出对肝实质或肝门部有侵犯特征。胆囊癌内部的血流多普勒频谱呈低阻力血流,RI多<0.40,与腺瘤有一定的区别。

(2) 黏稠胆汁 表现为高回声光团时容易误诊,但黏稠胆汁常沉积于胆囊后壁,改变体位时有移动性特征,而胆囊腺瘤则无移动性特征,以资鉴别。

(3) 其他 较小的胆囊腺瘤不易与胆固醇性或炎性息肉相鉴别,较大的腺瘤不易与早期胆囊癌鉴别,应结合其他影像学检查综合分析,方可确诊。

(六) 胆囊癌

胆囊癌(gallbladder carcinoma, GBC)是指发生于胆囊的恶性肿瘤。我国胆囊癌发病率占同期胆道疾病的0.4%～3.8%,位列消化道肿瘤发病率的第六位,患者五年生存率仅为5%。主要的危险因素和病因有胆囊结石、胆囊慢性炎症、胆囊息肉、胰胆管汇合异常、遗传因素、胆道系统感染、肥胖症和糖尿病等。

1. 病理

胆囊癌最常见的病理学类型为腺癌，其他还包括腺鳞癌、鳞癌、未分化癌，神经内分泌来源肿瘤及间叶组织来源肿瘤等。大体形态分为乳头状型和浸润型，亦可为混合型。早期浸润型腺癌只局限于颈部壁内，晚期导致囊壁弥漫性增厚。乳头状癌可以单发或多发，肿瘤突入胆囊腔内，到后期胆囊腔消失，完全为巨大的肿瘤所取代。

胆囊癌常直接侵犯肝脏，肝脏受侵犯或有转移肿大淋巴结时可引起阻塞性黄疸，胆囊管阻塞时可继发感染积脓。约70%的胆囊癌同时合并有胆囊结石。

2. 临床表现

(1) 症状和体征

① 右上腹疼痛：开始为右上腹不适，继而出现持续性隐痛或钝痛，有时伴阵发性剧痛并向右肩放射。

② 消化不良：表现为厌油腻、嗳气、胃纳不佳。

③ 黄疸：往往在病程晚期出现。癌组织侵犯胆管引起黄疸，同时伴有消瘦、乏力甚至出现恶病质，皮肤、黏膜黄染，伴皮肤瘙痒。

④ 发热：部分患者出现发热。

⑤ 右上腹肿块：体格检查时可在右上腹或上腹部触及肿块。

(2) 辅助检查

① 超声：简便无损伤，可反复使用，是首选的影像学检查方法。内镜超声能进一步判定胆囊壁各层结构受肿瘤浸润的程度。

② CT：可显示胆囊肿大、团块和结石影。

③ ERCP：对于能够显示出胆囊的胆囊癌诊断率可达73%～90%。但ERCP检查有半数以上不能显示胆囊。

④ 细胞学检查：可以直接取活检或抽取胆汁查找癌细胞。细胞学检查的阳性率不高，但结合影像学检查仍可对半数以上胆囊癌患者做出诊断。

⑤ 肿瘤标记物：在肿瘤标本的CEA免疫组化研究报告中，胆囊癌的CEA阳性率为100%。进展期胆囊癌患者血清CEA值可达9.6 ng/mL，但在早期，诊断无价值。CA19-9，CA125，CA15-3等肿瘤糖链抗原仅能作为胆囊癌的辅助检查。

3. 超声声像图

(1) 诊断要点

① 病变早期表现为胆囊壁≥1 cm的低回声或等回声息肉样病灶或局部隆起、囊壁局部增厚。

② 病变晚期胆囊内见回声不均的肿块，甚至充满囊腔，或囊壁弥漫性增厚。

③ 条件具备时建议采用高频超声检查，可观察到囊壁层次不清。

④ 常合并胆囊结石、胆泥，可引起胆道梗阻。

⑤ 常浸润胆囊床周围肝组织或出现肝内转移。

⑥ 彩色多普勒多可见内部的丰富血供。

(2) 胆囊癌的声像图分型

① 息肉型：大小常超过1 cm。呈乳头状或结节状突出于胆囊腔内，基底部直接与胆囊壁相连，可带蒂，但多较粗。回声多与胆囊壁一致或偏低，内部回声均匀，表面光滑。(图2-2-19)

② 肿块型:胆囊壁上基底部较宽的实性肿块,或局部隆起突向腔内伴胆囊壁局部增厚。有的病变隆起并不突向胆囊腔,仅表现为局部囊壁增厚。肿块、隆起或胆囊壁增厚均呈低回声或等回声,表面不平,增厚的胆囊壁内部回声不均。

③ 厚壁型:胆囊壁弥漫性或大部分增厚,增厚的程度并不均匀,囊壁呈不均匀低回声或混合回声。

④ 弥漫型:胆囊全部被实性肿瘤占据,胆囊腔消失,胆囊肿大且轮廓不规则,与肝脏及周围脏器境界不清。肿瘤内部回声杂乱,高、低回声相间,其中可合并强回声团伴声影。(图 2-2-20)

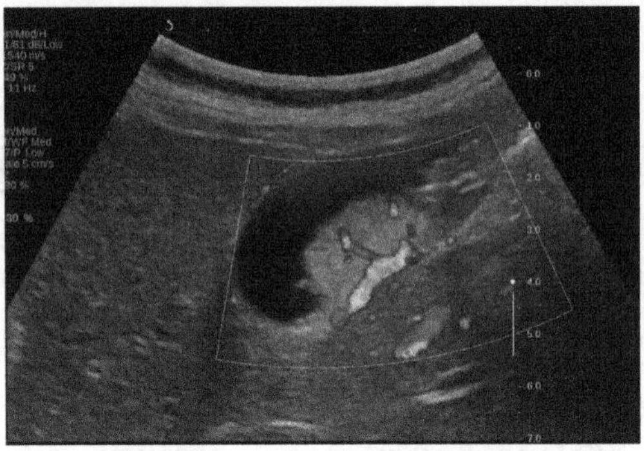

胆囊后壁等回声团块,向腔内生长,表面不光滑,基底部宽,内有丰富血流信号,其旁可见胆泥堆积。

图 2-2-19 胆囊癌彩色血流图

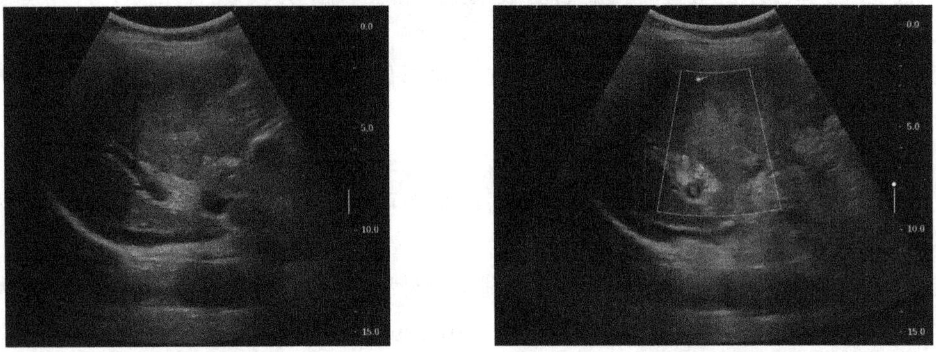

(a) 二维声像图　　(b) 彩色血流图

图 a 中,胆囊消失,被低回声团块取代,周围肝脏受侵犯;图 b 中,病变内有血流信号。

图 2-2-20 胆囊癌二维声像图及彩色血流图

(3) 合并征象

① 50% ~70% 的胆囊癌合并胆囊结石或慢性胆囊炎。

② 癌肿易侵犯胆总管引起上段胆道梗阻,肝内胆管普遍扩张。

③ 病变晚期,肝内出现转移性实质肿块,肝门部、胰周及腹主动脉旁见淋巴结肿大。

4. 鉴别诊断

(1) 息肉型胆囊癌　需与良性胆囊息肉样病变鉴别,当后者为单发病灶、回声偏低,大小在 1 cm 左右时,欲明确诊断较困难。

(2) 肿块型胆囊癌　需与稠厚的胆泥、节段型胆囊腺肌增生症相鉴别。改变扫查体位、利用探头压迫胆囊可使胆泥移动或变形。部分胆泥与胆囊壁粘连、移动不明显时,在超声造影下表现为无增强,可以鉴别。腺肌增生症在增厚的胆囊壁内多有强回声伴“彗星尾”征或小的蜂窝状无回声区。

(3) 厚壁型胆囊癌 壁内回声杂乱，严重的慢性胆囊炎、弥漫型胆囊腺肌增生症亦有类似的声像表现，鉴别有时较难。仔细观察胆囊内壁、外壁层次及壁内回声可帮助鉴别诊断。此外，厚壁型胆囊癌多进入病变晚期，常侵犯胆管引起胆道梗阻、肝内胆管扩张，或浸润周围肝组织出现肝内肿块，可作为鉴别诊断的辅助证据。

(4) 弥漫型胆囊癌 如果肿瘤虽充满囊腔但还能保持胆囊的形态或仍能辨认囊壁，诊断较易明确。如肿瘤已向肝脏浸润，胆囊轮廓消失，则需要和肝内肿瘤鉴别。如在胆囊区扫查到肿块而又看不到胆囊，则应考虑是否为弥漫型胆囊癌。如为肝脏来源肿瘤压迫胆囊使之移位或变形，一般情况下仍能寻找到胆囊的图像，同时胆囊壁多连续完整。

(七) 胆囊息肉样病变

胆囊息肉样病变(polypoid lesions of gallbladder, PLG)是指影像学显示的胆囊壁上直径2 cm以下的局部隆起，不是严格意义上的病理学分类。它既包含胆囊的炎症性或代谢性增生疾病(如炎性或胆固醇性息肉、腺肌增生等)，也包含胆囊良、恶性肿瘤(小的腺瘤、胆囊癌等)。在中国，随着超声技术的广泛普及，胆囊息肉样病变检出率越来越高，对其临床、病理特点和手术时机选择得到了广泛的研究。

1. 临床表现

大多数胆囊息肉样病变的症状与慢性胆囊炎相似，主要表现为右上腹轻度不适，伴有结石时可出现胆绞痛，但也有相当数量的患者并无症状，只是在做健康体检时才被发现。一般认为，胆囊息肉样病变是胆囊癌的诱发因素，近年来国内外也有许多关于胆囊息肉样病变癌变的报道，尤其在伴有结石时，癌变概率会明显提高。

2. 胆囊息肉样病变超声检查的主要目的

① 确认息肉样病变的存在；② 鉴别息肉样病变的性质。

3. 胆囊息肉样病变的超声诊断的必要条件

① 胆囊壁上局部突出的异常回声；② 不随体位改变而移动；③ 后方不伴声影。

4. 胆固醇性息肉

占胆囊息肉样病变的绝大多数，为胆囊黏膜胆固醇结晶沉积，常常是体内胆固醇代谢紊乱的局部表现，可能与喜欢高脂肪、高胆固醇的食物，工作紧张，饮食不规律等因素有关。其声像图表现：① 病变一般多发，可见于胆囊任何部位；② 呈球形、桑葚状或乳头状，有蒂或是基底较窄；③ 体积小，通常直径均小于1 cm；④多为高回声。(图2-2-21)

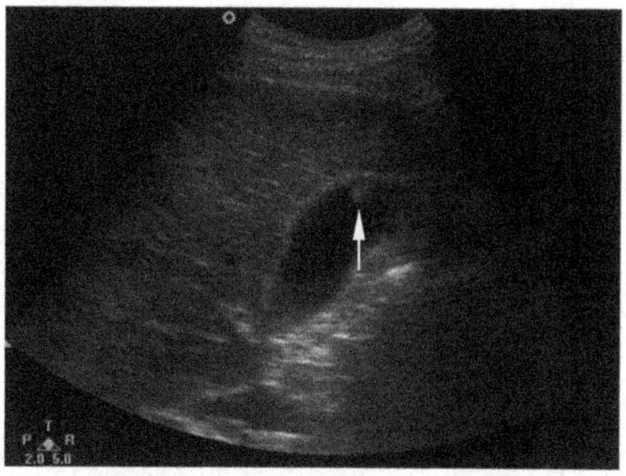

胆囊前壁可见高回声小结节，基底部窄。

图2-2-21 胆囊息肉样病变二维声像图

5. 腺瘤性息肉

胆囊的腺瘤是真性肿瘤，有恶变倾向，尤其是乳头状腺瘤被认为是癌前病变。其声像图表现:① 病变一般为单发,亦可为多发,好发于颈部、底部。② 呈乳头状或圆形结节,基底较宽,偶见有蒂。③ 平均大小较胆固醇息肉大,但多数不超过 1.5 cm。④ 可为高回声、中等回声或弱回声。

6. 炎症性息肉

病变相对少见,常为多发型,基底部宽,无蒂,多合并胆囊炎、胆囊结石。

7. 息肉大小

如超过 1 cm,癌变的概率较高(发生率为 3% ~13%),需特别注意观察病灶内部的回声的均一性和表面是否规则。彩色多普勒检查病变内部见明显血流信号时,要高度警惕腺瘤性息肉或息肉型胆囊癌。

8. 鉴别诊断

息肉型胆囊癌酷似腺瘤性息肉,鉴别非常困难。如果观察到病灶形态不规则,内部回声不均质,表面回声模糊欠光滑,基底部较宽,胆囊壁层次不清,彩色多普勒病灶内部见粗大且不规则的血流信号,应考虑胆囊癌的可能。节段性胆囊腺肌增生症隆起的病变多无蒂、基底部较宽,同时有胆囊壁显著肥厚,壁内蜂窝状小无回声区和点状强回声伴"彗星尾"征。若条件允许可采用高频超声观察病变内部的细微回声特征、内部血流信号、病灶基底部及邻近胆囊壁层次,这往往能进一步明确诊断。超声造影观察息肉内部见粗大树枝状血管、囊壁层次不清,以及增强消退时间较短时应高度怀疑胆囊癌。

五、胆管疾病

超声在胆管疾病的临床诊断中有着较为明显的优势,可以显示出病灶浸润程度、病变范围,降低鉴别诊断的误诊率。同时通过超声技术在胆管疾病诊断中的应用还能够动态观察到胆管走行及节律性蠕动现象,另外对于一些不能耐受或者不愿意实施 X 线造影的患者更是首选的诊断方法。

(一) 胆管结石

胆管结石(cholelithiasis of bile duct)是指肝内外胆管内有结石形成,是最常见的胆道系统疾病。胆管结石以发病率高、排石不通、溶石困难等为特点,国内外均没有特效疗法,从而使众多的肝内胆管结石患者因缺乏有效治疗而引起胆汁淤积、肝硬化甚至肝癌。

1. 病理

结石阻塞胆管引起胆汁淤滞,继发细菌感染而导致急性胆管炎发生。胆管反复炎症可造成局部管壁增厚或疤痕性狭窄,而胆管炎症和狭窄又可以促进结石形成。

胆管结石分为原发性胆管结石和继发性胆管结石。原发性胆管结石是指在胆管内形成的结石,主要为胆色素结石或混合性结石。继发性胆管结石为胆囊结石排至胆总管者,主要为胆固醇结石。

根据结石所在部位分为肝外胆管结石和肝内胆管结石。肝外胆管结石多位于胆总管下端;肝内胆管结石可广泛分布于两叶肝内胆管,或局限于某叶胆管,其中以左外叶和右后叶多见。国外的肝内胆管结石发病率较低,但在国内,肝内胆管结石的发病率较高,特别是在我国福建、江西和山东等省,肝内胆管结石的发病率可占胆系结石的 30% ~40%。

2. 临床表现

(1) *症状和体征* 临床上患者常出现右上腹绞痛、发热、黄疸(charcot 三联征)。感染严重者可出现休克和精神异常(Reynolds 五联征),症状反复,久之出现胆汁性肝硬化,继而出现门静脉高压症。

（2）辅助检查

① 超声：为首选的影像学检查方法，可发现胆管内结石及胆管扩张影像。

② PTC 及 ERCP：提供结石的部位、数量、大小及胆管梗阻的部位和程度。

③ CT：一般只在上述检查结果有疑问或不成功时才考虑使用。

3. 超声声像图

（1）肝外胆管结石（图 2-2-22）

① 肝外胆管扩张，胆囊增大，胆管增厚，回声增强。

② 胆管腔区中出现形态稳定的强回声光团，后方可伴有声影。

③ 强回声光团与胆管壁之间分界清楚，结石周围可见细窄无回声带环绕。

④ 变换体位或行脂餐后，强回声团在胆管内发生位置移动。

⑤ 胆管内较小结石和泥沙样结石，呈中等或较弱回声，后方声影浅淡或不明显。

胆总管下端结石有可能只显示胆总管扩张而探测不到结石，此时应与胆总管下端肿瘤和胰头癌鉴别。肿瘤所致胆管扩张多数比胆管结石严重，黄疸逐渐加深，癌肿最后常浸润胰头，出现胰头大、胰管扩张。

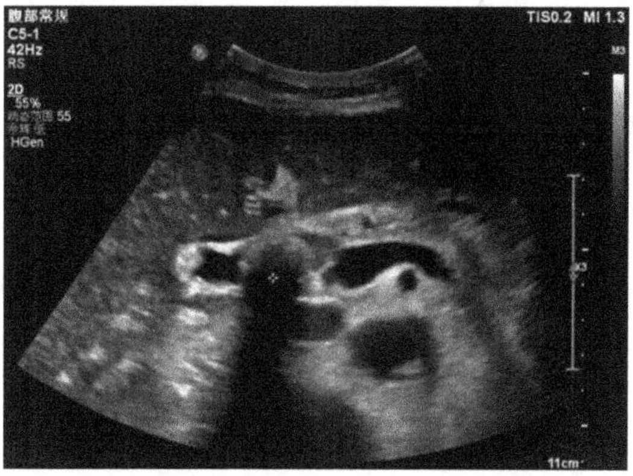

肝外胆管内可见强回声光团（光标），后伴声影，其近端胆管扩张。

图 2-2-22　肝外胆管结石二维声像图

（2）肝内胆管结石（图 2-2-23）

① 肝内沿胆管走行分布的强回声，呈圆形、斑点状、条索状或边界不规则的片状。

② 结石后方可伴有声影。

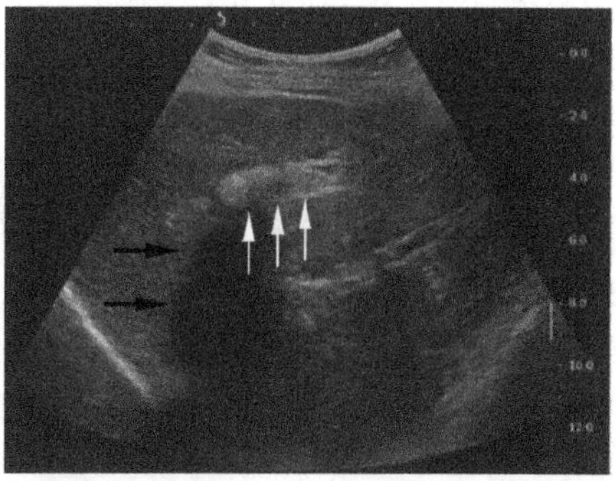

肝内胆管增粗，内可见多发高回声结石（白色箭头），部分结石伴有声影（黑色箭头）。

图 2-2-23　肝内胆管结石二维声像图

③ 结石阻塞部位近端的小胆管一般都扩张，与伴行的门静脉分支构成“平行管”征。

④ 被阻塞的小胆管反复发炎、淤胆，在相应部位肝实质回声粗大不均，甚至出现实质硬化、萎缩。

4. 鉴别诊断

肝内胆管结石与肝内胆管积气、肝内钙化灶(图 2-2-24)的鉴别诊断见表 2-2-3。

肝实质内可见高回声结节(箭头)，形态不规则，后方伴有声影。

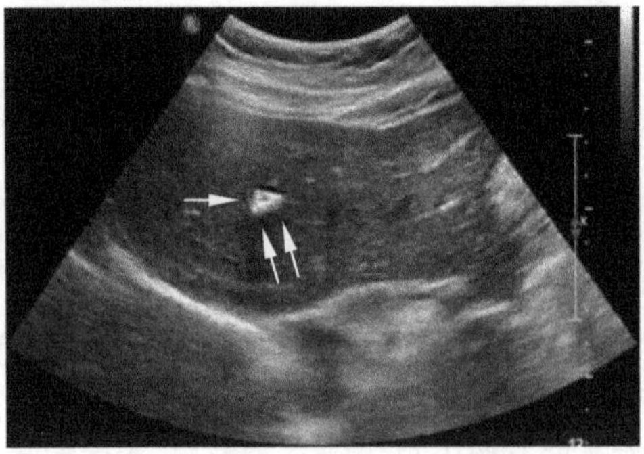

图 2-2-24 肝内钙化灶二维声像图

表 2-2-3 肝内胆管结石与肝内胆管积气、肝内钙化灶的鉴别诊断

鉴别点	肝内胆管结石	肝内胆管积气	肝内钙化灶
分布	沿胆管主干分布	左支或二级胆管	在胆管间分布
强回声特征	形状稳定，边界清楚，圆形、斑块状、条索状	形状不稳定，边界不清，带状、条索状，紧贴胆管前壁	形态稳定，边界清
后方声影	干净	多数有多重反射	可有声影
胆管扩张	有	无	无
左侧卧位	无改变	有改变，右肝胆管增多	无改变
其他	X 线片阴性或有结石影	多有胆道手术史，X 线片见气体影	X 线片见钙化灶

(二) 肝外胆管癌

肝外胆管癌(extra hepatic cholangio carcinoma)是指肝外胆管系统衬覆上皮发生的恶性肿瘤，又以胆囊管与肝总管汇合点为界分为肝门部胆管癌(hilar cholangio carcinoma)和远端胆管癌(distal cholangio carcinoma)。其发病原因尚不明确。发病的危险因素包括高龄、胆管结石、胆管腺瘤和胆管乳头状瘤病、Caroli 病、胆总管囊肿、病毒性肝炎、肝硬化、原发性硬化性胆管炎、溃疡性结肠炎、化学毒素、吸烟、肝片吸虫或华支睾吸虫感染等。

1. 病理

(1) 大体类型　分为息肉型、结节型、硬化缩窄型和弥漫浸润型。结节型和硬化缩窄型倾向于侵犯周围组织，弥漫浸润型倾向于沿胆管扩散，息肉型可因脱落而发生转移，肿瘤局限于胆管壁者手术治疗预后较好。

(2) 组织学类型　腺癌最常见，组织学亚型包括胆管型、胃小凹型、肠型。少见类型有黏液腺癌、透明细胞腺癌、印戒细胞癌、腺鳞癌、未分化癌和神经内分泌肿瘤等。

2. 临床表现

(1) 症状和体征　因肿瘤部位及大小不同，临床表现不尽相同。患者多可出现黄疸，黄疸随时间延长而逐渐加深，大便色浅、灰白，尿色深黄，皮肤瘙痒，常伴有倦怠、乏力、体重减轻等全身表现。右上腹痛、畏寒和发热提示伴有胆管炎。

（2）实验室检查　胆道梗阻时，肝功能检查提示胆红素、碱性磷酸酶和 γ-谷氨酰转肽酶升高。转氨酶可升高，伴有胆管炎时会显著升高。长期胆道阻塞可以导致脂溶性维生素（A，D，E，K）减少，凝血酶原时间延长。随着疾病的进展，白蛋白、血红蛋白和乳酸脱氢酶水平可随之下降。血清肿瘤标记物：胆管癌无特异性的肿瘤标记物，仅 CA19-9，CA125，CEA 有一定的价值。

（3）影像学检查

① 超声：是诊断肝外胆管癌的首选方法。超声的优势在于能可靠地鉴别肿块与结石，并可根据肝内外胆管是否扩张初步确定梗阻的部位，还可显示胆管内及胆管周围的病变，评价门静脉受侵程度。

② CT：能较准确地显示胆管扩张和梗阻部位、范围，对确定病变的性质准确性较高。

③ MRI：是诊断肝外胆管癌的最佳方法。MRI 能显示肝和胆管的解剖和肿瘤范围，是否有肝脏转移。MRCP 可较好地显示胆道分支，可反映胆管的受累范围，对判断胆道梗阻有较高的敏感性（80% ～95%）。

④ ERCP 和 PTC：对肝外胆管癌的诊断各有其优点。通常，ERCP 适用于了解梗阻部位远端的胆道情况，而 PTC 则适用于了解梗阻部位近端的胆道情况，必要时二者结合应用有利于了解全部胆道的病变情况。

3. 超声声像图

（1）直接声像　分为以下两大类：

① 扩张的肝外胆管远端有不均匀的中等强度回声团块，呈乳头状或团块状，肿块边缘不整齐，形态不规则，肿块以中等或低回声多见，与胆管壁无分界（图 2-2-25）。

② 扩张的肝外胆管远端突然截断或细窄闭塞，但是看不到团块，狭窄或闭塞处呈“V”字形，肿块沿着胆管壁浸润生长，与周围组织分界不清。

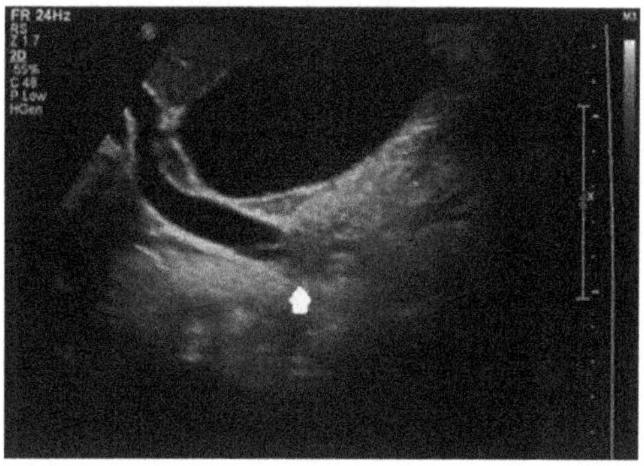

胆总管内低回声结节，与胆管壁无分界。

图 2-2-25　胆总管癌二维声像图

（2）间接声像

① 病灶近端肝内外胆管明显扩张。

② 肝脏弥漫性增大。

③ 肝门淋巴结肿大或肝内转移。

（3）彩色多普勒　肝外胆管癌为少血供组织，肿瘤内纤维成分较多，彩色多普勒难以显示其血流。

4. 鉴别诊断

本病应注意与其他病因引起的肝外阻塞性黄疸相鉴别，特别是胰头癌及胆管结石。

(1) 胰头癌　胰头部显示软组织肿大、胰头肿块、胰管扩张,多数为胰头癌;胆管扩张,而胰管不扩张时,多数为胆管癌。如癌肿向远端浸润到胰头和壶腹部则超声很难鉴别,采用ERCP检查有助于诊断。

(2) 肝外胆管结石　倘若胆管结石没有声影,嵌顿后不随体位移动,则很难与乳头型肝外胆管癌鉴别。应结合临床症状及其他检查明确。

(三) 胆管扩张症

胆管扩张症(biliary dilatation,BD),又称胆管囊肿,是临床较少见的一种原发性胆管病变,可由婴幼儿时期先天性胆管扩张延续而来,也可在成年期发病,主要表现为肝内、外胆管单发或多发性局部扩张。因胆管结石、狭窄或肿瘤导致胆道梗阻形成的继发性胆管扩张,不属于此病范畴。胆管扩张症病因复杂,目前主要有遗传学因素、胰胆管合流异常胃肠道神经内分泌、胆管上皮异常增殖及其他因素(如病毒感染、妊娠、胆管炎症等)。

1. 临床分型

胆管扩张症的分型方法较多,目前国际上较为常用的是Todani分型(图2-2-26):

Ⅰ型为胆总管扩张(最常见,占70%～90%),分为3个亚型:Ⅰa型,胆总管囊状扩张;Ⅰb型,胆总管局限性扩张;Ⅰc型,肝外胆管弥漫性梭状扩张。

Ⅱ型为胆总管憩室样扩张(占2%～5%)。

Ⅲ型为胆总管十二指肠壁内段扩张(占4%),又称为胆总管末端囊肿。

Ⅳ型为胆管多发性扩张(占10%～20%),分为2个亚型:Ⅳa型,肝内外胆管多发性囊状扩张;Ⅳb型,仅肝外胆管多发性囊状扩张。

Ⅴ型为肝内胆管单发或多发性囊状扩张,即Caroli病(占1%)。

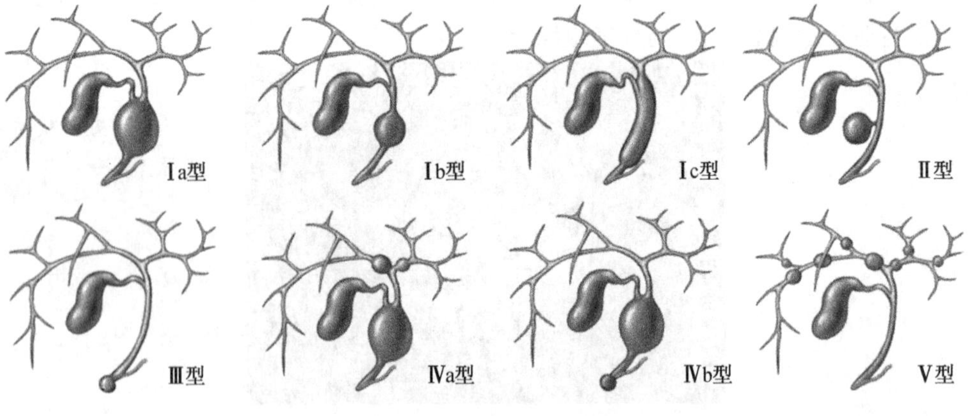

图2-2-26　胆管扩张症Todani分型示意图

2. 临床表现

(1) 症状和体征　腹痛、腹上区包块和黄疸为胆道扩张症的三大主要临床表现,但三者同时出现的情况较为少见(发生率为20%～30%)。不同年龄段的患者临床表现差异明显。婴幼儿及儿童患者主要临床表现为明显的腹部包块和梗阻性黄疸,成人患者则主要表现为腹痛。

(2) 实验室检查　可有高胆红素血症的表现,以直接胆红素增高为主。合并囊肿内感染者可见血象增高等炎症改变。常有出凝血时间的延长。部分患儿可发现血、尿胰淀粉酶增高。

(3) 影像学检查

① 超声:是筛查胆道扩张症最常用的方法。

② CT:能很好地显示病变胆管大小、形态和范围,并能显示其与周围结构的关系、是否存在并发症,但其胆管显示效果差于 MRCP 检查。

③ MRCP:具有无创、灵敏度和特异度高等优势,可清楚地立体显示胆管树全貌和胰胆合流部异常,是目前诊断胆道扩张症的最有价值的方法。

④ 胆道造影:术中行胆道造影联合胆道镜检查、肝内胆管及胆总管远端探查,可提高诊断准确率,有效减少术后并发症。

⑤ 胆道镜:术中胆道镜检查,观察胰胆合流共同管、胰管及肝内胆管,可直接了解胰胆管系统有无解剖变异、结石和狭窄,有助于更加安全、准确地切除病变胆管,同时清除胆道结石。

3. 超声声像图

超声根据扩张的胆管将其分为两种类型:

(1) 肝外胆管囊状扩张症(图 2-2-27)

① 肝外胆管呈球形无回声区,壁薄,后方回声增强。

② 囊肿与近端肝管相连,胆囊受推前移。

③ 肝内胆管正常或轻度扩张。

④ 囊肿的大小和张力常有变化。

⑤ 囊肿内可有结石。

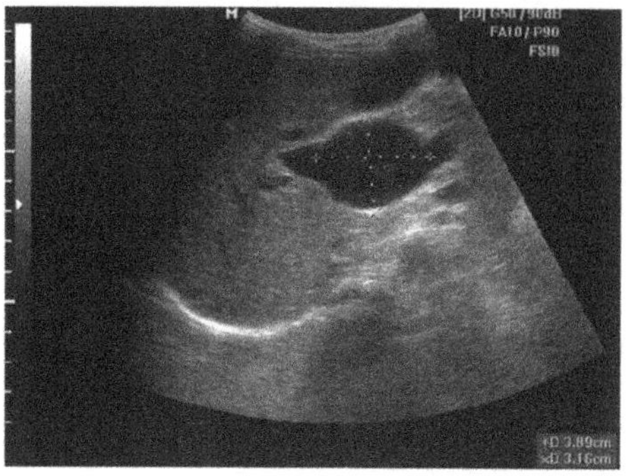

图 2-2-27　肝外胆管囊状扩张二维声像图

(2) 肝内胆管囊状扩张症(图 2-2-28、图 2-2-29)

① 囊肿沿左、右肝管分布,并与肝管相通。

② 肝内出现多个圆形、梭形液性暗区,亦可表现为节段性或较均匀性扩张。

③ 囊壁呈边界清晰的高回声线。

④ 有时合并肝外胆管囊状扩张。

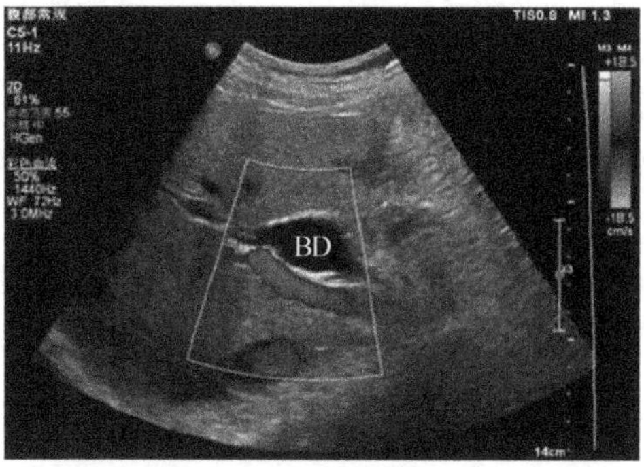

门静脉右支前方可见右肝管扩张呈囊状。

图 2-2-28　肝右叶胆管囊状扩张彩色血流图

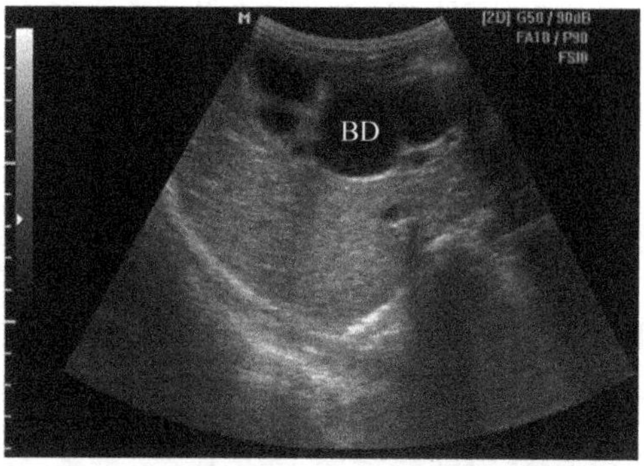

肝左叶胆管扩张,呈多个囊状相连无回声,推挤胆囊。

图 2-2-29　肝左叶胆管扩张二维声像图

4. 鉴别诊断

Caroli 病需与肝囊肿、多囊肝鉴别,见表 2-2-4。

表 2-2-4　Caroli 病与多囊肝、肝囊肿的超声鉴别诊断

鉴别点	Caroli 病	多囊肝	肝囊肿
肝脏形态	肿大	全肝普遍增大,肝包膜凹凸不平	肝囊肿较大者伴有肝大
形态与回声	囊状或柱状无回声	圆形或椭圆形无回声	圆形或卵圆形无回声
囊壁回声	呈强回声而清晰,但不规则,欠光滑	肝实质内多量微小囊肿回声,边缘整齐,后方回声增强,囊肿与囊肿之间互不沟通	囊壁菲薄,均一的高回声,后方回声增强,侧壁有浅淡的侧方声影
胆管	本病为节段性肝内胆管囊状扩张,扩张的胆管互相交通	肝内管道结构清楚,易辨认,互不相通	在任何切面上,其形态均为圆形或卵圆形
并发症	最终可导致胆汁性肝硬化	合并多囊肾、多囊肝	囊肿破裂可引起腹膜炎

(四) 原发性硬化性胆管炎

原发性硬化性胆管炎(primary sclerosing cholangitis,PSC)是一种以特发性肝内外胆管炎症和纤维化导致多灶性胆管狭窄为特征、慢性胆汁淤积病变为主要临床表现的自身免疫性肝病。发病隐匿,患者早期常无典型症状,病情进行性加重可导致反复胆道梗阻和胆管炎症,最终可发展为肝硬化和肝衰竭,故早期的诊断及处理对于患者的预后有重要的意义。

1. 发病机理

发病机理至今仍不清晰,由于原发性硬化性胆管炎与炎症性肠病具有较强的关联,自身免疫可能发挥一定的作用,其他被认可的可能病因是编码囊性纤维化跨膜受体基因发生突变及反复发生的细菌感染。目前,对于原发性硬化性胆管炎发病机理最合理的解释为发生基因突变的个体在外界环境的作用下,通过免疫学机制产生特定的表型而导致疾病发生。

2. 临床表现

(1) *症状和体征*　多数患者就诊时无症状,仅仅发现肝功能持续异常;当出现症状时,常表现为乏力;突发的瘙痒提示胆管系统有阻塞的可能;疾病进展期还可出现黄疸或消化道出血等表现。许多原发性硬化性胆管炎患者合并有炎症性肠病,因此,结肠出血既可能是由门静脉高压所致的曲张静脉破裂,也可能是来源于炎症性肠病。疾病晚期还可出现腹腔积液、昏迷及黄疸等。有一部分患者还可因发生胆管炎而出现发热和慢性右上腹不适。

(2) *实验室检查*　ALP 和 GGT 显著升高,转氨酶只是中度升高。血清 IgM 升高,但不常出现高球蛋白血症。部分患者血 IgG4 水平升高。

(3) *影像学检查*　胆管成像是最重要的初始诊断步骤。通过超声、CT 或 MRI 进行横切面成像可明确肝功能检测提示持续性胆汁淤积患者是否有胆管梗阻。如上述检查未能明确诊断,可通过 ERCP 进行胆管造影。近 10 年来,MRCP 已迅速取代 ERCP 成为可疑原发性硬化性胆管炎最佳的诊断方法。

3. 超声声像图

① 受累的肝外胆道管腔狭窄,近端可稍扩张,亦可呈弥漫性狭窄。

② 胆管壁回声增强,管壁明显增粗。

③ 胆囊纤维化增厚,似团块状实体结构。

④ 一般不伴结石或肿瘤。

⑤ 肝大,肝内回声光点弥漫性增多。

4．鉴别诊断

此病早期与病毒性肝炎易相混淆，后期易与肝外阻塞性黄疸相混淆，超声检查可协助鉴别。

（五）胆道蛔虫病

胆道蛔虫病（biliary ascariasis）是肠道蛔虫经 Vater 壶腹钻入胆道所致，多见于 6～8 岁学龄儿童。

1．病理

蛔虫成虫长 20～30 cm，直径多不超过 0.6 cm，可为 1～100 条。蛔虫进入胆道后，引起括约肌强烈痉挛收缩，出现胆绞痛。进入胆道的蛔虫大多数死在胆道内，其尸体碎片、角皮、虫卵成为以后结石的核心。蛔虫钻入胆道所引起的胆管阻塞是不完全的，故甚少发生黄疸，主要是蛔虫带入的细菌易导致胆管炎症，且可引起急性重症胆管炎、肝脓肿、膈下脓肿、胆汁性腹膜炎、急性胰腺炎、胆道出血、中毒性休克，甚至死亡。

2．临床表现

（1）症状和体征

① 腹痛：突发剑突下钻顶样剧烈绞痛，疼痛持续时间不等，疼痛过后可如常人。

② 恶心、呕吐：呕吐物多为胃内容物，可含胆汁，也有可能吐出蛔虫。

③ 寒战、发热：患者的体温多正常，当合并感染时，患者可出现畏寒、发热。

④ 黄疸：胆道蛔虫不易形成完全性胆道梗阻，故甚少发生黄疸。若蛔虫的数量多，或引起胆管炎时，可引起胆道梗阻，出现黄疸。

（2）实验室检查　患者白细胞计数可轻度增加；嗜酸性粒细胞数增加；胃十二指肠液和粪便镜检可发现虫卵。

（3）影像学检查

① 超声：首选影像学检查方法，准确率可达 95%。

② 胆道造影：蛔虫的发现率约为 50%。

③ ERCP：可获得清晰的影像，协助诊断。

3．超声声像图（图 2-2-30）

① 肝外胆管有不同程度的扩张，以胆总管扩张较为明显。

② 胆管内出现两条平行的回声光带，其中间为条状无回声区（为蛔虫的假体腔）。

③ 实时显像如观察到蛔虫的蠕动，为特异性表现。

④ 胆囊内蛔虫则在胆囊腔内显示双线状平行光带，多呈弧形或蜷曲状。

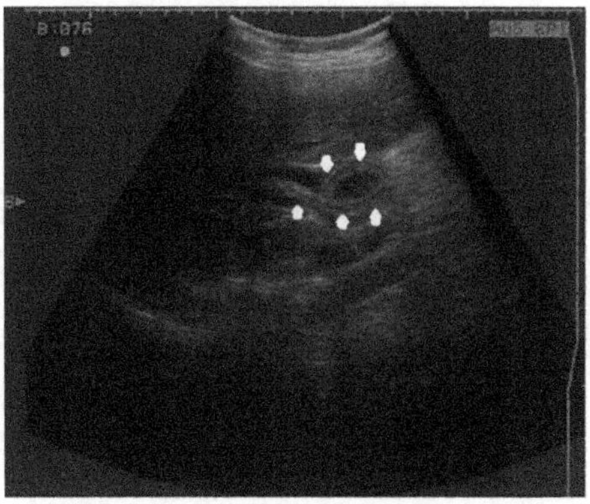

胆管扩张，其内可见蜷曲的蛔虫声像。

图 2-2-30　胆道蛔虫二维声像图

扫一扫

看彩图

第三节　脾脏的超声诊断

脾脏(spleen)为实质性脏器,是人体最大的淋巴器官和储血器官,在机体的防御和免疫等功能方面起着十分重要的作用。早在20世纪60年代初就开展了B型超声对脾脏显像的研究,肯定了脾脏超声检查的应用价值,尤其在脾脏大小的测量、脾外伤的诊断,以及脾脏良、恶性肿瘤的鉴别诊断方面。

一、解剖概要

脾脏位于腹腔左季肋部后外侧,紧贴横隔之下,被第9~11肋骨包绕,其长轴与第10后肋平行,正常成人的脾长10~12 cm,宽6~8 cm,厚3~4 cm,重100~200 g。脾形态个体差异甚大,多呈楔形或长椭圆形,脾可分为膈面和脏面,膈面光滑隆起,与膈的凹面相吻合,脏面凹陷而不规则,近中央处为脾门(splenic hilum),是神经、血管和淋巴管的出入处。脾有前缘和后缘,前缘稍钝,与胃底部相邻,后缘与左肾上腺及左肾毗邻,下缘与结肠脾曲相邻。脾还有上下两端,上端朝向背内侧,与第11胸椎同高,下端比较宽钝,朝向腹外侧,贴近胸壁。脾膈韧带、脾肾韧带及脾胃韧带共同固定脾的位置。(图2-3-1)

脾的血管供应:脾动脉来自腹腔动脉,沿胰腺上缘走行至脾门,脾静脉与脾动脉伴行,在脾门处接收来自脾内的静脉分支,在胰腺后方行走于脾肾韧带中,先与肠系膜下静脉汇合,然后再与肠系膜上静脉在胰颈背面汇合形成门静脉主干。

正常脾脏可有切迹或分叶,切迹多见于前缘,有2~3个,是脾触诊的标志,分叶脾凸入胰尾和左肾之间,可误诊为左肾上腺或胰尾部肿瘤。在脾脏附近,尤其是脾门血管周围可见副脾(accessory spleen),发生率为10%~40%,其大小不等,数目不一,通常为一个。副脾可独立存在,亦可与脾相贴。在脾功能亢进时,副脾可增大,超声检查时切勿将之误认为肿物。(图2-3-2)

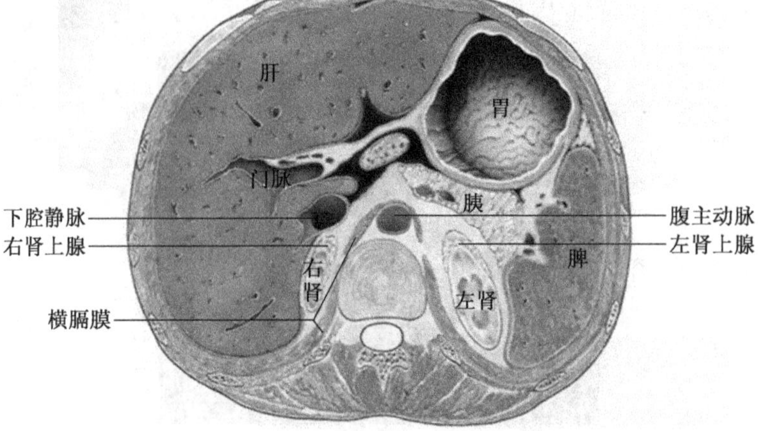

图2-3-1　脾脏毗邻关系示意图

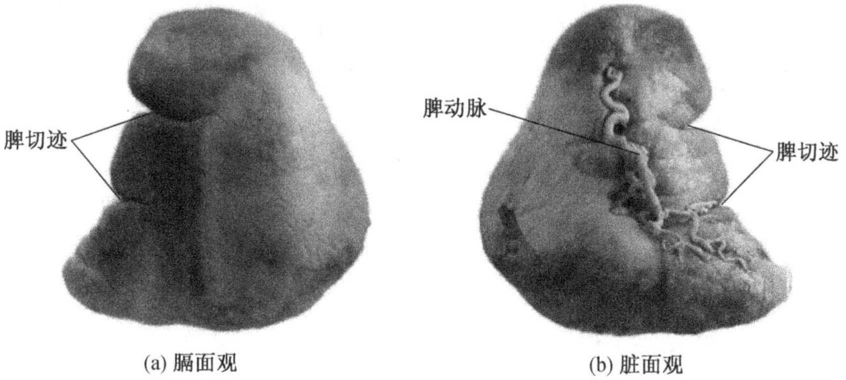

图 2-3-2　脾脏的形态(离体)

二、检查方法

(一) 检查前准备

超声检查脾脏一般无须特殊准备,但不宜在饱餐后进行,胃充盈时可影响脾的位置,最好空腹时检查。有时为了显示脾门及脾与周围脏器的关系,可饮水 300 ~ 500 mL(小儿可在哺乳后)胃充盈后再检查。

(二) 检查仪器

通常选用实时彩色多普勒超声诊断仪,凸阵探头或扇形探头,频率 3 ~ 5 MHz,儿童可选用更高频率。

(三) 检查体位及方法

(1) *右侧卧位或左前斜位*　为常用检查体位,用于测量脾脏的长径和厚径,嘱患者左手上举至头部以增加肋间隙宽度,探头可沿腋前线至腋后线间的第 9 ~ 11 肋间隙长轴逐一进行扫查,通过脾门处显示脾静脉的肋间斜切面,侧动探头以获得脾最大长径及厚径。该切面可观察脾形态、包膜和内部有无异常回声,同时可观察脾门部血管情况。(图 2-3-3a)

(2) *仰卧位*　也是较常用的检查体位,探头沿着左腋中线至腋后线相应肋间隙做冠状扫查,同时声束平面向腹侧倾斜。可观察脾与邻近脏器如肾、胃和膈的关系,明确有无胸腔积液和膈下积液。(图 2-3-3b)

(3) *俯卧位*　不常用,主要用于检查脾萎缩或脾定位、鉴别巨脾及腹膜后巨大肿物。

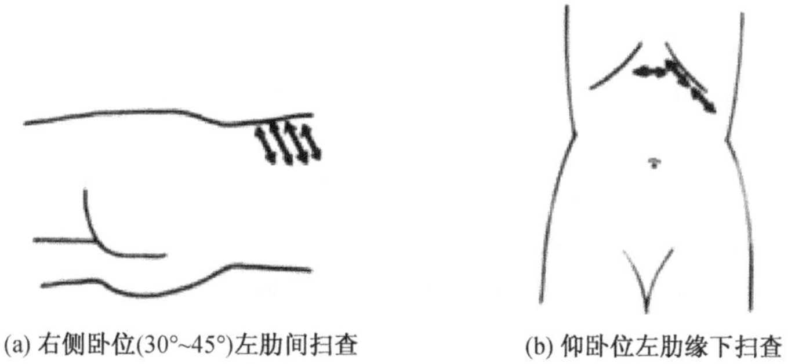

图 2-3-3　脾脏检查体位及方法

三、正常声像图

（一）灰阶声像图

正常脾脏的肋间斜切呈半月形，上部较下部靠近中线，轮廓清晰。脾表面光滑整齐，前缘可探及脾切迹，包膜呈线状中强回声，实质呈均匀细腻低回声，回声强度略低于正常肝实质回声，脾门部可见数条管状结构进出，较宽的管状无回声为脾静脉，内径 <0.9 cm，由 2～6 个分支汇合而成，脾动脉较细，内径 0.2～0.3 cm，二维超声不易显示。（图 2-3-4）

部分人的脾门附近可见副脾声像，呈圆形或椭圆形结节，内部回声与脾实质相同，边界清晰，属于正常变异，切勿误诊为脾门肿大淋巴结或胰尾肿瘤。（图 2-3-5）

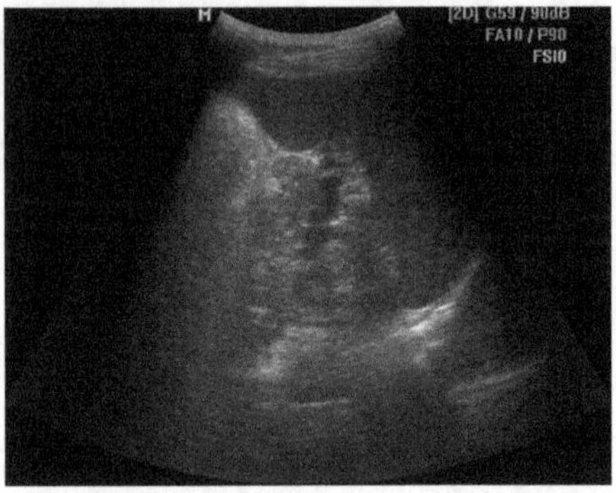

图 2-3-4 脾脏肋间斜切灰阶声像图

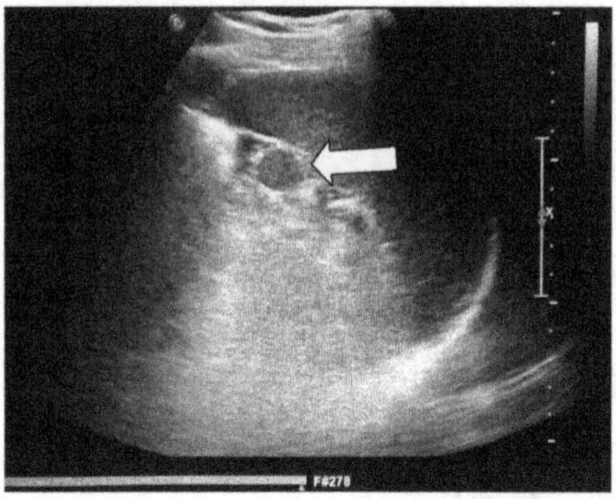

图 2-3-5 副脾灰阶声像图

（二）多普勒声像图

彩色多普勒超声可清晰显示脾血管从脾门进入脾实质内，并在其内呈树枝状分布，通常可显示一到二级分支。脾静脉多为背向探头的蓝色血流信号，脾动脉多为朝向探头的红色血流信号。脉冲多普勒超声显示脾静脉为连续性血流频谱，可受呼吸等因素的影响，脾动脉呈与心率一致的搏动性血流频谱。约 50% 的副脾有血管分支与脾动、静脉相通。

（三）超声造影声像图

注射超声造影剂 10～15 s 后，由脾门处开始向内呈放射状分支样增强，40～50 s 后，脾实质呈均匀增强，持续 5～10 min。若存在副脾，其与脾脏呈同步增强、同步减退，内部回声与脾实质回声相同。

四、超声测量及正常参考值

正常脾的大小随年龄、营养状况、生理状况等不同稍有变化，同时脾的形态多变，解剖位置比较隐蔽，其大小测值因扫查方向和测量方法不同而略有差异。

（一）脾脏径线的超声测量

（1）脾脏长径　左侧肋间斜切面扫查显示脾的最大长轴切面图像，测量脾上极最高点至脾下极最低点间的距离，成人正常值为 8～12 cm。

（2）脾脏厚径　左肋间斜切面显示脾门和脾动、静脉，测量脾门至脾对侧缘的垂直距离，成人正常值不大于 4 cm。

（3）脾脏宽径　垂直于脾长轴切面显示脾门，测量其最大横径，成人正常值为 5～7 cm。

超声评价脾脏大小，以长径和厚径较常用，因为这两个径线与脾脏实际大小和重量相关性较好。

（二）脾脏面积和体积的超声测量

（1）*面积测量*　利用仪器电子测定面积装置，进行脾脏轮廓描绘，直接读数。亦可采用面积代表值＝长×厚进行评估。

（2）*体积测量*　脾脏体积测定方法复杂，需特殊设备，实际应用比较困难。临床上可采用与体积测量相似的体积代表值进行评估。体积代表值＝长×厚×宽。尸检体积代表值与脾重的相关研究证实，两者呈高度相关。

五、弥漫性脾肿大

脾肿大多数是全身性疾病的局部表现，全身感染、血液病、网状内皮细胞病及肝病均可引起脾脏急性肿大或慢性肿大，脾肿大的轻重能反映前述病变的病情严重程度。

（一）病理

弥漫性脾肿大（diffuse splenomegaly）病因很多，常见病因包括：

（1）*感染性疾病*　可引起脾脏非特异性增大，急性和亚急性感染性疾病如急性病毒性肝炎、传染性单核细胞增多症、亚急性细菌性心内膜炎、伤寒、巨细胞病毒感染等。感染急性期可引起脾脏轻度增大，感染得到控制或消除后脾脏可恢复至正常大小。慢性感染性疾病如血吸虫病、慢性病毒型肝炎、疟疾等，因长期炎症细胞浸润促进了网状纤维增生，脾肿大的程度常与病程有关，肿大的脾脏在疾病控制后亦较难恢复。

（2）*淤血性疾病*　肝硬化继发门静脉高压、门静脉血栓形成、Budd-Chiari 综合征、脾静脉阻塞综合征和慢性心力衰竭等均可引起脾肿大。

（3）*血液系统疾病*　如骨髓增生性疾病、粒细胞性白血病患者的脾脏100%增大，慢性淋巴细胞型与单核细胞型白血病患者脾肿大的程度较轻。血小板减少性紫癜，先天性溶血性贫血有不同程度的脾肿大。

（4）*自身免疫性疾病*　如系统性红斑狼疮、类风湿性关节炎、结节性动脉周围炎等。

（5）*先天性代谢性疾病*　如戈谢病、糖原沉着病等。

（二）临床表现

轻度脾肿大时，患者多无明显临床症状；重度脾肿大时，由于肿大的脾脏压迫周围器官，患者可有左季肋部胀痛不适、食欲减退、腹胀等症状。

（三）超声声像图

1. 灰阶声像图

（1）*诊断标准*　具有以下条件之一者，可以诊断脾肿大：

① 成年男女脾厚径分别超过 4 cm 和 3.8 cm，同时脾下缘超过肋缘线。

② 成年男女脾长径超过 12 cm。

③ 婴幼儿和儿童脾长径超过正常相同年龄组上限值，或脾/左肾长径比值＞1.25。

脾脏包膜及内部回声超声特点可因病因不同而异。淤血性脾肿大包膜有饱胀感，内部回声均匀减低；感染性脾肿大如肝硬化、特发性门静脉高压症及血吸虫病等脾包膜增厚，回声增强，内满布点状强回声，呈满天星样改变。（图 2-3-6）

脾实质回声增粗呈满天星样。

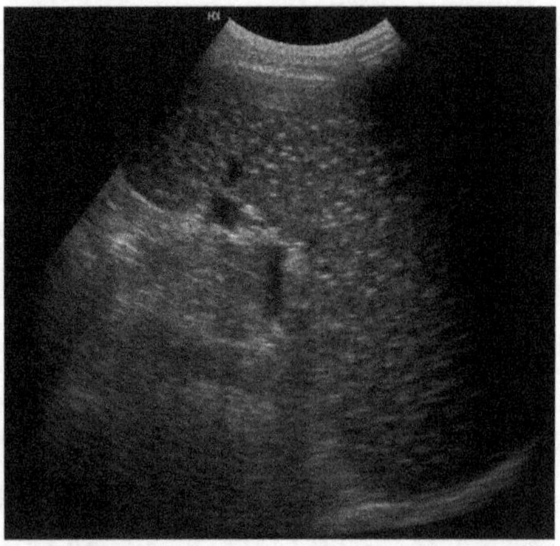

图 2-3-6　脾肿大灰阶声像图

(2) 脾肿大分型

① 轻度脾肿大:脾脏形态轮廓无明显改变,超声各径线测值稍大于正常标准,仰卧位平静呼吸时不超过肋缘线,深吸气时可达肋缘下 2～3 cm。

② 中度脾肿大:脾失去正常形态及轮廓,超声各径线测值明显大于正常标准,仰卧位平静呼吸时肋缘下可探到脾下缘,深吸气时超过 3 cm,但未超过脐水平,也未对邻近器官产生压迫移位。

③ 重度脾肿大:脾脏体积显著增大,形态失常,前缘可超过左锁骨中线,甚至达腹正中线,下缘可超过脐水平,甚至达盆腔;左侧腹部邻近脏器受压移位、变形或伴有横隔明显抬高。

2. 多普勒声像图

脾内彩色血流信号普遍增多,脾门处可见迂曲扩张的脾静脉呈海绵样结构或静脉瘤形成,脾动脉峰值流速增高。

3. 超声造影声像图

注射造影剂后,表现为整体增强,较正常脾脏轻度延迟,强度较正常脾脏略低,早期的不均匀增强表现显著。

(四) 鉴别诊断

超声检查可明确脾脏有无肿大及肿大的程度,并可监测肿大程度的变化,还有助于与左上腹其他肿物的鉴别。需要指出的是,正常人脾脏大小差异较大,超声诊断“轻度脾肿大”的临床意义需要诊断医师结合全面的临床资料进行评估。根据调查,身体强健的职业运动员超声检查常有“脾肿大”。对于脾肿大的病因诊断,超声检查特异性较差,但根据脾大的某些声像图特征,对病因诊断有一定的提示意义。

六、脾破裂

在腹部钝挫伤中,脾脏是最容易受伤的实质性脏器之一,约占腹腔脏器外伤的 30%,交通事故、坠落伤、战伤等均可引起脾脏损伤。脾破裂需要及时诊断和抢救,危急患者短时间内可因失血过多而危及生命。

(一) 病理

脾破裂(splenic trauma)可以分为如下三种类型:① 中央型破裂,为脾实质内部破裂,可引起实质挫伤和实质内血肿。② 包膜下破裂,为脾包膜下实质出血,包膜完整,血液积聚在包膜下形成张力性血肿,可因包膜破裂形成迟发型真性脾破裂,小的血肿可以被吸收形成囊肿或纤维化。③ 真性脾破裂,为脾包膜和实质同时破裂,引起不同程度的出血,可以表现为脾周围血肿,严重时可以出现粉碎性破裂。

(二)临床表现

脾破裂通常有明显的外伤史,自发性破裂较少见,其临床表现与破裂的部位、损伤的类型及失血的轻重缓急程度有关。中央型破裂和包膜下破裂时,患者可有左季肋部疼痛、呼吸体位受限等症状,损伤严重时出现脾脏真性破裂,患者除局部绞痛、腹膜刺激征外,由于腹腔大出血,因而还可能出现失血性休克等症状。

(三)超声声像图

1. 灰阶声像图

(1) 中央型破裂(又称脾实质挫裂伤) 脾实质内新鲜出血或血肿,表现为脾实质局部回声紊乱,片状回声增强区或强弱不均区,边界不清晰,形态不规则。新鲜出血可以发展成局限性血肿,表现为一处或多处局限性无回声区或低回声区,形态不规则,大小不一。随着血肿的吸收,回声可增强,最后形成不规则的高回声条索或不留痕迹。(图 2-3-7)

(2) 包膜下破裂 多引起脾包膜下血肿,表现为该处包膜隆起,呈弧形凸出,脾实质受压移位,包膜下方梭形或不规则形无回声区或低回声区,其内可有凝血块和血细胞沉渣,表现为低回声团块和沉淀物(图 2-3-8)。陈旧性血肿可发生机化,表现为不规则条索状分隔呈多房性结构,常合并脾实质挫裂伤而有相应表现。预后可完全吸收不留痕迹。

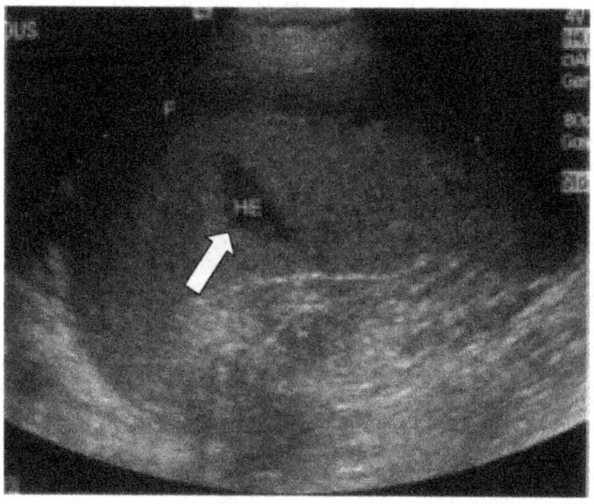

图 2-3-7 脾实质内血肿灰阶声像图

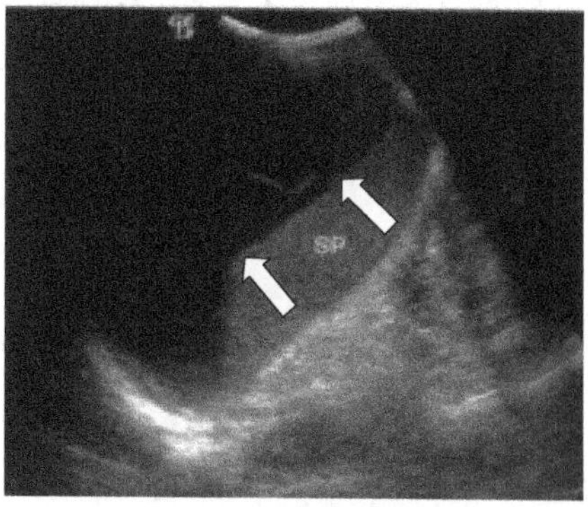

图 2-3-8 脾包膜下血肿灰阶声像图

(3) 真性脾破裂

① 常可见脾包膜连续性中断,局部回声模糊,脾实质出现裂口与裂隙,严重者大部分断裂,脾脏形态失常。少数脾上极破裂因位置较隐蔽,超声扫查困难,显示不出脾包膜撕裂的直接征象。(图 2-3-9)

② 脾周围积液征象:为真性脾破裂的重要间接征象,主要表现为脾周围低回声或无回声区,为脾周围血肿表现。

③ 腹腔游离积液征象:少量出血时,可仅在左上腹和脾周出现无回声或低回声区,同时可在膀胱直肠陷窝或子宫直肠陷窝出现无回声或低回声区;大量出血时,无回声区可遍及全腹。急性脾破裂应注意动态观察出血量的变化,若在短时间内出血量明显增多,应提示活动性出血的存在。

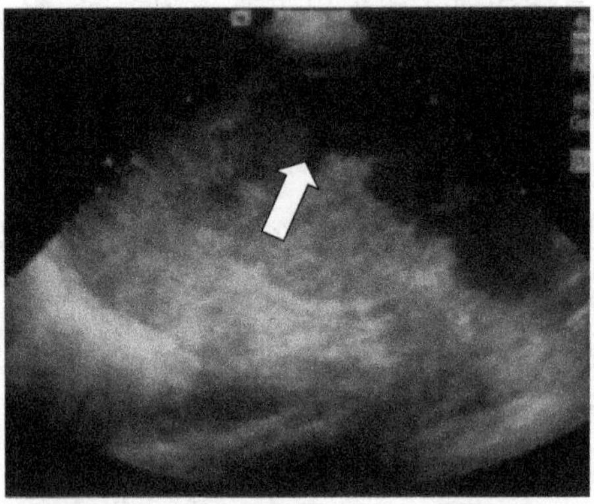

图 2-3-9　脾真性破裂灰阶声像图

2. 多普勒声像图

彩色多普勒超声显示脾实质挫伤和血肿内常无血流信号。

3. 超声造影声像图

注入造影剂后，脾破裂区域表现为边界清晰的轻度增强或不增强区。真性脾破裂伴活动性出血时，可见造影剂自破裂口向外呈“涌泉状”或“喷射状”移动。超声造影能清晰显示脾脏损伤的部位、大小和范围，从而明确脾脏损伤类型，有助于提高脾外伤的检出率和准确率。

（四）鉴别诊断

脾破裂的超声表现多种多样，有时难以与脾肿瘤、脾脓肿和脾梗死等脾脏局灶性病变鉴别，需要结合有无外伤病史和其他临床资料加以鉴别。

七、脾 囊 肿

脾囊肿（splenic cyst）是脾内的囊性病变，可分为非寄生虫性囊肿和寄生虫性囊肿。非寄生虫性囊肿又可分为真性囊肿和假性囊肿，真性囊肿较少见，75% 为假性囊肿。寄生虫性囊肿主要为包虫囊肿，脾包虫囊肿比较少见，仅占腹部包虫病患者的 2.5%，而且多与肝包虫病或其他脏器包虫囊肿伴发。

（一）病理

真性囊肿一般为单发，壁薄，囊壁有分泌细胞，囊内含浆液，偶尔发生囊内出血，囊肿周围出现厚壁纤维组织。表皮样囊肿有纤维性厚壁，囊内壁光滑，有小梁，囊内为红色或棕色黏稠液体，含胆固醇结晶。假性囊肿较多见，多由脾梗死、脾外伤发展而来，囊壁为致密结缔组织，无内衬的分泌细胞，囊内容物为浆液性或血性液体。脾包虫囊肿由感染棘球蚴虫而引起，大多为单发，囊壁分为两层，内囊由角质层和生发层组成，外囊壁较厚，由周围被挤压的脾组织和纤维结缔组织构成，囊内多为清亮液体，囊壁可出现钙化。

（二）临床表现

单纯性脾囊肿体积较小时，患者多无临床症状；体积较大时，可有左季肋部胀痛不适感。假性脾囊肿常有外伤史和左季肋部胀痛不适。表皮样囊肿和包虫囊肿多表现为左上腹包块。

（三）超声声像图

1. 灰阶声像图

（1）单纯性囊肿　脾实质内圆形或椭圆形无回声区，囊壁菲薄、清晰，囊内透声佳，囊肿后壁和后方回声增强。囊肿合并出血或感染时，囊壁可增厚，内部回声增多，可见分隔。脾外形一

般无改变,有时仅见包膜局部隆起,脾囊肿体积较大时,脾脏可增大。(图 2-3-10、彩图 2-3-11)

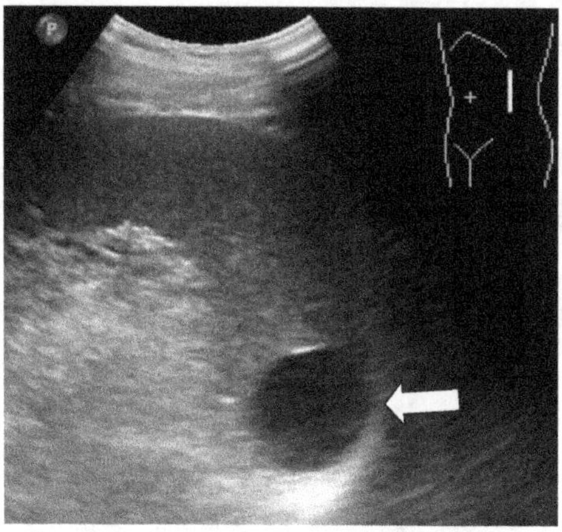

图 2-3-10 脾囊肿灰阶声像图

(2) 表皮样囊肿 一般较大,常伴有脾体积增大和形态改变,脾内近似圆形无回声区,边界清晰,囊壁可伴有轻度不规则,囊内可有胆固醇结晶和脱落的内皮细胞碎屑,表现为无回声区内浮动的点状中强回声,后壁和后方回声增强。

(3) 脾包虫囊肿 脾内圆形或椭圆形无回声区,囊壁清晰较厚可见双边结构,厚约 0.1 cm,具有特异性诊断价值,囊内声像可分为单囊型和多房型,单囊型表现为囊内透声差,多发散在点状高回声漂浮;多房型因囊内有子囊或孙囊形成囊中囊,表现为囊肿内部多条光带分隔,呈蜂窝样。

(4) 假性囊肿 脾实质内或包膜下椭圆形、梭形或不规则形无回声区,囊壁稍厚,可发生囊壁钙化,表现为囊肿边缘斑块状强回声,后伴声影,囊肿内部多透声差,可有分隔和低回声等。

2. 多普勒声像图

彩色多普勒超声显示囊肿内部无彩色血流信号,部分病例囊壁较厚,壁上可显示彩色血流信号。

3. 超声造影声像图

注入造影剂后,囊肿内部无造影剂进入,呈无回声,部分病例囊壁较厚,壁上可见造影剂显示。

(四) 鉴别诊断

需要与脾囊肿鉴别的疾病包括脾结核性脓肿、脾血管畸形、外生性左肾囊肿,靠近脾门的假性胰腺囊肿等,鉴别时仔细扫查囊肿与脾脏的关系,结合彩色多普勒超声和实验室检查。

八、脾梗死

脾梗死(splenic infarction)多由脾动脉分支栓塞引起,以往比较少见,近年来由于介入性诊断和治疗需要开展 X 线血管造影和选择性肝、脾动脉栓塞术,本病发生率明显升高。

(一) 病理

脾梗死多见于风湿性瓣膜病、细菌性心内膜炎、慢性白血病等患者,可因左心内膜或心瓣膜血栓脱落引起,也可因白血病细胞浸润脾动脉导致内膜局限性纤维化增厚而引起。小的梗死灶多为楔形,底朝包膜,较大的梗死灶形态不规则。

(二) 临床表现

轻度脾梗死临床上仅表现为低热和白细胞增多,上腹部不适。严重的脾梗死患者左季肋部突发性剧烈疼痛,向左肩部放射,梗死范围大或合并感染者,可伴有高热。

(三) 超声声像图

1. 灰阶声像图

(1) 脾肿大　因脾梗死多见于淤血性脾肿大和慢性白血病等疾病。

(2) 急性期脾梗死　脾实质内低回声区,单发或多发,典型单发病灶呈楔形,底部较宽且朝向包膜,尖端指向脾门;多发病灶范围较广,内部可呈蜂窝状表现(图 2-3-12)。组织缺血发生液化坏死时,病灶内可见无回声区或形成假性囊肿。

(3) 陈旧性脾梗死　脾脏体积可缩小,形态不规则,梗死灶可发生纤维化、瘢痕化或钙化,表现为高回声或强回声,后方可伴有声影。

2. 多普勒声像图

彩色多普勒超声显示梗死区内无彩色血流信号(彩图 2-3-13)。

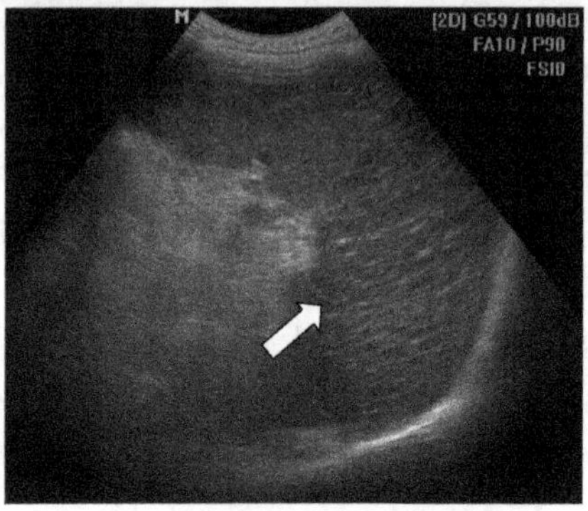

图 2-3-12　脾梗死灰阶声像图

3. 超声造影声像图

注入造影剂后,梗死灶始终呈无增强,边界清晰。

(四) 鉴别诊断

超声诊断时需要与脾脓肿和脾肿瘤等鉴别,检查时需采用多个切面扫查以获得典型的二维声像图,同时结合彩色多普勒超声和超声造影,另外还应结合临床病史进行诊断。

九、脾 肿 瘤

脾肿瘤(splenic tumor)比较少见,分为原发性肿瘤(良性、恶性)和转移性肿瘤。脾原发性良性肿瘤以血管瘤、错构瘤、内皮瘤、畸胎瘤等多见;原发性恶性肿瘤以淋巴肉瘤、血管内皮肉瘤多见;转移性肿瘤有淋巴瘤、黑色素瘤,以及来自消化道、胰腺、肺、乳房、卵巢等不同部位的恶性肿瘤。

(一) 病理

脾血管瘤(splenic hemangioma)是脾脏最常见的良性肿瘤,多为海绵状血管瘤,偶为毛细血管瘤,可分为结节型和弥漫型两种。脾恶性淋巴瘤 60% 以上系因恶性淋巴瘤侵犯脾脏,是全身淋巴瘤的一种表现,可弥漫性浸润,也可局限性浸润。

(二) 临床表现

体积较小的脾脏肿瘤多无临床症状,巨大肿瘤可对邻近器官产生推移及压迫,引起上腹部饱胀、呼吸困难、肩痛及便秘等。如恶性肿瘤已有广泛转移,则有发热、腹腔积液、胸腔积液及恶病质等临床表现。

（三）超声声像图

1．脾血管瘤

（1）灰阶声像图　脾血管瘤单发或多发，圆形或椭圆形，边界清晰，内部回声多为高回声，也可呈低回声，周边环绕线状高回声或呈混合回声，后方回声可轻度增强，有时由于病灶内形成较多的凝血囊腔而表现为蜂窝状，常见于海绵状血管瘤。（图2-3-14）

（2）多普勒声像图　病灶内多不易显示彩色血流信号，少数病灶可在其周边显示少许点状或短线状血流信号，频谱多普勒显示多为静脉频谱。

（3）超声造影声像图　脾血管瘤多为海绵状血管瘤，其造影表现与肝血管瘤类似，注入造影剂后，病灶呈快速向心性或弥散性增强，增强持续时间较长，呈现“快进慢退”的造影模式，至增强晚期表现为整体均匀高增强。

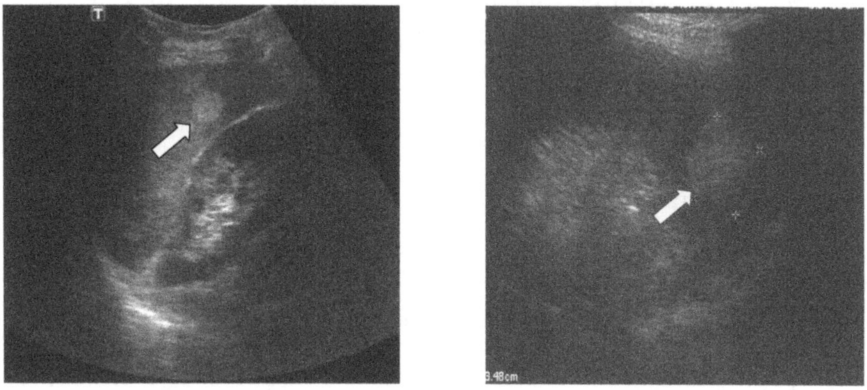

(a) 高回声结节　　(b) 不均匀高回声结节

图 2-3-14　脾脏血管瘤灰阶声像图

2．脾淋巴瘤

（1）灰阶声像图　脾淋巴瘤（splenic lymphoma）可分为弥漫性病变和局灶性病变，前者表现为脾脏弥漫性肿大，脾实质呈弥漫性稍低回声（弥漫浸润型）；后者表现为脾内单发或多发低回声病灶，多为圆形或椭圆形，边界清晰。

局灶性病变根据病灶大小可分为：① 小结节型，多为多发，结节直径 <1 cm（图 2-3-15a）；② 大结节型，多为多发，结节直径介于 1 ~3 cm 之间；③ 大块型，结节直径多大于 3 cm（图 2-3-15b）。

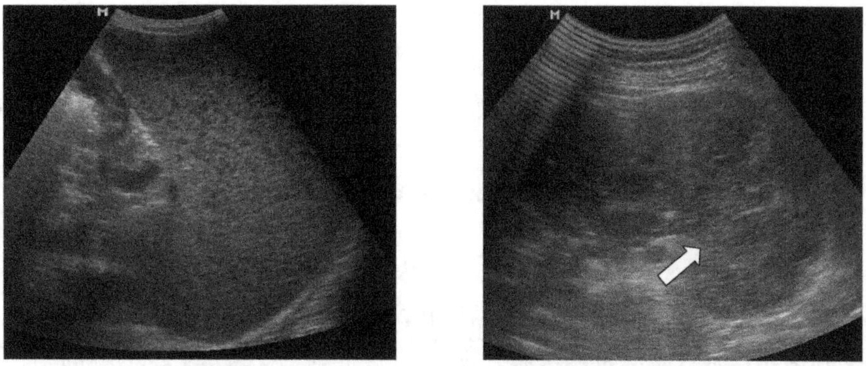

(a) 小结节型　　(b) 大块型

图 2-3-15　脾脏淋巴瘤灰阶声像图

局灶性病变根据内部回声可分为：① 类囊肿型，病灶回声极低，类似无回声；② 低回声型；③ 高回声型；④ 强回声型。临床上以前两种多见，后两种可见于化疗后。

（2）*多普勒声像图* 彩色多普勒显示病灶内部及周边有血流信号，频谱多普勒可探测到高速高阻动脉血流频谱。

（3）*超声造影声像图* 注入造影剂后，病灶呈快速整体增强，但增强强度低于正常脾实质，持续时间较短，呈“快进快退”的增强模式。

3．脾转移性肿瘤

（1）*灰阶声像图* 脾转移性肿瘤（splenic metastases）常为多发，可相互融合成团块样，其内部回声与原发肿瘤病理类型有关，以低回声多见，也可呈高回声或混合回声，少数周围可伴有低回声晕环，病灶内回声不均匀，边界清晰。

（2）*多普勒声像图* 病灶内彩色血流信号多不易显示。

（3）*超声造影声像图* 注入造影剂后，病灶呈快速向心性增强，强度低于正常脾实质，继而迅速消退，呈“快进快退”增强模式，增强晚期，病灶-脾实质之间的反差尤为明显，有助于发现较小的转移灶。

（四）鉴别诊断

脾肿瘤需与脾血肿、脾梗死、脾结核及脾脓肿等脾内局灶性病变相鉴别。

（1）*脾血肿* 血肿部位和时期不同，超声表现有所不同，彩色多普勒超声显示病灶内多无血流信号，同时结合临床，患者常有外伤史，有助于鉴别。

（2）*脾梗死* 典型超声表现为楔形或不规则形低回声区，边界清晰、规则，早期脾梗死病灶可无明显回声变化，超声造影或CT增强有助于明确诊断，另外部分患者可有脾介入栓塞术病史，便于诊断。

（3）*脾结核*（splenic tuberculosis） 常为全身性血行播散性结核的一部分，临床上可有午后低热和夜间盗汗等中毒症状。超声表现有轻度脾肿大和脾内单发或多发低回声结节，可伴有液化坏死，表现为小片状无回声区，也可有钙化灶，表现为斑点状或斑片状强回声，后伴有声影。脾结核超声图像无特异性，需结合病史、实验室检查、影像学检查及诊断性抗结核治疗进行诊断。

（4）*脾脓肿*（splenic abscess） 临床上少见，常发生在败血症、晚期肿瘤等使用免疫抑制剂药物和有免疫系统缺陷的患者，另外脾外伤的患者也可发生。临床表现可有高热、左上腹疼痛和腹膜刺激征。超声图像多为脾大和脾内局灶性低回声或混合回声区，边界不规则，壁较厚，如合并产气杆菌感染时，病灶内可显示多发点状或片状强回声区，后伴声尾。脓肿早期病灶内部可探及动脉彩色血流信号；成熟期，内部液化区无彩色血流信号。超声造影表现为病灶边界清晰，周围环状高增强，内部呈低增强，分隔呈带状高增强，液化坏死区无增强。超声诊断对脾脓肿有一定的诊断价值，但有局限性，超声引导下穿刺活检和引流能明确诊断。

第四节　胰腺的超声诊断

胰腺（pancreas）是人体重要的消化腺，具有内分泌和外分泌功能。胰岛分泌胰岛素等多种内分泌激素，外分泌腺分泌含有淀粉酶、脂肪酶和胰蛋白酶原等消化酶的胰液，经胰管排入十二指肠参与消化过程。胰腺常见疾病有急、慢性炎症，胰腺囊性病变和胰腺肿瘤等，20世纪60年代末，二维超声应用于胰腺疾病的诊断，能显示胰腺实质的异常，发现胰腺肿物、胰管扩张和梗阻部位，对胰腺疾病的诊断发挥了重要作用。目前，在三大影像诊断中，超声因无创伤、简便迅速、可重复检查等优点，成为胰腺的首选影像诊断方法。

一、解剖概要

（一）胰腺大体解剖

胰腺位于上腹及左季肋深部，在胃的后方，为腹膜外位器官，只有前面大部分被腹膜覆盖。自十二指肠弯向脾门处稍向左上横行，横跨第1,2腰椎椎体前方。胰腺细长，形态有个体差异，多为扁三棱形，成人胰腺长12～20 cm，宽1.5～5 cm。

胰腺分为头、颈、体、尾四部分，各部分之间无明显分界，主要根据其毗邻及外形粗略划分。胰头部包括钩突部，是胰腺右侧端最宽大的部分，嵌于十二指肠弯内，靠近右肾门，位于肝尾状叶及门静脉下方，后方为脊柱和下腔静脉，前方为胃窦，胰头内后侧有胆总管。胰头向下内侧延伸部即为钩突。胰颈部是连接胰头部和胰体部的狭窄部分，肠系膜上静脉走行于其后的浅沟内，是胰头和胰颈的分界，该静脉与脾静脉汇合形成门静脉。胰体部较长，一部分位于脊柱前方，故此处稍向前隆起，离前腹壁最近，超声检查易于显示，前面有小网膜囊后的腹膜覆盖，与胃后壁相邻。胰体后方在中线稍偏左有纵行的腹主动脉，胰体上缘有腹腔动脉及其分支，脾动脉于胰体上缘走行。胰尾部位于脾静脉的前方，末端达脾门，与体部无明确分界线，其后为左肾、左肾上腺。（图2-4-1）

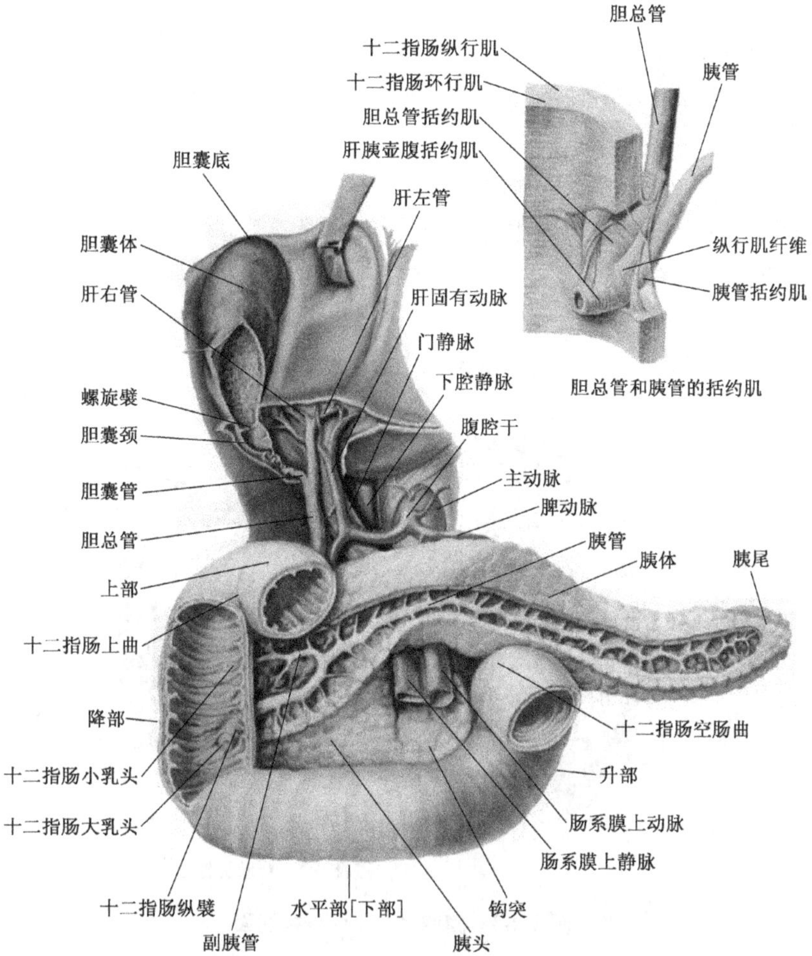

图 2-4-1 胰腺毗邻关系示意图

胰管位于胰腺实质内，由主胰管及副胰管组成。主胰管在胰尾附近由小叶导管汇合而成，沿胰腺的长轴右行，贯穿整个胰腺，在胰颈处转向后下方，穿入十二指肠壁时与胆总管汇合形成 Vater 壶腹，共同开口于十二指肠乳头，或直接开口于十二指肠乳头，主胰管直径不超过 0.2 cm，胰头部最宽。副胰管较细，超声不易显示。（图 2-4-2）

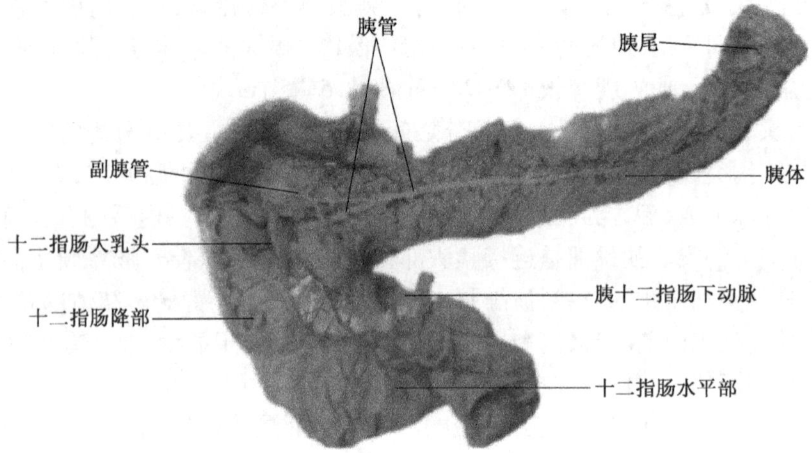

图 2-4-2　胰管

（二）胰腺断层解剖

胰腺的断层解剖与超声探测关系密切。胰腺的形态、大小及位置变异较大，但与一些血管的关系较为恒定。这些血管通常是超声辨认胰腺的标志。如肠系膜上动脉、门静脉、脾静脉、腹腔动脉干及其分支、下腔静脉、腹主动脉。

经过脾静脉的胰腺横切面，紧靠腹膜后横行的是脾静脉，肠系膜上静脉与脾静脉在胰颈后面汇合成门静脉，胰头后方为下腔静脉及胆总管，胰体后方为肠系膜上动脉及腹主动脉。（图 2-4-3）

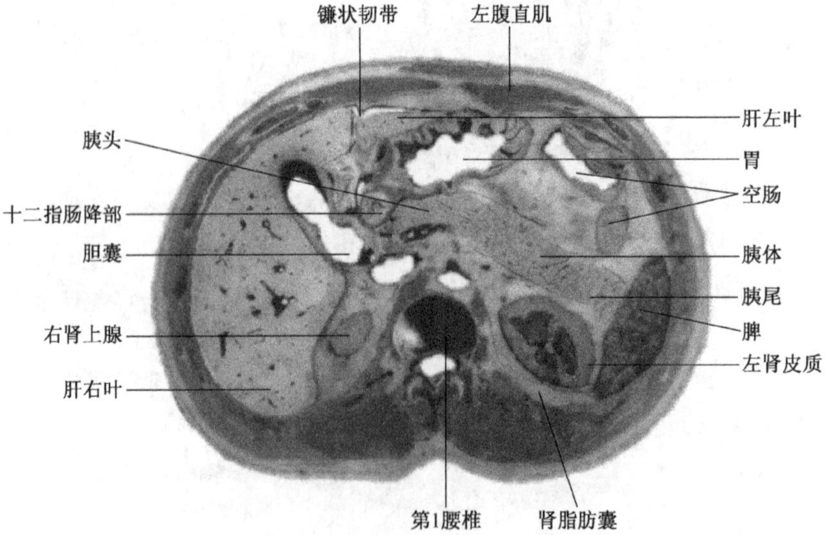

图 2-4-3　胰腺经第 1 腰椎横切面

经过下腔静脉的纵切面，胰头呈椭圆形或梭形，其前方为胃窦部，上方为肝尾叶、门静脉，其后方为下腔静脉。

经过腹主动脉的纵切面，主要观察胰体部，呈卵圆形，前方为胃体部，后方为腹主动脉及与之平行的肠系膜上动脉。

二、检查方法

（一）检查前准备

常规检查前禁食 6～8 h，多于晨起空腹检查，前一天晚适宜吃易消化的清淡少渣食物。对因腹部胀气而影响胰腺清晰显示者，可空腹饮水 500～800 mL，以胃作为透声窗，也可嘱患者检查前 2～3 日禁食豆类、奶类等易产气的食物，或检查前日晚服缓泻剂，检查当日晨起空腹、排便。超声检查应在钡餐、胃镜等检查前施行，以避免肠气、钡剂等干扰胰腺的显示。

（二）检查仪器

应用腹部超声诊断仪。高分辨率的彩色超声诊断仪能获得质量较好的切面图像，探头可选用线阵或凸阵探头。成人胰腺检查常规使用 2～5 MHz 频率的凸阵探头，对婴幼儿或消瘦者可采用 5～10 MHz 高频线阵探头。

（三）检查体位

（1）仰卧位　胰腺最常用的检查体位。检查时充分暴露上腹部，上界超过剑突水平，下界达脐水平，检查时嘱患者深吸气，使肝脏左叶下移作为透声窗，更有利于胰腺显像（图 2-4-4）。

（2）半卧位或坐位　当肝脏位置较高，胃及肠腔气体较多时，可取半卧位或坐位，使肝脏下移作为透声窗，也可使气体上升至胃底，有利于胰腺的显示。饮水后也可取半卧位，使胃内气体上升，液体下流，便于胰腺的显示。

（3）侧卧位　当胃及横结肠内气体较多，胰腺显示不清时，可嘱患者饮水后左、右侧卧位：右侧 45°卧位，可使液体向胃幽门部及肝曲流动，便于观察胰腺头部及体部，左侧卧位可使液体向胃底及脾曲流动，有利于胰尾部的显示。

（4）俯卧位　该体位应用较少，当胃肠胀气明显或患者不能饮水检查时，可采用此体位，目的在于通过左肾或脾脏探测胰尾部。

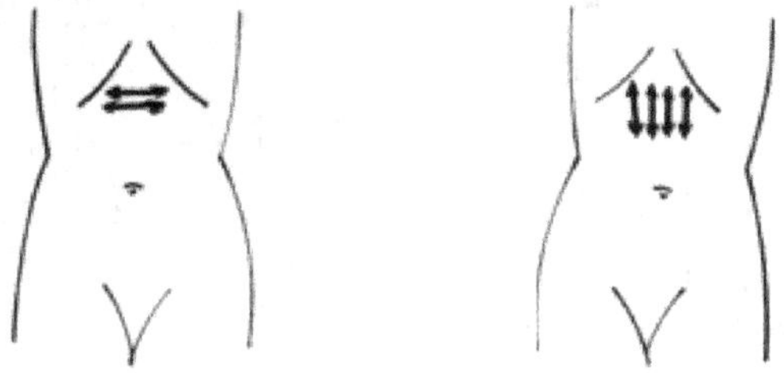

图 2-4-4　胰腺检查体位与探查方法

（四）检查方法及标准切面

（1）横切面（即胰腺长轴切面）　应清晰显示胰头（包括钩突）、胰颈、胰体、部分胰尾和主胰管，主要标志为紧贴胰腺后方的脾静脉长轴。首先在剑突下相当于第 1～2 腰椎水平或脐上 5～10 cm 的范围内做连续横切面扫查，扫查时探头应稍向左上倾斜，由上而下或由下而上连续重复扫查，操作者应熟悉脾静脉长轴、肠系膜上静脉、腹主动脉、肠系膜上动脉和下腔静脉等标志结构。此切面可测量主胰管的宽度。

（2）矢状切面　观察胰腺肿瘤对周围大血管有无侵犯的重要切面。

① 经胰头矢状切面:标志为胰头背侧的下腔静脉长轴。该切面应显示胰头短轴、下腔静脉长轴、肝左叶、肝总管、门静脉主干切面及十二指肠上部、水平部。

② 经胰颈矢状切面:标志为胰颈背侧的肠系膜上静脉长轴。该切面应显示胰颈短轴、肠系膜上静脉长轴及其背侧的胰腺钩突部和十二指肠水平部。

③ 经胰体矢状切面:标志为胰体背侧的腹主动脉长轴。该切面应显示胰体短轴、腹主动脉长轴、肠系膜上动脉长轴、胃体和十二指肠水平部。

④ 经胰尾矢状切面:标志为胰尾背侧的脊柱左缘和左肾。该切面应显示胰尾短轴、腹侧的胃、脊柱左侧缘和左肾。

(3) *左肋间斜切面* 以脾脏为透声窗,沿脾门血管显示胰尾的脾侧,此切面扫查对经腹部扫查显示胰尾部困难的病例较为有效。

三、正常声像图及正常参考值

(一) 胰腺正常声像图

胰腺超声检查常用横切面扫查,该切面胰腺形态大致分为以下 3 种类型:

(1) *蝌蚪形* 胰腺的厚度从头部至尾部逐渐变小。此型最多见,约占 44%。

(2) *哑铃形* 胰腺头、尾部较厚,体部较细,此型约占 33%。

(3) *腊肠形* 胰腺头、体、尾各部厚度基本相等,此型较少见,约为 23%。

正常胰腺实质内部呈均匀分布的点状回声,回声强度稍高于正常肝脏。胰腺长轴多呈右低左高斜向走行,边界光滑、规则,胰腺薄而形态变化较大,同时缺乏致密的包膜,因此,在声像图上与周围组织回声相似,边界有时较为模糊,常需依靠周围解剖关系来判断胰腺的位置。胰腺前方是肝脏左叶和胃的一部分,胰尾前后分别是脾和左肾,胰头后方是下腔静脉,二者紧邻。紧贴胰腺后缘的管状无回声是脾静脉,此为声像图上识别胰腺的重要标志。脾静脉背侧依次是肠系膜上动脉、腹主动脉,肠系膜上动脉横切面呈小圆形无回声区,管壁厚且回声高,其背侧管径较粗的厚壁圆形无回声为腹主动脉,有搏动。肠系膜上动脉与腹主动脉之间横向走行的管状无回声是左肾静脉,应注意与脾静脉区分。胰腺头部稍膨大,其向内下侧突出部分为胰腺钩突,也是胰头的一部分。胰头斜向前上方变窄移行为胰颈部,腹主动脉前方为胰体部,胰尾部伸向脾门区。(图 2-4-5)

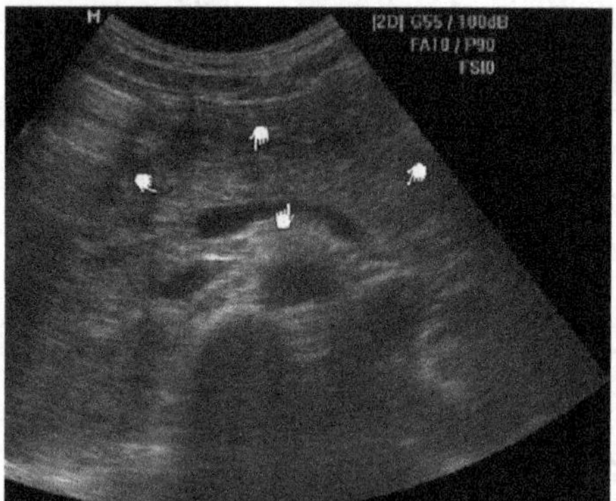

图 2-4-5 正常胰腺横切面灰阶声像图

(二) 胰腺正常参考值

胰腺大小目前公认以测量胰腺的厚度为准。在显示肝左叶和脾静脉的胰腺横切面上,垂直于胰腺的长轴分别测量胰腺各部分的厚度,具体测量方法:于下腔静脉前测量胰头厚度,测量时不包括胰腺钩突,于肠系膜上静脉和脾静脉汇合处前方测量胰颈厚度,于腹主动脉前方测量胰体厚度,于脊柱或腹主动脉左缘前测量胰尾厚度。

胰腺形态变化较大,因此胰腺的正常值范围也较大,此外,不同年龄段的胰腺大小也有一定的差别,老年人胰腺有不同程度的萎缩。

综合国内外诸多学者的胰腺测值报道,胰腺厚度正常参考值见表 2-4-1。

表 2-4-1 成人胰腺正常参考值

部位	正常/cm	可疑异常/cm	异常/cm
胰头	<2.0	2.1~2.5	>2.6
胰体	<1.5	1.6~2.0	>2.1
胰尾	<1.5	1.6~2.0	>2.1
主胰管	<0.2	0.2~0.3	>0.3

四、胰腺炎

(一) 急性胰腺炎

急性胰腺炎(acute pancreatitis,AP)是指由多种病因引起的胰酶激活,继以胰腺局部炎症反应为主要特征,病情较重者可发生全身炎症反应综合征(systemic inflammatory response syndrome,SIRS),并可伴有器官功能障碍的疾病。临床上,大多数患者的病程呈自限性,20%~30%的患者临床经过凶险,总体病死率为5%~10%。

1. 病理

急性胰腺炎病理表现不一,随着病程进展,可出现水肿、出血、坏死和化脓等不同病理变化,根据病理变化可分为急性水肿型胰腺炎和急性出血性坏死型胰腺炎,两种类型是同一病变的不同阶段,前者可发展为后者,临床以前者最多见。水肿型病变程度较轻,多在病程早期出现,胰腺一部分或全部呈轻度肿胀、充血、水肿,质地较硬,大体标本可见多处暗红色斑点状出血。出血坏死型较少见,因血循环障碍,大体标本呈暗红色或紫黑色,部分或大部分胰腺组织发生缺血、坏死,并有不同程度的出血,严重时宛如腹膜后血肿,同时存在灰白色或灰黄色脂肪坏死灶,腹腔内常有一些混浊乳糜状积液。急性胰腺炎如继发感染可发展为胰腺及其周围脓肿、弥漫性腹膜炎或败血症,病程迁延可形成胰腺假性囊肿。

2. 临床表现

腹部常见的急腹症之一,多发生于成年人,男、女发病率大致相等,80%以上患者有胆系病史、过量饮酒史或腹部外伤史。急性胰腺炎起病较急,最突出且最先出现的症状是急性腹痛,特点为持续性并逐渐加重,40%~50%患者有后背及腰部牵涉痛,消化道症状有恶心、呕吐、腹胀等,查体有上腹部压痛,腹肌紧张或腹肌强直,此外还可有发热、黄疸、麻痹性肠梗阻、腹腔积液、胸腔积液、电解质紊乱、皮下淤血斑及休克等。实验室检查有白细胞、中性粒细胞升高,血清、尿淀粉酶明显升高。

3. 超声声像图

(1) 灰阶声像图

① 胰腺形态的变化,有以下两种类型:

a. 胰腺局限性增大、增厚,有时呈肿块样改变,多见于胰头和胰尾。

b. 胰腺弥漫性肿大,以前后径增大为主,典型的急性胰腺炎呈弥漫性肿大。轻度肿大时胰腺形态变化不明显,以胰腺颈部增厚为主,重度肿大时可较正常形态增大3~4倍,失去正常形态。

② 胰腺边缘的改变:正常胰腺与周围组织分界清楚,边缘光滑。胰腺局限性肿大时,边缘可呈波浪状或不规则状,弥漫性肿大时边缘较为光滑整齐。轻型炎症时,胰腺边缘整齐,形态规则;重型炎症时,胰腺边界模糊不清,形态不规则,与其周围组织分界不清,边缘不光滑。

③ 胰腺内部回声：急性炎症早期，由于充血水肿明显，胰腺内部回声减低，有时近似无回声，后方回声增强，随着病情进展，发生出血及坏死时，胰腺内部强弱不均，弥漫性散在分布极低回声区，内示不规则高回声光点、光斑，严重的可表现为不规则液性暗区。（图 2-4-6）

胰腺弥漫性增大。

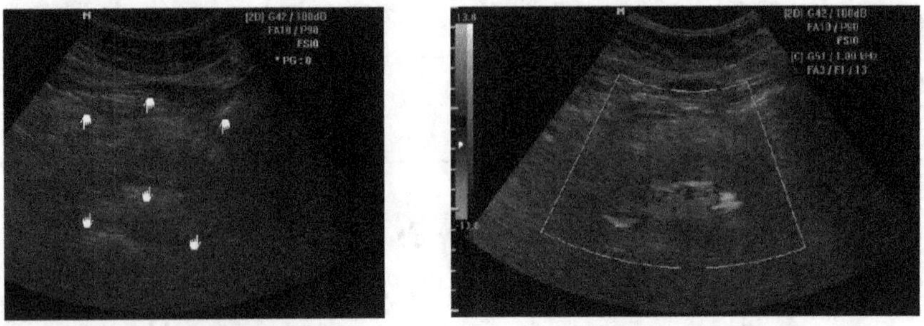

增大胰腺挤压后方脾静脉。

(a) 灰阶声像图　　(b) 彩色血流声像图

图 2-4-6　急性胰腺炎声像图

④ 胰腺周围及其他部位间接征象

a. 胰腺周围：急性胰腺炎常在胰腺周围出现液性暗区，为炎症渗出所致，是重要的胰腺炎间接征象，积液最常见于小网膜囊，也可见于肾前旁间隙、腹腔、盆腔甚至胸腔。（图 2-4-7）

b. 胆道系统：约 60% 的急性胰腺炎由胆道结石引起，称为胆石性胰腺炎，患者胆囊或胆道内可显示单发或多发结石声像，合并结石梗阻时，可见胆道扩张。

c. 其他部位间接征象：并发胸腔积液、腹腔积液时可显示相应声像表现。

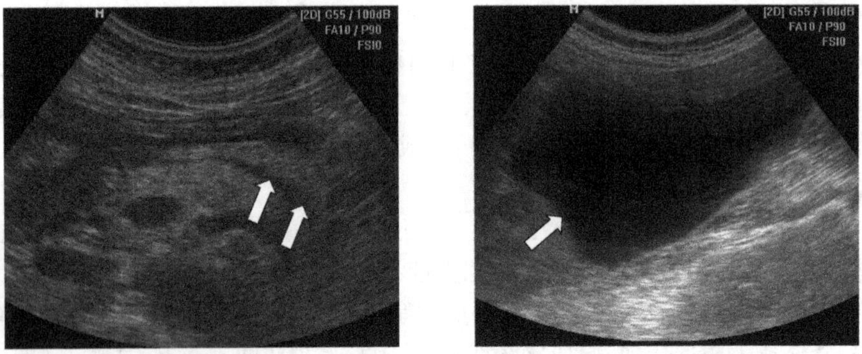

(a) 胰腺前方少量积液　　(b) 肝肾隐窝积液

图 2-4-7　急性胰腺炎并发腹腔积液声像图

（2）多普勒声像图　因急性炎症的渗出和肠气干扰，胰腺内部血流信号显示困难，出血坏死区未示明确血流信号。

（二）慢性胰腺炎

慢性胰腺炎（chronic pancreatitis，CP）又称反复发作性胰腺炎，是各种病因引起胰腺组织和功能不可逆改变的慢性炎症性疾病，发病率有逐年增高的趋势，CP 致病因素较多，酗酒是主要因素，其他病因包括胆道疾病、高脂血症、高钙血症、自身免疫性疾病、胰腺先天性异常及胰腺外伤或手术、急性胰腺炎导致胰管狭窄等。

1. 病理

慢性胰腺炎的基本病理改变是反复发生或持续进行性的炎症导致胰腺实质发生广泛的纤维化及钙化，可有假性囊肿、胰管扩张、胰管钙化或结石形成。

2. 临床表现

慢性胰腺炎多见于中年男子,常有嗜酒史或胆道系统疾病史,其临床表现取决于胰腺病理变化的类型和程度。腹痛是最常见的症状,75% ~90% 的患者有反复发作的上腹部疼痛,饮酒和饱餐可以诱发,其腹痛有体位性特点,患者喜欢坐位或前倾俯坐,疼痛可以缓解。炎症反复发作导致继发性胰腺机能不全,可出现吸收不良综合征和糖尿病的临床表现,常见临床症状有体重减轻及腹泻,慢性胰腺炎的典型腹泻为脂肪泻。如形成胰腺假性囊肿,可压迫胆总管引起不同程度的黄疸。

3. 超声声像图

(1) 灰阶声像图

① 胰腺大小:病程早期或急性发作期,大部分胰腺有不同程度的肿大,50% 的病例可以正常,少数病例至病程后期腺体内纤维化可缩小,另外还可以表现为局限性肿大,即局限性胰腺炎,又称假瘤性胰腺炎。

② 胰腺形态和边缘:慢性胰腺炎的重要超声表现为形态僵硬不规则,边缘不光整,与周围组织分界不清,可有局限性的外突。

③ 胰腺内部回声

a. 大部分病例胰腺光点增粗,回声增强不均匀,部分可出现胰腺实质钙化,表现为斑点状强回声,后方伴有声影。

b. 局限性胰腺炎时,胰头部可显示局限性不均匀团块,容易与胰头癌混淆,应注意鉴别。

c. 主胰管多表现为不规则扩张,粗细不均,典型的呈串珠样改变。钙化型慢性胰腺炎时,扩张胰管内可形成结石,表现为斑点状强回声,后方伴有声影,主胰管扩张伴结石对慢性胰腺炎有确诊价值。(图 2-4-8)

d. 胰腺假性囊肿可发生在胰腺实质内和胰腺周围,表现为无回声区,囊壁较厚而不规则,边界模糊,其内透声差,可见点状或絮状回声漂浮。(图 2-4-9)

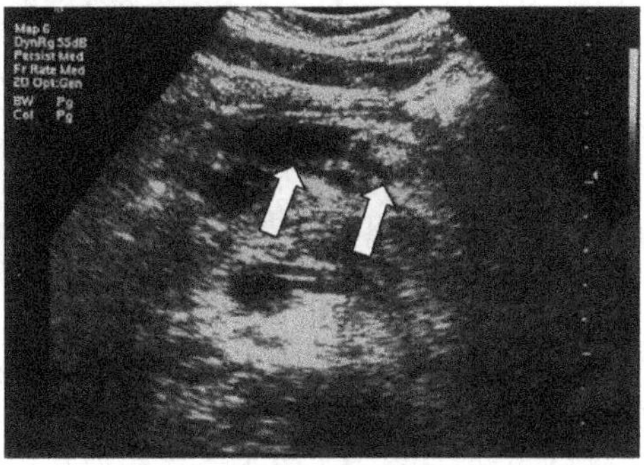

图 2-4-8　主胰管扩张伴结石灰阶声像图

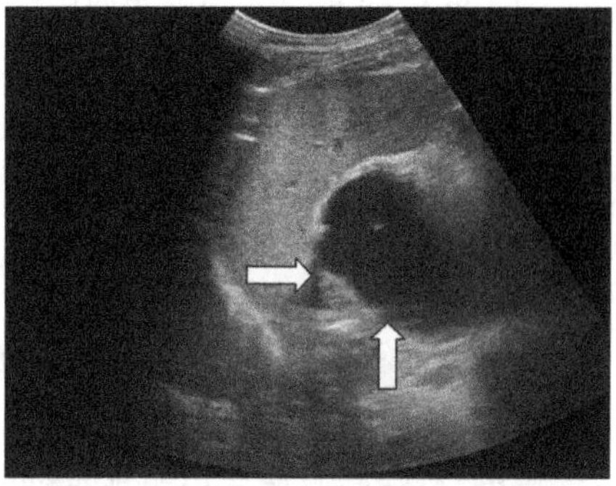

图 2-4-9　胰腺假性囊肿灰阶声像图

(2) 多普勒声像图　胰腺内部多无明确血流信号,少数病例可见少许血流信号。

4. 鉴别诊断

(1) 急性胰腺炎与胃穿孔　胃穿孔早期可引起化学性腹膜炎,胰腺周围边界模糊,与急性胰腺炎声像图表现很相似,但胰腺大小改变常不明显,结合 X 线检查及血、尿淀粉酶检查可相鉴别。

(2) 局限性胰腺炎与胰腺癌　局限性胰腺炎肿块边界不清晰,无明显占位效应,后方回声多无变化,肿块内可见主胰管穿行,其尾侧的主胰管不扩张或稍扩张,肿块大小和内部回声可随病情变化而有所改变。胰腺癌肿块有占位效应,后方回声多有衰减,其内无穿行的主胰管，尾侧主胰管可扩张明显。

(3) 慢性胰腺炎与弥漫性胰腺癌　两者声像图非常相似，鉴别时应注意观察其内有无穿行的主胰管，同时结合临床病史及实验室检查，必要时可行穿刺活检。

五、胰腺囊肿

胰腺囊肿是由多种原因所致的胰腺囊性病变，可分为真性囊肿和假性囊肿。胰腺真性囊肿是指原发性或继发于胰腺组织本身的胰腺囊性肿块，较少见；假性囊肿多见，多在胰腺炎症之后发生。

(一) 胰腺真性囊肿

1. 病理

胰腺真性囊肿(pancreatic cyst) 一般体积较小，囊壁内层由腺管或腺泡上皮细胞组成，包括先天性囊肿、潴留性囊肿和寄生虫性囊肿。先天性囊肿因胰腺导管、腺泡发育异常所致，多见于小儿，与遗传因素有关。潴留性囊肿为较常见的真性囊肿，由胰腺炎症、胰管狭窄或阻塞引起胰液潴留而形成。寄生虫性囊肿主要为发生于胰腺的包虫囊肿，由吞食细粒棘球绦虫卵引起，多发生于肝，偶见于胰腺。

2. 临床表现

临床上胰腺真性囊肿较为少见，约占全部胰腺囊肿的10%，囊肿一般体积较小，多无明显的临床症状和体征，仅在尸体解剖或手术时偶然发现，少数患者可出现恶心呕吐及腹部不适伴腹胀、腹痛，查体发现腹部包块。

3. 超声声像图

(1) 先天性囊肿　胰腺实质内无回声区，圆形或椭圆形，单发或多发，壁薄而光滑，囊内透声好，可合并肝脏、肾脏和脾脏囊肿。(图 2-4-10)

(2) 潴留性囊肿　胰腺实质内无回声区，声像图特征与先天性囊肿类似，一般体积较小，可见囊肿与胰管相通。

(3) 寄生虫性囊肿　多见于包虫病，胰腺包虫性囊肿囊壁较厚，囊内可见分隔，表现为囊中囊，囊壁上不规则点、片状强回声是其重要声像表现。

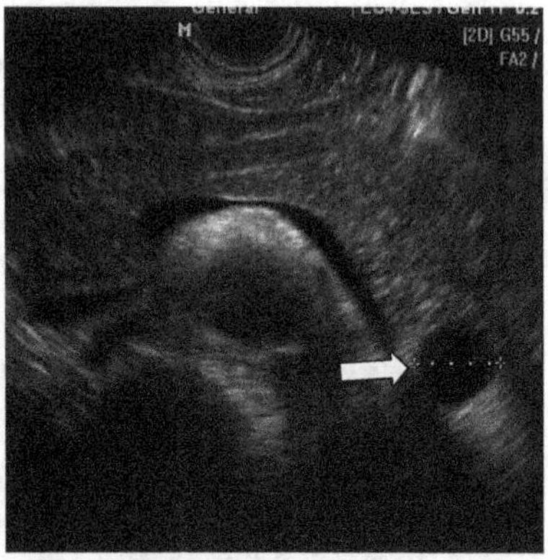

图 2-4-10　胰腺真性囊肿灰阶声像图

(二) 胰腺假性囊肿

胰腺假性囊肿多为急、慢性胰腺炎的并发症，其次可为胰腺外伤或手术所致，一般体积较大，好发于胰腺体、尾部周围，自胰腺腺体表面向外延伸，仅有部分后壁与胰腺相连，囊壁的其余部分可能为腹后壁腹膜、胃后壁、肝胃韧带等。

1. 病理

胰腺假性囊肿的壁并非真正的壁，无上皮细胞内衬，因此称为假性囊肿，是由于局部胰腺组织破坏或胰管破裂导致胰液外漏，血液、胰液、渗出液及坏死组织积聚于小网膜内，刺激周围器官和腹膜，形成以肉芽和纤维组织构成的假膜为囊壁的囊肿。假性囊肿可为单个或多个大小不一、相互延续、囊壁厚薄不一的囊腔。

2. 临床表现

临床上胰腺假性囊肿较真性囊肿多见，约占胰腺囊肿的80%，常发生于中年男性患者。

其主要症状为上腹部疼痛，可向左背部放射，并有食欲不振、饱胀感、黄疸等表现。如囊壁破裂，可出现腹腔积液及出血，囊液刺激膈肌可形成胸腔积液。查体可于上腹部偏左处触及囊性包块，不随呼吸而移动。

3. 超声声像图

(1) 灰阶声像图

① 胰腺部位或上腹部无回声区，单发或多发，大小不等，类圆形或不规则形，后方回声增强，囊肿与胰腺相连或不相连。

② 囊壁回声较强，多较厚，可厚薄不均，边缘不光整，边界模糊(图 2-4-9)。

③ 囊肿呈单房或多房，囊腔内可有光带分隔。

④ 囊肿基本为无回声，因坏死或继发感染，囊内透生差，可见点、片状低回声漂浮，有时可呈分层现象，即囊肿上半部分为透生较好的无回声区，下半部分为不均匀性低回声区。

⑤ 囊肿较大时，可压迫周围组织器官，使其受压移位变形，还可与周围组织粘连。

(2) 多普勒声像图　囊肿内部未示明确血流信号。

4. 鉴别诊断

(1) 胰腺假性囊肿与真性囊肿　典型的声像表现容易鉴别。

(2) 胰腺假性囊肿应注意和周围脏器的囊性病变及积液鉴别　胰头部囊肿应与肝、肾囊肿及胆总管囊肿相鉴别。胰体部囊肿应与胃内积液、网膜囊积液、巨大胃平滑肌肉瘤囊性变鉴别。胰尾部囊肿应注意与脾囊肿及左肾重度积水鉴别。较大的胰腺假性囊肿需与腹膜后淋巴肉瘤及女性卵巢囊肿相鉴别。

(3) 胰腺假性囊肿与胰腺囊腺瘤　少数胰腺囊腺瘤可表现为单房或分隔较少的囊肿，与假性囊肿容易混淆，需要结合临床病史进行鉴别，假性囊肿多有胰腺炎或外伤史，囊腺瘤多无临床症状。

六、胰腺肿瘤

胰腺肿瘤(pancreatic tumor)较少见，依据起源可分为内分泌肿瘤和外分泌肿瘤，胰腺神经内分泌肿瘤(pancreatic neuroendocrine neoplasms, pNENs)原称为胰岛细胞瘤，约占原发性胰腺肿瘤的 3%。外分泌肿瘤主要包括胰腺囊腺瘤(癌)、胰腺癌等，其他肿瘤有壶腹癌、淋巴瘤、胰腺转移癌等。

(一) 胰腺神经内分泌肿瘤

胰腺神经内分泌肿瘤是一类起源于肽能神经元和神经内分泌细胞的异质性肿瘤，发病率逐年升高，可达 0.32/10 万。依据激素的分泌状态和患者的临床表现，分为功能性和无功能性胰腺神经内分泌肿瘤，无功能性 pNENs 占 pNENs 的 75% ~85%，功能性 pNENs 约占 20%，大部分 pNENs 是散发和无功能性的，多因肿瘤局部压迫症状或体检时发现，部分因肝脏及其他部位的转移，进一步检查发现原发 pNENs 病灶，功能性 pNENs 常见有胰岛素瘤、胃泌素瘤、胰高血糖素瘤等。

1. 胰岛素瘤

胰岛素瘤(insulinoma)是临床上最常见的胰腺神经内分泌肿瘤，占胰腺肿瘤的 1% ~2%，发病率无性别差异，可发生于任何年龄。

(1) 病理　由胰岛内 β 细胞组成，分泌过多胰岛素而引起相应的临床症状。胰岛素瘤 90% 为良性，多为单发，一般比较小，直径多 <2 cm，肿瘤多位于胰腺内。

(2) 临床表现　临床上以反复发作的空腹低血糖为主要特点,表现为软弱无力、自汗、震颤、饥饿感、恶心呕吐等,重者可出现昏迷、抽搐、嗜睡等神经症状。

(3) 超声声像图　肿瘤一般体积较小,直径为 1 ~ 2 cm,多数为边界清晰、圆形低回声结节,内部回声均匀,少数可为高回声或强回声。彩色多普勒血流显示肿瘤周边及内部血流信号丰富。

2. 无功能性胰腺神经内分泌肿瘤

(1) 病理　占胰腺神经内分泌肿瘤的 15% ~ 41%,约半数为恶性,肿瘤由组织学胰岛细胞组成,但无内分泌激素的功能。肿瘤多位于胰腺的体尾部,一般体积比较大,有完整的包膜,可发生出血、囊性变或钙化。

(2) 临床表现　多无临床症状,起病隐匿,常因上腹部肿块被发现,或体检偶然发现,肿瘤生长较大时可压迫周围的组织引起相应的临床表现,常见症状为腹痛、腹部不适,部分患者可出现黄疸。

(3) 超声声像图　肿瘤一般体积比较大,直径小于 5 cm 的肿瘤多为圆形低回声,内部回声多均匀,有包膜,边界清晰。较大的肿瘤可为类圆形、分叶状或不规则形,内部回声因病灶坏死液化或钙化呈混合回声。恶性胰腺神经内分泌肿瘤一般体积比较大,形态多不规则,可局部浸润胰腺周围组织或远处转移至肝、淋巴结等器官。彩色多普勒超声检查显示肿瘤内部血流信号丰富,坏死液化区无血流信号。

(4) 鉴别诊断

① 胰岛素瘤与小的无功能性胰腺神经内分泌肿瘤:声像图表现较为相似,但胰岛素瘤有典型的临床症状,结合病史容易鉴别。

② 胰腺实性假乳头状瘤与胰腺神经内分泌肿瘤:胰腺实性假乳头状瘤曾被称为胰腺实性和囊性肿瘤、乳头状囊性肿瘤、乳头状上皮肿瘤等,是一种少见的上皮性肿瘤,同时具有实性和乳头状两种组织学结构特点,一般认为是一种交界性、低度恶性的肿瘤,多见于 20 ~ 30 岁的年轻女性,多数患者无明显症状,少数患者可有中上腹部不适,隐痛,伴有恶心、呕吐等症状。肿瘤较小时多为实性,超声表现呈低回声,有包膜,边界清,内部血流信号较少,声像图类似较小的胰腺神经内分泌肿瘤,但胰岛素瘤因有典型的临床表现故较易鉴别。肿瘤较大时多为囊实性,超声表现为低回声病灶内伴有无回声区,或厚壁囊性包块,囊内可见分隔,病灶血流信号较少,声像图与较大的胰腺神经内分泌肿瘤相似,难以鉴别。

③ 胰腺癌:具体鉴别要点见胰腺癌章节。

(二) 胰腺囊腺瘤与囊腺癌

胰腺囊腺瘤(pancreatic cystadenoma)与胰腺囊腺癌(pancreatic cystadenocarcinoma)属于胰腺外分泌肿瘤,较为少见,占胰腺囊性病变的 10% ~ 13%,包括浆液性囊腺肿瘤和黏液性囊腺肿瘤。浆液性囊腺瘤多为良性,黏液性囊腺瘤具有潜在恶变倾向,长期随访可发展为黏液性囊腺癌。

1. 病理

胰腺囊腺肿瘤目前起源不明确,多数学者认为起源于胰腺大导管的上皮细胞。浆液性囊腺瘤由多数内含浆液微小囊组成或大小囊混杂,可有中央星形瘢痕,小囊内衬单层扁平上皮,不分泌黏液,肿瘤有完整的包膜,表面平滑,囊内不形成乳头,无恶变倾向。黏液性囊腺瘤由较大的单房和多房囊肿组成,囊壁厚薄不均,内衬高柱状上皮,分泌黏液,各囊之间为纤维结缔组织形成间隔,厚薄不一,内壁可见乳头状结节突起。黏液性囊腺癌较罕见,呈多囊腔,囊壁细胞呈柱状或乳头状生长，伸到腔内，甚至充满囊腔。

2. 临床表现

本病多见于中老年女性，肿瘤生长缓慢，早期多无特殊临床症状，部分患者可有上腹痛、闷胀或腹部不适，轻重不一，随着病程的进展可逐渐加重，往往在餐后加重，服药无效。

3. 超声声像图

（1）浆液性囊腺瘤　超声表现为多房囊性病灶，呈圆形，边缘光滑，边界清晰，内部可见大小不等的无回声区，呈蜂窝状，病灶内部和囊壁可见钙化。部分肿瘤内部囊肿微小，不易被超声分辨而呈类似实性肿块的高回声或低回声，肿瘤后方回声增强。（图 2-4-11）

（2）黏液性囊腺瘤　呈类圆形或分叶状，边界较清晰，内部可见少许分隔，呈多房囊性病灶，囊腔多较大，少数可呈单房囊性病灶，肿块囊壁较厚，内壁欠光整，可见乳头状凸起，部分呈囊实性病灶，实性成分可探及彩色血流信号。

（3）黏液性囊腺癌　影像学检查很难与黏液性囊腺瘤鉴别，超声表现囊壁实性成分较多，边界模糊不清，与周围组织分界不清，彩色多普勒显示实性成分血流信号丰富，甚至可见周围淋巴结肿大或肝内转移病灶，应高度怀疑囊腺癌可能。

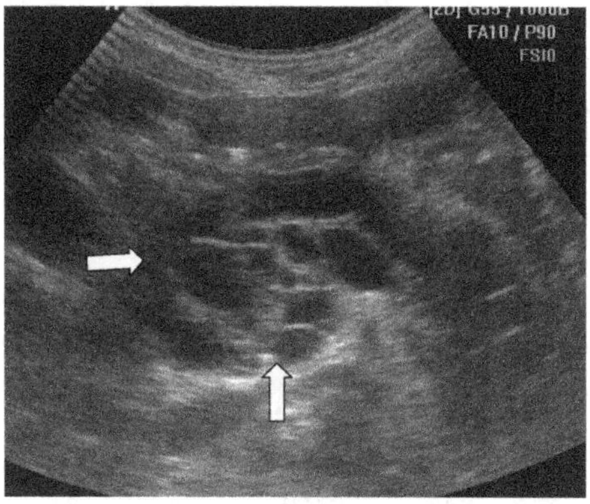

胰头部多房囊性包块，呈蜂窝状。

图 2-4-11　胰腺浆液性囊腺瘤灰阶声像图

4. 鉴别诊断

（1）胰腺癌　呈实性的胰腺囊腺癌需与胰腺癌鉴别。前者后方回声常增强，内部血流信号较丰富；后者后方回声多衰减，内部血流信号少。

（2）胰腺导管内乳头状黏液性肿瘤　曾被称为高分泌黏液癌、导管内乳头状瘤、导管高分泌黏液肿瘤和黏液性导管扩张症等，是一种比较少见的胰腺肿瘤，常见于老年男性，好发于胰头部，其病理特点为胰腺导管上皮肿瘤伴或不伴乳头状突起，可产生大量黏液，造成主胰管或分支胰管囊性扩张。超声检查的主要特点为胰管扩张明显，具体表现：① 呈多房囊性或以囊性为主的囊实性肿块；② 扩张胰管内伴低回声充填；③ 胰腺整体呈多囊性改变。与胰腺囊腺瘤鉴别的关键是囊腺瘤多见于中年女性，肿块胰管不相通，胰管不或轻度扩张，而导管内乳头状黏液性肿瘤多见于老年男性，肿块内的囊腔均与胰管相通或病灶位于胰管内，胰管扩张明显。

（3）胰腺假性囊肿　主要与黏液性囊腺瘤鉴别，假性囊肿一囊壁无乳头状突起，常有胰腺炎和外伤病史。

（三）胰腺癌

原发性胰腺癌（primary pancreatic carcinoma）是胰腺最常见的恶性肿瘤，发生于胰腺外分泌腺。据 2016 年最新统计数据显示，在发达国家（美国）胰腺癌新发估计病例数列男性第 11 位，女性第 9 位，占恶性肿瘤死亡率的第 4 位。在我国，2015 年胰腺癌占我国总体恶性肿瘤发病率和死亡率的第 9 位和第 6 位，在上海等经济发达地区，胰腺癌新发估计病例数列第 7 位，死亡率列第 6 位，并且呈快速上升趋势。

1. 病理

胰腺癌大多发生于胰腺导管上皮，称为胰腺导管腺癌，占 80% ~90%，少数来自腺泡上皮，称为腺泡细胞癌。胰腺癌发生部位以胰头部最多见，占 70% ~80%，其次为胰腺体、尾部，整个胰腺发病者仅占 5% ~6%。癌肿多向表面隆起，呈局限性实性肿块，与周围组织分界不清，少数呈多发性或弥漫性癌肿。胰腺癌阻塞胰管时，胰管远端管腔扩大，甚至呈囊状。胰腺癌的主要转移途径是直接浸润：胰头癌常浸润至胆总管、肝十二指肠韧带。胰体癌常浸润至小肠系膜根部、十二指肠横部，并累及肠系膜上动脉。胰尾癌可浸润至结肠、脾门或左肾。胰腺癌还可经淋巴转移，引起腹膜后、腹腔淋巴结肿大。

2. 临床表现

胰腺癌的发病年龄多在 40 ~60 岁，以男性多见，多数胰腺癌患者起病隐匿，早期症状不典型，可以表现为上腹部不适、隐痛、消化不良或腹泻，常易与其他消化系统疾病相混淆，可伴有不同程度、不同方式的上腹部或腰背部疼痛，有时以夜间为甚，可以呈束带状分布，胰头部肿瘤多出现不明原因的梗阻性黄疸，进行性加重，多数患者可以出现不明原因的消瘦、体重减轻，往往在短期内体重较快地下降。

3. 超声声像图

（1）灰阶声像图

① 直接征象：多数表现为胰腺内局限性肿块，可突出于胰腺表面：肿块较小时，多为低回声结节，圆形，内部回声均匀，无包膜，后方回声无明显变化；肿块较大时，多有分叶，呈不规则形，边界不清晰，后方回声衰减，内部回声不均匀，可有强回声钙化和无回声液化坏死区（图 2-4-12）。弥漫性胰腺癌时，整个胰腺弥漫性增大，形态不规则，回声减低，均匀或不均匀。

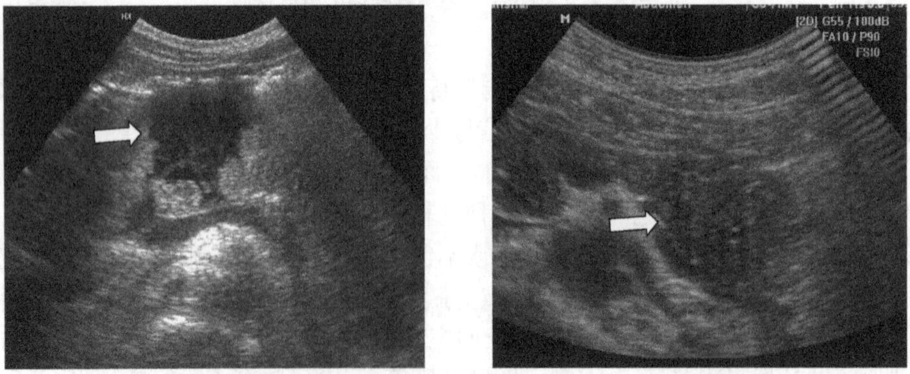

(a) 胰体癌　　(b) 胰尾癌

图 2-4-12　胰腺癌灰阶声像图

② 间接征象

a. 主胰管扩张：主胰管可因肿块推挤出现中断、扭曲、扩张、移位。多见于胰头癌。（图 2-4-13）

b. 胆道扩张：胰头部肿瘤或肿大淋巴结可压迫或侵犯胆总管而使胆道梗阻，表现为胆

囊、胆总管、肝内胆管明显扩张，其远端中断于胰头部肿块内。（图 2-4-14、图 2-4-15）

c. 血管受压征象：肿瘤生长较大时，邻近血管可出现推移、挤压或变形。胰头部肿块可压迫下腔静脉、门静脉及肠系膜上静脉；胰尾部肿块可压迫脾静脉、肠系膜上动脉及腹主动脉。

d. 转移征象：胰腺周围可见肿大淋巴结，表现为单发或多发，圆形或多个融合呈不规则形，低回声，边界清晰或不清晰。肿块可侵犯周围器官，与周围组织分界不清晰。胰腺癌晚期，常有肝转移及腹腔积液的相应声像。

（2）多普勒声像图　较小的胰腺肿块内血流少，超声多不易显示，较大的肿块血流丰富，多普勒超声可于肿块内部及周边检出血流信号。

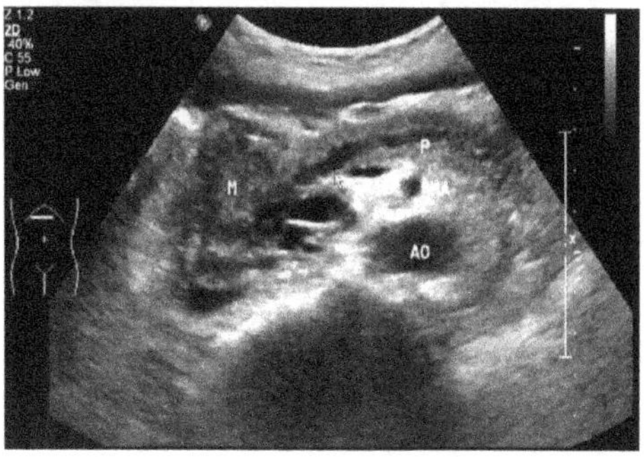

M—肿块；P—胰腺；AO—主动脉

图 2-4-13　胰头癌合并主胰管扩张灰阶声像图

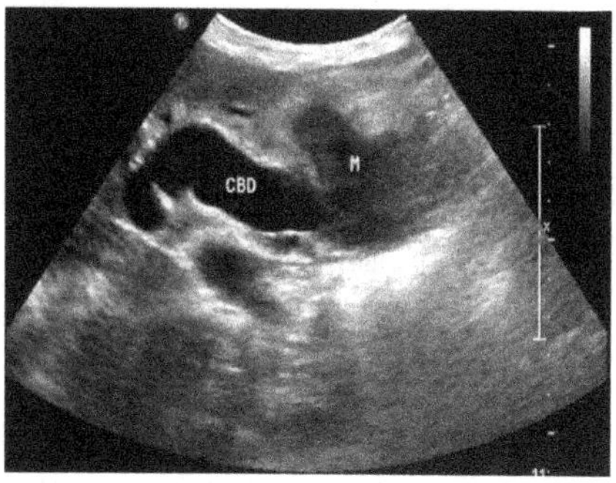

M—肿块；CBD—胆总管

图 2-4-14　胰头癌合并胆总管扩张灰阶声像图

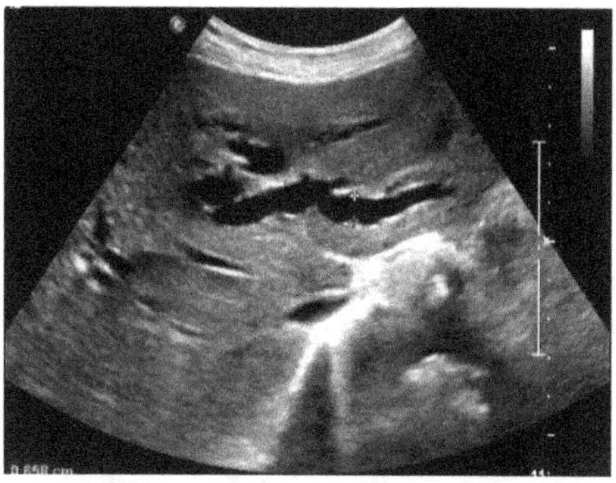

图 2-4-15　肝内胆管扩张灰阶声像图

4. 鉴别诊断

① 弥漫性胰腺癌与慢性胰腺炎的鉴别要点见表 2-4-2。

表 2-4-2　弥漫性胰腺癌与慢性胰腺炎的鉴别要点

鉴别点	弥漫性胰腺癌	慢性胰腺炎
胰腺形态	弥漫性增大，轮廓边缘不规则	弥漫性轻度肿大或缩小，轮廓边缘不规则
病变区回声	多呈低回声，可有斑块或团块状高回声	整个胰腺回声增强，回声分布不均匀
主胰管	扩张较明显，可呈囊状扩张； 主胰管突然截断征象	一般扩张较轻； 无主胰管突然截断征象
胆总管	扩张明显	一般不扩张
附近血管	常有受压迫征象	一般无受压征象
转移	可早期转移至肝及周围淋巴结	无转移

② 胰头癌与胰头局限性慢性胰腺炎的鉴别要点见表 2-4-3。

表 2-4-3　胰头癌与胰头局限性慢性胰腺炎的鉴别要点

鉴别点	胰头癌	胰头局限性慢性胰腺炎
胰腺形态	胰头部增大，轮廓较清晰	胰头可增大或正常，轮廓不清
胰头回声	肿块呈不均匀性中、低回声；邻近胰腺回声稍低或正常	胰头呈不均匀性中、低回声；邻近胰腺回声亦不均匀
肿块	胰腺头部明确肿块	无明确肿块，为整个胰头病变
主胰管	呈一致性扩大，管腔可距十二指肠较远处突然截断	呈不规则性轻度扩大，主胰管可通过病变区，无中断现象
胆总管	扩张明显	可轻度扩张

③ 胰腺癌与胰腺囊腺瘤（癌）的鉴别要点见“胰腺囊腺瘤”章节。

④ 胰腺癌与腹膜后肿瘤鉴别，肿块与胰腺分界清晰，位于脾静脉后方，仔细检查多可区分。

⑤ 胰腺癌与壶腹癌的鉴别要点见“壶腹癌”章节。

（四）壶腹癌

壶腹癌主要是指来源于壶腹部及其周围组织的上皮类恶性肿瘤，包括十二指肠乳头部癌、胰管末端癌、壶腹部癌和胆总管下端癌。其生物学行为较胰腺癌好，术后五年生存率为 33% ~55%。

1．病理

壶腹癌病理组织学可分为腺癌、乳头状腺癌、黏液腺癌与未分化癌，以腺癌和乳头状腺癌多见，黏液腺癌与未分化癌少见。

2．临床表现

多见于 40 岁以上男性，因壶腹部解剖特点，临床较早出现黄疸，且进行性加重。常见临床表现有持续性上腹痛、消化道出血、贫血、食欲不振、恶心、呕吐及脂肪泻等，查体可有胆囊肿大。

3．超声声像图

（1）直接征象　壶腹癌肿块多较小，位于胰头与十二指肠之间，多呈低回声，形态呈圆形或不规则形，边界不清。如癌肿向胰头浸润，胰头部增大，显示为胰头癌声像表现。超声能显示的肿块内部彩色多普勒显像可探及血流信号。

（2）间接征象

① 胆道扩张：胆囊增大，肝内、外胆管弥漫性扩张，胆管内可有胆泥沉积和结石声像。

② 胰管扩张：主胰管全程扩张，内径 >0.3 cm，内壁光滑。

③ 腹腔腹膜后单发或多发肿大淋巴结。

④ 周围大血管受侵犯：肿块与周围大血管分界不清晰。

4．鉴别诊断

（1）胰头癌　与胰头癌相比，壶腹癌的主要特点如下：

① 肿块较小即可引起胆道扩张，临床即可出现黄疸。

② 肿块为管腔内生性，而不是外压性。

③ 肿块内血流信号较丰富。

④ 胰腺肿大不明显,但胰管扩张明显(表 2-4-4)。

表 2-4-4 壶腹癌与胰头癌的鉴别要点

鉴别点	壶腹癌	胰头癌
黄疸	进行性加重黄疸或有波动	进行性加重黄疸无波动
胃肠道出血	较明显,可早期出现	不明显,晚期可出现
阻塞部位	较低	稍高
胆道扩张	轻或中度	中或重度
胰腺	形态正常	胰头不规则肿块
主胰管	扩张不明显或轻度扩张	扩张明显并有截断现象
下腔静脉	无压迫征象	常受压变形

(2) *胆总管下段结石* 胆总管结石多嵌顿于壶腹部,表现为强回声光团,后方伴有声影,但由于胆总管下段超声显示率低,胆总管内结石常显示不清,与壶腹部肿瘤鉴别困难,通常需要结合 EUB 或 ERCP 检查明确诊断。

参考文献

[1] 柏树令,应大君. 系统解剖学. 8 版. 人民卫生出版社,2013.

[2] 李玉林. 病理学. 7 版. 人民卫生出版社,2008.

[3] 中国医师协会超声医师分会. 腹部超声检查指南. 人民军医出版社,2014.

[4] 任卫东,常才. 超声诊断学. 3 版. 人民卫生出版社,2013.

[5] 周永昌,郭万学. 超声医学. 6 版. 人民军医出版社,2011.

[6] 刘明瑜,周永昌,等. 腹部超声:超声医师培训丛书. 人民军医出版社,2010.

[7] 中国医师协会超声医师分会. 中国超声造影临床应用指南. 人民卫生出版社,2017.

[8] 中华医学会外科学分会胰腺外科学组. 急性胰腺炎诊治指南(2014). 中国实用外科杂志,2015,35(1):4－7.

[9] 中华医学会外科学分会胰腺外科学组. 慢性胰腺炎诊治指南(2014). 中国实用外科杂志,2015,35(3):277－282.

[10] 中华医学会外科学分会胰腺外科学组. 胰腺囊性疾病诊治指南(2015). 中国实用外科杂志,2015,35(9):955－959.

[11] 中华医学会外科学分会胰腺外科学组. 胰腺神经内分泌肿瘤治疗指南(2014). 中国实用外科杂志,2014,34(12):1117－1119.

[12] 中华医学会外科学分会胰腺外科学组. 胰腺癌诊治指南(2014). 中国实用外科杂志,2014,34(11):1011－1017.

[13] 杜连芳. 超声造影新技术的临床实践. 上海科技教育出版社,2008.

[14] 郑荣琴,吕明德. 超声造影新技术临床应用. 广东科技出版社,2007.

[15] 贾译清. 临床超声鉴别诊断学. 2 版. 江苏科学技术出版社,2007.

[16] 曹海根,王金锐. 实用腹部超声诊断学. 2 版. 人民卫生出版社,2005.

[17] 祖茂衡. 布-加综合征的影像诊断与介入治疗. 科学出版社,2004.

[18] 权启镇,孙自勤,王要军. 新肝脏病学. 山东科学技术出版社,2002.

[19] 吕明德,董宝玮. 临床腹部超声诊断与介入超声学. 广东科技出版社,2001.

[20] 徐智章. 现代腹部超声诊断学. 科学出版社,2000.

[21] 中国医师协会腔内血管学专业委员会腔静脉阻塞专家委员会. 布-加综合征亚型分型的专家共识. 介入放射学杂志,2017,3:195-201.

[22] 董辉,丛文铭. 提高肝癌规范化病理诊断水平,为临床精细化治疗保障护航——《原发性肝癌规范化病理诊断指南(2015 版)》解读. 中国普通外科杂志,2016,25(7):939-943.

[23] 刘树伟,李瑞锡. 局部解剖学. 8 版. 人民卫生出版社,2013.

[24] Rumack C M, Wilson S R, Charboneau J W, et al. Diagnostic Ultrasound. 4th ed. Mosby, Inc,2011.

[25] 郭万学. 超声医学. 6 版. 人民军医出版社,2011.

[26] 王纯正. 超声诊断学. 3 版. 人民卫生出版社,2013.

[27] 陈孝平,汪建平. 外科学. 8 版. 人民卫生出版社,2013.

[28] 中华医学会外科学分会胆道外科学组. 急性胆道系统感染的诊断和治疗指南. 中华消化外科杂志,2011,10(1):9-13.

[29] American College of Gastroenterology. ACG Clinical Guideline : Primary Sclerosing Cholangitis. Am J Gastroenterol,2015.

[30] 中华消化杂志编辑委员会. 中国慢性胆囊炎、胆囊结石内科诊疗共识意见. 中华消化杂志,2014,34(12):795-799.

[31] 中华医学会外科学分会胆道外科学组. 胆囊癌诊断和治疗指南. 中华消化外科杂志,2015,14(11):881-980.

[32] 中华医学会外科学分会胆道外科学组. 肝胆管结石病诊断治疗指南. 中华消化外科杂志,2007,6(2):156-161.

[33] 中华医学会外科学分会肝脏外科学组. 胆管癌诊断与治疗——外科专家共识. 中国实用外科杂志,2014,34 (1):1-5.

[34] 中华医学会外科学分会胆道外科学组. 胆管扩张症诊断与治疗指南. 中华消化外科杂志,2017,16(8):767-774.

[35] 中华医学会肝病学分会,中华医学会消化病学分会,中华医学会感染病学会分会. 原发性硬化性胆管炎诊断和治疗专家共识:2015. 临床肝胆病杂志,2016,32(1):23-31.

[36] 纪荣明,丁光辉. 腹部解剖学实用图谱. 人民卫生出版社,2010.

[37] 袁光华,张武,简文豪,等. 超声诊断基础与临床检查规范. 科学技术文献出版社,2005.

中英文对照

accessory spleen	副脾
acute cholecystitis	急性胆囊炎
acute pancreatitis	急性胰腺炎
adenoma of gallbladder	胆囊腺瘤
bile duct	胆管

biliary ascariasis	胆道蛔虫病
biliary dilatation	胆管扩张症
biliary tract	胆道
Budd-Chiari syndrome	Budd-Chiari 综合征
cholecystolithiasis	胆囊结石
cholelithiasis of bile duct	胆管结石
chronic cholecystitis	慢性胆囊炎
chronic pancreatitis	慢性胰腺炎
cirrhosis	肝硬化
common bile duct	胆总管
common hepatic duct	肝总管
congestive liver	淤血肝
contrast-enhanced ultrasound	超声造影
cystic duct	胆囊管
diffuse splenomegaly	弥漫性脾肿大
extrahepatic cholangiocarcinoma	肝外胆管癌
fatty liver	脂肪肝
focal nodular hyperplasia	肝局灶性结节性增生
gallbladder	胆囊
gallbladder adenomyomatosis	胆囊腺肌增生症
gallbladder carcinoma	胆囊癌
hepatic abscess	肝脓肿
hepatic cyst	肝囊肿
hepatic echinococcosis	肝包虫病
hepatic hemangioma	肝血管瘤
hepatic schistosomiasis	肝血吸虫病
hepatocellular carcinoma	肝细胞癌
insulinoma	胰岛素瘤
intrahepatic cholangiocarcinoma	肝内胆管癌
metastatic hepatic carcinoma	转移性肝癌
pancreas	胰腺
pancreatic tumor	胰腺肿瘤
pancreatic cystadenocarcinoma	胰腺囊腺癌
pancreatic cystadenoma	胰腺囊腺瘤
pancreatic neuroendocrine neoplasms	胰腺神经内分泌肿瘤
pancreatic tumor	胰腺肿瘤
polycystic liver	多囊肝
polypoid lesions of gallbladder	胆囊息肉样病变
portal hypertension	门静脉高压
primary liver cancer	原发性肝癌

primary pancreatic carcinoma	原发性胰腺癌
primary sclerosing cholangitis	原发性硬化性胆管炎
small hepatocellular carcinoma	小肝癌
SonoVue	声诺维
spleen	脾脏
splenic abscess	脾脓肿
splenic cyst	脾囊肿
splenic hemangioma	脾血管瘤
splenic hilum	脾门
splenic infarction	脾梗死
splenic lymphoma	脾淋巴瘤
splenic metastases	脾转移性肿瘤
splenic trauma	脾破裂
splenic tuberculosis	脾结核
splenic tumor	脾肿瘤

第三章　心脏的超声诊断

心脏超声检查又称为超声心动图(echocardiography),于20世纪50年代问世,后经过不断改进,从M型超声逐渐发展到二维和多普勒超声,在20世纪七八十年代逐步应用于临床,90年代后,由于其成像技术可对心血管解剖形态结构、运动功能及血流动力学等方面进行详尽精准的检测,使其成为心血管临床工作中不可或缺的诊断工具。特别是近年来,随着多普勒组织成像、心肌超声造影、血管内超声、心腔内超声、实时三维超声及速度向量成像等新技术的研发和应用,超声心动图诊断心血管疾病的有效性与准确性进一步提高,临床应用范围更加广阔,在心血管疾病的诊断和治疗中发挥着越来越重要的作用。

超声心动图是运用超声波的物理方法,显示心脏、大血管的断面形态、解剖结构、活动规律及心血管血流动力学情况,是一种生物物理性质的、动态的图像。

第一节　超声心动图基础知识

一、超声心动图检查适应证

① 观察心脏结构异常:包括结构缺损、增加、增厚、狭窄、增宽等。

② 观察心脏结构关系异常:包括静脉与心房、心房与心室、心室与大动脉相连接的部位异常及错位。

③ 心包膜及其周围异常。

④ 冠状血管异常。

⑤ 检查心肌功能及心脏泵功能。

⑥ 检查心脏血流动力学改变:包括流速、压力、流量、有无异常分流等。

⑦ 解释和鉴别异常心音。

二、心脏解剖概要

心脏(cardiac)位于中纵隔(图3-1-1),约2/3位于正中线左侧,1/3位于正中线右侧。

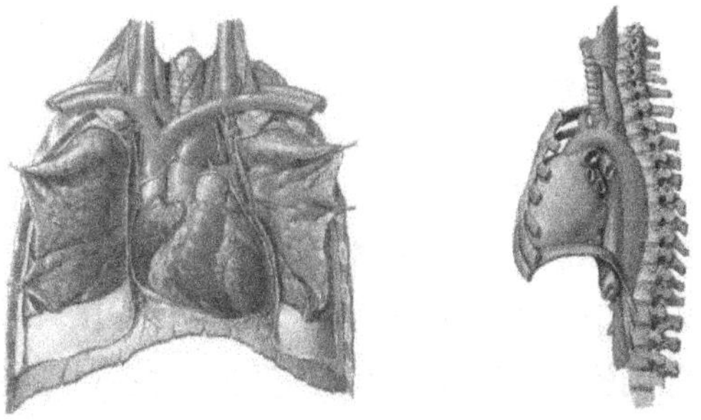

(a) 正面观　　(b) 侧面观

图3-1-1　心脏的体表投影

心脏前方为胸骨体和第 3 ~6 肋软骨,后方平对第 5 ~8 胸椎,与食管、迷走神经和胸主动脉为邻,两侧邻接胸膜腔和肺,上方连接出入心的大血管干,下方为膈肌。心脏的两侧与前方大部分被肺和纵隔胸膜覆盖,只有靠近胸骨和第 3 ~6 肋软骨的部分通常没有被肺所覆盖,称为心脏裸区,是超声检查与临床心包腔穿刺最常用的部位。心脏的大小与本人的拳头大小相当,似倒置的圆锥体。心脏重 260 g 左右,长径 12 ~14 cm,横径 9 ~11 cm,前后径 6 ~7 cm。

心脏可分为一底、一尖、二面、三缘与四条沟。心底(图 3-1-2b)在右后上方,大部分由左心房小部和右心房组成。心尖(图 3-1-2a)朝向左前下方,由左心室构成;心底与心尖部连线形成心脏的长轴,与人体正中线之间构成 45°左右的夹角,夹角的大小随体形、呼吸、心脏运动等改变。心脏胸肋面朝向前方,约 3/4 由右心室和右心房、1/4 由左心室构成;膈面朝向下方并略斜向后,隔心包与膈肌毗邻,该面约 2/3 由左心室、1/3 由右心室构成。心脏的下缘锐利,由右心室和心尖构成;右缘由右心房构成;左缘绝大部分由左心室构成。心脏表面有 4 条沟,可作为 4 个腔室的分界:冠状沟将右上方的心房与左下方的心室分开;在心室的胸肋面和膈面分别有前室间沟和后室间沟,它们将左、右心室分开;在心底,右上、下肺静脉与右心房交界处的浅沟称为房间沟,与房间隔的后缘一致,是左、右心房在心表面的分界。

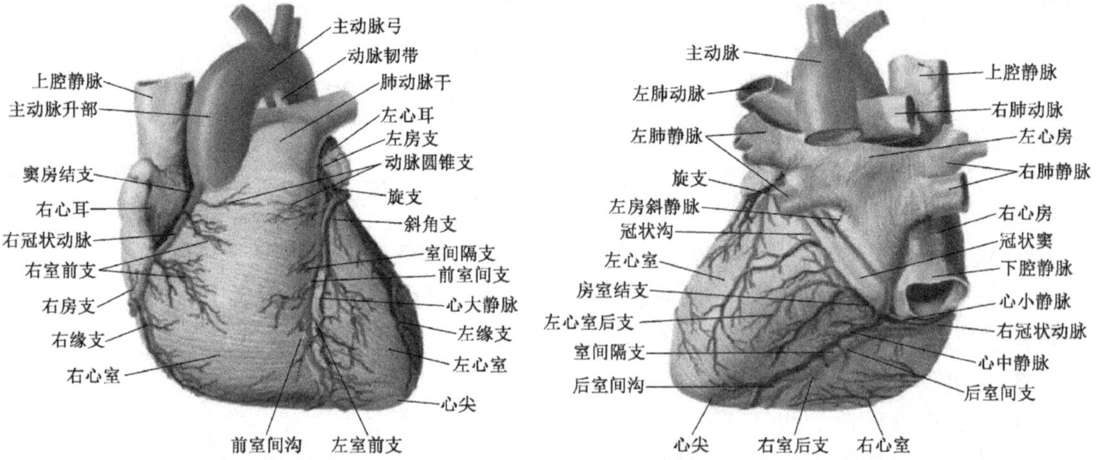

(a) 前面外观　　(b) 背面外观

图 3-1-2　心脏

右心房(right atrium,RA)位于心脏的右上部(图 3-1-3),为心脏最靠右的部分。房壁薄而内腔大,右心房内以界沟或界嵴(crista terminalis)为界,分为前部的固有心房(atrium proper)和后部的腔静脉窦(sinus venarum)两部分。固有心房为心房界嵴以前的部分,由原始心房发育而来,特征是壁上有自界嵴向前平行发出的大量梳状肌。固有心房向前突出的部分即为右心耳(right auricle)。后部腔静脉窦内壁光滑,上、下方分别有上、下腔静脉口。右心房前下方有右心房室口通右心室。右心室(right ventricular,RV)位于心脏的右前下方和中部,腔室整体呈三角锥形,底为右心房室口,尖朝左前下方。右心室以室上嵴(supraventricular crest)为界,分为流入道、流出道与体部。流入道也称右心室窦部,为室上嵴下方、三尖瓣膜覆盖区域部位的室腔。右心室窦部室壁上有许多肌性隆起,称为肉柱,肉柱在近心尖处交织成网,突入右心室腔。流出道亦称动脉圆锥或漏斗部,内壁光滑无肉柱,位于室上嵴上方,向左上经肺动脉口向上延续为肺动脉。体部为右心室流入道和流出道之间的右心室部分,其内肌小梁非常丰富且粗细不等、纵横交错、排列不齐,故也称为小梁部。

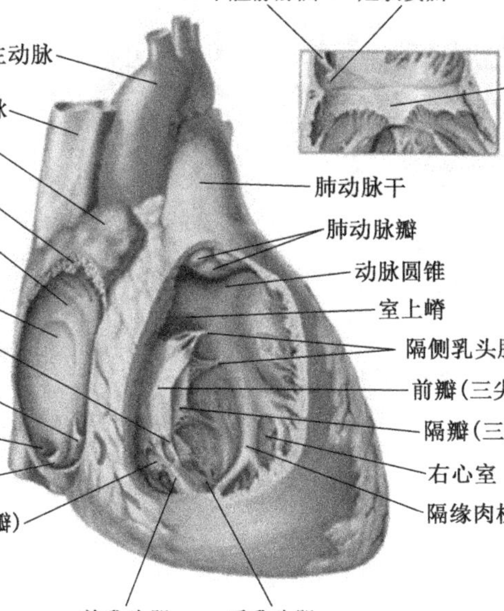

图 3-1-3　右心房、心室内腔

左心房(left atrium,LA)较右心房略小,壁稍厚(图 3-1-4),位置较高,在 4 个心腔中最靠后,后邻食管和胸主动脉,扩大时可向后压迫食管。左心房与食道毗邻,为经食道超声心动图与心脏电生理检查提供了重要的帮助。向前突出的部位为左心耳(left auricle),左心房壁光滑,仅在左心耳内有梳状肌,左心房后壁上有 4 个肺静脉入口,左心房前下部有左心房室口与左心室相通。左心室(left ventricular,LV)位于左心房的左前下方。室壁在心腔中最厚,是右心室壁的 3 倍。室腔呈圆锥形,横切面为圆形,圆锥尖即为心尖,室壁较薄,圆锥底为冠状沟所在平面。左心室以二尖瓣前叶为界,左心室腔分为流入道和流出道。流入道又称左心室窦部,位于二尖瓣前叶的左后方。在流出道下部即二尖瓣游离缘以下,以及室间隔下 2/3 上都有肉柱。与右心室肉柱相比,左心室肉柱相对细小。左心室流出道又称主动脉前庭或主动脉圆锥(aortic conus),位于室间隔上部和二尖瓣前叶之间,室间隔上部构成流出道前内侧壁,二尖瓣前叶构成后外侧壁。左心室流出道的前壁光滑无肉柱,有时也可出现附加索带或肌性条索,前者称左心室假腱索(left ventricular false tendons,LVFT),后者称异位肌束,往往从室间隔内膜面发出连于乳头肌或左心室游离壁的内膜面。

房间隔(interatrial septum)较薄,其平面与人体正中矢状切面之间形成约 45°的夹角。房间隔由两层心内膜和结缔组织构成,中间夹以心房肌纤维。房间隔前邻主动脉起始部的后面、下缘前端,在房室交点处,前、后缘分别附着于心表面的前、后房间沟处。从右心房面观察,房间隔中后部的卵圆形浅窝即为卵圆窝(fossa ovalis),为房间隔的最薄处,亦为房间隔缺损的好发部位。室间隔(interventricular septum)大部分由心肌构成,分为膜部和肌部两部分。膜部是位于室间隔上部二尖瓣与三尖瓣附着处附近的一小卵圆形区域,非常薄,缺乏肌质,面积相当于成人的一个指甲的大小。三尖瓣隔叶附着线在其右侧面横过膜部,将其分为后上、前下两部。后上部分隔右心房与左心室,称房室间隔膜部;前下部分隔左心室与右心室,称室间隔膜部,是室间隔缺损的好发部位。室间隔肌部由部分心肌构成,较厚。

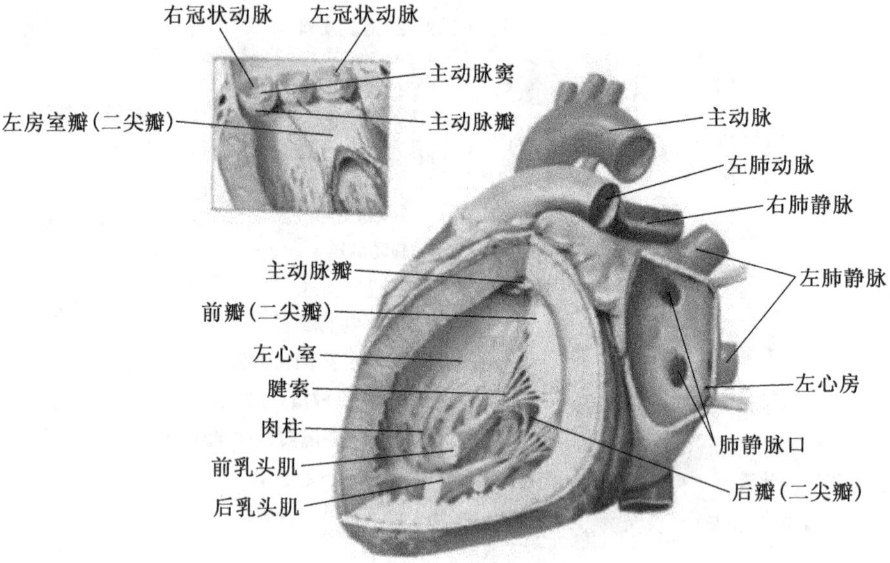

图 3-1-4　左心房、心室内腔

三尖瓣(tricuspid valve)附着于右心房室口的三尖瓣环,并借腱索连于右心室壁上的乳头肌。三尖瓣分为前瓣、后瓣和隔瓣。前瓣最大,与肺动脉漏斗部相连;后瓣可被一些切迹分为数个副瓣,隔瓣较短小,附于房室孔平面下方,临近房间隔膜部。隔瓣叶位于三尖瓣环内侧,部分基底部附着于右心室后壁,大部分通过腱索附着于室间隔的右心室面。二尖瓣(mitral valve)附着于左心房室口的二尖瓣环上,分为前瓣和后瓣,是一对呈帆状的瓣膜,共同形成一朝向左前下方的扁漏斗形开口。二尖瓣前瓣较大,位于前内侧,附着于二尖瓣环周围的前 1/3;后瓣较小,位于后外侧,附着于二尖瓣环周围的后 2/3。肺动脉瓣(pulmonary valve)由 3 个半月形的瓣组成,分别为左半月瓣、右半月瓣和前半月瓣,各个瓣膜均呈口袋状,袋口向上,每一个瓣膜游离缘的中央部均有一个增厚的小结。肺动脉瓣闭合时可以封闭肺动脉瓣口,阻止血液逆流至右心室。主动脉瓣(aortic valve)也是 3 个半月形瓣,分别为左冠瓣、右冠瓣与无冠瓣。主动脉瓣形态结构与肺动脉瓣相似,但瓣膜更厚,强度更大。3 个半月瓣与主动脉壁之间形成 3 个主动脉窦,在左、右主动脉窦上分别有左、右冠状动脉的开口。(图 3-1-5)

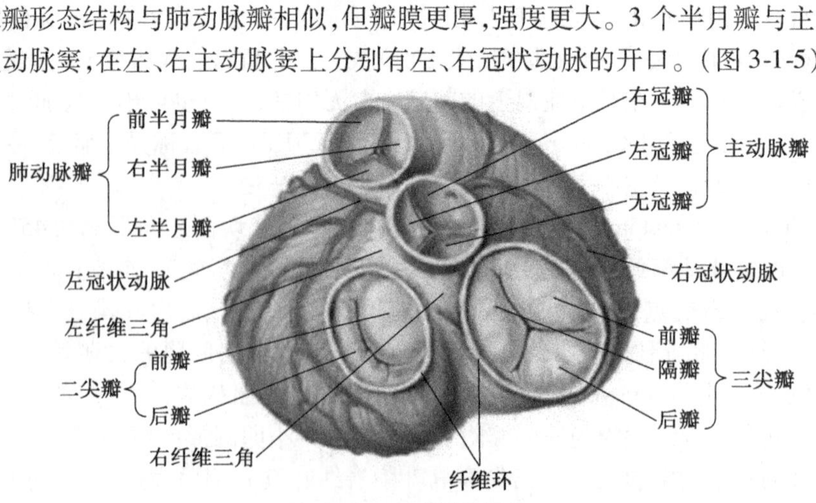

图 3-1-5　心脏瓣膜解剖

主动脉(aorta)分为升主动脉、主动脉弓和降主动脉三段,升主动脉起于左心室,两者之间有主动脉瓣组织使血液只能单向流动。升主动脉于右侧第 2 胸肋关节高度移行为主动脉弓,弓部向左后移行至第 4 椎体下缘处称为胸主动脉；后者在第 12 胸椎体高度穿过的主动脉裂孔移行为腹主动脉。肺动脉（pulmonary artery）为肺循环的动脉主干，起于右心室，两者之间有肺动脉瓣组织确保血液的正常单向流动。肺动脉主干较短，在主动脉弓之前向左上后方斜行，在主动脉弓下方约第 5 胸椎水平分为左、右肺动脉。左肺动脉较短，在左主支气管前方横行到达左肺门，其后分两支进入左肺上、下叶。右肺动脉则较长，经升主动脉和上腔静脉后方向右横行至右肺门处，后分为三支进入右肺上、中、下叶。正常成人在肺动脉干分叉处稍左侧有一短的条索样纤维结缔组织，连于主动脉弓的下缘，称动脉韧带，是胚胎时期动脉导管关闭后的残留组织，少数人出生后动脉导管未能自行闭合，呈持续开放状态，为动脉导管未闭，是常见的先天性心脏病之一。上腔静脉（superior vena cava）位于上纵隔右前部，由左、右头臂静脉在右侧第 1 胸肋结合处后方合成，下行心包于第 3 胸肋关节高度注入右心房，主要收集头颈部、上肢、胸壁及部分胸腔脏器回流的静脉血。下腔静脉（inferior vena cava）是人体最粗大的静脉，在第 5 腰椎水平（少数平第 4 腰椎）由左、右髂总静脉汇合而成，收集下肢、盆腔和腹部的静脉血。下腔静脉走行于脊柱的右前方，沿腹主动脉的右侧上行，最后汇入右心房。肺静脉（pulmonary vein）是回流入左心房的血管，一般情况下有 4 支，左、右各两支分别直接从左心房左、右后部汇入。

冠状动脉（coronary artery）是心脏的营养血管，分左、右两大支。右冠状动脉（图 3-1-6a）起自右冠窦，在肺动脉主干与右心耳之间沿冠状沟向右下走行，在心脏右侧缘转向心脏膈面，随后沿后室间沟下行，称为后降支，通常止于后室间沟的下 2/3 处附近，沿途发出分布到右心室的右心室前支、锐缘支和右心室后支，以及分布到右心房的右心房支、左心房后部的左心房后支、左心室后部的左心室后支等。左冠状动脉（图 3-1-6b）起自左窦部，主干较短，一般长 5～20 mm，在肺动脉主干与左心耳之间沿冠状沟向左前走行，主干分为左前降支与回旋支。左前降支在前室间沟内下行，常跨过心脏下缘在后室间沟内继续移行 1～3 cm，其分支有左心室前支、右心室前支与前室间隔支等，主要供应左、右心室前壁及室间隔前上部、心尖部的血流。回旋支从左冠状动脉主干发出后，在冠状沟内向左走行，跨过心左缘至左心室膈面，主要分支有左心室前支、钝缘支及左心房支等，主要供应左心房、左心室侧壁的血流。心脏绝大部分静脉血回流到冠状窦（coronary sinus）。心大静脉是主要的冠状静脉，起于心尖部，沿前室间沟上行，随后沿左冠状沟到心脏膈面，汇集来自左心室、右心室前壁等部位的静脉血，回流入冠状窦。心中静脉与冠状动脉后降支并行，沿后室间沟上行汇入冠状窦，收纳左、右心室壁的静脉血。心小静脉在右心房室沟内与右冠状动脉伴行，然后向左注入冠状窦，收纳右心房和右心室壁的静脉血。

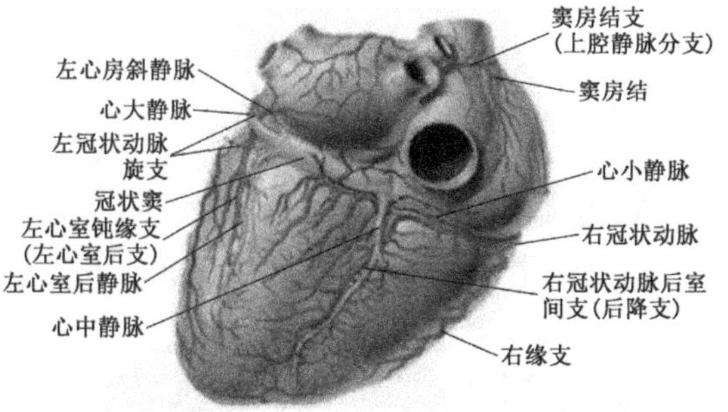

(a) 膈面

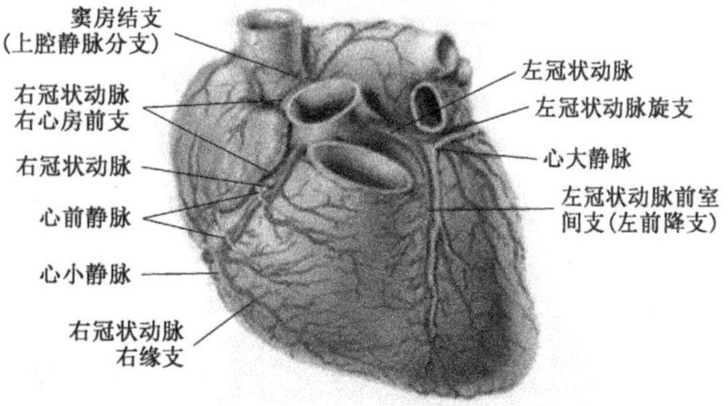

(b) 胸骨面

图 3-1-6　冠状动脉

心包(pericardium)为椎体形纤维浆膜囊,包裹心脏和出入心脏的大血管根部,分为内、外两层(图 3-1-7)。外层为纤维心包,厚而坚韧,包绕心脏和大血管根部;内层为浆膜心包,分为壁层和脏层,壁层与纤维层紧贴,脏层即心外膜,贴在心肌层外面。脏、壁两层在出入心的大血管根部相移行,围成的腔隙称为心包腔,内含少量(约 20 mL)起润滑作用的浆液,以减少心脏搏动时的摩擦。

心包窦是心包腔内脏、壁两层返折处的间隙,主要包括心包横窦、心包斜窦和心包前下窦。心包横窦为心包腔在主动脉、肺动脉后方与上腔静脉、左心房前壁之间的间隙。窦的前壁为主动脉、肺动脉,窦的后壁为上腔静脉及左心房,窦的上壁为右肺动脉,窦的下壁为房室间隔的凹槽。心包斜窦位于左心房后壁,左、右肺静脉,下腔静脉与心包后壁之间的心包腔。心包前下窦位于心包腔的前下部、心包前壁与膈之间的交角处,由心包前壁移行至下壁所形成。

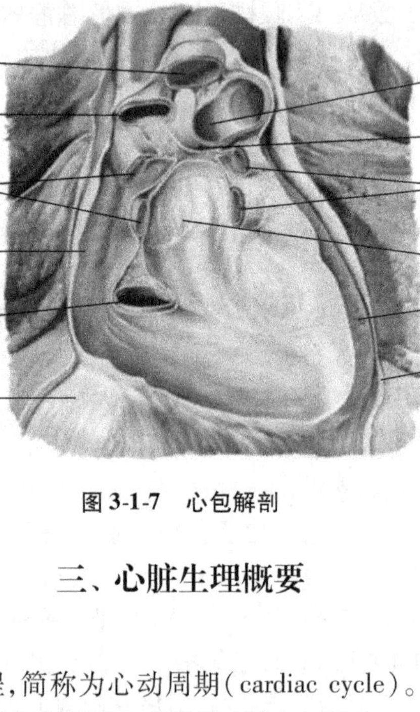

图 3-1-7　心包解剖

三、心脏生理概要

(一) 心动周期

心脏的收缩、舒张活动过程,简称为心动周期(cardiac cycle)。在心动周期中,血流动力学发生周期性变化,这些变化可分为以下 8 个阶段(图 3-1-8):

(1) 等容收缩期(ICT)　心房舒张后不久心室开始等长收缩,房室瓣已关闭,半月瓣尚未开放,这段时间为等容收缩期。时长 60 ~ 70 ms。

(2) 快速射血期(RET)　等容收缩期间,心室内压上升超过主、肺动脉舒张压,引起半月瓣开放,心室大量血液流至主、肺动脉,此时心室容积明显减小,压力上升至最高。时长约 120 ms。

(3) 慢速射血期(SET)　此期由心室内压力升高至顶点到半月瓣关闭为止。心肌收缩力逐渐减弱,射血速度减慢,心室、动脉压逐渐下降,心室容积减至最小,心房压逐渐回升。时长约 130 ms。

(4) 舒张前期(PDT)　当心室肌仍在收缩,心室压下降到比动脉压更低时,心室血由于惯性作用仍流入动脉,此为舒张前期。时长约 40 ms。

(5) 等容舒张期(IRT)　指心室肌开始等长舒张,半月瓣关闭,房室瓣尚未开放的时期。

此期心室内压力急剧下降，而容积不变。时长 80 ~ 90 ms。

（6）快速充盈期（RFT） 心室内压力下降到低于心房压，半月瓣关闭，房室瓣开放，心房内血液快速进入心室，心室充盈量达 60% ~ 80%，为快速充盈期。时长 80 ~ 100 ms。

（7）缓慢充盈期（SFT） 快速充盈期过后，因房室压差的反作用及左心室血旋流作用，使房室瓣呈半关闭状态，血液以较慢速度继续流入心室，心室容积进一步增大，压力缓慢上升，称缓慢充盈期。时长约 160 ms。

（8）心房收缩期（AST） 心房收缩时，心室仍处于舒张状态，心房压力增高至顶峰，心房内血液被挤入左心室，有 15% ~ 20% 的左心室充盈在此期完成。时长约 100 ms。

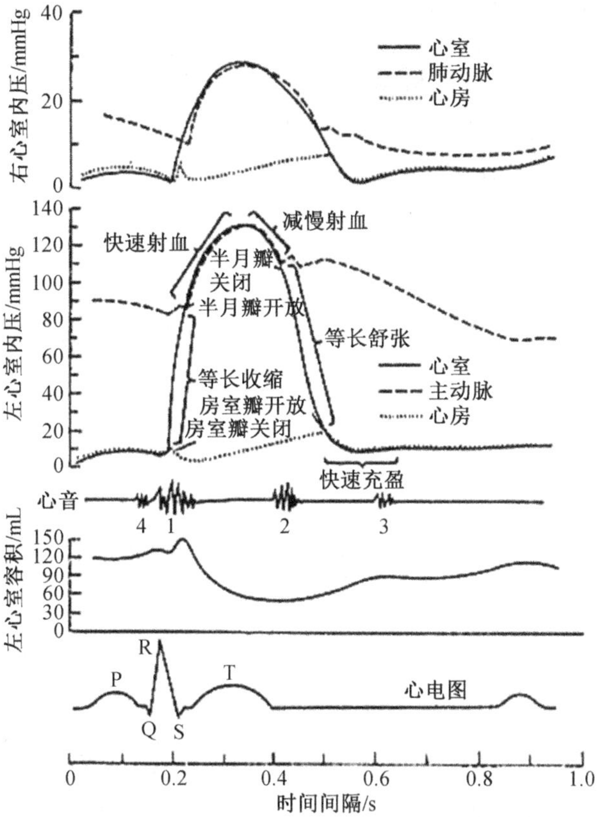

图 3-1-8 心动周期中各部压力变化

（二）正常心脏血流动力学变化

心脏和血管组成人体的循环系统，心脏如一血泵，有节律地、协调地、周而复始地收缩和舒张交替活动，维持着体循环和肺循环的血液供应。

体循环过程：左心房（动脉血）—左心室—主动脉—全身各器官内毛细血管网（参与物质代谢交换）—毛细静脉（静脉血）—静脉回流入下腔静脉—右心房—右心室。

肺循环过程：从体循环返回心脏的静脉血—右心房—右心室—肺动脉—肺毛细血管—肺组织血氧气体交换—肺毛细静脉（动脉血）—肺静脉—左心房。

就功能而言，左心与右心输出量基本相等，但正常体循环血管阻力约为肺血管阻力的 6 倍，主动脉平均压约为肺动脉平均压的 6 倍。左心室收缩压与后负荷高于右心室，故左心室心肌较右心室厚，左心室的压力变化幅度大于右心室。

第二节 正常超声心动图

一、M 型超声心动图

M 型超声心动图(M-mode echocardiography)是 B 型超声波的一种特殊形式,是将代表心脏各界面回声的前后跳动的光点,通过慢扫描系统将其活动轨迹按时间展开的一组曲线图。该曲线图能显示心脏各界面活动规律、距离、活动方向与速度及与心动周期的关系。曲线的垂直方向代表距离,水平方向代表时间。

受检者一般取平卧位或左侧卧位,探头位于胸骨左缘第 2 ~4 肋间。尽可能使超声束与所探测的组织面相互垂直。通常先采用二维超声心动图扫查,以了解心脏和大血管的空间位置关系及其形态、结构,再根据需要选择感兴趣的区域进行 M 型取样,观察、记录和分析 M 型曲线,从而获取该部位更加详细、精确的信息。(图 3-2-1)

探测区域划分如下:

① 心前探测区:为常规探测区,包括心底波群、二尖瓣波群、心室波群(二尖瓣水平、腱索水平、乳头肌水平)、三尖瓣波群和肺动脉瓣波群。

② 其他探测区:除上述探测区外,尚可从心尖部、胸骨上窝、胸骨右缘和剑突下区进行探测,但在临床上应用较少。

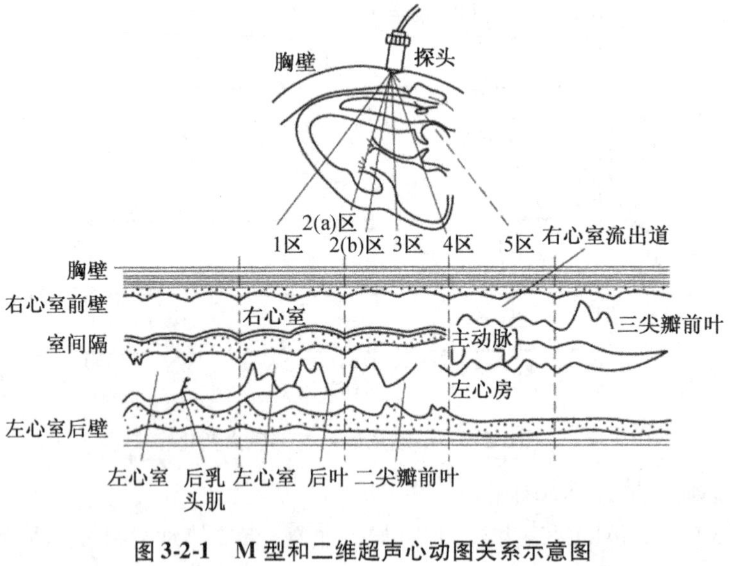

图 3-2-1 M 型和二维超声心动图关系示意图

(一) 心底波群(4 区)

检查部位为胸骨左缘第 2 或第 3 肋间。探查时可见其解剖结构由前向后依次为胸壁、右心室流出道、主动脉根部和左心房。由于这些结构均在心底部,故称为心底波群。(图 3-2-2)

解剖结构:由前向后依次为右心室流出道前壁、右心室流出道、主动脉根部、左心房。

主要观察内容:

① 主动脉根部曲线是指心底波群中两条明亮、呈前后同步活动的曲线。一般正常情况下,舒张中晚期主动脉壁又有一次低幅度的向前运动,称为重搏波。主动脉硬化时重搏波往往消失。

② 主动脉瓣曲线位于主动脉根部前后壁的运动曲线之间，有时可见六边形盒状结构的主动脉瓣活动曲线，收缩期两线分离，分别靠近主动脉前、后壁，舒张期则迅速变成一条直线，与主动脉壁同步运动（图 3-2-3）。前方曲线来自右冠瓣，后方曲线来自无冠瓣。曲线分开处称 K 点，位于心电图 R 波及第一心音之后，相当于等容收缩期末，主动脉瓣开放；曲线闭合称 G 点，在 T 波之后，恰为第二心音处，相当于主动脉瓣关闭。

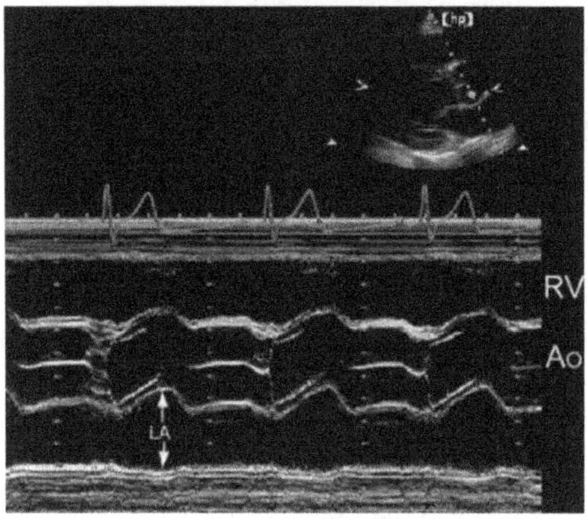

RV—右心室；AO—主动脉；LA—左心房

图 3-2-2　心底波群

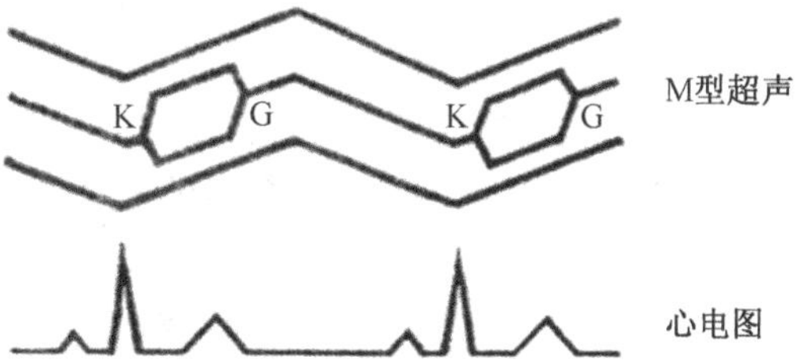

图 3-2-3　主动脉瓣曲线

（二）二尖瓣前叶波群（3 区）

探查部位在胸骨左缘第 3～4 肋间，所见解剖结构由前向后分别为胸壁、右心室、室间隔、左心室流出道、二尖瓣前叶及左心房后壁（图 3-2-4）。

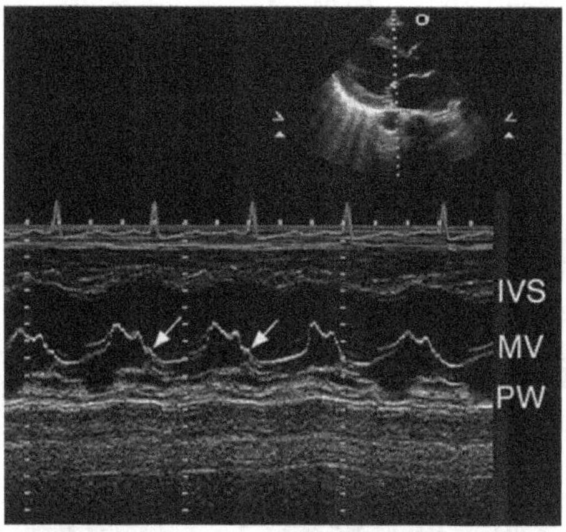

IVS—室间隔；MV—二尖瓣；PW—左心室后壁；箭头—二尖瓣前叶曲线

图 3-2-4　二尖瓣前叶曲线

主要观察内容：

二尖瓣波群：二尖瓣波群往往作为 M 型检查最重要的基本波群，是探查其他部位波群的标志之一。显示的图像一般比较特殊，二尖瓣前叶舒张期活动形成双峰型，形似字母“M”，后叶舒张期形似“W”，两者互成镜像，正常二尖瓣组织菲薄，故曲线纤细。其形态变化与二尖瓣结构、左侧心腔内血流动力学等密切相关。

曲线各部分分别称为 A，B，C，D，E，F 等点或峰。其中 E 峰和 A 峰为二尖瓣舒张期运动形成的峰，C 点和 D 点之间称 CD 段，为二尖瓣关闭所致。（图 3-2-5）

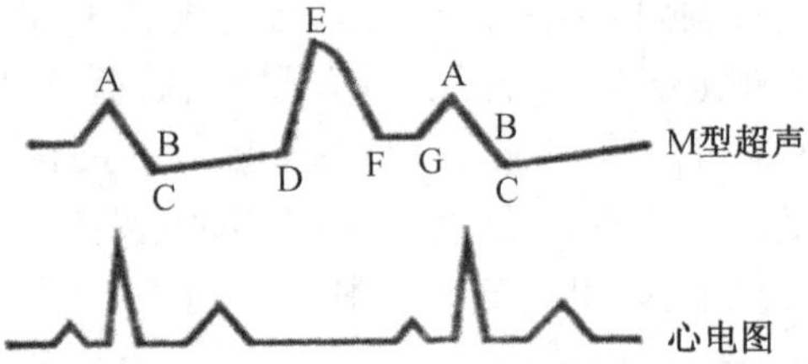

图 3-2-5　二尖瓣曲线

E 峰：是二尖瓣前叶曲线的最高点，为舒张早期心室快速充盈，二尖瓣前叶开放达最大限度所形成。一般尖锐，它与室间隔左心室面有一段距离（E point separation，EPSS），正常为 5 ~ 10 mm。

EF 段：快速充盈期瓣口开放之后，左心房血液迅速排空，压力下降，心室快速充盈，压力上升；房室间压差迅速减小，加之血液流入左心室后有反冲作用，使二尖瓣前叶处于半关闭状态。

EF 斜率：代表二尖瓣舒张期后移速度，反映左心室快速充盈期间经过二尖瓣口的血液速度和血流量，间接反映瓣口的大小与瓣膜的柔韧度等指标，此外还受左心室顺应性、心排血量的影响，正常值为 70 ~ 160 mm/s。

A 峰：左心室舒张末期左心房收缩，左心房压 > 左心室压，血液流入左心室使半关闭状态的瓣膜重新开放而形成。心房颤动时，A 峰消失。

C 点：是二尖瓣前叶曲线的最低点，在心电图 R 波后与第一心音同时出现，为左心室收缩，左心室压力迅速超过左心房，而使二尖瓣完全关闭时的前后叶合拢点。

CD 段：收缩期平直、徐缓向前的一条回波线，是左心室射血、短轴缩小、二尖瓣关闭随瓣环缓慢前移所致。当心功能差、CD 平直、二尖瓣关闭不全时，CD 段呈双条回声。CD 段反映二尖瓣前后叶处于关闭时的状态。

DE 段：为一快速上升支，最高点为 E 峰。为心室快速充盈早期，此时左心室压低于左心房压，左心房内血液冲开二尖瓣向左心室灌注，使二尖瓣前叶迅速前移所致。

DE + E + EF 为左心室快速充盈期，FG 为缓慢充盈期。

（三）二尖瓣前后叶波群（2b 区）

探查部位在胸骨左缘第 3 ~ 4 肋间。取样线经过二尖瓣前后叶的瓣尖水平，所见解剖结构由前向后分别为右心室前壁、右心室、室间隔、左心室腔、二尖瓣前后叶、左心室后壁。（图 3-2-6）

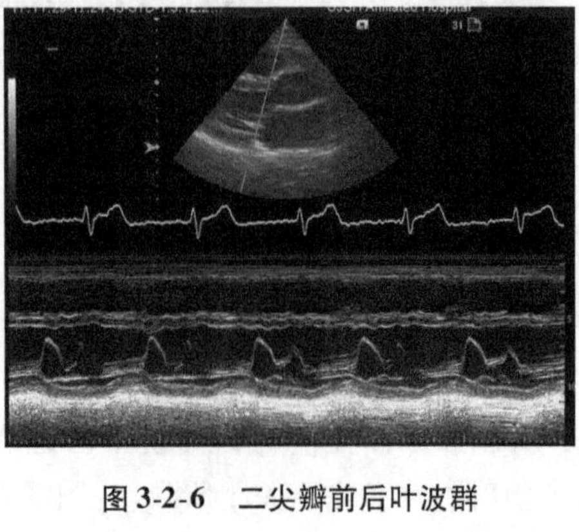

图 3-2-6　二尖瓣前后叶波群

主要观察内容：

二尖瓣前后叶波群：收缩期二尖瓣后叶与前叶合拢，在曲线上形成共同的CD段；舒张期瓣口开放，后叶与前叶分离，形成单独活动的二尖瓣后叶曲线。正常人舒张期二尖瓣后叶与前叶的活动方向相反，形成倒影样曲线，舒张期形成向下的两峰，分别为E′峰、A′峰。由于二尖瓣后叶较短，运动幅度较前叶为低。

（四）心室波群（2a区到1区）

一般在胸骨左缘第3,4肋间探及。所代表的结构由前向后依次为胸壁、右心室前壁、右心室腔、室间隔、左心室（及其内的腱索）和左心室后壁。由于心室腔的大小、心室壁的厚度均在此测量，故命名为心室波群。（图3-2-7）

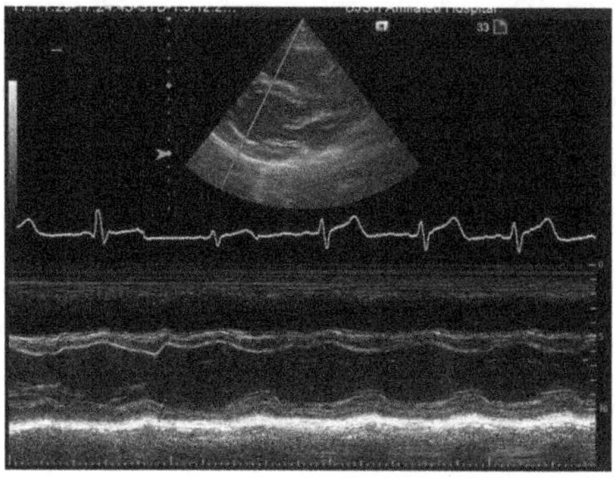

图3-2-7　心室波群

主要观察内容：

① 室间隔曲线：正常情况下，室间隔于收缩期向后运动、舒张期向前运动，即室间隔与左心室后壁呈逆向运动。左心室容量负荷增加时，室间隔于收缩期向前运动、舒张期向后运动，即室间隔与左心室后壁呈同向运动。

② 正常左心室后壁于收缩期向前运动，其幅度大于室间隔的运动幅度。

（五）三尖瓣波群

在胸骨左缘第3,4肋间探查时，将探头内斜，可见一条活动幅度较大的双峰曲线，距体表较近，为三尖瓣前叶的反射。一般在探查正常人时难以获得连续完整的曲线，而在探查右心室扩大、有顺时针向转位的患者时易于观察。

三尖瓣前叶的曲线的形态及产生机制与二尖瓣相似，故曲线上各点也以相同的方式命名。

（六）肺动脉瓣波群

肺动脉瓣波群可于胸骨左缘第2,3肋间探及。一般只能显示肺动脉瓣后叶的活动曲线。收缩期瓣叶开放，曲线向后；舒张期瓣叶关闭，曲线向前。（图3-2-8）

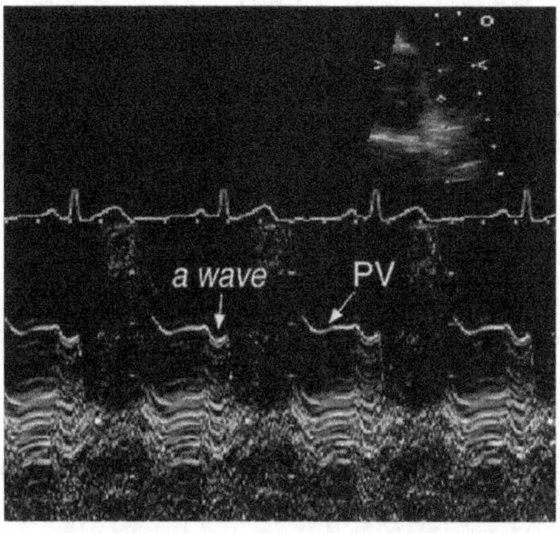

PV—肺动脉瓣；a wave—a凹

图3-2-8　肺动脉瓣波群

主要观察内容：

肺动脉瓣曲线：通常仅能探及后叶。

a 凹：右心房收缩后右心室舒张压稍高于肺动脉压，使瓣叶向后移动，形成 a 凹，或称 a 波，其深度取决于舒张末期肺动脉瓣上、下压差，正常值为 2 ~ 5 mm。（图 3-2-9）

当肺动脉高压时，a 波变平；肺动脉瓣狭窄时，a 波加深；房颤时，a 波消失。

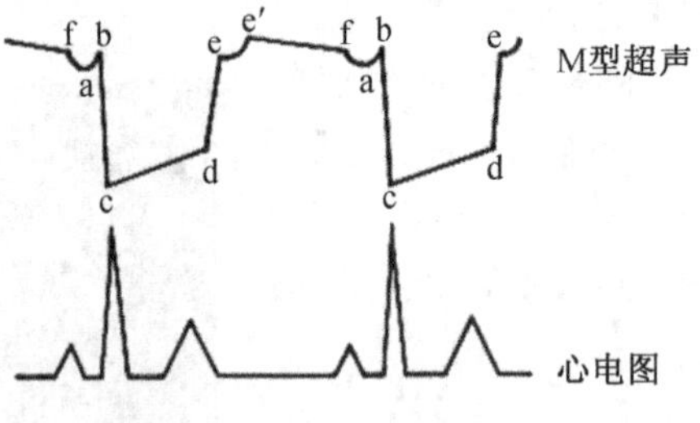

图 3-2-9　肺动脉瓣曲线

二、二维超声心动图

二维超声心动图（two-dimensional echocardiography）的原理是利用超声波从不同的角度进行“切割”，使声束穿过心脏不同的层次结构，从而实时、直观、动态地显示所扫描平面上的心脏和大血管切面的解剖轮廓、结构形态、空间方位、房室大小及各种解剖结构之间的连续关系，同时可显示其活动规律和功能形态。

二维超声心动图常用探查部位与切面如下：胸骨旁区域探头置于胸骨左缘第 3 ~ 5 肋间；心尖区域探头置于心尖冲动最强处；剑突下区域探头置于剑突下正中线；胸骨上窝区域探头置于胸骨上窝切迹处。

切面图用长轴切面、短轴切面与四腔心切面命名（图 3-2-10）。长轴切面指二维超声平面与心脏长轴平行；短轴切面指超声平面与心脏长轴垂直；四腔心切面指超声平面与心脏长轴和短轴基本上垂直的水平长轴切面，接近人体的冠状切面，超声图像的尖端为心尖，远侧为心底。

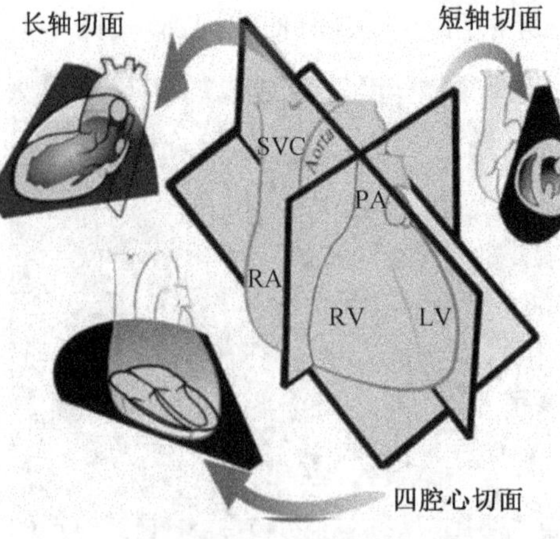

SVC—上腔静脉；PA—肺动脉；RA—右心房；RV—右心室；LV—左心室

图 3-2-10　心脏二维切面方位

（一）胸骨左缘左心室长轴切面

探头置于胸骨左缘第 3,4 肋间，探查平面大致平行于右胸骨关节与左乳头之连线，与左心室长轴平行。可显示右心室前壁、右心室腔、室间隔、左心室腔、主动脉根部及主动脉瓣、左心房、二尖瓣、左心室后壁、冠状静脉窦和心包膜等结构，是显示以上各解剖结构最常用、最重要的标准切面之一(图 3-2-11)。

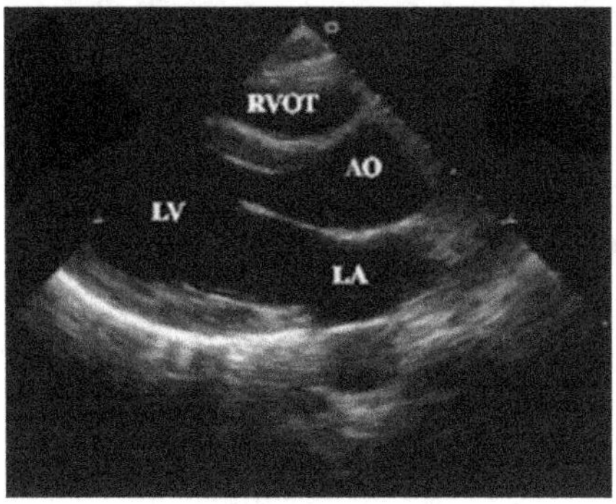

(a) 二维声像图

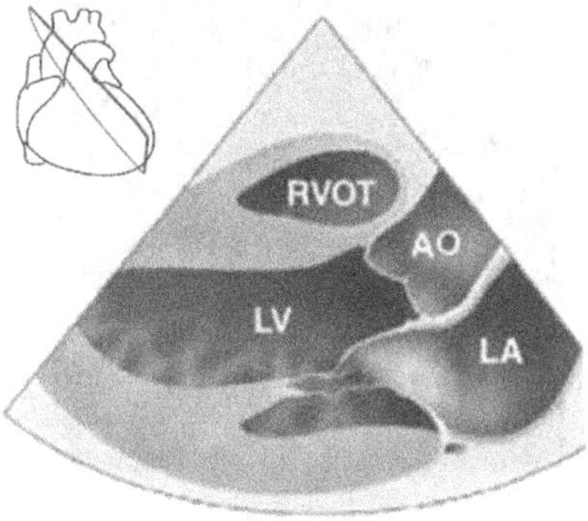

(b) 示意图

RVOT—右心室流出道；AO—主动脉；LV—左心室；LA—左心房

图 3-2-11　胸骨左缘左心室长轴切面

（二）胸骨左缘大动脉短轴切面

探头置于胸骨左缘第 2,3 肋间，通常在上述左心长轴切面的基础上顺时针旋转 90°，超声扫查平面穿过主动脉瓣，与左心长轴垂直。图像中央为主动脉根部的横切面。可显示右心室前壁、右心室流出道、主肺动脉、主动脉根部及主动脉瓣、左心房、房间隔、右心房、三尖瓣、左冠状动脉主干和心包膜等心血管结构(图 3-2-12)。本切面最适合于观察主动脉根部的位置、形态、前后径和腔内结构，以及主动脉瓣的数量、位置、结构、活动状况和瓣口大小等，是分析主动脉根部的最佳切面之一。

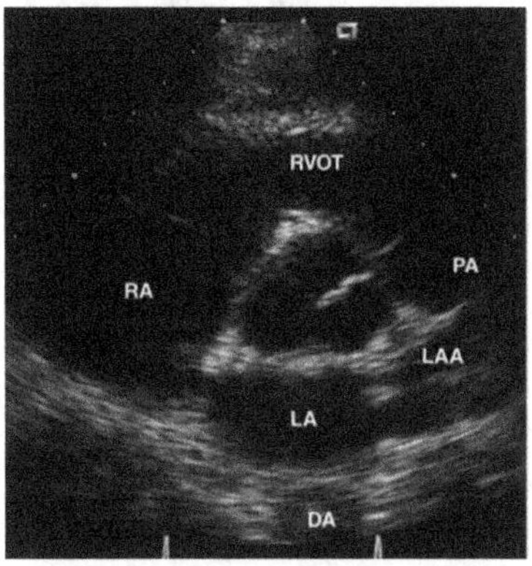

(a) 二维声像图

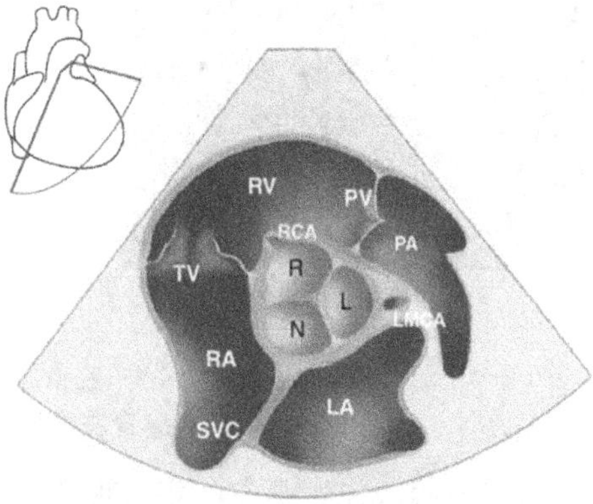

(b) 示意图

RVOT—右心室流出道；LA—左心房；LAA—左心耳；RA—右心房；PA—肺动脉；DA—降主动脉；R—右冠瓣；L—左冠瓣；N—无冠瓣

图 3-2-12　胸骨左缘大动脉短轴切面

（三）胸骨左缘二尖瓣水平左心室短轴切面

探头置于胸骨左缘第 3,4 肋间，探查方向与上述相似，在显示大动脉短轴切面后将超声探头向左下倾斜即可。超声扫查平面向心尖方向稍偏斜，横切二尖瓣口，主要显示左心室壁和室间隔构成的圆形声环，中央有随心动周期活动的鱼口状二尖瓣口。可显示右心室前壁、右心室腔、室间隔、左心室腔、二尖瓣、左心室前侧壁和后壁、心包膜等心血管结构。该切面是显示以上各解剖结构最常用的标准切面。（图 3-2-13）

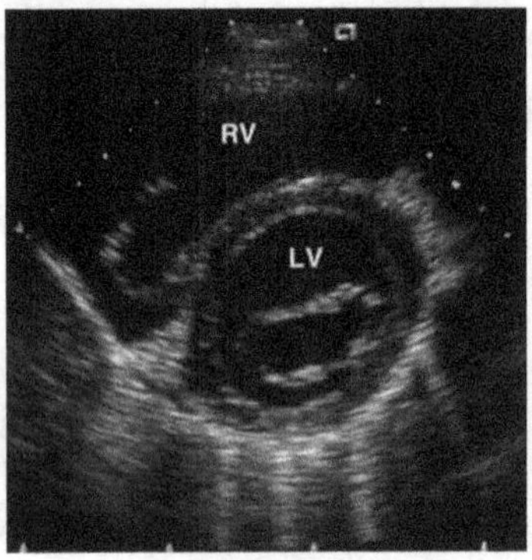

(a) 二维声像图

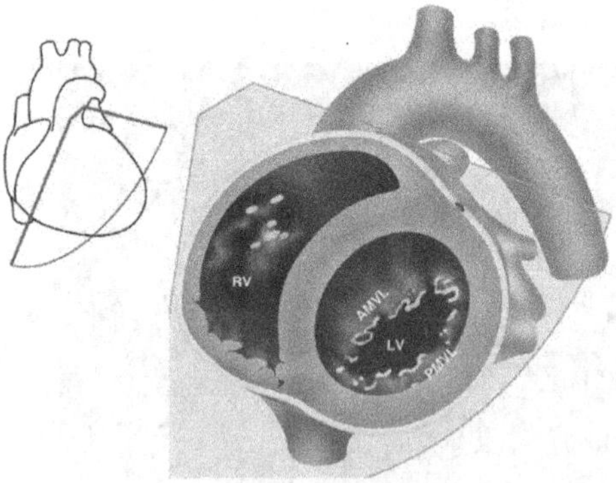

(b) 示意图

LV—左心室；RV—右心室；AMVL—二尖瓣前叶

图 3-2-13　胸骨左缘二尖瓣水平左心室短轴切面

（四）胸骨左缘乳头肌水平左心室短轴切面

探头置于胸骨左缘第 3，4 肋间，探查平面亦与上述切面相似，但探测平面更向心尖偏斜，达乳头肌水平，与左心室长轴垂直。可显示右心室前壁、右心室腔、室间隔、左心室腔、乳头肌、左心室前壁、侧壁和后壁及心包膜等心血管结构。（图 3-2-14）

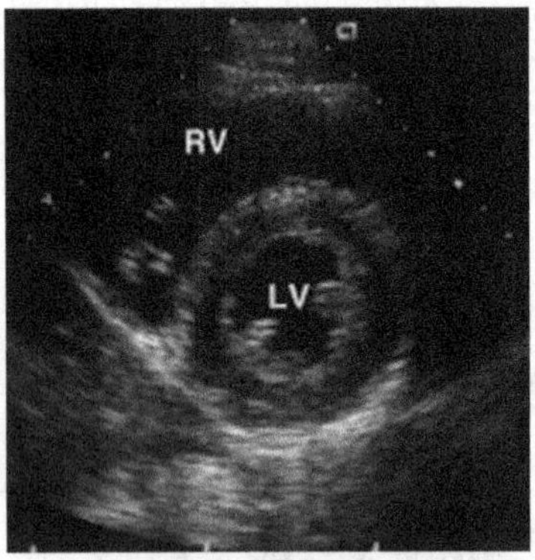

(a) 二维声像图

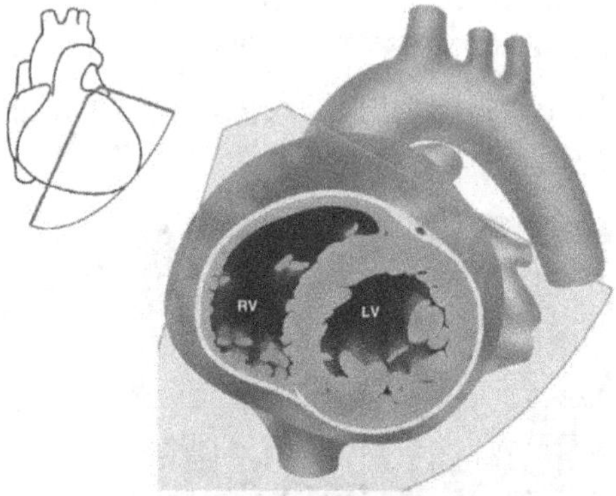

(b) 示意图

LV—左心室；RV—右心室

图 3-2-14　胸骨左缘乳头肌水平左心室短轴切面

（五）胸骨左缘心尖水平左心室短轴切面

探头置于胸骨左缘第 5 肋间，靠近心尖部，超声扫查平面更向心尖偏斜穿过乳头肌以下的心尖部。一般已经观察不到右心室，显示的唯一结构通常是左心室心尖部，呈环形图像，左心室腔也很小，可观察心尖部左心室壁的结构和功能。

（六）心尖部四腔心切面

探头置于心尖冲动处，由心尖部指向心底部，沿心脏长轴且与左心室长轴切面基本垂直，使图像的扇形尖端位于心尖部，扇面指向心底部，心脏十字交叉一般位于图像中央，同时显示

4 个心腔,二尖瓣和三尖瓣处于左右排列方向。该切面是显示心脏主要解剖结构最重要的标准切面之一。

该切面可显示心脏的 4 个心腔及其心壁、乳头肌,左、右心房室瓣,房、室间隔,肺静脉,冠状静脉窦和心包膜等心血管结构。一般可显示心室全貌,是显示左心室最长径的最好切面之一。(图 3-2-15)

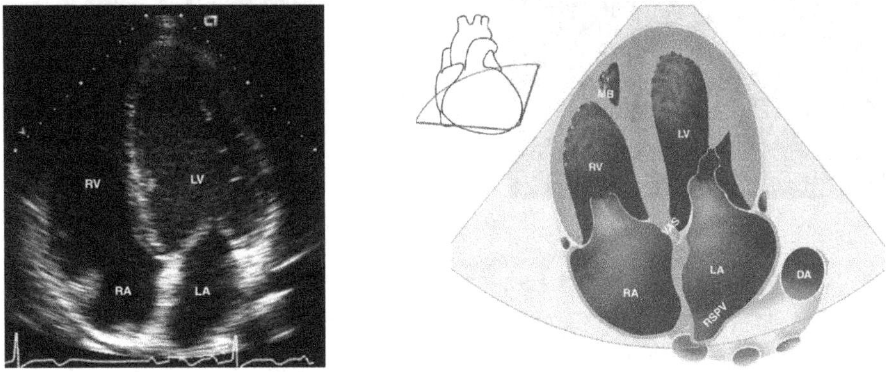

(a) 二维声像图　　(b) 示意图

LV—左心室;LA—左心房;RV—右心室;RA—右心房;MB—节制束;VAS—房室间隔;RSPV—右上肺静脉

图 3-2-15　心尖部四腔心切面

(七)心尖部五腔心切面

探头放置部位及其指向基本与心尖四腔心切面相似,但稍将探头向上偏斜,在四腔心切面的图像中央十字交叉处出现左心室流出道和近端主动脉根部图像,即出现第 5 个心血管腔。(图 3-2-16)

该切面显示的主要结构基本上与心尖四腔心切面相似,但可以观察左心室流出道、主动脉根部及其主动脉瓣,左心室流出道一般比较清楚,这有利于观察左心室流出道近端的结构。

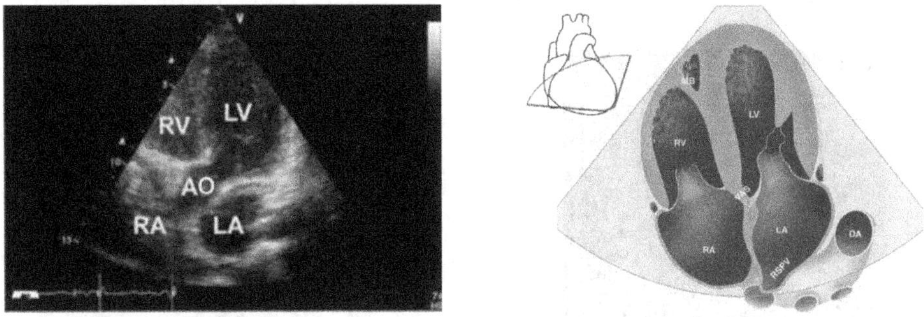

(a) 二维声像图　　(b) 示意图

LV—左心室;LA—左心房;RV—右心室;RA—右心房;AO—主动脉;MB—节制束;
VAS—房室间隔;DA—降主动脉;RSPV—右上肺静脉

图 3-2-16　心尖部五腔心切面

(八)胸骨左缘右心室流出道长轴切面

在胸骨旁左心长轴切面的基础上,将探头向上倾斜,指向受检者左肩方向,即可出现此图像(图 3-2-17)。该切面可观察右心室流出道、肺动脉瓣、主肺动脉及其分支(左、右肺动脉)起始部。

胸壁之后为右心室流出道前壁,随后的无回声为右心室流出道腔。本切面对观察右心室流出道和肺动脉瓣有重要作用，可测量右心室流出道、主肺动脉内径和肺动脉瓣开放幅度等。

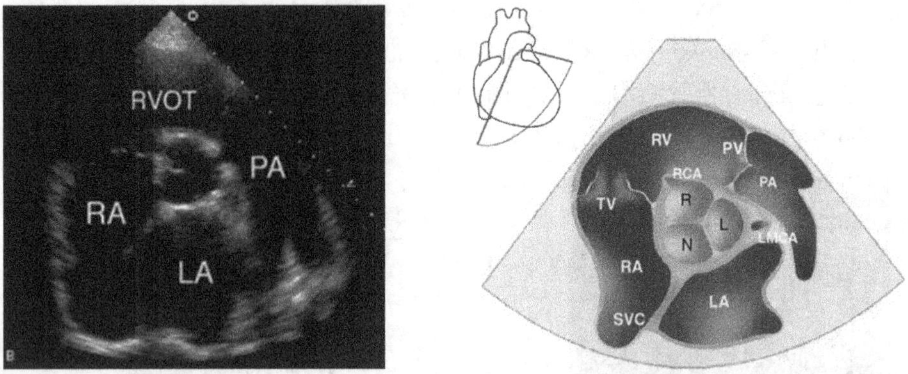

(a) 二维声像图 (b) 示意图

RVOT—右心室流出道；LA—左心房；RA—右心房；PA—肺动脉；RV—右心室；PV—肺动脉瓣；RCA—右冠状动脉；TV—三尖瓣；LMCA—左冠状动脉；R—右冠瓣；L—左冠瓣；N—无冠瓣；SVC—上腔静脉

图 3-2-17 胸骨左缘右心室流出道长轴切面

（九）胸骨左缘肺动脉长轴切面

在检查右心室流出道长轴切面的基础上，进一步将超声扫查平面轻度偏斜。类似于右心室流出道切面，但主要显示右心室流出道、肺动脉及分支、主动脉，而不显示右心室和左、右心房。

本切面能清晰显示右心室流出道远端、肺动脉瓣，整个主肺动脉、肺动脉分叉处和左右肺动脉的长轴切面图像，对观察肺动脉瓣和整个肺动脉系统具有重要的作用，是显示肺动脉系统的最佳切面之一。另外可分别测量肺动脉分叉处、左右肺动脉内径。

（十）心尖两腔心切面

探头置于心尖冲动处，指向右侧胸锁关节，并将探头逆时针旋转 60°左右，使其与室间隔平行，心尖部仍在扇尖，心底部在扇面，可显示左心房、左心室和二尖瓣等结构（图 3-2-18）。

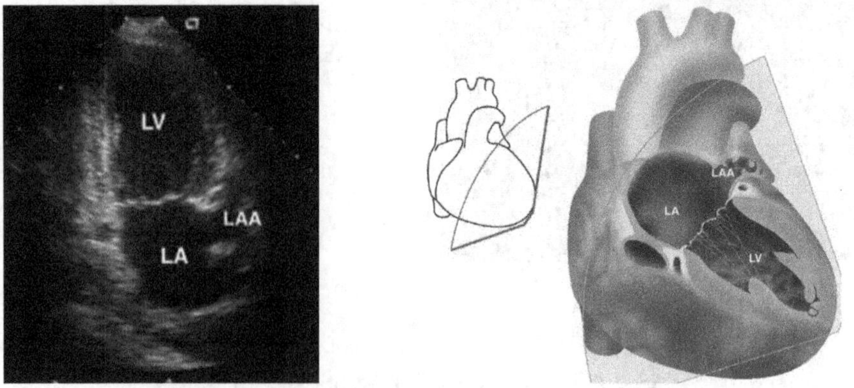

(a) 二维声像图 (b) 示意图

LV—左心室；LA—左心房；LAA—左心耳

图 3-2-18 心尖两腔心切面

（十一）剑突下四腔心切面

探头放置于剑突下，指向心底部，与胸骨左心室长轴切面基本垂直，扇形图像尖端和右侧

出现肝脏，随后为近心尖部右心室。本切面显示的是心脏长轴结构，因则有人称之为剑突下心脏长轴切面。(图 3-2-19)

心脏的十字交叉一般位于图像中央，但呈“X”形，与胸骨左缘四腔心切面和心尖部四腔心切面均有差异，由于探测部位不同，因而有助于全面检查四个心腔各部位的结构、空间位置关系和功能。

与其他四腔心切面相似，本切面可显示心脏的四个腔及其心壁、乳头肌、左右心房室瓣、房间隔、室间隔、肺静脉和心包膜等心血管结构。其特别之处是由于超声束与房、室间隔基本垂直，最适合于观察分析室间隔、房间隔的位置、厚度和连续性，心脏间隔与房室瓣之间的相互连接和位置关系等。

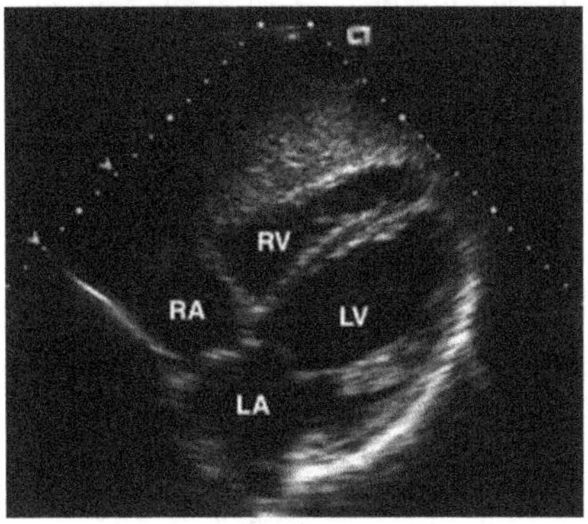

(a) 二维声像图

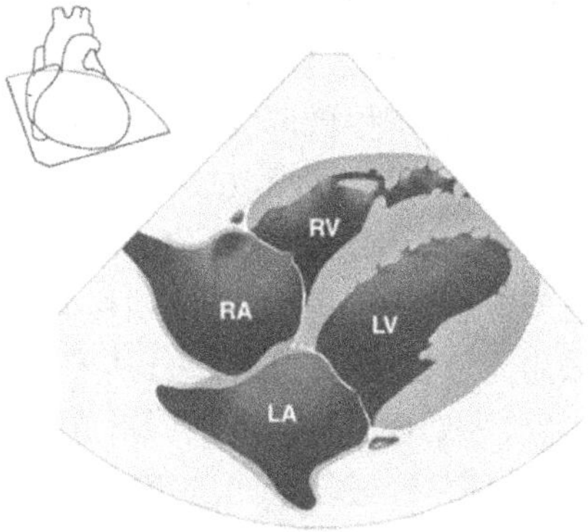

(b) 示意图

LV—左心室；LA—左心房；RV—右心室；RA—右心房

图 3-2-19 剑突下四腔心切面

(十二) 胸骨上窝主动脉弓长轴切面

探头放置于胸骨上窝，指向后下方心脏方向，探测平面基本与主动脉弓长轴平行，该切面介于人体矢状切面与冠状切面之间一定的角度，以清晰显示主动脉弓及其主要分支为标准。该切面可显示升主动脉、主动脉弓及其主要分支、降主动脉起始部、右肺动脉和上腔静脉等心血管结构，是显示主动脉弓常用的标准切面(图 3-2-20)。

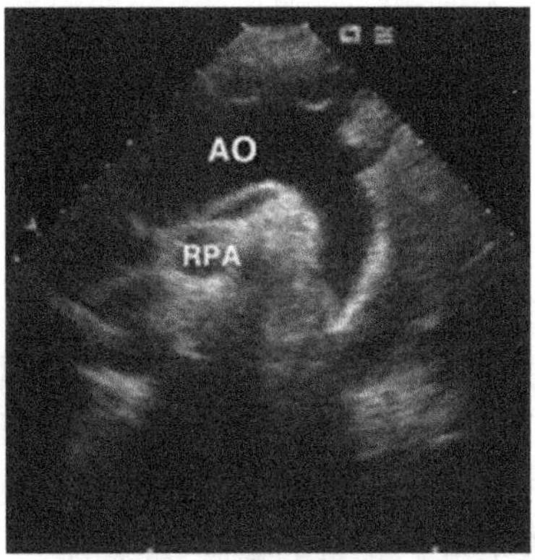

(a) 二维声像图

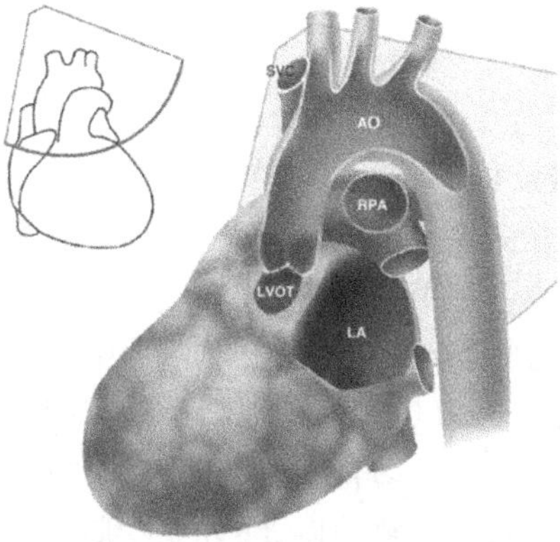

(b) 示意图

AO—主动脉；RPA—右肺动脉；LA—左心房；LVOT—左心室流出道

图 3-2-20 胸骨上窝主动脉弓长轴切面

三、多普勒超声心动图

多普勒超声心动图(Doppler echocardiography)是目前最主要的超声检查之一,是利用多普勒效应原理,主要通过多普勒超声仪器探测心血管系统内血流的方向、速度、性质、时相、途径等,为临床诊断和血流动力学研究提供极有价值的资料。此外,随着新技术的发展,多普勒也能对心肌等组织结构的运动状况进行探测分析,在心肌组织成像等方面发挥作用。

常规多普勒检查主要分为彩色多普勒血流成像和频谱多普勒技术两大类,频谱多普勒又包括脉冲和连续多普勒两种。频谱多普勒仪器对所接收的多普勒频移信号一般通过快速傅里叶(Fourier)转换等频谱分析处理,以音频和频谱两种方式显示结果。

① 音频:显示人耳可听范围的声音,通过音频信号的变化反映血流的流速、性质等。通常音调高低反映音频信号的频率,声音的响度反映频移振幅的大小。高速血流产生高调尖锐的声音,低速血流产生低调沉闷的声音。

② 频谱:是主要的显示方式,其中脉冲多普勒以中空频带频谱图像显示血流信息,连续多普勒则以充填型频谱图像显示血流信息。

彩色多普勒血流显像将声波频移的大小和方向用彩色编码显示为色彩不同、明暗差异的图像。采用高速相控阵扫描探头,其平面扫查、发射过程与普通超声类似,但接收信号分为两路:一路经放大处理后按回声强弱形成二维灰阶图像;另一路对扫描线全程多点采样,进行多普勒检测,其信号经过复杂的自相关技术处理后,用红、绿、蓝三原色进行编码,显示二维超声切面内全部血流信号。一般规定朝向探头运动的血流为红色,背离探头运动的血流为蓝色,而湍流为绿色,且速度越高,色彩越亮。彩色多普勒能直观地显示心内血流的方向、速度、范围、有无血流紊乱及异常通路等,但它也受尼奎斯特频率限制,超出此值即出现色彩倒错,而且无法进行定量测量。

心脏内循环血流的状态也比较复杂,为了更好地了解心血管的超声多普勒频谱或血流图像,依据多普勒原理及血流动力学特点,可将各种血流状态分为层流和湍流两类(图3-2-21)。

(a) 层流　　(b) 湍流

图3-2-21　层流与湍流示意图

1. 层流(laminar flow)

具有黏滞性的血液在管道中出现分层流动,各层之间只是相对滑动,互不混合,若以流线代表管腔内各处某一瞬间的血流速度,可见横截面上相邻流线互相平行,各行其道,无干扰回旋现象,在速度分布剖面图上显示为中心靠前、两侧在后的抛物线状,此即层流。在多普勒频谱图上,由于取样容积内红细胞运动速度较一致,离散度较小,故形成较窄细且与基线间有一空窗的频谱。彩色多普勒血流图上呈现颜色单纯、中心鲜亮、旁侧依次变暗的清晰图像。层流主要见于管径一致的血管(如主动脉、腔静脉等)及心腔内正常的瓣膜口。

2. 湍流(turbulent flow)

当血流通道有严重狭窄或阻塞时,其内血流流线将发生改变,狭窄处流速集中,当进入宽大的管腔时流线将会扩散:一些流线继续向前,速度较快;一些流线偏向旁侧,流速减慢;在边角处,部分流线出现回旋现象。这种紊乱血流由于取样容积内各点的血流速度相差悬殊,因而频谱多普勒显示频谱明显增宽,与基线之间的空窗消失。彩色多普勒血流图上该区色彩明亮,正向血流呈现红中带黄、负向血流呈现蓝中带青,由于方向基本相同,因而呈现五彩镶嵌现象。如各个瓣口狭窄、关闭不全时,常出现这种血流改变。

(一)正常血流多普勒图像

1. 二尖瓣血流(图3-2-22)

(1) 主要切面　心尖四腔心、二腔心切面。

(2) 脉冲多普勒　取样二尖瓣下,显示窄带双峰正向频谱出现于心室舒张期。成人最大流速0.6～1.3 m/s。

E波:左心室快速充盈波,上升支频谱较窄,下降支频谱较宽。

A波:波幅较低,与左心房收缩加速血流有关,同样上升支频谱较窄,下降支频谱较宽。

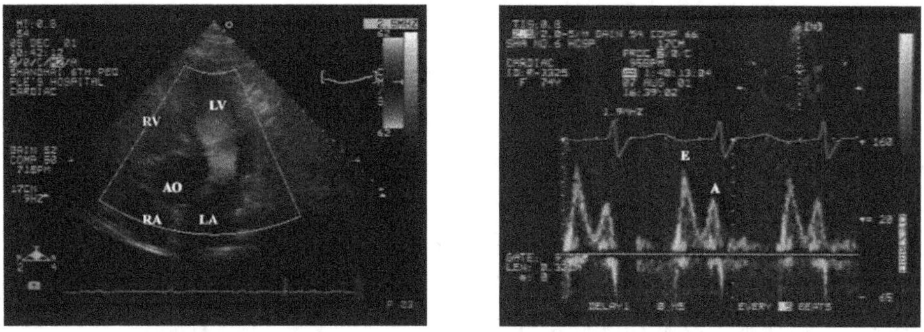

(a) 彩色多普勒　　(b) 频谱多普勒

LV—左心室;LA—左心房;RV—右心室;RA—右心房;AO—主动脉;
E—E峰;A—A峰

图3-2-22　二尖瓣血流

(3) 连续多普勒　显示为心室舒张期充填型正向双峰频谱,分别称为E波和A波,同脉冲多普勒。

(4) 彩色多普勒　主要显示为心室舒张期红色血流。

2. 三尖瓣血流

(1) 主要切面　心尖四腔心切面。

(2) 脉冲多普勒　取样三尖瓣右心室侧,其形态类似于二尖瓣频谱,但速度较低。

(3) 彩色多普勒　主要显示为右心室舒张期红色血流,因三尖瓣血流速度受呼吸影响较大,吸气时流速增高,呼气时流速减低,三尖瓣血流频谱也随呼吸出现相应变化。

3. 主动脉血流(图3-2-23)

(1) 主要切面　心尖五腔心、心尖部长轴切面。

(2) 脉冲多普勒　取样于主动脉瓣上,显示频谱为基线下方的单峰波型,上升支频谱较窄,到达顶峰及其下降支,频谱增宽。成人最大流速1.0～1.7 m/s(平均流速1.3 m/s)。

(3) 连续多普勒　显示与脉冲多普勒相似的填充图。

(4) 彩色多普勒　收缩期起源于左心室的宽带明亮的蓝色血流束经左心室流出道、主动脉瓣口流入主动脉。

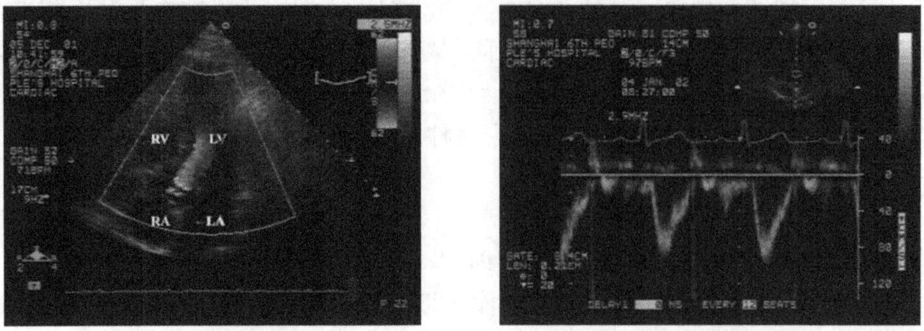

(a) 彩色多普勒　　　　(b) 频谱多普勒

LV—左心室；LA—左心房；RV—右心室；RA—右心房

图 3-2-23　主动脉血流

4．主肺动脉血流(图 3-2-24)

(1) 主要切面　胸骨旁大动脉短轴、胸骨旁或剑突下右心室流出道长轴切面。

(2) 脉冲多普勒　取样于肺动脉瓣上，探测最大流速。显示心室收缩期窄带负向单峰、基本对称的圆钝频谱曲线，上升支频谱较窄，到达顶峰时及下降支频谱增宽。成人最大流速 0.7～0.9 m/s(平均流速 0.75 m/s)。

(3) 连续多普勒　与脉冲图像相似且呈填充图。

(4) 彩色多普勒　为心室收缩期蓝色血流图像，从右心室流出道经肺动脉瓣口到主肺动脉内，直至左、右肺动脉。以肺动脉瓣口处最亮。

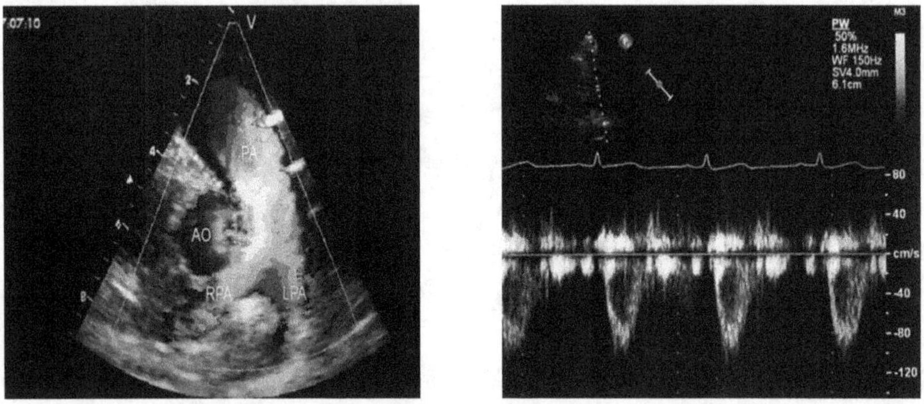

(a) 彩色多普勒　　　　(b) 频谱多普勒

AO—主动脉；PA—肺动脉；RPA—右肺动脉；LPA—左肺动脉

图 3-2-24　主肺动脉血流

5．肺静脉血流(图 3-2-25)

(1) 主要切面　心尖四腔心切面。

(2) 脉冲多普勒　取样于靠近左心房入口处的肺静脉管腔中央，可获得肺静脉血流频谱，其特征为三相波，第一峰为收缩期 S 波，第二峰为舒张期 D 波，二者均为正向波，基部较宽。心电图 P 波后有一负向波称 A 波，是左心房收缩时其内血液少量反流入肺静脉所致。正常是 S 波稍大于 D 波，A 波速度较低，当左心室舒张功能减低时，其频谱可出现异常。

(3) 彩色多普勒　在心尖四腔心切面，可显示左心房后面三支肺静脉汇入左心房的红色血流信号，其中右上肺静脉色彩最为明亮。肺静脉回流在整个心动周期中均存在，收缩期二尖瓣关闭，左心房腔内仅见肺静脉入口处有少许暗淡血流信号显示，舒张期二尖瓣开放，可探及一束红色血流信号明显从右上肺静脉进入左心房。

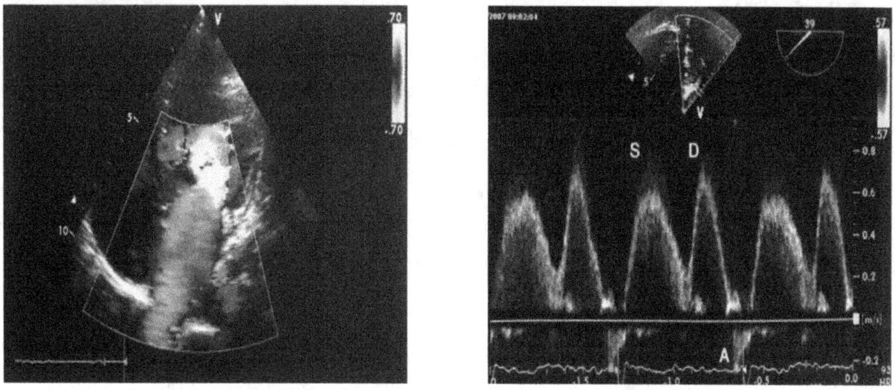

(a) 彩色多普勒　　(b) 频谱多普勒

S—收缩期的前向血流 S 峰；D—舒张期的前向血流 D 峰；A—心房收缩期的反向血流 A 峰

图 3-2-25　肺静脉血流

6. 下腔静脉血流(图 3-2-26)

(1) 主要切面　观察下腔静脉血流时，可采用剑突下下腔静脉长轴切面。

(2) 脉冲多普勒　取样于下腔静脉开口于右心房处，可获得下腔静脉血流频谱，其特征是呈连续的起伏波形，心室收缩时产生第一个脉冲波(S 波)，舒张期产生同向脉冲波(D 波)，右心房收缩时产生反向脉冲波(称 a 波)，以上各波受呼吸的影响较大，表现为深吸气时血流速度增高，深呼气时血流速度减低。

(3) 彩色多普勒　显示为暗蓝色的血流自下腔静脉进入右心房。

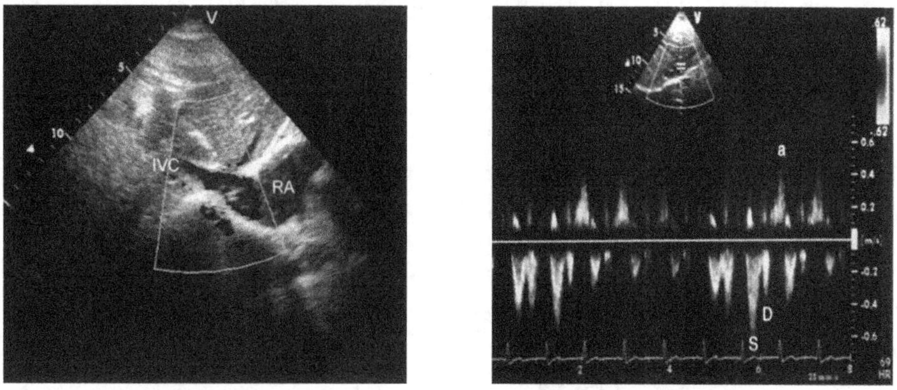

(a) 彩色多普勒　　(b) 频谱多普勒

RA—右心房；IVC—下腔静脉；

S—收缩期反向的 S 峰；D—舒张期反向的 D 峰；a—右心房收缩期正向的 a 波

图 3-2-26　下腔静脉血流

(二) 异常血流多普勒观察内容

在多普勒超声检查中，血流异常主要表现在以下几个方面：

1. 血流速度异常

血流速度异常是指血流速度高于或低于正常范围。大多数心脏疾患可导致心腔或大血管内血流速度异常。例如,二尖瓣狭窄时舒张期二尖瓣口血流速度明显升高。在频谱多普勒中,通过测量流速的大小可识别流速的高低。在彩色多普勒血流显像中,通过观察色彩明亮的变化亦可检出流速的异常。

2. 血流时相异常

血流时相异常是指血流持续时间长于或短于正常或者出现不该出现的时相。例如,主动脉瓣狭窄使主动脉血流时间延长;充血性心力衰竭使主动脉血流时间缩短。通过观察血流频谱与心动周期之间的关系,即可明确有无血流时相的异常。

3. 血流性质异常

血流性质异常是指血流失去层流状态而变为湍流等异常状态。脉冲多普勒检查时,湍流表现为双向充填频谱;彩色多普勒血流显像时,湍流表现为绿色斑点或多色镶嵌的图形。

4. 血流途径异常

血流途径异常是指血液流经正常心脏结构中不存在的血流通道。例如,左心房血液经过房间隔缺损流入右心房,左心室血液经过室间隔缺损流入右心室。在脉冲和连续多普勒超声技术中,血流途径异常表现为正常情况下无血流信号的部位探测到明显的湍流或射流信号。在彩色多普勒血流显像中,血流途径异常表现为穿过心腔或管腔见异常通道的彩色血流束。

四、超声心动图新技术

(一)经食道超声心动图

超声心动图能够动态观察心脏及其大血管的形态结构,并且直观地显示其内血流动力学变化,在心血管疾病的诊断和治疗中发挥着极其重要的作用,但是,部分患者因肥胖、肺气肿和胸部畸形等原因在经胸超声检查时难以获得满意的图像,因而经食道超声心动图(transesophageal echocardiography,TEE)的问世为心血管超声检查开辟了一条新的途径。由于超声探头置于食道内,可以从心脏的后方向前近距离探查心脏结构,避免了胸壁、肺气等因素的干扰,故可显示出清晰的图像,提高对心血管疾病诊断的敏感性和可靠性,也便于进行心脏手术中的超声检测与评价。(图 3-2-27)

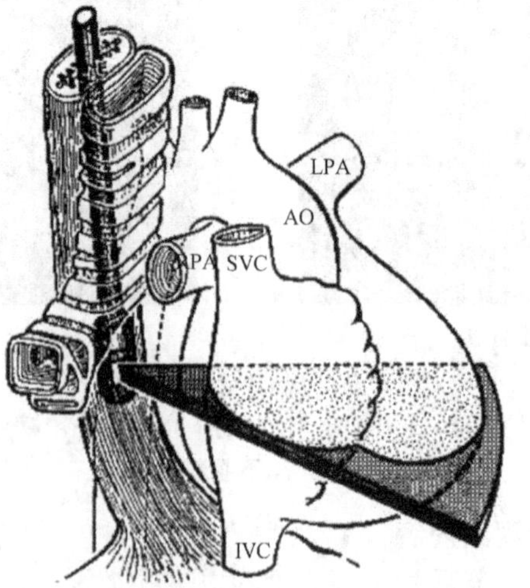

SVC—上腔静脉;IVC—下腔静脉;AO—主动脉;LPA—左肺动脉;RPA—右肺动脉

图 3-2-27　经食道超声心动图示意图

1. 经食道超声心动图的优势

① 由于探头位于食道内，超声束不受胸骨、肋骨和肺组织等的遮挡，因而肺气肿、肥胖、胸廓畸形和肋间隙狭窄等患者可获得经胸探查难以比拟的清晰图像。

② 经胸探查时，心脏深部结构处于声束的远场，图像显示不清。经食道检查时，此类结构位于声束的近场，分辨力高。

③ 经胸探查时，由于肺的气体遮挡，部分心内结构难以显示。经食道检查时，肺组织处于远场，上腔静脉和左心耳不受干扰，显示较为清晰。（图 3-2-28）

④ 经食道探查时，房间隔位于近场并且与声束垂直，不产生假性回声失落现象，心房水平有无分流信号一目了然，故可以准确判断有无房间隔异常。

⑤ 经胸多普勒超声检查时，心脏深部结构的血流信号不易显示。经食道探查时，由于距离短、声能增强，使彩色和频谱多普勒信号增强，便于判断。

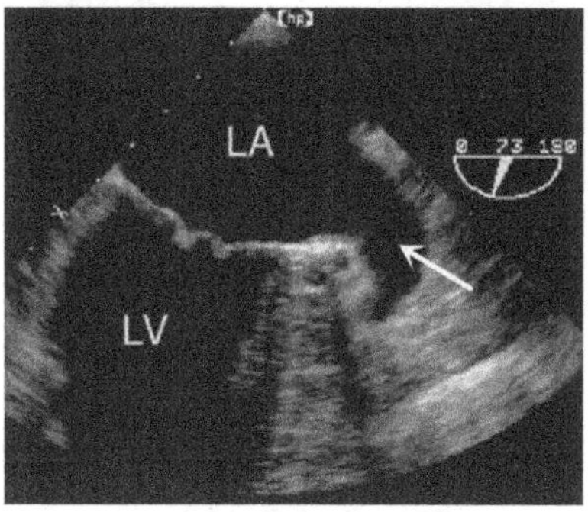

(a) 经食道超声心动图

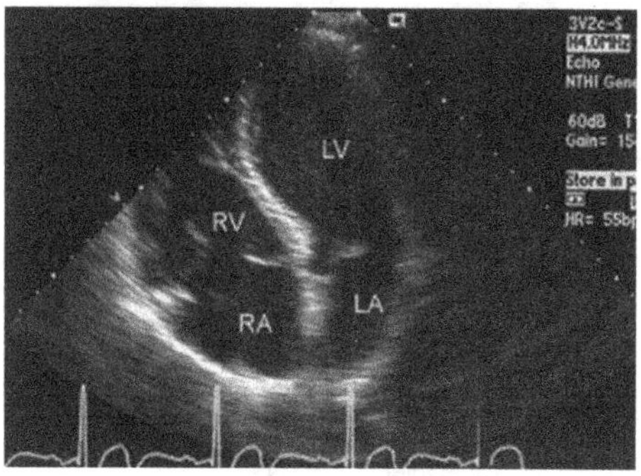

(b) 经胸超声心动图

LA—左心房；LV—左心室；RA—右心房；RV—右心室；箭头—左心耳结构

图 3-2-28 经食道超声心动图与经胸超声心动图

2. 经食道超声心动图的局限性

① 食道上段与心脏之间夹有气管，TEE 检查时，由于气管的遮挡，其前侧的心底结构如升主动脉等不能显示。

② 食道超声探头频率高而超声换能器面积较小，检查时中远场声能衰减、声束扩散，分辨力降低，故 TEE 检查时右心室流出道和肺动脉瓣等结构显示欠佳。

③ TEE 检查有一定的创伤性。目前使用的食道探头直径较粗，给受检者带来不适、痛苦甚至潜在的危险，使临床应用受到一定的限制。

（二）对比超声心动图

对比超声心动图（contrast echocardiography）是指向血管中注射某种可使血流或心肌增加回声特性的造影剂，使心脏腔室显影或者增加心肌的回声密度的技术。超声场内微泡的存在产生了超声“对比”，在低的超声能量输出下，探头可以接收微泡的超声散射产生的强信号。

探头发射的声波通过心脏时，组织对其回波与探头发射频率相同，而通过含有微泡的血液后的回波含有与探头发射频率相同的回波及发射频率增加 2 倍的回波——二次谐波。利用微泡的这种二次谐波的特性，在接收回波时有意抑制基波，重点显示 2 倍于发射频率的二次谐波后散射信号，故微泡造影剂的回波明显增强，而周围组织的回波甚弱，使微泡灌注正常区成像清晰而缺血区成像不甚明显，这种利用灰阶图像显示心肌灌注状况的方法称为二次谐波成像。

如果微泡的直径大于肺毛细血管直径，则微泡被截留在肺循环不能进入左心系统。右心造影可以检测右向左的分流，其特征是右心出现造影剂 1 ~ 2 个心动周期之后左心出现造影剂。卵圆孔未闭时，右向左分流可能仅在 Valsalva 动作之后才会出现。

市场上销售的左心声学造影剂的主要成分是空气或者低溶解度的氟碳气体，它们被包裹在变性白蛋白、单糖或者其他制剂成分的壳内，形成稳定的微泡。对于图像质量差的患者，不管是静息状态下的检查还是在负荷超声心动图检查中，左心室造影均能提高节段性室壁运动异常和左心室整体收缩功能的识别能力。（图 3-2-29）

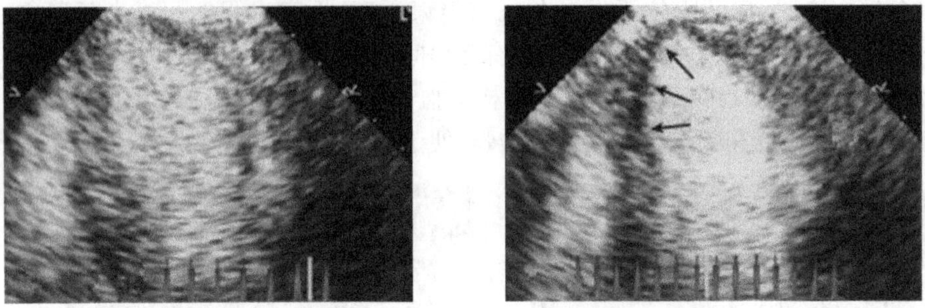

(a) 心室腔因为造影剂的填充显得明亮　　(b) 负荷试验过程中箭头所指为心内膜下灌注缺损区

图 3-2-29　对比超声心动图

（三）多普勒组织成像（DTI）

多普勒组织成像（Doppler tissue imaging，DTI）又称组织多普勒超声心动图，系一种新近开发的无创性室壁运动检测技术（图 3-2-30）。它在传统的探查心腔内血流基础上，通过改变多普勒滤波系统，除去心腔内血流产生的高速、低振幅的频移信号，保留心肌运动产生的低速、高振幅的频移信号，并经相关系统处理，以彩色编码显示出来，能定量测量室壁运动速度。

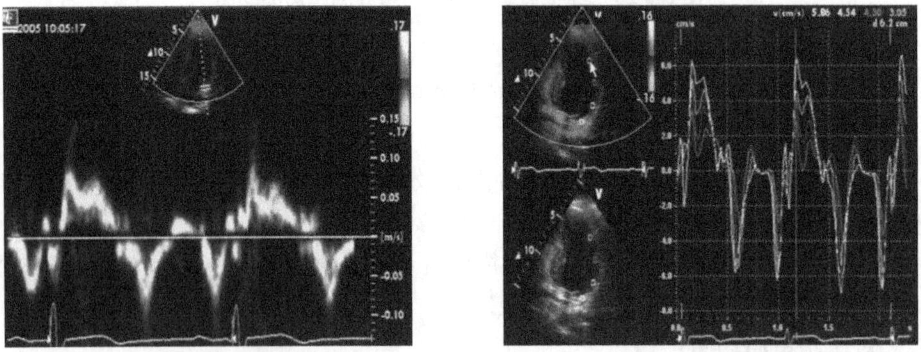

(a) 组织多普勒成像　　(b) 组织速度成像

图 3-2-30　多普勒组织成像

它具有以下特点：① 可以直接从心肌组织提取信号；② 不受组织反射回来的信号幅度的影响；③ 不受前方组织声衰减的影响。因其对心功能的评价不依赖对心内膜的勾画，可以直接从心肌组织中提取频移信号，定量测量室壁运动速度，因而可以更精准、直观地分析室壁运动。

自其问世以来，人们就不断利用该技术来评价心功能，并取得了初步的成效。近几年来的研究发现，多普勒组织成像技术不仅能定量评价冠心病节段性室壁运动的异常，在左、右心室收缩与舒张功能的评估上也具有很大的优势。目前，在 DTI 技术基础上开发了一些新的技术，如定量组织速度成像（TVI）、心肌超声组织定征（MUTC）、组织追踪技术、应变显像、曲线解剖 M 型等，进一步拓宽了 DTI 技术的应用领域。

（四）实时三维超声心动图

三维超声技术经历了较为成熟的静态和动态三维重建阶段，现已走向实时三维的发展时期。三维重建阶段即在二维图像的基础上，对图像进行数字化处理，最后计算机将各层结构自动叠加，显示其三维形态。重组的三维图像按不同时相建立动态三维图像。观察者通过控制切面的位置，从三维数据库内调集数据，以同一时相的 4 个不同的剖面图像同时显示（图 3-2-31）。三维超声心动图（three-dimensional echocardiography）能够从不同的方位显示心血管各种剖面的立体结构及其活动状态，以及内部血流的分布和流向。实时三维超声用三维矩阵容积探头，单一发射可有多条接收线，这样在平行的连续发射和连续接收中得到与发射方向垂直的平面，连续平面被叠加后就形成金字塔样的容积结构。因此，实时三维超声能够实时采集图像、同步显示，较重建三维超声节约了大量的时间，并且操作方便，可以任意选定及移动检查位置，而不受空间和时间的限制。

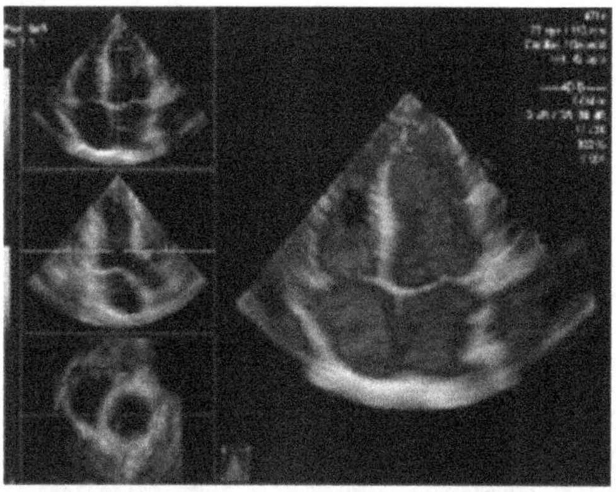

图 3-2-31　实时三维超声成像显示心脏结构的立体形态

具体临床应用如下：

（1）*左心室容积评估*（图 3-2-32）　扩张型心肌病、缺血性心肌病和心肌炎等患者，由于心室腔明显扩大、变形，常规的二维超声检查无法正确地评估其容积，应用实时三维超声检查，并与核磁共振结果做比较，结果发现，实时三维超声检查结果较二维超声与核磁共振有很好的一致性。

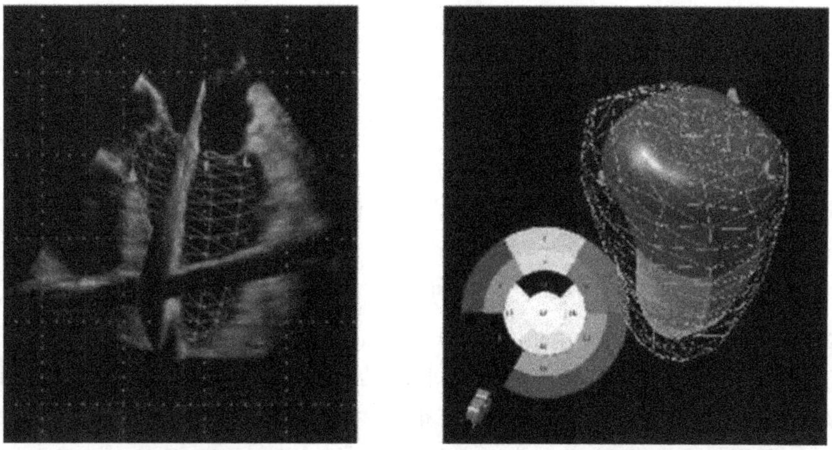

(a) 左心室三维超声测量　　(b) 左心室容积三维超声重建

图 3-2-32　实时三维超声成像测量心室容积

(2) *右心室功能评估* 由于右心室的结构复杂,常规的二维超声心动图很难正确地评价右心室功能,而三维超声心动图不受心腔结构的限制。

(3) *瓣环运动的分析* 二尖瓣、三尖瓣的瓣环运动是随心动周期进行三维方向的运动。应用实时三维超声心动图对其运动做分析,发现瓣环沿长轴方向运动的距离与心室收缩功能相关。运动距离越大,心室收缩功能越好。

(4) *室壁瘤* 由于室壁瘤的存在,左心室重构,常规的二维超声检查对瘤体形态、结构及左心室功能很难做全面评估;而三维超声则能对室壁瘤做更全面的测定,评估左心室功能。

(5) *心导管及电极位置的监测* 心导管及起搏器电极位置判断是临床常见的问题之一。常规的二维超声心动图很难准确地判断其位置,而实时三维超声心动图则可方便、快捷地做出判断。

(6) *肥厚性梗阻型心肌病* 实时三维超声可直观地观察左心室流出道在不同心动周期的动态改变,因而可实时、动态地观察到梗阻部位及其程度,为临床诊断、治疗提供第一手资料。

(7) *先天性心脏病的诊断* 实时三维超声能更准确、直接地观测心脏发育异常的部位或缺损、房室连接及心腔的关系,给外科医师一个逼真的心脏模型。

(五) 彩色室壁运动显像

彩色室壁运动显像(color kinesis,CK)是一种利用自动边缘检测技术的原理,在超声背向散射基础上建立的声学定量技术。该法可由计算机自动分析对比所分析区域内各像素的散射回声是来自组织还是血液,在整个心动周期内追踪组织和血液的分界面,将这些追踪所得的像素按照时间的顺序进行彩色编码。(图 3-2-33)

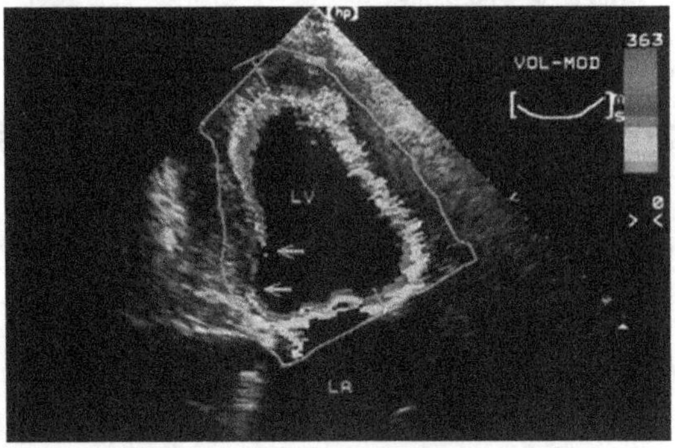

图 3-2-33 彩色室壁运动显像

该方法具有很多优点:① 它不仅反映室壁运动的空间幅度,而且反映其时相变化,能从空间和时间两个方面定量分析室壁运动的能力。这一优点克服了室壁运动判断过程中由于操作者之间的经验和熟练程度等主观因素的差异所造成的误差,为冠心病的诊断、负荷超声心动图的评价,以及冠状动脉介入治疗前后心肌存活节段的评价提供了客观的依据。② CK 图像所显示的多层色带中,每一时相的位移均以一种鲜明的色带表示,各层次之间的边界清晰,易于分辨识别。③ 由于它能使一个心动周期中室壁运动的变化在同一幅图像中显示出来,因而不仅使室壁运动的半定量分析变得更直观,还使联机的室壁运动定量测量变得容易。

就目前研究而言,CK 不但能评价左心室收缩功能,而且可以评价左心室整体和局部的舒张功能。该方法在心肌缺血的诊断方面具有很大的潜能。它不仅可以评价心室的收缩与舒张功能,还可以节段性分析室壁运动的幅度和时间,从而提高负荷超声的敏感性,是评价心肌存活的定量方法。

（六）应变率显像技术

应变率显像（strain rate imaging,SRI）是一种新的超声成像技术，用于评价心动周期中心肌长度随时间的变化情况，即它是对局部心肌组织受力后形变能力的反映。

应变（strain）是一物理名词，指在外力作用下物体的相对形变。心肌在一个心动周期内收缩和舒张变形的性质与应变的概念相符合，因此可用应变来研究局部心肌功能。心肌局部组织受力后产生形变，与作用力及心肌本身的组织特性有关。应变率（strain rate,SR）是指物体形变发生的速度，是单位时间内的应变，相当于单位纤维长度的缩短速度，即速度梯度，因此可以通过组织速度梯度来计算。

在心动周期中，心肌发生形变，其形变率就等同于速度梯度，可以通过组织多普勒技术来评估，这种方法就称为应变率成像（SRI）。SRI 技术主要分析纵向心肌运动，相对不受心脏摆动和牵拉的影响。SRI 有彩色二维显像及彩色 M 型显像两种显像方式。前者应变率的显示可用彩色图表示，即对心肌形变的大小和方向进行编码。蓝绿 - 蓝色编码表示正向应变率（伸展模式），黄 - 红色编码表示负向应变率（压缩模式），低应变率或无应变率用绿色编码。颜色的深浅与应变力的大小一致，即颜色越深，应变能力越大（图 3-2-34）。SRI 也可用 M 型超声模式来显示，其可显示心肌空间与时间分布的关系，同时得到心肌不同阶段的应变率，按照 M 型的应变率进行彩色编码。在收缩期，形变指向心尖为负值，以黄到红表示；在舒张期，形变背向心尖为正值，用蓝色表示（图 3-2-35）。

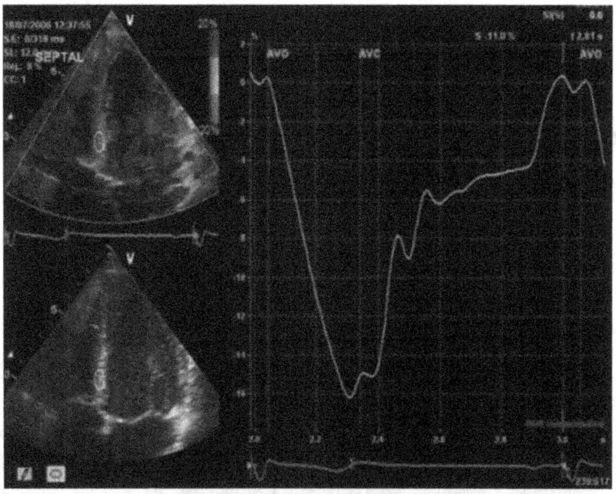

图 3-2-34　SRI 彩色二维成像

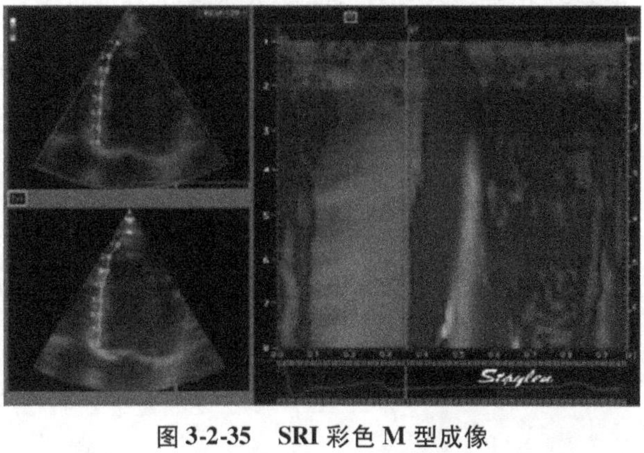

图 3-2-35　SRI 彩色 M 型成像

SRI 技术可以从时间和空间两个方面反映心肌本身的组织特性，可用心肌速度的空间梯度来评估，其测量结果不受心脏整体运动、心脏旋转及相邻心肌节段运动或限制效应的影响。通过 SRI 的应用，可以准确反映心肌纤维应变的程度，科学地定量评价室壁运动和心肌供血。

（七）速度向量成像技术

速度向量成像技术（velocity vector imaging，VVI）基于二维灰阶成像原理，应用超声像素的空间相干成像和斑点追踪、边界追踪等技术，采集超声回波信号中原始二维像素的振幅和相位信息，自动追踪二维图像中每帧图像上像素点的运动轨迹，并以矢量方式叠加在二维图像上，获得带有心肌运动方向和速度大小的动态向量图（图 3-2-36）。通过对向量大小及方向进行分析，可得到大量详尽的反映心肌生物学特性的数据，包括速度、位移、应变、应变率及其时间参数等。

VVI 有别于一般的斑点追踪显像，它以斑点追踪为核心，利用相干成像、最佳模式匹配技术、特殊参照点设置，以及专门的运算软件追踪二维灰阶动态图像中回声斑点从前一帧到下一帧的位移，并以动态向量显示，使其对心内膜及心肌组织的追踪更为精确，图像更为直观，且操作分析更为简便。

VVI 技术在心脏研究方面的应用如下：① VVI 可以提供心脏室壁运动的方向及大小，追踪室壁运动的箭头表示运动向量的方向，箭头的长短表示室壁运动速度的大小。当心肌局部缺血，导致局部运动速度降低甚至消失时，可以确定室壁运动减弱或消失的区域，达到迅速定位的目的。② VVI 可以依靠速度向量的箭头及曲线，直观地展示心室间及心室内的不同步，这是在结构力学上显示的不同步。③ VVI 可以显示跨室壁中各层运动的速度方向。心肌由不同层次的肌纤维所组成，每一个心动周期中，均会发生朝各自方向的运动。VVI 可以显示出这种运动的方向、大小，对心肌病、非透壁心肌梗死的研究有很大的价值。④ VVI 除了可以研究左、右心室结构力学之外，还可以评估心房的结构力学改变。这是一个新的领域，也会从结构力学的水平对心脏的舒张功能进行研究。⑤ VVI 可以显示心肌的扭转/旋转，包括扭转/旋转的速度和角度。在心脏外科手术时，能清楚地看清心脏的扭转/旋转运动及其大小。⑥ VVI 在评估心脏功能方面，其新的技术方式优于以往的计算方法。

箭头方向代表运动方向，箭头长短代表速度大小。

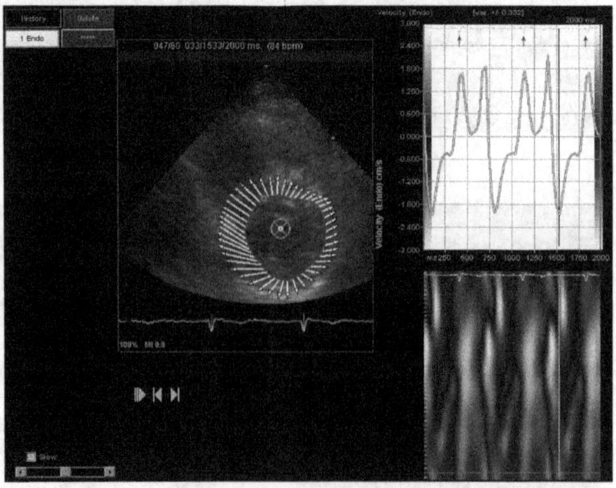

图 3-2-36　速度向量成像

第三节 心脏功能检测

在许多心血管系统疾病中,心脏功能的变化是决定患者预后及某些治疗方案选择的重要因素。超声心动图能反映心脏的结构状态、心腔大小,心肌的运动幅度、方向及速率等。超声多普勒可检测心血管内的血流方向、性质及速度。多普勒与超声心动图联合应用可较全面地定量估测或定性分析心脏的功能状态,成为临床广泛应用的无创检查技术之一。

一、左心室收缩功能检查

完整的左心室收缩功能应包括整体收缩功能、节段收缩功能、收缩功能储备和左心室的几何形态四方面的内容。这里主要介绍左心室整体收缩功能。

(一)常用的评价左心室整体收缩功能的指标

1. 左心室射血分数

左心室射血分数(EF)为心搏量(SV)与左心室舒张末期容积的比值,反映左心室纤维缩短的程度与左心室泵血效率,是临床上最常用、最重要的左心室收缩功能指标之一。计算公式如下:

$$\text{左心室射血分数(LVEF)} = \frac{\text{左心室每搏量}}{\text{左心室舒张末期容积}} \times 100\% \qquad (3\text{-}3\text{-}1)$$

参考正常值范围:50% ~80%,安静平卧时低于50%为左心室收缩功能减低的诊断标准。

2. 心搏量、心排血量与心脏指数

$$\text{左心室心搏量(SV)} = \text{舒张末期左心室容积} - \text{收缩末期左心室容积} \qquad (3\text{-}3\text{-}2)$$

$$\text{心排血量(CO)} = \text{每搏量} \times \text{心率} \qquad (3\text{-}3\text{-}3)$$

$$\text{心脏指数(CI)} = \text{心排血量}/\text{体表面积} \qquad (3\text{-}3\text{-}4)$$

左心室心搏量、心排血量与心脏指数的正常范围分别为60 ~120 mL,3.5 ~8.0 L/min,2.7 ~4.2 L/m^2。

3. 左心室短轴缩短率

左心室短轴缩短率(FS)是指左心室舒张末期直径和左心室收缩末期直径的差值与左心室舒张末期直径的百分比。它是反映心肌收缩力较敏感的指标。参考正常值范围为35%以上。

4. 室壁增厚率

室壁增厚率($\Delta T\%$)是指收缩末期最大室壁厚度(T_s)和舒张末期最小室壁厚度(T_d)之差与舒张末期最小室壁厚度的比值,计算公式如下:

$$\Delta T\% = \frac{T_s - T_d}{T_d} \times 100\% \qquad (3\text{-}3\text{-}5)$$

室壁增厚率反映心肌纤维缩短与伸展的生理或病理状态,对心肌缺血性病变的预测价值高于室壁运动幅度。参考正常值范围为35%以上。

(二)评价左心室整体收缩功能的超声技术

1. 二维超声

二维超声心动图可以较全面地显示心脏的形态结构,目前临床上常取心尖四腔和心尖二腔心切面分别测量左心室心腔舒张末和收缩末容积,获得较准确的左心室收缩功能指标(EDV,ESV,LVEF)。但因该办法较为费时,且要求左心室心内膜必须清楚显示,常受患者图像质量与操作者工作经验的影响。

2. M 型超声

在胸骨旁长轴二维切面上，取 M 型超声，可清楚地显示 LVDd，LVDs，经过计算机处理可以得出反映左心室收缩功能的 EDV，ESV 与 LVEF。该技术是目前超声评价左心室收缩功能常用的方法之一，简便、准确，但应用局限于左心室的形态结构变化较小的受检者，主要用于没有明显室壁运动异常的患者。

3. 多普勒超声

多普勒超声心动图测定左心室功能的方法，是根据流体力学方程和血流频谱分析主动脉流量。具体步骤如下：

① 取胸骨旁左心室长轴切面测量主动脉瓣下左心室流出道直径(D)；

② 计算左心室流出道面积(Area)：

$$Area = (D/2)^2 \times 3.14 \tag{3-3-6}$$

③ 取心尖五腔心切面，脉冲多普勒取样容积置于主动脉瓣下 0.5 cm 处，测量左心室流出道速度和时间速度积分(TVI)；

④ 计算通过左心室流出道的每搏量(SV)：

$$SV = Area \times TVI \tag{3-3-7}$$

⑤ 计算心输出量(CO)：

$$CO = SV \times HR \tag{3-3-8}$$

（三）左心室收缩功能减低的评价

左心室收缩功能减低常会表现为：① 左心室扩大；② 左心室整体或局部心肌收缩运动不协调；③ 左心室短轴缩短率(FS) < 25%；④ 左心室容积增大；⑤ 左心室射血分数(EF) < 50%；⑥ 左心室心搏量(SV)下降。

在上述反应心肌收缩功能的指标中，左心室射血分数是评价左心室收缩功能的比较稳定的指标，临床应用最为广泛。而 EF 受左心室后负荷的影响，不适于左心室后负荷急性改变时左心室收缩功能的评价。

二、左心室舒张功能检查

左心室舒张是一个由若干因素相互作用而构成的复杂的生理过程，它决定着舒张期左心室血液充盈的阻力。左心室舒张过程中任何一个构成因素的异常变化均可引起左心室充盈阻力增加，进而导致左心室充盈压升高。充血性心力衰竭的患者，约 1/3 为舒张性心力衰竭，其收缩功能正常或近乎正常，另外约 2/3 的患者同时存在收缩和舒张功能障碍。因此，判定是否存在左心室舒张功能障碍对心力衰竭的临床诊断和治疗是至关重要的。由于心室舒张期构成因素的复杂性，尚无一个估测左心室舒张功能的金标准。近年来，随着超声医学技术的快速发展，多普勒超声心动图已经成为临床实际工作中评价左心室舒张功能的主要方法，其主要检测途径包括频谱多普勒测定二尖瓣前向血流(mitral flow，MF)和肺静脉血流(pulmonary venous flow，PVF)、组织多普勒成像(tissue Doppler imaging，TDI)测定左心室心肌长轴运动速度；彩色 M 型多普勒(color M-mode Doppler，CMD)测定左心室舒张早期血流传播速度(velocity of wave propagation，VP)等。

（一）二尖瓣多普勒血流频谱

二尖瓣多普勒血流频谱是最简便、最常用的左心室舒张功能诊断方法。将脉冲多普勒取样容积放置于二尖瓣瓣尖处，并注意取样线与左心房到左心室的充盈血流方向保持平行，注意取样容积位置偏低或过高、取样容积过大和取样角度偏斜，均对频谱检查的正确性有影响。

二尖瓣血流频谱之所以重要和常用，是因为无论心脏舒张功能受损的机制如何复杂多样，最终都体现在左心室舒张期充盈上，而二尖瓣舒张期血流是左心室充盈的最后唯一通道，充盈血流的模式取决于充盈压即舒张期左心室与左心房之间的压力阶差变化。

1. 二尖瓣血流频谱 *E/A* 比值

二尖瓣血流频谱的特点，在于对左心房压力的变化敏感。借助于二尖瓣血流模式的变化，可以间接判断左心室的舒张功能。具体检测参数多达十几种，但目前得到公认的主要有 *E/A* 比值和 *DT*（舒张早期 E 峰的减速时间）。（图 3-3-1）

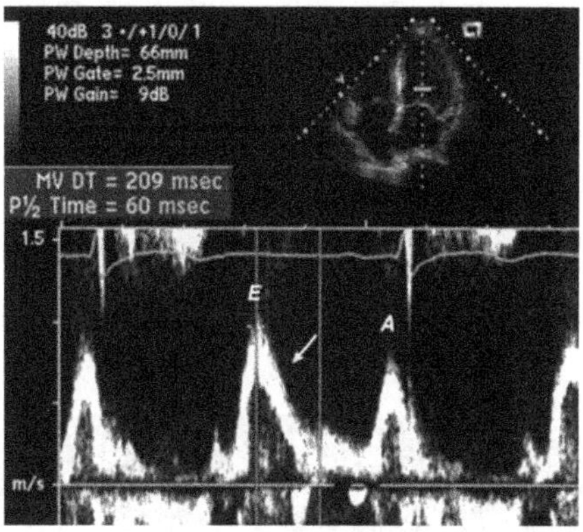

E—E 峰；A—A 峰；箭头—DT

图 3-3-1　二尖瓣血流频谱

当舒张期左心室和左心房压力均在正常范围时，左心室舒张充盈量的 60% ~70% 在舒张早期完成，$E/A>1$，$DT=150\sim250$ ms。当舒张早期松弛性受损，左心室压力下降缓慢并且充盈量减少，舒张晚期充盈量相对增加，导致 $E/A<1$ 和 *DT* 延长。

当舒张功能受损进一步加重，即出现左心室顺应性下降和左心室舒张末期压力增高，同时左心房压力相应增高，由于舒张早期的左心室压力变化不大，致该期左心房室间压差相对增大，上述压力关系的变化对 *E/A* 比值和 *DT* 的作用，恰恰与单纯舒张早期松弛性受损的作用相反，使 *E/A* 比值和 *DT* 由前述异常状态又恢复到“正常”范围。但由于这种类似正常人的血流频谱是出现在舒张功能异常的基础上，因而被称为伪性正常，是二尖瓣多普勒血流频谱用于诊断左心室舒张功能的缺陷之一。对于这种伪性正常的鉴别，关键在于避免孤立地进行超声心动图检测，必须将超声心动图检查与临床紧密结合，对于高血压、冠心病及其他可能导致心脏舒张功能异常的患者，或存在 Valsalva 试验，对伪性正常进行鉴别。

如果左心室舒张功能明显减低，主要是舒张晚期左心室顺应性严重受损，导致舒张中晚期压力明显增高和左心房压力代偿性明显增高，上述改变的结果是舒张早期左心房室间压差加大，充盈速度增加但又随之迅速达到零平衡，此种压差状态甚至持续到舒张晚期，表现为舒张早期 E 峰高尖、舒张晚期 A 峰低矮甚至消失，$E/A>2$ 和 $DT<120$ ms，这种表现称为限制性充盈异常。其临床意义明显大于松弛功能受损，虽然这种表现并非诊断心肌舒张病变的直接依据，但在许多情况下，如心脏淀粉样变、嗜伊红细胞增多心肌病、心腔扩大、心肌肥厚、糖尿病，甚至输液量超负荷的正常心脏，都意味着左心室充盈压增高。

利用二尖瓣血流评估舒张功能还有一个不言而喻的限制，即二尖瓣本身的功能状态必须处于正常状态，不同程度的狭窄和反流都将导致相应的血流频谱改变。

2. 等容舒张时间(IVRT)

等容舒张时间是指左心室射血结束、主动脉瓣关闭至二尖瓣开放，左心室充盈开始之间的时间间期。超声心动图在心尖四腔心切面，将多普勒取样放置于二尖瓣口与左心室流出道之间，可同时得到左心室流入道与流出道的血流频谱，可测量主动脉频谱终点与二尖瓣 E 波起始点之间的时间，正常范围为 70 ~ 110 ms。(图 3-3-2)

IVRT 在不同病变状态下向两个方向偏移。一般情况下，在左心室收缩功能正常的心室肥厚、高血压、冠心病的患者 IVRT 延长，理论上说 IVRT 延长仅出现在左心室舒张早期松弛功能受损状态下。当各种病变导致左心室收缩功能受损、左心室顺应性明显下降，或从另一个角度说，当左心室舒张末期压力和左心房压力明显增高时，IVRT 缩短；当左心室舒张末压升高到30 mmHg时，IVRT 可能接近零。但 IVRT 对主动脉舒张压敏感，舒张压较低时，IVRT 缩短；反之，舒张压较高时，IVRT 延长。

虽然 IVRT 与多种因素存在复杂的相互影响关系，但许多研究结果仍显示，这一参数对舒张功能诊断具有重要意义。总之，目前认为 IVRT 明显缩短是左心室充盈压升高的可靠信号，而 IVRT 延长意味着心室存在导致心肌松弛功能受损的病变，同时左心室充盈压力尚正常或接近正常。

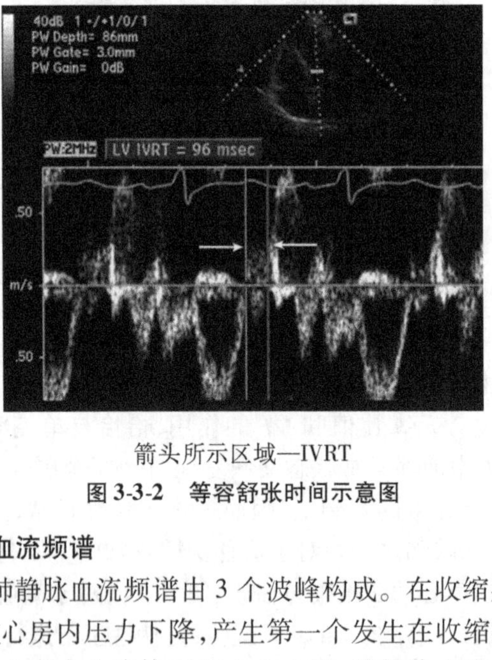

箭头所示区域—IVRT

图 3-3-2 等容舒张时间示意图

(二) 肺静脉多普勒血流频谱

在一个心动周期中，肺静脉血流频谱由 3 个波峰构成。在收缩期，二尖瓣环向心尖方向运动，左心房容积增大，左心房内压力下降，产生第一个发生在收缩期的正向波，即 S 波。在舒张早期，二尖瓣开放，左心房内血液快速流入左心室，肺静脉血流持续进入左心房，产生第二个发生在舒张期的正向波，即 D 波。在舒张晚期，心房收缩，心房内压力升高，肺静脉血流方向逆转产生第三个负向波，即 Ar 波。(图 3-3-3)

S 波受左心室心肌收缩性、左心房心肌松弛性和顺应性，以及左心房压力等因素的影响，在正常成年人，肺静脉血流频谱的 S 波大于 D 波，即 $S/D>1$。在心室舒张期，左心房、左心室和肺静脉之间是一个开放的通道，因此 D 波形成的影响因素和二尖瓣血流频谱 E 波是相同的。在心房收缩期，左心房、左心室和肺静脉之间仍然是开放的通道，左心房内的血液大部分进入左心室产生二尖瓣血流频谱的 A 波，另一小部分血液进入肺静脉产生 Ar 波。Ar 波受左心房收缩性、肺静脉床及左心房和左心室顺应性的影响。在正常情况下，Ar 波流速低，持续时间短，其峰值流速一般不超过 35 cm/s，持续时间远远小于二尖瓣 A 波的持续时间。左心室心肌松弛性减低时，S/D 比值增大；限制型充盈时，S/D 比值减小。左心室顺应性下降时，二尖瓣口前向血流充盈阻力增加，舒张早期左心房与左心室之间的压力迅速达到平衡，导致 E 波减速时间缩短，二尖瓣口前向血流提前中止，而左心房内的血液持续进入低压的肺静脉系统，因而出现 Ar 波流速增大，持续时间延长。

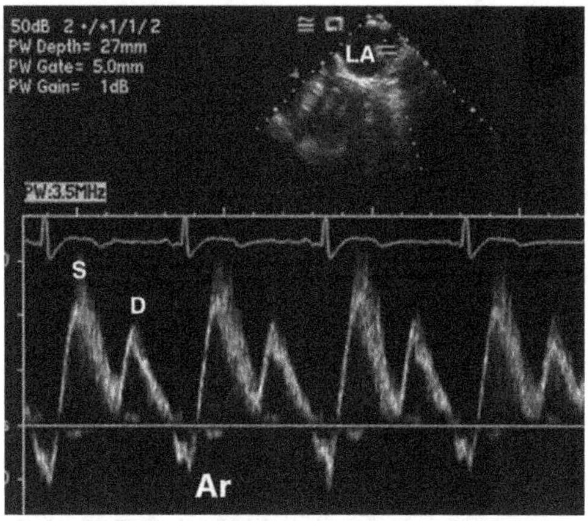

图 3-3-3 肺静脉多普勒血流频谱

随着左心室充盈压的升高，左心房和左心室的顺应性减退，S 波逐渐变钝，D 波逐渐升高，$S/D<1$，Ar 波流速增加，持续时间延长。如果左心室顺应性显著减低，充盈压明显升高，S 波有可能出现倒置。这些变化特点可用于二尖瓣血流假性正常化充盈形式的鉴别。研究发现，肺静脉血流频谱的 Ar 波持续时间与二尖瓣血流频谱的 A 波持续时间的差值是估测左心室舒张末压的良好指标。

（三）组织多普勒技术

组织多普勒成像（TDI）主要通过测定心肌的运动速度来评价心肌的舒张功能。根据多普勒技术原理，在传统的多普勒超声仪器的基础上，改变多普勒滤波系统，滤掉心腔内血流产生的高速、低振幅的频移信号，保留心肌运动产生的低速、高振幅的频移信号，获取的心肌运动速度以多普勒频谱的形式显示出来。

TDI 测定的二尖瓣环舒张早期峰值运动速度（E_M）是目前评价左心室舒张功能的主要指标（图 3-3-4）。在正常人，左心室不同部位的 E_M 之间存在着差别，从左心室基底段、中间段至心尖段 E_M 逐渐减小，同一水平不同心肌节段的 E_M 也有差别，即后壁、侧壁和下壁较大，前间隔、后间隔和前壁较小。E_M 随年龄增长而减小，在青少年人，一般大于 10 cm/s，而在成年人，一般大于 8 cm/s。在正常情况下，E_M 波的出现早于二尖瓣血流的 E 波，这证明了左心室心肌主动松弛性能和虹吸作用对血液从左心房流入左心室时的作用。研究表明，E_M 与左心室等容舒张时间常数呈负相关，受心脏前负荷变化的影响较小，随着心室舒张功能异常程度的加重而逐渐减小，临床上常应用 E_M 估测冠心病、肥厚型心肌病和扩张型心肌病等疾病状态下的左心室舒张功能。

左心室充盈假性正常化时，尽管 E/A 比值和 E 峰减速时间在正常范围内，但是 E_M 已经低于正常值。E_M 还可用于缩窄性心包炎和限制型心肌病的鉴别，在缩窄性心包炎患者，如果病变未累及心肌，$E_M > 8$ cm/s，而在限制型心肌病患者，心室舒张功能往往严重受损，$E_M <$ 8 cm/s。E/E_M比值与肺毛细血管楔顿压之间存在良好的相关性，$E/E_M > 15$ 提示左心室充盈压较高，而 $E/E_M < 8$ 则提示左心室充盈压正常或较低，因此在临床实际工作中可以应用 E/E_M 比值来估测左心室充盈压。E/E_M比值不受左心室收缩功能的影响，因此可用于收缩功能正常状态下的左心室舒张功能的评估，还可以对心动过速导致的 E，A 波融合和心房纤颤等状态下的心室舒张功能进行评估。在冠心病患者，由于存在左心室壁节段性运动异常，因而应该取二尖瓣环的后间隔、侧壁、前壁、下壁、前间隔和后壁 6 个部位 E_M的平均值来评价左心室的整体舒张功能。

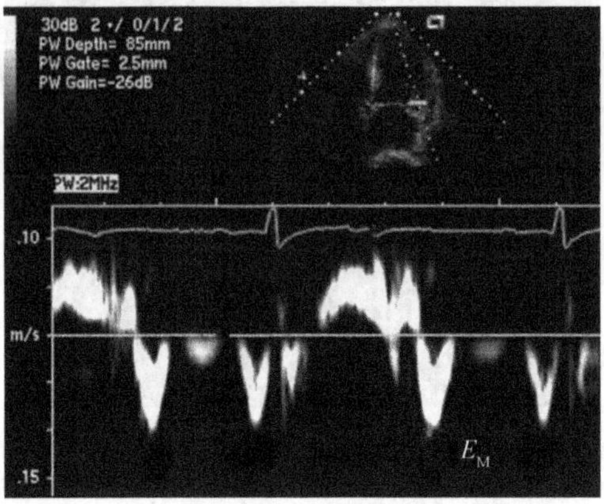

图 3-3-4　二尖瓣环舒张早期峰值运动速度

（四）彩色多普勒 M 型超声心动图

应用彩色多普勒 M 型超声心动图测定舒张早期左心室内血流传播速度（FPV）是新近发展起来的一种评价左心室舒张功能的技术方法（图 3-3-5）。其原理主要为在舒张早期，二尖瓣开放后，心室继续弛张，产生抽吸动力，驱动血流进入心室，向心尖流动。心室内压下降得越快，血流从瓣口播散到心尖的速度也越快。舒张功能减退时，左心室内舒张期的最低压力升高，使左心室内压力梯度减小甚至丧失，导致舒张早期抽吸力量减小，FPV 下降。与二尖瓣频谱形成机制不尽相同之处在于，二尖瓣血流频谱主要反映左心房室间的压力梯度，FPV 主要由左心室松弛的局部不一致产生。

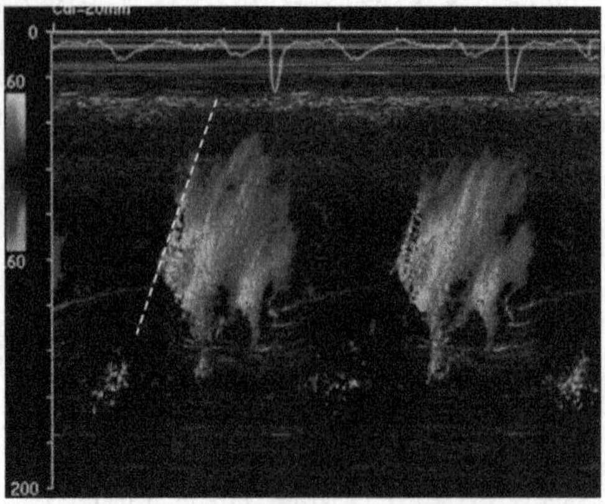

图 3-3-5　舒张早期左心室内血流传播速度

FPV 是彩色 M 型多普勒超声评价心室舒张功能的主要指标。左心室松弛性减低时，二尖瓣跨瓣压差减小，导致早期血流传播速度减慢，而在左心室充盈假性正常化时，左心房压升高，左心室顺应性减低，舒张早期少量血液进入左心室内，左心室内压迅速升高，心室内血流传播速度减慢，因此 FPV 无假性正常化现象。研究发现，FPV 受前负荷改变的影响较小，在左心室充盈 $E/A \leqslant 1$ 的左心房压正常的患者及 $E/A > 1$ 的左心房压升高的患者，FPV 值接近，后者略小于前者，因此可用 FPV 鉴别二尖瓣前向血流假性正常化，以正确判断左心室整体舒张功能。

三、心脏功能的主要影响因素

心脏功能，尤其是左心室功能，受很多因素影响，主要包括心脏的形态结构，心肌的收缩力和收缩的协调性、同步性，前负荷与后负荷，心脏扩张性和心率等。下面就前负荷和后负荷对心脏功能的影响分别阐述。

（一）前负荷

前负荷即容量负荷，指心脏舒张末期心室内容量，一般以心室舒张压、舒张末期容积、左心房平均压、肺嵌压等指标表示前负荷的状况。

心室舒张末期容量决定收缩期前心肌纤维的初始长度，容量越大，心肌纤维的初始长度越长，在一定范围内，心肌收缩力越强，心排血量越大。在体力运动等生理情况下，通过神经内分泌等调节，使机体的容量血管张力增加，回心血流量增加，提高心脏的容量负荷，增加心排血量，以适应机体物质交换的需要。在心内外分流、反流等病变病理情况下，心室容量负荷长期增加，心室将通过增强心肌收缩力等代偿来适应，可出现心室扩张和心室壁肥厚。左心室一般对容量负荷的承受能力较差，如容量负荷突然增加或长期过度增加，均会导致失代偿，发生左心功能不全。右心室对容量负荷有较好的承受适应能力。

（二）后负荷

后负荷即压力负荷，指心室收缩射血时所遇到的阻力或抵抗，一般以大动脉压力或阻抗作为后负荷指标。心室后负荷主要取决于大动脉阻抗、血管弹性、小血管阻力、循环血量和血液黏稠度等因素，其中周围血管阻力对左心室后负荷的影响较大。

后负荷增加，心室一般也通过增加心肌收缩力等进行调节。后负荷长期增加，心室壁将逐渐出现代偿性增厚，以增加心肌收缩力，初期通常不出现心室扩张。心室肥厚也将增加心肌张力，增加心肌耗氧量，降低顺应性，损害舒张功能。长期后负荷过重，最终心室也将出现扩张，导致心功能不全。体循环动脉压力高，左心室的后负荷大；肺循环压力低，阻力小，故右心室的后负荷较低，但随着肺动脉压升高，右心室后负荷也可增加。

第四节　心脏常见疾病的超声诊断

扫一扫

看彩图

一、心脏瓣膜病

（一）二尖瓣病变

1. 二尖瓣狭窄

二尖瓣狭窄（mitral stenosis，MS）是风湿性心脏炎反复发作所导致的慢性风湿性心脏瓣膜病，98% 的风湿性心脏炎患者会遗留下瓣膜不同程度的病变。女性发病率高于男性，约占总发病人数的2/3。其次,随着人口老龄化的发展,二尖瓣退行性病变导致瓣膜、瓣环钙化逐年增加。

(1) 病理　由于风湿性心内膜炎的反复发作,瓣膜受累,局部肿胀、增厚,细小赘生物形成,表面纤维蛋白沉积,结缔组织增生和瘢痕形成等,使瓣叶出现僵硬、增厚、变形、交界处粘连,进而瓣膜、腱索和乳头肌可发生粘连、挛缩、钙化等,影响瓣膜,导致瓣口狭窄或关闭不全。

正常二尖瓣瓣叶柔软,瓣口面积4 ~6 cm^2。二尖瓣口随上述病变进展而狭窄加重。一般根据瓣口面积确定二尖瓣狭窄程度及血流动力学影响。

① 轻度:瓣口面积为1.5 ~2 cm^2,左心房压可无改变或轻微升高,活动时可升高。

② 中度:瓣口面积为1 ~1.4 cm^2,左心房压在静息时持续升高。

③ 重度:瓣口面积小于1 cm^2,静息状态时左心房压持续明显升高。

狭窄形成后,舒张期左心房血液不能通畅地进入左心室,左心房内血流瘀滞,左心房容积随之扩大,左心房压随之升高,肺静脉和肺毛细血管压随左心房压升高。长期使肺循环阻力增加,导致肺动脉高压,增加右心负荷,最终导致右心衰竭。

(2) 临床表现　左心房代偿期无症状,衰竭时出现肺淤血症状,轻者劳累后心慌气短,重者为阵发性夜间呼吸困难或端坐呼吸,可有不同程度的咯血,右心衰时可出现体循环静脉系统淤血表现。体征有二尖瓣面容,第一心音亢进呈拍击样,心尖区可闻及局限的低音调隆隆样的舒张中晚期杂音。X 线有左心房、右心室扩大,肺动脉段膨出。ECG 可发现右心室肥厚、P 波高尖、P 波正负双向等。

(3) 超声心动图

① M 型超声

a. 二尖瓣前叶 EF 斜率下降,A 峰消失,呈平斜型或城墙样改变。(图 3-4-1)

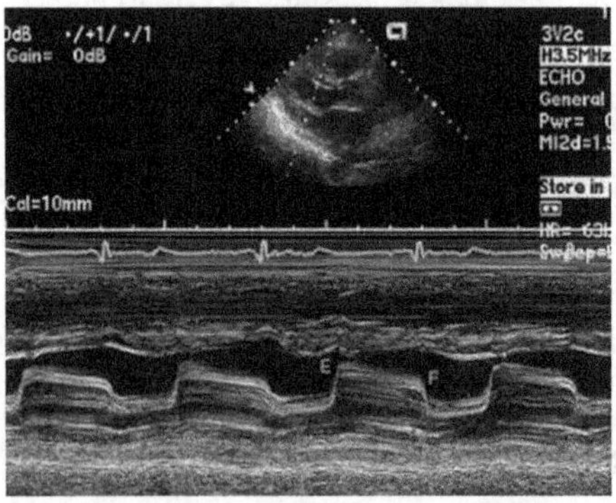

图 3-4-1　二尖瓣狭窄 M 型曲线

b. 二尖瓣前后叶呈同向运动。

c. 二尖瓣回声增厚增强,开放幅度减低。

d. 左心房增大,右心室与右心室流出道内径可增大。严重时可见室间隔与左心室后壁同向运动。当出现肺动脉高压时,肺动脉瓣曲线 a 波消失,呈"W"形或"V"形。

② 二维超声:主要观察切面为胸骨旁左心室长轴切面与胸骨旁二尖瓣短轴切面。

a. 二尖瓣叶增厚变形,回声增强,腱索可增粗缩短。(图 3-4-2)

b. 二尖瓣舒张期开放受限,前叶舒张期体部呈"圆隆状"突向左心室流出道。(图 3-4-3)

c . 二尖瓣口面积缩小,于短轴切面可见开放时二尖瓣口呈鱼口状。

d. 左心室长轴及心尖四腔心切面见左心房增大及右心室增大,可伴有三尖瓣关闭不全。部分患者左心房内可见血栓(左心耳部血栓需要经食道超声心动图检查)。(图 3-4-4)

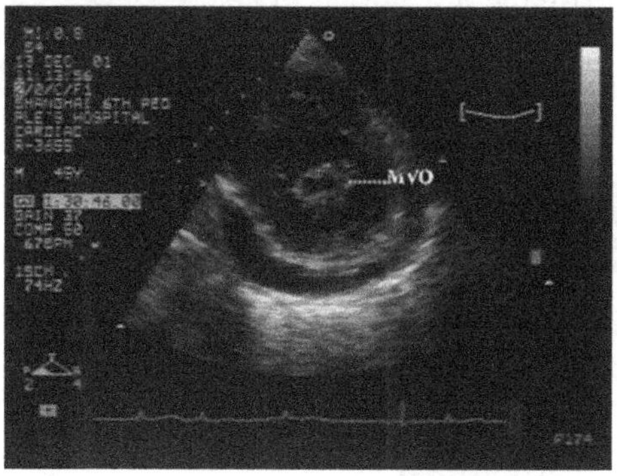

MVO—二尖瓣口

图 3-4-2　二尖瓣口切面呈鱼口状

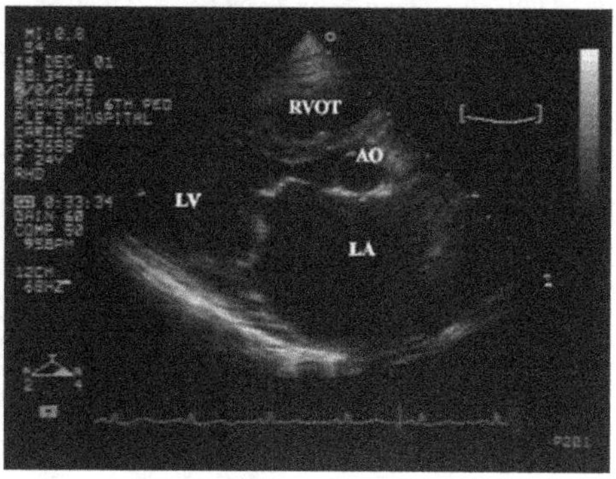

LA—左心房;LV—左心室;AO—主动脉;
RVOT—右心室流出道

图 3-4-3　二尖瓣狭窄二尖瓣前叶凸向左心室流出道

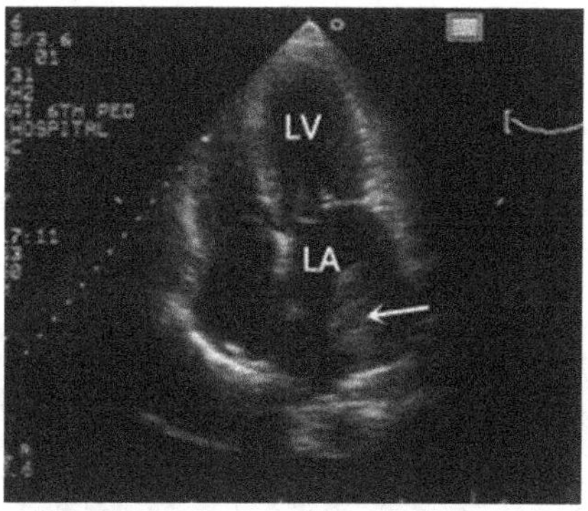

LA—左心房;LV—左心室;箭头—左心房内血栓

图 3-4-4　二尖瓣狭窄左心房血栓

③ 多普勒超声

a. 彩色多普勒可见舒张期二尖瓣口血流加速,呈高速射流。近口处可出现血流汇聚现象,经过二尖瓣口血流呈红五彩镶嵌色的高速血流。(彩图 3-4-5)

b. 频谱多普勒于二尖瓣口探测到舒张期正向、充填的高速湍流频谱。E 峰、A 峰存在,E 峰下降支减速缓慢。当伴有房颤时,A 峰消失,频谱呈单峰型。(图 3-4-6)

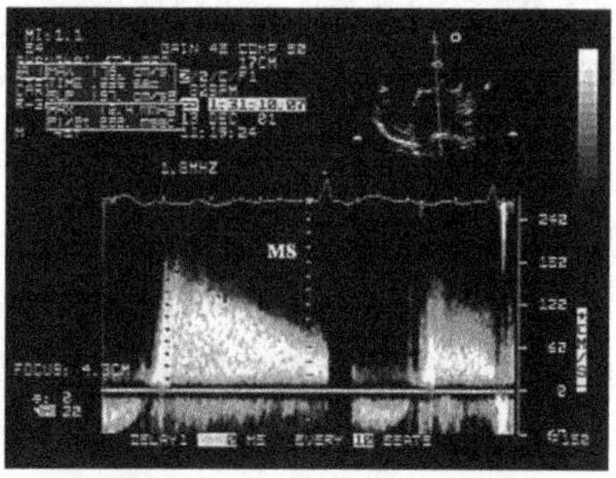

MS—二尖瓣口的射流频谱

图 3-4-6　二尖瓣口血流频谱

④ 特殊超声心动图新技术检查

a. 经食道超声心动图检查可从多个方位观察心脏结构，可获得系列连续的二尖瓣的长轴或短轴图像，可全面、准确地评价二尖瓣病变的结果和功能状态，及时发现心脏并发症。对二尖瓣狭窄患者，目前已有将食道超声心动图作为二尖瓣球囊扩张术、房颤电复律的常规检查，以及时发现血栓、选择手术的适应证。（图 3-4-7）

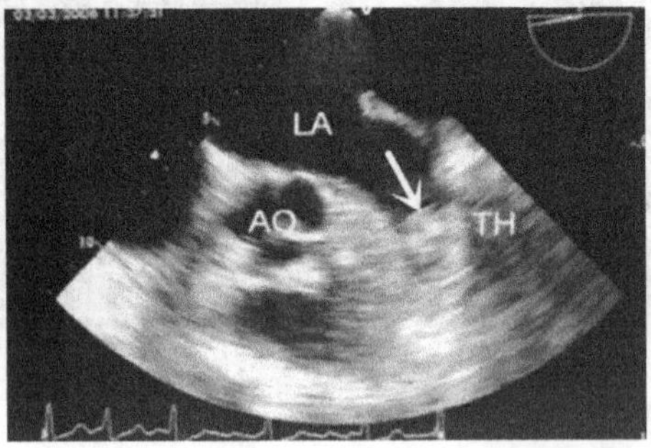

LA—左心房；AO—主动脉；TH—左心耳内附壁血栓（箭头所指）

图 3-4-7　二尖瓣狭窄左心耳血栓（经食道超声心动图）

b. 近年来，应用实时三维超声心动图可准确反映二尖瓣的立体形态与功能状态。三维超声测量的二尖瓣口面积与多普勒压力减半时间法测量的瓣口面积高度相关。术前三维超声检查不仅可显示瓣膜形态结构、瓣口大小，还可为观察瓣膜功能改变、为选择手术方式提供更多的信息。（图 3-4-8）

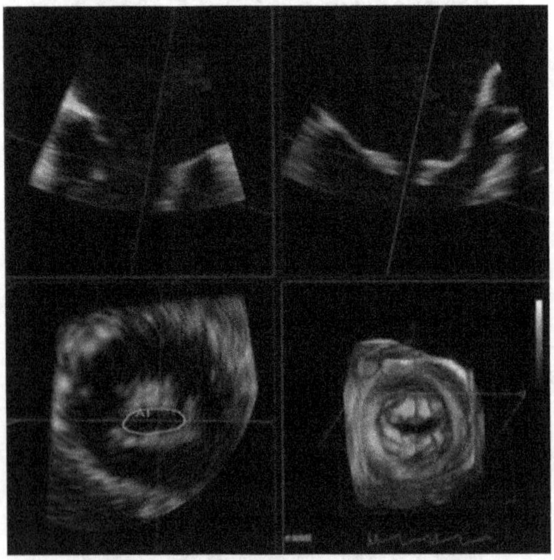

图 3-4-8　二尖瓣狭窄三维超声心动图成像

（4）评估二尖瓣狭窄程度的方法

① 二维面积法：选择二尖瓣口短轴，用轨迹球移动光标沿舒张期二尖瓣口内缘直接勾画出二尖瓣口面积，这是目前评估二尖瓣口狭窄程度最简便易行的方法。轻度狭窄，瓣口面积 1.5 ~ 2 cm^2；中度狭窄，瓣口面积 1.0 ~ 1.4 cm^2；重度狭窄，瓣口面积小于 1 cm^2。但这种方法常受到操作者经验与扫查手法的影响。

② 压力减半时间（PHT）法测定二尖瓣口面积：选择心尖四腔心切面，频谱多普勒取样线与

二尖瓣血流平行，取样容积位于二尖瓣口下方，测量二尖瓣舒张早期下降至最低点的时间。正常，PHT 时间为 60 ms；轻度狭窄，PHT 时间为 90～150 ms；中度狭窄，PHT 时间为 150～219 ms；重度狭窄，PHT 时间大于 220 ms。但此种方法只适用于单纯的二尖瓣狭窄患者。

③ 跨瓣压差法定量二尖瓣狭窄程度：测量二尖瓣舒张早期血流频谱的最大流速，根据相关公式计算出舒张期平均血流速度，得出二尖瓣的平均压差（MPG），平均压差可以反映二尖瓣狭窄的程度。正常二尖瓣 MPG 为 1 mmHg，当 MPG 为 5～10 mmHg 时为轻度狭窄，10～20 mmHg 时为中度狭窄，大于 20 mmHg 时为重度狭窄。跨瓣压差法评估二尖瓣狭窄的程度同样受到多种因素的影响，当合并二尖瓣关闭不全时，跨瓣压差法增大，会高估二尖瓣狭窄程度；当合并左心室收缩功能减低时，会低估二尖瓣口狭窄程度。

（5）鉴别诊断（非风湿性二尖瓣狭窄）

① 老年钙化二尖瓣狭窄：主要表现为瓣环严重钙化继发二尖瓣狭窄。二维超声特征显著，此类患者瓣膜狭窄程度较轻，多合并关闭不全。

② 先天性二尖瓣狭窄：是由先天性因素造成二尖瓣装置的任何一部分结构异常所引起的左心室流入道血流障碍的病变，常有降落伞型二尖瓣、双孔二尖瓣与 Lutembacher（鲁登巴赫）综合征。

注意

超声心动图对二尖瓣狭窄的诊断具有重要的价值。它可以确定有无二尖瓣狭窄、定量狭窄的程度、评价狭窄瓣膜，以及评估狭窄的瓣口面积对血流动力学的影响，为选择治疗方式、制订治疗方案提供参考依据，为术中进行监护及术后疗效的评估提供有效的手段。

2. 二尖瓣关闭不全

二尖瓣关闭不全（mitral incompetence）是由二尖瓣结构或功能异常导致的二尖瓣收缩期不能良好关闭，左心室射血逆流回左心房。二尖瓣关闭不全常见病因有风湿性、感染性、先天性、创伤性、马凡氏综合征、自发性撕裂、瓣膜脱垂等。

（1）病理　二尖瓣关闭不全的病因不同，病理解剖也有所不同，包括如风湿性致使瓣叶炎性水肿、缩小、挛缩；损伤或先天性所致的瓣裂、穿孔、发育不良、缺如、附着位置异常；各原因致瓣钙化、过长；瓣环扩张、增厚、钙化；腱索缩短、过长、断裂；乳头肌缺血、功能不良等。

二尖瓣关闭不全对血流动力学的影响，主要取决于病因及病变进展程度、速度等。

急性二尖瓣关闭不全时或突然加重者，左侧心腔常因没有足够的代偿时间而导致急性左心衰竭。严重者心输出量急降，甚至致死。

多数二尖瓣关闭不全缓慢发生，心脏多有较好的承受能力，轻者可无影响或少影响，中重者收缩期血流大量反流入左心房，随之增加左心室舒张期容量，左心室收缩加强，久之将造成左心扩张、增厚，左心房接受肺静脉及二尖瓣反流血，容量增加，压力上升。

一部分瓣膜结构与功能正常的健康人也可以产生轻度二尖瓣反流，即生理性反流。大多数生理性反流通常仅限于收缩早期，反流范围局限，速度较低，无重要病理意义。

（2）临床表现　轻度二尖瓣关闭不全或不合并明显反流的二尖瓣脱垂者，通常无明显症状。慢性二尖瓣关闭不全者也可在很长时间内没有症状。急性二尖瓣关闭不全或慢性后期可出现劳力性呼吸困难、乏力、心悸等左心衰竭症状,甚至猝死。体征上心尖搏动左移、弥散,心尖部可闻及病理性收缩期杂音,向左腋下传导,第一心音减弱。二尖瓣脱垂者杂音变化较多,但多数有收缩中晚期喀喇音。

(3) 超声心动图

① M 型与二维超声(由于二尖瓣关闭不全的病因不同,其超声影像表现也有所不同)

共同具有的超声改变如下:a. 左心房、左心室内径增大;b. 室间隔及左心室后壁运动增强;c. 二尖瓣关闭对合不良,关闭出现缝隙。

特性超声改变:主要来自于二尖瓣及其装置本身的改变,由以下不同的病因所决定。

a. 风湿性二尖瓣关闭不全:临床上最常见的病因之一,二尖瓣叶增厚、粗糙,开放幅度增高,腱索增粗。常与二尖瓣狭窄合并存在,此时二尖瓣改变在二尖瓣狭窄的基础上可见瓣口于收缩期出现不同程度的缝隙。

b. 二尖瓣脱垂综合征:主要是二尖瓣组织黏液样退变,使瓣及腱索出现变长、松弛、变薄或部分增厚、变形,腱索甚至断裂。超声心动图显示相应的瓣叶收缩期越过二尖瓣环水平,弯曲突入左心房。M 型超声心动图上可见 CD 段收缩中、晚期吊床样改变。

c. 腱索断裂:急性二尖瓣反流的最常见原因之一。可继发于心内膜炎、黏液样变、心梗等。二维及 M 型超声心动图均可见断裂漂动的腱索;当二尖瓣前瓣或后瓣腱索完全断裂时,相应瓣膜呈连枷样摆动,即失去支持牵拉的瓣叶随血流做 180°的运动。

d. 乳头肌功能不全与断裂:以冠心病引起最多见,左心房、左心室增大及瓣环扩张、二尖瓣开放幅度减小,缺血区域室壁变薄、回声异常、运动减低或矛盾运动等。

e. 二尖瓣赘生物:多由感染性心内膜炎引起。(相应章节叙述)

f. 二尖瓣及瓣环钙化:多发生在 50 岁以上的老人,属于老年退行性改变。二维超声显示瓣叶以瓣体部增厚、回声增强为主。

② 多普勒超声

a. 彩色多普勒:收缩期于左心房内可探及源于二尖瓣口的高速反流,色彩多为蓝五彩镶嵌。(彩图 3-4-9)

b. 频谱多普勒(心尖四腔心切面):于二尖瓣左心房侧可探及收缩期高速的反流频谱血流信号。(图 3-4-10)

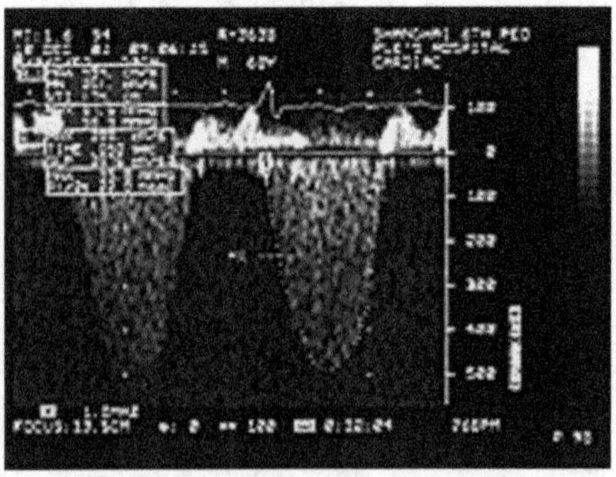

图 3-4-10 二尖瓣口反流频谱

(4) 彩色多普勒显像评估二尖瓣反流程度的方法

① 根据二尖瓣反流面积与左心房面积的比值计算反流量。反流面积与左心房比值小于 20% 为轻度反流;20% ~50% 为中度反流;大于 50% 为重度反流。

② 根据二尖瓣反流到达左心房的不同部位定量反流程度：轻度反流，二尖瓣反流达左心房的下 1/3；中度反流，二尖瓣反流达左心房的下 1/2；重度反流，反流超过左心房 2/3。（彩图 3-4-11）

（5）鉴别诊断　生理性二尖瓣反流：出现在收缩早期，持续时间短，一般不到全收缩期 1/2 时间，反流速度慢，仅局限于二尖瓣口附近。

注意

超声心动图根据左心房内多普勒血流信号部位、方向、性质、起点、范围等，可以确诊二尖瓣反流，并能鉴别生理性与病理性反流，判断反流的病因；通过多种定性、半定量与定量能准确评估二尖瓣关闭不全的严重程度；可以协助外科治疗。

3. 二尖瓣脱垂

二尖瓣脱垂（mitral valve prolapse）为各种原因引起的二尖瓣某一或两个瓣叶在收缩中、晚期部分或全部脱向左心房，超过二尖瓣瓣环水平，伴有或不伴有二尖瓣反流，多数患者伴有二尖瓣关闭不全。

（1）病理　原发性二尖瓣脱垂主要是二尖瓣叶、腱索或瓣环等发生黏液样变性，导致瓣叶增厚或冗长、腱索过长或断裂、瓣环扩张等结构改变所致的瓣叶脱垂。继发性二尖瓣脱垂常为瓣环与室壁之间大小比例失调、二尖瓣瓣环扩张或发生继发损害、腱索断裂或乳头肌功能失调等所致。二尖瓣脱垂多单独发生，也可同时累及其他瓣膜。

（2）临床表现　二尖瓣脱垂的血流动力学改变类似于二尖瓣关闭不全，部分患者可长期无症状，最常见的症状为心悸、胸痛与心慌。

（3）超声心动图

① M 型超声：显示二尖瓣叶收缩期中晚期 CD 段呈吊床样改变，向左心房方向弯曲突出（图 3-4-12）。二尖瓣脱垂 M 型超声心动图特征与探头扫查方向有很大的关系，易出现假阳性或假阴性。

② 二维超声：诊断标准为左心室长轴切面可见收缩期二尖瓣叶超过瓣环连线水平（位移距离大于 5 mm），位于左心房侧（图 3-4-13）。心脏腔室大小改变类似于二尖瓣关闭不全，常表现为左心房增大，左心室因为容量负荷过重而增大。

③ 多普勒超声

a. 彩色多普勒：二尖瓣脱垂伴二尖瓣反流患者，彩色多普勒显示收缩期二尖瓣口左心房侧出现蓝色为主的反流束，彩色反流束的形态与走向有助于判断脱垂的部位（图 3-4-14）。

b. 频谱多普勒：显示二尖瓣反流出现在收缩中、晚期或全收缩期，为宽频带、高速湍流频谱信号。

（4）鉴别诊断　假性二尖瓣脱垂：在左心室长轴切面特别是心尖四腔心切面上，部分正常人表现为收缩期瓣叶位置超过二尖瓣瓣环连线，位于左心房侧，易误诊为二尖瓣脱垂。心尖四腔心切面上，瓣叶与瓣环之间最大垂直距离不足 5 mm 者，长轴切面上不足 2 mm 者，如无其他检查异常发现，表明患者无二尖瓣脱垂。

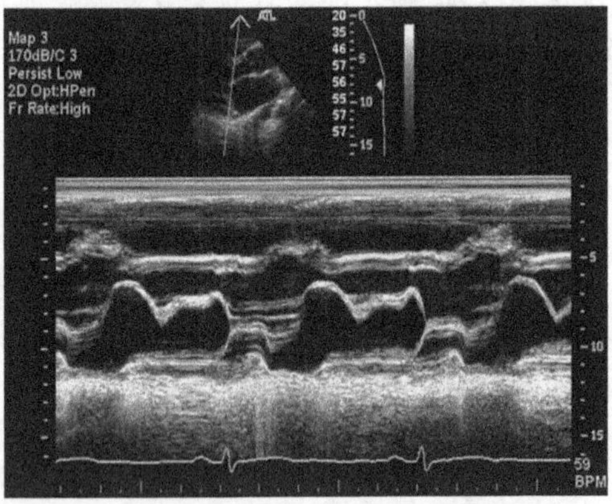

图 3-4-12　二尖瓣脱垂 M 型曲线

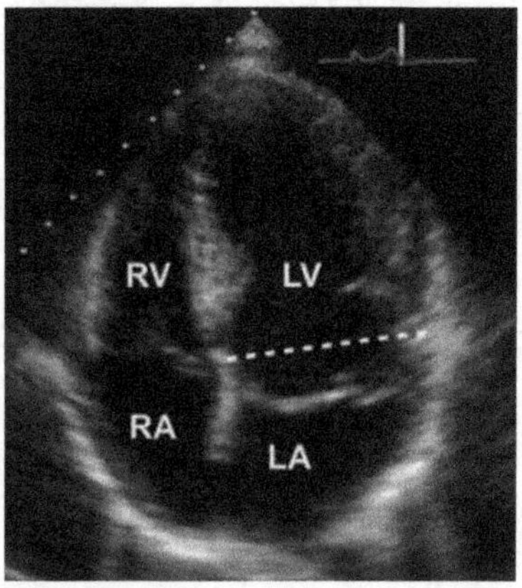

LA—左心房；LV—左心室；RA—右心房；
RV—右心室；虚线—二尖瓣环水平

图 3-4-13　二尖瓣脱垂二维超声

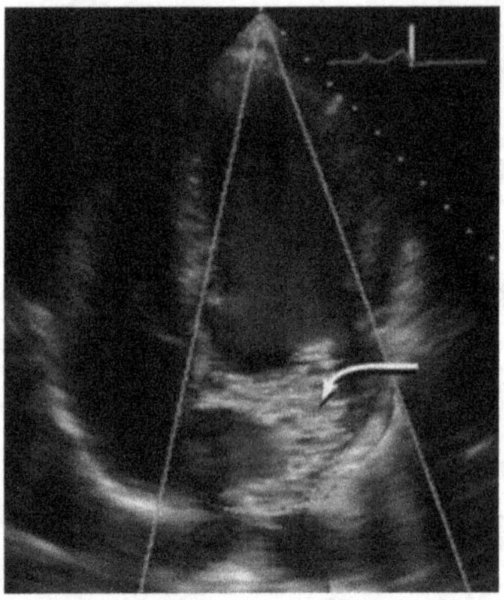

图 3-4-14　二尖瓣脱垂彩色血流示二尖瓣口反流

注意

超声心动图能清晰显示心脏的解剖结构和血流动力学状况，是评价二尖瓣脱垂的首选方法。M 型超声心动图不宜单独作为诊断二尖瓣脱垂的手段。胸骨旁左心室长轴切面或心尖左心室长轴切面上瓣叶超过瓣环平面 5 mm 以上即诊断二尖瓣脱垂的存在，其特异性很强。

（二）主动脉瓣病变

1．主动脉瓣狭窄

主动脉瓣狭窄（aortic stenosis，AS）最常见的病因是风湿病、钙化和先天性因素导致瓣膜开放的有效面积减小。风湿性主动脉瓣狭窄多以联合瓣膜病存在，也可单独发病。其他致病因素有先天性瓣畸形、非风湿性钙化和硬化等。

（1）病理　正常主动脉瓣口面积为 2.6 ~ 3.5 cm^2，瓣口面积小于 1.5 cm^2 即可出现跨瓣压差，形成狭窄。

主动脉瓣狭窄发展极为迟缓,左心室以其收缩力加强代偿,轻度狭窄时血流动力学影响小,狭窄较严重时则出现左心室收缩末期和舒张期血量增加,收缩压升高,在狭窄的主动脉两侧形成明显的压力阶差。长期病变使得左心室肥厚,肌间质纤维组织增生,室壁僵硬,心室腔小而充盈减少,后导致心室扩张,心排血降低,最终导致左心衰竭。升主动脉在瓣口高速血流的长期冲击下可出现狭窄后扩张。

(2) 临床表现 突出临床表现是心绞痛、昏厥和心力衰竭三联症。心脏听诊于主动脉听诊区可闻及高调的喷射性收缩期杂音,向颈部传导,主动脉第二心音减弱。心电图可有左心室肥厚及劳损、左束支阻滞。X 线可见左心室心尖圆钝,升主动脉呈狭窄后扩张。

(3) 超声心动图

① M 型与二维超声(观察切面选择胸骨旁左心室长轴、主动脉根部短轴与心尖五腔心切面)

共性改变:a. 左心室肥厚为主,运动增强,晚期出现左心室扩大(图 3-4-15);b. 主动脉瓣口收缩期开放减小,开放幅度小于 15 mm(图 3-4-16);c. 升主动脉有狭窄后扩张(图 3-4-17)。

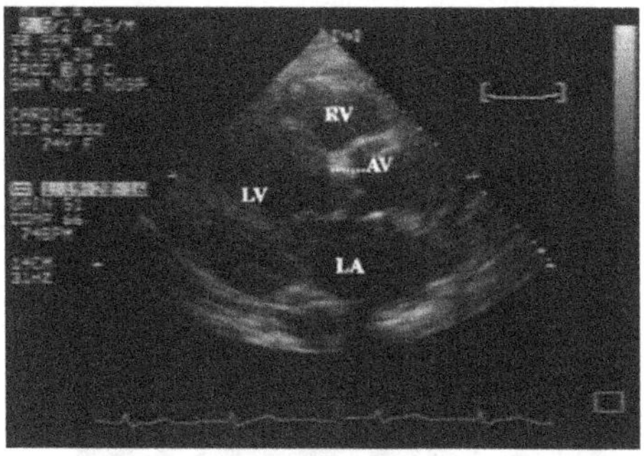

LA—左心房;LV—左心室;AV—主动脉瓣;RV—右心室

图 3-4-15 主动脉瓣狭窄二维声像图

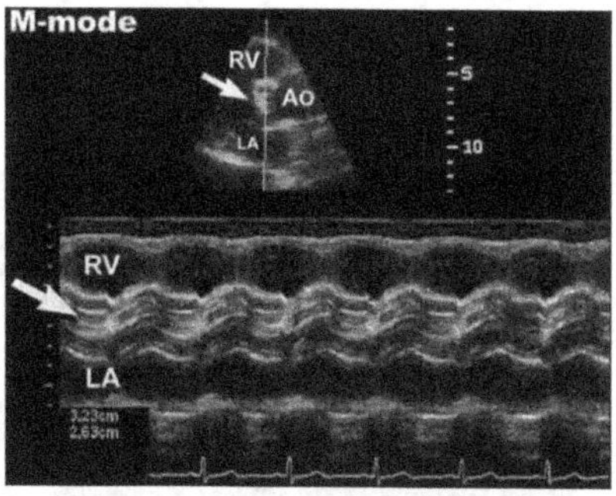

LA—左心房;RV—右心室;AO—主动脉;箭头—增粗增厚的主动脉瓣

图 3-4-16 主动脉瓣狭窄 M 型曲线

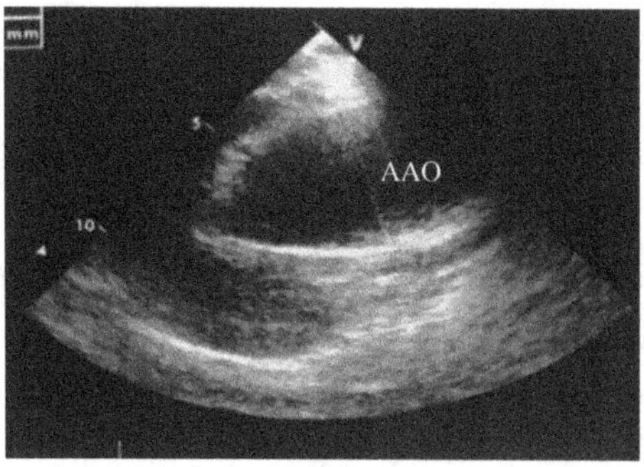

AAO—升主动脉

图 3-4-17 升主动脉扩张二维声像图

特征性改变:

a. 风湿性:主动脉瓣增粗、增厚,回声增强交界处融合,多数伴有二尖瓣病变。(图 3-4-18)

b. 先天性:多为先天性主动脉瓣畸形,随年龄增长,瓣叶钙化而致狭窄。在主动脉瓣水平短轴切面,均可见到畸形的二叶式瓣、三叶式瓣、四叶式瓣等,瓣关闭线多呈偏心状。

c. 钙化性:瓣叶明显增厚变形,回声增强,开放受限。

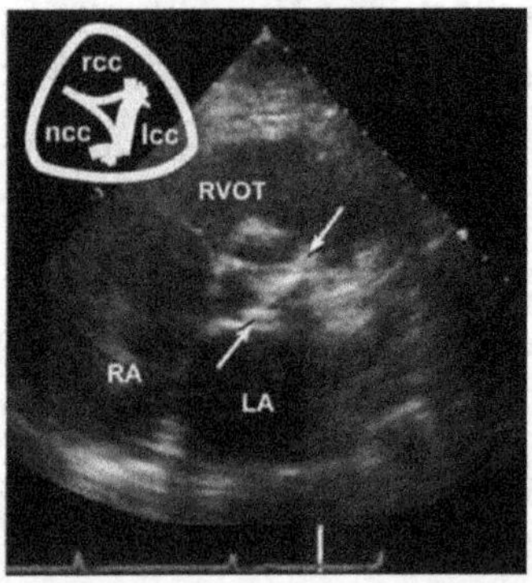

LA—左心房;RA—右心房;RVOT—右心室流出道;箭头—增粗增厚的主动脉瓣

图 3-4-18　主动脉瓣狭窄二维声像图

② 多普勒超声

a. 彩色多普勒:可显示收缩期于主动脉瓣口见明亮镶嵌高速血流。(图 3-4-19)

b. 频谱多普勒:于心尖五腔心切面主动脉瓣口处,可获得收缩期背离探头的高速射流,呈双向填充频谱。(图 3-4-20)

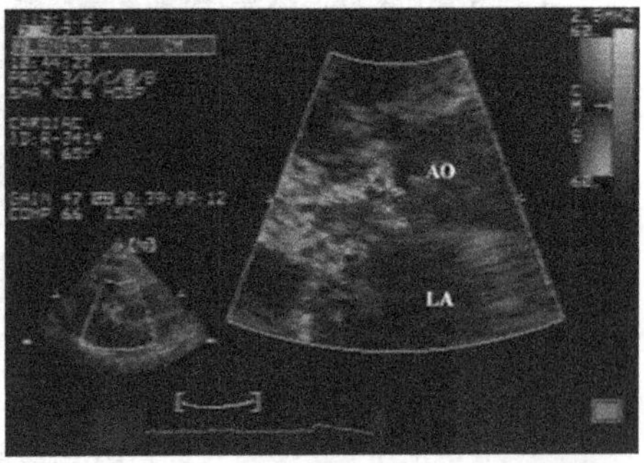

LA—左心房;RV—右心室;AO—主动脉

图 3-4-19　主动脉瓣狭窄彩色血流图

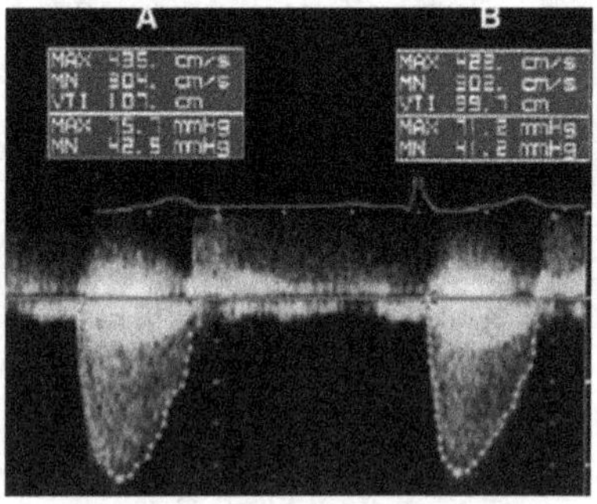

图 3-4-20　主动脉瓣狭窄血流频谱

(4) 主动脉瓣狭窄的定量诊断　主动脉瓣口面积的大小是诊断主动脉瓣狭窄程度的重要依据,可以通过二维超声描记主动脉瓣口面积,根据面积的大小评估主动脉瓣狭窄程度。由于严重狭窄时瓣口常难以清晰显示,并受检查者影响,此种方法具有一定的局限性。用多普勒在主动脉瓣口处测量主动脉瓣上的最大流速可以得出跨瓣压差,根据压差的大小即可判断主动脉瓣的狭窄程度,由于其测量的是血流最大速度,因此通过该方法易高估狭窄程度。主动脉瓣狭窄程度分级见表 3-4-1。

表 3-4-1　主动脉瓣狭窄程度分级

分级	峰值流速/(m/s)	跨瓣压差/mmHg	瓣口面积/cm^2
轻度	<3.5	<20	≥1.0
中度	3.5~4.0	20~50	0.75~1.0
重度	>4.0	≥50	<0.75

(5) 鉴别诊断

① 主动脉瓣下狭窄或瓣上狭窄:二维超声是鉴别的首选,于左心室长轴与心尖五腔心切

面均可以显示主动脉瓣下或瓣上的异常组织回声。

② 肥厚型梗阻性心肌病：鉴别要点是其室间隔与左心室后壁呈非对称性肥厚，狭窄造成的五彩血流束出现在左心室流出道而非主动脉瓣口以上，主动脉瓣形态及活动均正常。

注意

超声心动图对主动脉瓣狭窄的诊断具有确诊价值，并可以鉴别诊断相关疾病，为选择治疗方式、制订治疗方案提供参考依据。

2. 主动脉瓣关闭不全

主动脉瓣关闭不全（aortic incompetence）是由主动脉瓣功能减退、瓣环扩张等引起的舒张期血流自主动脉反流回左心室。主动脉瓣反流很常见，其病因很多，除引起主动脉瓣狭窄的病因也常造成不同程度的关闭不全以外，还有如感染性心内膜炎、先天性心脏病、创伤、夹层动脉瘤、马凡氏综合征、梅毒，常造成主动脉瓣自发性撕裂和主动脉瓣脱垂等。多数单纯主动脉瓣关闭不全属非风湿性病变。

（1）病理　主动脉瓣关闭不全的病理改变通常与病因有关。心内膜炎等可因主动脉瓣上附着炎性赘生物、瓣叶纤维组织破坏而穿孔或破裂；主动脉瘤、夹层动脉瘤、主动脉窦瘤可使主动脉瓣叶的空间位置、形状、对合发生异常；先天性畸形引起瓣叶畸形、缺如、增厚、挛缩、钙化。

主动脉关闭不全主要增加左心室容量负荷，病理生理与关闭不全发生的速度、程度、反流量及左心室功能状况有关。病变进展较慢时，左心室有较强的代偿，早期以收缩加强为主，随着长期容量负荷过重，左心室明显扩张，射血分数降低，贮血增多，最终出现左心衰竭。

（2）临床表现　急性主动脉瓣关闭不全较重者可迅速呈现左心衰竭症状。慢性患者多在较长时间内无症状，有时可出现周围血管征。中重度主动脉瓣关闭不全患者可有明显的周围血管征，以及脉压增大、心尖冲动左下移位、主动脉第二听诊区闻及舒张期叹息样杂音等，进行性劳力性呼吸困难，甚至阵发性呼吸困难等。

（3）超声心动图

① M 型与二维超声

共性改变：a. 左心室扩大，继而左心房增大，室间隔及左心室后壁运动增强；b. 主动脉瓣关闭对合不良，关闭见裂隙（图 3-4-21）；c. 二尖瓣前叶见高频震颤（图 3-4-22）；d. 主动脉根部多有增宽。

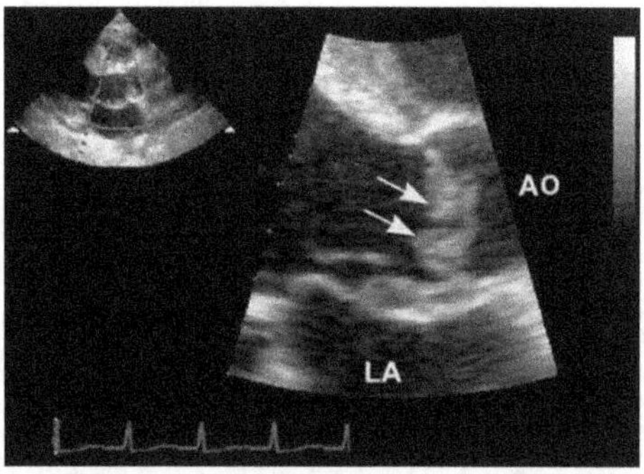

AO—主动脉；LA—左心房；箭头—增厚的主动脉瓣

图 3-4-21　主动脉瓣关闭不全二维声像图

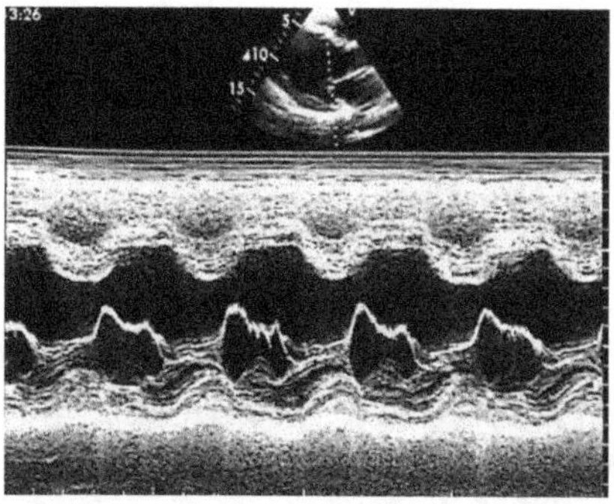

图 3-4-22　主动脉瓣关闭不全 M 型曲线

特征性改变:

a. 风湿性:均与狭窄伴有,主动脉瓣增粗增厚,关闭呈双线,切面图上可见明显裂隙。

b. 主动脉瓣脱垂:不论何种原因造成的脱垂,均可见病变的主动脉瓣脱入左心室流出道,同时伴有穿孔或撕脱时,可见条状回声脱入左心室流出道。主动脉瓣显示不佳者可采用经食道超声心动图,常可得到清晰的脱垂或穿孔直接征象。

c. 主动脉瘤、夹层动脉瘤、主动脉窦瘤:见主动脉根部增宽或瓣环扩张,主动脉瓣关闭见明显缝隙。

d. 马凡氏综合征:常可见主动脉增宽及瓣结构松软、过长,可伴有脱垂。

② 多普勒超声

a. 彩声多普勒:可于舒张期左心室流出道内见源于主动脉瓣口的红色血流束。(彩图3-4-23)

b. 频谱多普勒:取样于心尖五腔心切面主动脉瓣下,探及全舒张期反流信号。(图3-4-24)

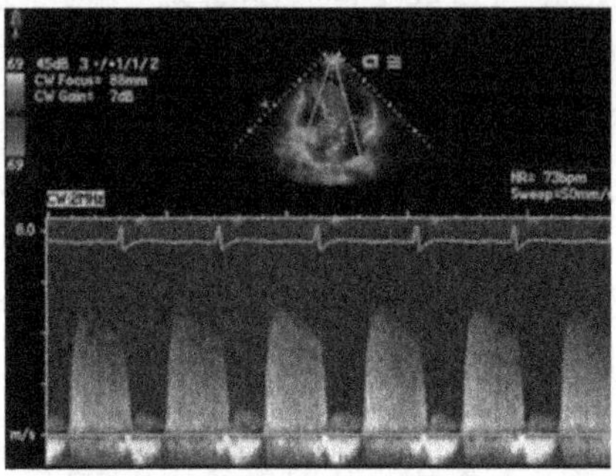

图3-4-24　主动脉瓣关闭不全血流频谱

(4) 主动脉瓣关闭不全反流程度判断

① 根据反流束所达左心室的不同部位定量反流程度:轻度反流,反流束细窄,只局限于左心室流出道;中度反流,反流束增宽,反流范围到达二尖瓣前叶瓣尖部;重度反流,反流束沿左心室流出道呈喷射状直达左心室腱索水平以下,甚至出现反折。此方法受到二维图像观察切面的影响。

② 主动脉瓣反流束宽度与左心室流出道宽度的百分比:左心室长轴流出道水平测量主动脉瓣反流束宽度与左心室流出道宽度之比,得出反流分数。轻度反流,反流分数20% ~40%;中度反流,反流分数40% ~60%;重度反流,反流分数大于60%。

3. 主动脉瓣脱垂

主动脉瓣脱垂(aortic valve prolapse)是主动脉瓣关闭不全的一种特殊类型,是由不同病因所致的主动脉瓣部分瓣叶于舒张期脱入左心室流出道,超过瓣环连线水平。

(1) 病理　主动脉瓣脱垂可见于膜周及干下部位出现室间隔缺损或瓣下支撑组织薄弱的患者,主动脉夹层累及主动脉瓣环也可引起主动脉瓣脱垂。瓣叶可呈黏液样变性、纤维化,结构松软,瓣叶粗大冗长,可出现损伤、破裂、穿孔等。各种病因所导致的主动脉瓣脱垂,部分或全部瓣叶于舒张期脱入左心室流出道。主动脉瓣脱垂多数可出现主动脉瓣关闭不全,有时可造成左心室流出道狭窄、阻塞。

(2) 临床表现　主动脉瓣脱垂可伴有不同程度的主动脉瓣反流,其血流动力学改变与临床表现类同于主动脉瓣关闭不全。

(3) 超声心动图

① M型超声:左心室内径增大,主动脉增宽,运动幅度增大,主动脉瓣关闭出现双重关闭线。舒张期在左心室流出道处见脱垂的主动脉瓣的条状光带;二尖瓣前叶见舒张期高频震颤波。(图3-4-25)

② 二维超声:脱垂的主动脉瓣舒张期呈吊床样脱入左心室流出道,超过瓣环连线水平,瓣尖对合错位,严重关闭不全时可见闭合处存在明显的缝隙。左心室扩大,左心室流出道增

宽。代偿期室壁活动增强，晚期室壁活动减弱，心功能下降。（图 3-4-26）

③ 多普勒超声：彩色多普勒与频谱多普勒探查类同于主动脉瓣关闭不全，主动脉瓣脱垂时反流束常为偏心性。（图 3-4-27、图 3-4-28）

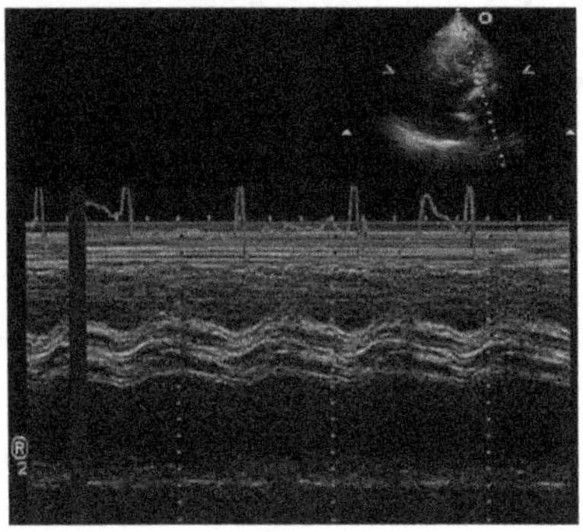

图 3-4-25 主动脉瓣脱垂 M 型曲线

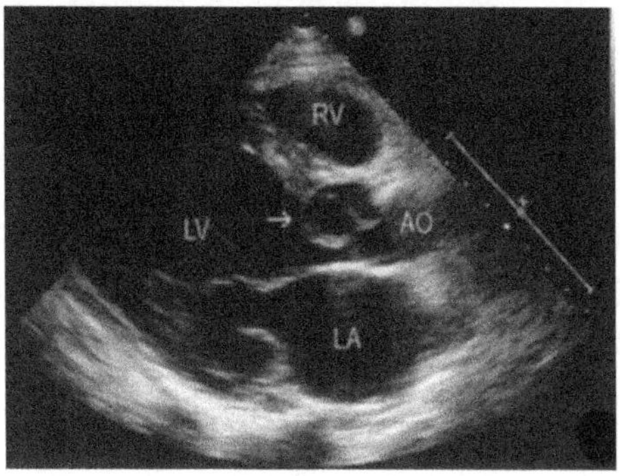

AO—主动脉；LA—左心房；LV—左心室；RV—右心室

图 3-4-26 主动脉瓣脱垂二维声像图

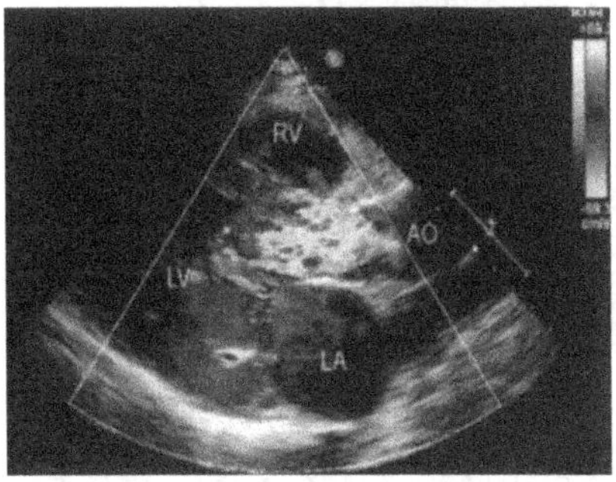

AO—主动脉；LA—左心房；LV—左心室；RV—右心室

图 3-4-27 主动脉瓣脱垂彩色血流图

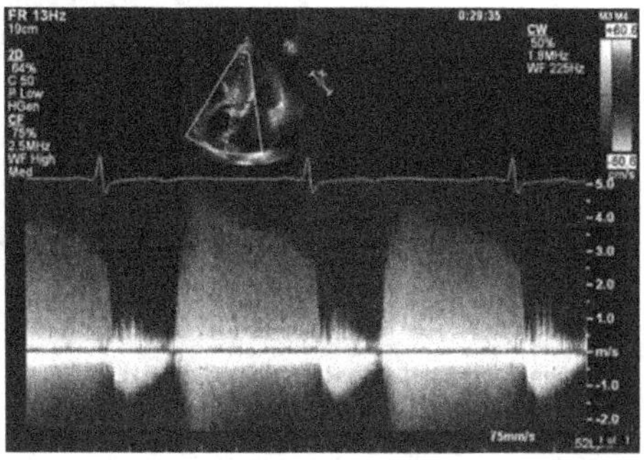

图 3-4-28 主动脉瓣脱垂血流频谱

（三）三尖瓣病变

三尖瓣关闭不全（tricuspid regurgitation，TR）或称为三尖瓣反流，大多数继发于二尖瓣病变的功能性三尖瓣关闭不全，少数是三尖瓣本身病变所致。

（1）病理　常见的继发性三尖瓣关闭不全的病因有：二尖瓣与主动脉瓣病变引起的肺动脉高压；肺心病、原发性肺动脉高压、房间隔缺损等导致右心室负荷过重引起右心房室扩大、三尖瓣环扩张、瓣叶对合不良。原发性三尖瓣关闭不全的原因有风湿侵害，瓣叶增厚、挛缩及腱索粘连、缩短致使瓣叶闭合不良等。

三尖瓣关闭不全时，右心室将舒张期所接收的右心房的血液同时射向肺动脉和压力很低的右心房，舒张期右心房又将正常回流的上下腔静脉血和三尖瓣反流血排入右心室，常此循环虽然可以使肺动脉压减轻，但使右心室的前负荷增加，引起右心房压升高，右心房、右心室渐进性扩大。肺动脉压和右心房、右心室压与反流程度成正比，重度三尖瓣反流使右心室舒张末压升高，体循环淤血，最终导致右侧心力衰竭。

（2）临床表现　单纯器质性三尖瓣关闭不全通常没有明显的临床表现，合并右心衰时出现相应的临床表现。在三尖瓣听诊区可闻及收缩期震颤和全收缩期高调杂音，多数伴有第一心音减弱、第二心音增强。

(3) 超声心动图

① M 型与二维超声(心尖四腔心、右心室流入道长轴与大动脉短轴切面)

a. M 型超声显示瓣叶活动曲线的开放和关闭幅度明显增加,速度加快,右心室与右心房均明显增大,三尖瓣瓣环扩大。

b. 当三尖瓣发生器质性损害时,二维超声显示其瓣缘增厚,瓣体活动幅度增加,收缩期三尖瓣口不能完全闭拢,关闭可见裂隙。

② 多普勒超声

a. 彩色多普勒:可显示三尖瓣反流束,收缩期来自三尖瓣口的蓝色为主的多彩湍流束进入右心房,严重三尖瓣反流,收缩期反流至右心房的血进入下腔静脉与肝静脉内,出现随反流红蓝两色交替。(彩图 3-4-29)

b. 频谱多普勒:于右心房侧的瓣环水平,可探及收缩期位于基线下的高速血流频谱。(图 3-4-30)

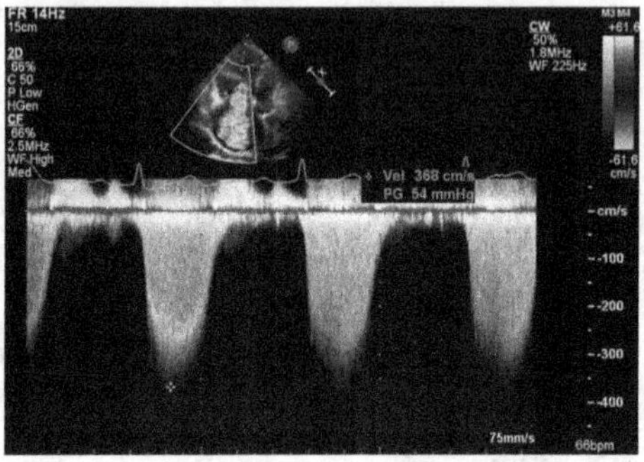

图 3-4-30 三尖瓣口反流血流频谱

(4) 三尖瓣反流的定量诊断 可以根据三尖瓣彩色反流束达右心房的部位及反流束与右心房面积比值计算。

① 轻度反流:反流束自三尖瓣达右心房的下 1/3,反流面积占右心房面积的 1/3。

② 中度反流:反流束自三尖瓣达右心房的中部以上,反流面积占右心房面积的 1/2。

③ 重度反流:反流束自三尖瓣达右心房的上部,反流面积大于右心房面积的 2/3。

注意

超声心动图诊断三尖瓣关闭不全具有极高的敏感性和特异性,可以准确判断生理性或病理性反流,测定反流的程度能为治疗前后提供追踪观察依据。

(四) 肺动脉瓣病变

1. 肺动脉瓣狭窄

肺动脉瓣狭窄(pulmonary valve stenosis)几乎均为先天性疾病,极少数为后天性疾病,包括风湿热、风湿性瓣膜病等,往往伴发于其他的心脏瓣膜病变。

(1) 病理 单纯性的肺动脉瓣狭窄较少见,病理变化多较轻,肺动脉瓣狭窄严重时可引起右心室阻力负荷增加、右心室肥厚扩张等。

(2) 临床表现 严重时出现右心衰的表现、周围血管症、肝大与腹腔积液等。

(3) 超声心动图

① M 型超声:肺动脉瓣曲线 a 波加深,右心室前壁增厚等。(图 3-4-31)

② 二维超声:肺动脉瓣增厚,回声增强,收缩期肺动脉瓣开放受限,瓣口狭窄。肺动脉主干有不同程度的扩张。右心室前壁增厚,右心房增大。

③ 多普勒超声

a. 彩色多普勒:肺动脉口出现收缩期射流束,狭窄程度越高,射流束越细,重度狭窄时,射流范围大,射流束可直达左肺动脉分支。

b. 频谱多普勒:取样容积置于肺动脉瓣口处可见收缩期射流,频谱形态为单峰的负向曲线。(图 3-4-32)

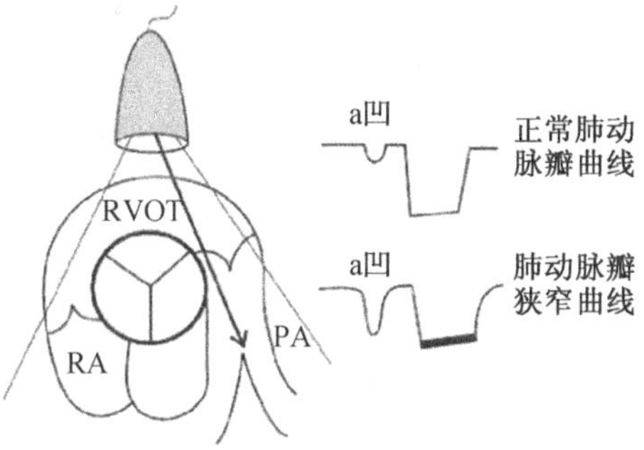

图 3-4-31　肺动脉瓣狭窄 M 型曲线

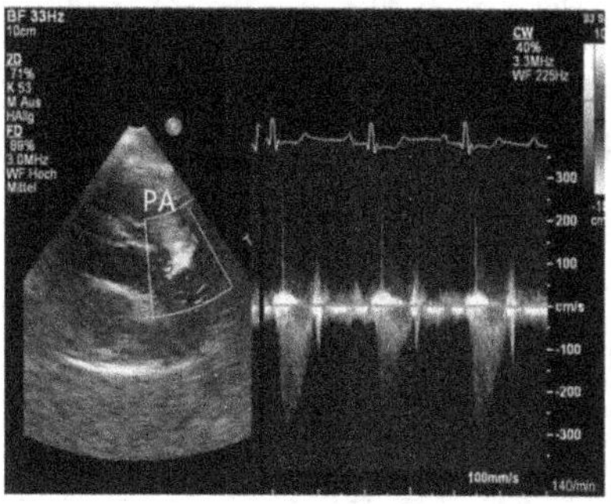

PA—肺动脉

图 3-4-32　肺动脉瓣狭窄血流频谱

2. 肺动脉瓣关闭不全

肺动脉瓣关闭不全(pulmonary valve regurgitation)是指肺动脉瓣舒张期闭合不严,导致肺动脉血逆流回右心室。大多数肺动脉瓣关闭不全属于功能性,多继发于肺动脉高压和肺动脉瓣环扩大者。

(1) 病理　肺动脉瓣原发性病变多为先天性因素,在这里不加赘述;后天引起肺动脉瓣关闭不全的主要原因有二尖瓣狭窄、肺源性心脏病、肺栓塞等导致肺动脉高压、特发性肺动脉扩张等。

肺动脉扩张及肺动脉高压引起肺动脉环扩大、肺动脉闭合不良,舒张期肺动脉血倒流进入右心室,引起右心室压升高、右心室阻力负荷增加、右心室壁肥厚、右心室功能失代偿后进而引起右侧心力衰竭。

(2) 临床表现　单纯器质性病变可没有明显表现,功能性者的临床表现主要取决于病因,可有周围静脉的淤血、腹胀等右心衰竭的表现。在肺动脉瓣听诊区可闻及舒张期高调递减性杂音。

(3) 超声心动图

① M 型与二维超声:肺动脉瓣不同程度增厚,回声增强,肺动脉主干及左右肺动脉增粗,右心室扩大。

② 多普勒超声

a. 彩色多普勒:在心底短轴肺动脉长轴切面,舒张期以红色为主多彩色血流束,由瓣口回流至右心室流出道。(彩图 3-4-33)

b. 频谱多普勒：取样容积置于肺动脉瓣下可测及舒张期反流呈正向高速湍流频谱。（图 3-4-34）

（4）肺动脉瓣反流程度评估　根据反流束在右心室流出道的位置分布，可半定量评估肺动脉瓣反流的严重程度。正常人群中有轻度肺动脉瓣反流的比例高达 70%。其表现为反流长度小于 10 mm，速度低于 1.5 m/s，不伴随右心房、室扩大及肺动脉扩张等改变。

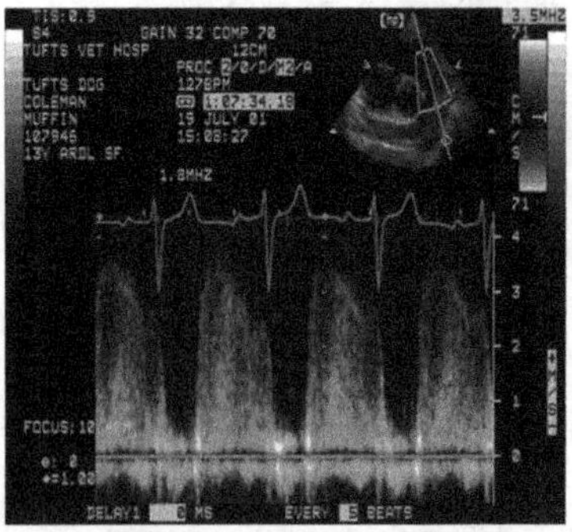

图 3-4-34　肺动脉瓣反流血流频谱

（五）感染性心内膜炎

感染性心内膜炎（infective endocarditis，IE）是致病微生物所造成的瓣膜和心血管等结构的炎性病变。其中特征性病变为含有血小板、纤维蛋白及丰富的微生物和炎性细胞大小不等、形态不一的赘生物。

临床上常把发病后 6 周的感染性心内膜炎称为急性感染性心内膜炎，发病超过 6 周的称为亚急性感染性心内膜炎。

（1）病理　感染性心内膜炎的病理生理改变取决于感染的部位、性质、程度等，赘生物累及左心较右心多，二尖瓣受累高达约 86%，主动脉瓣约 55%，三尖瓣约 19%，肺动脉瓣约 1%。除有全身感染症状外，赘生物可造成瓣口狭窄，赘生物脱落造成栓塞；瓣膜破坏和腱索、乳头肌断裂可出现关闭不全；心血管内窦道则出现分流，往往引起较严重的血流动力学紊乱。

（2）超声检查方法和注意事项

① M 型超声主要用于观察瓣膜赘生物随心动周期活动的情况。

② 二维超声（左心室长轴、大动脉短轴、心尖四腔心切面）探及赘生物及各种并发症，如腱索断裂、瓣膜穿孔、瓣膜脓肿、瓣膜瘤等（经食道可明显提高诊断率）。

③ 多普勒超声用于观察瓣膜反流、瓣膜瘤和窦道。

（3）超声心动图

① M 型超声：位于二尖瓣的赘生物在 M 型曲线上表现为反射增强、蓬松的块状、条状、绒毛状回声，且常伴有收缩期或舒张期微小震颤（图 3-4-35、图 3-4-36）。

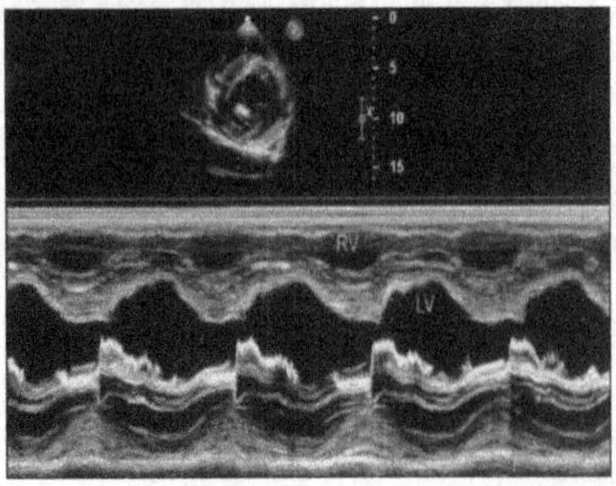

RV—右心室；LV—左心室

图 3-4-35　感染性心内膜炎二尖瓣 M 型曲线

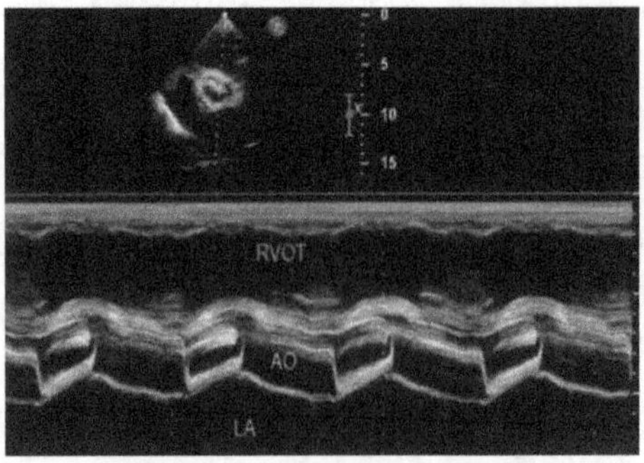

RVOT—右心室流出道；AO—主动脉；LA—左心房

图 3-4-36　感染性心内膜炎主动脉瓣 M 型曲线

② 二维超声：赘生物常表现为形态不规则的增强团块或绒毛状回声，大小不一，附着于瓣叶且与瓣叶一同运动（图 3-4-37、图 3-4-38）。脓肿表现为大小不等、形态各异的无回声或回声异常的腔隙，位于瓣体、瓣环、心肌内。腱索断裂表现为室腔内见随血流漂动的腱索，严

重时相应瓣呈“甩鞭”样。以上均引起不同程度的瓣叶关闭不全，可见相应的房室增大。

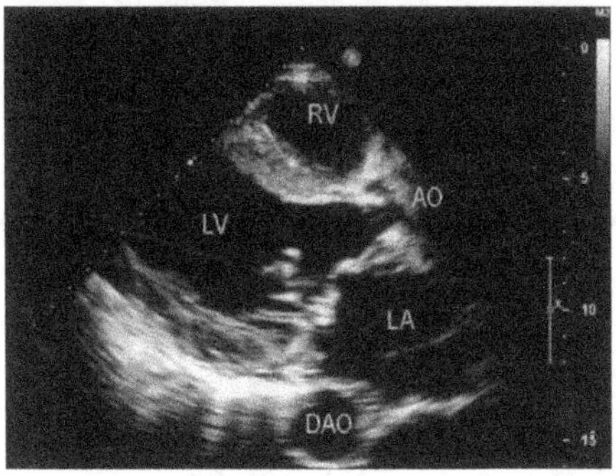

RV—右心室；LV—左心室；AO—主动脉；
LA—左心房；DAO—降主动脉

图 3-4-37 感染性心内膜炎二尖瓣二维声像图

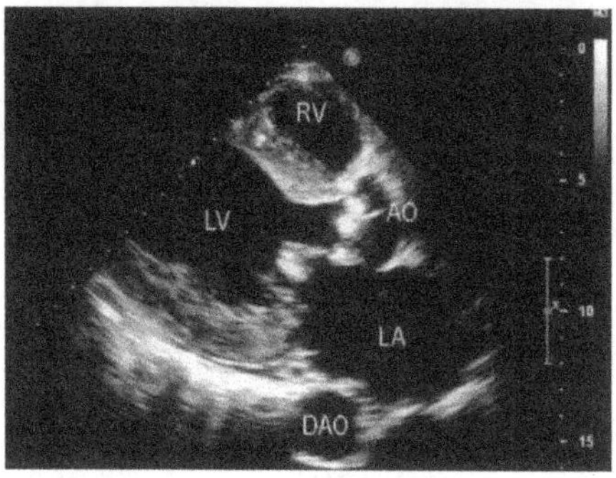

RV—右心室；LV—左心室；AO—主动脉；
LA—左心房；DAO—降主动脉

图 3-4-38 感染性心内膜炎主动脉瓣二维声像图

③ 多普勒超声

a. 彩色多普勒：可见相应的瓣膜反流信号，有瓣叶穿孔形成时于瓣叶穿孔处可见分流信号。（图 3-4-39、图 3-4-40）

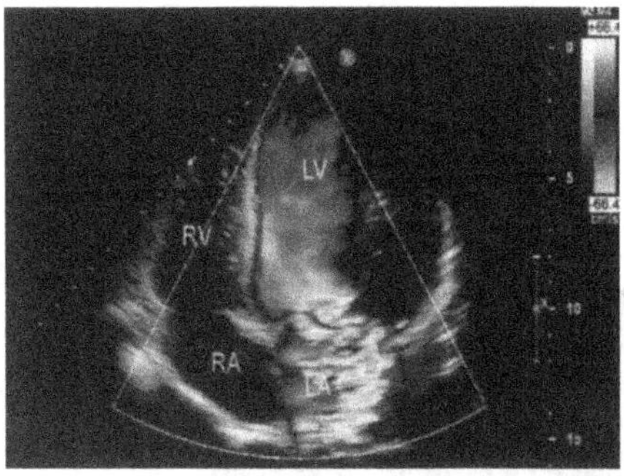

RV—右心室；RA—右心房；LV—左心室；LA—左心房

图 3-4-39 感染性心内膜炎二尖瓣口彩色血流图一

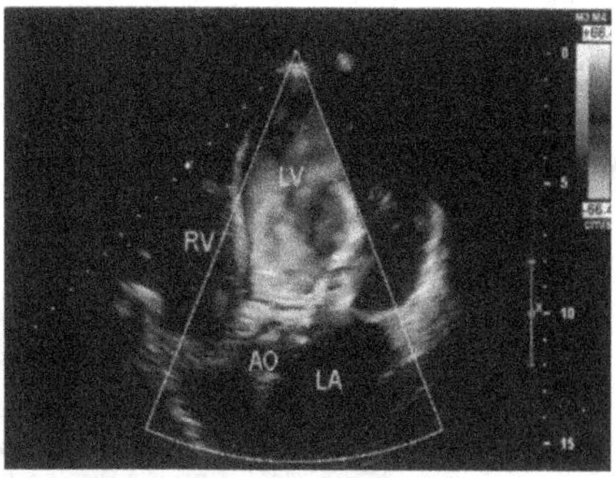

RV—右心室；AO—主动脉；LV—左心室；LA—左心房

图 3-4-40 感染性心内膜炎二尖瓣口彩色血流图二

b. 频谱多普勒：取样容积置于赘生物瓣膜所在瓣口上下时，可出现收缩或舒张期高速、高频带湍流信号。

注意

感染性心内膜炎超声心动图的诊断有赖于心内赘生物的检出。根据赘生物的典型表现并结合临床表现，做出正确诊断。但是，超声心动图并不提供感染性心内膜炎的特异性诊断，如赘生物有时很难与生物瓣上的风湿样病变及人工瓣上的血栓相鉴别。

（六）人造心脏瓣膜（artificial cardiac valves）

（1）种类（图 3-4-41）

① 机械瓣：按结构分为球笼瓣、侧倾碟瓣与双叶瓣。机械瓣耐疲劳性好，血流动力学状态良好，但易导致血栓，患者需要终身服用抗凝剂，造成诸多不便与并发症。

② 生物瓣：异种生物瓣有猪生物瓣、牛心包瓣；同种瓣有自体肺动脉瓣、异体硬脑膜瓣等。生物瓣属于中心血流型结构，血流动力学状态接近于人体的自身状况，抗血栓形成作用

很好,多数不需要终身抗凝,但耐久性差。

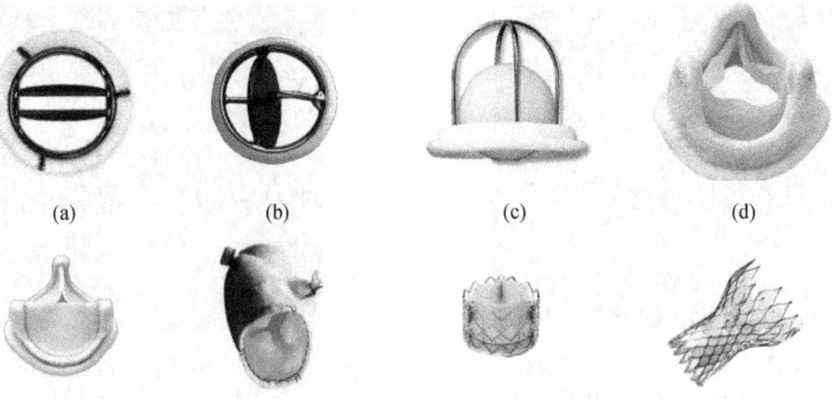
(a) (b) (c) (d)
(e) (f) (g) (h)

图 3-4-41 各种类型的人造心脏瓣膜

(2) 人造心脏瓣膜异常 人工瓣功能障碍分为内源性与外源性。内源性为机械瓣结构损坏,外源性引起的原因有瓣周肉芽组织异常增生侵入瓣口、细菌性心内膜炎、赘生物、血栓、瓣下残留结构等,其中血栓是机械瓣功能障碍常见的原因。

(3) 人造瓣膜的超声心动图

① M 型与二维超声:主要观察人工瓣的位置和类型(图 3-4-42)、瓣架固定状态、瓣周是否有裂隙、瓣叶活动情况,以及瓣叶上有无异常回声光团。人工瓣血栓发生为瓣架上低回声团块,活动度较低,附着于瓣周与瓣叶上。(图 3-4-43)

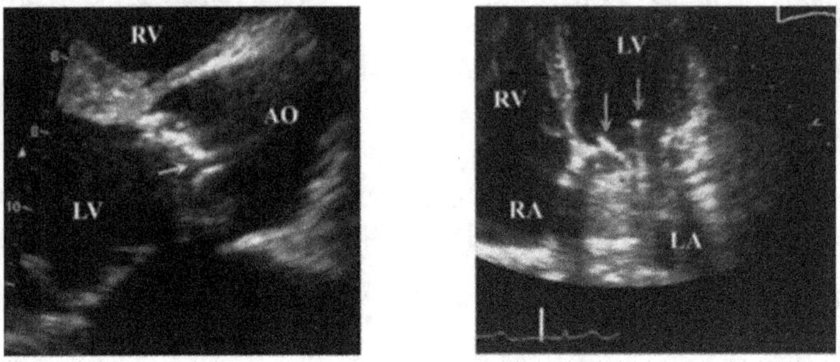

(a) (b)

RV—右心室;RA—右心房;LV—左心室;LA—左心房;AO—主动脉

图 3-4-42 人造心脏瓣膜二维声像图

② 多普勒超声

a. 彩色多普勒:主要观察人工瓣瓣口的反流及其程度,是否有瓣周漏。生理性反流一般流速低,病理性反流流速较高,在瓣口附近可出现半圆形血流汇集区。如有瓣周漏,可在瓣架与瓣环之间出现反流信号。(图 3-4-43)

b. 频谱多普勒:测量人工瓣口血流多普勒参数,常可测量最大流速、平均压差与压力减半时间等。

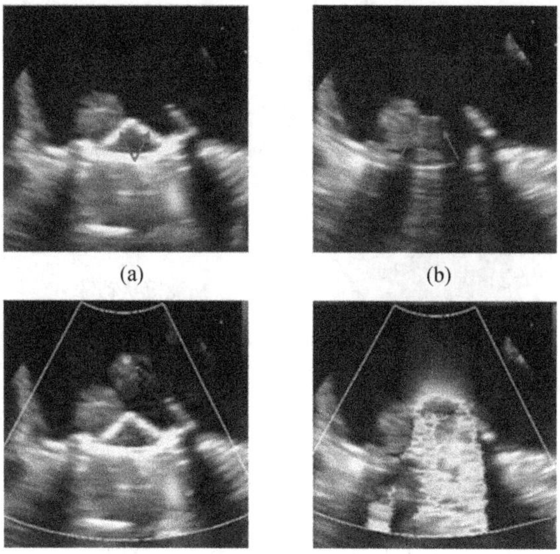
(a) (b) (c) (d)

图 3-4-43 人造心脏瓣膜血栓

二、冠心病

冠状动脉粥样硬化性心脏病(coronary atherosclerotic heart disease,CHD)是指因冠状动脉粥样硬化病变,而使管腔发生狭窄、闭塞,导致心肌缺血、缺氧引起的心脏病。它和冠状动脉功能性改变一起统称为冠状动脉心脏病,简称为冠心病。1979 年世界卫生组织(WHO)将冠心病分为无症状性心肌缺血、心绞痛、心肌梗死、缺血性心力衰竭和猝死 5 种临床类型。

超声心动图是诊断冠心病的重要方法,能够观察节段性室壁运动异常,显示心肌灌注的异常区域,判断室壁运动的非同步性,以及评价左心室的整体功能。近年来,随着超声新技术的不断发展,超声心动图在冠心病诊断中发挥着无可比拟的巨大作用。

(一) 病理

1. 发病过程

冠状动脉粥样硬化的发病过程比较复杂,涉及动脉内皮细胞损伤等许多因素,早期为内膜下脂质逐渐在动脉内膜形成粥样硬化斑块,并可累及内弹力膜,或突破内膜侵入中膜(图 3-4-44),同时局部可出现组织坏死、瘢痕形成、钙化。冠心病有各种类型,其病理和病理生理变化也不全相同。动脉粥样硬化病变可累及单支或多支冠状动脉,最常见的是前降支中上段、右冠中段和左旋支近段。血管腔内病变的分布多数为偏心性分布。

2. 判断狭窄程度

一般根据冠状动脉管腔的横切面面积来判断狭窄程度:狭窄面积小于 25% 为一级;25% ~ 50% 为二级;51% ~75% 为三级;大于 75% 为四级。其中一、二级狭窄通常不产生明显血流量减少,超过 50% 可对血液供应产生影响,通常只有当管腔内径减少 70% 时,才会在心肌需氧增加时引起心肌缺血,狭窄大于 90% 的人在休息状态下也可发生心肌缺血。

3. 心肌缺血

一过性心肌缺血可出现心绞痛,当狭窄区病变相对稳定,只在心肌需氧增加时才发生缺血导致的心绞痛为稳定性心绞痛。在粥样硬化病变基础上发生痉挛、血栓形成、斑块破裂、夹层或血肿等动态变化而导致的可逆性心肌缺血,多属于不稳定性心绞痛。持续性心肌缺血将导致心肌梗死，使心肌细胞出现不可逆性坏死。

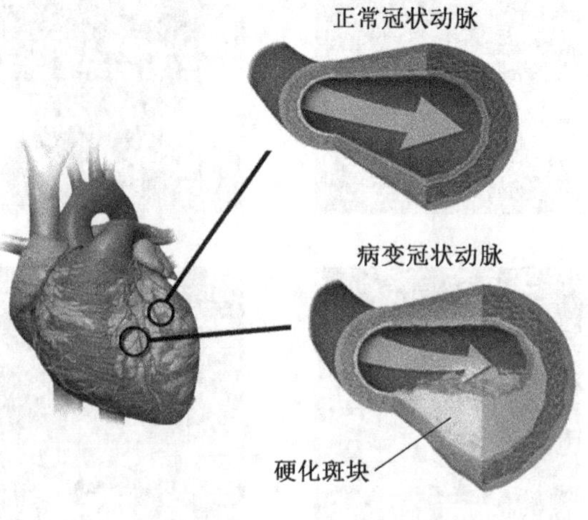

图 3-4-44　冠状动脉病变示意图

4. 室壁节段性划分方法

室壁节段性运动异常(regional wall motion abnormality，RWMA)是诊断心肌缺血的敏感性和特征性指标。为了便于 RWMA 的定位和定量分析，人为地将左心室壁分为若干节段，目前临床上多采用 1989 年美国超声心动图学会推荐的十六节段分段法(图 3-4-45)：

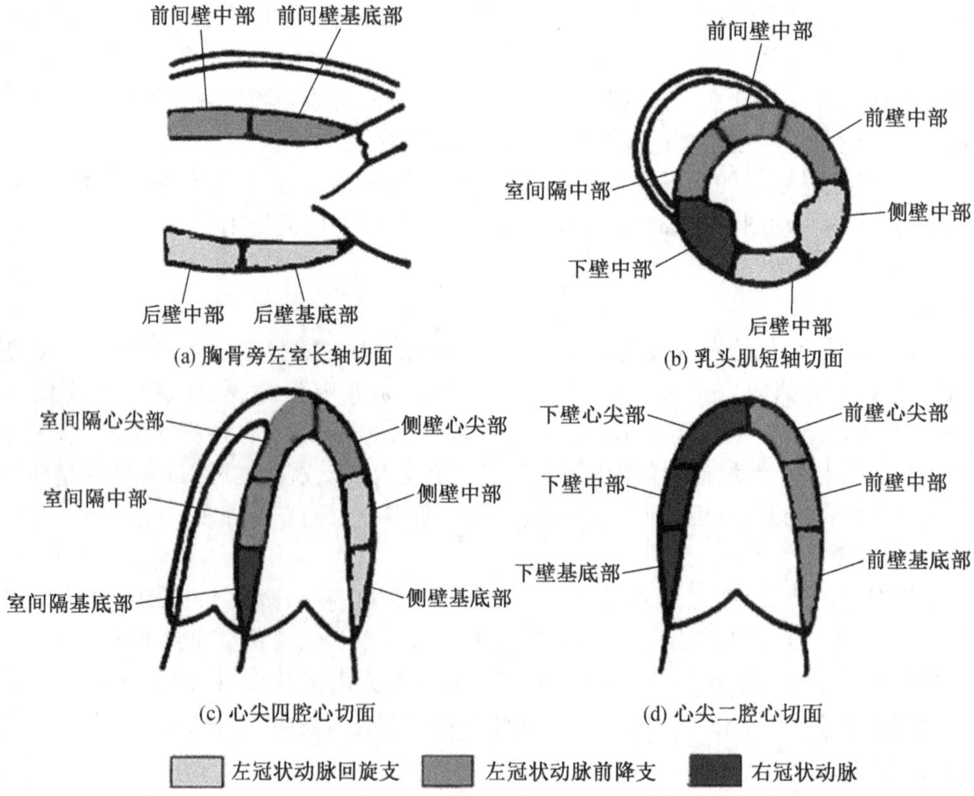

图 3-4-45　左心室室壁十六节段示意图

首先沿左心室长轴，将左心室分为三段，产生出左心室 3 个环状短轴切面，分别为基底段

（从二尖瓣环至乳头肌顶部）、中间段（即乳头肌段）、心尖段（乳头肌下缘至心尖）。再参考左心室长轴和短轴360°圆周，将基底段和中段每60°划分为一段，心尖段按90°划分为一段，共计16个节段。

对室壁进行节段划分的主要目的是便于对RWMA进行定位和定量分析，所划分的各室壁节段与冠状动脉供血之间应存在相对固定的良好的对应关系，以便于判断冠状动脉的病变。通常情况下，前室间隔、前壁与心尖部心肌主要由冠状动脉左前降支及其分支供血；侧壁与后壁主要由左回旋支及其分支供血；下壁与后室间隔主要由右冠状动脉供血。

（二）超声心动图

目前所采用的超声检查技术，大致有心脏形态结构和活动状况的超声显像，冠状动脉超声显像，冠状动脉血流超声多普勒显像，冠状动脉内超声显像、三维和四维超声检查，超声负荷试验，心功能检查，心肌声学造影，彩色室壁运动显像及心肌组织成像等。

1. 冠状动脉的检查

（1）*冠状动脉的起源* 正常分别起源于右、左冠状动脉窦，心底短轴切面于主动脉根部10—11点、4—5点处。冠状动脉的走行可部分显示。

（2）*冠状动脉的形态* 左右冠状动脉主干能显示长度为1～4 cm，正常左冠状动脉主干和右冠状动脉直径为3～6 mm，平均（4±1）mm。凡管腔内径小于3 mm为狭窄，内径大于6 mm为扩张。冠心病患者可见管腔变窄，冠状动脉内壁呈不对称的强回声。

（3）*冠状动脉的血流* 用脉冲多普勒检查评价冠状动脉血流，左前降支近端可记录到以舒张期为主的双峰频谱，第一峰值平均21 cm/s，位于收缩期；第二峰值平均28 cm/s，位于舒张期。仅有26%的人可探及右冠状动脉的血流。彩色多普勒成像有助于追踪、判断冠状动脉的狭窄部位，狭窄部位彩色血流束变窄，狭窄区后血流呈五彩镶嵌或血流倒错。

（4）*冠状动脉的血管* 血管内超声探察粥样斑块应用于介入检查、治疗。将小型探头安装于导管顶端，应用高频声波来显示血管组织结构和几何形态的微细解剖信息，可了解活体血管结构和评估内膜增生粥样硬化的诊断或治疗。

（5）*心肌内冠状动脉血流* 心肌内冠状动脉血流显像借助于新型彩色多普勒血流成像技术，可以清楚显示心肌内冠状动脉血流，该技术可较准确显示冠状动脉主干及其分支的血流。注入心肌造影剂后彩色血流信号明显增强。

2. 心肌缺血评估

心肌室壁运动与心肌供血密切相关。而心肌缺血性病变是形成左心室壁运动障碍的形态学基础。冠心病发生心肌缺血时，出现室壁节段性运动异常先于临床症状、心电图等的改变。对室壁节段性运动异常的分析如下：

① 室壁运动异常程度半定量方法：将室壁运动异常按程度分为不同等级，并按等级记分，计算室壁运动计分指数（wall motion score index，WMSI）以半定量评价室壁运动异常程度。（表3-4-2）

$$WMSI = \text{各室壁计分之和/计分节段总数} \quad (3\text{-}4\text{-}1)$$

正常左心室 $WMSI$ 为1（以16节段划分法为例，每节段计分为1，故 $WMSI = 16/16 = 1$）。WMSI与整体左心室射血分数相关良好，WMSI越高，病情越重，并发症越多，预后越差。

表 3-4-2　室壁运动异常划分等级与计分

室壁运动分级	超声表现	室壁运动记分
运动正常	心内膜运动幅度≥5 mm，室壁收缩期增厚率≥25%	1
运动减弱	心内膜运动幅度 <5 mm，室壁收缩期增厚率 <25%	2
运动消失	心内膜运动幅度和室壁收缩期增厚率消失	3
反常运动	收缩期室壁变薄或向外运动	4
室壁瘤	局部室壁变薄，收缩期与正常心肌节段呈矛盾运动	5

② M 型超声心动图：不但可精确测量室壁运动幅度、室壁收缩期增厚率及收缩期室壁增厚速度，还能观察室壁运动协调性，是临床常用的观察室壁运动的方法之一。正常室壁运动幅度：室间隔为 4～8 mm，左心室后壁为 8～14 mm，室壁增厚率≥25%。

正常情况下各部位室壁运动不尽相同，通常心底部低于心室中部与中下部，室间隔低于游离壁，而左心室后壁运动幅度最大。

根据心肌缺血的性质和程度，缺血部位心肌可显示为室壁变薄、纤维化等室壁形态结构的改变，有的可显示回声异常，同时显示病变部位心肌节段的室壁运动异常，室壁运动幅度降低、消失，收缩期增厚率降低或消失，甚至出现反向运动和向外膨出形成室壁瘤。

③ 组织多普勒成像：可进一步显示心壁运动速度和方向等信息，有助于确定心肌缺血的部位及其性质。

3. 心绞痛与无症状心肌缺血超声表现

心绞痛的表现是冠脉供血不足，急剧的心肌一过性可逆性缺血，在临床上主要是阵发性胸骨后压榨性、紧缩性压迫感的疼痛，持续 3～5 min，休息或用硝酸甘油可缓解。超声心动图表现如下：

（1）室壁运动异常

① 室壁运动减弱或消失，心肌缺血通常表现为缺血节段室壁运动减弱，严重者也可表现为运动消失。

② 室壁运动不协调，当心肌缺血时，局部室壁运动减弱，同时受邻近正常室壁运动牵连而使室壁运动出现不协调，在左心室短轴切面上可出现顺时针或逆时针扭动。

（2）腔室大小、形态改变

① 左心房扩大；② 左心室形态失常，常出现左心室心尖部扩大、圆钝。（图 3-4-46、图 3-4-47）

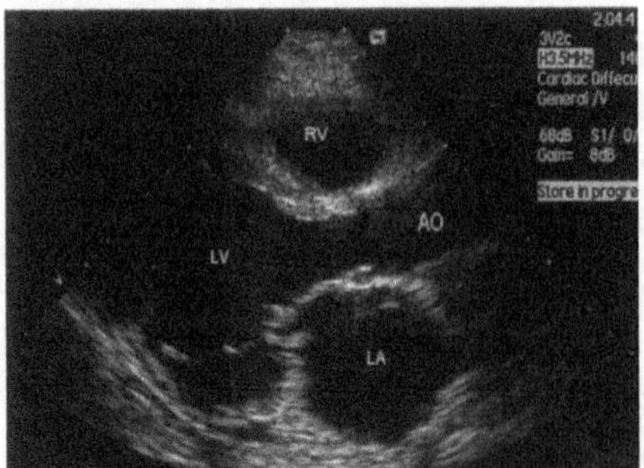

RV—右心室；AO—主动脉；LV—左心室；LA—左心房

图 3-4-46　心肌缺血二维声像图（左心室长轴切面）

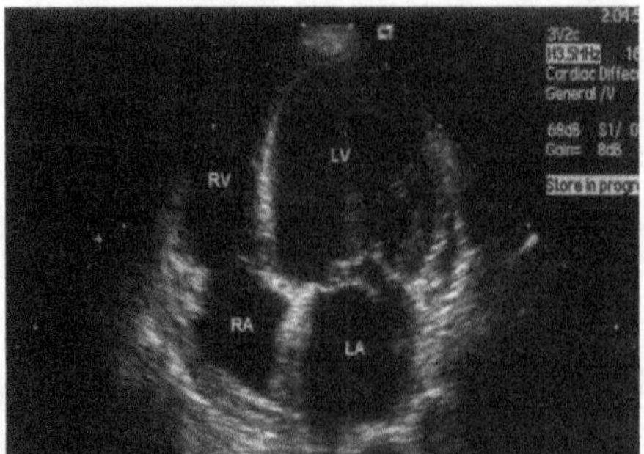

RV—右心室；RA—右心房；LV—左心室；LA—左心房

图 3-4-47　心肌缺血二维声像图（心尖四腔心切面）

(3) 心功能降低

① 收缩功能降低,主要为节段性收缩功能降低。

② 舒张功能降低,冠心病舒张功能减退时,二尖瓣 EF 斜率降低,E 峰幅度降低,A 峰相对升高。

4. 心肌梗死超声表现

心肌梗死是冠状动脉阻塞,心肌严重持久性缺血而引起的部分心肌坏死,常伴有心功能障碍。其超声心动图表现如下:

(1) 室壁节段性运动异常　急性心肌梗死后,立即出现与心绞痛一样的室壁节段性运动异常,并持久存在,使用硝酸甘油后也不能消除。

(2) 腔室大小、形态改变　与梗死范围、部位、程度及有无并发症有关。

(3) 心功能降低　当较大范围心肌梗死时,可出现整体左心功能降低。

5. 心肌梗死后并发症超声诊断

超声心动图在检出心肌梗死并发症方面具有其他检查无法比拟的优点。

(1) 乳头肌断裂　乳头肌断裂是急性心肌梗死的严重并发症之一,严重者可出现肺水肿。听诊心前区突然出现粗糙的收缩期杂音。

① 二维超声:断裂的乳头肌连于腱索,随心动周期往返运动,收缩期进入左心房,舒张期回到左心室。二尖瓣叶出现连枷样运动。左心房、左心室增大,左心室心肌室壁出现代偿性运动增强。

② 彩色多普勒:可显示明显的二尖瓣反流信号。

(2) 室壁瘤　较大面积心肌梗死后,坏死心肌组织被瘢痕组织代替,在左心室内压力的作用下,室壁局部向外膨出,即形成室壁瘤,常在梗死后 3 个月形成。室壁瘤是心肌梗死的常见并发症,在该处容易形成血栓。

① 二维超声:局部室壁运动明显变薄,并呈瘤样向外膨出,收缩期膨出比舒张期更显著,瘤壁呈矛盾运动,室壁瘤与心室腔交通口大小与瘤体内径相似。

② 彩色多普勒:收缩期可见低速血流进入瘤体,舒张期可见血流流出瘤体。

(3) 附壁血栓形成　附壁血栓形成常发生于心肌梗死或室壁瘤患者,其血栓发生率可达 25% 以上。血栓的危险性在于发生血栓脱落及发生其他重要脏器的栓塞。

二维超声:于左心室腔内可见回声或强或弱的团块,分布不均匀,形态不规则,边缘较清晰,基底部较宽,活动度较小,随心动周期来回摆动,以心尖部多见,血栓附着部位局部室壁常有明显运动异常。(图 3-4-48)

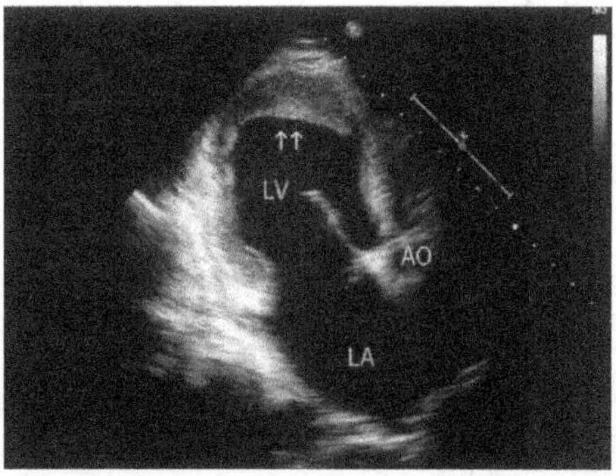

LA—左心房;LV—左心室;AO—主动脉;箭头—附壁血栓

图 3-4-48　附壁血栓二维声像图

（4）室间隔穿孔　室间隔穿孔为急性心肌梗死后少见而预后较差的并发症之一。急性心肌梗死后的发生率为1%左右，常于胸骨左缘新出现粗糙而响亮的收缩期杂音，可很快出现严重充血性心力衰竭。

① 二维超声：室间隔部位回声失落，连续中断；部位多位于室间隔下部，边缘不甚整齐；穿孔附近室壁运动异常，左、右心室扩大。（图3-4-49）

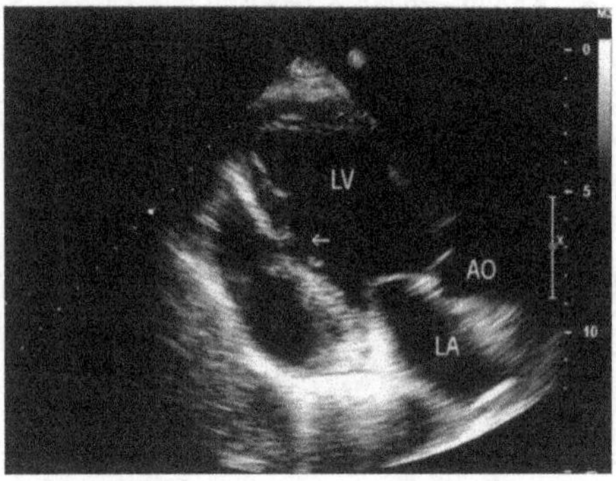

LA—左心房；LV—左心室；AO—主动脉；箭头—室间隔穿孔

图3-4-49　室间隔穿孔二维声像图

② 彩色多普勒：可显示收缩期五彩镶嵌血流信号由左心室经穿孔处射入右心室。（彩图3-4-50）

（5）心脏破裂　心脏破裂是急性心肌梗死致命性并发症，系心室游离壁坏死破裂所致，患者常因心包填塞而突然死亡。部分患者在破口处壁层心包局部包裹形成假性室壁瘤。

① 二维超声：可发现因心肌梗死而变薄的室壁局部连续性中断，伴有不同程度的心包积液。如果出现假性室壁瘤可显示心室壁与心包之间出现囊状无回声区，并通过一细小瘤颈部与心腔相连通。

② 彩色多普勒：可见双向血流信号。

6. 缺血性心肌病

缺血性心肌病是由于长期的心肌缺血，导致广泛受累心肌营养障碍和萎缩、纤维化，或大面积心肌梗死后纤维组织增生。其临床特点为心脏逐渐扩大，出现心力衰竭和各种心律失常，故称为缺血性心肌病。

（1）室壁运动异常　大部分室壁运动普遍性减弱，但正常供血室壁节段运动正常，甚至出现代偿性运动增强，表现为室壁运动强弱不等，呈节段性分布。

（2）腔室大小、形态改变　早期以左心室扩大为主，晚期常为全心扩大，可出现二尖瓣、主动脉瓣等多瓣膜的反流。

（3）心功能降低　多为整体心功能降低，表现为左心室射血分数与短轴缩短率降低。

7. 鉴别诊断

（1）肺动脉栓塞　急性的肺动脉栓塞可发生胸痛、呼吸困难、休克。超声可见肺动脉明显增宽、右心显著扩大，室间隔向左心室膨出，但一般无RWMA，常出现三尖瓣关闭不全，肺动脉压升高。

（2）急性心包炎　急性心包炎可出现心包积液，但无明显RWMA。

（3）扩张型心肌病　缺血性心肌病后期常出现心脏明显扩大、心力衰竭，临床表现及症状、体征与扩张型心肌病相似，需要多方面鉴别。

三、高血压性心脏病

高血压性心脏病(hypertension heart disease)是继发于动脉血压升高后心脏发生的功能性与器质性的损害,是高血压病患者伴有心脏改变时,外周阻力负荷增加引起左心室压力负荷过高所致。

(一) 病理

在长期高血压的影响下,心脏后负荷持续增加,为维持心脏正常的排血量,左心室收缩负荷增加,逐渐出现心肌缺氧、胶原细胞增生、心肌重量增加。左心室肥厚导致心脏舒张功能异常,形成高血压性心脏病。其变化往往与小动脉、微小动脉中层增厚的变化相一致。

左心室肥厚时,心肌细胞数量无明显变化,胞体增大,心肌和心脏的总重量增加。可出现以下 3 种类型的左心室肥厚:

① 只有心壁肥厚,没有扩张,舒张末期容量多无明显变化的左心室向心性肥厚;

② 体积增大,心壁厚度的增加相对不是很明显,左心室舒张末期容量增加的左心室偏心性肥厚;

③ 左心室非对称性肥厚,应与肥厚型心肌病相鉴别。

(二) 临床表现

一般高血压数年后出现头痛、眩晕、气急、疲劳、心悸、耳鸣、劳力性呼吸困难甚至夜间阵发性呼吸困难。听诊主动脉瓣第二心音亢进,主动脉瓣区收缩期杂音或收缩早期喀喇音。心电图发现电轴左偏,左心室肥厚。

(三) 超声心动图

超声心动图对高血压心脏病不能做出定性诊断,但结合病史可做出提示性诊断,不过对于左心室心肌肥厚和左心功能不全的诊断却主要依靠超声心动图。

1. M 型与二维超声

① 由于左心室排血阻力增加,心室收缩力加强,心室壁及室间隔逐渐增厚,多形成向心性肥厚,左心室后壁及室间隔呈均匀性增厚。(图 3-4-51)

② 左心室增大,左心房也增大。

③ 在代偿期,左心室室壁活动幅度可增强;在失代偿期,室壁运动幅度减弱。

④ 主动脉内径可轻度扩张,主动脉壁活动幅度减少,重搏波消失。

2. 多普勒超声

① 彩色多普勒:如果出现二尖瓣环扩大,瓣口可见以蓝色为主的收缩期反流。主动脉瓣上可见蓝色亮度增加的收缩期血流,瓣下可见红色为主的舒张期反流。(图 3-4-52)

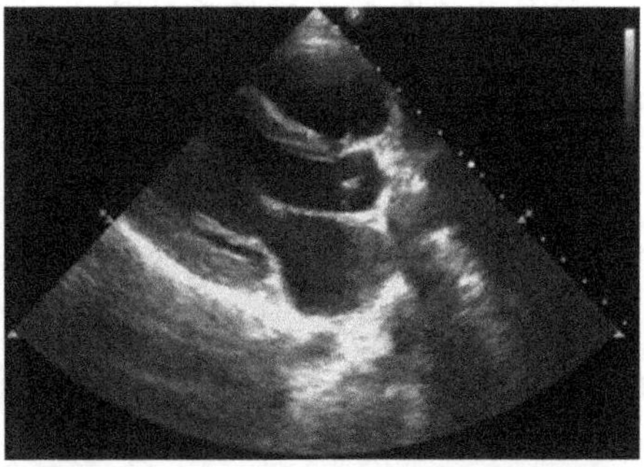

图 3-4-51 高血压性心脏病二维声像图

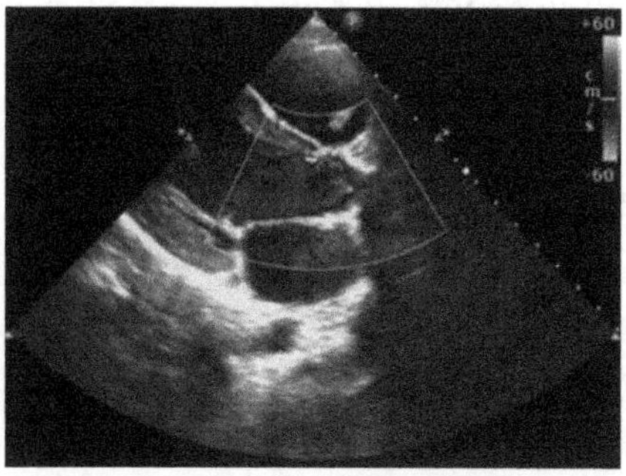

图 3-4-52 高血压性心脏病彩色血流图

② 频谱多普勒：高血压引起的左心室心肌肥厚，首先影响左心舒张功能。

代偿期改变：二尖瓣口舒张期 E 峰降低，A 峰增高，$E/A<1$。

失代偿期改变：此期以左心室被动充盈障碍为主，即左心室顺应性降低，可使二尖瓣口舒张期 E 峰明显增高，A 峰降低，$E/A>2$，呈现所谓“正常化”。此时肺静脉血流频谱显示 S 峰明显降低，D 峰增高。

（四）鉴别诊断

（1）*主动脉瓣狭窄* 先天性主动脉瓣上、瓣下的狭窄，老年瓣膜退行性变造成主动脉瓣的狭窄均可导致左心室心肌不同程度肥厚及左心室顺应性地降低。超声心动图可直接显示瓣膜及瓣上、瓣下狭窄的特征性改变。

（2）*肥厚型心肌病* 其典型表现为室间隔非对称性肥厚，突入左心室流出道造成流出道狭窄，二尖瓣的收缩期前向运动呈 SAM 征。

四、心肌病

心肌病（cardiomyopathy）是指以心肌病变为主要特征、伴有心脏功能障碍的一组心脏疾病，根据病因不同分为原发性心肌病与继发性心肌病两大类。不明原因的心肌病定义为原发性心肌病，已知病因或与系统疾病有关的心肌功能紊乱被归类为继发性心肌病。随着生物学和临床医学的发展，以往采用的原发性与继发性分类方法已不符合现代医学的要求。2008 年 1 月，欧洲心脏病协会（ECS）发布了心肌病最新分类，其定义为除冠心病、高血压、瓣膜病和先心病等原因外引起的心脏结构与功能异常的心脏病。目前根据病理生理、病因学、致病因素将心肌病分为 5 个类型：扩张型心肌病、肥厚型心肌病、限制型心肌病、致心律失常型右心室心肌病和未定型心肌病。

（一）扩张型心肌病

扩张型心肌病（dilated cardiomyopathy，DCM）是一种病因不明、原发于心肌的疾病。它的主要特点是左心室扩张合并左心室收缩功能障碍性疾病，伴或不伴有右心室扩张和功能障碍。本病常伴有心律失常，病死率较高，男性发病率高于女性。

1．病理

扩张型心肌病的主要特点是心脏扩大，心室壁变薄，组织学上表现为心肌细胞肥大、变性，心肌纤维化及核变形，间质的胶原纤维增多等。血流动力学改变：心肌收缩力减退；心脏扩大，房室环扩大致瓣叶反流；最终致充血性心衰。

2．临床表现

本病 25% 有家族史，多为常染色体显性遗传。早期可无任何症状，随着病情的进展，患者出现多种临床症状，其中以充血性心力衰竭、心脏扩大、心律失常及栓塞较为常见。

主要体征：心浊音界扩大，可闻及第三、四心音及心尖区收缩期吹风样杂音。

3．超声心动图

（1）*二维超声*

① 全心增大，多以左心室增大显著，室间隔向右心室侧膨出，呈球形改变。（图 3-4-53、图 3-4-54）

② 室壁运动呈弥漫性减弱，室间隔与左心室后壁的厚度明显变薄，收缩期室壁增厚率降低。

③ 二尖瓣开放幅度小，与扩张的左心室对比形成“大心腔、小开口”的典型表现。

④ 主动脉波群运动幅度减低，重搏波消失，主动脉瓣口开放幅度减小。

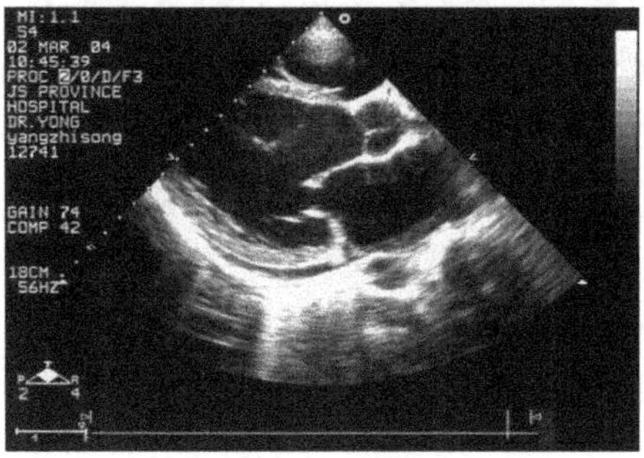

图 3-4-53　扩张型心肌病二维声像图（左心室长轴切面）

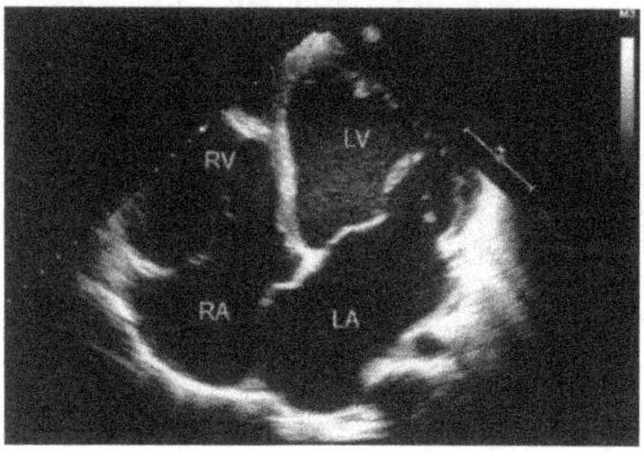

RV—右心室；RA—右心房；LV—左心室；LA—左心房

图 3-4-54　扩张型心肌病二维声像图（心尖四腔心切面）

（2）M 型超声

① 二尖瓣开放小，呈钻石样改变（图 3-4-55），左心室流出道（EPSS）增宽。

② 左心室泵功能降低：SV，CO 降低。

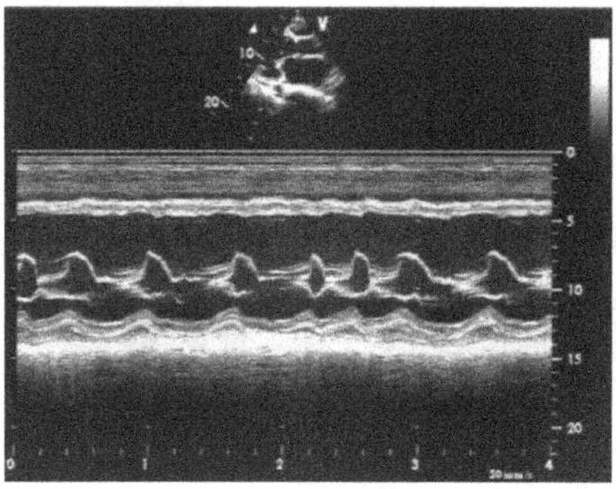

图 3-4-55　扩张型心肌病 M 型曲线

（3）多普勒超声

① 彩色多普勒：各瓣口及心腔内的血流速度明显降低，主动脉瓣口的血流速度减低更明显。各瓣膜关闭不全时，彩色多普勒可于相应的心房侧或流出道部位分别探及源于瓣口的反流性血流信号。（彩图 3-4-56）

② 频谱多普勒：二尖瓣口血流频谱形态随疾病时期和程度而不同：在病变早期，二尖瓣口舒张期 E 峰降低，A 峰增高，$E/A<1$；伴有较严重的二尖瓣反流时，可使二尖瓣口舒张期 E 峰正常或稍增高，A 峰降低，$E/A>1$，呈现所谓"假性正常化"；当晚期出现严重的心力衰竭时，E 峰明显增高，A 峰明显降低，$E/A>2$，此时多为不可逆的舒张性功能不全。

4. 鉴别诊断

本病主要与缺血性心脏病相鉴别（见相应部分）。

（二）肥厚型心肌病

肥厚型心肌病（hypertrophic cardiomyopathy，HCM）的特点为左心室或右心室肥厚，通常是左心室壁非对称性肥厚，以室间隔肥厚最为多见。本病为常染色体显性遗传，多为家族性。根据左心室流出道狭窄与否可分为梗阻性与非梗阻性，根据肥厚型心肌形态学可分为对称性肥厚型与非对称性肥厚型。

1. 病理

通常左心室壁非对称性肥厚，以室间隔为主，致心腔狭小、左心室流出道狭窄，出现心室壁肥厚与质量增加。典型形态学改变为心肌细胞异常肥大、肌束排列明显紊乱及间质纤维化等，其病理生理异常主要表现为舒张功能不全，以左心室异常僵硬并导致心室充盈受损为特征，从而导致肺淤血和呼吸困难。

2. 临床表现

部分患者可完全无症状而在体检中发现或者猝死。许多患者有心悸、胸痛、劳力性呼吸困难等，有流出道梗阻的患者可出现运动时的眩晕等表现。有流出道狭窄的患者心脏听诊能发现心尖区粗糙的收缩期杂音。

3. 超声心动图

(1) M型超声

① 室间隔局灶性明显增厚，左心室周壁也常伴有增厚；测量：室间隔/左心室后壁≥1.3～1.5。（图3-4-57、图3-4-58）

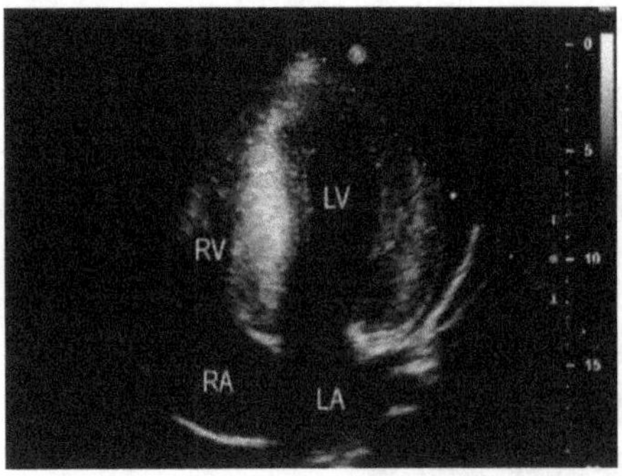

RV—右心室；RA—右心房；
LV—左心室；LA—左心房

图3-4-57　肥厚型心肌病二维声像图（心尖四腔心切面）

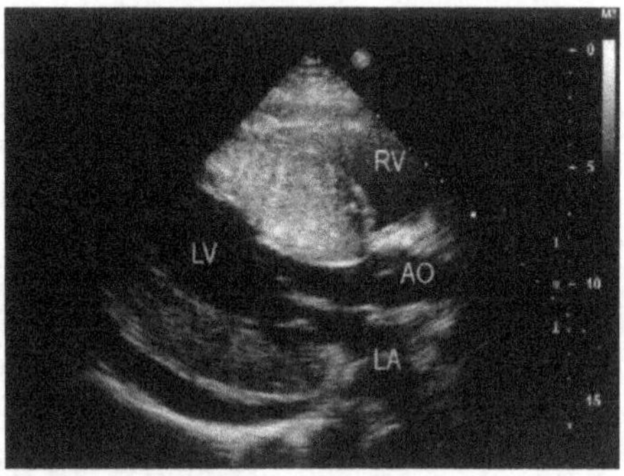

RV—右心室；RA—右心房；
LV—左心室；LA—左心房

图3-4-58　肥厚型心肌病二维声像图（左心室长轴切面）

② 左心室腔小，多数伴有左心室流出道狭窄。

③ “SAM”现象是梗阻性肥厚型心肌病的典型征象，即左心室流出道梗阻，二尖瓣前叶活动曲线CD段的前叶与后叶分离，向前运动，舒张期前叶与室间隔撞击，称为收缩期二尖瓣前叶的前向运动。（图3-4-59）

④ 主动脉瓣收缩中期有半关闭现象，射血时间延长。

⑤ 左心室收缩加强。

(2) 二维超声

① 心肌呈不同程度的肥厚，回声呈强弱不均匀分布，如果肥厚的心肌突入左心室流出道内，常引起流出道的梗阻。

② 心室腔内径常变小，室间隔运动幅度减小，左心室后壁运动可代偿性增强。

(3) 多普勒超声

① 彩色多普勒：梗阻性肥厚型心肌病可见血流通过左心室流出道时，左心室流出道内血流加速，出现五彩镶嵌色、亮度增加的射流信号。（图3-4-60）

② 频谱多普勒：可探及位于基线下方的高速血流频谱，形态呈匕首状。

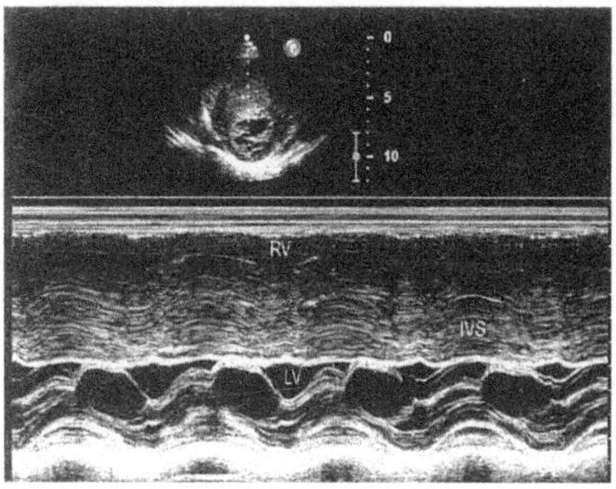

RV—右心室；IVS—室间隔；LV—左心室

图 3-4-59 肥厚型心肌病 M 型曲线

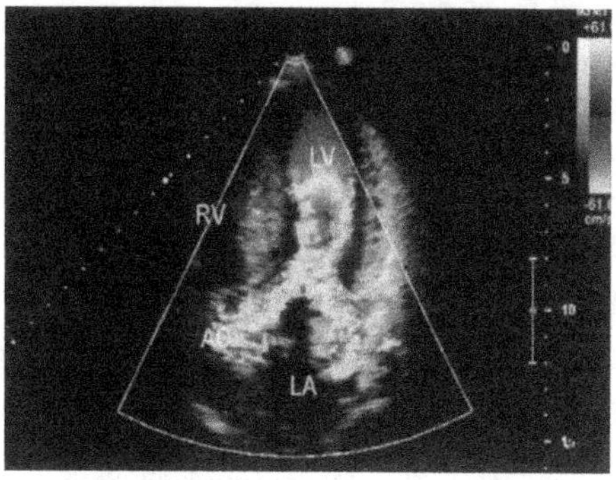

RV—右心室；AO—主动脉；LV—左心室；LA—左心房

图 3-4-60 肥厚型心肌病彩色血流图

4. 鉴别诊断

（1）*高血压心脏病* 肥厚型心肌病与高血压心脏病的鉴别诊断见表 3-4-3。

表 3-4-3 肥厚型心肌病与高血压心脏病的鉴别诊断

鉴别项目	肥厚型心肌病	高血压心脏病
家族史	多数有	通常无
高血压病史	无	有
心肌回声	紊乱	正常
SAM 征	有	无
肥厚心肌的均匀性	多不均匀，非对称性多见	均匀、对称性
左心室流出道狭窄	多存在	无

（2）*主动脉瓣及主动脉狭窄的病变* 主要超声表现为室间隔与左心室后壁对称性增厚；主动脉瓣明显增厚，或者于瓣上、瓣下可见各种类型狭窄。

（三）限制型心肌病

限制型心肌病（restrictive cardiomyopathy，RCM）是指以心室心内膜、内层心肌出现纤维化和瘢痕形成，造成舒张功能障碍为特点的心肌病。

1. 病理

心内膜与心内膜下心肌纤维增生为主要改变。心室腔特别是流入道为纤维组织和附壁血栓所充填，心室收缩功能与舒张功能均受影响，以致心室回流障碍，累及乳头肌、腱索、瓣膜。多数为双心室受累，心包常有积液。

血流动力学改变主要是使心室的舒张功能障碍，心室充盈受限，充盈量减少，心室排血减少；心房储血增多而扩大；类似缩窄性心包炎；瓣膜受累时伴关闭不全；晚期，心室收缩功能减退，心排血将明显减少。

2. 临床表现

临床表现以发热、全身倦怠为初始症状，逐渐出现心悸、呼吸困难、水肿、颈静脉怒张等心力衰竭症状。

3. 超声心动图

(1) M型与二维超声

① 左心室后壁和室间隔明显增厚,呈对称性,但程度不如肥厚型心肌病。(图3-4-61、图3-4-62)

② 心内膜明显增厚,回声明显增强。

③ 左心室后壁和室间隔运动幅度减小,收缩期增厚率均明显减小。

④ 左心室舒张末期内径及容量均明显减小,双侧心房明显增大。

⑤ 射血分数与短轴缩短率明显减小。

⑥ 心包内可见不同程度的液性暗区。

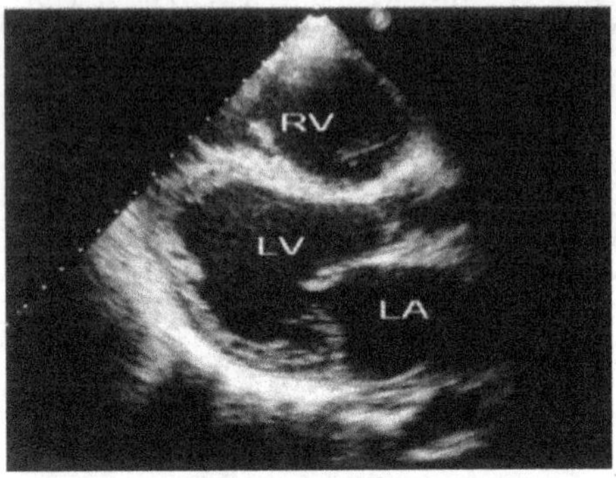

LV—左心室;LA—左心房;RV—右心室

图3-4-61 限制型心肌病二维声像图(左心室长轴切面)

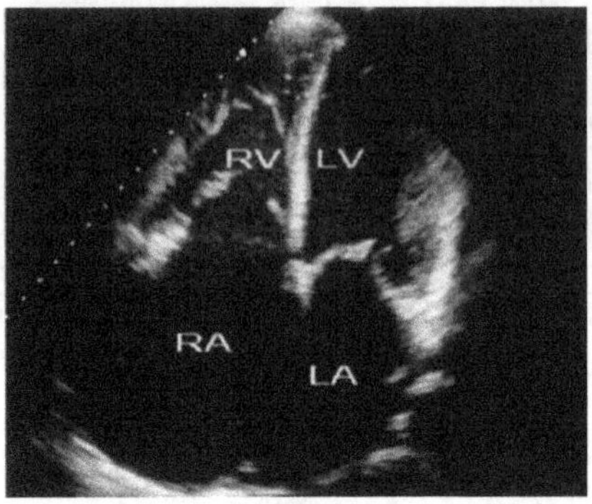

RV—右心室;RA—右心房;LV—左心室;LA—左心房

图3-4-62 限制型心肌病二维声像图(心尖四腔心切面)

(2) 多普勒超声

① 彩色多普勒:病变累及二尖瓣和三尖瓣,使二、三尖瓣上见蓝色反流信号。(图3-4-63)

② 频谱多普勒:E峰高尖,E峰减速时间缩短,$DT \leqslant 150$ ms;A峰降低,$E/A > 2.0$;肺静脉收缩期峰值流速及舒张期流速增高。(图3-4-64)

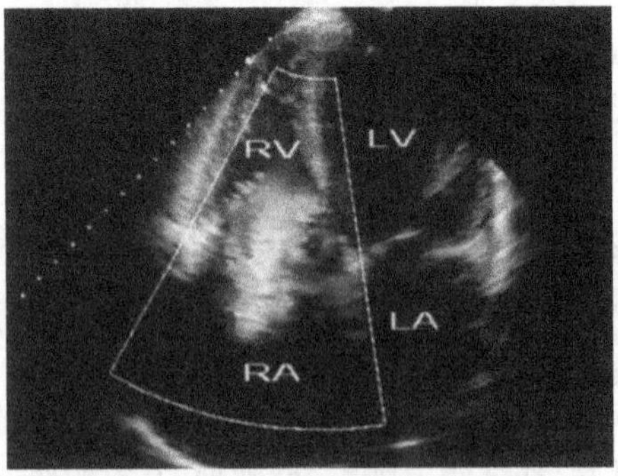

RV—右心室;RA—右心房;LV—左心室;LA—左心房

图3-4-63 限制型心肌病彩色血流图

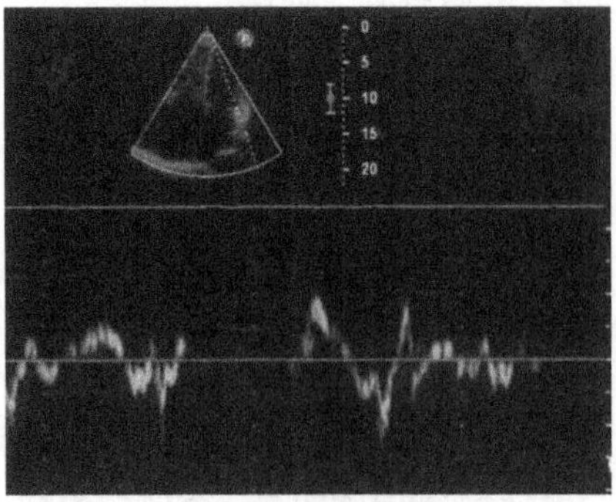

图3-4-64 限制型心肌病多普勒

4. 鉴别诊断

临床上限制型心肌病主要与缩窄性心包炎鉴别,见表3-4-4。

表 3-4-4 限制型心肌病与缩窄性心包炎的鉴别

项目	限制型心肌病	缩窄性心包炎
心腔扩大	双房	双房
心内膜增厚	有	无
心包增厚	无	有

(四)致心律失常型右心室心肌病

致心律失常型右心室心肌病(arrhythmogenic right ventricular cardiomyopathy,ARVC)是一种以右心室心肌被纤维或脂肪组织取代为特征的原因不明的心肌病。通常表现为局限性右心室病变,逐渐可累及整个右心室,甚至部分左心室。

1. 病理

致心律失常型右心室心肌病(ARVC)患者心肌细胞被纤维脂肪组织所代替,导致右心室扩大、心肌变薄。病变程度多为Ⅱ ~ Ⅲ级,特别是心脏固有神经和传导系统受累,是造成心电不稳定和致死性心律失常的病理学基础。

2. 临床表现

临床表现为室性心律失常或猝死。以反复发生和非持续性的室速为特征,室速发生时可出现头晕、心悸、晕厥甚至室颤而猝死,情绪激动或劳累等可诱发室速。左束支传导阻滞;部分患者并存多种类型心律失常。可有完全性或不完全性右束支传导阻滞。

3. 超声心动图

(1)二维与 M 型超声

① 右心室壁变薄,呈瘤样膨隆或憩室样改变,搏动减弱;右心室内膜、肌小梁及调节束回声增强、增粗;右心室流出道明显增宽。(图 3-4-65、图 3-4-66)

② 左心房、左心室大小正常,室壁搏动尚好。

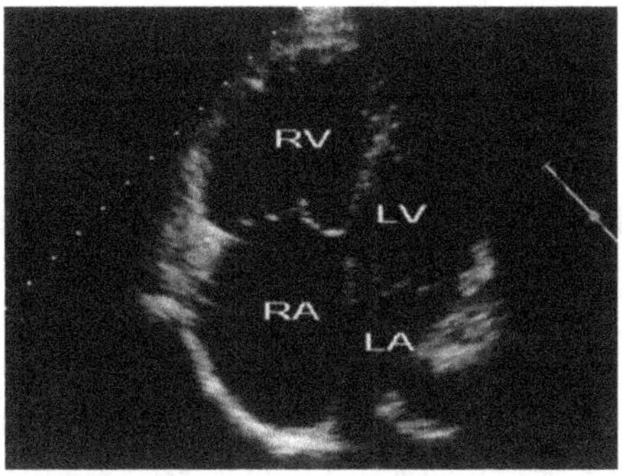

RV—右心室;RA—右心房;LV—左心室;LA—左心房

图 3-4-65 ARVC 二维声像图(心尖四腔心切面)

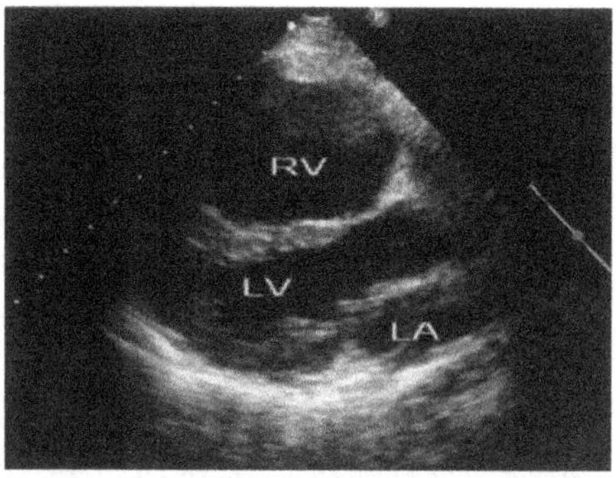

RV—右心室;LV—左心室;LA—左心房

图 3-4-66 ARVC 二维声像图(左心室长轴切面)

(2)多普勒超声

① 彩色多普勒:多数患者会出现三尖瓣不同程度的反流,一般为轻到中度。(图 3-4-67)

② 频谱多普勒:部分患者三尖瓣频谱可 $A/E > 1$。(图 3-4-68)

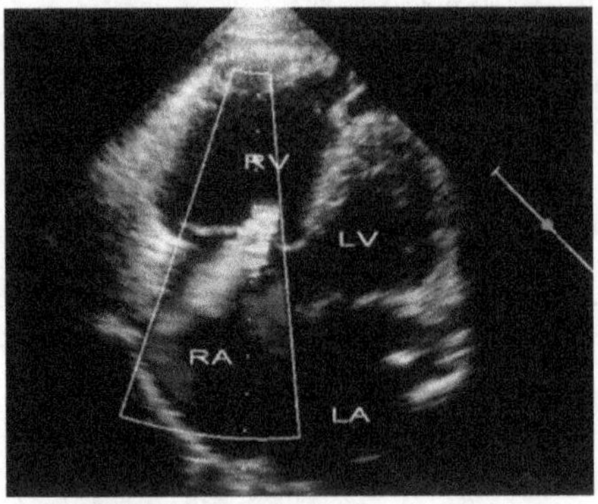

RV—右心室;RA—右心房;LV—左心室;LA—左心房

图 3-4-67 ARVC 彩色血流图

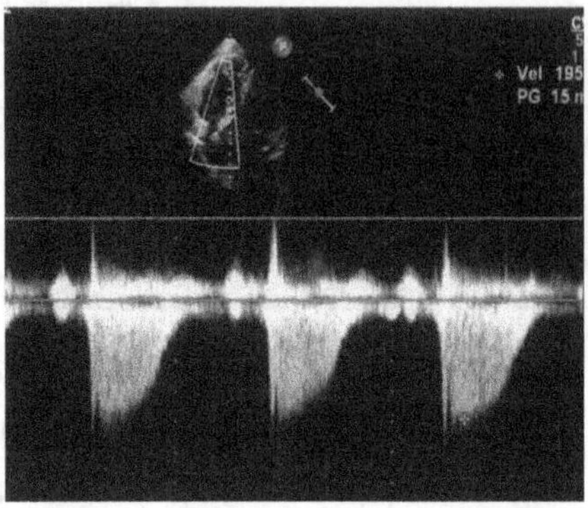

图 3-4-68 ARVC 三尖瓣反流频谱

(五)未定型心肌病

未定型心肌病包括左心室心肌致密化不全和应激性心肌病。

1. 左心室心肌致密化不全

左心室心肌致密化不全(left ventricular noncompaction myocardium, LVNC)是先天性心肌发育不良的罕见类型。

(1)*病理* 左心室心肌致密化不全患者心脏体积扩大,受累心腔内可见肌小梁及隐窝,形成网状结构,称作“非致密化心肌”。病变以心室中部至心尖部最为明显,外层的致密化心肌明显变薄。部分患者可伴左心室扩张、收缩功能障碍。LVNC 可单独出现或与先天性心脏及神经肌肉疾病联合出现,通常为家族性,至少 25% 无症状亲属有不同程度的超声心动图异常。

(2)*临床表现* 常以渐近性左心功能减退、室性心律失常和心内膜血栓形成、体循环栓塞等为特征,临床症状和体征类似于扩张型心肌病。

(3)*超声心动图*

① M 型超声:左心室腔不同程度扩大,室壁运动减低,左心室壁增厚率减低,左心室收缩功能减低。

② 二维超声:心腔内多发性粗大、隆突的肌小梁,节段性分布;好发于左心室心尖部、后外侧游离壁,呈“海绵状改变”;收缩期非致密化心肌厚度/致密化心肌厚度 >2;肌小梁之间有深陷的隐窝。(彩图 3-4-69a)

③ 多普勒超声

a. 彩色多普勒:肌小梁隐窝内暗淡的血流信号,并与心腔内血流相同。(彩图 3-4-69b)

b. 频谱多普勒:二尖瓣血流频谱 $E/A<1$。

2. 应激性心肌病

应激性心肌病又称 Tako-Tsubo 心肌病、短暂性左心室心尖球状扩张,是以急性可逆性左心室功能不全为主要表现的一组症候群,可由心理或生理刺激诱发。

临床主要表现为突发“心绞痛样”胸痛、广泛 T 波倒置,甚至 ST 段抬高、心肌酶轻度升高,多数病例为绝经期妇女,症状发生前常有情绪激动或生理应激,去甲肾上腺素浓度升高,冠状动脉造影中冠状动脉主干及分支基本无病变,左心室造影见心尖部室壁运动异常、呈球形改变等。

超声心动图特征性表现为左心室心尖部呈球囊样扩张，部分患者左心室内可见附壁血栓，左心室收缩功能明显降低但通常在数天或几周后恢复正常，常见有复发者。（彩图 3-4-70）

五、肺源性心脏病

慢性肺源性心脏病（chronic cor pulmonale，CCP）是由长期慢性支气管炎、阻塞性肺气肿及其他肺、胸疾病或血管病变引起的主要侵犯心、肺的疾病，以肺动脉高压、缺氧、二氧化碳潴留、右心室后负荷增大为主要的临床特征，最终引起右心功能衰竭和呼吸衰竭，部分患者合并左心功能异常，甚至全身其他系统功能失调。

（一）病理

形成慢性肺心病的病因各异，可通过各种机制形成肺动脉高压，长期肺动脉高压、肺流量增加、缺氧使右心室扩张，顺应性和功能降低，最终导致右心衰竭。

参与形成肺动脉高压的机制很复杂，包括肺泡间纤维组织增生、肺泡破坏使毛细血管减少、肺血管壁增厚、血管内阻塞性病变、肺小动脉痉挛、血液黏稠度增加、通气血流比异常、肺循环流量增加等，其中肺血管床解剖数量和有效血管床减少较重要。

（二）临床表现

肺心病代偿期以慢性阻割性肺疾病的表现为主。失代偿期临床表现以呼吸衰竭为主，部分病例伴有心力衰竭。

（三）超声心动图

检查方法：慢性肺心病患者多为老年人，伴有肺气肿，其胸廓呈桶状给超声探查增加了困难，且肺心病患者心脏多呈垂悬位，右心室扩大，使心前区透声窗狭小并下移，常规探查部位不能提供清晰图像，可将探头下移至第 6 ~ 7 肋间或剑突下探查。

1. M 型与二维超声

（1）*右心室流出道增宽*　右心室阻力负荷的增加，使腔壁较薄的右心室流出道增宽，内径 >30 mm。

（2）*右心室、右心房内径增大*　四腔心切面显示右心室腔扩大，室间隔向左心室侧膨出，右心室腔扩大（前后径 >20 mm），左心室内径/右心室内径 <2。（图 3-4-71）

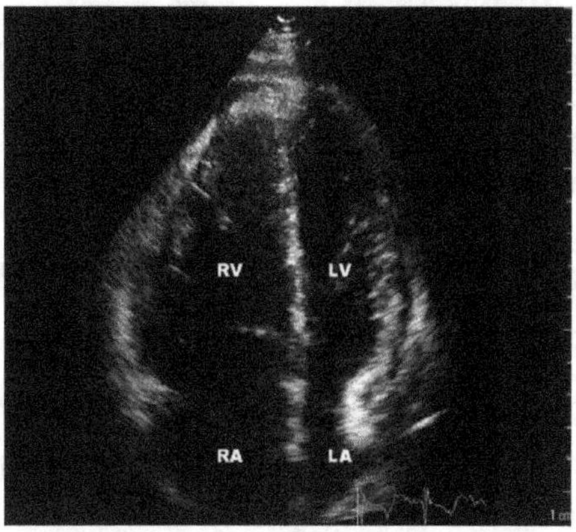

RV—右心室；RA—右心房；LV—左心室；LA—左心房

图 3-4-71　肺源性心脏病二维声像图

（3）*右心室前壁增厚*　右心室前壁厚度 >6 mm，运动增强。

(4) 室间隔增厚　室间隔厚度 > 12 mm，伴右心室容量负荷过重时，室间隔运动幅度降低，与左心室后壁同向运动。

(5) 主肺动脉及右肺动脉内径增宽　肺动脉/主动脉 > 1。右肺动脉内径 > 18 mm。

(6) 肺动脉高压　M 型显示肺动脉瓣 a 波消失，呈“开方根”样改变。右心室射血前期增宽。(图 3-4-72)

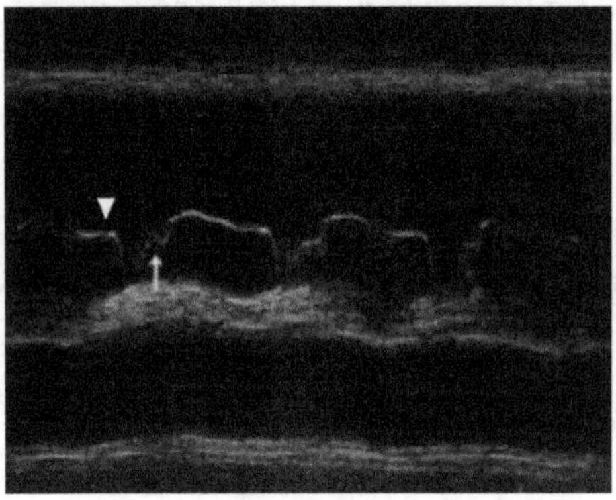

三角箭头—a 波消失

图 3-4-72　肺源性心脏病 M 型曲线

2. 多普勒超声

取样于主肺动脉内，显示肺动脉血流频谱峰值前移。血流加速时间缩短，加速度增大。(图 3-4-73)

当伴有三尖瓣反流时，将取样线置于三尖瓣口，用连续多普勒测量三尖瓣的反流峰值速度，可间接估测肺动脉收缩压。(图 3-4-74)

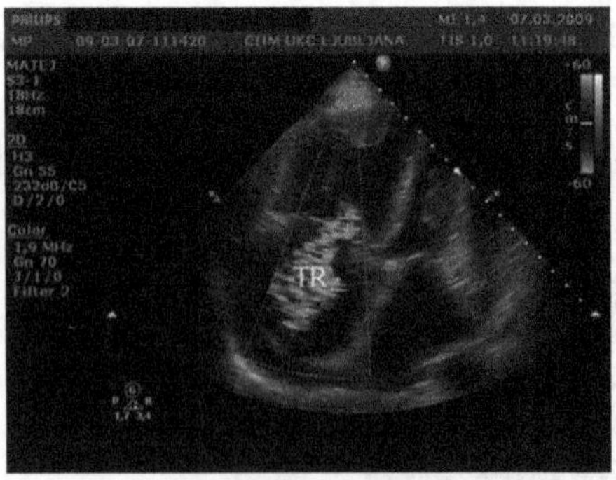

TR—三尖瓣反流

图 3-4-73　肺源性心脏病彩色血流图

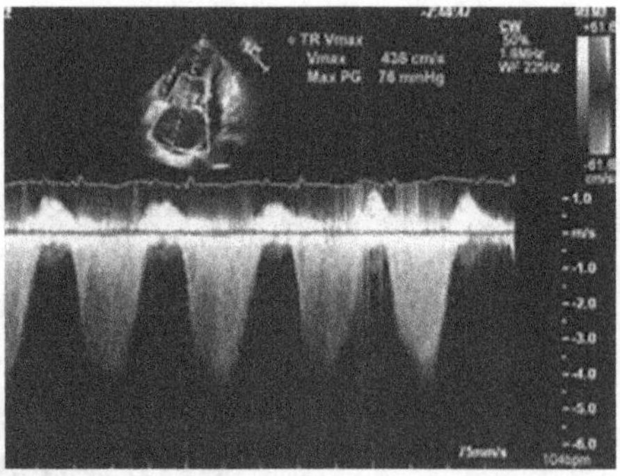

图 3-4-74　肺源性心脏病多普勒

3. 肺动脉高压的测量

存在三尖瓣反流或肺动脉瓣反流时，据此计算肺动脉收缩压及舒张压。目前肺动脉高压比较统一的标准是，静息时肺动脉收缩压 > 30 mmHg，肺动脉平均压 > 25 mmHg。(正常肺动脉收缩压 18 ~ 25 mmHg，平均压 12 ~ 16 mmHg)

4. 1988 年全国肺心病学术会议肺心病的诊断标准

(1) 主要条件

① 右心室流出道内径≥30 mm；

② 右心室舒张末期内径≥20 mm；

③ 右心室壁厚度≥5 mm,或有搏动增强；

④ 左心室与右心室内径比值<2.0；

⑤ 右肺动脉内径≥18 mm或左肺动脉内径≥20 mm；

⑥ 右心室流出道与左心房内径之比≥1.4；

⑦ 肺动脉瓣超声心动图出现肺动脉高压征象(a波低平或小于2 mm,有收缩中期关闭征等)。

(2) 参考条件

① 室间隔厚度≥12 mm,幅度<5 mm或有矛盾运动；

② 右心房增大≥25 mm(剑突下区探查)；

③ 三尖瓣前叶曲线的DE,EF速度增大,E峰呈高尖型或有AC间期延长；

④ 二尖瓣开放幅度降低,CE段<18 mm,CD段上升缓慢呈水平位,或EF下降速度缓慢,<90 mm/s。

凡有胸部疾病者,具有上述两项条件者,均可提示慢性肺心病。

注意

超声心动图能从各个方位较直观地探测心脏腔径、室壁厚度及肺动脉内径,对肺心病有较高的诊断准确率。多普勒超声心动图对检测发现肺动脉高压及评价其严重程度具有重要意义。超声心动图还可以测定心功能,对指导治疗、判定评估预后有一定的意义;但超声心动图对肺心病的诊断缺乏特异性,需结合其他临床资料并与其他右心符合的疾病相鉴别。

六、心包疾病

心包是由浆膜层和纤维层构成的包裹心脏与大血管根部的纤维浆膜囊。其浆膜层很薄,表面光滑湿润,又可分为壁层和脏层。这两层结构包绕了心脏的4个腔室,并在大血管根部形成反折,以此构成的腔隙称为心包腔。心包正常情况下容纳15～35 mL的浆液,主要分布于房室沟和室间沟。

心包包绕了心脏和大血管,贴着胸骨、膈肌及前纵隔,保持心脏在胸腔内的几何位置,同时也是抵御感染的屏障。因为心包的弹性有限,所以可以限制4个心腔的总容量,避免心腔因容量负荷过重而过分扩张。

心包疾病包括急性心包炎、心包积液、缩窄性心包炎及心包其他疾病,种类繁多,病因各不相同。本部分就心包积液、心包填塞、缩窄性心包炎进行探讨。

(一) 心包积液

正常心包腔内有20～30 mL液体,各种原因引起心包腔内液体超过50 mL,即称为心包积液(pericardial effusion)。

1. 病理

心包积液可出现于整个心包,也可局限于心包的局部。心包积液按积液性质一般分为以下几种:① 浆液性,多见于充血性心力衰竭、低蛋白血症等;② 纤维性,多见于细菌性心外膜炎、结核性心外膜炎、急性心肌梗死等;③ 出血性,多见于外伤、主动脉根部破裂、出血性疾病等,多见于细菌性、病毒性心包炎;④ 乳糜性,多见于心脏手术、淋巴管闭塞等;⑤ 化脓性,多见于感染等。

2. 临床表现

慢性心包积液患者,包括大量心包积液但心包内压无显著升高的患者,常无明显症状。有时患者有持续性胸部钝疼。缓慢聚集的大量心包积液可压迫周围组织结构,引起吞咽困难、咳嗽、呼吸困难或声音嘶哑等。大量心包积液可引起心浊音界增大,心音低钝。

3. 超声心动图

二维超声心动图是检出本病的最佳方法。取心脏各切面均可观察到心包脏、壁层的分离,分离之间见液性暗区。心包积液可发生于心室前壁、下壁、侧壁及心包窦内。(图 3-4-75、图 3-4-76)

通过超声可对心包积液半定量(图 3-4-77):

① 较少量心包积液(<100 mL):积液可仅限于左心室后壁的后方、房室瓣环远端。

② 中等量心包积液(100~500 mL):左心室后壁后方出现较宽的液性暗区,同时侧壁、心尖部和前方出现液性暗区(较窄)。

③ 大量心包积液(>500 mL):积液虽仍主要集中于左心室后壁后方,但其他部位也出现明显的液性暗区。大量心包积液时心尖游离样,心脏在心包腔内明显摆动。

一般来说,如左心室后壁液性暗区已达到 30 mm 厚度,应诊断为心包填塞。但心包填塞并非均与总量有关,与积液形成的速度可能更有关,部分短期内明显增加的心包积液同样发生。

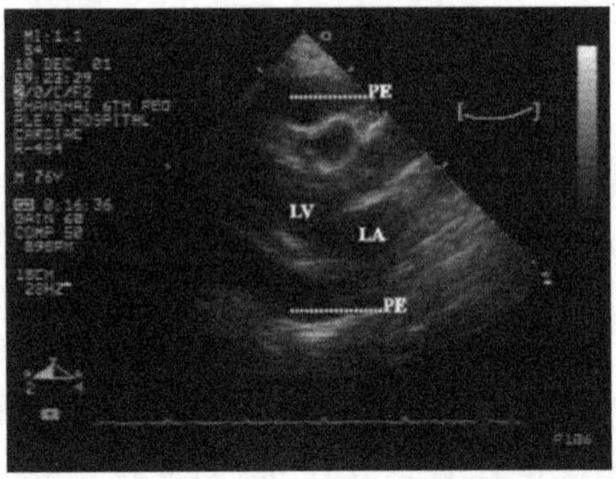

LV—左心室;LA—左心房;PE—心包积液

图 3-4-75　心包积液二维声像图(左心室长轴切面)

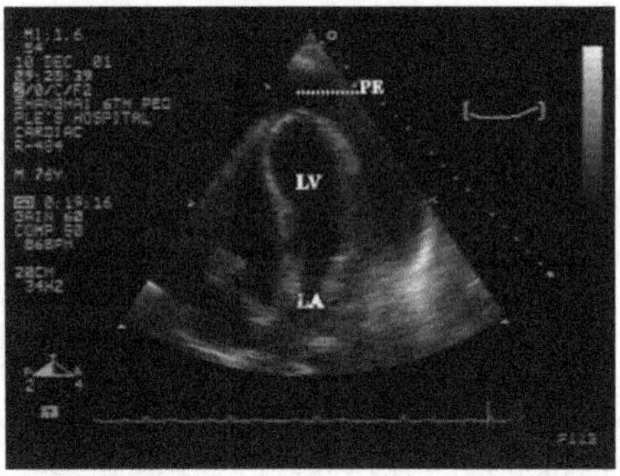

LV—左心室;LA—左心房;PE—心包积液

图 3-4-76　心包积液二维声像图(心尖四腔心切面)

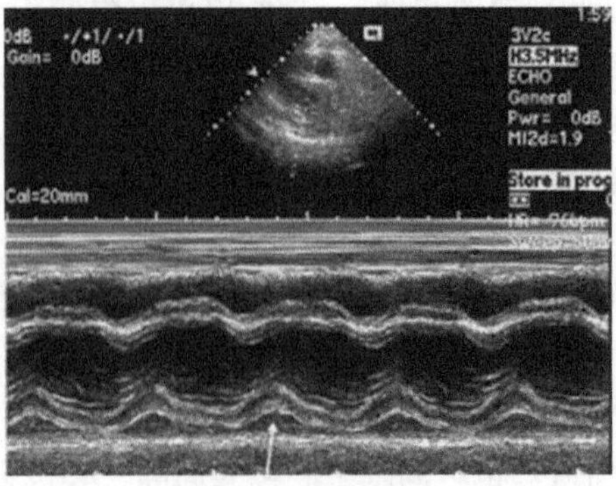

箭头—心包积液

图 3-4-77　心包积液 M 型曲线

（二）缩窄性心包炎

缩窄性心包炎（constrictive pericarditis）是由感染或其他原因引起的心包慢性炎症导致心包增厚、粘连，形成坚硬的纤维外壳包绕在心脏外层，限制心脏的舒张，使回心血流受阻、静脉淤血，心排血量下降。

1．病理

缩窄性心包炎是由急性心包炎发展而来，以结核性最多见，心包脏层与壁层增厚、钙化，呈广泛粘连，心包腔闭塞形成一个纤维瘢痕外壳，附着于心脏外层，限制心肌的舒张静脉，使回心血量受阻、心排血量下降，出现静脉淤血征象。心包膜常明显增厚，为 3 ~ 5 mm，少数可达 10 mm 以上。

2．临床表现

慢性病容、消瘦、肝大、周围静脉压明显增高、奇脉等。

3．超声心动图

（1）二维超声心动图

① 心包增厚：各切面观察心包脏、壁层增厚，回声增强，增厚极不均匀，最厚处可超过 20 mm，心包钙化使回声明显增强，形成光带（图 3-4-78）。剑下四腔心切面可清晰显示心包膜增厚、回声增强的程度。部分患者可见心包积液包裹呈小房状，可见较多絮状物或较多沉淀物。

② 心脏外形变异：缩窄的心包使心脏变形，如房室环处增厚最显著时，心尖四腔心切面显示心脏外形酷似“葫芦状”。

③ 房室腔径变化：最常见双心房明显增大，双心室相对较小。

④ 左心房与左心室后壁夹角：左心室长轴切面测量左心房与左心室后壁连接处心包表面形成的夹角 <150°。

⑤ 室壁活动受限：左心室壁舒张中晚期运动受限。动态观察室壁舒张运动有明显受阻感。

⑥ 下腔静脉扩张：剑突下长轴切面显示下腔静脉扩张，深吸气时明显增宽，而正常时深吸气明显缩小。

（2）M 型超声

① 舒张中晚期因运动受限，左心室后壁向后运动停止而呈平直状。

② 室间隔运动在舒张期出现异常向后运动——心房收缩切迹。（图 3-4-79）

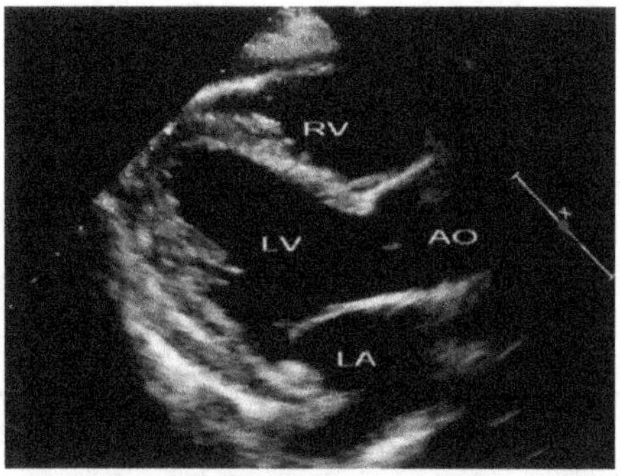

RV—右心室；AO—主动脉；LV—左心室；LA—左心房

图 3-4-78　缩窄性心包炎二维声像图

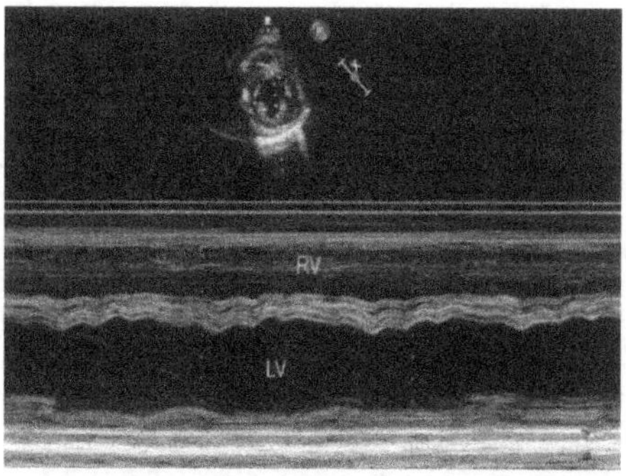

RV—右心室；LV—左心室

图 3-4-79　缩窄性心包炎 M 型曲线

③ 心包活动曲线回声增强增宽，脏、壁层心包可分离，且壁层心包丧失随心脏舒缩的运动呈平直状。

④ 肺动脉瓣开放曲线显示肺动脉瓣提前开放；呼吸运动可引起 a 波的变化。

(3) 多普勒超声

① 缩窄性心包炎时，脉冲式多普勒可探测到各瓣膜口血流频谱随呼吸发生变化。吸气时主动脉瓣口和肺动脉瓣口收缩期血流速度降低。二尖瓣口舒张期血流频谱于呼气时峰值低于吸气时峰值；二、三尖瓣口流速于舒张早期增大(图 3-4-80)。

② 二尖瓣口呈明显的限制性充盈异常的血流频谱，*E/A* 明显增大。

③ 肝静脉呈"缩窄型充盈缺损"，即肝静脉舒张期逆流波在呼气开始后明显增加，其幅度大于或等于舒张期前向血流的 25%。

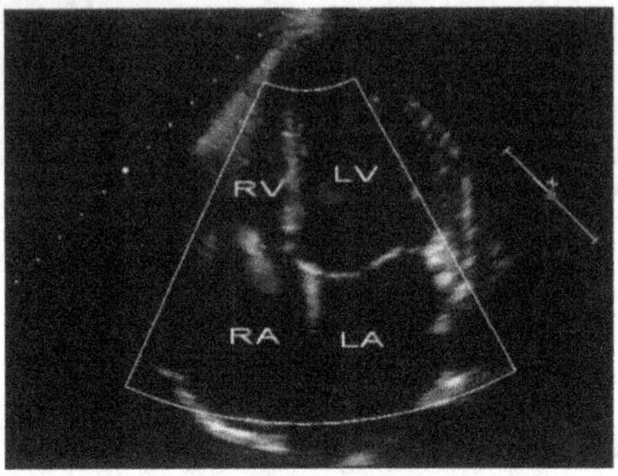

RV—右心室；RA—右心房；LV—左心室；LA—左心房

图 3-4-80　缩窄性心包炎彩色血流图

4. 鉴别诊断

缩窄性心包炎的血流动力学改变类似于限制型心肌病(表 3-4-5)。

表 3-4-5　缩窄性心包炎与限制型心肌病的鉴别

项目	缩窄性心包炎	限制型心肌病
奔马律	无	多有
心包	增厚，回声增强	正常
心房大小	轻至中度增大	显著增大
室间隔运动	常见舒张早期切迹	正常
室间隔位置	常见吸气时朝向左心室	正常
室壁、心内膜	正常	增厚，回声致密、增强，心尖部明显肥大
乳头肌	正常	肥大
二尖瓣 E 峰呼吸相变化	>25%	正常，<15%
二尖瓣环运动速度	>8 cm/s	<8 cm/s
肺动脉高压	少见	常见

七、心脏肿瘤

心脏肿瘤是少见的心脏疾病，按肿瘤的病理性质分为良、恶性两种；按起源分为原发性、继发性两种;按发生部位可分为向心腔内(以黏液瘤较多见)、向心肌壁内(以横纹肌瘤、纤维瘤较常见)和心包肿瘤(常见为心包囊肿)。

黏液瘤(myxoma)是最常见的原发性心脏良性肿瘤,属心腔肿瘤,可发生于心腔的任何部位。95%发生于心房,最常见于左心房,约占75%;其次为右心房,占15%~20%;发生于左、右心室者各占4%。男性患者约占2/3。

1. 病理

常发生于房间隔的左心房面,多有一蒂连于卵圆窝的边缘,基底较小。瘤体较大,突出于心房腔内。左心房黏液瘤亦可发生于左心房的其他部位,如左心房前后壁、左心耳内等。

黏液瘤活动度较大,舒张期移向二尖瓣口,阻碍左心房血通过二尖瓣,左心室灌注时间延长,类似二尖瓣狭窄的改变;收缩期则离开二尖瓣口,退回左心房。由于黏液瘤对二尖瓣口的阻塞,使左心房血流排空受阻,左心房扩大。黏液瘤体可脱落而导致体循环栓塞。

2. 临床表现

左心房黏液瘤的临床表现与血流动力学改变类似于二尖瓣狭窄,虽为良性肿瘤,但由于瘤体组织可坏死脱落造成体循环栓塞或堵塞二尖瓣口导致晕厥或猝死,因此临床以手术治疗为主。

3. 超声心动图

(1) *M型超声*

① 在心底波群中可见左心房内有一光团回声,收缩期出现,舒张期消失;且左心房内径增大。(图3-4-81)

② 在心室波群可见二尖瓣前后叶之间团块状回声,心室舒张时出现于二尖瓣口,且舒张早期有一微小的无回声间期;二尖瓣前后叶无增厚表现,并且前后叶呈镜像运动;二尖瓣前叶EF斜率减慢,可有舒张期扑动。

(2) *二维超声*

① 左心室长轴和心尖四腔心切面可清楚显示左心房内的瘤体大小、形态、部位、活动度。(图3-4-82、图3-4-83)

② 瘤体常堵塞房室瓣口导致心房增大,如瘤体堵塞二尖瓣口,左心房可增大。

(3) *多普勒超声* 彩色多普勒可见舒张期二尖瓣口黏液瘤与房室瓣环间出现明亮的射流血流信号,若影响瓣膜的关闭不全,可出现不同程度的反流。(彩图3-4-84)

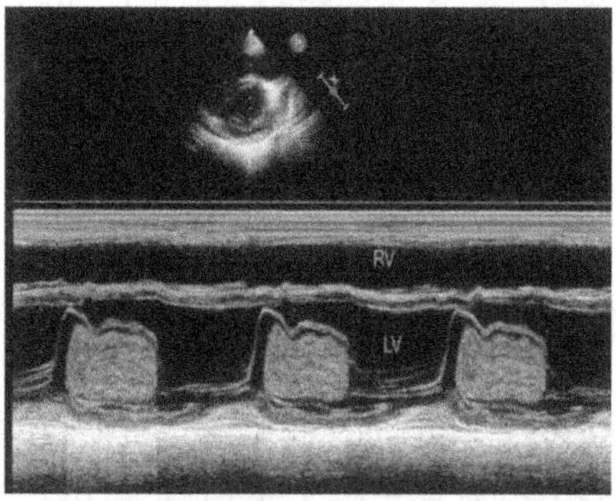

RV—右心室;LV—左心室

图3-4-81 左心房黏液瘤M型曲线

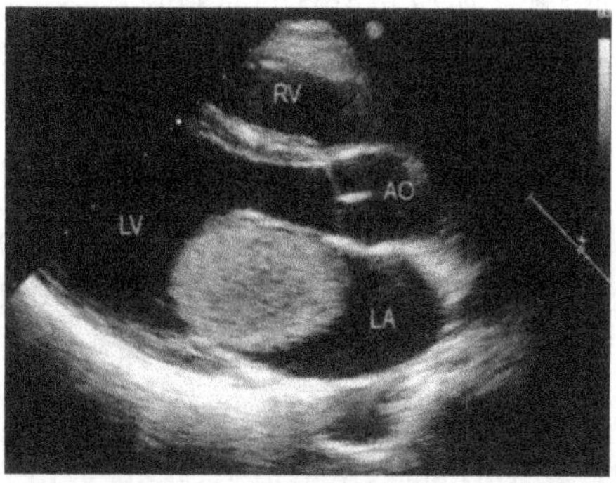

RV—右心室;LV—左心室;AO—主动脉;LA—左心房

图3-4-82 左心房黏液瘤二维声像图(左心室长轴切面)

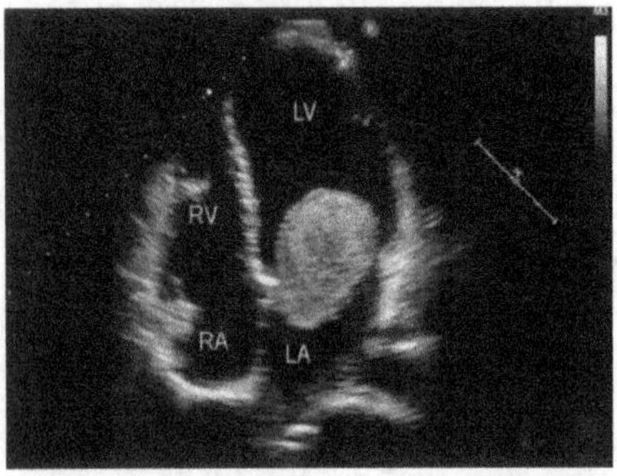

LV—左心室;RV—右心室;RA—右心房;LA—左心房

图3-4-83　左心房黏液瘤二维声像图(心尖四腔心切面)

4. 鉴别诊断

(1) *心腔内血栓*　左心房血栓常发生在二尖瓣狭窄尤其伴有心房纤颤的基础上,血栓常附着于左心房后壁,基底宽,不活动,表面尚平整,回声不均匀。

(2) *赘生物*　感染性心内膜炎可在二尖瓣瓣叶上出现大小不等的回声不均匀的团块,与二尖瓣附着紧密,随心脏瓣膜活动。

八、先天性心脏病

(一) 概述

先天性心脏病(congenital cardiovascular disease),简称先心病,是指胚胎在母体内的发育过程中,由于各种原因导致心血管系统发育异常,婴儿出生时即存在的心血管系统结构畸形和功能异常的病变。

1. 心血管系统的发育

胎儿心血管系统的正常发育过程一旦出现异常,将造成有关组织结构的发育停止,或融合、分隔、吸收等异常,导致有关部位组织缺损、发育不良、组织残留、畸形连接、位置和排列关系异常等,形成先心病。了解其胚胎学基础,将有助于理解各种先心病的病理和病理生理变化,对超声心动图和临床诊断等均具有十分重要的作用。

心血管系统的胚胎学发展过程一般分为两个阶段:第一阶段是从受精卵开始到两条心内膜管形成;第二阶段是从直的原始心管到发育成熟。心脏发生于胎盘前缘脊索前板前面的中胚层生心板,由两条心内膜管汇合并形成原始心管,原始心管再发育形成静脉窦、原始心房、房室管、原始心室与圆锥动脉干等节段。静脉窦发育形成胎儿的静脉系统,并参与心房的发育形成;原始心房发育形成左、右心房;房室管发育形成房室瓣口;原始心室与圆锥动脉干一起形成左、右心室。到妊娠第8周,胎儿的心血管系统发育基本完成,房间隔、室间隔和4个心腔基本形成,因此,妊娠第3~8周是胚胎心血管系统发育的关键时期,在此时期内出现异常,将导致心血管畸形,如弯曲旋转异常将形成心脏大血管位置或形态异常,相互靠拢、融合或分隔异常将导致有关部位缺损等,甚至出现更复杂的各种严重畸形。胚胎发育早期,在心血管发育变化的同时,也正是胸、腹腔其他内脏的发育时期,心血管异常可与其他内脏的位置和结构畸形等合并存在。

2. 分析方法

分析心脏大血管节段的方法称为节段分析法(cardiac segmental analysis),它是用来分析心脏大血管各个节段的结构、位置和相互关系，同时根据心脏轴线、心脏与胸腔的关系、心脏大血管与内脏位置的关系等，具体分析心脏位置、节段异常。

节段分析法是将整个心脏结构简化为3个节段（即心房、心室、大动脉）和两个连接（心房与心室的连接、心室与大动脉的连接），再按以下5个步骤进行诊断，包括：① 心房的位置；② 心室袢的类型；③ 心房与心室的连接关系；④ 大动脉关系；⑤ 心室与大动脉的连接关系。（图3-4-85）

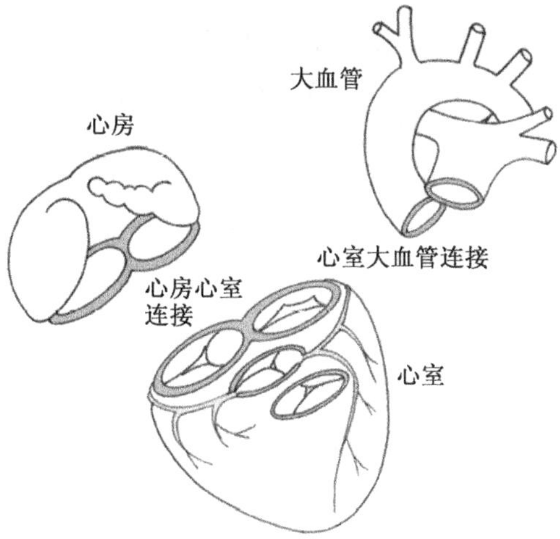

图3-4-85 心脏大血管节段分析法示意图

3. 超声心动图检查

采用二维超声心动图，根据探头所扫查显示的图像，是检出心脏位置节段异常的主要手段。根据不同切面所显示的超声图像，可确定心脏在胸腔的位置，可显示心房、心室、大动脉形态结构及其位置，可检出心房、心室及大动脉的相互连接关系等，从而诊断心脏大血管位置节段异常。此外，经食道超声心动图在复杂型先天性心脏病的诊断方面亦可弥补经胸超声心动图的不足之处，近年发展起来的实时三维超声也有助于先天性心脏病的诊断。

（二）房间隔缺损

房间隔缺损（atrial septal defect，ASD），简称房缺，是最常见的先天性心脏病之一，发病率占全部先心的10% ~30%，房缺自然闭合机会不大，可单独存在或与复杂先心合并存在。当合并较为严重的肺动脉瓣狭窄、右心室肥厚时称为法洛三联症，合并二尖瓣狭窄时称为鲁登巴赫综合征（Lutembacher syndrome）。

1. 病理

（1）*房间隔的分型* ASD可出现于房间隔的各部位，由于部位不同，会有不同的病理解剖和病理生理表现。房间隔缺损可分型如下（图3-4-86）：

① 原发孔型房间隔缺损：又称Ⅰ孔型房缺，占所有房缺的15% ~20%，缺损位于房间隔下部原发孔部位，由胚胎第一房间隔未完全与心内膜垫会合所致，往往同时累及房室瓣等结构，引起二尖瓣裂、三尖瓣隔瓣畸形等。

② 继发孔型房间隔缺损：又称Ⅱ孔型房缺，占所有房缺的62% ~78%，可由第一房间隔根部自行吸收过多或第二房间隔（肌性房间隔）未完全遮住第二孔（又称继发孔）所致。

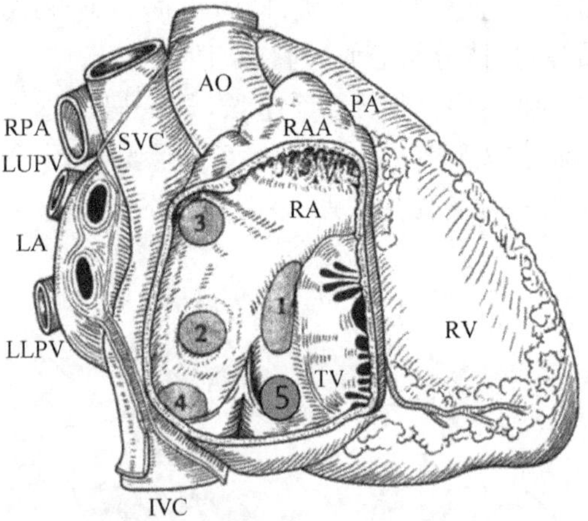

RPA—右肺动脉；SVC—上腔静脉；LUPV—左上肺静脉；LLPV—左下肺静脉；
LA—左心房；RA—右心房；RV—右心室；IVC—下腔静脉；RAA—右心耳；TV—三尖瓣；PA—肺动脉；
AO—主动脉；1—原发孔型；2—中央型；3—上腔型；4—下腔型；5—静脉窦型

图 3-4-86　房间隔的分型

一般临床上所指的继发孔型房间隔缺损可于多处发生。

中央型：即卵圆窝型，最常见位于房间隔中央卵圆窝及其附近，多呈圆形或椭圆形。

下腔型：较少见，缺损一般较大，多呈椭圆形，缺损下方多直接与下腔静脉入口相延续，无明显分界。可伴发右下肺静脉与下腔静脉相连。

上腔型：即静脉窦型，较少见，缺损位于房间隔后上方，与上腔静脉口无明确界限，常合并右上肺静脉畸形引流。

混合型：兼有上述两种以上的巨大继发孔缺损。

③ 静脉窦型房间隔缺损：在房间隔发育的同时，静脉窦和肺静脉也不断发育和移位，静脉窦移至右心房并扩大成为右心房的一部分，使上腔静脉、下腔静脉和冠状静脉窦分别开口于右心房内。如静脉窦移位不充分，则影响房间隔的发育，可形成静脉窦型房间隔缺损。

④ 卵圆孔未闭：因出生后卵圆孔的部位未完成解剖闭合，形成瓣膜样结构从左心房侧覆盖卵圆孔。通常情况下，该结构呈功能性封闭状态，没有房水平分流。当某些因素或疾病造成右心房压高于左心房时，方可出现经未闭卵圆孔的房水平右向左分流。

（2）*病理生理*　正常时，左心房压大于右心房压，房间隔缺损时出现房水平左向右分流。分流大小与缺损大小及左、右心房压力差有关。由于长期心房水平的分流使右心房、右心室容量负荷增加，肺循环血量增多，但早期肺毛细血管阻力不大，晚期肺小动脉管壁逐渐发生内膜增生，引起管腔狭小，阻力增加形成阻力性肺动脉高压，使右心室、右心房压力增高。当右心房压力超过左心房时可形成以右向左为主的双向分流，患者出现发绀，称为艾森曼格综合征（Eisenmenger syndrome）。

2. 临床表现

轻者无症状，主要表现为体循环供养不足如乏力、气急、咯血、易患呼吸道感染等肺淤血症状。胸骨左缘第 2 ~ 3 肋间闻及喷射性收缩期杂音，肺动脉瓣第二音固定分裂。

3. 超声心动图

（1）*M 型超声*

① 主动脉波群与心室波群发现：右心室内径增大与右心室流出道增宽，室间隔与左心室

后壁呈同向运动。

② 肺动脉波群发现:出现肺动脉高压时,肺动脉瓣曲线 a 波消失,呈“V”形或“W”形。

(2) 二维超声　诊断本病主要依靠二维超声心动图检查,能清晰观察右心房和右心室的大小,确定有无房间隔缺损,以及房间隔缺损的部位、大小、缺损形态等。

① 取心尖四腔心切面、剑突下四腔心切面、剑突下双心房切面及主动脉根部短轴切面观察,房间隔局部回声连续性中断,这是诊断房间隔缺损的直接征象。于相应缺损区房间隔中断,断端回声可有增厚,或有漂动现象。剑突下双心房切面为显示房间隔缺损的最佳切面,不仅能清晰显示小的缺损,同时能清楚地观察房间隔缺损的部位,以及与上、下腔静脉和冠状静脉窦的关系。(图 3-4-87、图 3-4-88)

② 右心房、右心室增大,肺动脉增宽、搏动增强。(图 3-4-89)

(3) 多普勒超声

① 彩色多普勒:在大动脉短轴切面,心尖四腔心及剑突下双心房切面可见心房水平左向右穿隔血流束,呈红色为主的五彩镶嵌色。当合并有重度肺动脉高压时,缺损部位可显示右向左蓝色分流信号。(彩图 3-4-90)

② 频谱多普勒:取样于房缺右心房侧,可探及以收缩末期至舒张早期为主的左向右分流束,流速一般不高。分流频谱持续双期,多呈双峰或三峰。(图 3-4-91)

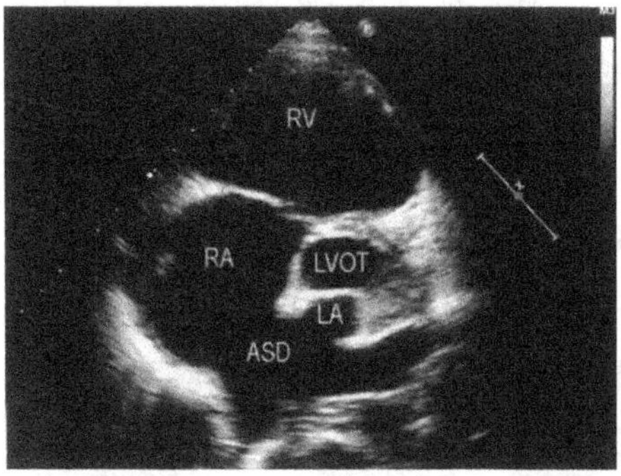

RV—右心室;RA—右心房;LA—左心房;
LVOT—左心室流出道;ASD—房间隔缺损

图 3-4-87　类四腔心切面二维声像图

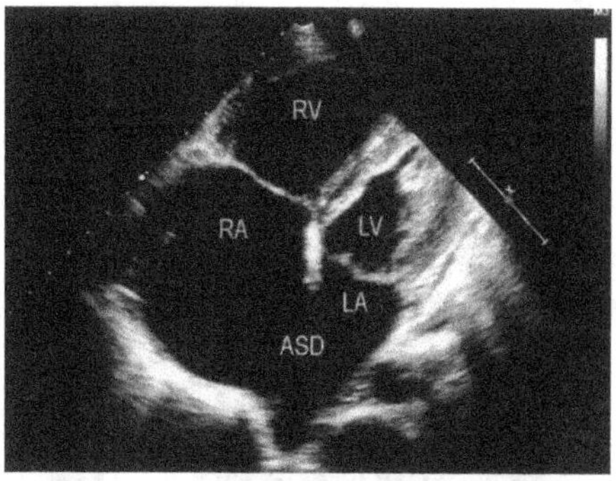

RV—右心室;RA—右心房;LV—左心室;
LA—左心房;ASD—房间隔缺损

图 3-4-88　心尖四腔心切面二维声像图

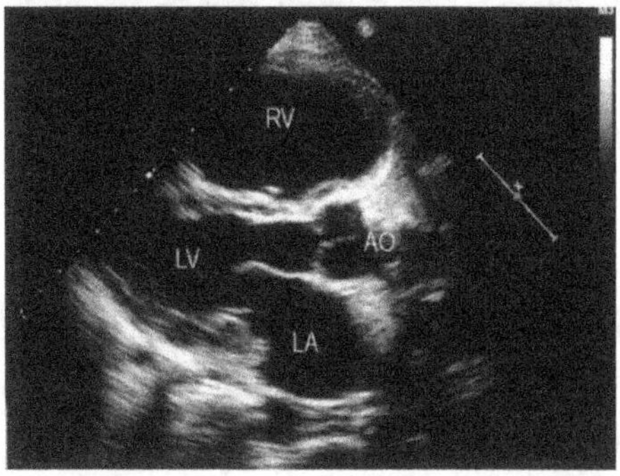

RV—右心室;LV—左心室;AO—主动脉;LA—左心房

图 3-4-89　左心室长轴切面二维声像图

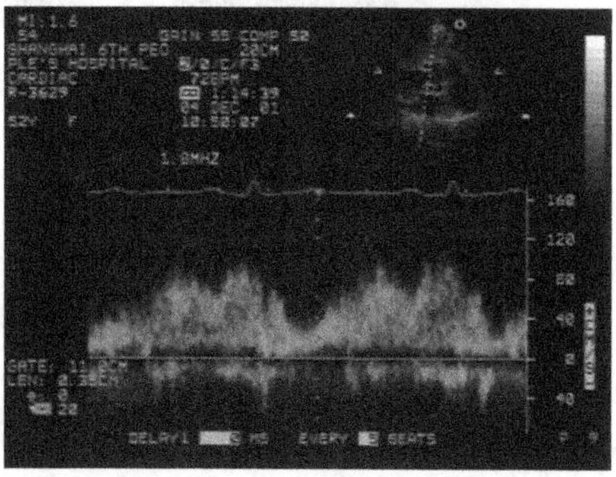

图 3-4-91　房间隔缺损分流频谱

(4) 经食道超声心动图　经食道超声心动图(TEE)是诊断 ASD 的最佳方法,可清晰显示整个房间隔的形态结构,明确ASD的具体部位、数目。观察4条肺静脉进入左心房及上、下腔静脉进入右心房的开口。TEE对诊断静脉窦型缺损也有很大的帮助。双房切面可清晰显示中央型,上、下腔型ASD的大小,包括筛孔状和较大的ASD,以及与主动脉、上下腔静脉及右肺静脉的关系。(图3-4-92、彩图3-4-93)

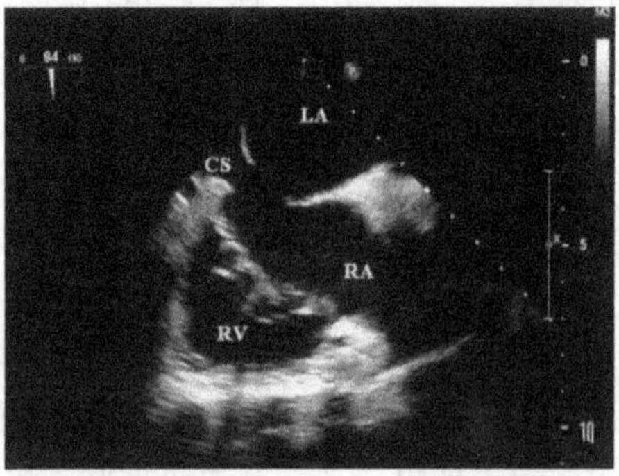

LA—左心房;RA—右心房;RV—右心室;CS—冠状静脉窦

图3-4-92 经食道超声二维声像图

4. 介入治疗的作用

手术是治疗先天性心脏病的传统方法,但先天性心脏病外科手术创伤大,有时术后会发生严重的并发症或手术治疗效果不明显。随着医学的发展,无须开刀的介入治疗被越来越广泛地用于先心病的治疗。超声可清晰地显示送伞导管的位置,封堵伞的整体形态、位置及与房间隔周边结构的关系,并可观察封堵伞从送入到安置完毕的连续过程。虽然X线也可显示封堵伞的形态,但却不能显示房间隔组织、缺损口、心脏周边结构的解剖形态及与封堵伞的位置关系,因而超声显像已成为这一治疗过程中必不可少的方法。(图3-4-94)

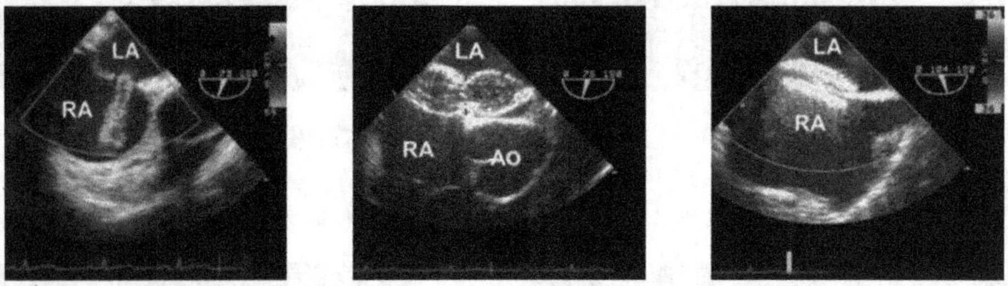

(a) (b) (c)

LA—左心房;RA—右心房;AO—主动脉

图3-4-94 经食道超声观察介入封堵治疗

5. 鉴别诊断

(1) 上腔静脉血流 在彩色多普勒检查时,注意不要把流入右心房的上腔静脉血流误认为分流信号,采用频谱多普勒超声有助于鉴别,上腔静脉的血流频谱图随呼吸有改变,与心动周期无关,而房缺的频谱形态在每个心动周期一致,并且不受呼吸影响。

(2) 肺动脉瓣狭窄 肺动脉瓣狭窄时,超声心动图可表现为右心房、右心室增大,但CDFI显示房间隔处无分流信号,肺动脉内血流速度较房间隔缺损明显增加。

注意

超声对房间隔缺损的诊断有独特的临床价值，不仅可提供右心负荷增重等间接的征象，还可直接显示缺损的大小、部位、左向右分流的状况；另外，可以计算各种心功能的参数，提示是否有肺动脉高压的存在，检测其他合并的畸形等。超声广泛应用于外科手术和内科介入治疗的术中监测和术后疗效的评价，是临床首选的诊断方法。

（三）室间隔缺损

室间隔缺损（ventricular septal defect，VSD）是指胚胎时期室间隔部位发育异常导致缺损，形成两侧心室之间出现异常分流的先天性心脏病，是最常见的先天性心脏病之一，多居首位，占20%～30%。

1．病理

（1）病理分型　心室间隔的胚胎发育比较复杂，来源有三：心室本身形成的肌间隔、圆锥间隔和房室心内膜垫参与形成的膜样间隔。VSD 的大小差异较大，从数毫米到几乎占据整个室间隔。病理解剖类型较多，目前多主张根据其部位分为膜周部、漏斗部及肌部三类，再根据临床实际应用情况将膜周部及漏斗部分出 5 个亚型。（图 3-4-95）

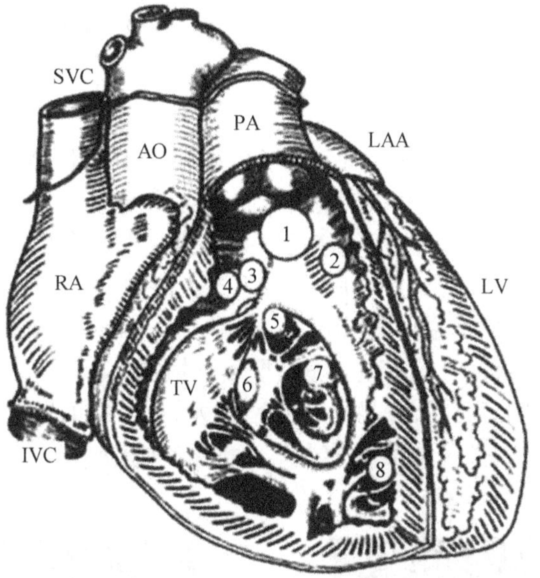

SVC—上腔静脉；IVC—下腔静脉；RA—右心房；PA—肺动脉；AO—主动脉；LAA—左心耳；LV—左心室；TV—三尖瓣；1—干下型；2—嵴内型；3—嵴下型；4—单纯膜部型；5—隔瓣下型；6～8—肌部缺损

图 3-4-95　室间隔缺损的分型

① 膜周部缺损：出现于膜部室间隔及其附近，为膜部室间隔发育或融合不良所致。

a．单纯膜部型：最常见，缺损局限于膜部室间隔，较小，一般直径＜1 cm，右心室侧恰好在三尖瓣内侧乳头肌后，可与缺损周围三尖瓣腱索、纤维组织粘连形成膜状结构或形成膜部间隔瘤。

b．嵴下型：缺损多较大，位于室上嵴下方。

c．隔瓣下型：缺损大部分位于隔瓣下方，前缘常有膜样间隔组织残留。

② 漏斗部缺损：缺损位于圆锥间隔之上的漏斗部，多由圆锥部间隔融合不良所致，很少自然闭合。

a. 嵴内型：位于室上嵴内，周围是完整的肌性组织。

b. 干下型：位于肺动脉瓣下，也称为肺动脉瓣下型或室上嵴上型。缺损上缘由肺动脉瓣环构成，没有肌性组织，位置高，正好处于肺动脉瓣和主动脉瓣右冠瓣下方，易造成主动脉瓣脱垂，形成关闭不全。

③ 肌部缺损：多位于心尖部和调节束后方的心肌组织内，四周有完整的肌性组织边缘，可单个或多个，大小不一，形态各异。

(2) *病理生理* VSD 的主要病理改变是两侧心室之间出现异常交通，产生室水平的血液分流，其血流动力学改变主要取决于缺损的部位、大小、两侧心室之间的压力差、体循环和肺循环阻力及其他合并的畸形等。

正常左心室收缩压为 120 mmHg 左右，右心室收缩压仅为 30 mmHg 左右。因此室间隔缺损时出现室水平左向右穿隔血流。缺损直径 <5 mm 时，分流量小；缺损直径为 5 ~ 15 mm 时，分流量较大，右心室及肺动脉压力有一定程度的升高；缺损直径 >15 mm 者往往造成肺动脉阻力增高，左、右心室压力可接近，室水平左向右分流减少或出现以左向右为主的双向分流，当右心室压超过左心室时，则出现以右向左为主的双向分流，患者出现发绀，形成艾森曼格综合征。

2. 临床表现

一般缺损小时临床表现不明显；缺损较大时，发育差，出现活动后气促、心悸、易疲乏等体循环供血不足症状。心脏大者心前区胸廓可隆起，胸骨左缘第 3 ~ 4 肋间有响亮、粗糙的全收缩期杂音并伴有震颤。

3. 超声心动图

(1) *M 型与二维超声*（图 3-4-96、图 3-4-97） 室间隔在相应缺损区连续中断，残端多有增粗、增强，部分可有残端漂动。大动脉短轴切面可对部分 VSD 做出分型诊断。缺损部位靠近三尖瓣隔叶部位（10 点钟）多为膜部；靠近三尖瓣瓣叶根部多为三尖瓣隔瓣下缺损。位于 11—12 点钟位置属于嵴下型；靠近肺动脉瓣下（12—1 点钟）为干下型 VSD。

左心室增大，左心房增大，左心室流出道增宽。

左心室容量负荷过重，室间隔与左心室后壁运动增强。

当缺损较大伴肺动脉高压时，可显示右心室扩大，右心室前壁肥厚，室间隔膨向左心室，肺动脉干及两条肺动脉扩张。肺动脉瓣“M”形曲线 a 波消失，严重时瓣活动呈“V”形或“W”形。

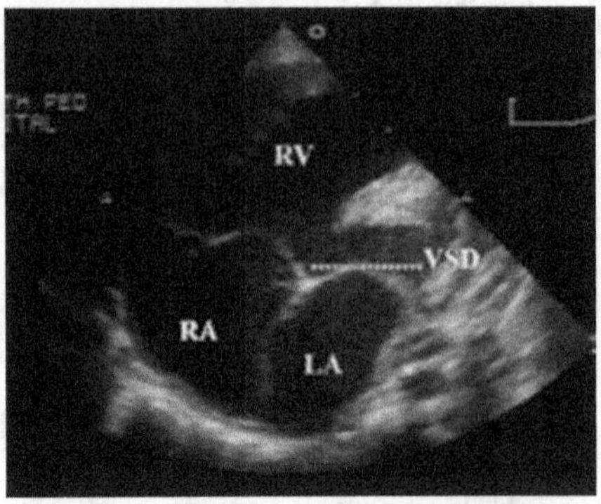

RV—右心室；RA—右心房；
LA—左心室；VSD—室间隔缺损

图 3-4-96 室间隔膜周部缺损二维声像图

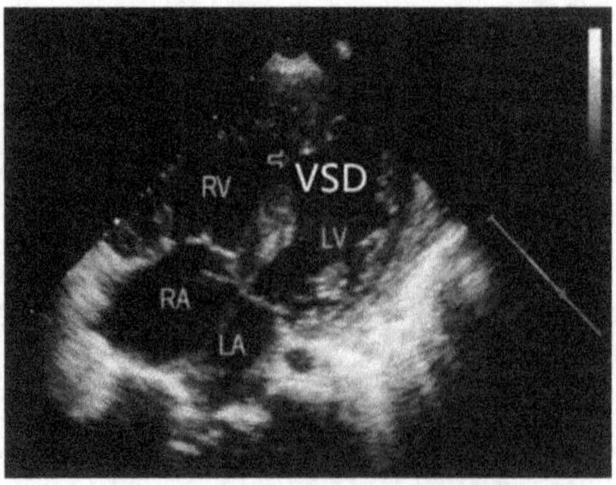

RV—右心室；LV—左心室；RA—右心房；
LA—左心房；VSD—室间隔缺损

图 3-4-97 室间隔肌部缺损二维声像图

（2）多普勒超声

① 彩色多普勒：在没有肺动脉高压时，左心室压远高于右心室，在室间隔缺损区的右心室面可见源于左心室的红五彩镶嵌高速湍流性分流。肺动脉高压的患者，一般缺损均较大，因两侧心室间压差小，此时可出现左向右或右向左分流，且常呈纯红色或纯蓝色。（图 3-4-98）

② 频谱多普勒：取样于 VSD 右心室侧，可探及收缩期左向右高速的正向充填样频谱，常伴有粗糙的杂音。肺动脉高压后，左向右的分流速度减低，呈双向充填样频谱。（图 3-4-99）

（3）特殊超声　大多数室间隔缺损可经胸超声心动图检查确诊，经食道超声检查仅适用于疑难病例或用于手术中观察，有助于外科医生选择手术切口及补片大小，并及时观察手术效果。对于一些空间关系比较特殊、二维超声心动图不能完整显示的病变，三维超声可提供新的视野和诊断依据。声学造影对诊断 VSD 具有与彩色多普勒类似的作用，但对右向左分流及复杂畸形伴 VSD 时有特殊的价值。

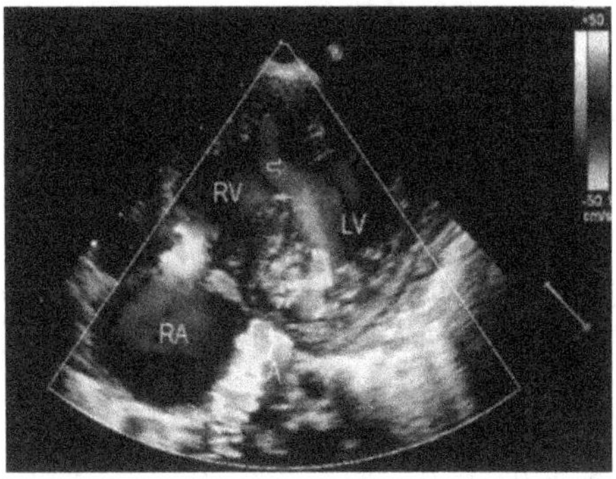

RV—右心室；LV—左心室；RA—右心房；LA—左心房

图 3-4-98　室间隔缺损彩色血流图

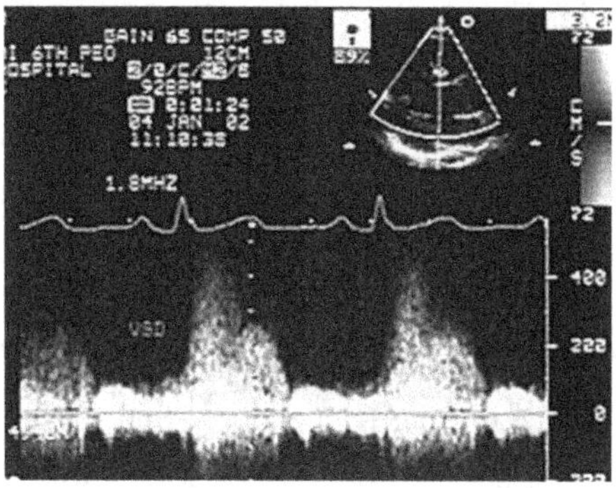

图 3-4-99　室间隔缺损分流频谱

4. 鉴别诊断

（1）室间隔缺损合并主动脉瓣脱垂　较大的室间隔缺损常合并存在右冠瓣脱垂，CDFI 除显示室间隔右心室面的收缩期分流外，在左心室流出道显示有舒张期的反流。另外，脱垂的瓣膜可部分遮盖室间隔缺损口，导致对室间隔缺损大小的低估。

（2）主动脉右冠窦瘤破入右心室流出道　主动脉右冠窦瘤破入右心室流出道多数合并存在室间隔缺损，由于右冠窦瘤常从室缺口破入右心室，窦瘤瘤体往往遮盖室间隔缺口，经胸二维超声易漏诊，检查时应注意改变探头声束方向，避开窦瘤。

（四）动脉导管未闭

动脉导管未闭（patent ductus arteriosus，PDA）是指胎儿期肺动脉与主动脉之间正常连接的动脉导管，在出生后没有自然闭合，肺动脉与主动脉间仍保持有血液异常分流的病变。发生率为 10% ~21%，可单独发生，也可合并其他畸形。女性多见。

1. 病理

（1）病理分型　PDA 通常位于主动脉弓降部与主肺动脉远端或左肺动脉起始部之间（图 3-4-100）。未闭的动脉导管长短不一，多数在 4 ~ 10 mm 之间；管径粗细不等，多数在 5 ~ 10 mm。PDA 形态有以下几种：

① 管状型：最常见，整个动脉导管的管直径基本一致，长度多超过宽度。

② 漏斗型：动脉导管的一端直径大于另一端，形如漏斗。

③ 窗型：动脉导管短而粗，类似于主、肺动脉间隔缺损，因管粗、壁薄，治疗较困难。

④ 哑铃型:动脉导管两端膨大,中间较细,呈哑铃状。

⑤ 动脉瘤型:动脉导管中段明显膨大,形如动脉瘤。

(2) 病理生理　胎儿的肺循环阻力高,大部分肺动脉血液可经过动脉导管向主动脉分流,出生后肺血管阻力减小,主动脉压全心动周期均高于肺动脉压,血流连续经未闭的导管左向右分流入肺动脉。分流量大小通常与动脉导管内径,主、肺动脉间压差成正比,与肺循环阻力成反比。PDA 使肺动脉血流明显增加,加重左侧心腔的容量负荷,使左心房、室扩张、肥厚,升主动脉扩张,肺动脉及其分支扩张。长期左心室容量负荷过重,导致左心衰竭。与 VSD 相同最终也可造成阻力性肺动脉高压,也可出现右向左分流,但此时临床上可形成的是差异性发绀,下肢的发绀重于上肢。

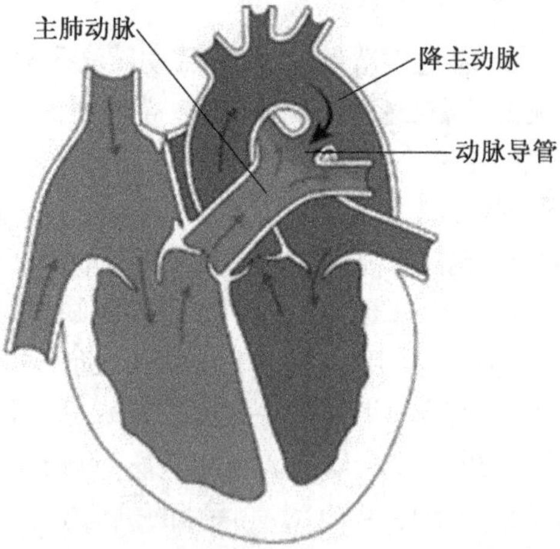

图 3-4-100　动脉导管未闭示意图

2. 临床表现

一般症状同室间隔缺损类似。特征:于胸骨左缘第 2,3 肋间有连续性机器样粗糙杂音,多伴有震颤,并可向心前区传导,肺动脉瓣区第二音亢进,有分裂。

3. 超声心动图

二维超声及彩色多普勒,对 PDA 的诊断有十分重要的作用。通常可清晰地显示 PDA 的形状和血流动力学变化。

(1) M 型与二维超声　二维于大动脉短轴切面能清楚显示主肺动脉与降主动脉之间的异常管道,并可测量动脉导管管腔粗细、长短,确定类型。除此直接征象外,其他间接超声心动图改变均类似 VSD,如有左心房、室扩大;室壁运动增强,左心室流出道及主动脉根增宽等。(图 3-4-101、图 3-4-102)

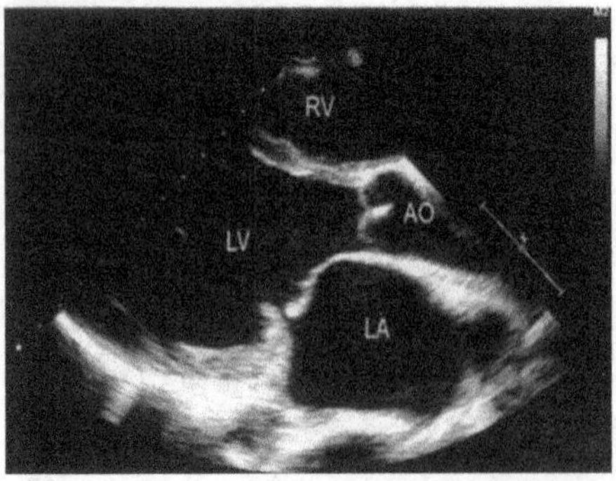

RV—右心室;LV—左心室;AO—主动脉;LA—左心房

图 3-4-101　左心室长轴切面二维声像图

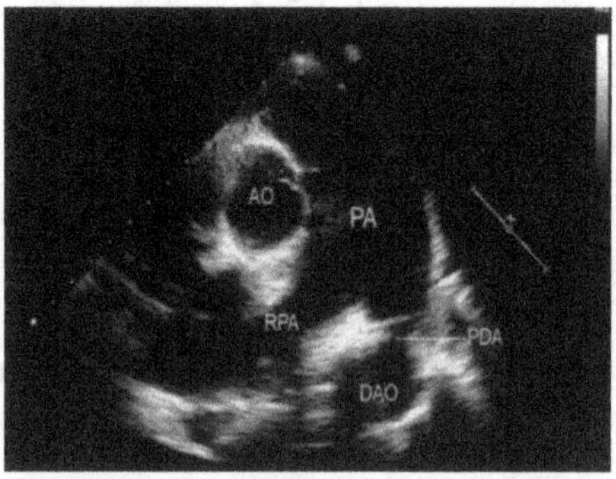

AO—主动脉;PA—肺动脉;RPA—右肺动脉;PDA—动脉导管未闭;DAO—降主动脉

图 3-4-102　大血管短轴切面二维声像图

(2) 多普勒超声

① 彩色多普勒:大多数 PDA 患者,于大动脉短轴或胸骨上窝主动脉弓长轴切面,在主肺动脉与降主动脉峡部间的异常管道中,整个心动周期均可探查到红五彩镶嵌血流束,自降主

动脉入主肺动脉。肺动脉高压时，出现双向分流，收缩期右向左的分流束显示为蓝色，舒张期左向右的分流束显示为红色。（彩图 3-4-103）

② 频谱多普勒：取样于 PDA 主肺动脉端，可探及连续性湍流频谱。（图 3-4-104）

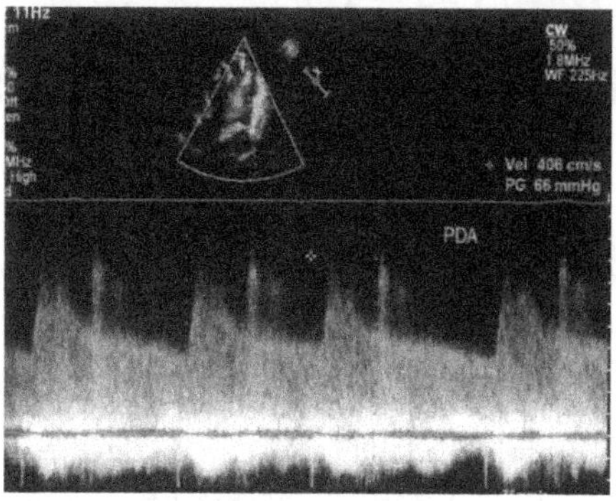

PDA—动脉导管未闭

图 3-4-104　动脉导管未闭分流频谱

4．鉴别诊断

窗型 PDA 应注意与主－肺动脉窗相鉴别。主－肺动脉窗缺损一般较大，缺损部位多数位于升主动脉水平，彩色多普勒探查时血流通常呈层流；而窗型 PDA 管径较主肺动脉窗小，常位于降主动脉峡部处，彩色多普勒呈湍流性血流。

注意

目前，动脉导管未闭的诊断首选超声心动图检查，可准确判断动脉导管的形态和分流量，为临床治疗的选择提供重要依据。它还可以在介入封堵手术中监测封堵器的位置，评估封堵效果，以及在术后评估心脏功能的恢复情况。

（五）法洛四联症

法洛四联症（tetralogy of Fallot，TOF）是一组先天性心血管的复合畸形。1888 年由 Fallot 将其归纳为肺动脉口狭窄、室间隔缺损、主动脉骑跨和右心室肥厚 4 种典型的病理改变。它是最常见的一种先天性发绀型心脏病。

1．病理

该病发病机制尚未完全明确，可能系胚胎时期圆锥动脉干分隔发育异常，动脉干分隔得不对称，漏斗部发育不良，圆锥间隔前移，室间隔未能与心内膜垫融合等所致。其中漏斗部间隔前移、向右和向上移位为本病的基本病理变化，由此导致肺动脉狭窄、VSD、主动脉骑跨于室间隔，以及继发性右心室肥厚 4 种病理变化（图 3-4-105）。

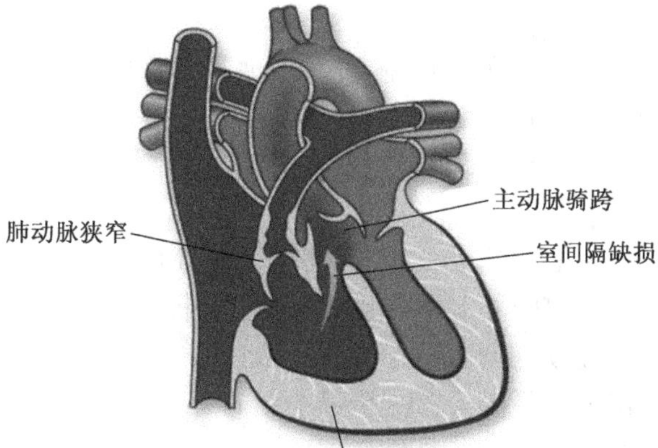

图 3-4-105　法洛四联症示意图

(1) 病理解剖特征

① 肺动脉狭窄:可发生于右心室体部、漏斗部、肺动脉瓣环、肺动脉瓣、主肺动脉等各部位。

② 室间隔缺损:多数较大,一般为下述各型,少数伴多发性室缺。嵴下型,膜周部缺损最多,约占90%,一般较大,直径多在10 mm以上;干下型,较少见,缺损相对小;嵴内型,位于漏斗部间隔内。

③ 主动脉骑跨:为主动脉根部向右移位使主动脉骑跨于有缺损的室间隔上,同时接受来自左、右两心室的血液。

④ 右心室肥厚:多属继发性改变,由肺动脉狭窄所致,同时也与右心室压升高和心内分流等有关。

法洛四联症常并发卵圆孔未闭或Ⅱ孔型房间隔缺损,此时称为法洛五联症。

(2) 病理生理　主要取决于肺动脉口的狭窄程度,其次是VSD大小和其他合并畸形。狭窄越重,肺循环血液越少,缺氧越明显。VSD及主动脉骑跨,可出现室水平分流且两心室血液可同时进入主动脉,分流方向和分流量也主要取决于肺动脉狭窄的程度和右心室的压力。

法洛四联症的肺动脉狭窄,在胎儿时期对心脏的影响较轻。出生后动脉导管未闭者,由于室间隔缺损造成左向右的分流使仍有较多血液进入肺循环,缺氧与发绀通常不明显。但随着动脉导管的自然闭合和肺动脉狭窄程度逐渐加重,右心室压升高与右心室肥厚越来越重,右向左分流量越大,缺氧与发绀就越明显。

2. 临床表现

大部分患者有不同程度的发绀。多数患者发育迟缓,有的出现杵状指、趾。听诊:肺动脉瓣第二音减弱或消失,胸骨左缘第2~4肋间可闻及粗糙响亮的收缩期杂音,传导广泛,伴震颤等。

3. 超声心动图

由于该疾病主要是解剖畸形,故超声心动图有很高的敏感性及特异性。

(1) M型超声

① 主动脉波群:右心室前壁增厚,右心室流出道狭窄,主动脉内径增宽,主动脉前壁前移。

② 心室波群:右心室增大,右心室前壁增厚,主动脉前壁与室间隔连续中断,连续扫查时室间隔于主动脉根部出现,呈骑跨状。

③ 肺动脉波群:可见肺动脉瓣a波加深或提前开放。

(2) 二维超声

① 左心室长轴切面:右心室增大,右心室前壁增厚,运动增强,左心室相对较小,主动脉内径增宽、前壁前移,骑跨于室间隔上并与室间隔连续中断。(图3-4-106)

② 大动脉短轴切面:主动脉增宽,右心室增大,右心室流出道或主肺动脉狭窄,左、右肺动脉变窄,肺动脉瓣增厚,开放受限等。(图3-4-107)

(3) 多普勒超声

① 彩色多普勒:可观察到室水平右向左分流束,如肺动脉狭窄较轻者可出现双向分流。右心室流出道及主肺动脉内,呈红五彩镶嵌的高速血流。(彩图3-4-108、彩图3-4-109)

② 频谱多普勒:可观察到室水平以右向左为主的双向分流,分流流速较低,肺动脉内可探及位于零线下方的高速血流频谱。(图3-4-110)

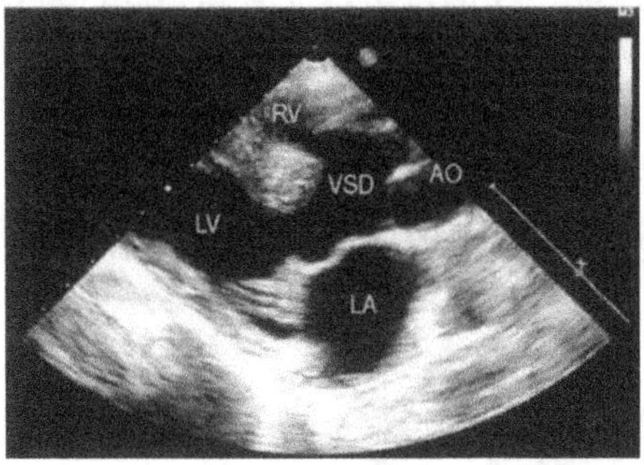

RV—右心室；LV—左心室；AO—主动脉；
LA—左心房；VSD—室间隔缺损

图 3-4-106 左心室长轴切面二维声像图

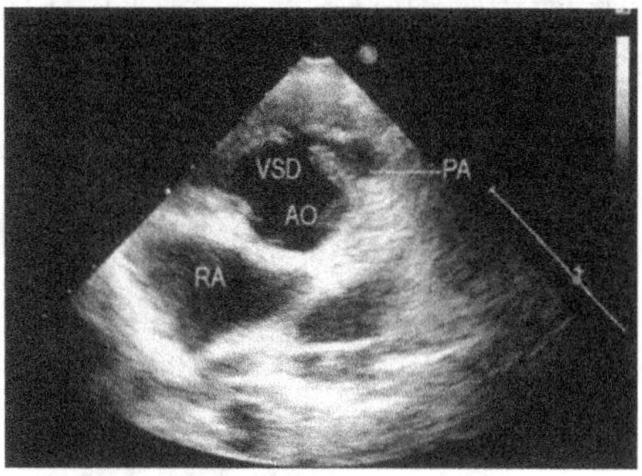

PA—肺动脉；RA—右心房；
AO—主动脉；VSD—室间隔缺损

图 3-4-107 大血管短轴切面二维声像图

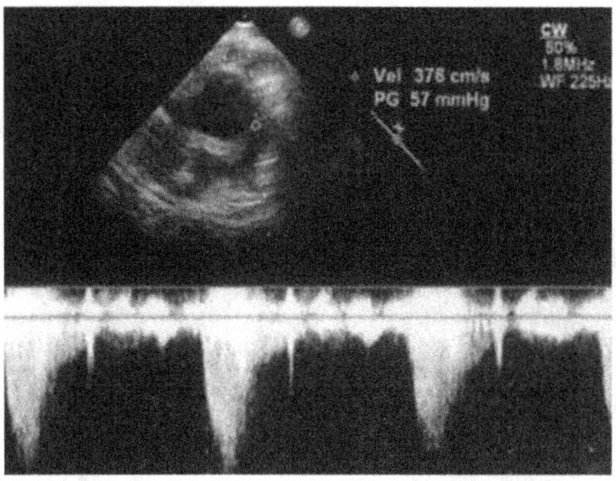

图 3-4-110 法洛四联症血流频谱

4. 鉴别诊断

① 轻型法洛四联症需注意与巨大室缺合并艾森曼格综合征鉴别，该畸形可引起右心增大、右心室壁增厚，由于室缺巨大，主动脉与室缺不在同一平面，有骑跨征象，CDFI 在室缺部位显示双向分流，但该畸形有肺动脉明显增宽、肺动脉瓣“M”形曲线显示呈特征性的肺动脉高压表现，有助于鉴别。

② 重型法洛四联症需要与永存动脉干鉴别，检查时可以通过改变探查位置了解是否存在右心室流出道和肺动脉鉴别。

(六) 右心室双出口

右心室双出口(double outlet of right ventricle，DORV)是指两条大动脉，或一条大动脉的全部加另一条大动脉的大部分起自解剖学右心室，室间隔缺损是左心室唯一出口的一组心脏畸形先心病。室间隔完整者极为罕见，而左心双出口比较少见。

1. 病理

一般认为该疾病发生的解剖学基础是在胚胎发育期，圆锥动脉干分隔成主动脉和肺动脉的过程发生异常所致。心房及内脏位置多数正常，少数患者可发生心房或心室的转位。

(1) *病理分型* DORV 主要根据内脏—心房位置、房室连接关系、两条大动脉排列关系、室间隔缺损部位，以及肺动脉瓣是否有狭窄而分为不同类型。临床多根据室间隔缺损位置进行分类。(图 3-4-111)。

① 主动脉瓣下室间隔缺损，在 DORV 中最常见，室间隔缺损位于室上嵴后下方，距主动

脉较近，而距肺动脉较远，二者之间隔以肌性流出道。约 1/2 的患者合并有肺动脉口狭窄，此时的血流动力学与法洛四联症相似。

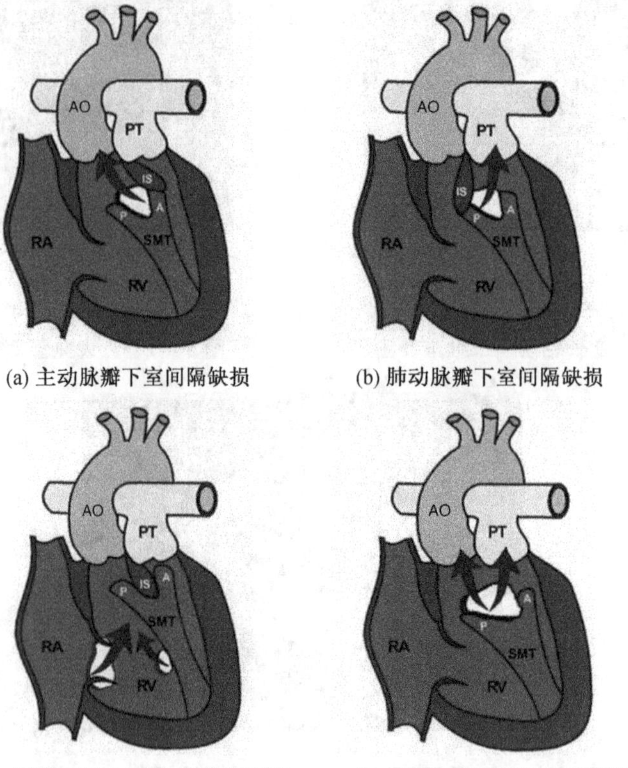

(a) 主动脉瓣下室间隔缺损　(b) 肺动脉瓣下室间隔缺损

(c) 远离双侧半月瓣下室间隔缺损　(d) 双侧半月瓣下室间隔缺损

RA—右心房；RV—右心室；AO—主动脉；PT—肺动脉；SMT—隔缘束

图 3-4-111　右心室双出口分型

② 肺动脉瓣下室间隔缺损，此时主动脉完全发自右心室，肺动脉大部分发自右心室，是 DORV 的特殊类型，称为 Taussing-Bing 综合征，其血流动力学与完全型大动脉转位相似。若同时合并肺动脉口狭窄，则其血流动力学改变接近法洛四联症。

③ 远离双侧半月瓣下室间隔缺损，室间隔缺损距离主动脉与肺动脉均较远，左向右分流的氧合血与右心室静脉血混合后，射入两大动脉系统，临床上常出现发绀。

④ 双侧半月瓣下室间隔缺损，此型较少见，室间隔缺损位于两大动脉下，主动脉与肺动脉同时接受两侧心室的射血。

（2）病理生理　由于室间隔缺损是左心室血流的唯一出路，左心室血液经 VSD 左向右分流到右心室，同时由于肺动脉狭窄时右心腔内压力升高，一部分血流将通过室缺口产生右向左的分流，故在心室水平形成双向分流，又因为主动脉和肺动脉两条大动脉均由或基本由右心室发出，右心室内回流而来的体循环静脉血也将有一部分进入主动脉，所以入主动脉和肺动脉的血液均为混合血，体循环动脉氧饱和度降低，有不同程度的发绀。

2. 临床表现

患者有不同程度的发绀、杵状指；多发育差、呼吸急促，常有蹲踞现象；胸骨左缘第 2 ~ 4 肋间有较粗糙全收缩期杂音，传导广泛，扪及震颤。

3. 超声心动图

超声是目前诊断心室双出口最重要的无创性检查方法。

(1) M型与二维超声

① 大动脉起源与走形异常:胸骨旁左心室长轴切面、心尖部五腔心切面均可以显示两条大动脉完全或一条大动脉完全起源于右心室,另一条大动脉75%以上起源于右心室。两者空间关系多变,多见于主动脉位于肺动脉右侧。(图3-4-112)

② 室间隔缺损:在上述切面上,均可见室间隔回声中断,且室间隔缺损是左心室的唯一出口。(图3-4-112)

③ 圆锥组织:在DORV患者常见二尖瓣与主动脉瓣之间纤维连接消失,代之以肌性圆锥组织。超声表现为左心室长轴切面显示二尖瓣前瓣与主动脉瓣之间团块状组织回声。

④ 肺动脉瓣狭窄:约1/2的患者合并有肺动脉瓣的狭窄,临床表现为发绀的患者中出现概率更高。

(2) 多普勒超声

① 彩色多普勒:几乎所有患者均探及室水平右向左为主的穿隔血流,一般呈蓝色。(图3-4-113)

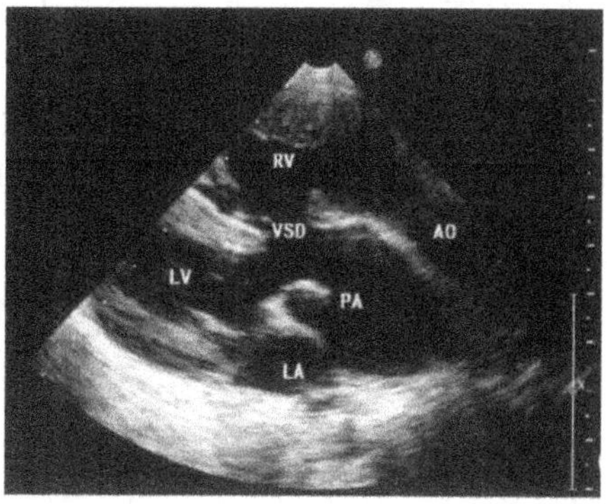

RV—右心室;LV—左心室;AO—主动脉;PA—肺动脉;LA—左心房;VSD—室间隔缺损

图3-4-112 左心室长轴切面二维声像图

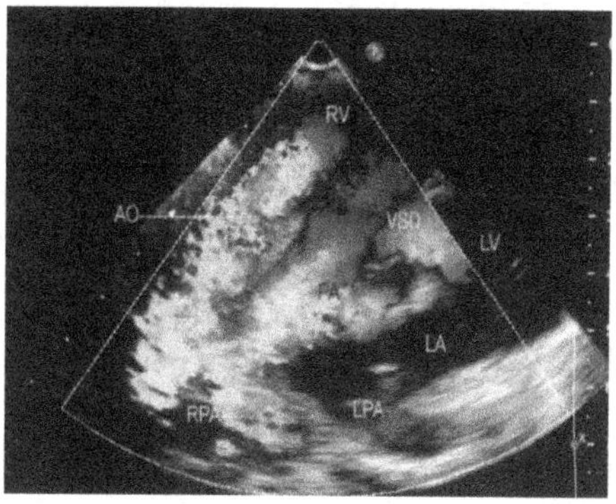

RV—右心室;LV—左心室;AO—主动脉;LA—左心房;VSD—室间隔缺损;RPA—右肺动脉;LPA—左肺动脉

图3-4-113 右心室双出口彩色血流图

② 频谱多普勒:肺动脉口狭窄者PW和CW在肺动脉内及高速收缩期高速射流。

4. 鉴别诊断

本病主要应与法洛四联症和完全型大动脉转位鉴别。

(七) 大动脉转位

大动脉转位(transposition of the great arteries,TGA)是指大动脉相互位置关系异常,主动脉与形态学右心室、肺动脉与形态学左心室相连的一组复杂先天性心脏病。本病在发绀型先心病中居第二位,新生儿发绀型先心病中居首位。

根据形态学心房与形态学心室的连接关系,一般将TGA分为两种:心房与心室连接一致,但心室与大动脉连接不一致者,称为完全型TGA;心房与心室连接及心室与大动脉连接均不一致者,称为矫正型TGA。

1. 病理

(1) 完全型大动脉转位 指房室之间的连接关系正常,但心室与大动脉连接不一致者,即解剖学左心室连接肺动脉,解剖学右心室连接主动脉,主动脉位于肺动脉的右前方,此型患者多见。心脏多为正常左位心即心脏大部分位于左侧胸腔,心尖指向左下方,心房正位即双侧心房解剖学位置正常,心室右襻即正常的解剖学心室关系,右心室位于右前,左心室位于左后,少部分患者为右位心,心房反位,心室左襻。

该型患者的肺循环和体循环完全被分割成两个互不关联的独立体系,其血液循环为:体静脉—右心房—三尖瓣—右心室—主动脉—全身(静脉血);肺静脉回流—左心房—左心室—肺动脉—肺。

通常合并室间隔缺损、房间隔缺损或动脉导管未闭等其他畸形存在,使得两个独立的循环系统相通,从而形成分流且必须是双向分流,只有使得独立体循环的静脉血形成右向左分流,肺静脉氧合血形成左向右分流且双向分流血量基本保持平衡,患者才能存活。因此该型患者主动脉与肺动脉内流动的都是血氧饱和度较低的混合血,分流量的大小将直接决定患者缺氧的程度并与之呈反比关系。

(2) 矫正型大动脉转位　矫正型大动脉转位的心房可正位或反位,但不论心房正位或反位,心房与心室的连接都不一致,右心房与左心室相连接,而左心房与右心室相连接。其腔静脉与冠状静脉窦的位置和结构通常正常,均引领入右心房,氧和血经位置和结构正常的肺静脉回流入左心房。心室与大动脉的连接也不一致,主动脉从右心室发出,主肺动脉从左心室发出。

其血循环的方向为:体静脉回流血—右心房—二尖瓣—功能右心室—肺动脉—肺静脉—左心房—三尖瓣—功能左心室—主动脉—体循环。因此,此型患者虽然心室与大动脉的连接关系及心室大动脉的位置关系发生了异常改变,但血液循环路径未受影响。矫正型大动脉转位,由于其血液循环在功能上得到了纠正,故不合并其他心血管畸形时,血流动力学一般不发生异常改变。

2. 临床表现

① 完全型大动脉转位的患儿出生后多有严重发绀和程度不同的呼吸困难,随后有进行性缺氧和心力衰竭症状。体检发现心界扩大,胸骨左缘第3肋间及第二音亢进。无VSD者,50%无明显心脏杂音;有巨大VSD者,胸骨左缘可听见全收缩期喷射杂音;合并PDA者,胸骨左缘第2肋间可听到连续性杂音;合并严重肺动脉狭窄者,表现类似法洛四联症。

② 矫正型大动脉转位的患儿临床表现和体征因其伴随的其他心血管畸形的不同差异较大。

3. 超声心动图

超声心动图用于确定心房位、心室襻、大动脉的空间方位及相互间的连接关系。本病主要利用二维超声心动图诊断,而识别房室瓣和心室形态结构是诊断本病的关键。

(1) M型及二维超声

① 左心室长轴切面(图3-4-114、图3-4-115):两条大动脉平行排列由心底发出,主动脉在前,内径较粗大,向上延伸为主动脉弓,并可见主动脉弓3个分支;肺动脉在后,内径较细小,较短并向后分叉为左、右肺动脉。主动脉位于主肺动脉的前方,自解剖学右心室发出,主动脉与二尖瓣前叶之间没有纤维连接,心室心肌变厚,右心房可增大;肺动脉位于主动脉后方,起自解剖学左心室,辨别是否为肺动脉时,要注意在动脉远端是否可以观察到分叉及分支,有分叉及两条分支者为肺动脉,部分患者常合并有肺动脉瓣狭窄。

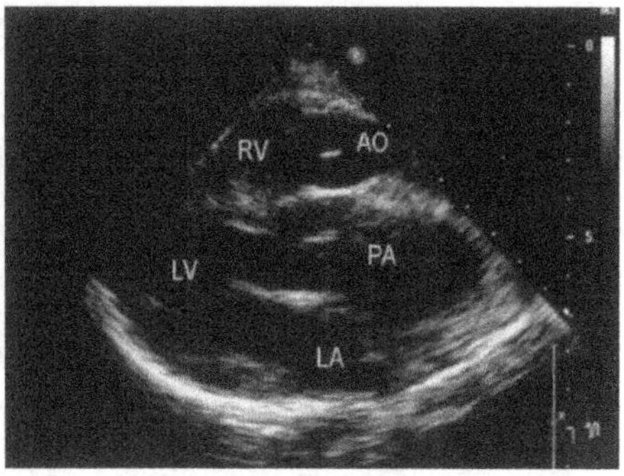

RV—右心室;LV—左心室;AO—主动脉;
PA—肺动脉;LA—左心房

图 3-4-114 左心室长轴切面二维声像图一

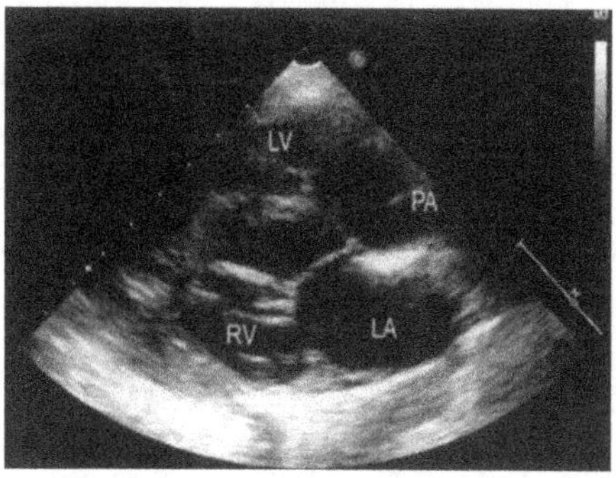

LA—左心房;LV—左心室;
RV—右心室;PA—肺动脉

图 3-4-115 左心室长轴切面二维声像图二

② 大血管短轴切面(图 3-4-116、图 3-4-117):可显示出主动脉位于肺动脉左前方(左位型大动脉转位)或右前方(右位型大动脉转位),若合并房间隔缺损、室间隔缺损等,亦可观察到相应的超声表现。

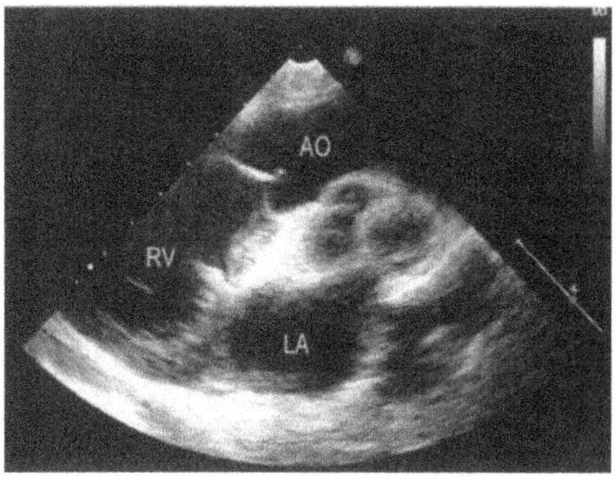

AO—主动脉;RV—右心室;LA—左心房

图 3-4-116 大血管短轴切面二维声像图一

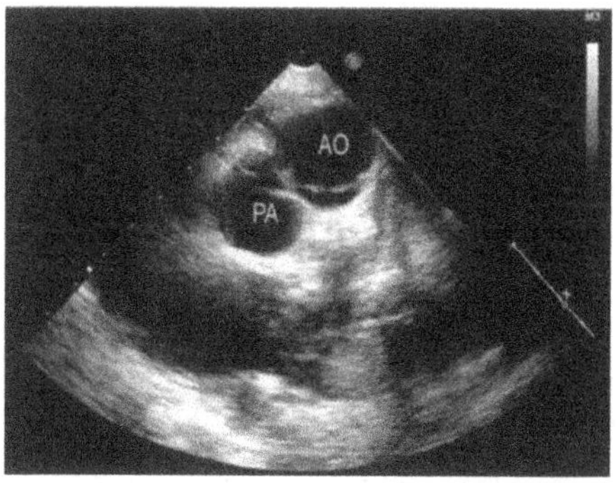

AO—主动脉;PA—肺动脉

图 3-4-117 大血管短轴切面二维声像图二

③ 心尖四腔心切面(图 3-4-118、图 3-4-119)、大血管短轴切面:可观察到肺静脉连接左心房,位于心脏的左侧,上、下腔静脉连接右心房,位于心脏的右侧,即心房正位;右心室腔内有调节束,心内膜粗糙,肌束和肌小梁粗大,三尖瓣的附着点低于二尖瓣,而左心室内膜光滑,通过以上几点可区分左、右心室。

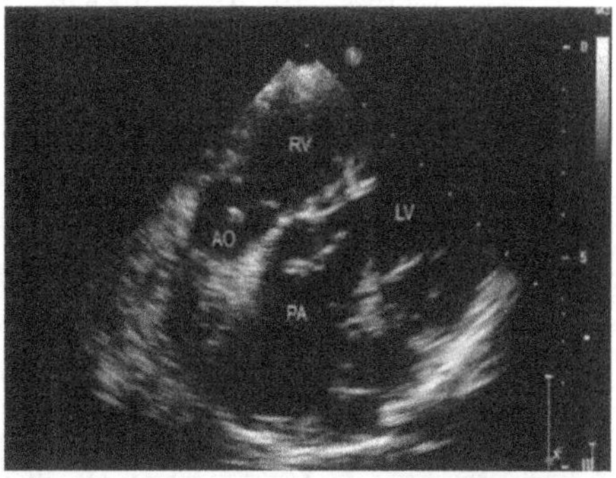

RV—右心室;LV—左心室;AO—主动脉;PA—肺动脉

图 3-4-118 心尖四腔心切面二维声像图一

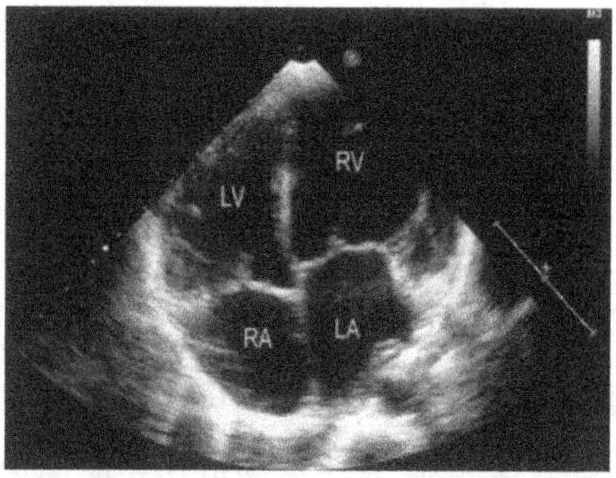

RV—右心室;LV—左心室;RA—右心房;LA—左心房

图 3-4-119 心尖四腔心切面二维声像图二

(2) *多普勒超声* 合并房室间隔缺损时,可观察到房室水平的分流;合并肺动脉瓣狭窄时,肺动脉内可检出五彩镶嵌的高速血流信号。(图3-4-120、图3-4-121)

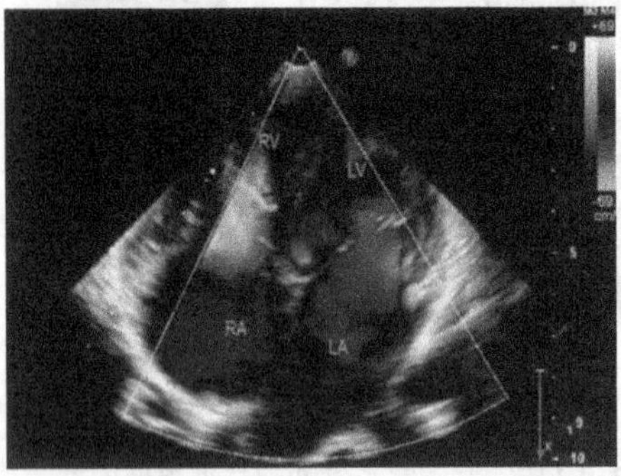

RV—右心室;LV—左心室;
RA—右心房;LA—左心房

图3-4-120 心尖四腔心切面彩色血流图一

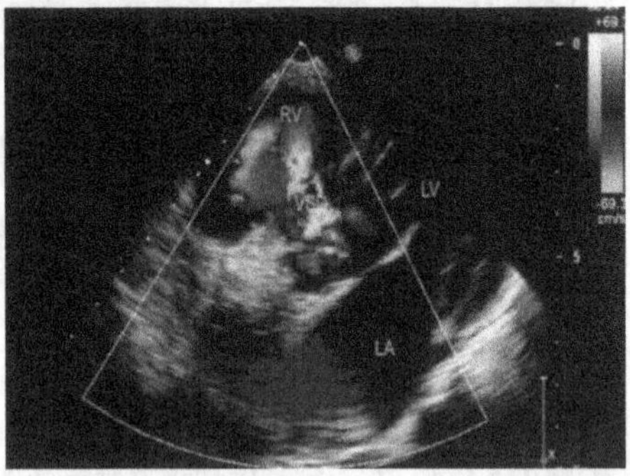

RV—右心室;LV—左心室;
LA—左心房;VSD—室间隔缺损

图3-4-121 心尖四腔心切面彩色血流图二

4. 鉴别诊断

完全型大动脉转位需注意与右心室双出口中Taussing-Bing综合征鉴别,鉴别点是肺动脉完全起自左心室为完全型大动脉转位,肺动脉骑跨在室间隔上则为右心室双出口Taussing-Bing综合征。

(八) 永存动脉干

永存动脉干(persistent truncus arteriosus,PTA)是指心底部的两支大动脉干为仅有的一根共同的单独的大动脉干取代,是较少见的先天性心脏病,发病率为先心病的1% ~3%。系胚胎发育过程中圆锥动脉干部分在其发育和分隔过程中,较早地停止分隔,导致动脉干分隔不全,使得原本应该发育成两支大动脉干的原始动脉干成为单独的动脉干。患者只有一组半月瓣,多为三个瓣叶。此类患者的冠状动脉、肺动脉和周围动脉均由此大动脉干发出。

1. 病理

其主要与肺动脉解剖及功能改变、共同动脉干的病变程度及其伴发的心血管畸形有关。由于共同动脉干与两个心室都有联系,故它接收的是自右心室回流来的体循环静脉血和左心室的肺循环氧合血的混合血,故患者的血供会受到影响,这与两者之间的比例有关系。

由于肺动脉内血流亦来自于共同动脉干,故肺动脉内承受的压力与主动脉内承受的压力相当,久之肺动脉压将增高。一般情况下,若肺循环阻力增大,则肺血流减少,发绀严重。

根据肺动脉起源部位的不同,一般可以将永存动脉干分为以下四型:

第一型:肺动脉主干及升主动脉由总干分出,肺动脉主干再分出左、右肺动脉,多数患者属于此型。

第二型:没有肺动脉干,左、右肺动脉均由共同动脉干的后壁发出,两个分支之间很接近。

第三型:没有肺动脉干,肺动脉的左、右分支起自共同动脉干的侧壁。

第四型:左、右肺动脉均缺如,肺循环由总主干的支气管动脉供血,此型较罕见。

2. 临床表现

症状多明显,出生后即可在短时间内出现气急、呼吸道困难、发育差等症状,严重者出现心衰等相应表现。体格检查可观察到发绀表现,听诊在胸骨左缘闻及全收缩期粗糙的杂音。

3. 超声心动图

(1) M 型与二维超声　只有一条大动脉骑跨于左、右心室上,右心室流出道形成盲端,肺动脉从共同动脉干发出,与右心室没有直接的联系(图 3-4-122、图 3-4-123 和图 3-4-124),右心室流出道包绕主动脉根部的正常结构消失,可伴有一侧肺动脉缺如、肺动脉开口处狭窄或肺动脉发育不良等病变。只有一组半月瓣起源于共同干的起始部。室间隔缺损一般较大,多位于膜周部,偶伴有肌部缺损。

(2) 多普勒超声　可见左心室及右心室的血液通过共同半月瓣进入粗大的共同动脉干,同时还可观察缺损处的分流束,多呈双向分流(图 3-4-125)。

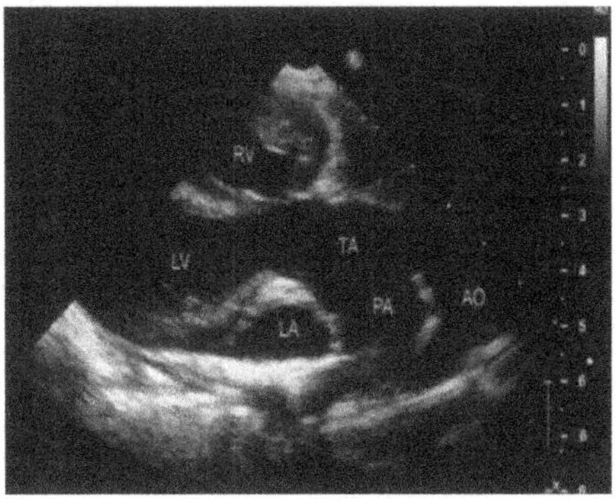

RV—右心室;LV—左心室;TA—共同动脉干;
PA—肺动脉;AO—主动脉;LA—左心房

图 3-4-122　永存动脉干二维声像图一

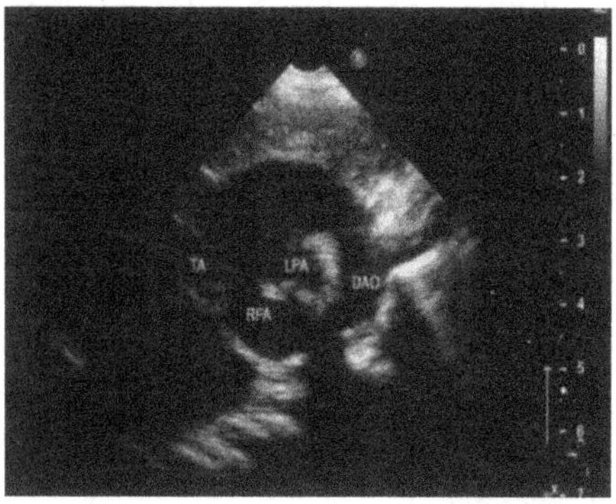

TA—共同动脉干;LPA—左肺动脉;
RPA—右肺动脉;DAO—降主动脉

图 3-4-123　永存动脉干二维声像图二

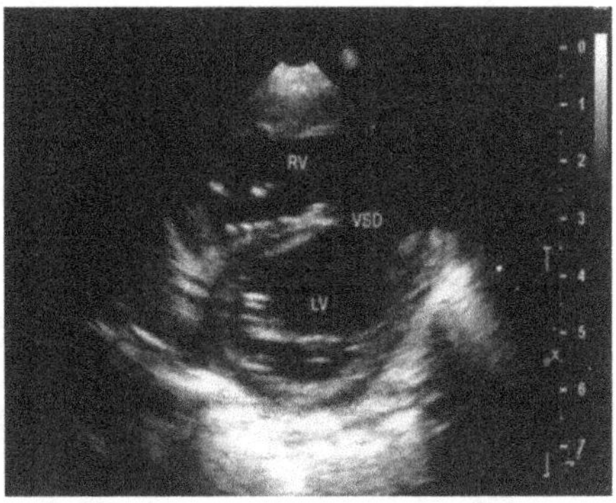

RV—右心室;LV—左心室;VSD—室间隔缺损

图 3-4-124　室间隔缺损二维声像图

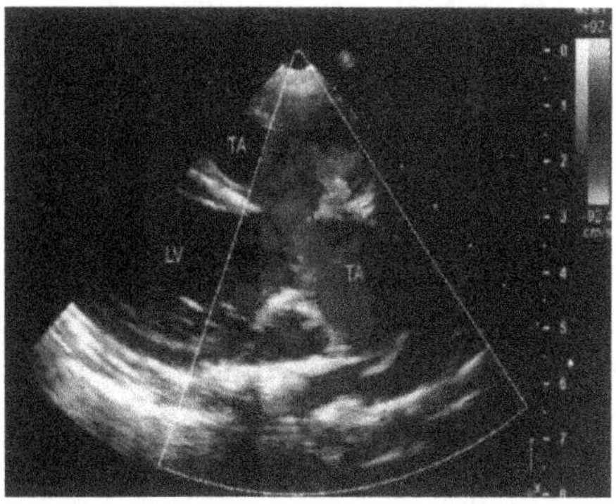

TA—共同动脉干;LV—左心室

图 3-4-125　永存动脉干彩色血流图

4. 鉴别诊断

重型法洛四联症的主肺动脉显著狭窄,肺动脉瓣开放明显受限,超声往往难以显示,易误诊为永存动脉干。

参考文献

[1] 郭万学. 超声医学. 6 版. 人民军医出版社,2011.
[2] 王新房,谢明星. 超声心动图学. 5 版. 人民卫生出版社,2016.
[3] 姜玉新,冉海涛. 医学超声影像学. 2 版. 人民卫生出版社,2016.

[4] 刘延玲,熊鉴然.临床超声心动图学.3版.科学出版社,2014.

[5] 钱蕴秋.常见病超声诊断标准.人民军医出版社,2007.

[6] 刘延玲.超声心动图诊断思维解析.科学出版社,2010.

[7] 穆玉明.超声心动图入门.人民卫生出版社,2007.

[8] 段宗文,王金锐.临床超声医学.科学技术文献出版社,2017.

[9] 杨莉,刘俐.现代心脏超声诊断学.中山大学出版社,2010.

[10] 薛玉,吕小利.超声诊断学.科学出版社,2014.

[11] Carol M R, Stephanie R W, J William Charboneau, et al. Diagnostic Ultrasound. 4th ed. Mosby, 2011.

[12] Solomon S D, Bernard Bulwer M D. Essential Echocardiography. Humana Perss, 2006.

[13] Armstrong W F, Ryan T. Feigenbaum's Echocardiography. 7th ed. Lippincott Williams & Wilkins, 2009.

中英文对照

aortic incompetence	主动脉瓣关闭不全
aortic stenosis	主动脉瓣狭窄
aortic valve	主动脉瓣
atrial septal defect	房间隔缺损
atrium	心房
auricle	心耳
cardiac	心脏
cardiac index	心脏指数
cardiac output	心排血量
coronary artery	冠状动脉
dilated cardiomyopathy	扩张型心肌病
double outlet of right ventricle	右心室双出口
ejection fraction	射血分数
end diastolic velocity	舒张末期流速
endocardial cushion defects	心内膜垫缺损
hypertrophic cardiomyopathy	肥厚型心肌病
inferior vena cava	下腔静脉
ischemic cardiomyopathy	缺血性心肌病
mean flow velocity	平均流速
mitral incompetence	二尖瓣关闭不全
mitral regurgitation	二尖瓣反流
mitral stenosis	二尖瓣狭窄
mitral valve	二尖瓣
patent ductus arteriosus	动脉导管未闭

peak systolic velocity	收缩期峰值流速
pericardial effusion	心包积液
pericardium	心包
period	周期
pulmonary valve	肺动脉瓣
pulsatility index	搏动指数
resistive index	阻力指数
sound velocity	声速
stroke volume	心搏量
superior vena cava	上腔静脉
tissue tracking imaging	组织追踪显像
transesophageal echocardiography	经食道超声心动图
tricuspid vale	三尖瓣
ventricular	心室
ventricular septal defect	室间隔缺损

第四章 泌尿系统的超声诊断

第一节 肾脏的超声诊断

一、解剖概要

肾(kidney)是成对的实质性脏器,位于脊柱两旁的肾窝内,左右各一,形似蚕豆。左肾上端平第11胸椎下缘,下端平第2腰椎下缘。右肾位置略低于左肾,上端平第12胸椎,下端平第3腰椎。两肾上极距脊柱较近,下极距离较远,轴向呈"八"字形。正常成人肾脏平均长10～12 cm,宽5～7 cm,厚3～5 cm,女性略小于男性。正常肾脏可随呼吸上下移动,一般不超过一个椎体范围。肾脏外侧缘隆凸,内侧缘中部凹陷,称为肾门,是肾血管、淋巴管、神经及肾盂出入的部位。出入肾门的这些结构组成肾蒂。肾蒂由前到后依次为肾静脉、肾动脉、肾盂;由上至下依次为肾动脉、肾静脉、肾盂。从肾门深入肾内,由肾实质所围成的腔隙为肾窦,肾窦包括肾动静脉及其分支、肾盏、肾盂和脂肪组织等。肾的后面与膈肌、腰方肌、腰大肌外缘相邻;肾的上面为肾上腺,两者均由肾周筋膜包绕,其下端开放,肾可向下移动,肾周感染亦可自下端向外蔓延。左肾前方与胃、脾、胰尾和结肠左曲相邻;右肾前方与肝、十二指肠降部和结肠右曲相邻(图4-1-1)。

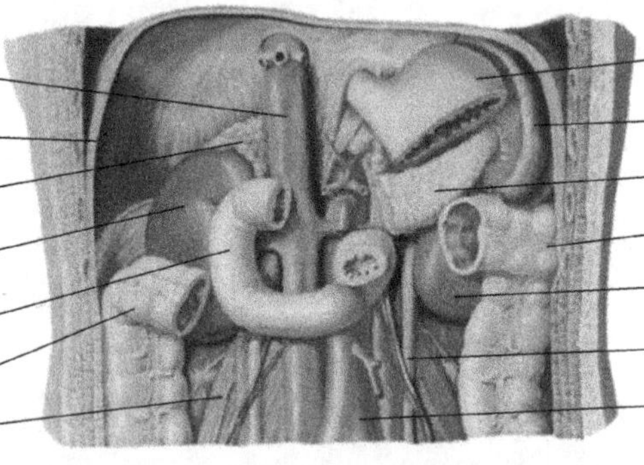

图4-1-1 肾脏的位置和毗邻(前面观)

肾的实质可分为皮质和髓质两部分。皮质约占肾实质的外1/3,富含血管。部分皮质伸入髓质的部分为肾柱。髓质位于皮质的深部,约占肾实质的内2/3,由8～15个肾锥体组成,锥体内血管较少。肾锥体的底部朝向皮质,尖端朝向肾窦,称为肾乳头。肾乳头尖端有许多乳头孔,肾乳头被肾小盏包绕,尿液即经乳头孔流入肾小盏,每个肾有8～12个肾小盏,2～3个肾小盏合成一个肾大盏,2～3个肾大盏形成肾盂。出肾门后逐渐变细移行为输尿管(图4-1-2)。肾盂、肾盏为肾结石的好发部位。

根据不同的形态,肾盂可分为三种类型,最常见为喇叭形,即肾盂大部分位于肾门内,也称为肾内型肾盂;少数为分支形,即肾盂几乎被2个长形肾大盏所替代,也属于肾内型肾盂的范畴；第三种为壶腹形，即肾盂大部分位于肾门外，也称肾外型肾盂。肾外型肾盂的肾大盏较短或肾盂直接与肾小盏连接，当膀胱过度充盈时超声检查易误认为肾盂少量积水。

肾动脉约平第2腰椎起于腹主动脉的两侧，横行向外，经肾门入肾。右肾动脉较细长，通过下腔静脉后面进入右肾门，左肾动脉直接进入左肾。右肾动脉的起点稍低于左肾动脉。双侧肾动脉的平均内径为0.77 cm。在肾内肾动脉依次分为段间、叶间及弓形动脉。肾静脉起于肾门，由3~5支静脉干组成，约平第1腰椎水平注入下腔静脉。双侧肾静脉均位于双侧肾动脉前方。右肾静脉较短，呈水平走形，直接注入下腔静脉。左肾静脉较长，经过腹主动脉与肠系膜上动脉之间的夹角跨过腹主动脉前方注入下腔静脉。掌握肾脏血管的解剖对肾血管疾病的超声检查有重要意义。

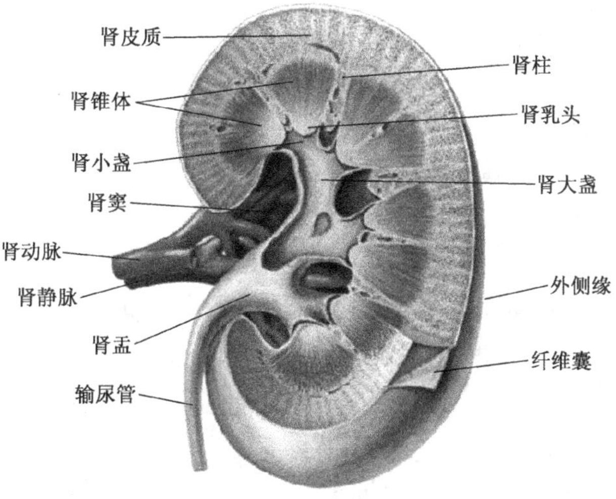

图 4-1-2 肾脏的内部结构

二、检查方法及正常声像图

（一）检查方法

1. 检查前准备

肾脏超声检查一般无须做特殊准备。若同时检查输尿管、膀胱、前列腺等脏器，需适当充盈膀胱，检查前嘱患者饮水并憋尿。

2. 仪器选择

肾脏的超声探测以凸阵彩色多普勒超声诊断仪为佳。探头频率成人多选用3.5~5 MHz，小儿或婴幼儿可用5~7 MHz。

3. 检查体位

（1）侧卧位　最常采用的方法。左侧卧位检查右肾，右侧卧位检查左肾，将手举起放在头部，利用肝脏及脾脏为声窗对肾进行纵切面、冠状切面及短轴切面扫查，充分显示肾脏轮廓，同时观察肾内结构及肾门、肾与毗邻脏器和病变的关系等。

（2）俯卧位　充分暴露两侧肾区，经背部行肾长轴及短轴切面检查。消瘦者可将其腹部垫高，以便于放置探头和显示肾脏；对个别体胖者，因肾周脂肪和肾旁脂肪较厚，声能衰减，肾脏显示不满意。

（3）仰卧位　配合呼吸运动可行肾脏的冠状切面、长轴及短轴切面检查，还可在上腹部做横向与纵向切面扫查,显示肾血管出入肾门和出入腹主动脉与下腔静脉的长轴和短轴切面。

(4) 坐位与立位　观察肾脏或病变的活动度。

(二) 正常声像图

正常肾脏冠状切面呈椭圆形或扁卵圆形,横切面在肾门部呈马蹄形,肾的包膜光滑、完整,包绕肾皮质呈带状强回声。围绕肾包膜外的一层为肾周围脂肪和肾筋膜,较肾皮质回声略高、肾包膜回声略低。

肾皮质呈均匀中低回声,回声强度略低于肝、脾实质回声(图 4-1-3)。正常成人肾皮质厚度约 1.0 cm。肾髓质由 8 ~15 个肾锥体构成,肾锥体形态近似圆形或三角形,围绕肾窦呈放射状排列,呈弱回声,回声强度低于肾皮质。青少年和婴儿的肾锥体近似无回声。肾皮质伸入相邻锥体之间的部分为肾柱,其回声与皮质回声相同。声像图中肾柱形态因人而异,但肥大肾柱的实性回声应注意与肾脏占位性病变相鉴别。

肾窦位于肾的中央部,包括肾盂、肾盏、血管和脂肪等组织,呈椭圆形边缘不规则的高回声区,回声强度高于胰腺。横切面经过肾门时,可见肾窦回声伸向肾门,并有肾盂、肾血管等出入(图 4-1-4)。正常人肾窦回声宽度占肾宽度的 1/3 ~1/2,正常肾窦内可出现少量无回声区,宽 0.5 ~0.8 cm。膀胱高度充盈时,其宽度可达 1.0 cm,一般不超过 1.5 cm。因此当膀胱高度充盈时判断肾脏有无积水,应以排尿后 5 min 复查结果作为有无积水的标准。

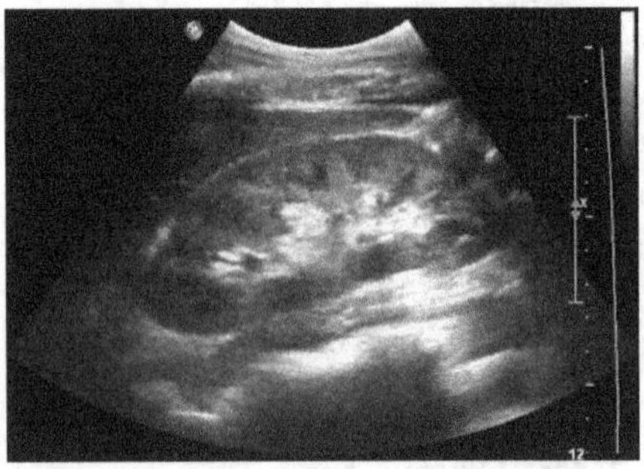

图 4-1-3　正常肾二维声像图

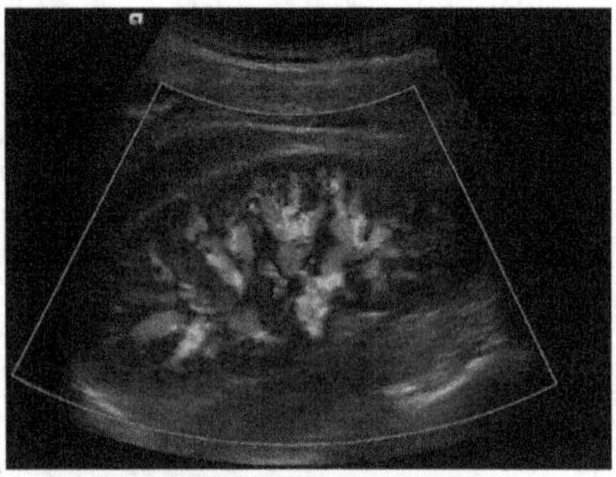

图 4-1-4　正常肾彩色血流图

(三) 正常肾脏超声测值

正常肾脏各径线大小与年龄、性别、身高、体重等有关系,正常人左、右肾脏大小也有一定的差别,因此判断肾脏大小应结合上述因素。通常在肾的冠状切面测量肾脏长径和宽径,在肾门水平横切面上测量肾脏厚径,最大纵切面也可测量肾脏长径。正常人肾脏各径线的超声平均测值见表 4-1-1。

表 4-1-1　正常肾脏各径线超声平均测值　cm

性别	长径	宽径	厚径
男	10.8 ± 1.4	5.6 ±0.8	4.6 ±0.7
女	10.2 ± 1.2	5.2 ±0.9	4.2 ±0.7

三、肾囊性疾病

(一) 肾囊肿

1. 病理

肾囊肿(renal cyst)在临床较为常见,尤其多见于中老年,小儿少见,可能与老年肾脏退行性变有关。肾囊肿可有多种类型，常为多发。仅发生一个囊肿者称为孤立性肾囊肿（图4-1-5），又称单纯性肾囊肿。复杂性肾囊肿与单纯性肾囊肿的区别在于前者囊壁稍厚或钙化，囊内可有分隔、钙乳沉积，或因合并出血、感染而囊内回声增多（图4-1-6）。青少年的孤立性肾囊肿多为先天性，而老年患者中的较小囊肿多为后天性肾退行性变引起。囊肿壁薄，囊内为澄清透明液体，常向肾表面隆起，不与肾盏或肾盂相通。肾囊肿的囊壁发生局限性钙化时称为囊壁钙化型肾囊肿。发现两个以上囊肿者称为多发性肾囊肿（图4-1-7）。若囊肿内有分隔（图4-1-8），形成互相不通的多个小房者，称为多房性肾囊肿。囊肿内合并出血或感染者称为出血性或感染性肾囊肿。发生于肾窦区不与肾盂、肾盏相通的囊肿称为肾盂周围囊肿，也称肾盂旁囊肿。与肾盂、肾盏相通的囊肿称为肾盂源性囊肿，实际并非囊肿，准确的名称应为肾盂、肾盏憩室或肾盏憩室，其大小可随膀胱尿液而变化，排尿后缩小。

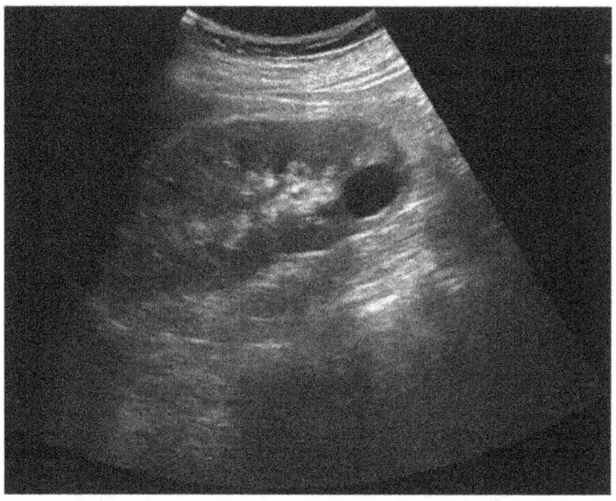

图4-1-5 孤立性肾囊肿二维声像图

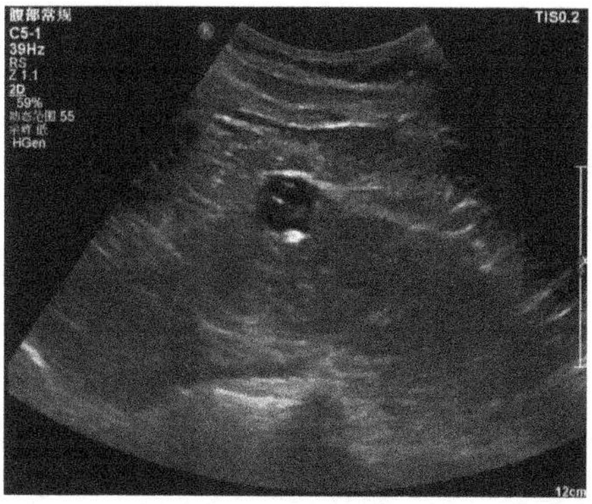

图4-1-6 复杂性肾囊肿二维声像图

囊肿内透声差，囊壁伴钙化。

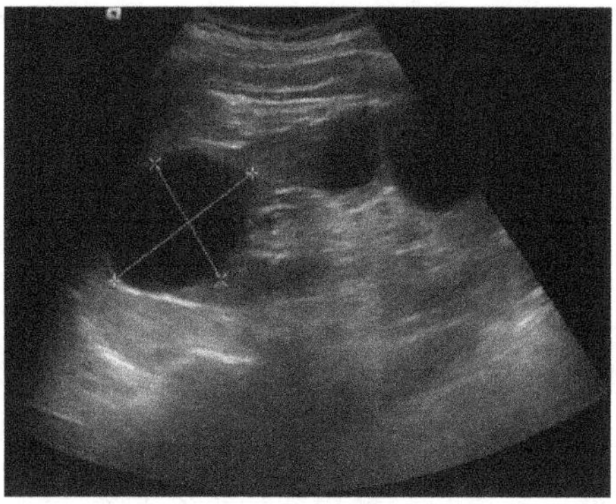

图4-1-7 多发性肾囊肿二维声像图

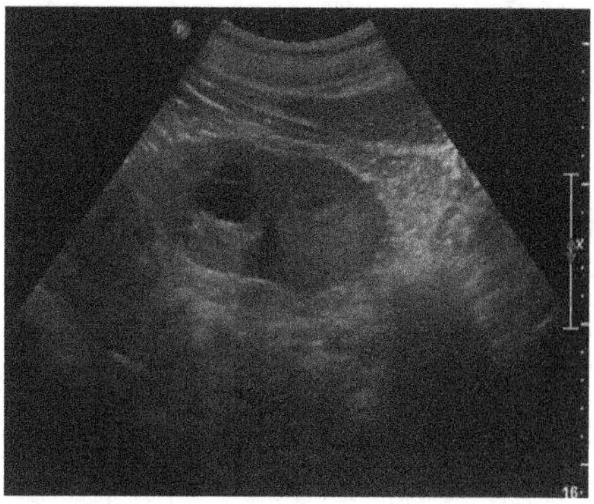

图4-1-8 肾囊肿伴分隔二维声像图

2. 临床表现

囊肿较小时患者可无症状，囊肿较大时可引起相应的压迫症状，如患侧腰背胀痛，或触及腹部肿块。本病预后良好，与先天性多囊肾不同，无遗传倾向。

3. 超声声像图

肾实质内圆形或椭圆形无回声区，单发或多发，囊壁菲薄，边缘光整，形态规则，后方回声增强，具有典型囊肿的声像图表现（图4-1-5），较大囊肿两侧深部可有侧边声影。向外突出的包膜下囊肿可致肾脏形态失常，较大囊肿特别是肾盂旁囊肿可压迫肾窦并形成肾脏积水。CDFI检查，囊内无血流信号，或在囊壁可见少许血流信号绕行。

出血性肾囊肿声像图表现与囊肿出血的时间长短有关。囊内未形成凝血块时，无回声区内可见散在或密集的点状回声。囊内有凝血块形成时，无回声区内可见絮状回声或片状高回声。

感染性肾囊肿可因感染的严重程度和感染性内容物的形状不同而有很大差别。囊壁可增厚，无回声区内可见密集分布的点状回声。感染较轻时，声像图与单纯性肾囊肿相似。感染较重时，无回声区内可出现片状或块状高回声，随体位改变可移动。

4. 鉴别诊断

(1) *多发性肾囊肿与多囊肾* 前者囊肿数目较少，呈散在分布，肉眼观察囊肿可计数，可为单侧肾；而后者囊肿数目往往很多，呈弥漫分布，多为双侧性。两者的鉴别要点是多发性肾囊肿在囊肿周围可见正常的肾实质回声，无家族遗传性。而多囊肾难以显示囊肿以外的正常肾实质，肾脏体积明显增大，形态不规则，有时肾窦与肾实质很难区分，且具有家族遗传性(表4-1-2)。

表4-1-2 多发性单纯性肾囊肿与多囊肾的鉴别

项目	多发性单纯性肾囊肿	多囊肾
囊肿分布	单侧或双侧	多为双侧
囊肿数目	少，散在分布	多或无数，弥漫分布
肾脏大小	多正常，部分稍大或局部增大	普遍性增大
肾轮廓	光滑、边缘清楚	很不规则、边缘不清
肾中央区	正常或局部压迫变形	常变形或难以分辨
家族遗传史	无	常有

(2) *囊性肾肿瘤* 囊性肾肿瘤临床较少见，声像图表现囊壁厚薄不均，囊内有多个分隔，内透声差，需与出血性或感染性肾囊肿相鉴别。超声造影肿块内部无造影剂回声时，可诊断为出血性或感染性肾囊肿；反之，则为囊性肾肿瘤可能。

(3) *局限性肾积水* 局限性肾积水时，有时肾脏呈球形扩张酷似肾囊肿，二者在声像图上难以鉴别，但局限性肾积水没有典型囊壁结构，其壁往往较厚而粗糙。

(二) 多囊肾

1. 病理与临床表现

多囊肾(polycystic kidney)是一种常见的先天性遗传性疾病。多囊肾多为双侧性，单侧少见。双肾体积明显增大，肾内满布大小不等的囊肿，各囊泡之间互不相通，肾实质因囊肿压迫而有不同程度的萎缩。多囊肾常合并有多囊肝。临床主要为成人型和婴儿型两类。

(1) *成人型多囊肾* 是一种较为常见的常染色体显性遗传疾病，大多为双肾病变，表现为双肾广泛的囊性改变。早期可无明显症状，主要临床表现有腰腹部胀痛、间歇性血尿、腹部触及肿块，或引起高血压，肾功能不全，最后出现尿毒症。

(2) *婴儿型多囊肾* 属常染色体隐性遗传，少见。多为双侧发病，肾实质被无数小囊肿所替代，因囊肿小不易发现。出现症状时多在短期内死亡，主要表现为与肾和肝衰竭有关的临床表现。

2. 超声声像图

成人型多囊肾的特征性表现为双肾体积明显增大，失去正常形态，肾内结构紊乱，无法区分肾实质与肾窦回声，代之以大小不等、形态不规则的圆形或类圆形无回声区，彼此不相通，无回声区透声可(图4-1-9)，若合并感染或囊内出血，无回声区透声较差(图4-1-10)。多囊肾合并结石时,肾内可见散在或弥漫分布强回声,后伴声影。

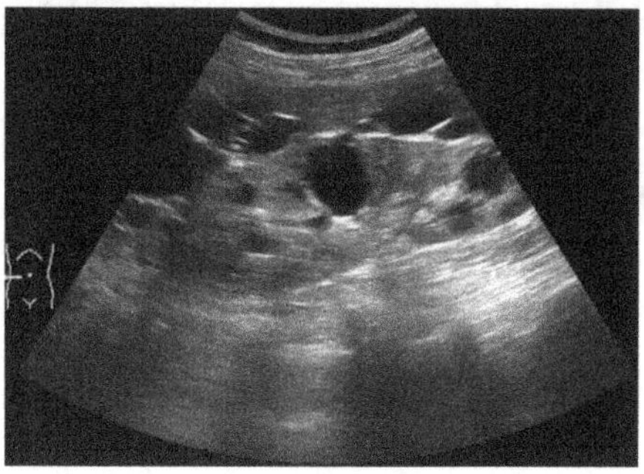

图 4-1-9 多囊肾二维声像图

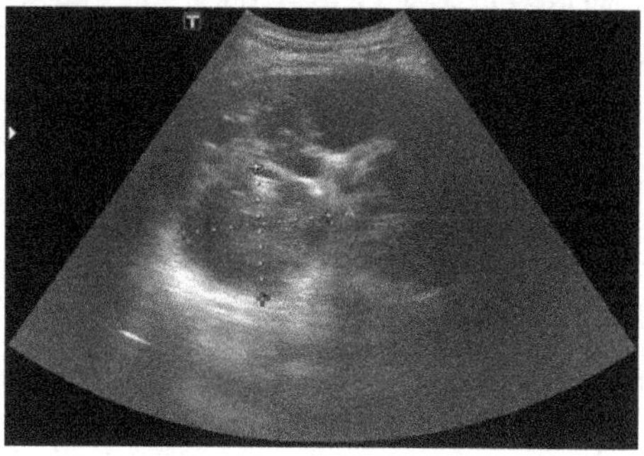

图 4-1-10 多囊肾伴出血二维声像图

婴儿型多囊肾多在出生后或婴儿期死亡,临床较少见。胎儿期肾脏检查表现为双肾弥漫性增大,内弥漫分布大小不等无回声区。囊肿较小的患儿因囊肿很小常不能显示,仅表现双肾实质回声增强,肾实质与髓质回声分界不清(图 4-1-11)。

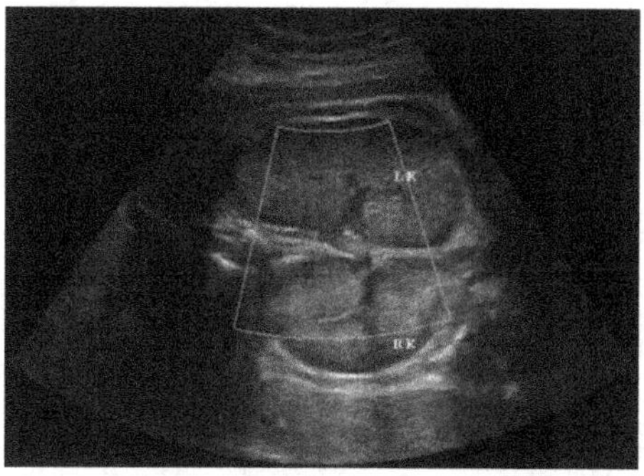

图 4-1-11 婴儿型多囊肾彩色血流图

3. 鉴别诊断

(1) 成人型多囊肾与多发性肾囊肿　见“肾囊肿”鉴别诊断。

(2) 成人型多囊肾与重度肾积水　重度肾积水时,肾内也可见多处大小不等无回声区,但做不同角度的连续性扫查可发现多个无回声区之间相互连通,而多囊肾无回声之间互不相通。

四、肾 肿 瘤

肾肿瘤可分为肾实质性肿瘤和肾盂肿瘤两大类。肾实质恶性肿瘤在成人最常见的是肾细胞癌,其他较为少见的有纤维肉瘤、平滑肌肉瘤、脂肪肉瘤和恶性淋巴瘤等;小儿最常见的为肾胚胎瘤,或称肾母细胞瘤(nephroblastoma)。肾实质良性肿瘤最常见的是肾血管平滑肌脂肪瘤,又称肾错构瘤,较为少见的有肾纤维瘤、脂肪瘤等。肾盂肿瘤主要见于移行上皮细胞癌,良性肿瘤临床较少见。肾脏转移性肿瘤,一般见于其他恶性肿瘤的晚期表现。

(一) 肾细胞癌

1. 病理

肾细胞癌简称肾癌(renal cell carcinoma,RCC),约占肾恶性肿瘤的 80%,多见于 50 岁以上的中老年人。最常见的病理类型为肾透明细胞癌,其他少见的有颗粒细胞癌和未分化细胞癌。肾癌可发生在肾实质的任何部位,大多数为单侧,肿瘤与正常肾组织有明显的分界,瘤体无被膜组织,但周围被压迫的肾脏实质与纤维组织形成假性包膜,为声像图显示瘤体提供了良好的条件。瘤体组织早期为均匀分布,但病变发展瘤体增大后多伴有出血、坏死、纤维化和钙化。肾癌多经血行转移至肝脏、肺、骨骼或肾上腺等,也可向周围或远处淋巴结转移。

2. 临床表现

肾癌患者早期常无明显临床症状,最常见的临床表现是血尿、腰痛、腰部肿物。血尿多为间歇性无痛性肉眼或镜下血尿,肉眼血尿表示肿瘤已侵入肾盏或肾盂。

3. 超声声像图

(1) 肾脏轮廓改变　肿瘤较小时,肾脏轮廓无明显改变。较大的肿瘤可向肾表面突起,肾脏轮廓局限性增大,表面凹凸不平,肾脏体积可明显增大,失去正常形态。

(2) 肾实质回声改变　肿瘤呈圆形、椭圆形或不规则形,边界清晰。内部回声多变,可呈低回声、高回声(图 4-1-12)、混合回声或等回声。较大的肾癌内部有出血、坏死、液化时,呈边缘不规则的无回声区,内透声差。若肿瘤伴钙化则出现斑点或斑片状强回声,后伴声影。

(3) 肾窦回声改变　肿瘤向内生长压迫或侵及肾窦时,肾窦局部可受压移位、变形、中断以至消失。肿瘤压迫或侵犯肾盂时,肾盂、肾盏可扩张。

(4) 肾包膜改变　肿瘤组织侵及肾包膜时,声像图表现为该处肾脏轮廓线中断、缺损,代之以肿瘤组织异常回声,肾脂肪囊中可见异常回声团块。

(5) CDFI 改变　肿瘤较小时,内部可为点状或仅见纤细血流信号(图 4-1-13)。肿瘤较大时,典型者彩色多普勒血流检查呈抱球样表现,即肿瘤周围有丰富血流环绕(图 4-1-14)。肿瘤内血流信号可丰富亦可稀少,血流信号增多时,常提示肿瘤恶性程度高。

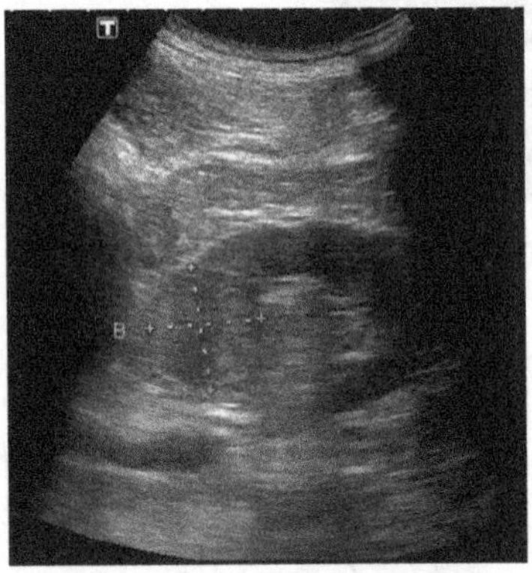

图 4-1-12　肾癌二维声像图

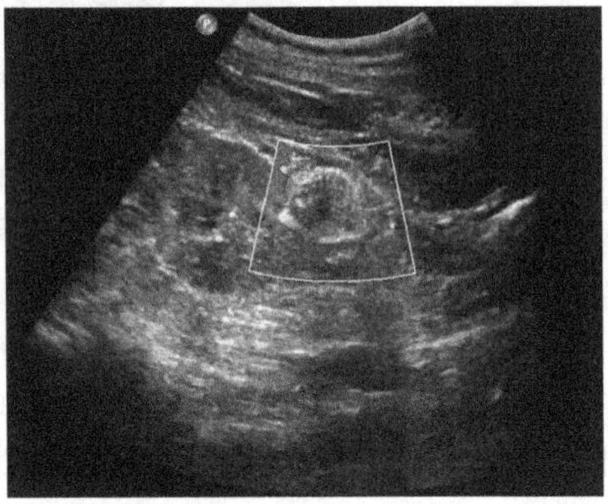

图 4-1-13　小肾癌彩色血流图

结节内可见点状血流信号。

团块内血流信号丰富,呈“抱球样”。

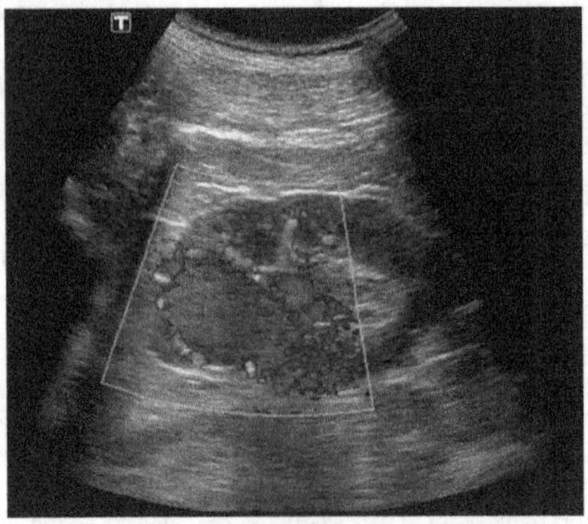

图 4-1-14　肾癌彩色血流图

（6）小肾癌　在影像上体积≤3 cm 的称为小肾癌。声像图特点：① 多数回声增高，可有斑点状钙化（图 4-1-15）；② 可有假包膜，有明显的占位效应；③ 可呈囊性，囊内透声差，呈多房性或蜂窝状，囊壁增厚，附壁有乳头或实性成分，CDFI 囊壁可见血流信号。

（7）囊肿型肾癌　比较少见。声像图特点：① 单房或多房，囊壁厚而不规则，内部回声增多，可有分隔及斑点状钙化；② 单纯囊肿内出现实性回声；③ 肿瘤呈混合性回声，以不规则囊性为主（图 4-1-16）；④ CDFI 囊壁、间隔和实性成分中可见血流信号。

（8）超声造影　观察肾癌的显影速度与消退时间、血供位置、肿瘤内部血管走形与分布情况等（图 4-1-17）。① 肿瘤显影时相：分为快进快出型、快进慢出型、慢进慢出型等；② 造影剂分布情况：分为弥漫性分布、弥漫性不均匀分布等；③ 肿瘤周边观察：包括肿瘤周边造影剂增强、无明显增强、造影剂环绕等；④ 增加彩色血流敏感性。

（9）肾癌转移征象　肾癌晚期，癌组织侵及或随血行转移至肾静脉和下腔静脉时，可引起患侧肾静脉、下腔静脉癌栓和阻塞，亦可发生肾门淋巴结、腹膜后淋巴结、肝脏、肾上腺、输尿管、膀胱等脏器转移，出现相应征象。

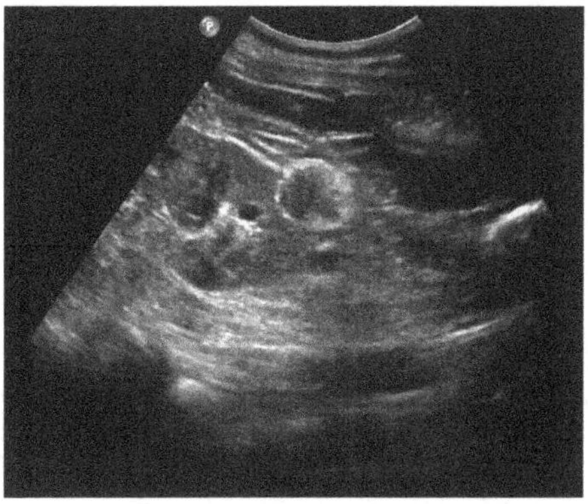

图 4-1-15　小肾癌二维声像图

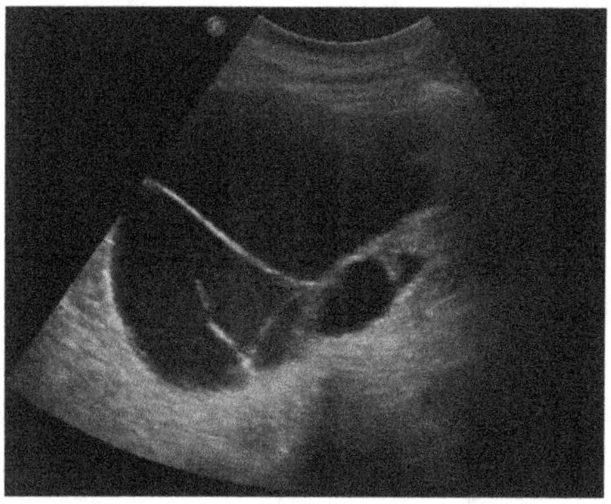

图 4-1-16　囊肿型肾癌二维声像图

肾内囊性团块，内示多条光带分隔及高回声结节。

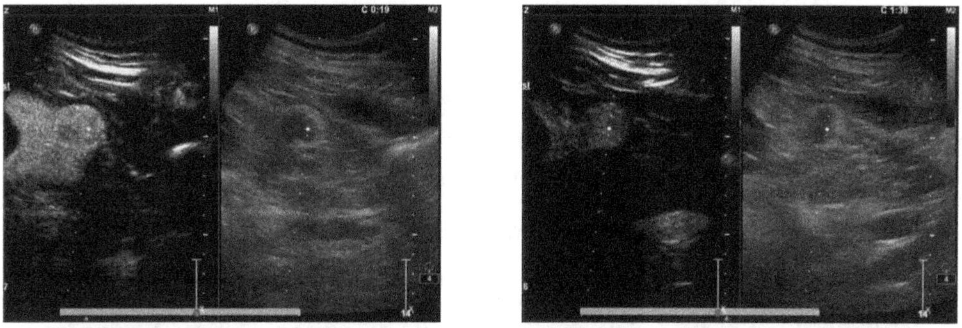

(a) 动脉期结节呈高增强　　(b) 延迟期结节增强仍高于周围肾实质

图 4-1-17　肾癌超声造影声像图

4. 鉴别诊断

（1）肥大性肾柱　为肾脏的正常变异，其回声与正常肾皮质相同（图 4-1-18）。实时超声观察，肥大性肾柱不伴有肾盂、肾盏变形或肾积水等继发征象，CDFI 显示该处肾血管走行正常，不存在占位效应，故可与肾肿瘤区别。

（2）分叶肾　少数肾轮廓变异，表面呈分叶状，有时分叶较大而叶间沟较深，被误认为肿瘤结节。但此“结节”回声与正常肾实质相同,无占位效应,CDFI 表现正常。

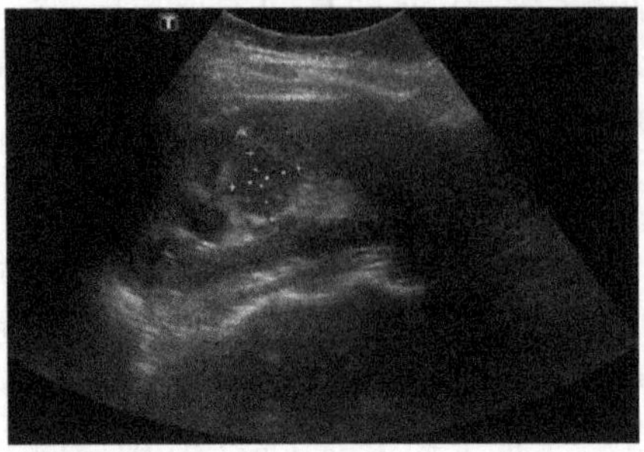

图 4-1-18　肥大性肾柱二维声像图

(3) 肾脓肿　肾脓肿有明显的化脓性感染病史。脓肿液化后,超声检查可见透声差的无回声区。而肾肿瘤边界多较为清楚,较小的肿瘤不出现无回声区,鉴别诊断多无困难。但较大的肾肿瘤伴出血、坏死、液化时,也可见透声较差的无回声区,此时可结合病史和 CDFI 表现,CDFI 可见肿瘤边缘有血管绕行征象,一般不难鉴别诊断。

(4) 肾良性肿瘤　肾良性肿瘤边界清楚、体积较小,内部回声以高回声或强回声多见,与肾恶性肿瘤不难鉴别。但应注意回声增多性小肾癌与血管平滑肌脂肪瘤的鉴别,此时增强 CT 是可靠的鉴别方法。

(二) 肾盂肿瘤

1. 病理与临床表现

肾盂肿瘤(tumors of the renal pelvis)最多见于移行上皮细胞癌,其他类型如鳞状上皮细胞癌、腺癌等少见,仅占 10% 左右。肾盂肿瘤病理类型分为两类:一类为乳头型,附着在黏膜上,有蒂,表面呈乳头状或菜花样;另一类为浸润型,肿瘤呈浸润型生长,低分化,首先向肾门部淋巴结转移。多数肾盂肿瘤患者最早出现的临床症状为无痛性、间歇性或持续性镜下或肉眼血尿。

2. 超声声像图

(1) 肾窦回声异常　肾窦高回声区内出现低回声占位性病灶(图 4-1-19),有立体感,边缘不规则,境界不清。

(2) 肾盂、肾盏扩张　肿瘤较大累及肾盂输尿管连接部时,可见肾盂或局部肾盏扩张积水,呈无回声改变,在其衬托下软组织肿块更加清晰。

(3) 其他征象　肿瘤可波及肾实质、输尿管、膀胱,超声检查可见相应部位的肿物。肿瘤多为乏血供,其内血流信号很少,其周围可见肾脏血管绕行(图 4-1-20)。

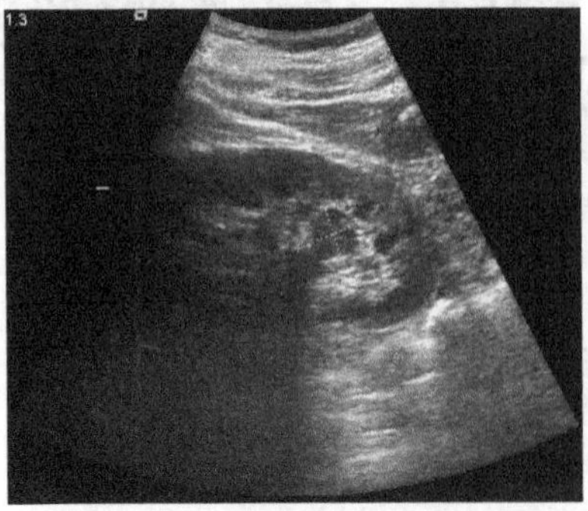

图 4-1-19　肾盂肿瘤二维声像图

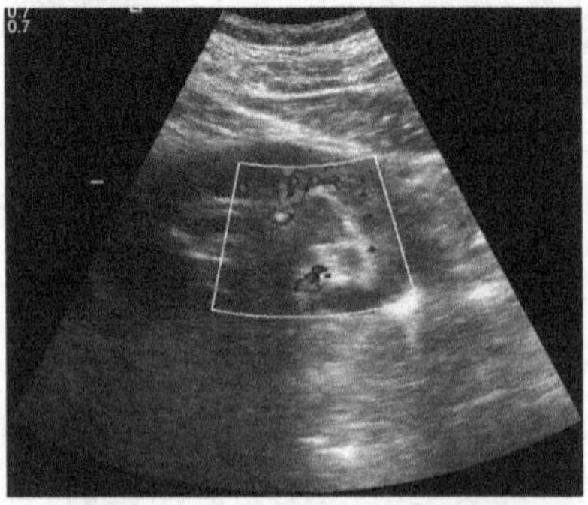

图 4-1-20　肾盂肿瘤彩色血流图

3. 鉴别诊断

肾盂肿瘤须与肾盂积水及肾盂内血块相鉴别，由于三者声像图相似，且有时合并存在，不易区别，应结合病史并进行动态观察而后做出鉴别。肾盂肿瘤表现扩张的肾盂内膜不光滑，其内局部较为充实；而肾盂积水则按肾盂的解剖形态分离扩张，壁较光滑。肾盂内血凝块改变体位时可有移动或变形，CDFI 检查血凝块内无血流信号，与肾盂肿瘤可鉴别。

（三）恶性淋巴瘤

恶性淋巴瘤（malignant lymphoma）可侵犯肾脏，但不常见，有两种类型：① 局限型，呈结节状或团块状低回声性肿物；② 弥漫浸润型。

恶性淋巴瘤侵犯肾脏通常是本病的晚期表现。超声检查时应注意有无肾门区及腹膜后淋巴结肿大。

（四）血管平滑肌脂肪瘤（错构瘤）

1. 病理与临床表现

肾血管平滑肌脂肪瘤（angiomyolipoma）是肾脏最常见的良性肿瘤，由血管、平滑肌、脂肪混合而成，含有大量的结缔组织，肿瘤表面无被膜覆盖，但与周围组织有清晰的界限。常无一般临床症状。

2. 超声声像图

① 肿瘤位于肾实质边缘，靠近肾脏被膜的肾实质内，可单发亦可多发。

② 肿瘤以高回声型团块较多见（图 4-1-21），体积较大的肿瘤亦可表现为高低回声相间的杂乱回声，呈洋葱形剖面。形态多呈圆形或椭圆形，边缘光整，边界清晰。

③ 肿瘤后方多无回声增强或衰减。CDFI 肿瘤内一般无血流信号。

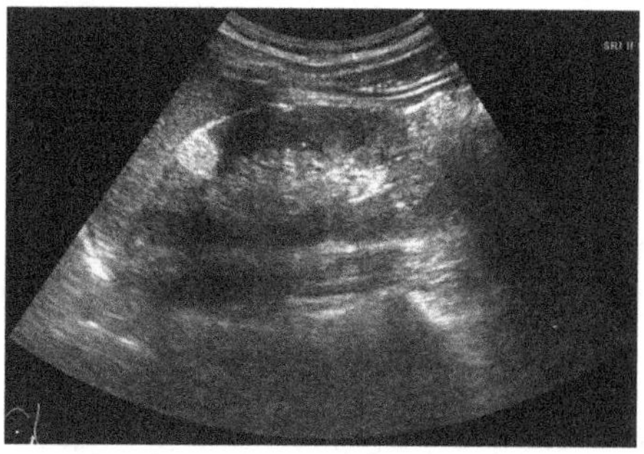

图 4-1-21　肾错构瘤二维声像图

3. 鉴别诊断

见“肾细胞癌”鉴别诊断。

五、肾结石

（一）病理

肾结石（lithiasis of renal）是泌尿系统的常见疾病之一。男性多于女性。根据结石所含成分的不同，分为多种类型，其中以草酸钙和磷酸钙结石最常见，占 80% 左右；磷酸钙结石或与磷酸镁胺混合结石占 6% ~9%；尿酸结石占 7% ~8%；氨基酸结石占 1% ~2%；黄嘌呤结石、磺胺结石等较少见，占 1% 左右。肾结石大多含有两种或两种以上的成分，很少成分单一。90% 含钙结石如草酸钙、磷酸钙结石等 X 线易于显示；而不含钙的尿酸和胱氨酸结石等 X 线不易显示。由于结石的化学成分不同，结石的大小、形态及硬度不同。如草酸钙结石，质硬，表面光滑或呈桑葚状；磷酸钙结石，表面粗糙不平，多呈鹿角形。

肾结石可单发或多发，多分布于肾窦内，位于肾盂内更为常见，肾盏内次之。

（二）临床表现

肾结石未引起梗阻时常无明显症状，多于健康体检时被发现。结石造成梗阻时，常伴有肾盂、肾盏扩张积水，还可引起周围组织损伤或感染，并可导致肾功能损害乃至衰竭。腰痛和血尿是肾结石的主要症状，多为钝痛或绞痛，并沿患侧输尿管向下反射。

（三）超声声像图

① 肾窦内点状或团块状强回声（图 4-1-22a）。

② 肾内强回声后方伴有声影（图 4-1-22b），小结石或疏松结石声影较浅淡。多数结石 CDFI 检查可见特征性的快闪伪像，即在结石及其声影部位出现彩色镶嵌现象。

③ 肾结石造成梗阻时，可引起肾窦分离（图 4-1-22b），如结石嵌入肾盏，可引起局部肾盏扩张积水；结石移动至肾盂输尿管连接部并造成梗阻时，表现为肾盂乃至肾盏扩张积水。

④ 部分肾积水内的团块状强回声可随体位移动。

肾窦内强回声伴后方声影。

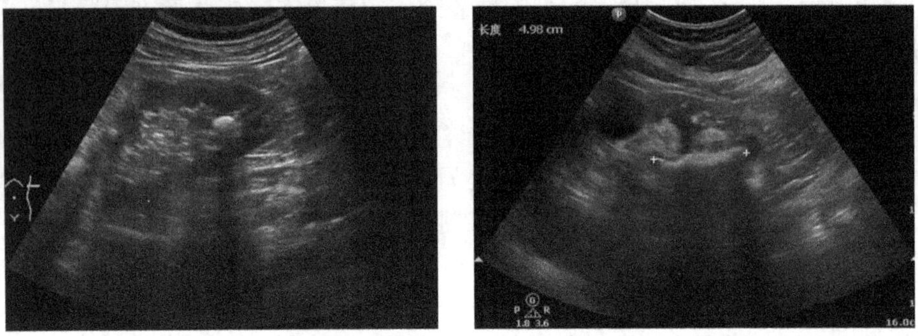

肾内弧形强回声伴后方声影，肾窦分离。

(a) (b)

图 4-1-22 肾结石二维声像图

（四）鉴别诊断

（1）肾内钙化灶　肾内钙化灶多位于肾皮质或肾包膜下，而结石多见于肾窦内或肾窦边缘区。肾结核空洞并局部钙化时，强回声多位于无回声或低回声的边缘。钙化型结核，肾内可见大小不等、形态不规则的团块状与斑片状强回声，后伴粗大声影，此时与肾结石较难区分，需结合病史判断。

（2）肾窦灶性纤维化　肾窦壁局部纤维化也可产生强回声，直径多为 0.2～0.3 cm，无声影。变换体位和角度扫查，强回声可消失或成为等号样；若强回声固定不变，则为结石回声。

（3）钙乳性肾囊肿　钙乳性肾囊肿囊内结石可随体位改变而移动，有时可见附于囊壁的钙盐沉积，后方伴声影或呈彗星尾状。肾盏结石可导致局部肾盏扩张积水，而改变体位时结石位置多无变化，后方可伴声影。两者鉴别多无困难。

（4）肾钙质沉积症　肾钙质沉积症以肾锥体钙盐沉积最为多见，声像图为肾锥体内强回声，体积较小，声影不明显。肾结石强回声则主要见于肾窦结构内。

六、肾积水

（一）病理

肾积水（hydronephrosis）是指由于尿路梗阻导致肾盂和肾盏扩张，重度积水常伴有不同程度的肾实质萎缩，导致肾功能损害。最初病理变化为肾盂扩张，而后引起肾盏扩张，继而肾乳头萎缩变平。梗阻可以发生在尿路的任何部位。一侧上尿路梗阻可引起同侧肾积水，上尿路梗阻较早引起肾盏扩张；下尿路梗阻可引起双侧肾积水，下尿路梗阻时肾盂和输尿管扩张更明显。引起梗阻的原因很多，可以是机械性的，也可以是动力性的，前者占多数。常见的原因是结石、炎症、肿瘤等引起的损伤及外在压迫等。在老年男性常见为前列腺肥大，在小儿多为先天发育异常。

（二）临床表现

由于梗阻的原因、部位和发生快慢不同，肾积水可出现相应的临床症状，如下尿路梗阻引起肾积水患者多有明显排尿困难，尿线细，排尿中断。肾结石所致的梗阻，发作时患侧腰部疼痛剧烈。接近输尿管膀胱开口处结石梗阻所致的肾积水，患者可出现膀胱刺激征。部分慢性肾积水可无临床症状；双侧肾积水达到一定程度时患者可有肾功能衰竭的临床表现，并在腹部触及包块。

（三）超声声像图

（1）轻度肾积水　肾外形和肾实质无明显改变，仅在肾窦回声内出现窄带状或菱形无回声区（图 4-1-23），肾盂轮廓饱满，肾大盏可轻度分离，肾小盏无明显分离。急性梗阻可见肾周脂肪囊内少量积液。但应排除膀胱过度充盈引起的一时性肾盂轻度扩张，必要时可在排尿后复查。

（2）中度肾积水　肾体积轻度或中度增大，外形饱满，肾窦内无回声区扩大呈手套状或烟斗状改变（图 4-1-24），肾盂和肾大盏明显扩张，肾小盏轻度扩张。肾外形和肾内其他结构常无明显改变。

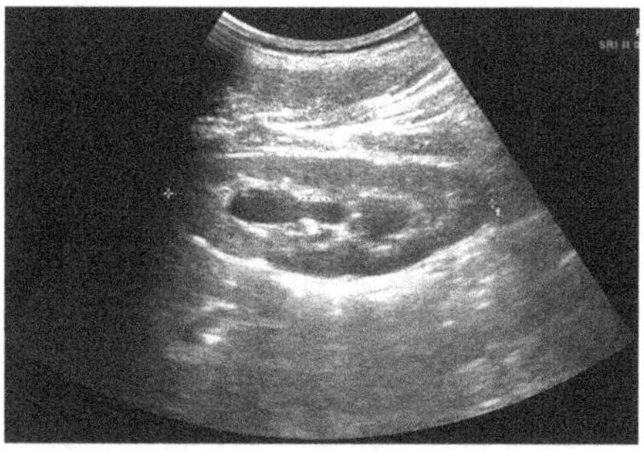

图 4-1-23　轻度肾积水二维声像图

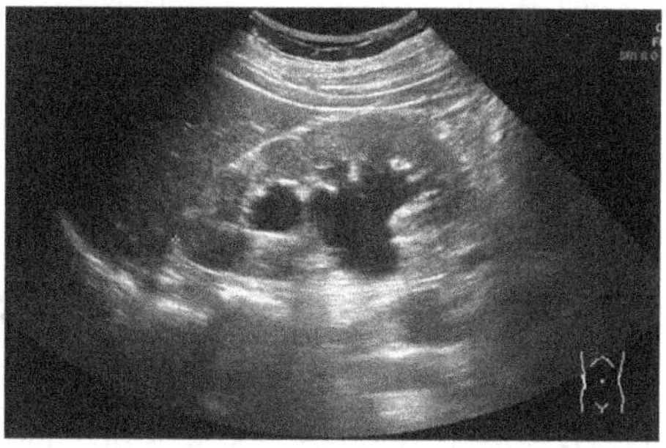

图 4-1-24　中度肾积水二维声像图

（3）重度肾积水　肾脏体积明显增大，形态失常，肾盂、肾大盏、肾小盏均明显扩张，或难以分辨，形成大小相近的无回声区，互通呈放射状排列，无回声区周边呈花边状或椭圆形（图 4-1-25a）。肾实质明显受压变薄甚至完全萎缩呈纸样（图 4-1-25b）。肾实质不同程度的萎缩为重度肾积水的特征，可间接反映肾功能损害情况。

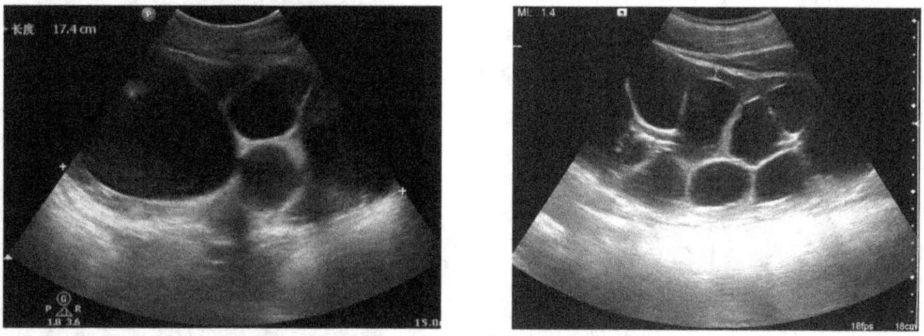

(a)　(b)

图 4-1-25　重度肾积水二维声像图

（四）鉴别诊断

（1）假性肾积水　轻度肾积水需与大量饮水、膀胱过度充盈及药物性影响所致暂时性肾窦回声分离相鉴别。因此，对于疑似轻度肾积水而又未显示尿路梗阻病变者，应排尿后片刻复查,以排除假性肾积水。梗阻性肾积水肾窦回声分离宽度无变化或变化很小,而假性肾积水则积水程度明显减小或恢复正常。

(2) 多囊肾　重度肾积水某些肾的切面酷似多囊肾。采用实时连续扫查,可以发现重度肾积水时多个无回声区呈向心性排列且互通。而多囊肾时多个无回声区大小不一,排列散乱,不与肾盂相通。

七、肾结核

(一) 病理

肾结核(tuberculosis of the kidney)多来源于肺结核,结核杆菌经血行播散时,肾脏往往首先遭受结核杆菌的感染。虽有肾皮质的感染,但无临床症状者,称为病理肾结核;若结核病灶范围扩大,出现临床症状者称为临床肾结核。临床肾结核多见于一侧肾。基本病理改变是结核性肉芽肿伴干酪样坏死。最初结核杆菌经肾乳头感染,引起肾盂黏膜炎,进一步破坏可形成干酪样溃疡、空洞和肾盏积脓。严重者,整个肾脏形成有无数个空洞的囊状结构;肾盂和输尿管受累时,可引起肾积水或结核性肾积脓;结核性肾钙化为结核病灶内有大量钙盐沉着,致使肾局部或整个肾弥漫性钙化,若肾功能完全丧失,则被称为肾"自截"。

(二) 临床表现

肾结核早期可无明显临床症状,病情较重者可出现尿频、尿急、尿痛、血尿等。肾脏破坏严重引起结核性肾积脓或有肾周围炎时,可表现为患侧腰部疼痛或肿胀。严重肾结核或合并其他脏器感染时,可出现消瘦、发热和贫血等症状。

(三) 超声声像图

根据肾结核病灶的病理改变及其声像图特征,大致将肾结核的声像图表现归纳为以下四类:

(1) 早期髓质空洞型肾结核(Ⅰ型)　肾脏轮廓正常或稍大,肾髓质、实质或肾小盏部显示边缘不规则的弱回声或透声差的无回声区,肾窦局部回声增强或排列紊乱。

(2) 结核性肾积脓(Ⅱ型)　肾脏增大,包膜不光滑,肾盂、肾盏扩张,其内为透声较差的无回声区,肾内局部可见不规则的斑点状强回声,后可伴弱声影。

(3) 混合型肾结核(Ⅲ型)　临床最为多见,肾脏明显增大,包膜不光滑,肾实质或肾盏内可见单个或多个边缘不规则的无回声区,内透声差,后方回声轻度增强。肾窦受推压变形,结构紊乱。肾内局部可见斑点、斑片状强回声,后伴声影。肾盂和输尿管受累时,可伴有不同程度的肾积水。

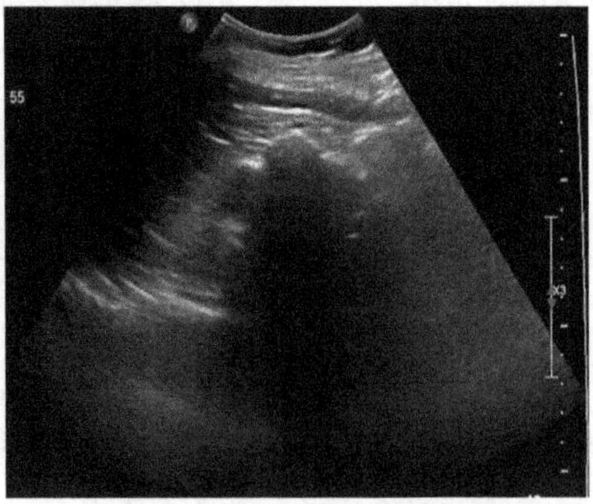

图 4-1-26　肾结核二维声像图

(4) 钙化型肾结核(Ⅳ型)　肾轮廓不同程度地缩小,外形不规则,包膜隆突不平或呈结节状,肾窦回声显示不清,而代之以形态不规则的团块状或斑片状强回声,后伴明显声影。见于结核病灶内大量钙盐沉着,致整个肾病变广泛钙化(图 4-1-26)。肾实质因纤维化或硬化而萎缩。当肾功能完全丧失时,临床称之为肾"自截"。

(四) 鉴别诊断

(1) 肾囊肿　早期髓质空洞型肾结核与肾囊肿的声像图表现有相似之处。前者多位于肾髓质或肾乳头以上,边缘多不规则,内透声差,尿液检查有血尿或脓尿。后者多见于肾包膜或肾实质内,囊壁光滑,内透声好,尿液检查多正常。当鉴别发生困难时,应结合临床症状、实验室检查及其他影像学检查综合判断。

(2)肾积水　结核性肾积脓和肾积水合并感染的声像图均为肾盂、肾盏扩张,呈透声较差的无回声区。但前者的肾盂和肾盏壁增厚,且不光滑,在无回声区周围可显示斑片状强回声,后伴弱声影。后者则呈典型肾积水的声像图表现,若追寻检查可显示尿路梗阻的位置和病变,更有助于鉴别诊断。

(3)肾肿瘤　呈弱回声的早期髓质空洞型肾结核与肾肿瘤鉴别有一定的困难。应用彩色多普勒和声学造影观察病灶内有无血流信号或造影剂增强,对两者的鉴别诊断有重要作用。

八、肾周围炎与肾周围脓肿

(一)病理

肾周围炎为肾包膜与肾周围筋膜之间的脂肪囊内发生的感染性炎症,若炎症继续发展形成脓肿,则称为肾周围脓肿。脓肿可蔓延累及横隔和腰大肌等。本病以单侧多见,男性多于女性,发病年龄多为 30~40 岁。

(二)临床表现

临床表现除感染的相关症状(寒战、高热、白细胞增高)外,还有肾区明显压痛和叩击痛。

(三)超声声像图

(1)肾周围炎　感染早期,肾周围可无明显异常。随病情进展,肾周围脂肪囊局限性增厚,形态不规则,内部回声减低不均匀。病变累及腰大肌时,局部腰大肌肿大,有探头触痛。嘱患者深呼吸时,可见肾活动度减低。

(2)肾周围脓肿　肾脏形态结构一般无异常,肾脏体积可稍大,活动度受限,肾周围脂肪囊内出现低回声或无回声区,改变体位或探头加压,其内可见点状回声漂浮。若肾受脓肿压迫,可出现移位或局部变形。

(四)鉴别诊断

(1)腰大肌脓肿　腰大肌脓肿与肾周围脓肿声像图表现相似,有时可被错诊为肾周围脓肿。前者可见腰大肌肌束回声连续性破坏,回声不均匀,内可见低回声或无回声区。而后者仔细观察腰大肌纵向切面可见肌纤维连续性好,回声均匀。两者鉴别诊断多无困难。

(2)肾周围血肿　肾周围血肿发生在肾创伤后,多伴有肾包膜不同程度的裂伤,血肿形成的无回声区透声差,内可见絮状回声漂浮。而肾周围脓肿无创伤史,急性感染症状在前,声像图出现无回声区在后,且肾包膜完整。若在超声引导下穿刺抽吸液体,可迅速做出明确的诊断。

九、肾损伤

(一)病理

肾损伤(renal injury)是指因暴力侵袭造成的肾脏伤害。Nunn 根据临床和放射学检查所见与病理改变的关系,将肾损伤分为 4 种类型(图 4-1-27):

(1)肾挫伤(Ⅰ型)　有外伤史,肾实质内有挫裂伤,但被膜和集合系统完整,被膜下有小血肿。

(2)肾实质裂伤(Ⅱ型)　肾实质和被膜破裂。肾内有血肿,并可伴有明显肾外血肿。

（3）肾盏撕裂（Ⅲ型） 肾盏和肾盂撕裂，内有凝血块。同时有肾实质损伤，肾被膜仍完好。

（4）肾广泛性撕裂或断裂（Ⅳ型） 肾被膜、实质和肾窦均有广泛的损伤，甚至肾蒂完全撕裂。临床分为开放性损伤和闭合性损伤两种。根据肾脏损伤的程度可分为肾挫伤、肾部分裂伤、肾全层裂伤、肾破裂、肾蒂断裂。肾创伤常合并内脏和骨骼损伤，检查时不可忽视。

（二）临床表现

肾损伤的主要临床表现为伤侧腰腹部疼痛肿胀；有时可触及包块；血尿，为镜下或肉眼血尿。损伤程度较重者，可出现血压下降、休克乃至死亡。

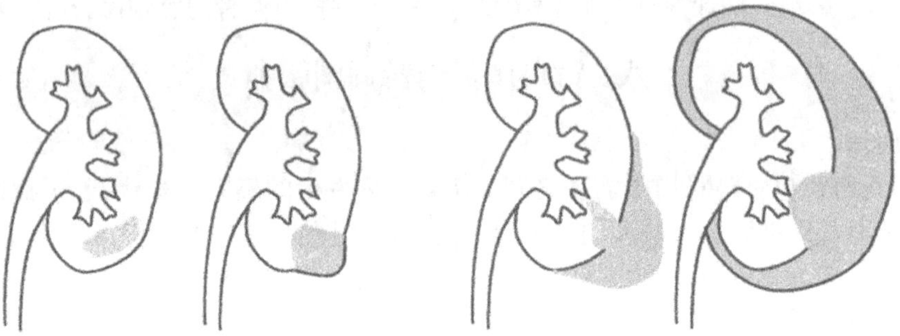

(a) Ⅰ型　　(b) Ⅱ型

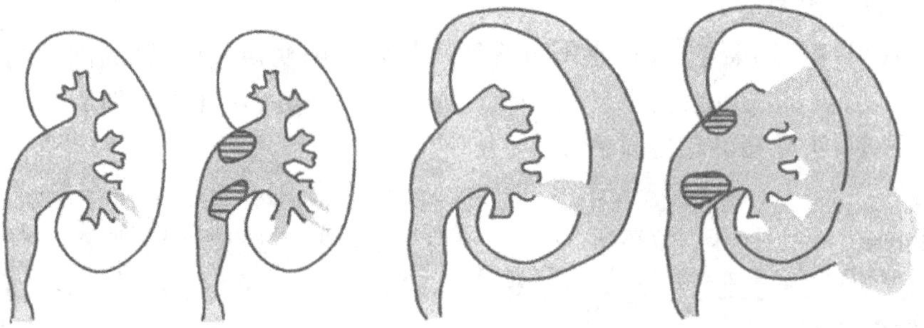

(c) Ⅲ型　　(d) Ⅳ型

图 4-1-27　肾损伤示意图

（三）超声声像图

由于肾损伤的程度不同，声像图表现各异，大体可分为以下几种：

（1）肾挫伤 肾轮廓轻度增大，肾实质内可见局限性低回声区或无回声区。肾包膜完整，包膜下可有范围较小的透声差的无回声区，有时可见肾窦轻度分离。

（2）肾实质裂伤 患肾弥漫性或局限性肿大，肾包膜局部向外膨出，内为透声较差的无回声区。肾实质内可见边缘不规则的无回声区，肾周围也有类似回声。因受肾实质或肾周围血肿压迫，肾窦可变形。

（3）肾窦撕裂 多数患者肾外形明显增大，但包膜连续性较好。肾实质内可见边缘不规则的无回声区。肾窦范围扩大、外形不规整，与肾实质分界不清。肾盏和肾盂不同程度地扩张，内呈透声较差的无回声区，无回声区内可见点状或云雾状回声漂浮。

（4）肾广泛性撕裂 除有肾实质裂伤和肾窦撕裂表现外，患肾可呈完全性断裂或断裂成数块，肾周围脂肪囊内可见范围较大的无回声或弱回声区。

彩色多普勒血流成像除形成动脉瘤或动静脉瘘时可显示血流，血肿内无血流。

（四）鉴别诊断

肾创伤多有明确病史及相应临床表现，一般不易与其他肾脏疾病相混淆，但外伤后血肿机化致肾脏结构显示不清时，须与肾脏肿瘤相鉴别。

十、移植肾及其并发症

（一）病理与临床表现

肾移植（renal transplantation）是将健康者的肾脏移植在有肾脏病变并丧失肾脏功能的患者体内，是当前治疗慢性肾功能衰竭的最有效办法，患者自体肾常不做处理。移植肾一般将异体肾移植到患者的一侧下腹相当于髂窝内，位置浅表，没有胃肠气体和肋骨干扰，十分有利于超声探查。肾移植主要并发症是排异反应，其次为感染、血管狭窄、血栓、血肿、急性肾衰竭、免疫抑制药引起的肾毒性反应等。排异反应包括超急性、急性排异反应和慢性排异反应。排异是一种免疫反应。移植肾发生急性排异时，移植肾肿大，短时间内体积增加超过25%，厚径大于或等于宽径，肾锥体明显肿胀，伴有发热、胀痛、尿量减少、肾功能减退、血压上升等，需及时准确做出诊断并给予治疗方能逆转，否则将影响肾功能的恢复。发生慢性排异时，移植肾增大缓慢，肾功能逐渐减退，药物治疗效果不显著。

肾移植术后的并发症除排异外，还有尿路阻塞（肾积水）、肾周围积液（血肿、脓肿、尿液肿）、肾血管病变（肾动脉狭窄或阻塞、肾静脉血栓、肾梗死）和肾实质病变等。

（二）超声声像图

① 正常移植肾轮廓正常或稍大，包膜光滑清晰，皮质与髓质结构清晰，肾窦无分离扩张（图4-1-28）。移植肾动脉和静脉血流通畅，血流频谱正常，动脉 *RI* 多数小于0.7（图4-1-29）。

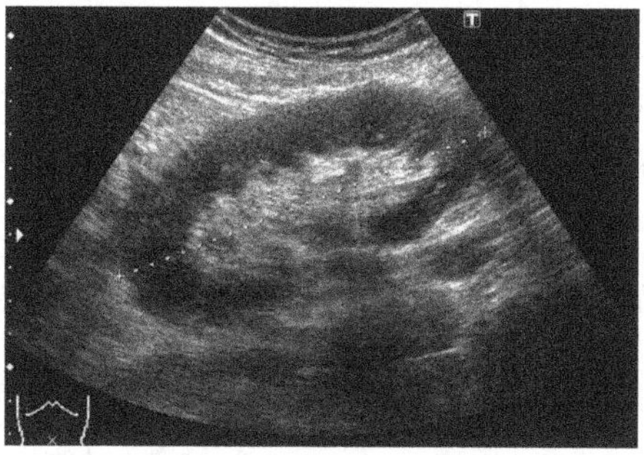

图4-1-28　正常移植肾二维声像图

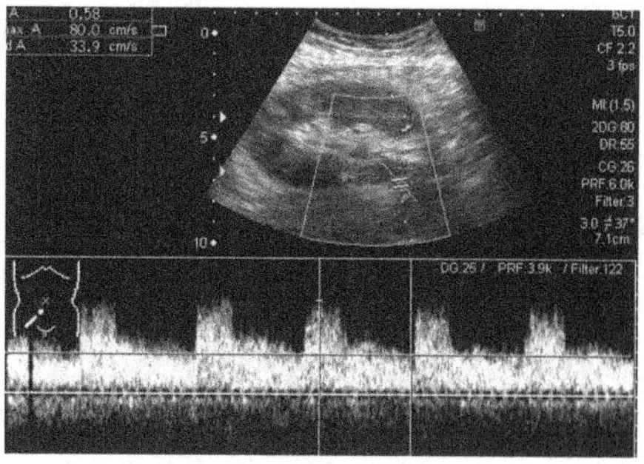

图4-1-29　正常移植肾频谱图

② 急性排异时，移植肾体积迅速增大，短时间内增加超过25%，厚径≥宽径，横切面呈球形；肾锥体增大，回声减弱，失去其三角形状；肾皮质回声不均，散在片状低回声；肾窦明显缩小，回声减低（图4-1-30）。CDFI表现为彩色血流信号明显减少，肾动脉 *RI* 显著增高（图4-1-31）。一般认为移植肾动脉 $RI>0.7$ 或 $PI>1.5$，即提示有急性排异反应。

③ 慢性排异时，移植肾体积缓慢增大，继而又逐渐萎缩。肾锥体回声减低；肾皮质回声可增强亦可减弱，皮、髓质分界不清，结构紊乱。CDFI表现为肾动脉管腔不同程度的狭窄，流速加快。肾血流 *RI* 增大的程度不如急性排异反应明显。

④ 肾周围积液包括血肿、脓肿、尿液囊肿和淋巴囊肿，表现为包绕肾周围的无回声区或低回声区。移植肾还可出现移植肾动脉狭窄、移植肾静脉血栓等并发症。吻合口狭窄彩色多普勒血流显示在狭窄段远端可见镶嵌血流。

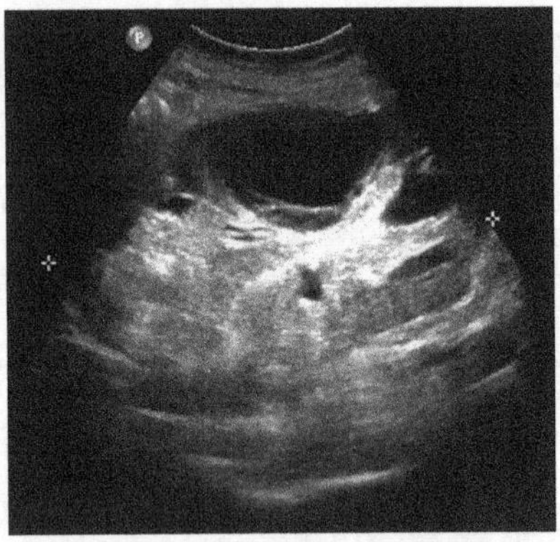

图 4-1-30　急性肾排异二维声像图

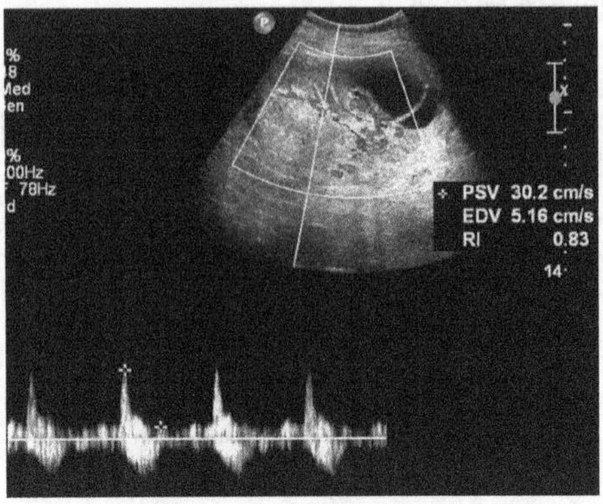

图 4-1-31　急性肾排异频谱图

十一、肾脏先天性异常

肾脏先天性异常（kidney congenital anomalies）是泌尿系统比较常见的疾病，约占泌尿系统疾病的10%，其中肾畸形约占泌尿系统畸形的60%。肾先天性异常的种类很多，其中有肾的数目、大小、位置、结构、轴向等异常。临床上较为常见的肾先天性异常有以下几种。

（一）肾发育不全

1．病理与临床表现

肾发育不全（renal dysplasia）是由于胚胎期血液供应障碍或其他原因导致生肾组织未能充分发育而形成一较小的原始幼稚型肾脏，临床上常见于单侧肾。肾脏体积可以小到正常肾脏的一半以下，但肾单位和导管的分化发育可以正常。肾发育不全常伴有泌尿、生殖系统的其他先天性异常，如输尿管开口异位、异位肾、肾血管和输尿管畸形等。

大多数单侧肾发育的患者无症状，部分患者出现并发症时，可有持续性高血压，降压药物治疗效果不明显，切除患肾后血压恢复正常。双侧肾发育不全的患者常有慢性肾功能不全的表现。

2．超声声像图

① 患侧肾脏体积明显缩小，多为正常肾脏的1/2。肾实质变薄，髓质多显示不清，肾窦回声变小，肾内结构分布正常。

② 对侧健康肾脏代偿性体积增大，肾实质增厚，肾窦回声增宽，形态、结构均正常。

③ CDFI显示患侧肾内血流信号减少，流速减慢，阻力指数正常或略增大。健侧肾内血流频谱正常。

3．鉴别诊断

先天性肾发育不全主要与后天性肾萎缩鉴别。前者肾脏组织无损害，除体积小外，外形、结构分布均正常，肾实质与肾窦分界清晰；后者肾脏轮廓边缘常不整齐、不清晰，肾皮质回声增强，肾窦回声与肾实质分界不清。前者静脉肾盂造影可以显示，而后者因功能差往往显影不良。

（二）重复肾

1．病理与临床表现

胚胎第四周时，在中肾管下端发育出一个输尿管芽，其近端形成输尿管，顶端被原始生肾组织包围，分为两支，为肾大盏的前身。输尿管芽形成肾盂。若输尿管芽上端分支多于两支，则形成重复肾盂；若分支过早，则形成重复输尿管。

重复肾（duplex kidney）的上、下位肾实质融合，但仍是一个肾脏，肾窦分离为两组。上部肾一般较小,功能较差,引流不畅,易并发感染、结石和积水;下部较大。重复肾与额外肾不同,不是数目增加的畸形。肾盂、输尿管上端及肾血管明显分开,常自成体系。两个肾盂下延的输尿管融合形成Y形,融合处可在肾盂到膀胱之间的任何部位,也可不融合。一条开口于膀胱的正常位置,而另一条开口于异常位置。男性可异位开口于后尿道、输精管和前列腺等处,因有尿道外括约肌而不发生尿失禁。女性常异位开口于随意括约肌的远端,如尿道、阴道、外阴前庭等处,造成尿失禁。由于异位开口的输尿管口多有狭窄,故多伴有输尿管扩张积水和肾盂积水。

2. 超声声像图

患肾长径大于正常,肾窦回声也被拉长,肾窦被分成上、下两组,中间有肾实质隔离征象(图4-1-32),上极肾窦轮廓明显小于正常,可伴肾积水。有时可在肾脏外侧的平滑轮廓线上发现浅的凹陷切迹。

输尿管畸形是本病的主要表现,但若无积水,输尿管往往显示不清或不显示,超声检查很难发现。为使重复肾的输尿管被显示,应尽可能让患者在膀胱充盈时进行超声检查。

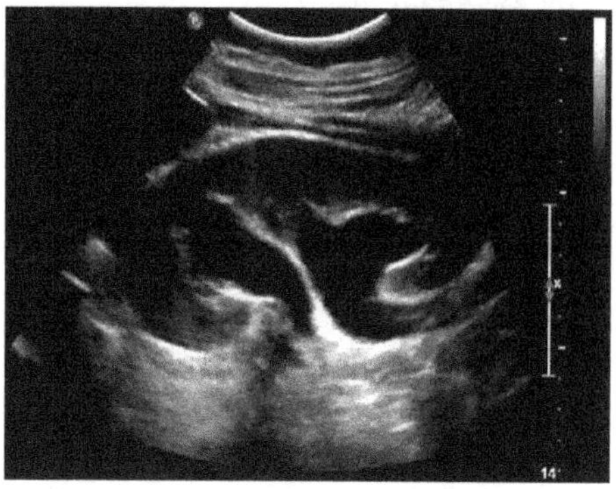

图 4-1-32 重复肾二维声像图

(三) 异位肾

1. 病理与临床表现

异位肾(ectopical kidney)是由于胚胎发育过程中,肾血管发育不良而导致肾位置发生异常。胚胎期肾胚芽位于盆腔,随着胎儿的生长,肾脏逐渐上升,此时如果供给肾脏的血管位置过低,肾脏上升受限,甚至不能升出盆腔,即为盆腔肾。如血管位置过高或过长,肾脏位置也高或异位于对侧。异位肾多位于骶髂部或盆腔,少数异位于对侧。异位肾多伴有发育不良。

本病多无明显临床症状。并发感染、结石和肾积水时,可伴有疼痛、血尿,也有患者因偶然发现下腹部或其他部位肿块就诊。

2. 超声声像图

患侧肾窝无正常肾脏回声,可在髂腰部、盆腔或其他部位显示肾脏回声。异位肾体积多较小,但肾的外形正常,结构清晰。发育不良时,对侧肾可代偿性增大。异位肾并发肾积水或结石时,肾内可有相应的声像图表现。盆腔肾易于发现,不能回纳于肾窝中。胸腔肾在声像图上不易显示,易于忽略。交叉性异位肾则同侧有两个肾脏,而对侧全无。

3. 鉴别诊断

异位肾应与游走肾、肾缺如相鉴别。游走肾可以还纳于原肾窝,异位肾则不能。在肾区探测不到肾脏时,必须对盆腔、髂腰部、对侧肾下方仔细扫查,确定无肾时才诊断为肾缺如。

(四) 融合肾

1. 病理与临床表现

融合肾(confluent kidney)是指胚胎发育初期两侧肾胚基在两脐动脉之间融合在一起。两肾在一侧融合者称同侧融合肾,两肾在中线附近融合者为对侧融合肾。左右肾融合成一团者称团块肾。在对侧融合肾中,一侧肾上极与对侧肾下极融合者称S形肾,也称乙状肾;两肾下极或上极融合者称马蹄形肾。其中两肾下极融合形成的马蹄形肾最常见,占90%以上,融合部分称为峡部。融合的部位多位于腹主动脉和下腔静脉前方、腹主动脉分叉的上方。

融合肾主要临床表现为腰腹部或脐周围持续性钝痛、腹胀、便秘和腹部肿块等，并发肾结石、积水和炎症时可出现相应的临床表现。

2. 超声声像图

(1) 马蹄肾　双肾位置较低，肾长径较小，肾轴向改变，多数双肾下极朝向脊柱前方。横切面扫查时，显示腹主动脉与下腔静脉前方长圆或扁平形实质性团块状低回声，与肾实质回声一致(图 4-1-33)，与两肾相连，为融合肾的峡部。

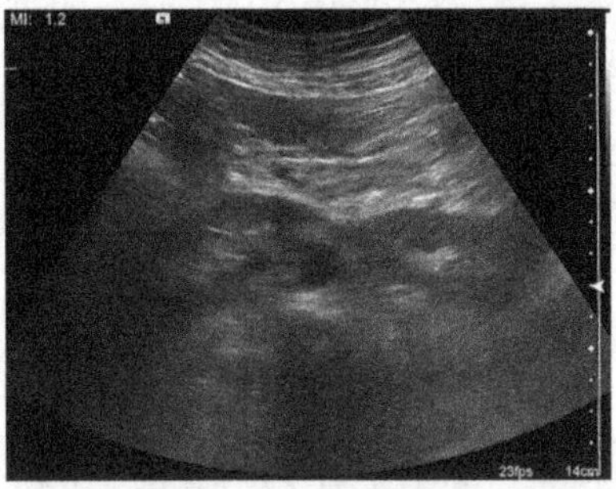

图 4-1-33　马蹄肾二维声像图

(2) 团块肾　两侧肾上极和下极均靠向脊柱，在近中线处融合呈团块状，形态不规则，声像图不典型；但具有肾的基本特征，即中央肾窦高回声和周围肾实质低回声带包绕。在盆腔探及类似肾的图像时，切莫误认为肠道肿瘤的“假肾”征。两侧肾区探测非常必要，若不能证实两肾正常存在，就应想到团块肾的可能。

(3) 同侧融合肾　仅在一侧腹部探及肾脏回声，上下径较长，肾窦回声分为上、下两团，与重复肾相似；但对侧无肾存在，可与重复肾鉴别。

十二、弥漫性肾脏疾病

(一) 病理与临床表现

弥漫性肾脏疾病是由多种原因引起的肾实质损害。其中包括急性与慢性肾小球肾炎、肾盂肾炎、肾病综合征、糖尿病肾病、狼疮性肾炎、肾淀粉样变性等。上述各种肾脏疾病有不同的病因和不同阶段的病理改变，主要将其分为三类：① 肾实质以充血、水肿为主；② 肾实质以结缔组织增生为主；③ 肾实质萎缩、纤维化。其共同的临床表现为不同程度的蛋白尿、血尿、水肿、血压升高等，若治疗不及时，最终可导致肾衰竭。

(二) 超声声像图

病情较轻的弥漫性肾脏损害，其声像图表现可无明显异常；而病情较重的弥漫性肾损害，超声具有明显的声像图改变(表 4-1-3)。

表 4-1-3　不同类型弥漫性肾脏疾病的病理及声像图表现

肾脏疾病	病理改变	外形	皮质与髓质	肾窦	CDFI 表现
急性肾小球肾炎、肾病综合征、慢性肾炎急性发作等	充血、水肿	双肾轮廓增大，表面光滑，外形饱满(图 4-1-34)	皮质增厚，回声中等或略增高，髓质轮廓明显增大，回声减弱	肾窦轮廓相对缩小，回声减低	肾动脉血流加速，*RI* 与 *PI* 增大
慢性肾炎、肾盂肾炎、肾淀粉样变、肾中毒、狼疮肾、糖尿型肾病、高血压肾病等	结缔组织增生	双肾轮廓正常或轻度增大，亦可见于轻度缩小者	皮质回声不同程度增高，或高于脾或肝实质回声	与肾实质比较轻度缩小，回声相对较低	肾动脉血流正常或减慢，*RI* 与 *PI* 正常或轻度增大
慢性肾炎、肾病综合征、肾硬化、高血压病晚期等所致的慢性肾功能不全	萎缩、纤维化	双肾轮廓明显缩小(图 4-1-35)，表面不光滑	皮质明显萎缩变薄，回声增强，髓质缩小，有时较难分辨	轮廓缩小，回声强度相对减低	肾动脉血流信号减少，流速明显减慢，*RI* 与 *PI* 明显增大

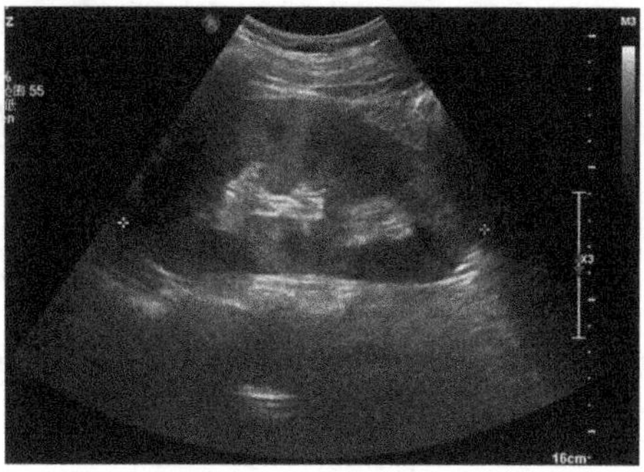

图 4-1-34 急性肾实质损害二维声像图

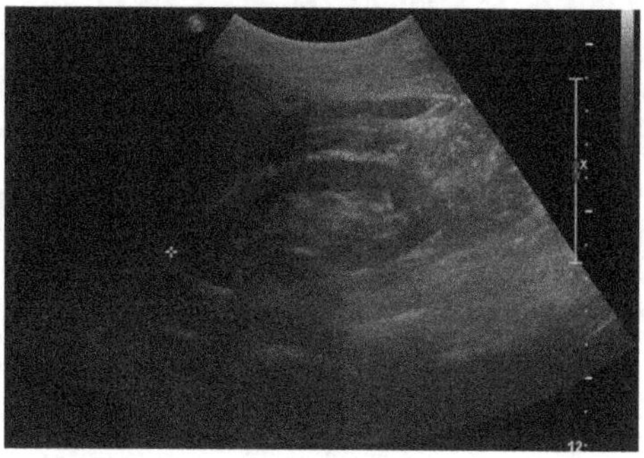

图 4-1-35 慢性肾实质损害二维声像图

（三）鉴别诊断

超声诊断弥漫性肾损害时，除了观察肾脏轮廓、肾皮质与髓质的厚度及回声强度之外，应密切结合病史和相关实验室检查；但是慢性肾脏疾病的诊断和分型还是主要依靠超声引导下肾脏组织学活检。

十三、肾动脉狭窄

（一）病理与临床表现

肾动脉狭窄（renal artery stenosis，RAS）是由多种病因引起的一种肾血管疾病，临床主要表现为肾血管性高血压和缺血性肾病，除引起高血压外，还可引起严重肾功能受损。

RAS 常见的原因为动脉粥样硬化、纤维肌性结构不良和大动脉炎。肾动脉粥样硬化多见于中年以上男性，病变多发生于主肾动脉开口或近端 1/3 内。肾动脉肌纤维结构不良病变多位于肾动脉远端 2/3 及其分支，以中青年妇女多见，可分为内膜纤维增生、中膜纤维肌发育不良和外膜或外膜周围纤维增生等亚型，内膜纤维增生常合并夹层血栓形成，中膜病变常呈现串珠样外观。大动脉炎为主动脉及主要分支的慢性非特异性炎症，累及肾动脉造成狭窄及肾缺血，好发于 30 岁以下女性。

（二）超声声像图

有关 RAS 的超声诊断标准，目前国内外尚未达成广泛一致的意见，以下为推荐的诊断标准：

1. 内径减少≥60% 的诊断标准

① 肾动脉湍流处峰值流速≥180 cm/s；

② 肾动脉与腹主动脉峰值流速比值（RAR）≥3（腹主动脉峰值流速 <50 cm/s，不宜使用 RAR 指标，此时，肾动脉峰值流速≥200 cm/s，可提示≥60% 的 RAS；严重 RAS 肾动脉峰值流速可在正常范围内）。

2. 重度 RAS（内径减少≥70% 或 80%）的诊断标准

① 小慢波，表现为收缩早期波消失、频谱低平，收缩早期频谱倾斜；

② 收缩早期加速时间≥0.07 s。

3. 肾动脉闭塞的诊断标准

① 闭塞段管腔内既无血流信号也未能测及血流频谱；

② 小慢波。

第二节　输尿管的超声诊断

一、解剖概要及检查方法

（一）超声解剖

输尿管（ureter）位于腹膜后，是一对细长的管状结构，上端起自肾门，由肾盂移行而来，下端止于膀胱三角区的输尿管开口处。长约30 cm，内径约0.5 cm，中部最宽处内经约0.6 cm。全长分为腹段（上段）、盆段（中段）和膀胱壁内段（下段）。输尿管腹段起自肾盂输尿管连接部，沿腰大肌的前面下行到跨越髂总动脉处；盆段较短，起自髂总动脉前方，向下后内侧方移行，经过髂内血管和骶髂关节的前方，并经盆底的结缔组织直达膀胱底；膀胱壁内段斜穿膀胱壁终止于膀胱三角区的输尿管口处，又称为膀胱壁间段。输尿管有3个狭窄，第一狭窄位于肾盂和输尿管移行处；第二狭窄在输尿管越过小骨盆入口处，相当于髂总动脉和髂外动脉处；第三狭窄位于膀胱壁间段。输尿管的狭窄部为结石容易滞留的部位。

（二）检查方法

超声检查输尿管首选凸阵探头，线阵探头亦可，频率多为3～3.5 MHz，体型瘦弱者或小儿可用5 MHz。由于输尿管位置深在，管径较细，故正常情况下不易显示。检查输尿管或病变最好空腹进行，检查前嘱患者饮水300～500 mL，待膀胱充盈后扫查，以提高输尿管疾病的检出率。对于肠胀气较重的患者，可做肠道准备，以减少肠气和粪便对输尿管显示的干扰，急腹症患者例外。检查时采取分段探测法。

（1）侧卧位　经侧腰部做冠状切面扫查，可采用左侧或右侧卧位，充分暴露前腹、侧腹及背部。首先显示肾脏长轴及肾门，重点观察肾盂及输尿管连接处有无异常。然后沿输尿管走行自上而下行纵切面扫查，以观察输尿管腹段。该体位可分别从前腹、侧腹及背部进行补充扫查。

（2）仰卧位　充分暴露腹部至耻骨联合，首先在侧腰部对肾脏行冠状与横切面扫查，加压显示肾门，重点观察肾盂有无扩张、肾盂输尿管连接处及输尿管上段。扫查时为排除肠腔气体干扰探头应适当加压，然后经前腹壁沿输尿管走行方向自上而下行纵行扫查，追踪观察输尿管腹段。利用膀胱作透声窗观察输尿管盆段，并在耻骨联合上方横断扫查膀胱三角区，观察输尿管壁间段及其开口，通过CDFI显示输尿管开口处的喷尿现象。检查过程中重点观察结石易存留处，即输尿管的3个生理狭窄部。

（3）俯卧位　先做肾脏长轴切面，沿肾脏长轴向内纵行扫查，显示肾门结构和肾盂输尿管连接部，再沿腰大肌走行纵行扫查输尿管腹段。由于髂骨影响，此体位不能显示输尿管中下段。

二、输尿管疾病

（一）输尿管结石

1．病理与临床表现

输尿管结石（ureteral calculus）是一种常见病，95%以上由肾结石落入输尿管后不能下行所致，原发性输尿管结石很少见，结石常嵌顿在输尿管的3个生理性狭窄部位，即肾盂输尿管移行部、跨越髂血管处和膀胱壁内段，引起肾盂和输尿管扩张积水，梗阻严重者可引起肾功能不同程度的损害。

临床主要表现为肾绞痛、腹部绞痛、血尿等，输尿管膀胱壁段结石常伴有膀胱刺激征，如尿频、尿急、尿痛等。

2. 超声声像图

输尿管内可见团块或斑点状强回声或高回声，后方伴有声影（图4-2-1），结石易滞留于输尿管的狭窄部，即肾盂输尿管移行部、输尿管跨越髂血管处（即跨越小骨盆入口处）和膀胱壁内段（图4-2-2）。在结石部位以上可见输尿管及肾盂扩张，呈无回声区（图4-2-3）。彩色多普勒超声观察，完全性梗阻时患侧输尿管开口处无喷尿现象，结石引起部分梗阻时，则喷尿现象减弱（可与对侧比较），但小结石可能不会引起喷尿现象的改变，故CDFI阴性不能完全排除细小结石。

超声能发现X线平片不能显影的结石，但超声未检出结石者，不能完全否定输尿管结石的存在。利用充盈膀胱、利尿剂或下腹部加压探查，能够提高结石的检出率。探测结石较困难时应与X线平片和尿路造影相结合。

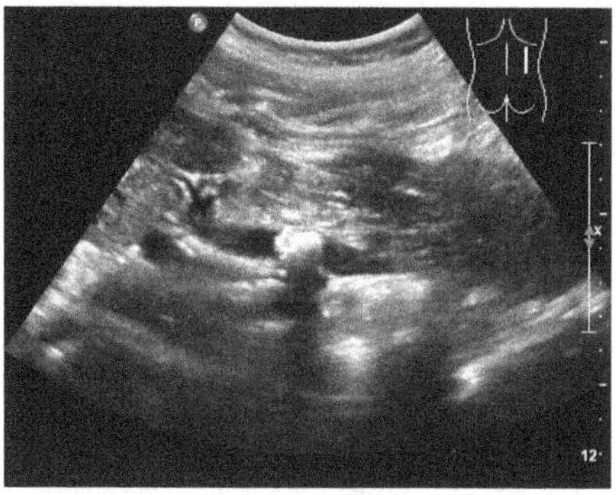

图4-2-1 输尿管上段结石二维声像图

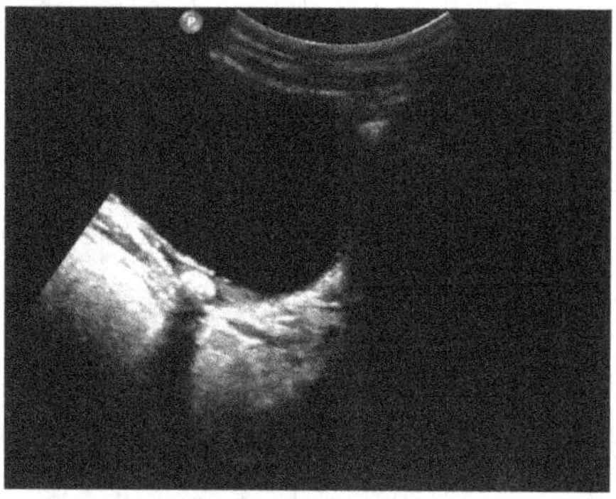

图4-2-2 输尿管末端结石二维声像图

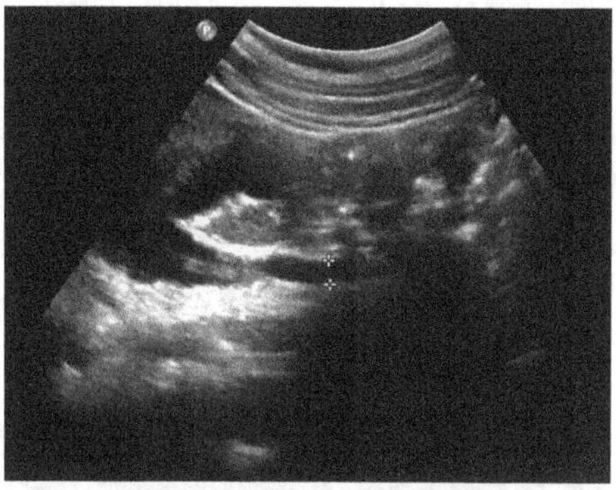

图4-2-3 输尿管积水二维声像图

3. 鉴别诊断

（1）输尿管狭窄　对年龄较小者仅显示近端管腔明显扩张，远端管腔明显狭窄，而未能发现明显结石者，应考虑先天性输尿管狭窄的可能。

（2）输尿管肿瘤　输尿管肿瘤也可呈高回声，但一般肿瘤的回声较结石的回声低，且边缘不规则，与管壁无明显分界。

（3）输尿管囊肿　输尿管囊肿可并发输尿管结石。单纯输尿管下段结石者，输尿管扩张程度较轻，且结石嵌顿。输尿管囊肿并发结石者，输尿管多呈明显扩张，改变体位结石可移动。

（二）输尿管肿瘤

1．病理与临床表现

输尿管肿瘤（tumors of the ureteral）临床较少见，多见于40～70岁中老年，男女之比为3∶1。据统计，70%以上为恶性，主要为输尿管移行上皮细胞乳头状癌，占输尿管恶性肿瘤的80%，其次为鳞状细胞癌及腺癌。输尿管癌多发生于中下段，肿瘤可源于肾盂移行细胞癌的浸润、播散与种植，也可由尿路上皮性肿瘤的淋巴和血行扩散所致，肿瘤多呈浸润性生长。

主要的临床表现为无痛性镜下与肉眼血尿。肿瘤引起尿路梗阻时，可出现腰腹部疼痛等。

2．超声声像图

直接征象是扩张输尿管腔内或管壁显示乳头状或结节样回声突入输尿管腔内，或输尿管病变区域管壁增厚，表面呈结节样，回声不均匀，管腔狭窄或中断，晚期肿瘤突出管壁时，与周围组织分界不清。肿瘤组织脱落种植或浸润输尿管口时，可于膀胱三角区显示乳头状或菜花样团块突入膀胱腔内。

间接征象是患侧肾脏轮廓不同程度的增大，肾盂、肾盏扩张，病变段以上输尿管扩张。

（三）先天性输尿管异常

1．输尿管囊肿

（1）*病理与临床表现*　输尿管囊肿（ureteral cyst）又称输尿管膨出，是一种常见的先天性异常，由于胚胎期输尿管与生殖窦之间的一层隔膜吸收不全或持续存在，导致输尿管口狭窄，尿液引流不畅而形成囊肿。后天性因素导致输尿管囊肿临床罕见，主要原因是输尿管口周围炎症、水肿、黏膜膨胀，造成输尿管口狭窄，在尿液的作用下形成囊肿。输尿管囊肿临床以女性多见，多为单发，也可见于双侧囊肿。输尿管囊肿可伴有重复肾、双输尿管重复畸形及肾积水等。输尿管囊肿可并发囊肿内结石滞留，囊肿较大可压迫膀胱颈部导致尿潴留。尿路梗阻并发感染是本病的主要症状，表现为反复发热、血尿、脓尿、排尿困难和尿潴留等。

（2）*超声声像图*　输尿管囊肿的超声表现为膀胱三角区内圆形无回声区（图4-2-4），囊壁菲薄光滑，可一侧或双侧发生，其大小随排尿呈现膨大与缩小的节律性变化。囊肿内合并结石时，可见点状或团状强回声，后伴声影。彩色多普勒超声检查，显示喷尿产生的彩色流束沿囊肿内壁呈弧形走行。输尿管囊肿患者，应注意检查有无合并重复肾、重复输尿管及肾积水等。

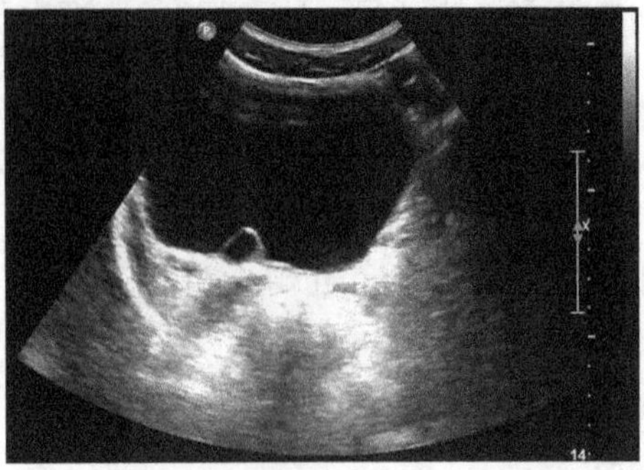

图4-2-4　输尿管末端囊肿二维声像图

2. 先天性巨输尿管

(1) 病理与临床表现　先天性巨输尿管(congenital megaloureter)是输尿管的神经和(或)肌肉发育不良,造成输尿管蠕动减弱和尿液引流障碍,而致输尿管严重扩张。其主要特点是输尿管膀胱连接处的解剖正常,无输尿管末端的机械性梗阻,无下尿路的梗阻性病变,不存在膀胱输尿管反流。本病常为单侧发病,也可见于双侧,可与结石、感染、出血合并存在。临床表现有尿频、血尿或脓尿、腰酸等症状,无特异性。

(2) 超声声像图　超声可见巨大而扩张的输尿管,多以中下段扩张为著,壁菲薄,内径多为2～4 cm,少数可达5 cm以上。患侧肾脏增大,肾盂、肾盏轻至中度甚至重度扩张。由于输尿管重度扩张并伴有肾积水,肾结石较易落入扩张的输尿管内而显示强回声,后伴声影。当扩张的输尿管内出现低回声或絮状回声时,应考虑感染或出血。X线尿路造影对本病的诊断价值较大。造影后实时观察,可见输尿管蠕动上段增强而下段减弱,造影剂排空减慢。

第三节　膀胱的超声诊断

一、解剖概要及检查方法

(一) 解剖概要

膀胱(bladder)是一个囊状贮尿器官,肾脏排出的尿液经输尿管注入膀胱,其形态多变,在尿液充盈时接近扁圆形,排空时呈椭圆形。膀胱的平均容量为300～500 mL,最大容量可达800 mL。男性膀胱后下方为前列腺和直肠,女性膀胱后下方为子宫和阴道。

膀胱的位置随人体发育而下移,婴儿的膀胱位于腹部,位置很高,随年龄的增长,膀胱逐渐降入盆腔,位于耻骨联合后方。膀胱外面观,位于最前面的是膀胱尖,位于后方的是膀胱底,两者之间即为膀胱体,最下面的为膀胱颈。膀胱由膀胱壁和膀胱腔组成。膀胱壁自外向内由浆膜层、肌层、黏膜下层和黏膜层组成。其底部有一个三角区,尖端朝前下,续接尿道内口,两侧角为输尿管出口,称为膀胱三角区,此处缺乏黏膜下层,是肿瘤的好发部位。

膀胱充盈时,膀胱壁正常厚度小于0.4 cm,黏膜光滑。排空后,膀胱肌肉收缩,黏膜略增厚,形成许多黏膜皱襞,表面不光滑。三角区位置固定,厚度也基本不随膀胱充盈而改变。

(二) 检查方法

(1) 经腹部检查　检查体位常用仰卧位,特殊情况下可用左、右侧卧位检查。此为最常用方法,但需膀胱充盈,能探测到从膀胱顶部到膀胱出口的各个部位。

(2) 经直肠检查　通常采用左侧卧位或截石位,甚至胸膝位、坐位。优点是不需膀胱充盈,对膀胱颈部、三角区和后尿道细微病变尤其适用,但对膀胱侧壁和顶部病变的检查,不及其他探头。女性因膀胱与直肠间有子宫,不宜使用此法。

(3) 经尿道检查　患者采用截石位,检查前探头及检查用品需消毒,尿道放入麻醉剂和润滑剂。优点是可使用高频探头,有利于膀胱癌的检出和分期,但操作复杂,患者有痛苦,不便于广泛推广应用。

(三) 膀胱容量及残余尿测定

膀胱容量指膀胱充盈状态下急于排尿时,膀胱所容纳的尿量,需在排尿前测定。残余尿是指排尿后未能排尽而存留在膀胱内的尿量,应在排尿后立即测定。正常成人膀胱容量平均约400 mL,残余尿量少于10 mL。测定膀胱容量和残余尿量有助于了解膀胱功能及其病变程度。常用公式如下：

公式1——数学公式

$$V=\frac{4}{3}\pi r_1 r_2 r_3=\frac{\pi}{6}d_1 d_2 d_3 \approx 0.52 d_1 d_2 d_3$$

式中，V为膀胱容量或残余尿量；r_1，r_2，r_3分别为膀胱的3个互相垂直的半径；d_1，d_2，d_3分别为膀胱的3个互相垂直的直径。

公式2——经验公式

$$V=5PH$$

式中，V为膀胱容量或残余尿量；5为常数；P为膀胱最大横切面图的面积；H为膀胱颈至顶部的高度。

应用上述公式测定膀胱容量或残余尿量与导尿方法测定的结果相比有一定的误差；但超声测量方法简便，易操作，患者无痛苦，也无尿路感染的弊端。在治疗过程中可多次测量作为估测膀胱功能的有效方法。

二、正常声像图

膀胱充盈时膀胱腔内尿液为无回声区（图4-3-1）。内表面为黏膜与尿液形成的高回声界面，外面为膀胱表面与周围组织形成的高回声界面，中间为呈低回声的肌层。经腹部超声检查膀胱壁各层组织隐约可分辨，但经尿道检查可清晰显示黏膜、黏膜下层及肌层的结构。充盈时膀胱壁厚度约0.1 cm，排空后约0.3 cm。

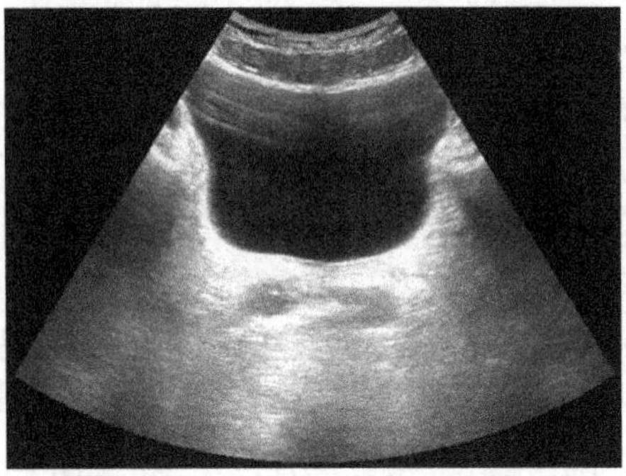

图4-3-1　正常膀胱横切面二维声像图

三、膀胱疾病

（一）膀胱肿瘤

1．病理

膀胱肿瘤（tumors of the urinary bladder）是泌尿系统最常见的肿瘤，多发生于50～70岁的老年人，男女比例为4∶1，发病率随年龄上升。肿瘤可发生在膀胱的任何位置，但最多见于膀胱三角区，其次为两侧壁。

膀胱肿瘤病理学上分为以下两种：

（1）*上皮细胞性肿瘤*　占95%～98%，以移行上皮细胞癌和乳头状瘤最多见，鳞状上皮细胞癌和腺癌临床较少见。

（2）*非上皮细胞性肿瘤*　包括良性肿瘤中的血管瘤、纤维瘤、平滑肌瘤等，肉瘤中的横纹肌肉瘤、平滑肌肉瘤、纤维肉瘤，以及异型性肿瘤中的嗜铬细胞瘤、畸胎瘤等。

根据肿瘤的病理变化和浸润程度，国际抗癌协会（UICC）将膀胱肿瘤分为以下几期（T 表示临床分期，P 表示病理分期）：

（1）T_{is}期　原位癌。

（2）T_0期　乳头状无浸润。

（3）T_1期　肿瘤只限于固有黏膜层内。

（4）T_2期　肿瘤突破黏膜层侵入浅肌层。

（5）T_3期　肿瘤浸润深肌层或至膀胱周围。

（6）T_4期　肿瘤突破膀胱壁，固定于盆腔或有周围脏器转移。

2. 临床表现

膀胱肿瘤常见临床表现为无痛性肉眼血尿，间歇性发作。晚期常由于肿瘤坏死感染，患者可有尿频、尿急、尿痛等症状。如肿瘤位于膀胱三角区可引起肾及输尿管积水，患者可有腰背酸痛不适。

3. 超声声像图

膀胱肿瘤多数表现为膀胱壁局限性增厚，以黏膜增厚为主，极少数呈弥漫性增厚。分化良好的肿瘤主要表现为向膀胱腔内凸起的不均质团块状回声（图 4-3-2a），与膀胱壁相连，膀胱壁回声连续性好，肌层回声清晰。肿块回声强度不等，大小不一，形态不规则，边缘不规则呈乳头状或菜花样（图 4-3-2b）。有蒂肿瘤在改变体位或拍击膀胱时，肿瘤在膀胱腔内摆动。分化不良的肿瘤基底宽广，瘤体的一部分凸向膀胱腔，另一部分浸润肌层，使局部膀胱壁不规则增厚，回声零乱，失去正常结构，甚至向膀胱外凸起。个别膀胱肿物瘤体表面附有小结石或钙化斑时（图 4-3-2c），后方可出现声影，较大的肿瘤后方可有轻度声衰减。彩色多普勒检查可在肿瘤基底部探及彩色血流信号，为动脉血管（图 4-3-3）。

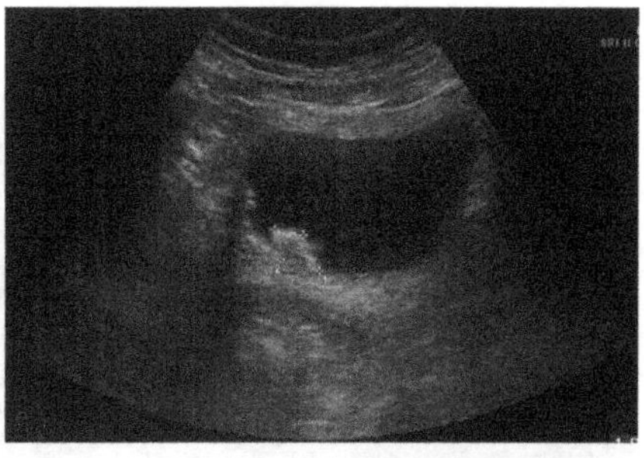

(a) 膀胱后壁不均质回声结节

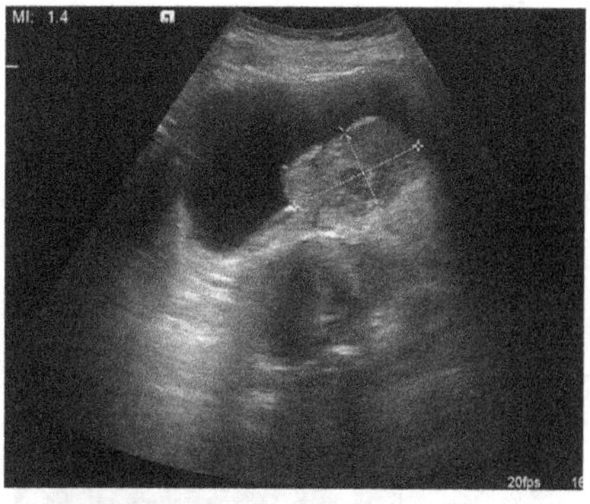

(b) 膀胱后壁不均质回声团块，形态不规则

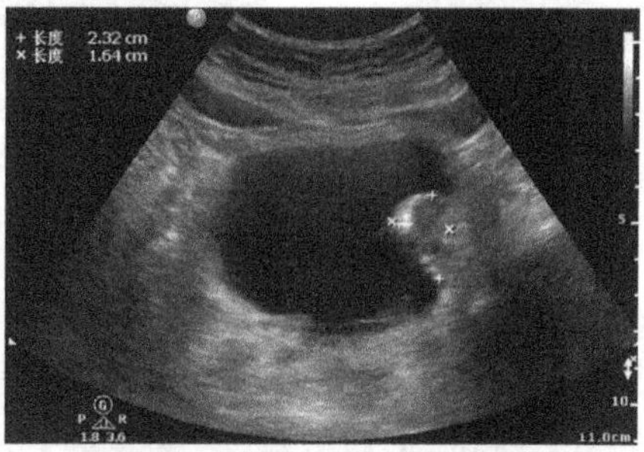

(c) 膀胱左侧壁低回声结节，边缘伴钙化

图 4-3-2　膀胱癌二维声像图

肿块内血流丰富。

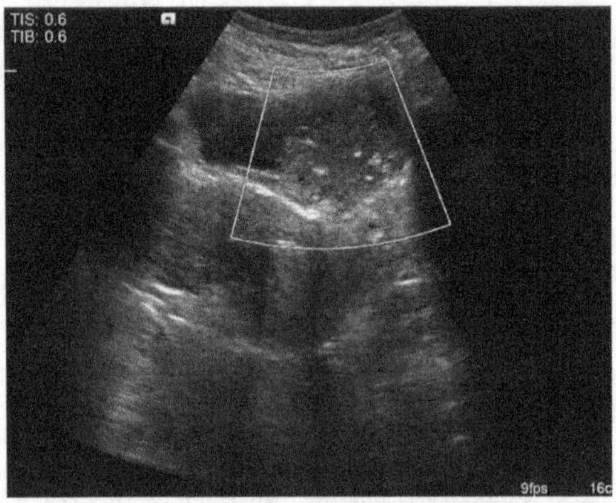

图 4-3-3 膀胱癌彩色血流图

超声造影可显示肿瘤的供血血管,敏感性明显高于彩色多普勒超声,造影剂由肿块基底部逐渐全部灌注,延迟期肿块内造影剂逐渐廓清。

4. 鉴别诊断

(1) 良性前列腺增生 增生明显的前列腺可突入膀胱,横切面易误诊为膀胱肿瘤。仔细观察可发现,前者表面光滑,内部回声较均匀,纵切面能显示尿道内口;而后者表面不光整,基底部向前列腺浸润生长。两者不难鉴别。

(2) 膀胱内血块和结石 膀胱内血块在改变体位时可移动,与膀胱壁不相连(图 4-3-4),彩色多普勒检查凝血块内无彩色血流显示(图 4-3-5)。膀胱结石具有典型的强回声和声影,一般容易鉴别。

(3) 腺性膀胱炎 结节型与膀胱肿瘤声像图相似,但前者仅限黏膜层,基底较宽大,表面光滑完整,内部回声均匀,与膀胱壁分界清楚。彩色多普勒检查不显示血流信号。确诊有赖于组织学活检。

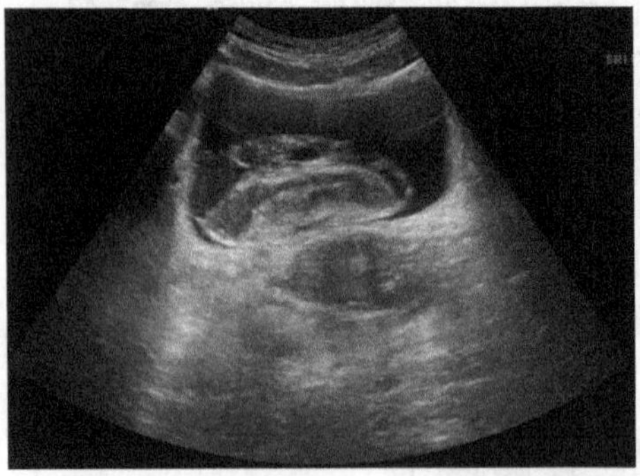

图 4-3-4 膀胱腔内积血块二维声像图

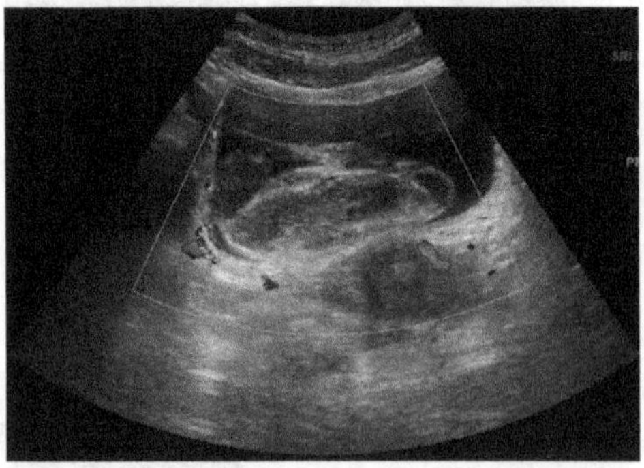

图 4-3-5 膀胱腔内积血块彩色血流图

(二) 膀胱结石

1. 病理

膀胱结石(lithiasis of the urinary bladder)多见于老年人及小儿,男性明显多于女性。结石起源于膀胱内者,为原发性结石,原发性膀胱结石多与营养不良、缺少动物蛋白饮食有关,有明显的地区性,在膀胱内形成;结石起源于肾脏者,为继发性结石,由于前列腺增生、膀胱异物、膀胱憩室、神经源性膀胱等,使本可以顺利排出的肾结石在膀胱内滞留并增大。

2. 临床表现

临床表现主要为结石对膀胱的刺激及结石引起尿道开口处梗阻,主要症状有尿痛、尿流中断、血尿、尿频、尿急、体位性排尿困难。

3. 超声声像图

① 膀胱腔内点状或团块状强回声,可单发亦可多发,以椭圆形多见。

② 团块状强回声后方伴有声影(图 4-3-6a),如结石小而疏松,后方声影较浅淡。

③ 改变体位检查可见结石向重力方向移动(图 4-3-6b)。

④ 缝线结石患者均有膀胱手术史。可不随体位滚动,但实时观察可见结石上下、左右晃动,基底部不能离开原位。

⑤ 结石两侧可出现披纱样表现。

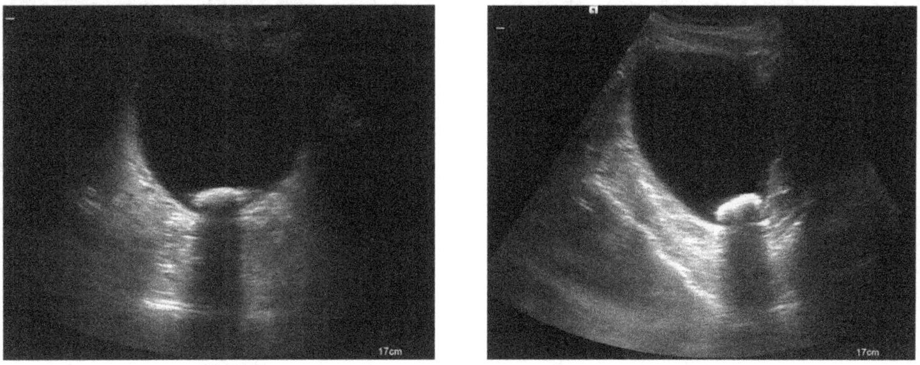

(a) 横切面 (b) 纵切面

图 4-3-6 膀胱结石二维声像图

4. 鉴别诊断

(1) *膀胱肿瘤钙化灶* 膀胱肿瘤伴钙化者除强回声外,尚有软组织回声,且不随体位改变而与膀胱壁分离,CDFI 肿瘤内可见血流信号。

(2) *膀胱内异物* 膀胱内异物多有自身特有的形态,如导尿管可表现为细长管状回声并有相应的病史,可与之鉴别。

(三) 膀胱炎

1. 病理与临床表现

膀胱炎(cystitis)是泌尿系统常见疾病,女性的发病率明显高于男性。膀胱炎可继发于泌尿系统疾病如尿道感染、膀胱结石、前列腺肥大等,也可继发于泌尿系统以外的疾病,如生殖器官炎症、肠道疾病等。根据病情及病程长短可有急性和慢性之分。急性细菌性膀胱炎的致病菌多为大肠杆菌。慢性膀胱炎可由急性膀胱炎迁延引起。腺性膀胱炎是慢性膀胱炎的一种特殊类型,又称囊性膀胱炎,为一种非特异性的增生性炎症。膀胱黏膜在慢性炎症的刺激下,移行上皮细胞呈灶状增生,延伸至固有膜,形成实性的上皮细胞巢,其内常可见腺性化生,形成腺样结构,发病部位以三角区多见,也可连接成片,累及整个膀胱。本病的临床表现主要为膀胱刺激征,如尿频、尿急、尿痛、血尿、脓尿等,此外尚可有原发疾病相应的表现。

2. 超声声像图

(1) *急性膀胱炎* 膀胱壁回声正常或轻度局限性或弥漫性增厚(图 4-3-7),膀胱容量减少,膀胱腔内无回声区透声差,可见细点状回声漂浮,有时可见低水平回声沉淀物,转动体位可移动或散开。气性膀胱炎少见,多见于糖尿病患者,其膀胱壁高度增厚,壁内有点状强回声或“彗星尾”征，为本病特征性表现。

（2）慢性膀胱炎　早期声像图可无明显变化，长期病变可由广泛纤维增生导致膀胱壁明显增厚，表面欠光滑，回声不均匀。膀胱腔内的无回声透声差并可见细点状漂浮，静止时可沉积，改变体位可散开。合并下尿路梗阻时可有膀胱小梁、小房形成（图4-3-8），膀胱小梁表现为排列整齐的柱状突起伸向膀胱内，小房表现为嵌入膀胱壁内的无回声区，形态欠规则，有时小房嵌入膀胱壁内，开口很小，表现为憩室。

（3）腺性膀胱炎　超声可表现为膀胱壁局限性或弥漫性增厚，黏膜不光滑，表面可见囊状或实性乳头状肿块，分为结节型、乳头型、弥漫增厚型。与恶性乳头状肿瘤的鉴别较难，膀胱镜及活检可帮助明确诊断。

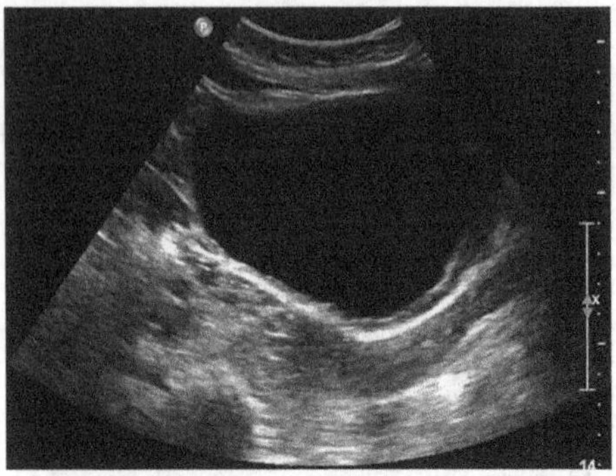

图4-3-7　急性膀胱炎二维声像图

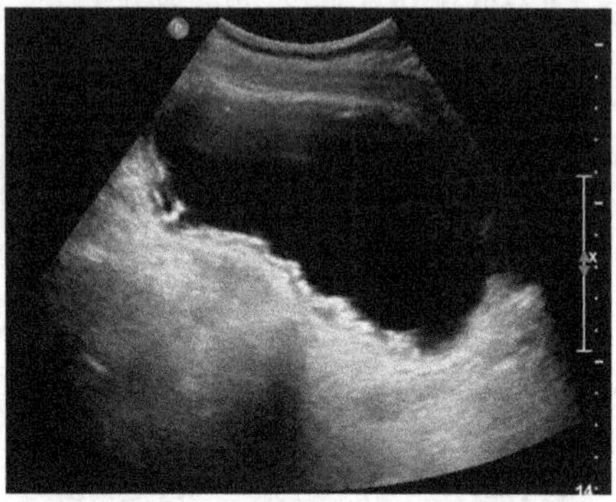

图4-3-8　慢性膀胱炎二维声像图

（四）膀胱憩室

1. 病理与临床表现

膀胱憩室（bladder diverticula）分为先天性（真性）和继发性（假性）两类，前者少见，是一种先天性发育异常，多为单发，以输尿管口附近多见。后者多见，多由于下尿路梗阻，如前列腺增生、尿道狭窄等，膀胱黏膜在膀胱壁薄弱处疝出，多发生于近输尿管开口处的侧后壁。憩室颈部宽窄不等。狭窄的憩室颈部尿液易淤滞，可引起感染、结石、肿瘤等并发症。

若无并发症，膀胱憩室无特殊症状。合并感染时，可出现尿频、尿急和尿痛，憩室内发生结石或肿瘤时，多伴有血尿。

2. 超声声像图

膀胱憩室表现为突出于膀胱之外的囊性结构（图4-3-9），呈圆形或椭圆形，囊壁薄而光滑，较小的憩室内径仅为1.5 cm左右，较大的憩室直径可为5～8 cm。通过宽窄不等的憩室颈与膀胱内无回声区相通。膀胱憩室在膀胱充盈时增大，排尿后缩小。憩室合并感染时，无回声区内出现点样回声漂浮。当憩室合并结石或肿瘤时，可出现相应的声像图表现。CDFI能显示尿液进出憩室。

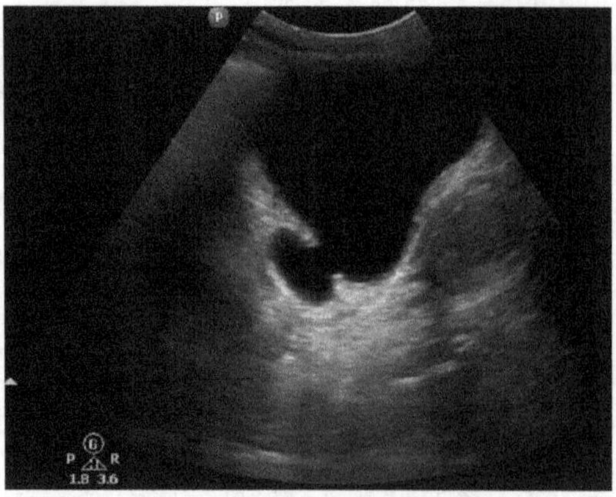

图4-3-9　膀胱憩室二维声像图

参考文献

[1] 任卫东,常才.超声诊断学.3版.人民卫生出版社,2017.

[2] 周永昌,郭万学.超声医学.5版.科学技术文献出版社,2006.

[3] 李凤华.男性不育症超声动态图鉴.上海交通大学出版社,2011.

[4] Rumack C M,Wilson S R,Charboneau J W. Diagnosticultrasound. 4th ed. Mosby,2011.

[5] 李建初.肾动脉狭窄的超声规范化检查与结果分析.中华超声医学杂志:电子版,2010,7(1):5-9.

[6] 秦卫,王芳,王梅,等.彩色多普勒超声在动脉粥样硬化性肾动脉狭窄诊断中的应用.中华超声影像学杂志,2005,14(7):508-511.

[7] 苏莉莉,徐光.五例囊性肾癌彩色多普勒超声表现及随访.中华超声医学杂志:电子版,2010,7(1):126-130.

中英文对照

angiomyolipoma	血管平滑肌脂肪瘤(错构瘤)
bladder	膀胱
bladder diverticula	膀胱憩室
confluent kidney	融合肾
congenital megaloureter	先天性巨输尿管
cystitis	膀胱炎
duplex kidney	重复肾
ectopical kidney	异位肾
hydronephrosis	肾积水
kidney	肾
kidney congenital anomalies	肾脏先天性异常
lithiasis of renal	肾结石
lithiasis of the urinary bladder	膀胱结石
malignant lymphoma	恶性淋巴瘤
nephroblastoma	肾母细胞瘤
polycystic kidney	多囊肾
renal artery stenosis	肾动脉狭窄
renal cell carcinoma	肾细胞癌
renal cyst	肾囊肿
renal dysplasia	肾发育不全
renal injury	肾损伤
renal transplantation	肾移植
tuberculosis of the kidney	肾结核
tumors of the renal pelvis	肾盂肿瘤

tumors of the ureteral	输尿管肿瘤
tumors of the urinary bladder	膀胱肿瘤
ureter	输尿管
ureteral calculus	输尿管结石
ureteral cyst	输尿管囊肿

第五章　男性生殖系统的超声诊断

第一节　前列腺及精囊腺的超声诊断

一、解剖概要

1. 前列腺

前列腺是一实质性器官，由腺体和纤维肌肉组织组成。前列腺位于膀胱颈部下方、直肠之前，尖向下而底在上，呈一倒置栗子（图 5-1-1），传统的前列腺解剖分叶分为五叶：前叶、中叶、后叶和两侧叶。

Frank 提出前列腺的分层结构及内腺和外腺的分区方法，内腺包括尿道周围组织和移行带；外腺包括外周区和中央区。McNeal 于 20 世纪 60 年代提出将前列腺分为 4 个带区，即中央区、周围区、前列腺前区（包括移行区和尿道周围组织）和前纤维肌肉基质区（图 5-1-2、表 5-1-1）。

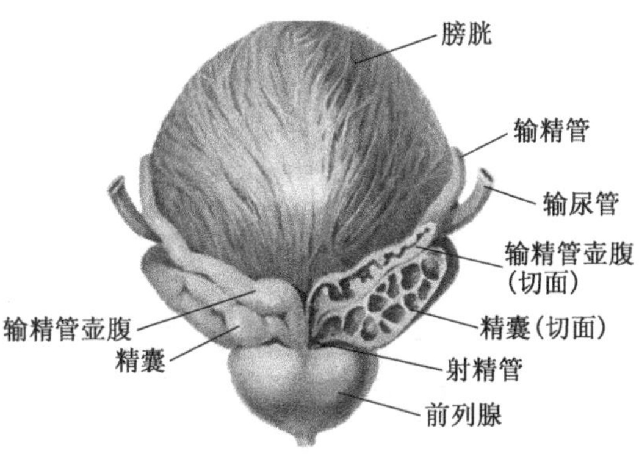

图 5-1-1　前列腺解剖

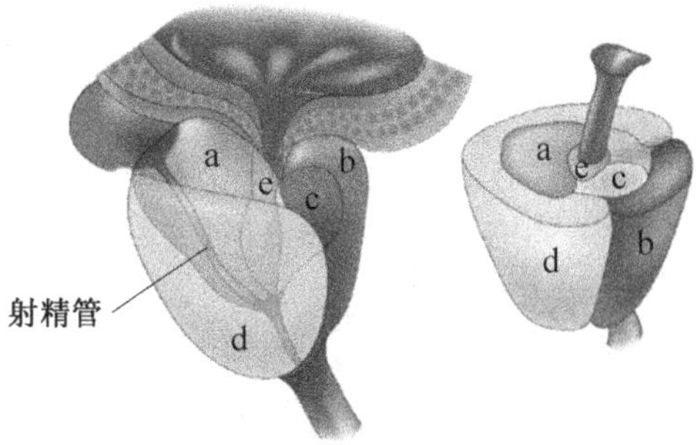

a—中央区；b—纤维肌肉基质区；c—移行区；d—周围区；e—尿道周围组织

图 5-1-2　前列腺分区

表 5-1-1　前列腺解剖分区及临床意义

	McNeal 分区	Frank 分区	临床意义
腺组织区	移行区 尿道周围组织	内腺区	前列腺增生的好发部位
	中央区 周围区	外腺区	前列腺炎症及肿瘤的好发部位
非腺组织区	前纤维肌肉基质区		原发病变少见

2. 精囊腺

精囊腺左右各一，为长椭圆形囊状器官，前后稍扁，表面凹凸不平，长 3 ~ 5 cm，宽 1 ~ 2 cm，厚1 cm,位于前列腺后上方、膀胱底部与直肠壁之间。输精管壶腹位于其内侧。两侧精囊排泄管与输精管末端汇合,形成射精管,穿过前列腺开口于精阜。

二、检查方法及正常声像图

(一)检查方法

常用的前列腺检查方法有经腹壁、经直肠、经会阴3种检查法。

(1)经腹壁检查法　是常用的前列腺检查方法,患者取仰卧位,检查前膀胱不宜过度充盈,中等充盈即可,以膀胱尿液为透声窗,在显示膀胱三角区后再向下方扫查,显示前列腺和精囊腺。

(2)经直肠检查法　目前常用的直肠探头为端扫式直肠探头,对微小病灶具有较高的分辨力,探头频率在6~10 MHz之间。患者无须特殊准备,有便秘者可做一次清洁灌肠。检查时患者可取膀胱截石位、左侧卧位、胸膝位或坐位,一般以左侧卧位较为方便。检查时探头表面涂敷少许耦合剂,然后套上避孕套,探头插入深度4~5 cm即可得到前列腺切面图。经直肠检查法已逐渐成为前列腺疾病首选的影像检查方法,结合超声引导下前列腺穿刺活检具有较高的临床价值。

(3)经会阴部检查法　患者无须特殊准备,采用凸阵或扇扫式、相控阵探头,探头频率为3.5~5.0 MHz,患者取截石位,将探头放于会阴部或肛门前缘。

(二)正常前列腺、精囊腺超声声像图

1. 经腹壁检查声像图

(1)前列腺、精囊腺矢状切面　正中矢状切面可见膀胱颈部稍凹的尿道内口,包膜回声明亮、光滑,内部回声均匀,侧动探头使声束移向两侧,可见到左右侧精囊腺,呈长条状,回声低于前列腺。

(2)前列腺、精囊腺横切面　正常前列腺是左右对称的栗子形,包膜回声呈光滑的高回声,移行区回声略低,位于前列腺后方两侧的低回声区为左右侧精囊腺,再做上后方斜切可观察精囊腺长轴切面。

2. 经直肠检查声像图

(1)前列腺　正常前列腺呈栗子形,边界整齐,包膜光滑,内部回声均匀,内腺回声略低,内、外腺前后径比例各占一半,在前列腺横切面中,其血流供应的彩色血流图显示为自后向前呈放射状排列的动静脉血流信号。

(2)精囊腺　左右侧精囊位于前列腺的两侧,可显示精囊的管腔和精囊壁,正常情况下呈无回声区,精液黏稠时可见内部有细密光点,形态学为左右对称、大小相似。

前列腺的正常测值国内外报道较多,由于仪器性能、样本大小及探查途径不同,其数值稍有差异,尤其是检查途径的不同,对正常值影响较大。横切面上,前列腺的左侧壁至右侧壁间的距离为左右径(宽径);由前列腺前壁至后壁的距离为前后径(厚径);纵切面上,由前列腺底部最上缘至尖部最下缘的距离为上下径(长径)。如经腹壁检查法,其宽度数值较可靠;经直肠检查时,其前后径、上下径数值较可靠;经会阴部检查因探头加压,其宽径测值偏大。无论采用哪一种方式检测,其前列腺边界显示是否清楚,是影响测值误差的关键因素。国人前列腺正常值约为左右径4.0 cm,上下径3.0 cm,前后径2.0 cm。

精囊腺为成对器官,测量时应在矢状旁切面侧动探头,显示精囊腺的长轴和最大前后径,从底部中点到顶部中点连线为其长径,最大前后径为其厚径。精囊腺正常值:长径4~5 cm,

厚径0.5～1.5 cm。

三、前列腺增生

良性前列腺增生(benign prostatic hyperplasia,BPH)是老年人最常见的疾病之一,其发病率随年龄的增长而递增。

(一)病理

良性前列腺增生,又称前列腺肥大。增生主要发生在移行区,偶尔在尿道周围组织发生,即内腺区,由于增生的前列腺挤压外腺,外腺薄如橘皮,临床称“外科包膜”,严重者可造成膀胱出口梗阻,膀胱壁出现小梁小室或假性憩室,输尿管尿液排出阻力增大,引起上尿路扩张积水,膀胱不能排空,出现残余尿。

(二)临床表现

前列腺增生多在50岁后出现,早期症状为尿频、尿急、夜尿增多,其程度随年龄的增加而递增,还有排尿费力,尿流缓慢,严重患者可发生排尿困难,尿潴留,甚至肾后性尿毒症,并可有泌尿系统感染、结石等并发症。

(三)超声声像图

① 前列腺各径线增大,前后径明显,外形呈球状或椭圆形,中叶增生明显时,可见其向膀胱内突入,前列腺内腺、外腺比例失调,正常情况下两者比例为1∶1,当前列腺增生时,内腺明显增大,外腺受压萎缩,内外腺比例可达2.5∶1(图5-1-3)。

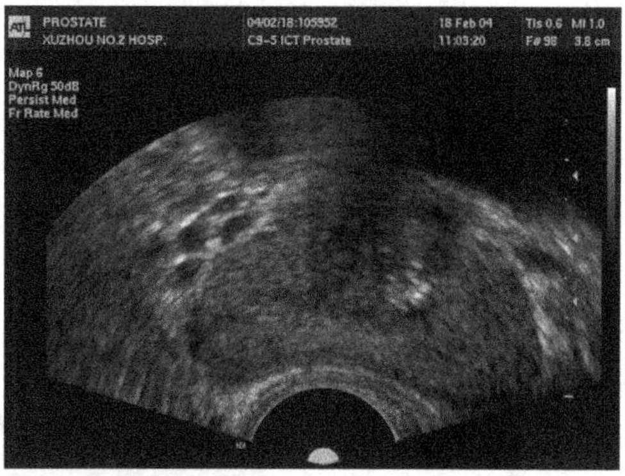

图5-1-3　前列腺增生(经直肠检查)

② 前列腺回声不均匀,内腺区域可见结节状改变。

③ 前列腺结石多分布在内外腺之间,常呈弧形排列。

④ 彩色多普勒:前列腺增生时,其内彩色血流分布略丰富,多集中在内腺区域,有时在增生的结节旁测及阻力较低的动脉血流。

⑤ 间接征象:当前列腺增生导致下尿路梗阻时,可出现膀胱排空障碍,膀胱残余尿量增多,膀胱壁增厚,可达0.5 cm,呈小房、小梁样改变,甚至出现膀胱憩室、尿潴留、膀胱结石及双侧肾积水等。

四、前列腺结石

前列腺结石(prostatic calculus)多发生于40岁以后,由前列腺液中的钙盐和磷酸镁钙化形成。

（一）病理

前列腺结石是发生在腺泡或腺管内的真性结石，前列腺结石合并前列腺增生时，由于内腺的增生和外腺的受压，在腺体实质内的结石被挤压到假包膜，形成内外腺交界处的弧形结石。

（二）临床表现

前列腺结石无症状，无须干预。

（三）超声声像图

（1）散在小结石型　散在或弥漫分布于腺体内，大小为 0.1 ~0.3 cm，无声影。

（2）弧形结石型　结石分布于内外腺交界处呈弧形，多无声影，多由 0.2 cm 小结石组成，均伴有前列腺增生。

（3）成堆小结石型　数十个小结石聚集成堆，纵切面上常在尖端部附近见到。

（4）单个大结石型　常在前列腺中部或左右侧叶，约 0.5 cm，后伴声影。

（四）鉴别诊断

腺管内强回声是结石，间质内强回声为钙化灶，但超声很难区分，一般认为前列腺增生的强回声多是结石，前列腺炎引起的强回声多是钙化。

五、前列腺囊肿

前列腺囊肿（cyst of prostate）分为先天性和后天性两种，先天性前列腺囊肿包括苗勒管囊肿和真性前列腺囊肿，后天性前列腺囊肿包括炎症性前列腺囊肿、寄生虫性前列腺囊肿和前列腺癌退行性变形成的囊肿。

（一）病理

苗勒管囊肿是胚胎时期副中肾管未完全退化的残迹；真性前列腺囊肿是由胚胎发育期间腺体发育异常导致腺管狭窄、阻塞，内容物逐渐潴留而成。炎症性囊肿是由于慢性前列腺炎症引起增生，导致前列腺导管狭窄，分泌物潴留形成；寄生虫性囊肿主要是寄生虫原因使得前列腺管及周围组织慢性炎症，出现肉芽肿增生，形成囊肿。

（二）临床表现

小的前列腺囊肿无症状，较大的囊肿压迫尿道引起排尿困难，压迫射精管引起男性不育症。

（三）超声声像图

前列腺内圆形或椭圆形无回声（图 5-1-4），内透声好，壁薄，可位于前列腺内部，也可位于前列腺包膜上，先天性多位于后叶，后天性可位于前列腺任何部位。

苗勒管囊肿：前列腺上部、尿道后上方中线处囊性病灶，呈圆形或水滴状，透声好，精囊和输精管无扩张。

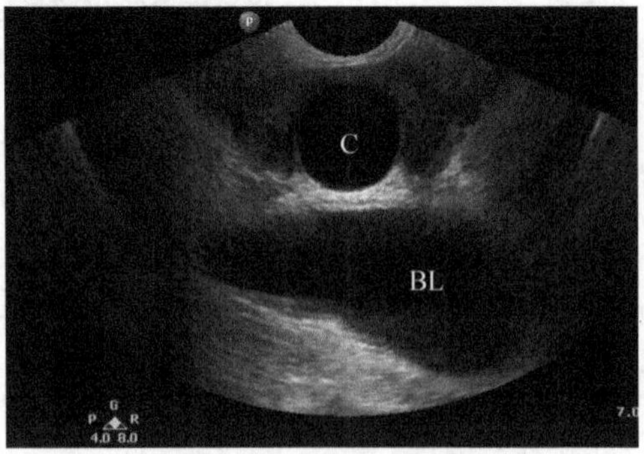

BL—膀胱；C—囊肿

图 5-1-4　前列腺囊肿

六、前列腺炎

前列腺炎（prostatitis）为中青年常见疾病，有急、慢性之分，可与精囊炎、附睾炎合并发生，常见的原因包括尿道炎引起的上行感染、医源性感染、邻近器官感染等。

（一）病理

前列腺炎症急性期腺体均匀性充血、水肿，炎细胞浸润，严重者可形成局限性或多发性脓肿，炎症迁延不愈则形成慢性前列腺炎，最终导致纤维组织增生、前列腺体积缩小。

（二）临床表现

临床表现多为下腹部或腹股沟部隐痛，急性前列腺炎可有全身感染征象、高热、尿路刺激征，前列腺液化验及细菌培养对前列腺炎的诊断很有价值。

（三）超声声像图

多数前列腺炎的声像图不明显，要结合病史及实验室检查综合分析。

（1）急性前列腺炎　前列腺形态饱满，腺体轻度或中度肿大，包膜完整，内部回声均匀减低或有不规则回声减低，如出现无回声区则提示合并脓肿。急性期炎症时，彩色多普勒显示其内血流信号丰富。

（2）慢性前列腺炎　前列腺形态可正常，各径线可稍增大也可缩小，但前列腺内部回声不均匀，常伴有斑片状强回声，包膜连续性完整清晰，且左右对称，血流信号可增加或无明显变化。

七、前列腺癌

前列腺癌（prostatic cancer）在欧美国家发病率极高。其发病率和死亡率仅次于肺癌，居所有恶性肿瘤的第二位，在我国的发病率呈逐年上升的趋势，多发生在50岁以后，发病率随着年龄的增长而逐步增高。其发病机理可能与年龄、种族、激素水平、前列腺增生、环境或感染有关。

（一）病理

前列腺癌好发于外腺，即周围区和中央区，内腺占10%。95%为分化较好的腺癌，少数为移行细胞癌。

（二）临床表现

前列腺癌早期无任何症状，常在直肠指诊中被扪及而受到重视，也可在前列腺增生切除的标本中被发现，当肿瘤发展到足以引起下尿路梗阻时，才出现类似前列腺增生的一系列症状，但发生血尿的情况远多于前列腺增生，晚期可出现腰骶部、会阴部疼痛及尿潴留等，在男性发现转移性骨肿瘤，首先应考虑前列腺癌转移的可能。

（三）前列腺癌的分期方法

临床上常用的前列腺癌的分期方法是美国癌症联合会（American Joint Committee on Cancer，AJCC）制定的AJCC肿瘤分期手册第七版：

T0：无原发肿瘤证据。

T1：临床不明显的肿瘤，触摸不到，影像也不可见。

　T1a：组织学检查意外发现的肿瘤，少于或等于切除组织的5%；

　T1b：组织学检查意外发现的肿瘤，超过切除组织的5%；

　T1c：通过细针活检诊断的肿瘤。

T2：局限于前列腺内。

　T2a：少于或等于1/2叶；

　T2b：超过1/2叶，但不到2叶；

　T2c：2叶。

T3：超过前列腺包膜。

T3a:腺外侵犯,单侧或双侧;

T3b:侵及精囊。

T4:侵及或固定于精囊以外的其他邻近结构,如外括约肌、直肠、膀胱、肛提肌和(或)盆壁。

(四)前列腺特异抗原的测定

前列腺特异抗原(prostate specific antigen,PSA)是于前列腺腺上皮在雄激素刺激下合成的,正常情况下,由于上皮细胞结构完整,PSA 很少进入血液。当前列腺发生癌变时,屏障遭到破坏,大量 PSA 渗漏到血液中导致血清 PSA 升高,血清 PSA 目前是前列腺癌最重要的肿瘤标志物。

正常血清 PSA 值<4.0 ng/mL,当大于 10.0 ng/mL 对前列腺癌有诊断价值,但前列腺炎及前列腺增生均可使 PSA 升高。

(五)超声声像图

(1)体积增大、形态失常　前列腺增大,可向膀胱内凸出,左右不对称,两叶形态不一致,在病程早期可以出现上述情况。

(2)内部回声不均匀　早期前列腺癌以周围区低回声为主要特征,边缘分界模糊,部分病例可出现斑片状、团块状、多发结节状等回声或高回声改变(图 5-1-5)。

前列腺内低回声团块。

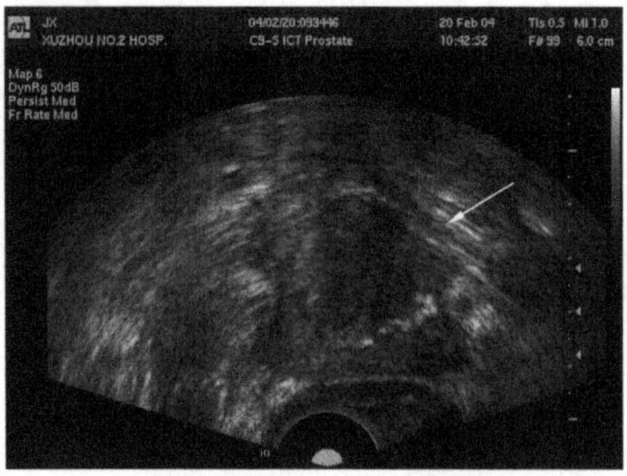

图 5-1-5　前列腺癌声像图

(3)包膜回声异常　前列腺癌 70% 发生在外腺区域,可延伸至包膜下造成包膜局限性隆起,多发结节时包膜凹凸不平,如病灶达到或超过包膜,进入前列腺周围脂肪组织,前列腺周围的线状强回声(周围脂肪组织)将变形或扭曲,甚至中断。

(4)彩色血流图改变　前列腺癌彩色血流较正常丰富,尤其是低回声病灶内出现较多血流信号时具有较高的诊断价值,但彩色血流正常时不能做排除诊断。穿刺活检的病理结果是"金标准"。

(5)超声造影　表现为快进,高增强。增强过程中病灶内造影剂灌注不匀,呈不均匀性增强表现,增强过程中及增强后病灶边界显示清楚,同时可见病灶内不对称血管。

(6)邻近器官受累表现　肿瘤可浸润精囊、膀胱颈部、膀胱三角区、膀胱直肠凹或直肠前壁。

(7)泌尿系并发症　前列腺癌造成膀胱颈部及后尿道梗阻,但不如前列腺增生严重,可出现肾积水,膀胱小梁、小房及尿潴留等。

(六)鉴别诊断

本病主要与良性前列腺增生鉴别,前列腺增生只发生于内腺,内腺增大,外腺萎缩,两者分界清晰，包膜光滑，两叶对称，无邻近器官受累，很容易做出诊断（表 5-1-2）。但是对于移行区癌与前列腺增生的鉴别就比较困难，特别是前列腺癌常常与前列腺增生同时并存，尤其是结节样增生时，更增加了鉴别的难度，需要依靠穿刺活检诊断。

表 5-1-2　前列腺增生与前列腺癌的鉴别要点

鉴别点	前列腺增生	前列腺癌
部位	内腺	外腺
内腺与外腺	内腺增大，外腺萎缩，两者分界清楚	外腺病灶使内腺受压，两者分界模糊不清
包膜	完整，光滑	表面不规则，有中断，不光滑
对称性	多数对称	多数不对称
病变回声	多为强回声或等回声结节	多为低回声结节
结石	常为弧形排列	多在病变处聚集
侵犯邻近器官	无，但可向膀胱腔内突出	向精囊和膀胱浸润

（七）临床意义

前列腺癌的影像诊断中，超声检查列为首选，尤其是经直肠超声，其组织分辨率、空间分辨率均高于 CT 及 MRI，但是对于早期前列腺癌或小于 1.0 cm 结节易漏诊，需要经直肠超声引导下前列腺组织学活检来帮助诊断。

八、精囊炎

（一）病理

致病菌播散至精囊，引发炎症改变。经腹壁对精囊腺的检出率有限，应经直肠超声检查。

（二）临床表现

患者会有下腹痛及血精的症状。

（三）超声声像图

（1）急性精囊炎　精囊黏膜充血水肿，双侧精囊体积增大，前后径 >1.5 cm，边缘模糊不清，囊内回声减低，囊壁上血流信号增多。

（2）慢性精囊炎　急性精囊炎可迁延形成慢性精囊炎，慢性精囊炎时表现无特异，可见囊壁增厚、内壁粗糙，内点状回声增多，透声弱，合并结石可见强光团回声，挤压时强光斑能移动。慢性精囊炎大部分缺乏声像图特征，超声诊断价值有限。

第二节　阴囊的超声诊断

一、解剖概要

阴囊（scrotum）为一皮肤囊袋样结构，皮肤薄而柔软，睾丸、附睾、精索位于其内（图 5-2-1）。阴囊的浅筋膜为肉膜，含有平滑肌而无脂肪组织，肉膜向深部发出阴囊中隔，将阴囊分为左、右两部分，分别容纳两侧的睾丸和附睾。阴囊壁厚为 0.3 ~ 0.5 cm，自外向内依次为皮肤、肉膜、精索外筋膜、提睾肌、精索内筋膜和睾丸鞘膜。睾丸鞘膜包绕睾丸和附睾，分为脏层和壁层，两者之间形成鞘膜腔，腔内含有少量浆液。病理情况下腔内液体增多，形成睾丸鞘膜腔积液。

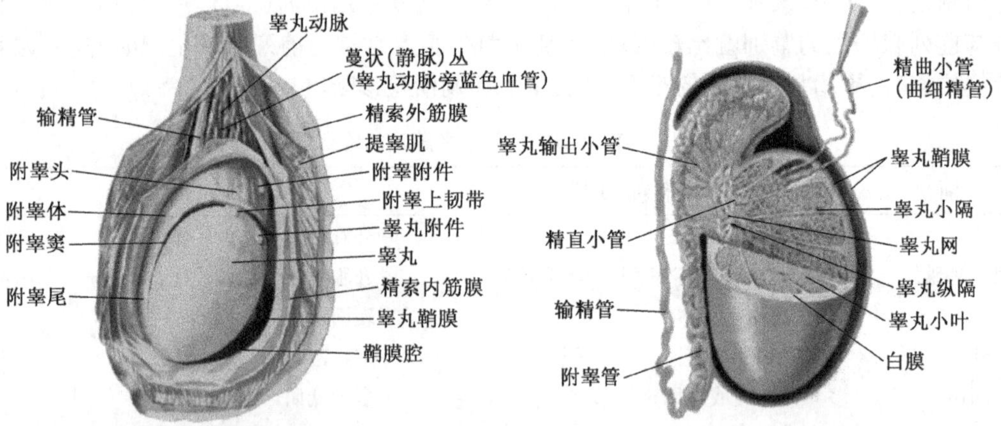

(a) 睾丸附睾解剖图　　(b) 睾丸内部结构模式图

图 5-2-1　睾丸、附睾、精索血管示意图

睾丸(testis)位于阴囊内,呈扁卵圆形,左右各一,成人睾丸平均重 10.5 ~ 14.0 g,长 4 ~ 5 cm,宽 2.5 cm,前后直径 3 cm,体积 16 ~ 25 mL,睾丸体积的大小和睾丸生精功能密切相关。睾丸表面光滑,包绕睾丸被膜,被膜由外层的鞘膜脏层、中层的白膜和内层的血管膜构成,可分为内、外侧面,前、后两缘,上、下两端,后缘与附睾相连。在睾丸后缘,白膜增厚形成睾丸纵隔,纵隔又发出许多扇形的睾丸小隔伸入睾丸实质内,将睾丸实质分成 200 ~ 300 个锥形的睾丸小叶,每个小叶含有 1 ~ 4 条曲细精管,曲细精管在小叶尖部汇合形成精直小管,进入睾丸纵隔内相互吻合形成睾丸网,由睾丸网发出 12 ~ 15 条睾丸输出小管,进入附睾。

附睾(epididymis)呈半月形,附着于睾丸上端及后外侧缘。附睾的上端膨大为附睾头,中部为附睾体,下部变细为附睾尾。附睾尾向后上弯曲移行为输精管。附睾可储存和输送精子,还具有一定的分泌功能,对精子起营养作用而促其成熟。附睾是结核病的好发部位。

精索(spermatic cord)为一圆索状结构,内含睾丸动脉、蔓状静脉丛、输精管、淋巴管、神经丛及鞘韧带等。精索起自腹股沟管内口,经腹股沟管出皮下环进入阴囊,终止于睾丸后缘。

睾丸附件为苗勒氏管的残留部分,可在睾丸表面形成微小的突起状结节。

附睾附件为午菲氏管的残留部分,位于附睾头部,形态不规则,大小为 0.3 ~ 0.5 cm。

阴囊及睾丸的血液供应主要来自于睾丸动脉(testicular artery)。睾丸动脉起自腹主动脉,从腹股沟管内口穿入参与精索组成,在睾丸后上方分为包膜动脉和向心动脉,部分分支进入睾丸实质,睾丸上极的动脉来源较多,如输精管动脉、提睾肌动脉,后者供给阴囊壁及肌肉血流。睾丸静脉和附睾静脉离开睾丸和附睾后进入精索表面形成蔓状静脉丛,与动脉伴行而上,经腹股沟管汇成睾丸静脉,左侧略成直角注入左肾静脉,右侧以钝角进入下腔静脉。了解睾丸的血液供应对于理解睾丸扭转、精索静脉曲张的发生机制及肿瘤的转移途径有重要意义。

二、检查方法及正常声像图

(一) 检查方法

1. 仪器条件

常规使用线阵、高频探头,频率一般在 7.5 ~ 12 MHz 或更高频率(18 MHz)。

2. 患者体位

通常采用仰卧位,充分暴露阴囊,嘱患者将阴茎沿腹壁向上提拉,使阴囊上移,探头包裹清洁套后直接扫查。斜疝、隐睾及精索静脉曲张检查时,可取站立位,易于找到和显示病变。

3. 检查手法

依次对双侧睾丸做横向和纵向扫查,观察阴囊内容物的位置、形态、大小、边界是否完整、边缘是否光滑、内部回声及结构、彩色血流分布特征、有无占位等,探测精索静脉内径及彩色血流等有关参数。做阴囊超声检查时,一定要规范、有序扫查,细心寻找病灶,并配合 Valsalva 运动试验对比分析。疑有阴囊外伤、内容物感染及睾丸扭转等,扫查手法一定要轻柔。

(二) 正常声像图

正常阴囊壁厚度为0.3 ~0.4 cm,睾丸鞘膜腔内有少许液体。纵切扫查时,睾丸呈卵圆形(图5-2-2),横切面近似圆形,睾丸周边为清晰、光整的高回声包膜线,称为白膜。睾丸实质为均匀密集的中等水平点状回声,长3.5 ~5.0 cm,宽2.5 ~3.5 cm,厚1.5 ~2.5 cm,体积计算公式为长(cm) × 宽(cm) × 厚(cm) ×0.71,单位mL。在睾丸中极后方常可显示一线条状或斑片状高回声结构,为睾丸纵隔。正常情况下,于睾丸上极常探及与睾丸回声相似的结节状结构,大小不超过1.0 cm,为睾丸附件。彩色多普勒显示睾丸内血流信号为星点状或条索状分布(图5-2-3)。

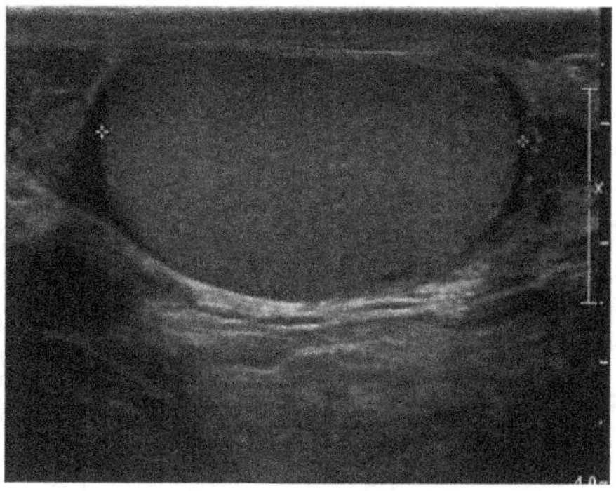

图5-2-2 正常睾丸二维声像图(长轴切面)

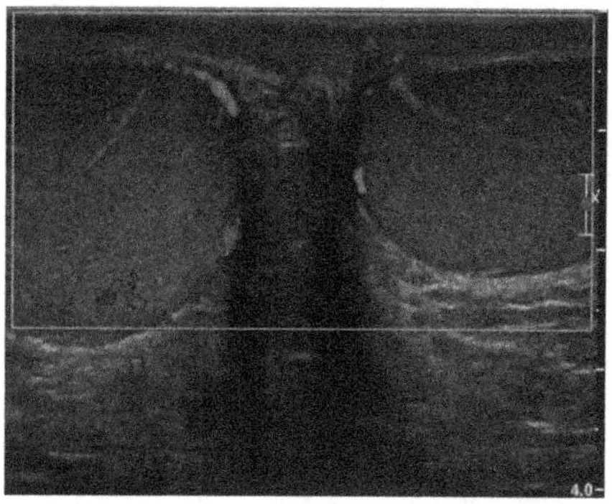

图5-2-3 正常睾丸彩色血流图

附睾位于睾丸后侧,分头、体、尾三部分。头部紧贴睾丸上极呈椭圆形,厚0.5 ~1.4 cm,内部回声近似睾丸;体部多数为游离状,呈扁圆形,厚0.2 ~0.5 cm;尾部位于睾丸下极,由于折返关系,可呈新月状或扁圆形,厚0.3 ~0.7 cm,内部回声较附睾头部为低。有时在附睾头顶端可探及一0.3 ~0.5 cm 的囊状结构,为附睾附件。正常附睾内可检测到少许点状或片状彩色多普勒血流信号。

三、鞘膜积液

(一) 病理

正常情况下,鞘膜腔内有少量液体,可以减少睾丸的摩擦。鞘膜积液可分为先天性和后天性两种,新生儿发病率较高,但多数在1岁后自行减少或消退。后天性鞘膜积液继发于睾丸、附睾炎症、扭转、外伤、睾丸肿瘤等,也可继发出血、感染使液体性质发生改变。腹股沟内环以下、睾丸以上部分称为腹膜鞘状突,于出生前逐渐闭合形成一纤维索。如果腹膜鞘状突在出生以后未闭合或睾丸部鞘膜囊内液体超过正常量,即可形成各种类型的鞘膜积液。临床将鞘膜积液分为四类:

① 睾丸鞘膜囊内液体超过正常者,称为睾丸鞘膜积液,此类最常见。

② 液体局限于鞘膜突精索部,且与腹腔及睾丸鞘膜腔不相通者,称为精索鞘膜积液,又称精索囊肿。

③ 精索鞘状突内积液与睾丸鞘膜囊相通，而上端与腹腔不通者，称为精索睾丸鞘膜积液，或称婴儿型鞘膜积液。

④ 鞘状突出生后未闭并与腹腔相通，其内液体随体位改变而互相流动者，称为交通性鞘膜积液。

（二）临床表现

鞘膜积液量可为数十至数百甚至数千毫升，积液量较少时可无任何症状，积液量较多时可有阴囊肿大、坠痛、会阴部不适，积液量过大时可有下肢活动障碍，继发于肿瘤、外伤时可出现相应的症状和体征。

（三）超声声像图

（1）*睾丸鞘膜积液* 阴囊内可见囊肿样、上下极呈锐角分布的无回声区，睾丸附着于鞘膜囊的一侧，伴有炎症、出血时，无回声区内可见细小光点移动或纤维光带回声分隔（图5-2-4）。

（2）*精索鞘膜积液* 积液无回声区位置较高，可呈类圆形、椭圆形或类三角形，积液与睾丸鞘膜囊及腹腔互不相通（图5-2-5）。

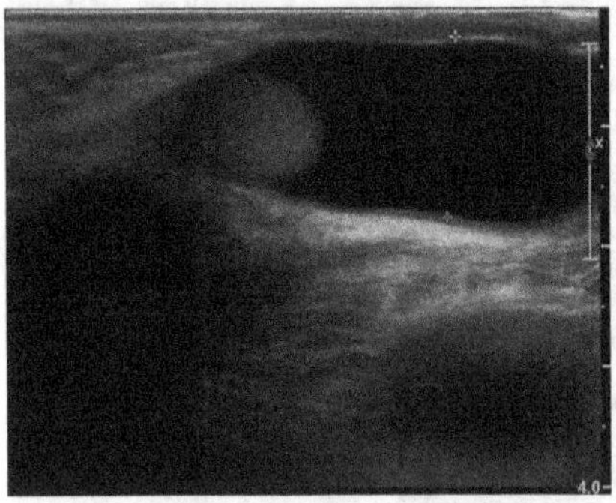

图5-2-4 睾丸鞘膜积液声像图

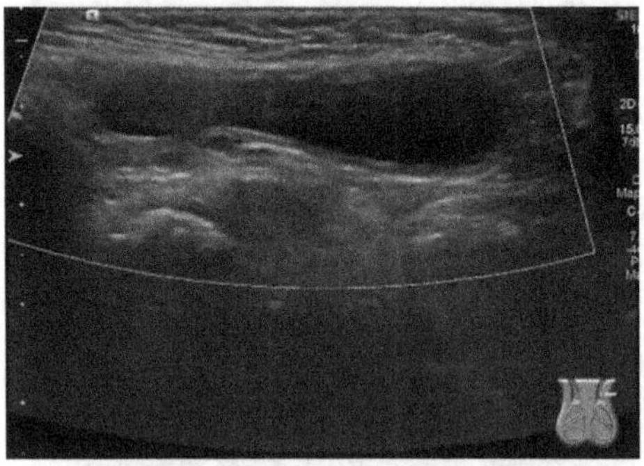

图5-2-5 精索鞘膜积液声像图

（3）*精索睾丸鞘膜积液* 积液无回声区包绕睾丸并延伸至精索部位，呈梨形，临床也称婴儿型鞘膜积液。

（4）*交通性鞘膜积液* 仰卧位时阴囊内精索区无回声区较小，站立时或做Valsalva运动时，其无回声区显著增大。

（四）鉴别诊断

超声检查对鞘膜积液诊断的敏感性较高，不易与其他阴囊肿大性疾病相混淆。但要注意与阴囊血肿、脓肿相鉴别，尤其是陈旧性出血机化时，虽然睾丸边缘有液性暗区，但非三面包绕睾丸，结合病史不难鉴别。

四、睾丸肿瘤

（一）病理

睾丸肿瘤（testicular tumor）分为原发性肿瘤和转移性肿瘤两大类。原发性肿瘤占绝大多数，且恶性居多。睾丸肿瘤又分为生殖细胞肿瘤和非生殖细胞肿瘤两类。

（1）*生殖细胞肿瘤* 95%为恶性，青壮年多见，其中精原细胞瘤最多见，占40%～50%，胚胎癌占20%～25%，卵黄囊瘤仅见于儿童，且少见。良性肿瘤仅为成熟型畸胎瘤，多见于儿童。

生殖细胞肿瘤转移以淋巴系统为主，可沿精索淋巴管向上，最先侵犯肾门淋巴结，其次是血行转移，可转移至肺、肝、骨、脑等处。

(2) 非生殖细胞肿瘤　很少见，占睾丸肿瘤的3.5%，多来源于睾丸的间质组织，以良性肿瘤为主。两侧睾丸同时受累者，常为淋巴肉瘤转移或白血病侵犯睾丸所致。

(二) 临床表现

睾丸肿瘤因肿瘤细胞类型不同而临床症状多变，多数以无痛性睾丸肿大、触及结节而就诊，当肿大的睾丸扭转或肿瘤出血、坏死时，可出现阴囊剧痛、红肿，如有转移可出现相应的症状和体征。

(三) 超声声像图

睾丸肿瘤声像图可依其病理类型不同而异，但各类型均具有一个共同的特点，就是睾丸增大、彩色血流显示睾丸血流明显增加，且同侧阴囊内找不到正常睾丸。各型肿瘤又有其自身特点。

(1) 精原细胞瘤(seminoma)　睾丸增大，形态仍保持正常，轮廓整齐。肿瘤可单发或多发，表现为睾丸内低回声实质性团块，内部回声均匀或不均匀，与正常睾丸组织分界清晰(图5-2-6)，彩色血流分布紊乱(图5-2-7)。

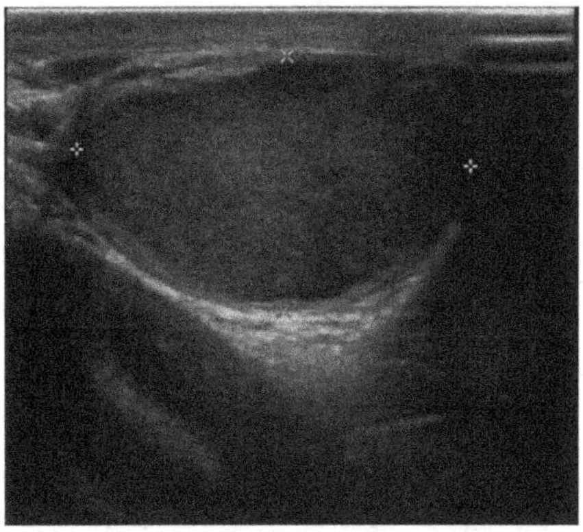

图5-2-6　睾丸精原细胞瘤二维声像图

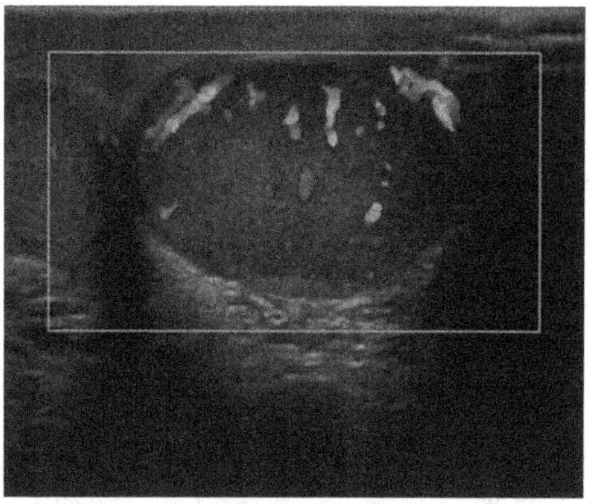

图5-2-7　睾丸精原细胞瘤彩色血流图

肿瘤内血流信号丰富。

(2) 胚胎癌(embryonal carcinoma)　睾丸增大，可见不均匀回声团块，偶有囊性变和钙化灶。正常睾丸组织回声受侵犯、缺损直至全部消失。

(3) 恶性畸胎瘤(malignant teratoma)　睾丸增大，肿瘤内部回声极不均匀，常有多个不规则液性暗区及强回声伴声影。

(4) 成熟畸胎瘤(mature teratoma)　声像图与恶性畸胎瘤相似(图5-2-8)，但睾丸肿大不如后者明显，且肿瘤内血流明显少于恶性畸胎瘤(图5-2-9)。结合患者病史及临床特点，不难与恶性畸胎瘤鉴别。

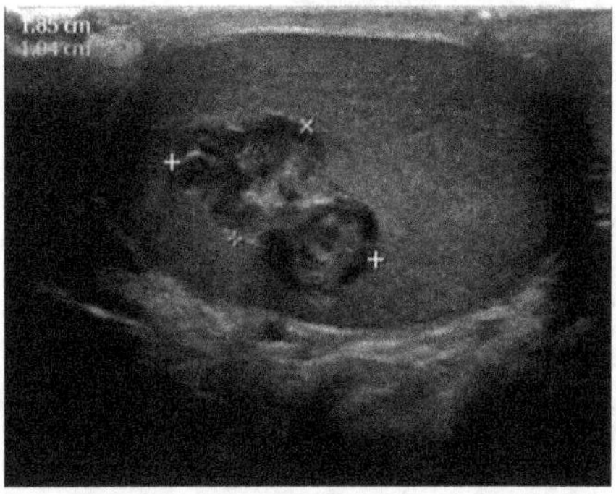

图5-2-8　睾丸成熟畸胎瘤二维声像图

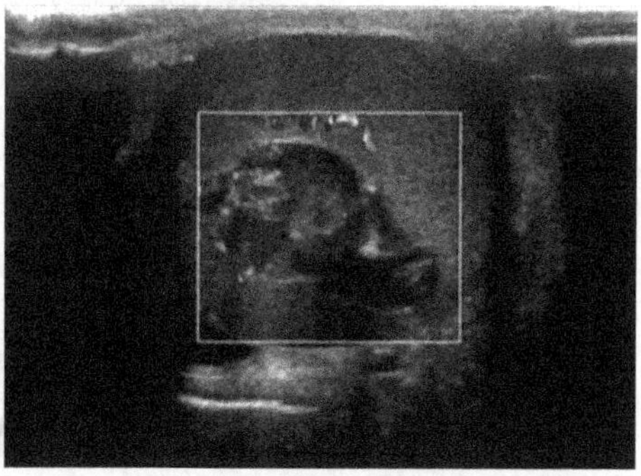

图5-2-9　睾丸成熟畸胎瘤彩色血流图

肿瘤内彩色血流信号不明显。

（四）鉴别诊断

睾丸肿瘤应与其他睾丸肿大性疾病鉴别，如急性睾丸炎、睾丸血肿及附睾炎等，后者一般有明确的外伤病史，血肿声像图又有其特征性改变，故鉴别不难。彩色多普勒血流图对各型肿瘤的组织分类，除成熟畸胎瘤外，尚无一定的规律可循，正常血管与炎症及肿瘤性血管的阻力指数有一定的重叠现象，故仅依靠彩色多普勒血流图做炎症和肿瘤的鉴别是困难的。

五、睾丸炎

（一）病理

睾丸炎（testitis）好发于中青年，包括急性睾丸炎及慢性睾丸炎。急性睾丸炎常同时合并附睾炎，称为睾丸附睾炎，常见致病菌为大肠杆菌、葡萄球菌、变形杆菌等，感染途径有：① 逆行感染，后尿道感染经输精管传入睾丸和附睾。② 经淋巴途径感染，膀胱炎、前列腺炎、尿道炎的致病菌经淋巴途径传入睾丸和附睾。③血行感染，全身其他部位的感染病灶经血行到达睾丸和附睾。慢性睾丸炎多为急性睾丸炎治疗不彻底引起，也可由真菌、寄生虫感染引起。

（二）临床表现

急性睾丸炎患者的临床表现主要有寒战、高热，患侧睾丸疼痛，并有阴囊及腹股沟区放射痛，若产生脓肿则患侧触之有波动感。慢性睾丸炎睾丸可肿大，也可萎缩，睾丸质硬，有触痛。

（三）超声声像图

（1）*急性睾丸炎*　睾丸可轻度或中度肿大，睾丸实质回声减低不均匀，若合并脓肿可见形态不规则、边界不清的无回声区，内透声差，且常合并睾丸鞘膜积液。彩色多普勒显示睾丸内血流信号增加（图 5-2-10），血管阻力指数减低。

（2）*慢性睾丸炎*　睾丸体积可慢性肿大，也可缩小，睾丸实质回声不均匀，彩色多普勒显示睾丸内血流信号减少。

（四）鉴别诊断

（1）*睾丸扭转*　急性睾丸炎与睾丸扭转在二维声像图上鉴别困难，均表现为睾丸肿大，内部回声不均匀。两者鉴别可依据彩色多普勒血流显像，前者血流信号丰富，流速曲线为低阻型；而后者患侧睾丸内无血流信号或血流信号明显减少，流速曲线为高阻型。

（2）*睾丸结核*　急性睾丸炎与睾丸结核的鉴别可依据其病史及临床表现，睾丸结核的临床表现为结核中毒症状，与急性睾丸类的感染症状不同。

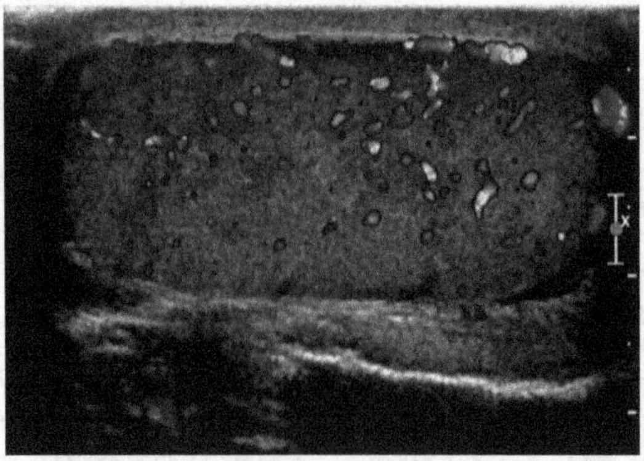

睾丸实质回声减低，睾丸内血流信号丰富。

图 5-2-10　睾丸炎彩色血流图

六、附睾炎

（一）病理与临床表现

附睾炎(epididymitis)包括急性和慢性附睾炎，致病菌主要有大肠杆菌、葡萄球菌、变形杆菌等，致病菌多经输精管逆行感染，经淋巴及血行感染较少见。慢性附睾炎多由急性附睾炎治疗不彻底所致，病变多局限在附睾尾部。

患侧阴囊肿胀、剧痛，可放射至腹股沟区及下腹部。慢性附睾炎症状较轻，主要表现为阴囊不适，可触及结节。

（二）超声声像图

（1）急性附睾炎　附睾体积增大，可弥漫性肿大，也可仅表现为尾部肿大。多数以尾部肿大明显，呈球形，回声不均匀（图5-2-11）。呈高低混杂回声，当出现液化坏死时，可见无回声区，彩色多普勒显示血流信号丰富（图5-2-12）。

附睾尾部增大，回声减低不均匀。

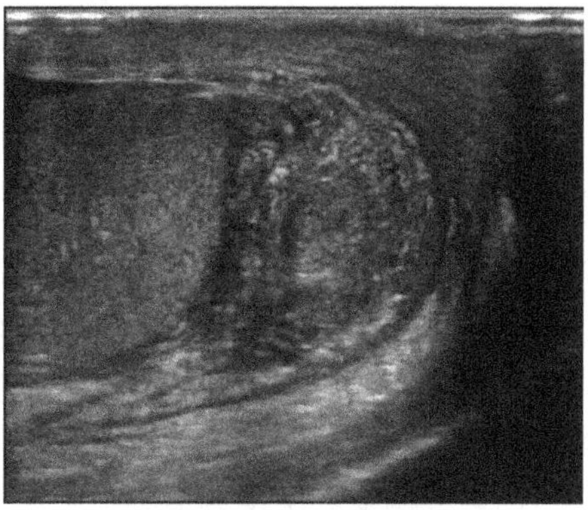

图5-2-11　附睾炎二维声像图

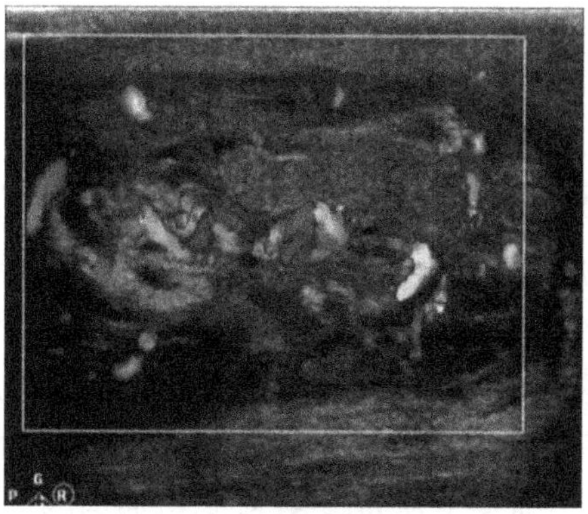

图5-2-12　附睾炎彩色血流图

附睾增大，回声不均匀，血流增多。

（2）慢性附睾炎　表现为附睾尾部高回声结节，可伴有梗阻近端附睾管扩张。

七、睾丸外伤

睾丸外伤以钝挫伤多见，也可见刺伤和枪弹伤。其超声声像图表现如下：

（1）阴囊血肿　睾丸周围出现形态不规则的无回声区，内透声差，可见细点状回声。

（2）患侧阴囊壁　增厚。

（3）睾丸挫伤破裂　睾丸实质回声异常，患侧睾丸外形、轮廓失常，提示睾丸破裂。

（4）异物　可在阴囊内出现强回声。

八、睾丸扭转

（一）病理与临床表现

睾丸扭转(testicular torsion)的主要原因为鞘状突发育异常，可伴有外伤等诱因。扭转180°~360°以上不等，轻度扭转引起静脉血液供应障碍，重则导致动脉供血障碍和睾丸缺血性坏死。睾丸扭转4~6 h内治疗，几乎全部睾丸可以存活；4~10 h或6~12 h得到治疗，72%睾丸可存活；10~12 h者，仅能存活10%~20%。

（二）超声声像图

患侧睾丸增大，回声减低，彩色多普勒显示睾丸内无血流信号或血流信号明显减少（图

5-2-13)，能量多普勒显示更为敏感。双侧睾丸对比观察有助于确诊(图 5-2-14)，并与急性睾丸炎相鉴别。睾丸恢复血运后，彩色血流信号明显增加。

睾丸实质回声减低不均匀。

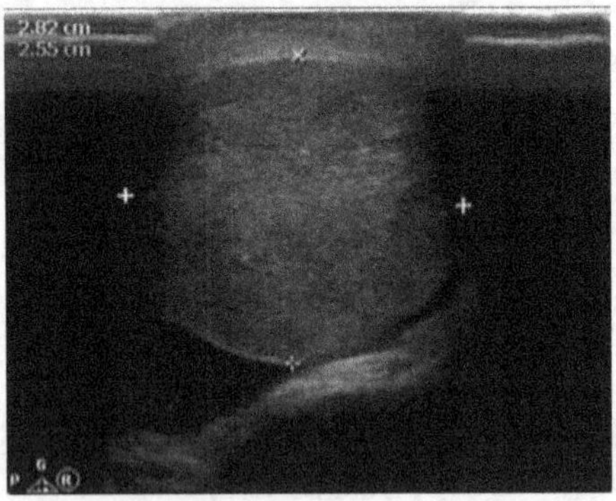

图 5-2-13　右侧睾丸扭转二维声像图

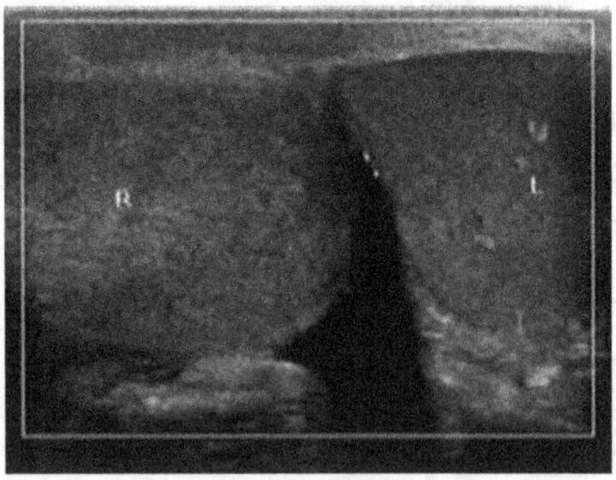

图 5-2-14　右侧睾丸扭转彩色血流图

右侧睾丸内未见血流信号。

九、精索静脉曲张

(一) 病理与临床表现

精索静脉曲张(varicocele，VC)是一种血管性疾病，由于精索静脉回流受阻或瓣膜功能障碍，造成血液瘀滞于蔓状静脉丛内，从而导致局部静脉压上升，温度升高，睾丸生精功能不佳致精液异常，出现生育能力下降。目前 WHO 已把精索静脉曲张列为男性不育的首位原因。左侧精索静脉走行长，且以直角注入左肾静脉，血流受到一定的阻力，且部分人群左肾静脉在通过腹主动脉与肠系膜上动脉的夹角时受压等原因，故本病以左侧多见，约占 99%。

临床症状表现为阴囊坠胀、酸痛及沉重感，并可向腹股沟及会阴部放射。

(二) 超声声像图

(1) 声像图表现　睾丸后上方及阴囊根部探及迂曲的管状结构(图 5-2-15)，部分区域可呈“蜂窝样”改变，管壁薄而清晰，管腔内呈无回声或云雾状的低回声。

(2) 精索静脉曲张的分型　国内普遍认同的超声诊断标准为：

① 亚临床型：精索静脉内径≥0.18 cm，平静呼吸时无反流，出现反流时，反流时间大于 800 ms。

② 临床型：平静状态下精索静脉丛中至少检测到 3 支以上的精索静脉，其中一支血管内径 >0.2 cm，或增加腹压时静脉内径明显增加，或做 Valsalva 运动时出现反流(图 5-2-16)。

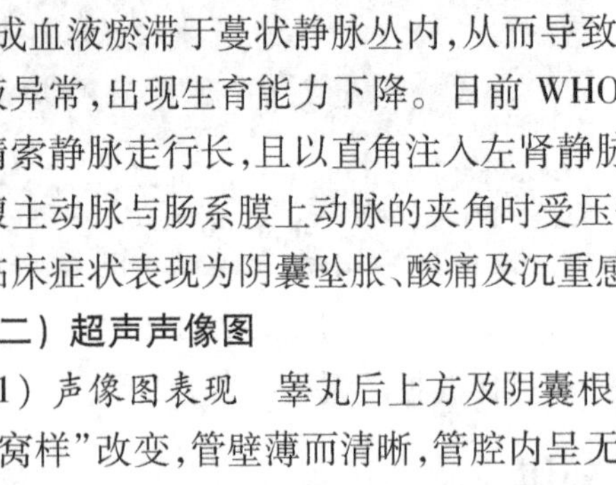

图 5-2-15　精索静脉曲张二维声像图

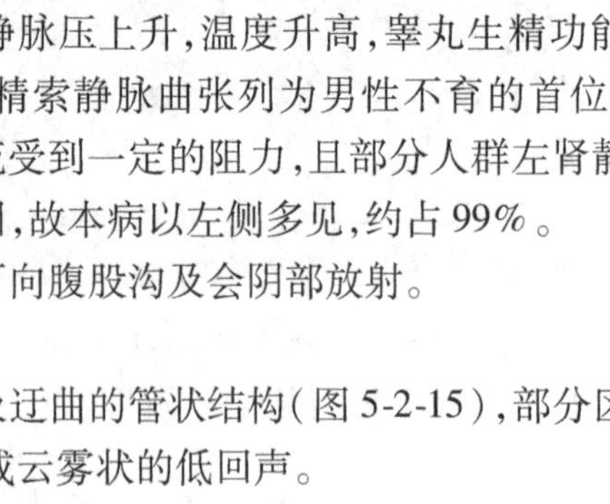

图 5-2-16　精索静脉曲张彩色血流图

（3）Valsalva 试验　根据有无反流及反流程度进行 VC 分级（表 5-2-1）。

表 5-2-1　精索静脉曲张的超声分级

VC 超声分级	精索静脉内径/cm	Valsalva 试验反流时间/s
亚临床型	0.18 ~ 0.20	1 ~ 2
Ⅰ度	0.21 ~ 0.27	2 ~ 4
Ⅱ度	0.28 ~ 0.30	4 ~ 6
Ⅲ度	≥0.31	≥6

十、无精子症

无精子症（azoospermia）是指经 3 次以上精液分析，射出的精液离心沉淀后，显微镜检查仍未见精子，占男性不育的 10% ~20%。病因复杂，临床上根据输精管是否梗阻将其分为梗阻性无精子症（obstructive azoospermia，OA）和非梗阻性无精子症（non-obstructive azoospermia，NOA）。本节主要介绍梗阻性无精子症。

（一）病理与临床表现

梗阻性无精子症是指由于双侧输精管梗阻导致精液无精子，睾丸生精功能大多正常，睾丸体积和 FSH 一般也正常。按梗阻部位分为附睾梗阻、输精管梗阻、射精管梗阻和罕见的睾丸内梗阻。

（二）超声声像图

（1）附睾　可表现为缺失、扩张及截断征，附睾管扩张，即附睾部位多发管状或囊状结构。

（2）输精管　可表现为缺失、截断征及纤细。梗阻近端可见输精管扩张。

（3）射精管囊肿　射精管梗阻的患者可形成射精管囊肿，表现为前列腺纵切面出现沿射精管及输精管走形的无回声结构，呈倒水滴状，横切面上常为圆形或椭圆形。

（4）睾丸内梗阻　睾丸网呈细网状扩张。双侧睾丸、附睾体尾部、输精管、射精管及前列腺均未见异常。

十一、隐　睾

（一）病理与临床表现

隐睾（cryptorchidism）是指睾丸未能按正常发育过程通过腹股沟管沿着腹膜鞘突下降至阴囊底部，而停留在下降途中任何部位。病因可能是在胚胎发育过程中睾丸的正常下降受到内分泌激素及物理机械因素的影响。最常见的停留部位是腹股沟内。还可见腹腔内、腹股沟外环下方及腹股沟处的滑动性睾丸。睾丸在异常位置停留时间越长、位置越高，发生不育和恶变的概率就越大。

隐睾多见于小儿和青少年，临床表现为一侧或双侧阴囊较小，触诊阴囊内无睾丸，常在腹股沟管内摸到小睾丸，且多伴有同侧的腹股沟斜疝。

（二）超声声像图

于腹股沟管或腹股沟管内外环附近及中下腹探及椭圆形的均质低回声或中等回声的睾丸结构（图 5-2-17），彩色血流信号显示血流稀少。恶变时，睾丸体积增大，形态失常，回声不均匀，彩色多普勒显示血流增多，阻力指数增高。

睾丸有时会从阴囊回缩至腹股沟，Valsalva 运动后睾丸又下降至阴囊，称为滑动睾丸，应注意区别。

双侧阴囊内未见睾丸回声，双侧腹股沟区可见睾丸回声。

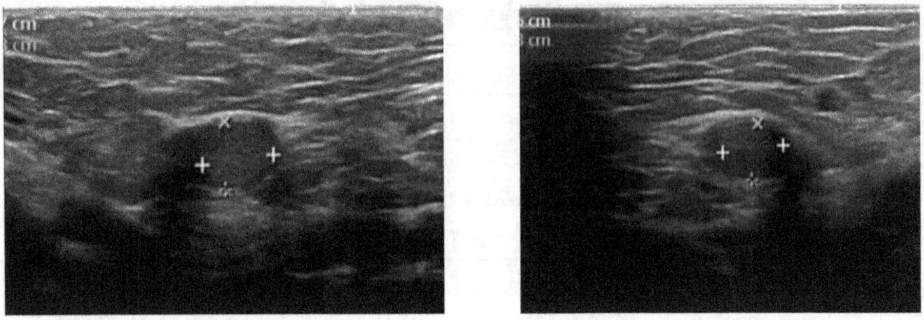

(a) (b)

图 5-2-17　双侧隐睾二维声像图

十二、睾丸微石症

（一）病理与临床表现

睾丸微石症(testicular microlithiasis)是指弥漫分布于睾丸曲精小管内、直径小于0.3 cm 的众多钙化灶形成的综合征。该病多无明显临床症状，多在检查其他睾丸疾病时发现。

（二）超声声像图

双侧或单侧睾丸实质内弥散分布大量的点状强回声（图 5-2-18），后方无声影。CDFI 无明显血流特征性改变。

睾丸实质内见多发强回声光点。

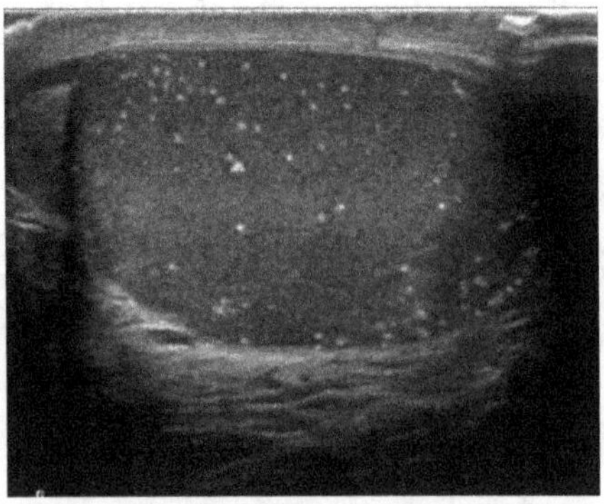

图 5-2-18　睾丸微石症二维声像图

参考文献

[1] 郭万学. 超声医学. 6 版. 人民军医出版社，2011.
[2] 任卫东，常才. 超声诊断学. 3 版. 人民卫生出版社，2014.
[3] 刘明瑜. 腹部超声. 人民军医出版社，2010.
[4] 中国医师协会超声医师分会. 腹部超声检查指南. 人民军医出版社，2014.
[5] 王新房，张青萍. 中华影像医学超声诊断学卷. 人民卫生出版社，2002.
[6] 徐智章. 现代腹部超声诊断学. 2 版. 科学出版社，2008.
[7] 王志斌，房世保. 腹部超声诊断. 人民卫生出版社，2004.

中英文对照

American Joint Committee on Cancer	美国癌症联合会
azoospermia	无精子症
benign prostatic hyperplasia	良性前列腺增生
cryptorchidism	隐睾
cyst of prostate	前列腺囊肿
embryonal carcinoma	胚胎癌
epididymis	附睾
epididymitis	附睾炎
malignant teratoma	恶性畸胎瘤
mature teratoma	成熟性畸胎瘤
non-obstructive azoospermia	非梗阻性无精子症
obstructive azoospermia	梗阻性无精子症
prostate specific antigen	前列腺特异抗原
prostatic calculus	前列腺结石
prostatic cancer	前列腺癌
prostatitis	前列腺炎
scrotum	阴囊
seminoma	精原细胞瘤
spermatic cord	精索
testicular artery	睾丸动脉
testicular microlithiasis	睾丸微石症
testicular torsion	睾丸扭转
testicular tumor	睾丸肿瘤
testis	睾丸
testitis	睾丸炎
varicocele	精索静脉曲张

第六章　胃肠道器官及腹膜后间隙的超声诊断

胃肠道因受胃肠内气体的影响，常规超声常得不到满意的声像图，特别是胃肠道的微小病灶和早期病变容易遗漏，但可显示胃肠管腔内的充盈和排空等变化，显示管壁的蠕动和层次结构，对病变内部浸润深度，向胃肠道外的生长、病变和周围邻近脏器的关系及有无淋巴结转移等有较大的诊断价值。近几年来超声胃肠镜应用于诊断胃肠道疾病，扩大了胃肠道病变的超声诊断范围，它既可对病变形态进行观察，可活检进行病理组织学检查，又可判断肿瘤的浸润深度，对于制订手术方案和判断疾病预后有很大的帮助。

第一节　胃肠道的超声诊断

一、解剖概要

(一) 胃

胃(stomach)是消化道中最膨大的空腔脏器。胃可分贲门、胃底、胃体和幽门部，胃的入口为贲门，与食管相连，出口为幽门。胃以大小弯为界，靠腹侧胃壁是前壁，靠背侧胃壁是后壁，胃与食管左缘呈锐角相交，称贲门切迹，贲门切迹向左做水平线，上为胃底，下为胃体，胃体上缘称胃小弯，其最低点处称角切迹，胃小弯位于胃的右上缘，胃大弯位于胃的左下缘，自角切迹对胃大弯侧划一直线，分为胃体及幽门部。幽门部胃大弯侧有一中间沟，将幽门部分为幽门窦和幽门管。角切迹右侧直到幽门前的胃结构为胃窦，幽门是胃与十二指肠交接口，平时呈关闭状态。

1. 胃的位置和形态

胃大部分在腹上部，小部分在左季肋部。胃的贲门和幽门位置比较固定，贲门在第10胸椎，幽门部在第1腰椎水平，胃大弯的位置较低，其最低点一般在脐平面。胃的位置因体形、体位和充盈程度不同而有较大的变化。正常不能触及，只有在胃过度膨胀或有肿块时可触及。正常空虚时，直立位胃垂直，在腹上部左侧，幽门窦向右突出，胃前后壁相贴，仰卧位胃伸入左季肋部，幽门移至中线右侧；中度充盈时，直立位胃增大，内容物储存在胃体下部与幽门部，呈鱼钩形；大量充盈时，平卧位胃变圆，略向上移，大弯弧度小。

2. 胃的毗邻

胃前壁贴腹前壁，胃小弯侧和部分前壁与肝左叶相邻，胃底外后方贴近脾脏，上方为左横隔覆盖，胃后壁隔小网膜囊与胰腺、左肾上腺、膈脚、左肾和腹膜后大血管相邻。

3. 胃壁结构

胃壁由外向内分为：

① 浆膜：富有弹性，覆盖在胃的表面，除大、小弯的大小网膜及贲门与膈肌接触部位外，都被覆浆膜。

② 肌层：分为三层，最外层为纵层，是食管纵肌层的延续，主要集中在胃大小弯处，前后

壁较为稀疏;中层为环层,比较厚,延伸整个胃壁,胃底部缺如,此肌层是幽门括约肌的重要组成部分;内层为斜肌层。

③ 黏膜下层:是黏膜和胃壁肌层之间的结构,由疏松结缔组织组成,内含有丰富的血管、神经和淋巴,其弹性纤维网向内外扩展至肌层与黏膜层。

④ 黏膜层:胃壁的最内层,借黏膜下组织与胃壁肌层连接,胃黏膜与黏膜下组织形成许多的皱褶,叫作黏膜皱襞,胃底和胃体大弯侧黏膜皱襞粗大、密集,呈网状,胃体的黏膜皱襞与胃长轴平行,胃幽门窦的黏膜比较平坦,皱襞明显减少。黏膜肌收缩变短使黏膜成皱襞隆起,黏膜肌松弛则展平,使黏膜皱襞向幽门移动,适应胃内容物的变化。

(二) 小肠

小肠(small intestine)上端起自胃幽门,下端接续盲肠,成人小肠长 30 ~ 50 cm。小肠是进行消化和吸收的重要器官,分为十二指肠、空肠和回肠三部分。

1. 十二指肠(duodenum)

十二指肠长约 30 cm,介于胃和空肠之间,十二指肠始末两端被腹膜包裹,成腹膜内位器官,其余大部分被腹膜覆盖固定于腹后壁,为腹膜外位器官。十二指肠整体呈"C"字形包绕胰头,分为球部、降部、水平部、升部。

(1) 球部　全长约 5 cm,位于脊柱右侧第 12 胸椎和第 1 腰椎水平之间,起自胃幽门,水平行向右后方,球部的长轴与胆囊长轴平行并且和胆囊壁紧贴,球部远端急转向下,移行为降部。

(2) 降部　位于腹膜后,位置固定,全长 7 ~ 8 cm,沿第 2 ~ 4 腰椎体右侧下行,内侧紧邻胰头,后方为右肾和下腔静脉,前方有横结肠横跨,降部的黏膜形成发达的环状襞,其后内侧壁上有一纵行的皱襞称十二指肠皱襞,其下端的圆形隆起称为十二指肠大乳头,为肝胰壶腹的开口处,是胰、胆汁进入肠道的必由之路。在大乳头上方 1 ~ 2 cm 处可见十二指肠小乳头,是副胰管的开口处。

(3) 水平部　位于胰腺下方,长约 10 cm。自右向左横过下腔静脉和第 3 腰椎前方,移行于升部。

(4) 升部　在腹主动脉前方向左前上外行,连接空肠,全长 2 ~ 3 cm。

2. 空肠(jejunum)、回肠(ileum)

空肠起于十二指肠空肠曲,经回肠延伸至回盲部。肠系膜将空回肠附于腹后壁。除十二指肠外小肠近端 2/5 为空肠,主要位于左上腹,远端 3/5 为回肠,位于右下腹。空回肠间无明显分界,一般空肠较粗,管壁较厚,黏膜皱壁多而明显。回肠较细,内膜相对平坦。

(三) 大肠

大肠(large intestine)全长约 150 cm,从上到下逐渐变细,粗度与大肠内容物充盈程度有关。大肠起自右侧髂窝,沿腹腔后壁右边上行到肝部,转向左方到脾部,由脾转向下方达左侧髂窝,然后返向右上方,再折入小骨盆,约于第 3 骶椎水平连接直肠。大肠包括盲肠、阑尾、结肠、直肠和肛管。

1. 盲肠(caecum)

盲肠是大肠的起始部,长 6 ~ 8 cm,位于右髂窝内,其下端为盲端,上续升结肠,左侧与回肠末端相连,并以其内面的回盲瓣与回肠及升结肠为界。

2. 阑尾(vermiform appendix)

阑尾长 9 ~ 10 cm,呈细蚓突状,多位于盲肠后内侧壁(图 6-1-1)。阑尾根部较固定,多数在回盲口的后下方约2cm处开口于盲肠，称为阑尾口，阑尾尖端为游离盲端，无肠蠕动，移动性大，所以阑尾位置变异较大，常见位有回肠前或后位、盲肠后位、盲肠下位和盆腔后位等。成人阑尾管腔狭小，易形成阻塞性阑尾炎。阑尾根部的体表投影点，通常在右髂前上棘与脐连线的中、外1/3交点处，该点称麦氏点（Mcburney's point），急性阑尾炎时此处常有明显的压痛。

3．结肠（colon）

盲肠向上延续为结肠，结肠分为升结肠、横结肠、降结肠和乙状结肠，大部分结肠固定于腹后壁，横结肠和乙状结肠系膜较长，活动度较大，升结肠与降结肠属于间位脏器，位置相对固定，结肠连接直肠并有结肠袋。

4．直肠（rectum）

直肠走行于小骨盆腔的后部，全长12～15 cm，上接乙状结肠，下续于肛管。男性直肠前壁与膀胱相邻，下方与前列腺相贴，女性直肠前壁则与子宫相邻，下方与阴道后壁相贴。

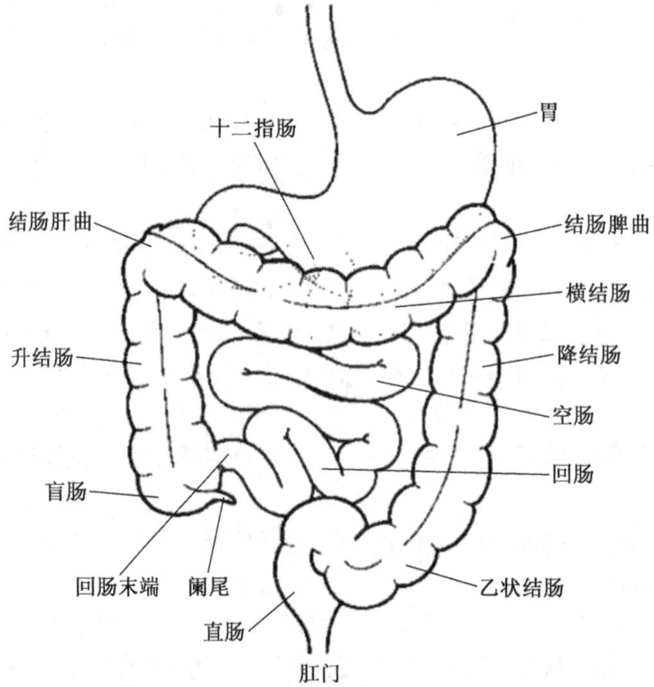

图6-1-1　胃肠道解剖图

二、检查方法及正常声像图

（一）检查前准备

一般胃肠超声检查前准备包括：① 检查前日晚餐不宜过饱，忌食产气食品，夜间嘱患者服缓泻剂，当日早晨禁食。② 超声检查应安排在X线胃肠造影或纤维镜检查之前。③ 小儿应于检查前服用镇静剂，但出现急腹症则不受限制。

（二）检查方法

经体表超声检查一般选择3.5～5 MHz探头。如小儿或瘦弱体型者可用高频线阵探头，直肠腔内超声探头为端扫式或腔内环阵探头，频率为5～10 MHz。

一般采用仰卧位，贲门和胃底部超声扫查观察有困难时，可采取右侧卧位。有时为使胃内气体不致影响胃部疾病的观测，可采用坐位或半坐位。经直肠探测时，需用直肠探头经肛门插入，患者取胸膝卧位。

1. 空腹检查

了解胃部空腹时的表现，与胃腔充盈扩张后的声像图做比较；观察胃内有无潴留液，评价幽门功能；可以对腹部各脏器做全面了解，确定胃肠道病变的大致范围。

2. 胃肠充盈检查法

温开水为最简便、常用的增强胃壁病变的显像方法，40 ℃左右温开水 500 ~ 800 mL 口服后立即检查，上身直立坐位，拍打后背，胃内气体可排除。水进入胃内形成弥散的微小气泡，一般数分钟后多可消失，形成良好的透声窗，对贲门、胃底、胃体、胃窦、幽门和十二指肠进行观察。对可疑有胃、十二指肠穿孔及消化道外伤的患者要忌用胃肠充盈法。这种检查方法使胃壁层次结构及其病变清晰显示，便于对胃壁的厚度测量，客观地显示肿瘤的形态、大小、范围，确定病变的位置，对胃肠黏膜病变和黏膜下病变进行诊断，并可对肿瘤的浸润深度做出诊断，了解胃肠的蠕动和排空功能，而且还可以提高胰腺和腹膜后结构的显像效果。

3. 超声内窥镜法

本法需特殊制造的内窥镜超声诊断仪。其探头为内窥镜与微型超声探头的组合，可以插入患者食道、胃腔内以获得管壁及其近邻脏器的细微结构图像。

4. 直肠内超声

应用直肠 360°环阵探头检查是公认的肛管直肠最好的检查方式之一，可 360°显示其形态变化，图像分辨率高，提高了微小病变的诊断能力。

（三）胃肠道正常超声声像图

1. 胃正常声像图

（1）胃壁正常声像图表现　超声图像上胃壁由内到外共分五层，依次为高回声—低回声—高回声—低回声—高回声，即为“三高二低”的回声，第一层较弱的高回声代表黏膜层与胃、肠腔界面的回声，第二层低回声代表黏膜层，第三层高回声代表黏膜下层，第四层低回声代表固有肌层，第五层高回声代表浆膜层和浆膜下层（图 6-1-2）。胃壁内外两条强回声线间距离代表胃壁的厚度，正常胃壁总的厚度为 3 ~ 5 mm，胃幽门处肌壁厚度 <6 mm。

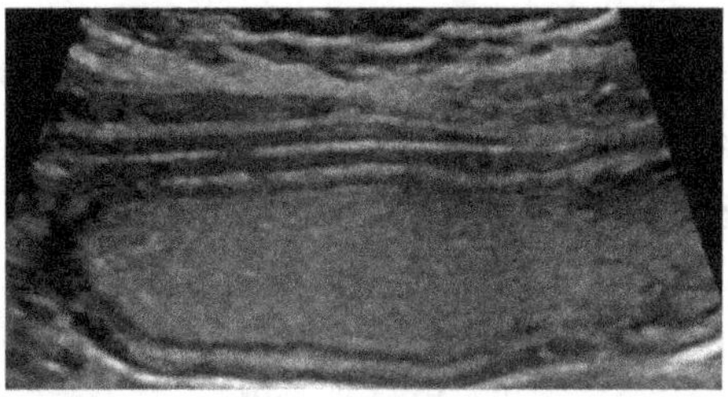

图 6-1-2　胃壁分层

（2）常用切面

① 贲门

a. 食管—胃连接部长轴切面：探头沿左肋弓向外上倾斜，肝左外叶脏面、腹主动脉前方倒置漏斗状图像，由内向外分三层，即中央不规则强回声为壁腔和内膜面的界面回声，中层为前后壁的黏膜下与肌层结构，外层纤细的光环为浆膜层与周围结构所形成的界面。

b. 短轴切面呈圆形或椭圆形靶环样结构(图 6-1-3)。

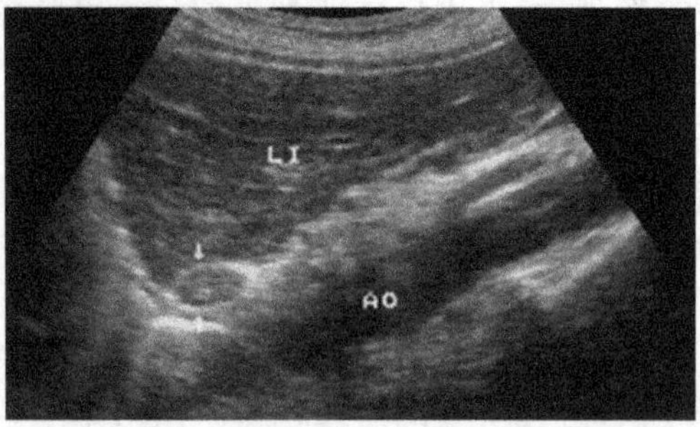

LI—肝脏;AO—腹主动脉;箭头—食管－胃连接部短袖切面

图 6-1-3　贲门短轴切面

② 胃底与高位胃体:患者取仰卧位或稍向左倾斜,探头沿左肋弓或左上腹纵断扫查,肝左叶脏面下后方含液结构,形态呈椭圆,近头侧为胃底,近足侧为高位胃体。胃底顶部贴靠左侧横隔,外后侧壁与脾相邻,胃体后方有胰体尾和左肾。

③ 胃体及胃窦:靠腹侧胃壁为胃前壁,对侧为胃后壁,胃前后壁间靠近肝脏侧为胃小弯,外下方为胃大弯,上腹部横断扫查可见左、右两个分离的圆形或椭圆形无回声区,为胃体及胃窦;探头继续向下移动,两个液腔靠近,汇合为"8"字状时,汇合处为胃角,再自胃角下移,胃腔切面呈椭圆形,患者左侧部分是胃体大弯侧,右侧是胃窦大弯侧。

2. 小肠正常声像图

(1) 十二指肠正常声像图　十二指肠位置固定,球部位于胆囊内下方、胰头的右前方,球部在未饮水前呈圆形或三角形,外层为强回声的浆膜层回声,中间低回声为肌层,其内为较强黏膜层光环,中央为肠腔之气体回声。幽门开放时可见球部液体充盈,黏膜光滑,结构光整,呈三角形或椭圆形。降部连接球部,位于胰头外侧,黏膜光滑整齐,其终端折转向左,即为水平部,在腹主动脉和下腔静脉的腹侧、胰头的足侧,整个十二指肠呈球部环绕胰头。

(2) 空回肠正常声像图　一般情况下小肠管腔充盈时 <3 cm,小肠壁厚为 3 mm 左右。空肠黏膜皱襞较密集,呈梳形排列,位于左上腹和中腹部。当肠梗阻时,肠管扩张,呈"琴键"征。回肠位于中下腹和右下腹,靠近盲肠和乙状结肠,黏膜皱襞稀少,故内膜较平坦。

3. 结肠正常声像图

结肠位于腹部的周边部,壁很薄,回声偏低,不易显示,管腔一般 <3.5 cm。结肠的特征性声像图表现是成串排列的强回声团伴后方声影,这是结肠袋内含气内容物所造成的。结肠袋之间的间隔是半月襞。正常阑尾超声不易显示,纵切面是盲状结构,横切面是同心圆状,可压缩,正常的外径应 <0.7 cm。

三、胃　癌

胃癌(gastric carcinoma)居消化道恶性肿瘤的首位,多发生于 40 ~ 60 岁,发病率随年龄的增长而上升,男女发病率为 2∶1。

(一) 病理

胃癌最常见于胃幽门窦,其他依次是胃小弯、贲门区、胃底及胃体,病理组织分类主要以腺癌和黏液癌最多见。

早期胃癌是指癌组织浸润仅限于黏膜层和黏膜下层,有或无淋巴结转移,分为 3 种类型,即隆起型、表浅型和凹陷型。

① 隆起型：肿瘤从黏膜面明显隆起或呈息肉状，此型较少。

② 表浅型：肿瘤呈扁平状，稍隆起于黏膜表面。

③ 凹陷型：又名溃疡周边癌性糜烂，系溃疡周边黏膜的早期癌，此型最多见。

中晚期胃癌是指癌组织浸润超过黏膜下层或浸润胃壁全层的胃癌。按照 Borrmann 分型中晚期胃癌分为：

① 息肉型：又称结节蕈伞型，癌组织向黏膜表面生长，呈息肉状或蕈伞状，突入胃腔内。

② 溃疡型：癌组织坏死脱落形成溃疡，溃疡一般比较大，边界不清，多呈皿状；也可隆起如火山口状，边缘清楚，底部凹凸不平。

③ 浸润溃疡型：肿物表面有溃疡，边缘部分隆起，部分被浸润，边界不清。

④ 弥漫浸润型（革囊胃）：癌组织向黏膜下扩展，侵及各层，范围较广，胃壁厚而硬。

（二）临床表现

早期胃癌可无症状和体征，病情进展可出现疼痛及体重减轻，常有上消化道症状，如嗳气、反酸、呕吐、呕血和黑便等。中晚期胃癌最常见体征为中上腹有压痛，病情发展到一定的程度，在上腹部可触及包块，可引起腹腔积液、恶病质，脏器、淋巴结转移，左锁骨上窝淋巴结是容易转移的部位。

（三）超声声像图

1．声像图表现

（1）*早期胃癌*　指癌组织仅限于黏膜层和黏膜下层，有或无淋巴结转移。早期胃癌无症状，经腹超声检查很难发现异常，常规超声不是首选的检查方法。

（2）*中晚期胃癌*　胃壁不规则增厚、胃壁僵硬、胃腔狭窄，胃壁结构、层次紊乱，厚度 >1 cm，病变区胃黏膜高低不平，肿瘤回声多呈不均匀的弱回声，形成团块，横切面时形成“靶环”征，斜切则形成“假肾”征，即病灶明显增厚呈低回声在周边，胃内较少的气体高回声在中间，外形似肾脏回声，但无肾脏结构，且高回声有动态变化，此为较大的晚期癌的常见表现。病变区胃壁僵硬、蠕动减缓，幅度减低或消失，如幽门部肿物可导致排空减慢，出现胃潴留。在部分较大肿瘤实质内有不规则血流信号。

2．超声分型

胃癌的超声分型可分为以下几种：

（1）*肿块型*　此类最为常见，肿瘤向腔内生长，呈“菜花状”或“蕈伞状”，肿瘤部分胃壁显著增厚，无明显的溃疡凹陷。

（2）*溃疡型*　在增厚胃壁表面出现不规则凹陷区，底部多不光滑，边缘隆起不规则，溃疡深大而厚度不均匀，基底宽，整个病变呈“火山口状”外观。

（3）*浸润溃疡型*　有明显的“火山口”征，在溃疡周围有范围较大的不规则增厚的胃壁。

（4）*弥漫浸润型*　病变范围广，侵及胃大部或全胃，胃壁弥漫性不规则增厚、隆起，胃壁五层结构消失，胃腔狭窄，壁僵硬，蠕动消失，即“皮革胃”。黏膜面不规则破溃或糜烂，胃第三条强回声紊乱、增厚，回声减低不均匀，重者长轴切面呈“线状”胃腔，短轴切面呈“假肾”征（图 6-1-4）。

3．胃癌转移的声像图表现

（1）*直接蔓延邻近脏器*　幽门、贲门癌可蔓延至十二指肠食管下端；大小弯、后壁的癌灶可向外侵及大小网膜、横结肠、肝脾；后壁胃癌可累及胰腺。

（2）淋巴转移　是最常见的转移途径，小弯侧及幽门下转移最多见，以腹主动脉或下腔静脉旁、肝门、脾门及胰腺周围多见。

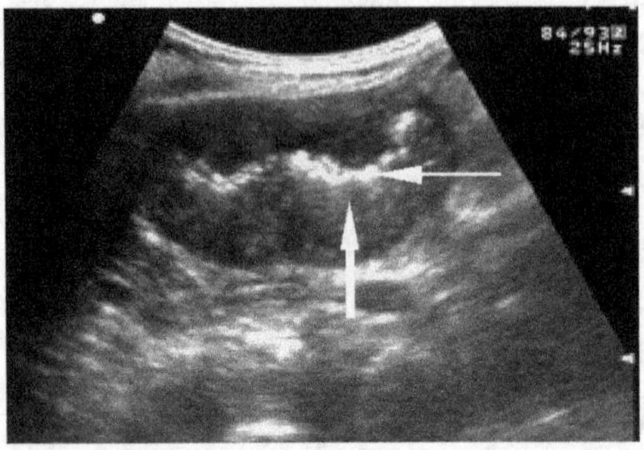

粗箭头—胃壁明显增厚；细箭头—胃腔狭窄

图 6-1-4　“假肾”征

（3）血行转移　最常见的是肝转移，晚期胃癌全肝广泛转移，典型表现为“牛眼”征或“靶环”征。其次可转移至肺、骨、脑、肾、甲状腺、卵巢等。

（4）种植转移　肿瘤细胞脱落可转移至大网膜、盆腔、直肠、卵巢等，如转移至卵巢，则称 krukenberg 瘤，常合并腹腔积液。

4. 胃癌分期

（1）早期　病变累及黏膜下层，为 A 期。

（2）中期　病变累及肌层为 B 期或 B1 期；累及浆膜层为 B2 期；如有淋巴结肿大（>1.5 cm），则为 C1 期。

（3）晚期　如全层累及并有淋巴结肿大为 C2 期；侵犯全层伴转移为 D 期。

（四）鉴别诊断

（1）良性胃溃疡　良性胃溃疡胃壁水肿增厚向胃腔内突出，呈肿瘤样表现时，应与进展期胃癌伴发溃疡相鉴别，胃溃疡的周围胃壁厚度一般 <5 mm，层次结构清晰，尽管良性胃溃疡胃壁厚度、溃疡深度、胃壁柔韧度等方面与恶性溃疡不同，但它们的鉴别仍是困难的，仍须结合胃镜活检进行判断。

（2）胃平滑肌肿瘤　胃平滑肌瘤多在胃壁第 4 层看到有弱回声肿瘤；胃平滑肌肉瘤，肿瘤内部可观察到呈不规则散在的囊泡状低回声区，边缘多不平整，较巨大。

（3）胃恶性淋巴瘤　胃恶性淋巴瘤的回声一般较低，有时近似无回声，以胃壁第 3 层肥厚为中心，如侵及黏膜层有第 2 层增厚，伴有溃疡形成时，则有第 1 层高回声层断裂，与胃癌鉴别较困难，仍须结合活检病理检查判断。

四、胃平滑肌肉瘤

胃平滑肌肉瘤（gastric leiomyosarcoma）是起源于胃壁平滑肌的恶性肿瘤，约占胃肉瘤的 20%，多见于年轻人，肿瘤较大。

（一）病理

胃平滑肌肉瘤原发性肿瘤较少见，大部分由良性平滑肌瘤恶变形成。其多起源于胃壁的第 4 层，膨胀性生长，呈球形或半球形，也可为分叶状或结节状，单发或多发，瘤体质地坚韧，多较大，血供丰富，肿瘤的病理组织学变化为溃疡形成。平滑肌肉瘤容易发生出血、坏死，继而出现液化，并在黏膜表面形成溃疡导致消化道出血。大体形态可分 3 型：① 胃内型，位于黏膜下；② 胃外型，位于浆膜下；③ 哑铃型，位于浆膜下。胃平滑肌肉瘤以血行转移为主，转移至肝脏最多见，其次为肺。

（二）临床表现

常见临床症状有上腹痛或不适、呕吐、上消化道出血、贫血等，瘤体较大时可触及腹部肿块。

（三）超声声像图

① 肿块较大，一般为 7 ~ 10 cm，形态不规则或分叶状，在胃壁第 4 层呈现弱回声肿块。

② 肿块边缘回声高且不整齐，与正常胃壁结构分界清楚。

③ 肿瘤内出血、坏死、液化，有不规则无回声区，若液化与溃疡贯通，可生成假腔。

④ 可出现周围淋巴结的转移及肝转移，肝转移多见，表现为肝内圆形低回声团块，中心可出现液化坏死。

（四）鉴别诊断

本病主要应与良性平滑肌瘤相鉴别。肿瘤大，内部回声不均并有液化时应进行活检明确诊断。

五、胃恶性淋巴瘤

胃恶性淋巴瘤（gastric malignant lymphoma）是源于胃黏膜下淋巴组织的恶性肿瘤，占消化道原发性淋巴瘤的 1/3，占胃恶性肿瘤的 3% ~ 5%。中老年男性多见，高度恶性淋巴瘤出现在 20 岁以前。

（一）病理

胃恶性淋巴瘤分为非霍奇金恶性淋巴瘤及霍奇金恶性淋巴瘤。病变起源于黏膜下层或黏膜固有肌层的淋巴组织，常见于胃体部小弯侧和胃的后壁，并逐渐向周围蔓延，侵及胃壁全层，可形成溃疡。病灶常为多发，大小不等，一般 4 ~ 5 cm，大者 10 ~ 20 cm，病理形态学大体可分为 4 种类型，即肿块型、溃疡型、浸润型、结节型，临床以混合型多见。

（二）临床表现

临床表现常有上腹痛、体重减轻、呕血和黑便，约 90% 的患者有腹痛症状，30% 病例上腹部可扪及肿块。

（三）超声声像图

① 胃壁第 3 层肥厚，表现为黏膜下肿瘤，大部分瘤体表面可见拱桥样黏膜皱襞。

② 胃的分层结构消失，胃壁弥漫性不均匀增厚，有弱回声或近似无回声瘤体，透声好，后方回声略增强，适当调节仪器增益条件可见肿物内部呈多结节或网格结构。

③ 尽管胃壁明显增厚，但胃腔狭窄并不明显。

④ 肿瘤可侵及胃黏膜层，并形成溃疡，基底宽呈息肉状或菜花状。

⑤ CDFI 示较大的低回声团块内有少许点状血流。

⑥ 病变周围可见肿大淋巴结。

（四）鉴别诊断

胃恶性淋巴瘤和胃平滑肌肉瘤均为黏膜下肿瘤，两者声像图不易鉴别，须进行活检以明确诊断。

六、胃间质瘤

胃肠道间质瘤(gastrointestinal stromal tumor,GIST)是起源于胃肠道壁间叶组织的肿瘤,是一种潜在恶性倾向的侵袭性肿瘤。

(一) 病理

胃肠道间质瘤大部分发生于胃,其次为小肠、食管及结、直肠。胃间质瘤起源于胃壁的第4层,好发部位依次为胃体、胃窦、胃底部、贲门等。胃间质瘤可分为良性胃间质瘤和恶性胃间质瘤。良性胃间质瘤呈圆形或椭圆形,边界清晰,向胃腔内外突起,但不向周围胃壁及胃周组织浸润;恶性胃间质瘤呈不规则或分叶状,肿瘤黏膜面可形成溃疡,直径大于5 cm多为恶性。

(二) 临床表现

胃间质瘤病史较长,多发生于中老年女性,多数无明显症状,当肿瘤较大时会出现黑便、腹痛和腹部肿块。

(三) 超声声像图

(1) 良性胃间质瘤　起源于肌层,圆形或椭圆形,形态规则,多单发,肿瘤与正常的胃壁的分界清楚,内部呈低回声,直径 <5 cm,可出现液化坏死,内部血流丰富(图6-1-5)。

胃壁低回声团块。

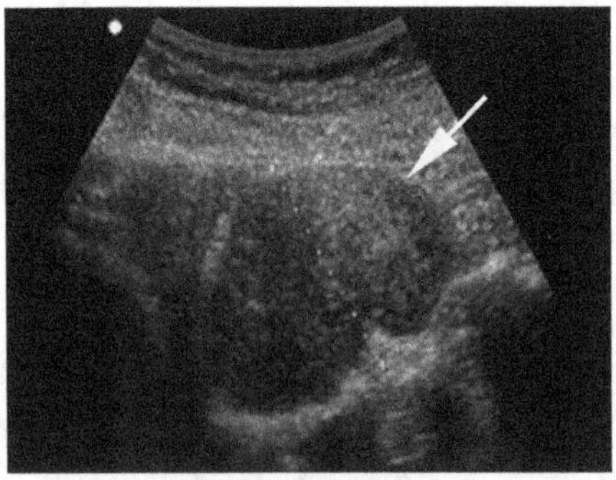

图6-1-5　胃间质瘤

(2) 恶性胃间质瘤　常单发,瘤体较大,直径常 >5 cm,形态不规则或呈分叶状,包膜局部不完整,内部可出现液化及钙化,内部血流较丰富,与周围组织分界不清。可出现淋巴结及腹腔脏器转移,肝脏有转移病灶是恶性胃间质瘤的特征。

(四) 鉴别诊断

(1) 淋巴瘤　淋巴瘤起源于黏膜下层,呈浸润性生长,瘤体回声偏低,近似为无回声。

(2) 胃癌　胃癌呈浸润性生长,胃壁层次结构破坏明显。

七、大肠癌

大肠癌(large intestinal carcinoma)包括结肠癌和直肠癌,是较常见的胃肠道恶性肿瘤,居胃肠道恶性肿瘤的第二位。直肠腺瘤性息肉易发生癌变,因此提高对微小病变的早期检出是防治大肠癌的关键。

(一) 病理

大肠癌好发部位以直肠最多见(50%),其余依次为乙状结肠(20%)、盲肠及升结肠、横结肠、降结肠。大肠癌的病理组织学类型以腺癌为主,大体形态分为隆起型、溃疡型、浸润型和胶样癌。

(1) *隆起型* 肿瘤呈息肉状或盘状向肠腔突出,可伴浅溃疡,多为分化较高的腺癌,手术切除预后好,多见于右半结肠,特别是盲肠。

(2) *溃疡型* 肿瘤早期发生溃疡、坏死,底部深达肌层,形成明显较深凹陷溃疡,外观似火山口状,易引起出血和穿孔,多为腺癌,分化差,淋巴转移早,是大肠癌中最常见的类型。

(3) *浸润型* 癌组织向肠壁深层弥漫浸润,常累及肠管全周,导致局部肠壁增厚、变硬,若同时伴有肿瘤间质结缔组织明显增多,则使局部肠管周径明显缩小,形成环状狭窄。多为硬癌,预后较差,易早期血路或淋巴转移,常见于左半结肠。

(4) *胶样癌* 肿瘤外观和切面呈半透明、胶冻状,此型少见,预后较差,主要发生于直肠。

(二) 临床表现

(1) *右半结肠癌* 以贫血和血便为主。

(2) *左半结肠癌* 腹痛和排便习惯改变,便秘和腹泻交替出现,易引起肠梗阻。

(3) *直肠癌* 多为无痛性便血或黏液血便,伴有里急后重或排便不净感。

(三) 超声声像图

1. 结、直肠癌超声分型

(1) *肿块型* 肿瘤向腔内突出,呈结节状、"息肉状"或"菜花样",呈不均质低回声,或中等回声,基底部宽多 <2 cm,肠壁增厚、僵直,正常肠壁层次结构回声消失,在肿瘤实质内有较丰富、不规则的血流信号,多为早中期肿瘤。

(2) *溃疡型* 周边隆起,中心部凹陷、基底部粗糙不平,多 >5 cm,肿瘤在肠壁一侧或两侧同时可见,其间有狭窄的肠腔,周边呈低回声,类似肾皮质,中心部肠腔内气体和内容物反射为强回声,表现为"假肾"征,伴有不同程度的肠梗阻,多为中晚期。

(3) *浸润型* 肠壁呈环形不均匀增厚,中心部肠腔内气体和内容物为强回声,呈"靶环"征或"假肾"征。

2. 结、直肠癌并发症

① 肠套叠:肿瘤近端肠管长轴出现"套筒"征,短轴出现"同心圆"征。

② 肠梗阻:肿瘤可引起肠腔狭窄,与周围组织粘连,使肠道受阻,近端肠腔扩张、积液。

③ 肿瘤与周围组织粘连:肠管失去正常形态,肠蠕动时腹痛。

④ 肾积水:回盲部或乙状结肠肿块压迫输尿管,引起肾积水。

⑤ 肿瘤淋巴回流区淋巴结肿大,肝脏等器官转移。

3. 结、直肠癌超声分期

Dukes 及 Astler 根据组织学将结、直肠癌分为 5 期:病变累及黏膜下层为 A 期;累及肌层为 B 或 B1 期;累及浆膜为 B2 期;C、D 期为晚期,若有淋巴结肿大(>1.5 cm)为 C1 期,若全层累及并有淋巴结大为 C2 期,侵犯全层伴转移为 D 期,即为晚期(表 6-1-1)。

表 6-1-1 结、直肠癌超声分期

分期	侵犯层次	说明
A	1～3 黏膜下层	早期
B1	1～4 达肌层	中期
B2	1～5 达浆膜未突破	中期
C	全层 淋巴结大	晚期
D	全层 转移	晚期

（四）鉴别诊断

（1）结肠恶性淋巴瘤　以回盲部和升结肠多见，肿块呈低回声或近似无回声，无肠腔狭窄。

（2）结肠平滑肌肉瘤　肿物界限清晰，内部可有液化坏死，容易出现肝转移。

八、肠梗阻

各种原因引起肠腔内容物通过障碍统称肠梗阻（intestinal obstruction），是常见的急腹症。

（一）病理

肠梗阻根据发病原因可分为以下三大类：

（1）机械性肠梗阻　如炎症、肿瘤、肠套叠、肠扭转及腹股沟疝等各种原因使肠腔变窄，肠内容物不能通过。

（2）动力性肠梗阻　由于神经抑制或毒素刺激导致肠壁肌肉运动紊乱，可分为麻痹性肠梗阻和痉挛性肠梗阻。如腹膜炎、腹部大手术后、腹膜后出血或感染等发生的梗阻。

（3）血运性肠梗阻　如肠系膜血管血栓形成或栓塞所致肠管血液循环发生障碍。

（二）临床表现

各种原因引起的肠梗阻，其共同的临床表现：阵发性肠绞痛、呕吐、腹胀、停止排气和排便等，机械性肠梗阻的肠鸣音亢进，完全性肠梗阻时无排气和排便，梗阻发生晚期可发生水电解质紊乱和休克。

（三）超声声像图

① 肠管扩张：小肠部位肠管内径 >3 cm，结肠内径多 >5 cm，腔内可见气体强回声、液性回声及杂乱光点。

② 肠蠕动异常：机械性肠梗阻近端的肠管有频繁的蠕动，幅度增大，频率加快，梗阻局部蠕动减弱或消失；麻痹性肠梗阻受累肠管蠕动减弱或消失。

③ 肠黏膜皱襞显示与肠壁近乎垂直的长短不一的肠黏膜皱襞线状回声，称为“键盘”征或“鱼刺”征，肠壁黏膜皱襞水肿、增厚（图 6-1-6）。

④ 伴有腹腔积液。

⑤ 提示肠梗阻原因的征象：a. 梗阻末端出现强回声，提示有结石或粪石；b. 梗阻末端出现团块，提示肠管病变，如肿瘤等；c. 肠管长轴出现“套筒”征，短轴出现“同心圆”征，提示肠套叠；d. 肠壁均匀性增厚，回声减低，血流信号明显减少，提示肠系膜血管阻塞。

肠管扩张，可见肠黏膜皱襞的线状回声。

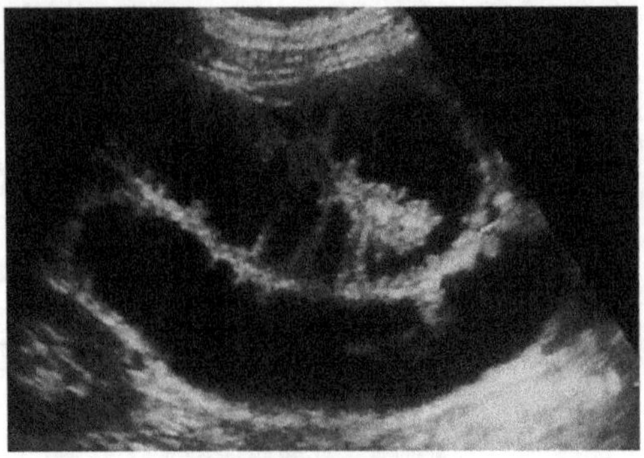

图 6-1-6　肠梗阻

九、急性阑尾炎

急性阑尾炎(acute appendicitis)是最常见的急腹症,可发生于任何年龄,以儿童和青年多见。阑尾炎性肿大,伴有积液或炎性肿块。

(一) 病理

阑尾为一圆形管状器官,长 5~7 cm,直径为 0.5 cm。管腔近端与盲肠肠腔相通,远端为盲端,发生梗阻时,远端的管腔很容易发生感染。急性阑尾炎的病理形态学改变可分为 4 种类型,即单纯性阑尾炎、化脓性阑尾炎、坏疽性阑尾炎、阑尾脓肿与腹膜炎。

(1) 单纯性阑尾炎　属轻型阑尾炎或病变早期,阑尾轻度肿胀,有充血,阑尾壁各层均有水肿和中性粒细胞浸润,以黏膜和黏膜下层为著,腔内有少许渗液。

(2) 化脓性阑尾炎　也称蜂窝组织炎性阑尾炎,阑尾肿胀明显,浆膜面高度充血,其上覆盖纤维蛋白和脓性渗出物,或被大网膜包裹,阑尾壁有多发小脓肿形成,阑尾腔内有积脓,阑尾周围有脓性渗出液,腹腔内有稀薄浑浊渗出液,形成局限性腹膜炎。

(3) 坏疽性阑尾炎　阑尾可坏死,累及部分或整个阑尾,阑尾管壁缺血、坏死呈暗紫或黑色,阑尾腔内积脓,并可能继发穿孔,穿孔部位多在阑尾根部和尖端,腹腔内有较多脓液。

(4) 阑尾脓肿与腹膜炎　阑尾穿孔时,网膜会包裹阑尾形成脓肿,如炎症扩散,则形成腹膜炎。

(二) 临床表现

急性阑尾炎的主要症状是转移性右下腹痛,腹痛始于上腹部或脐周,为阵发性疼痛逐渐加重,数小时(6~8 h)后转移至右下腹,其次为恶心、呕吐。盆腔位阑尾炎或积脓刺激直肠可引起排便、里急后重感,炎症严重者可并发肠麻痹而出现腹胀。阑尾化脓、坏死或穿孔时体温升高,白细胞计数升高,中性粒细胞比例增高。腹部检查阑尾所在部位有压痛,一般多在右髂前上棘与脐连接线中、外 1/3 交界处,称为麦氏点(Mcburney's point),如炎症累及腹膜则有腹肌紧张和反跳痛。

(三) 超声声像图

① 扫查方法:不需特殊准备,患者取仰卧位,将探头放于右下腹,从结肠肝曲开始向盲肠方向扫查,显示回盲部,逐渐移行至盲肠末端,在腰大肌与髂动静脉间可见肿大阑尾,根部与盲肠相连,远端为盲端。

② 阑尾外径成人≥7 mm,儿童≥6 mm,加压时阑尾区压痛明显,管腔不能被压缩,无压缩性是诊断阑尾炎的一个依据,纵切时呈盲管状结构,中央出现积液或积脓,横切时呈同心圆形。

③ 单纯性阑尾炎:可无阳性发现。声像图可表现阑尾轻度肿大,呈低回声管腔,内部呈均匀弱回声,肠壁层次结构较清晰,阑尾纵切面形态似腊肠形,横切面图像呈不规则环状(图 6-1-7)。

④ 急性阑尾炎化脓、坏死:阑尾明显肿大,肠壁层次结构不清晰,黏膜下层明显增厚,回声增高,阑尾腔内有积脓回声,如为粪石梗阻引起,则在阑尾腔内可见强回声,后伴声影,阑尾周围可见积液和高回声大网膜包裹,管壁血流丰富。

⑤ 阑尾周围脓肿:阑尾与周围肠管及网膜粘连形成炎性肿块,阑尾形态无法辨认,内部呈不均匀杂乱的低回声,呼吸时活动度消失。

⑥ 还可以根据阑尾周围出现高回声网膜组织并伴有压痛,儿童有肠系膜淋巴结肿大,盲肠黏膜增厚这些间接征象来诊断。

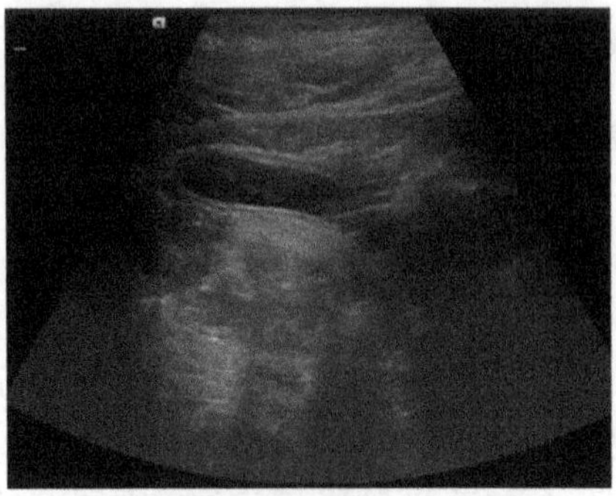
(a) 纵切面

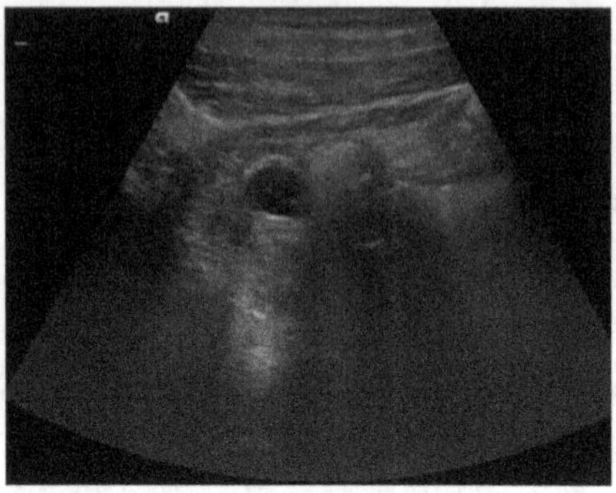
(b) 横切面

图 6-1-7 阑尾炎声像图

十、克罗恩病

克罗恩病(crohn disease,CD)是消化道非特异性慢性炎性疾病,可发生在胃肠道的任何部位,但以回肠末端和右半结肠最常见,以腹痛、腹泻、肠梗阻为主要表现。

(一) 病理

克罗恩病病变为肠壁充血、水肿,黏膜下肉芽肿样增生导致肠壁增厚、变硬,黏膜面常有多发溃疡,浆膜面纤维素性渗出使邻近肠段、器官或腹壁粘连,因病变局部肠管狭窄可以继发肠梗阻。如果继发感染可形成脓肿或瘘管。病变区肠系膜有淋巴结肿大。

(二) 临床表现

青年人常见,患者常见的症状为腹痛,肠梗阻时出现绞痛,腹腔脓肿、瘘管形成而出现右下腹痛。病变侵及结肠可为脓血便,伴有黏液。

(三) 超声声像图

回肠末段的肠壁增厚,厚度可达到 1.5 cm。病变区蠕动减弱,肠袢聚集成团块。脓肿形成是克罗恩病的并发症之一,超声表现为复杂的不规则液性肿块。

第二节 腹膜后间隙的超声诊断

一、解剖概要

腹膜后间隙的范围较广,上界为横隔,下界为盆膈,两侧到腰大肌外侧缘。间隙的前界为壁腹膜,后界为脊柱、腰大肌和腰方肌。腹膜后间隙内主要有腹主动脉、下腔静脉、胰腺、部分十二指肠、肾上腺、肾及输尿管等(图 6-2-1)。

有学者提出将腹膜后间隙根据与肾脏的关系分为三部分,即肾旁前间隙、肾周围间隙及肾旁后间隙。

(1) 肾旁前间隙　是后腹膜与肾前筋膜之间的区域,向上延伸至肝脏裸区,向下经髂窝与盆腔腹膜后间隙相通,侧壁为结肠侧筋膜,其内有胰腺、十二指肠的降部和横部、升结肠、降结肠、肝动脉、肝门静脉起始段和脾脏动静脉等。

(2) 肾周围间隙　是肾前筋膜与肾后筋膜之间的区域,两层筋膜间充满脂肪组织包裹肾脏,主要作用为包裹保护肾脏,所以又称肾脂肪囊,该间隙内包括肾、肾上腺、相关血管和淋巴组织。

（3）肾旁后间隙 位于肾后筋膜与覆盖腰大肌前面的髂腰筋膜之间，内部为腹膜后脂肪及疏松结缔组织，无脏器结构，包括淋巴组织、腹主动脉分支、下腔静脉属支及腰交感神经干、乳糜池等。

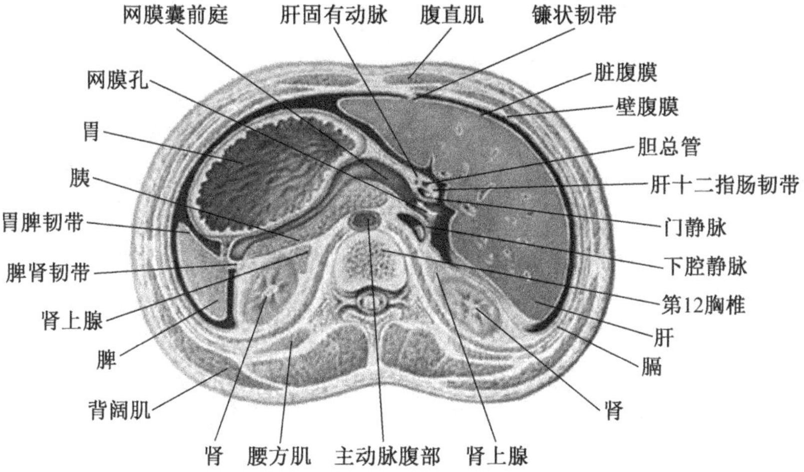

图 6-2-1 腹膜后间隙解剖图

腹膜后间隙的内容物大多来源于中胚层和内胚层，位于此间隙内的主要器官和结构包括十二指肠大部分、胰腺、肾脏、肾上腺和输尿管、部分肝脏裸区、腹主动脉及分支、下腔静脉及属支，还包括与之伴行的淋巴管和神经干，此外还有包绕上述器官和结构的大量疏松结缔组织、脂肪、肌肉、筋膜、原始泌尿生殖嵴残留部分、胚胎残留组织、淋巴管、淋巴结等淋巴网状组织等。上述组织均有发生腹膜后肿瘤的可能。正常情况下，腹部超声检查时，由于胃肠道气体的干扰及腹膜后间隙的狭窄，难以清晰显示后腹膜和腹膜后间隙。

二、检查方法及正常声像图

（一）检查前准备

患者应空腹，必要时可服缓泻剂、灌肠等。如患者已进行消化道钡剂的检查，宜 2～3 天后再进行超声检查，适度充盈膀胱以检查下腹部或盆腔腹膜后病变。

（二）检查方法

① 常规采用仰卧位，如有需要也可采用仰卧位、半卧位、胸膝位等。

② 选择频率为 3.0～5.0 MHz 的凸阵探头，对于婴幼儿也可采用高频率的线阵探头。

③ 进行自上而下、从左到右的连续扫查，当超声发现肿块后，需进一步扫查肿块邻近脏器的声像图表现。注意判断肿块与周围脏器间分界是否清楚、边缘是否光整，鉴别肿块是否来自周围脏器或与周围组织是否有粘连及浸润。检查中可利用呼吸运动、改变体位或用手推动肿块，观察两者的活动是否一致，由此判断是腹腔肿块还是腹膜后肿块。对于肿块，需对其内部的结构进行观察，并对肿块进行解剖定位，因为超声无法显示潜在的腹膜后间隙，所以只能依靠腹膜后脏器和血管进行定位。

（三）正常腹膜后间隙超声声像图

① 经腹主动脉长轴纵切面：位于脊柱前面腹主动脉部位相当于肾周围间隙，腹腔动脉、肠系膜上动脉、十二指肠横部和胰腺位于肾旁前间隙。

② 经胰腺长轴横切面：胰腺、十二指肠降部、胆总管下段、门静脉、脾静脉和肠系膜上动

脉所在的区域为肾旁前间隙,腹主动脉和下腔静脉位于肾周围间隙。

③ 经肾门横切面:肾、肾血管、输尿管、腹主动脉和下腔静脉位于肾周围间隙。

④ 经髂腰肌和髂血管的下腹横切面:可显示脊柱前缘为弧形的强回声带,脊柱两侧腰大肌和腰方肌为宽带状中等回声和低回声。髂外动静脉及输尿管均位于肾周围间隙内。

三、原发性腹膜后肿瘤

(一) 病理

原发性腹膜后肿瘤是指来源于腹膜后间隙的非器官性肿瘤,是一种少见的肿瘤。按组织来源可分为间叶性肿瘤(来源包括脂肪组织、肌肉组织、纤维组织、血管和淋巴管等)、神经源性肿瘤、尿生殖源性肿瘤、生殖细胞源性肿瘤、淋巴源性肿瘤。腹膜后肿瘤有良性和恶性两大类,以恶性居多,占80%左右。良性肿瘤常见的是囊性畸胎瘤、纤维瘤、皮样囊肿、神经鞘瘤等,恶性肿瘤中软组织肉瘤是最常见的原发性腹膜后恶性肿瘤,恶性淋巴瘤次之。除了恶性淋巴瘤以外,肿瘤仅在局部浸润,罕见远处淋巴结转移,硬而固定的肿块多为恶性肿瘤或错构瘤,柔软而有弹性的肿块常为脂肪瘤或脂肪肉瘤。腹膜后间隙位置较深,范围很大,使腹膜后肿瘤有一定的扩展空间,但是又受到后腹膜的限制,所以生长较缓慢,多无任何症状和体征,因此非功能性肿瘤很难被早期发现。但是腹膜后肿瘤又绝大多数是恶性的,因此早期发现及诊断对患者的预后有较高的价值。

(二) 临床表现

早期,除了内分泌肿瘤能分泌化学物质而产生临床症状能够被早期发现,一般都无临床症状,随着肿瘤的增大,可在腹部扪及肿块,瘤体较大会压迫毗邻的器官而出现腹部膨胀感及不同的压迫症状,如中上腹腹膜后肿瘤可压迫胃肠而出现消化道症状,如饱胀不适、食欲缺乏、食量减少,甚至恶心、呕吐、体重减轻等;下腹部腹膜后肿瘤最常见的症状为压迫同侧输尿管导致肾盂积水和腰部不适,严重者可影响肾功能;压迫膀胱和直肠会出现尿频、尿急、里急后重和大便次数增多;压迫血管可使血管受压移位、变形;压迫静脉和淋巴管可引起回流障碍出现下肢、会阴部、阴囊、精索肿胀和腹壁静脉曲张。如腹膜后肿瘤是恶性肿瘤,可出现体重减轻、发热、乏力、食欲缺乏,甚至恶病质。

(三) 超声声像图

原发性腹膜后肿瘤的超声特点如下:

① 由于腹膜后的限制,使腹膜后肿瘤的生长受到较大的限制,形状可以多样,一般边界清楚,通常体积较大,其后壁受脊柱、髂骨及骶骨的限制而紧贴其上。

② 肿块位置较深,其前壁一般距腹壁较远,后壁常紧贴脊柱、腰大肌、腰方肌等,脊柱前方的大血管受压、移位,患者取胸膝位时,腹膜后肿瘤因受后腹膜限制不能向腹壁移动,肿瘤后壁与后腹壁相连,即肿瘤"悬吊"征阳性,这是鉴别腹腔肿瘤与腹膜后肿瘤的有效方法之一。

③ 腹膜后肿瘤位置较深、固定,不随着呼吸或体位的改变而改变,而腹腔内肿物在深呼吸时,可见其随着呼吸上下移动,如改变体位或用手推动会产生明显的移动。

④ 腹膜后血管及腹腔脏器可因腹膜后肿瘤而受压、移位或被肿物包围;如肿瘤较大,内部可出现出血、坏死、囊性变、纤维化或钙化。腹膜后肿瘤病理种类繁多、结构各异,肿瘤内部形态复杂,不同组织来源的肿瘤可能呈现类似的超声图像,因此,超声不能诊断肿瘤的组织学类型。

1. 囊状淋巴管瘤

(1) 病理及临床表现　囊状淋巴管瘤(cystic lymphangioma)病因不清,有学者认为是一种淋巴管的发育畸形,由于阻塞的淋巴管不断扩张,以致淋巴液在某一区域集聚而成。多发生于婴幼儿,好发于颈部,腹膜后少见,是一种良性肿瘤。

(2) *超声表现* 圆形或椭圆形,边界清楚,壁薄,单房或多房囊性回声,囊腔可大小不同,常伴有粗细不等的分隔,一般囊液透声好,少数可合并感染突然增大,可有颗粒状回声,加压探头内部回声可有流动的现象。

2. 畸胎瘤

(1) *病理及临床表现* 腹膜后畸胎瘤(teratoma)是由内胚层、中胚层及外胚层组织组成的真性肿瘤,瘤体内的结构较复杂,最常见的是外胚层组织,如皮肤、毛发、牙齿等。发生部位包括卵巢、睾丸、前纵隔和腹膜后,腹膜后畸胎瘤是继神经母细胞瘤和 Wilm's 瘤之后儿科最常见的第三大原发性腹膜后肿瘤,女性较男性多见,分为良性和恶性,良性多见。良性畸胎瘤多为囊性,内部可有头发、牙齿等物质,但有恶变的可能;恶性畸胎瘤多为实性或囊实性包块,内部含有纤维、脂肪、胚胎和骨骼组织等各种不同的成分,由不成熟的胚胎组织组成。

(2) *超声表现*

① 囊性:囊壁薄,内部回声不均匀。良性畸胎瘤有以下几个特点:a. 脂液分层征,肿物中有一高回声水平分界线,在线上方为脂质成分,呈密集细小光点,水平线下为液性回声;b. "面团"征,肿物内团状高回声,边缘较清晰,在囊性回声的一侧,为毛发和脂质成分;c. "瀑布"征或"垂柳"征,当肿瘤中的毛发与油脂松散结合时,表现为表面回声强,后方回声逐渐减弱,且反射活跃似瀑布状;d. "星花"征,黏稠的油脂呈现密集细小光点,并伴高回声,漂浮于无回声区内,推动和加压时高回声点可随之移动,囊壁可隆起高回声结节,即壁立性结节,后方可伴声影;e. 杂乱结构征,内部可含有牙齿、骨组织、钙化及油脂样物,因此,在无回声区内有明显增强的点、团,并伴有声影,但仍可见完整的包膜回声。

② 囊实性:恶性畸胎瘤与周围脏器分界不清,轮廓不规则,囊实相间,回声杂乱,可有毛发、骨骼及牙齿的强回声结构,囊壁较厚,不规则,内部可因囊性变或出血形成散在无回声区,实性部分可见血流信号。

3. 恶性淋巴瘤

(1) *病理及临床表现* 恶性淋巴瘤(malignant lymphoma)按病理学特点可分为霍奇金淋巴瘤和非霍奇金淋巴瘤。本病可发生于任何年龄,但是在儿童和青年中所占比例较高。

① 霍奇金淋巴瘤:主要发生于淋巴结,往往先从一个或一组淋巴结开始,逐渐经邻近淋巴结向远处扩散,以颈部淋巴结和锁骨上淋巴结最为常见,其次为纵隔,腹膜后、主动脉旁等淋巴结,病变淋巴结肿块相互粘连,形成结节状巨大肿块。

② 非霍奇金淋巴瘤:多发生于表浅淋巴结,以颈部淋巴结最多见,其次为腋下和腹股沟淋巴结,并可累及纵隔、肠系膜和腹膜后等深部淋巴结。

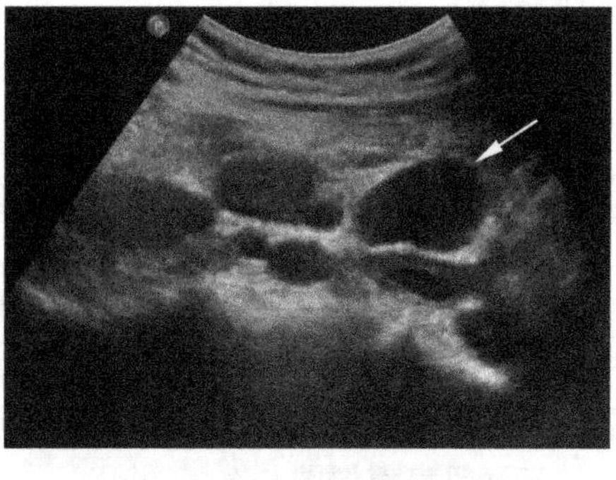

图 6-2-2 恶性淋巴瘤

(2) *超声表现* 腹主动脉前方或周围可见大小不等圆形或卵圆形均匀的低弱回声,边界清晰,轮廓光整,类似囊性回声,当邻近多个淋巴结粘连融合成大团块,则呈分叶状,肿瘤体积较大时可出血、坏死(图 6-2-2)。病灶推挤腹膜后大血管,大血管则可受压、移位,肠系膜上动脉和腹主动脉间距增宽,腹主动脉与下腔静脉距离增大等。彩色多普勒血流可见淋巴瘤内的血流信号,并可判断淋巴瘤与腹膜后大血管及其分支的位置关系。

4. 神经母细胞瘤

(1) *病理及临床表现* 神经母细胞瘤(neuroblastoma)是腹膜后原发性恶性肿瘤,是源自神经嵴的胚胎性肿瘤,为婴幼儿最常见的实体瘤。50%发生于2岁之前,主要发生在肾上腺髓质和主动脉旁交感神经节。患儿有贫血、恶心、呕吐、发热、骨关节痛等症状,有特征性的眼眶转移,生长迅速。

(2) *超声表现* 瘤体较大,形态不规则,可呈分叶状,边界清楚,内部呈低回声,回声不均匀,可见团块状高回声,当发生液化坏死时,可出现大小不等无回声区,如合并钙化,内部可出现团状强回声伴后方声影。肿瘤较大时,可将肾脏推挤向下移位,此时肾脏轮廓清晰,可显示完整的肾脏回声。晚期可出现胸腔积液及腹腔积液,腹主动脉旁可见淋巴结转移。

(四) 鉴别诊断

本病主要与腹腔内肿物鉴别:通过呼吸和体位鉴别。腹膜后肿物位置较深,嘱患者吸气可见腹腔脏器在吸气过程中移动,呼气恢复至原位,而腹腔后肿物无移动或移动度小。另外可以根据体位来鉴别,胸膝位扫查时,腹膜后肿物会出现肿瘤“悬吊”征阳性。

四、继发性腹膜后肿瘤

(一) 病理

继发性腹膜后肿瘤即腹膜后转移癌,比原发性腹膜后肿瘤更为多见,以腹腔消化系统、盆腔脏器和睾丸的恶性肿瘤多见。大部分以淋巴结肿大的形式存在,晚期形成较大的肿块。

(二) 临床表现

肿瘤合并腹膜后转移时,一般是晚期,患者常有消瘦、恶病质、腹腔积液等表现。

(三) 超声声像图

肿大的淋巴结呈圆形或椭圆形,边界清晰,多位于腹主动脉等大血管周围,内部回声多为低回声或弱回声,一般无声衰减,多个肿大淋巴结聚集成团,融合时可呈分叶状,肿瘤较大时可出现坏死,内部可检出较丰富血流信号。肿大淋巴结可引起腹膜后血管移位、绕行,还可侵犯输尿管引起肾积水。另外转移性淋巴结和原发性肿瘤的组织来源相关。

五、腹膜后血肿

(一) 病理

腹膜后血肿常见于各种创伤,如外伤(腰椎或骨盆骨折、胰腺和肾脏的创伤)、手术(脊柱及腹部手术或穿刺的术后并发症),还可见于凝血障碍性疾病(如血友病和白血病等)、主动脉假性动脉瘤破裂或肿瘤破裂。由于腹膜后为疏松组织,出血多为突然性,迅速可形成较大血肿,向腹腔内穿破。如出血缓慢发生或自行停止,可形成包裹性或局限性血肿,最后逐渐被吸收或纤维化、机化,小血肿多能吸收。

(二) 临床表现

临床表现取决于出血的速度、出血量等,除大血管破裂可出现出血休克症状外,一般出血多为渐进性。腹痛是最早出现和最常见的症状,其他常见症状是恶性、呕吐、便秘或轻度腹泻、肠鸣减弱、腹胀及肠梗阻等,严重者可出现休克及严重贫血。

(三) 超声声像图

声像图表现与损伤部位、严重程度和出血多少有关,呈现不规则无至低回声病灶,壁厚并有沿腹膜后间隙延伸的倾向，前后径小、上下径大，随着出血时间变化，会有不同的回声，血肿机化可呈中等到强回声，血肿壁可较厚而不规则，呈实性的血肿可因部分液化而成为混合有囊性、实性的复杂病灶。血肿可逐渐被完全吸收，也可机化表现为实性团块。

（四）鉴别诊断

（1）腹膜后间隙脓肿　腹膜后间隙脓肿无外伤史，临床上多有发热、白细胞升高，肾周和髂窝区可见混合回声包块，脓肿的边界常较模糊。

（2）囊性淋巴瘤　囊性淋巴瘤无外伤史，常见于婴幼儿，表现为包膜完整，呈纤细光滑的回声带，呈单房或多房性无回声区。

六、腹膜后脓肿

（一）病理

腹膜后脓肿是指发生在腹膜后间隙的局限化脓性感染，它的发生常继发于腹腔内脏器的炎症或穿孔，尤其是腹膜后肾前间隙内的消化道部分，由于腹膜后间隙的解剖特点，腹膜后感染易扩散，是腹膜后脓肿发生的因素。

根据腹膜后间隙的分区，可将脓肿分为以下三类：① 肾前间隙脓肿，与胃肠道病变联系紧密，如胃肠道恶性肿瘤、腹膜后阑尾炎、出血性坏死性胰腺炎等；② 肾周脓肿，多起因于外伤感染、肾盂肾炎等；③ 肾后间隙脓肿，多起源于脊柱病变，如髂腰肌脓肿、髂窝脓肿等。

（二）临床表现

腹膜后脓肿的临床症状一般较明显，患者会出现全身中毒症状，如畏寒、高热，白细胞及中性粒细胞计数明显升高等；还会出现腹痛、腹胀、腹泻、肠麻痹等症状，腹膜刺激征较轻或不明显是本病的特征性表现。

（三）超声声像图

常局限于一个腹膜后间隙，也可形成多个积液区，形态不规则，如内部的脓液比较均质，则表现为低回声，如脓液比较黏稠，回声则不均匀，可见较多的细小回声点，并随体位移动而移动，脓肿内部因有产气微生物，会有气体样强回声。包块的壁厚而不规则，后壁及后方回声一般有增强效应。

（四）鉴别诊断

本病主要与腹膜后血肿鉴别：腹膜后血肿多有创伤或手术史，腹膜后脓肿临床表现多有发热、畏寒、白细胞计数升高等。

第三节　腹膜后大血管的超声诊断

扫一扫

看彩图

一、解剖概要及正常声像图

（一）腹主动脉

在脊柱前方偏左侧，横切时呈圆形无回声区，有与心脏节律一致的搏动，纵切时呈一条长管状无回声区，上起自第 12 胸椎，经膈肌主动脉裂孔下降至第 4 腰椎水平，分为左、右髂总动脉，并各自分别分出髂内及髂外动脉。由剑突向足侧扫查，腹主动脉逐渐移近腹壁，其内径也随之变小。冠状切面显示时探头置于右侧腹部腋中线处，可见有两条长管状无回声区，近侧为下腔静脉回声，远侧随心脏节律搏动者为腹主动脉。

（二）腹主动脉主要分支

1. 腹腔动脉

腹腔动脉又称腹腔干，为腹主动脉穿过膈肌后的第 1 支不成对分支。纵切面时，在肝左叶后方、相当于胰腺上缘处可见一条粗而短的管状无回声区，从腹主动脉前壁向前呈角状突起，上端略向头侧。横切面时，在胰腺上缘后方可见一条短小的管状无回声区自腹主动脉前壁发出，斜向右侧。其主要分支为肝总动脉、脾动脉、胃左动脉。

2. 肠系膜上动脉

肠系膜上动脉为腹主动脉第 2 支不成对的脏支，由腹腔动脉稍下方约 1 cm 处的腹主动脉前壁分出，斜向足侧，一般与腹主动脉前壁呈锐角，该锐角内有左肾静脉和十二指肠第3 段通过。

3. 肾动脉

肾动脉为腹主动脉发出的成对的脏支，位于肠系膜上动脉开口下方约 1.5 cm 处，起自腹主动脉的两侧，横行向外，经肾门入肾，右肾动脉较细长，通过下腔静脉后面进入右肾门，左肾动脉直接进入左肾。右肾动脉的起点略低于左肾动脉。

4. 肠系膜下动脉

肠系膜下动脉为腹主动脉第 3 支不成对的脏支，由腹主动脉前壁发出，发出部位距腹主动脉下端分叉部 3 ~ 4 cm。

（三）下腔静脉

在脊柱右前方，由左、右髂总静脉汇合而成。横切时下腔静脉呈椭圆形或较扁平。纵切时呈一条长管状无回声区，下腔静脉的内径随呼吸运动的变化较大，吸气时变窄，呼气时变宽。

（四）下腔静脉的主要属支

1. 髂总静脉

左、右髂总静脉位于第 5 腰椎的前方，斜向两侧盆壁，并在此汇合形成下腔静脉。

2. 肾静脉

于肾门平面与脊柱间横切，右肾静脉较为细短，直流进入下腔静脉，左肾静脉自肾门出来，经肠系膜上动脉后方越过腹主动脉前壁而注入下腔静脉。

二、腹主动脉瘤

（一）病理

腹主动脉瘤（abdominal aneurysm）是弹性动脉及其主要分支的动脉壁因局部病变（管壁薄弱或结构破坏）而形成局限性扩张。其病因有先天性和后天性之分，后者常继发于动脉粥样硬化、外伤、感染等。基本病理变化是动脉壁中层弹性纤维损坏、变性、断裂，动脉壁失去弹性，在血流冲击之下，受损段局部血管扩张、撕裂。

根据病理类型腹主动脉瘤可分为以下三类：

（1）真性动脉瘤（aneurysm）　好发于肾动脉水平以下、髂动脉分叉处以上的腹主动脉，上段腹主动脉很少发生，一旦发生，有可能与胸主动脉瘤并存。患者多有动脉粥样硬化病史，动脉粥样硬化会引起内膜增厚和中层的弹力纤维退行性变，在动脉壁薄弱部位形成持久性的异常扩张。

（2）假性动脉瘤（false aneurysm）　多由外伤、感染或医源性损伤引起，近年来随着介入治疗的发展，医源性外伤所致的腹主动脉假性动脉瘤很多见。血液通过破裂口进入邻近的肌肉和筋膜间隙，形成破裂侧搏动性血肿，周围由软组织所包围形成瘤壁，血肿与血管相通。一段时间后，瘤内形成凝血块最终被机化或吸收。

（3）*夹层动脉瘤*(dissecting aneurysm)　常发生在血压变动最明显的主动脉弓前后，发生于腹主动脉的夹层动脉瘤很少见。多数患者有高血压和动脉粥样硬化的病史。血流从破损的内膜口进入中层，使中层撕开，形成假血管腔，假腔的另一端可再破入真血管腔，形成另一个血流通道，从而将原来管腔中的血流以内膜为界分为两路。

（二）临床表现

大多数患者均无症状和体征。较大的腹主动脉瘤常在腹主动脉走行位置触及搏动性肿块，这是最典型的体征，部分可闻及收缩期杂音。动脉瘤可有继发性血栓形成，血栓脱落阻塞远端动脉导致缺血。动脉瘤内继发感染产生炎症表现，瘤体如破裂可引起出血症状。夹层动脉瘤可出现剧烈的胸或腹部疼痛，并向腰背部放射，病情来势凶猛，病程进展迅速。

（三）超声声像图

（1）*真性动脉瘤*　二维声像图所示腹主动脉局限性膨大，可呈球形、梭形及纺锤形，横径增宽明显，前后径增大不明显，最大横径为4～6 cm，管壁与心律同步搏动。当伴有血栓时，内壁可见片状中低回声絮状物附着，血流信号有充盈缺损。若为动脉粥样硬化引起者，可见硬化性斑块回声。当瘤体较大时，流速减慢，呈现“云雾”状回声，彩色多普勒可见涡流，显示瘤内呈红蓝相间的彩色血流信号（图6-3-1、彩图6-3-2），脉冲多普勒超声频谱显示瘤体内收缩期峰值血流速度下降，呈双向血流。

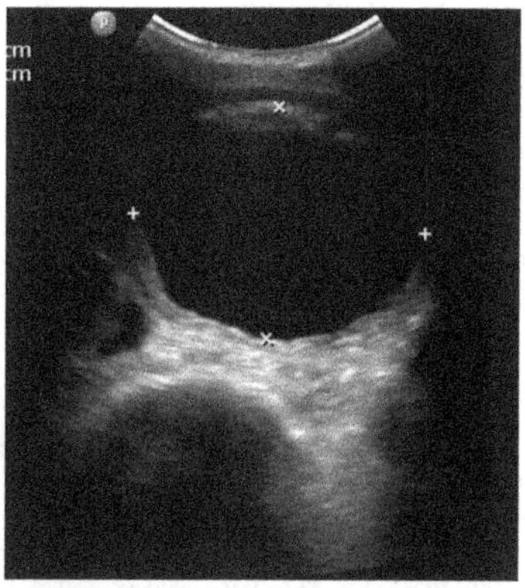

瘤体呈囊状扩张，前壁有附壁血栓。

图6-3-1　腹主动脉瘤超声声像图

（2）*假性动脉瘤*　腹主动脉管壁连续性中断，破裂侧局部形成血肿，形态不规则，瘤体内呈红蓝相间的涡流血流信号，收缩期可见一束细窄的高速“喷射”状血流自腹主动脉射向瘤体内，舒张期可见反向血流由破口进入主动脉腔。

（3）*夹层动脉瘤*　二维超声示腹主动脉增宽，纵切面观察血管腔内可见细线状回声漂动，这是撕裂的腹主动脉壁内膜，可随每一次动脉搏动而摆动。横切面扫查时，可见两个内径不同的近似同心圆无回声区，即被分成的真腔和假腔，假腔内径一般大于真腔。彩色多普勒显示真腔内血流速度快，色彩鲜艳明亮，假腔内血流速度慢，颜色暗淡；频谱多普勒显示变窄的真腔内为高速湍流频谱，假腔内为收缩期正向、舒张期反向的低速湍流频谱。部分患者能发现腹主动脉内膜破裂口，如果能发现夹层动脉瘤的破口，彩色多普勒能显示收缩期血流从真腔经破裂口流入假腔内，破裂口处血流为湍流，呈现杂色血流信号，假腔内的血流则可在舒张期经破口流入真腔。

（四）鉴别诊断

超声彩色和脉冲多普勒可明确动脉瘤的部位，特别是与肾动脉的关系，了解瘤体内的血流情况，也很容易与其他腹部囊性病变鉴别。应从膈顶开始，从上扫查至腹主动脉分叉部位，确定腹主动脉瘤与肾动脉起始部之间的距离。分叉处的动脉瘤容易被忽略，最好全面扫查至髂总动脉起始段。夹层动脉瘤是很危险的病变，及时诊断和治疗非常重要。

三、Budd-Chiari 综合征

Budd-Chiari 综合征（BCS）为肝段下腔静脉或肝静脉，部分或完全性阻塞引起下腔静脉高压和门静脉高压的综合症状，详见第二章第一节。

四、左肾静脉压迫综合征

左肾静脉压迫综合征（left renal vein entrapment syndrome，nut cracker phenomenon）也称胡桃夹综合征，是指腹主动脉和肠系膜上动脉之间的夹角变小，使走行于此夹角内的左肾静脉受到挤压，导致左肾静脉高压而引起的疾病。

（一）病理

正常情况下，腹主动脉和肠系膜上动脉之间的夹角内填充有脂肪、淋巴和腹膜等组织，使左肾静脉不会受压，但是由于青少年身高增长迅速，脂肪少或脊柱过度伸展，体型急剧变化，体型瘦长者腹主动脉和肠系膜上动脉之间的夹角变小，使左肾静脉受压，左肾静脉压升高，静脉回流障碍，导致肾周围静脉曲张，淤积的静脉血在静脉窦和肾盏之间形成异常交通支引起出血。

（二）临床表现

好发于 4 ~ 17 岁体型瘦长者。主要为无症状肉眼血尿，血尿多在剧烈运动之后和傍晚出现，有时有左侧腹痛和腰痛。血尿及蛋白尿在立位和脊柱后伸位或运动后加重，仰卧位及休息时减轻。女性以痛经、性交困难为特征，男性可伴精索静脉曲张。

（三）超声声像图

① 肠系膜上动脉与左肾静脉横切面，腹主动脉与肠系膜上动脉“V”字形间隙明显变小，肠系膜上动脉几乎贴在腹主动脉前壁上，使左肾静脉明显变扁。左肾静脉纵切面，左肾静脉远心端及腹主动脉与肠系膜上动脉左侧的肾静脉明显扩张。位于腹主动脉及肠系膜上动脉之间的左肾静脉明显变窄。仰卧位，左肾静脉扩张部位的内径较狭窄部位宽 2 倍以上，而在脊柱后伸位 20 min 后宽 4 倍以上（图 6-3-3）。

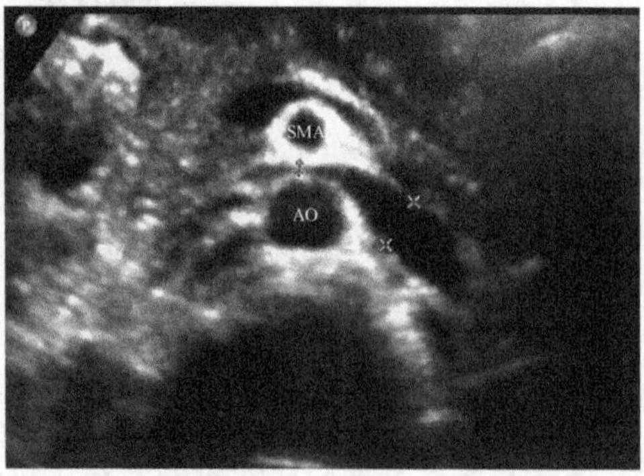

SMA—肠系膜上动脉；AO—腹主动脉

图 6-3-3　左肾静脉受压

② CDFI 左肾静脉扩张处血流速度明显低于右肾静脉，彩色血流呈暗红色，受压段静脉血流明亮，明显变细。

③ 心脏收缩时，对腹主动脉与肠系膜上动脉间左肾静脉压迫加重，管腔变窄，血流加速；心脏舒张时，对左肾静脉压迫减轻，血流速度减慢，形成与心搏同步的脉动性频谱。

第四节 肾上腺的超声诊断

一、解剖概要

肾上腺位于腹膜后间隙内，是人体的一对重要的内分泌腺体，左右各一，位于肾脏上极内上方，共同为肾筋膜和脂肪组织所包裹。右侧肾上腺略呈三角形，三角形的内侧为下腔静脉，外侧是右肾上缘，上界是肝右叶下面；左侧肾上腺略呈月牙形，内侧为腹主动脉，外侧为左肾内上缘，上为脾脏内缘(图6-4-1)。正常肾上腺长3～5 cm，宽2～3 cm，厚0.2～0.6 cm。

肾上腺实质可分为外周部的皮质和中央部的髓质，皮质约占肾上腺的90%，髓质约占10%，皮质分泌糖皮质激素、盐皮质激素和肾上腺素，主要功能是调节水、盐和糖的代谢；髓质产生肾上腺素和去甲肾上腺素，调节心率和血压。

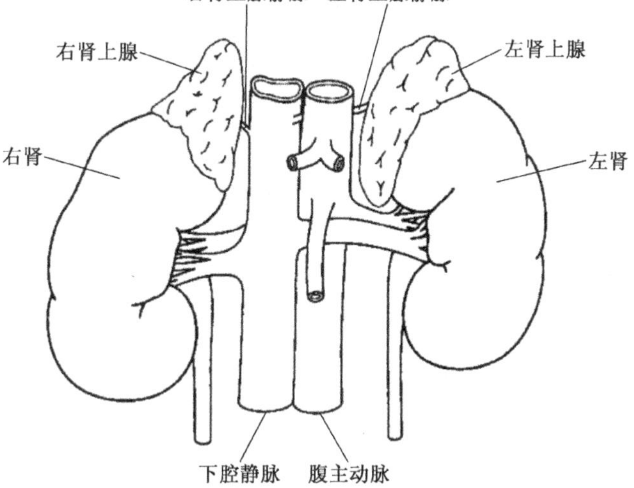

图6-4-1 肾上腺解剖图

二、检查方法及正常声像图

1. 检查方法

(1) 探头　常规使用凸阵探头，探头频率为3.5～5 MHz，儿童可选用5～7 MHz。

(2) 体位

① 仰卧位及侧卧位扫查是常用的检查方法。

a. 右侧肾上腺：探头放于腋前线或腋前线与腋中线第9～11肋间，利用肝脏作为透声窗，显示右肾上极后，略向后上扫查，在下腔静脉右后方、肝右后下缘与肾上极内上方的三角形高回声区可显示右侧肾上腺。

b. 左侧肾上腺：常规采用右侧卧位。探头由腋后线指向腹主动脉左后方和左肾上极内上方，在左肾上极、脾动脉和脾静脉后方与腹主动脉左后缘之间的高回声区域能显示左侧肾上腺。

② 俯卧位扫查显示右侧肾脏长轴后，探头指向偏内侧，右肾上极的内上方与下腔静脉之间显示右侧肾上腺。左肾纵切面后，在左肾上极内前方与腹主动脉之间即左侧肾上腺。

2. 超声声像图

正常肾上腺一般显示为三角形或呈“Y”形、“V”形，呈低回声，一般不能区分皮质和髓质，左侧因胃肠道气体的干扰显示率低于右侧，正常肾上腺一般无血流信号。

三、肾上腺皮质增生

(一) 病理

肾上腺皮质增生(adrenal cortical hyperplasia)是非肿瘤性皮质功能亢进，其病因复杂，多数与 ACTH 的过度刺激有关，原发者少见。为双侧性，多为弥漫性或小结节性增生，也可两者兼有。结节呈圆形或椭圆形，直径很少超过 1.5 cm。

(二) 临床表现

由于增生的皮质细胞分泌功能不同，临床表现也不同，可引起完全不同的疾病。其中最多的是皮质醇增多症，即库欣综合征，占 80%，临床上可有向心性肥胖(满月脸、水牛背)、皮肤紫纹、多毛等表现；其次为肾上腺性征异常，表现为性早熟，第二性征向异性方向发展，出现男性女性化或女性男性化。先天性者可有假两性畸形；肾上腺呈结节性增生者可引起醛固酮症，这种较少见，仅占醛固酮症的 10%，表现为周期性肌无力或麻痹、高血压及多尿三大症状。患者消瘦、有低钾血症、高尿钾、碱中毒等水、电解质紊乱的表现。

(三) 超声声像图

① 轻度肾上腺皮质增生一般无阳性声像图征象，超声往往不能显示弥漫增厚的肾上腺，若能显示，表现为肾上腺形态更清楚饱满。

② 当肾上腺明显增大时，上部切面呈椭圆形，中部切面呈圆形或圆钝三角形，结节性增生时可见到与腺体回声一致的多个低回声小结节，分界不清，多数直径仅数毫米。

(四) 鉴别诊断

(1) *功能性肾上腺皮质腺瘤*　既使很小的肾上腺皮质腺瘤，也可引起明显的临床皮质功能亢进表现。当肾上腺呈弥漫性结节性增生时，腺体内多个灶性增生结节极易被误认为肿瘤。功能性肾上腺皮质腺瘤的特点如下：① 肿瘤多为单发；② 肿瘤为圆形或椭圆形结节，其内部回声多较低或呈弱回声；③ 对侧肾上腺不同程度萎缩。

(2) *肾上腺浸润性病变*　某些肿瘤或感染可能波及肾上腺，使其明显肿大，受浸润部位回声较高，可被误认为肾上腺显著增生时的高回声髓质。但前者无皮质功能亢进的表现，多数可找到引起皮质浸润的原因。声像图显示肾上腺失去正常形态，多数以局部增大为主，与皮质显著增生时的髓质回声不同，易被误认为结节样增生。肿瘤绝大多数为单侧单发，内部回声通常较低，无髓质高回声。同侧和对称肾上腺萎缩。

四、肾上腺皮质腺瘤

(一) 病理

肾上腺皮质腺瘤(adrenocortical adenoma)可发生于肾上腺的任何部位，单侧单发者多见。直径较小，一般在 1 ~2 cm，有完整包膜，可出现出血、坏死或囊性变。腺瘤生长缓慢。有恶变倾向。

(二) 临床表现

根据其是否引起临床内分泌紊乱，可分为功能性肾上腺皮质腺瘤和无功能性肾上腺皮质腺瘤两类。

(1) 功能性肾上腺皮质腺瘤　80% ~90%伴醛固酮症,称醛固酮瘤,瘤体多数较小,直径1 cm左右,恶性极少;10% ~20%的功能性肾上腺皮质腺瘤伴皮质醇增多症,此类腺瘤的体积多为3 cm;5%的功能性腺瘤伴肾上腺性征异常,有恶变的倾向。

(2) 无功能性肾上腺皮质腺瘤　较功能性腺瘤少见,无临床症状,多数在体检时发现。

(三) 超声声像图

① 肾上腺区圆形或椭圆形低回声或弱回声结节。醛固酮增多症皮质腺瘤直径多为1 ~2 cm,内部回声较弱,境界清楚;皮质醇增多症皮质腺瘤体积相对较大,多为3 cm左右。边界回声较高,与周围组织分界清楚,瘤体内部多呈低回声,分布较均匀,后方回声无明显衰减(图6-4-2)。

② 功能性肾上腺皮质腺瘤患者,对侧肾上腺有不同程度的缩小,而无功能性肾上腺皮质腺瘤患者,对侧肾上腺正常。

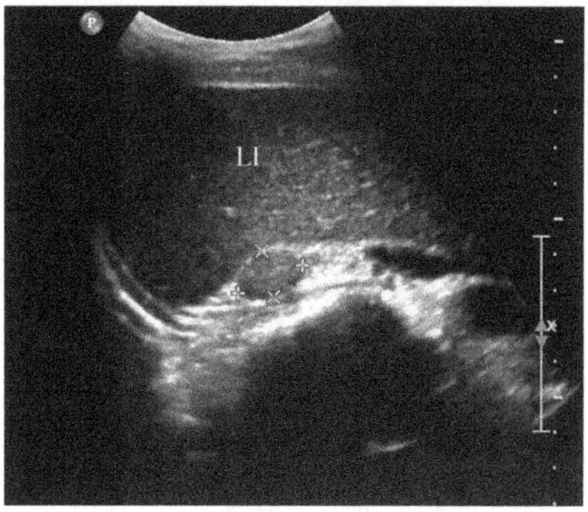

LI—肝脏;标尺—腺瘤

图6-4-2　肾上腺皮质腺瘤

(四) 鉴别诊断

(1) 肾上腺皮质增生　见本节"肾上腺皮质增生"鉴别诊断。

(2) 肾上腺皮质癌　如肾上腺皮质瘤生长快,瘤体较大,直径>3 cm,边界不整齐或呈分叶状,内部回声不均匀。特别是伴有性征异常的低龄患者,更应警惕为皮质癌。

五、肾上腺皮质恶性肿瘤

(一) 病理

肾上腺皮质癌(adrenocortical carcinoma)分为原发性和继发性两类。原发性较罕见,绝大多数为腺癌,单侧,大小不等,但多数直径在3 cm以上,呈圆形、椭圆形或分叶状,表面凹凸不平。癌瘤易侵犯肾上腺静脉、下腔静脉,发生肺、肝、脑转移。

(二) 临床表现

原发性肾上腺皮质腺癌80%以上为功能性,常表现为皮质醇增多症和肾上腺性征异常。特别对小儿有皮质醇症状或男性患者女性化者,更应警惕功能性肾上腺皮质腺癌。功能性肾上腺皮质腺癌由于临床症状出现早,容易早期被发现,而无功能性肾上腺皮质腺癌常在肿瘤较大时才被发现。肾上腺皮质转移癌多来自肺、支气管、肾、肝癌和黑色素瘤。多为单侧和双侧,也可单发或多发,很少引起肾上腺功能异常。

(三) 超声声像图

肾上腺皮质癌体积通常较大,但其大小和回声差异很大。多数呈低回声,大肿瘤多呈混合回声,内部可有出血、坏死形成的不规则无回声区,内部还可出现钙化强回声,部分肿瘤呈分叶状或内部呈放射状回声("疤痕"征),提示恶性。

(四) 鉴别诊断

(1) 肾上腺外肿瘤　肾上腺外肿瘤是发生于肾上腺区的非肾上腺肿瘤,如淋巴瘤、腹膜后纤维肉瘤、胰尾部肿瘤、肝右叶或肾上极肿瘤均可表现与肾上腺皮质恶性肿瘤类似的回声。肾上腺肿瘤通常局限于肾上极的前上方稍偏内侧,或前上方,而不是正上方或后方。

(2) 嗜铬细胞瘤　嗜铬细胞瘤表现为边界光滑的高回声带,与邻近的肾包膜回声构成典型的“海鸥”征。结合临床症状有高血压和代谢紊乱表现,较容易鉴别。

(3) *肾上腺转移癌* 肾上腺转移癌有肾上腺外的恶性肿瘤病史,不出现肾上腺功能异常。

六、肾上腺嗜铬细胞瘤

(一) 病理

肾上腺嗜铬细胞瘤(pheochromocytoma)是发生于肾上腺髓质的肿瘤,产生和分泌儿茶酚胺,多为良性。肾上腺是嗜铬细胞瘤的主要发生部位,约占90%。嗜铬细胞瘤90%为单侧,多见于右侧,右侧是左侧的两倍,多发性多见于儿童或家族性遗传患者。嗜铬细胞瘤多为良性,有完整包膜,约10%为异位嗜铬细胞瘤,多位于腹主动脉旁、髂动脉旁、颈动脉体、盆腔等处。

(二) 临床表现

嗜铬细胞瘤因有产生和分泌儿茶酚胺的功能,所以可引起高血压,血压呈阵发性或持续性升高,阵发性加剧是其特征。病情发作时可伴有头痛、多汗、面色苍白、心悸、恶心、呕吐等症状。

(三) 超声声像图

① 肿物一般较大,直径为3~5 cm,边界清楚,周边有包膜,呈高回声(图6-4-3)。

② 肿物呈均匀的中等或低回声,如有出血或囊性变则可见不规则无回声区。

③ 肿物内血流信号丰富。

④ 肾上腺嗜铬细胞瘤与肾上极脂肪囊之间会出现强回声的海鸥样图形,即“海鸥”征,具有诊断意义。

⑤ 异位嗜铬细胞瘤常发生于腹主动脉旁、膀胱壁、睾丸、卵巢内,可导致这些脏器的形态和正常回声的改变。

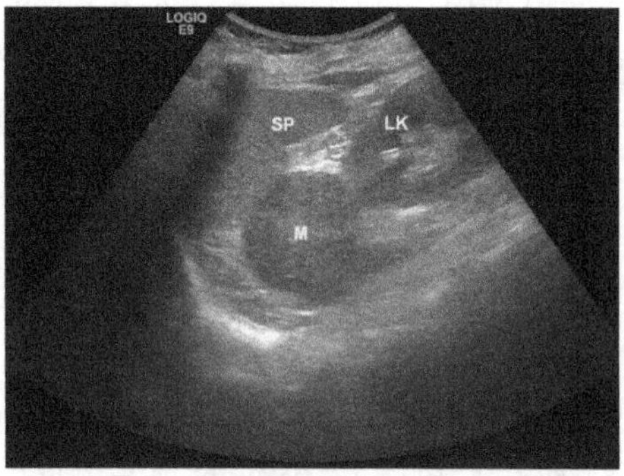

SP—脾脏;LK—左肾;M—嗜铬细胞瘤

图6-4-3 肾上腺嗜铬细胞瘤

⑥ 恶性的嗜铬细胞瘤较大,表面不光滑,包膜回声不完整,内部回声不均匀,肿瘤可浸润周围组织与脏器,或向远处转移。

(四) 鉴别诊断

(1) *肝右后叶肿瘤* 右侧肾上腺肿瘤较大时,容易被误认为肝右后叶肿瘤。可以通过与下腔静脉的关系来鉴别,包块位于下腔静脉前方的是来源于肝脏的肿瘤,包块位于下腔静脉外后方的是来源于右侧肾上腺的肿瘤。也可以通过观察肿块随呼吸的相对运动来鉴别。

(2) *肾上极肿瘤* 肾上腺肿瘤与肾脏有明确的边界,有完整的肾脏的图像,而肾上极肿瘤与肾脏无明确分界,无正常的肾脏的结构。

(3) *脾及胰尾部肿瘤* 脾肿瘤位于脾脏实质内,胰尾部肿瘤位于脾静脉前方,使之向后压,而肾上腺肿瘤位于脾静脉下方,使之前移。

参考文献

[1] 郭万学. 超声医学. 6 版. 人民军医出版社,2011.
[2] 任卫东,常才. 超声诊断学. 3 版. 人民卫生出版社,2014。
[3] 刘明瑜. 腹部超声. 人民军医出版社,2010.
[4] 中国医师协会超声医师分会. 腹部超声检查指南. 人民军医出版社,2014.
[5] 王新房,张青萍. 中华影像医学超声诊断学卷. 人民卫生出版社,2002.
[6] 徐智章. 现代腹部超声诊断学. 2 版. 科学出版社,2008.
[7] 王志斌,房世保. 腹部超声诊断. 人民卫生出版社,2004.

中英文对照

abdominal aneurysm	腹主动脉瘤
acute appendicitis	急性阑尾炎
adrenal cortical hyperplasia	肾上腺皮质增生
adrenocortical adenoma	肾上腺皮质腺瘤
adrenocortical carcinoma	肾上腺皮质癌
aneurysm	真性动脉瘤
caecum	盲肠
colon	结肠
crohn disease	克罗恩病
cystic lymphangioma	囊状淋巴管瘤
dissecting aneurysm	夹层动脉瘤
duodenum	十二指肠
false aneurysm	假性动脉瘤
gastric carcinoma	胃癌
gastric leiomyosarcoma	胃平滑肌肉瘤
gastric malignant lymphoma	胃恶性淋巴瘤
gastrointestinal stromal tumor	胃肠道间质瘤
ileum	回肠
intestinal obstruction	肠梗阻
jejunum	空肠
large intestinal carcinoma	大肠癌
large intestine	大肠
left renal vein entrapment syndrome, nut cracker phenomenon	左肾静脉压迫综合征,胡桃夹现象
malignant lymphoma	恶性淋巴瘤
Mcburney's point	麦氏点
neuroblastoma	神经母细胞瘤

pheochromocytoma	嗜铬细胞瘤
rectum	直肠
small intestine	小肠
stomach	胃
teratoma	畸胎瘤
vermiform appendix	阑尾

第七章　妇科的超声诊断

超声能清晰显示女性盆腔内的结构而成为妇科疾病诊断的重要手段，尤其经阴道超声检查，能清晰显示子宫、卵巢及附件的结构，彩色多普勒在高分辨率二维声像图基础上能显示子宫、卵巢及盆腔病变的血流情况，有助于了解病变的血流状态并进行良、恶性肿块的鉴别诊断。随着超声医学的飞速发展及新技术的应用，尤其是三维超声及超声造影等新的诊治方法的出现，显著提高了妇科疾病诊断的准确性和灵敏性，超声已经成为妇科疾病诊断不可缺少的影像学检查方法。

第一节　盆腔解剖概要

一、盆腔解剖结构

骨盆由骶骨、尾骨及左右两块髋骨组成，每块髋骨又由髂骨、耻骨、坐骨融合而成。骨盆分为大骨盆（假骨盆）及小骨盆（真骨盆）。大骨盆内主要为肠道，两侧为升结肠和降结肠，中间为小肠。小骨盆内前方有膀胱和尿道，中部有卵巢、输卵管、子宫和阴道，后方为直肠。

盆腔的血管主要为髂内、外动静脉及其分支。髂内动脉在小骨盆内行经卵巢及子宫的外后侧，卵巢动、静脉则行经卵巢的后方，其他的纵向结构还有输尿管、乙状结肠和直肠。正确识别这些解剖结构有助于对盆腔肿块的鉴别。

盆腔腹膜在膀胱、子宫、直肠处反折形成 3 个陷凹，即前腹膜与膀胱之间的前腹膜陷凹、膀胱子宫陷凹和子宫直肠陷凹，后者为腹膜腔最低部位（图 7-1-1）。

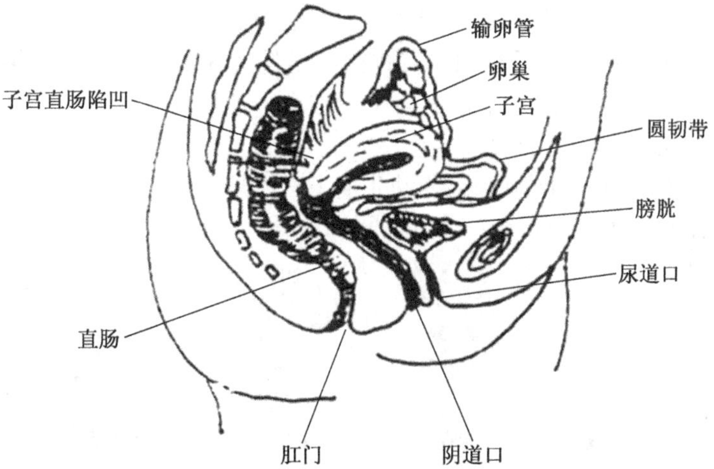

图 7-1-1　女性盆腔及其内结构

二、女性内生殖器官

女性内生殖器官包括阴道、子宫、输卵管和卵巢，后两者常被称为子宫附件(图 7-1-2)。

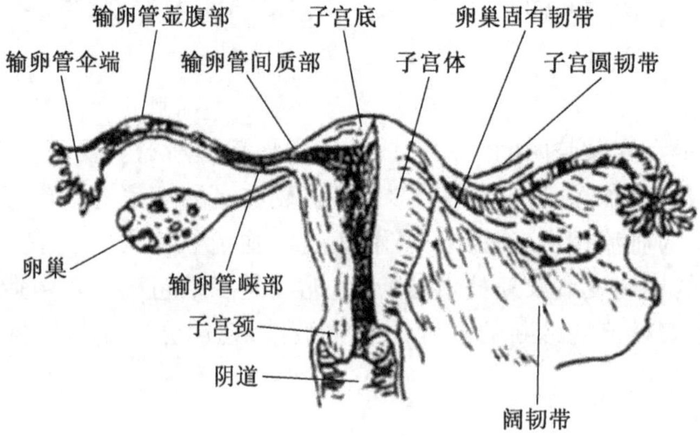

图 7-1-2　女性内生殖器官

1. 阴道

阴道(vagina)位于小骨盆下部中央，是连接子宫与外阴的通道，为黏膜、肌层及纤维层构成的富有弹性的管状器官。上端包绕宫颈，下端开口于阴道前庭后部。前壁与膀胱和尿道邻接，后壁与直肠贴近。环绕宫颈周围的部分称阴道穹窿，后穹窿较深，其顶端与子宫直肠陷凹贴近。正常成人妇女阴道前壁长 7 ~ 9 cm，后壁长 10 ~ 12 cm。平时阴道前后壁互相贴近。

2. 子宫

子宫(uterus)位于骨盆腔的中央，呈倒置的梨形，前面扁平，后面稍凸，可分为子宫体和子宫颈两部分。成年的子宫长 7 ~ 8 cm，宽 4 ~ 5 cm，厚 2 ~ 3 cm，重约 50 g，子宫腔为一个上宽下窄的三角形，其容量约 5 mL。

子宫上部较宽，称为子宫体，其上端隆突部分称为子宫底，子宫底两侧为子宫角，与输卵管相通。子宫体壁由三层组织构成，外层为浆膜层，中间为肌层，内层为黏膜层即子宫内膜。子宫下部较窄，呈圆柱状，称为子宫颈。宫颈内腔呈梭形，称子宫颈管，成年妇女长约 3 cm。宫颈上端通过宫颈内口与子宫腔相连，宫颈下端称为宫颈外口，连接阴道顶端，故宫颈以阴道附着部为界，分为阴道上部和阴道部。

子宫体与宫颈的比例因年龄而异，婴幼儿期子宫体与宫颈的比例为 1∶2，青春期 1∶1，生育期 2∶1，绝经期又变成 1∶1(图 7-1-3)。

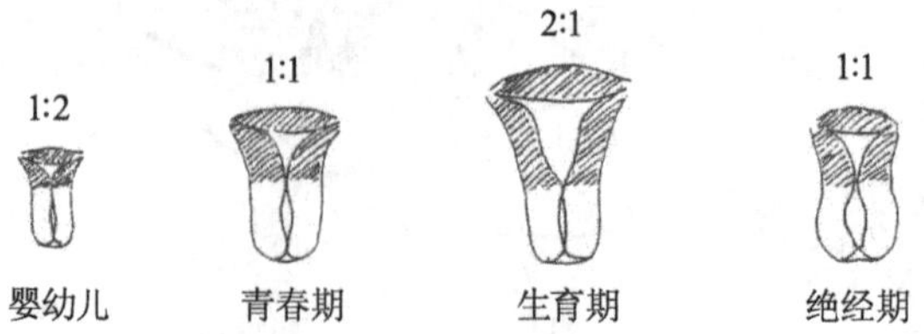

图 7-1-3　子宫体与宫颈的比例

3. 输卵管

输卵管(fallopian tube)左右各一，为细长、弯曲的管腔，内侧与子宫角相通，外端游离，与卵巢接近,全长 8～14 cm。

根据输卵管的形态分为以下 4 个部分:

(1) 间质部　又称为壁内部,为子宫壁内的部分,短而狭窄,长约 1 cm。

(2) 峡部　紧接间质部,管腔也较窄,长 2～3 cm。

(3) 壶腹部　为宽阔部分,在峡部外侧,长 5～8 cm。

(4) 漏斗部　又称伞部,为输卵管的末端,开口于腹腔,游离端呈漏斗状,有“拾卵”作用。

4. 卵巢

卵巢(ovary)为一对扁椭圆形的性腺,位于输卵管的后下方,子宫两侧的后上方,借卵巢系膜与子宫阔韧带后层相连。其大小及形状因年龄而异,成年人的卵巢大小约 4 cm×3 cm×1 cm,重 5～6 g,绝经期后逐渐萎缩变小、变硬。

卵巢表面为一层致密的结缔组织,称为白膜,再向内部分为皮质和髓质两部分。皮质为外层,其中含有数以万计的始基卵泡及致密的结缔组织。髓质居卵巢的中心部分,内无卵泡,为疏松的结缔组织及丰富的血管、淋巴管、神经及少量与卵巢悬韧带相连的平滑肌纤维。

三、女性内生殖器官的血液供应

盆腔内脏器的血液供应除两侧卵巢动脉起自腹主动脉前壁外,其余主要来自髂内动脉的分支。子宫动脉为髂内动脉前干的分支,沿盆腔侧壁向前内下行,进入子宫阔韧带底部的两层腹膜之间,在子宫颈的外侧约 2 cm 处横跨输尿管的前方而达子宫侧缘,之后,子宫动脉发出一下行小的阴道支,主干于阔韧带两层间沿子宫侧缘迂曲上行,沿途发出至子宫肌层内即弓状动脉和放射性分支至黏膜层即为螺旋动脉。当主干上升至子宫角时,即分为三支,一支分布于子宫底,一支循输卵管而行,另一支分布至卵巢。

卵巢具有双重血供,即从腹主动脉发出的卵巢动脉和上述子宫动脉上升支分出的卵巢支。前者自腹主动脉前壁发出后,沿腰大肌前面入盆腔与卵巢前缘平行,发出小支入卵巢实质内,而子宫动脉的卵巢支则自内侧缘从卵巢门进入卵巢。

盆腔器官周围有丰富的静脉丛,重要的是子宫阴道静脉丛,位于子宫颈和阴道两侧的子宫阔韧带和主韧带中,与膀胱阴道丛和直肠丛相通,收集子宫和阴道的血液,汇合成子宫静脉,注入髂内静脉。

第二节　盆腔脏器检查方法及正常声像图

一、检查方法

(一) 使用仪器

经腹体表扫查时,首选凸阵探头,其次是线阵探头。探头频率多为 3.5～5.0 MHz。经阴道超声检查时,多选用端式扫描凸阵探头,频率一般为 5～7.5 MHz,角度以 90°～120°为宜。角度大则视野大,但图像质量差;而角度过小则图像质量好,但视野过小。

(二) 检查技术

1. 经腹体表检查

(1) 检查前的准备　为了避免肠道内气体的影响,一般于检查前 1 h 饮水 300～500 mL,

使膀胱适度充盈，必要时可口服或注射利尿剂（呋塞米），使膀胱快速充盈，适度充盈膀胱的标准为以能显示子宫底部为宜，过度充盈则可使子宫位置发生改变，不利于图像分析。

（2）*扫查方法* 检查时的体位，常规取仰卧位，探头置于下腹部表面进行扫查，局部皮肤涂上适量耦合剂。扫查应按一定的顺序，一般先采用纵切面扫查，以子宫矢状切面为中心，探头缓慢向两侧滑行，同时轻轻变化扫查的角度；然后探头转动 90°改为横切面扫查，从上向下或从下向上平行切面连续扫查。根据病变特点及其局部解剖结构，用探头做纵向、横向和多种角度的扫查。

2. 经阴道超声检查

（1）*检查前的准备* 无须充盈膀胱，或使膀胱少量充盈以利于检查时子宫的定位。

（2）*检查方法* 检查时取膀胱截石位或用枕头垫高臀部有助于显示盆腔前方结构。先将避孕套内放入适量的耦合剂后，套入阴道探头前端，然后在其表面涂以耦合剂。操作者右手持阴道手柄，左手轻轻分开外阴，将探头缓缓放入阴道内直至宫颈表面或阴道穹窿部，转动探头柄可纵向、横向及多方向扫查，并采用倾斜、推拉、旋转等几种基本手法观察子宫、卵巢等盆腔全面情况。如探测脏器部位较高，左手可在腹壁加压，使盆腔器官接近探头。如子宫过度前屈或卵巢位置比较高，让受检者适当抬高臀部将有助于图像显示。因探头与盆腔器官接近，能更好地显示子宫、卵巢及盆腔肿块的细微结构及特征，图像分辨率高。但体积较大的盆腔肿块则不适于经阴道超声检查，另外，对未婚妇女、月经期、阴道畸形、炎症时不应使用本法。

3. 经直肠超声检查

对于经腹体表检查图像模糊且不适宜经阴道扫查时，可采用经直肠扫查。探头的准备同经阴道超声检查。检查前嘱患者排空大、小便，取侧卧位，右腿屈曲，左腿半屈曲，将探头放入直肠内后可再转动身体取膀胱截石位或在原体位进行扫查。经直肠检查效果次于经阴道扫查，主要用于未婚女性、老年性阴道萎缩或阴道畸形等。

4. 经会阴超声检查

对于外阴部或阴道下段病变可采用经会阴扫查，探头的准备同经腹体表检查。检查时探头表面涂以适量耦合剂，表面套消毒安全套后，将探头置于会阴部扫查。

5. 三维超声检查

（1）*检查前的准备* 经腹体表检查时，适度充盈膀胱，腹部三维容积探头 4 ~7 MHz；经阴道检查时，则需排空膀胱，阴道三维容积探头 5 ~9 MHz。

（2）*检查方法* 先行常规二维超声检查，观察病变的位置、大小、形态、内部结构、边界及周围关系，测量病变大小，确定拟三维成像的区域，启动三维成像模式自动采集数据。经 2 ~8 s 即获得 A，B，C 三个平面图像，通过多方向旋转调节 X，Y，Z 轴，清晰显示感兴趣区的立体图像，保存之后可反复多次对原始图像进行重建观察。三维超声能清晰显示子宫及内膜形状，有助于子宫发育异常的诊断；能够显示子宫肌瘤的位置、肌瘤与宫腔的关系；明确子宫内膜癌侵犯子宫肌层及宫颈范围，为子宫内膜癌的分期提供证据；亦能够显示节育器的形状、明确节育器的位置。另外，三维容积测量使得卵巢或肿瘤的体积估算更加准确。

二、正常声像图

盆腔内骨性组织显示为强回声，后方伴有声影。肌肉组织显示为低回声，同时有断续的高回声边缘。盆腔内的大血管，即髂外动、静脉及髂内动、静脉显示为管状结构的无回声区，实时超声可显示动脉的搏动。输尿管呈管状无回声结构，有明亮管壁回声，中心为无回声暗带，实时超声检查时常可显示输尿管蠕动。盆腔内的肠管常因气体干扰而显示不清。

（一）正常子宫声像图表现及正常测值

纵切面子宫呈倒梨形，子宫体为实质均质结构，轮廓清晰，内部呈均匀中等回声，子宫腔呈线状高回声，其周围有弱回声的内膜包绕。随月经周期内膜的变化，宫腔回声有相应变化。宫颈回声较宫体稍高，常可见带状的颈管高回声。横切面宫底近三角形，体部呈椭圆形。通过子宫纵切面观察子宫体与子宫颈的夹角，可以判断子宫的倾屈程度。

子宫大小可因年龄和生育史不同而有差异。测量子宫应适度充盈膀胱（以子宫底部能显示为宜），先做纵切面使子宫全貌显示清晰，测量宫体和宫颈的纵径及宫体的前后径，然后进行横向扫查，连续观察子宫横切面，测量子宫的最大横径（图 7-2-1）。

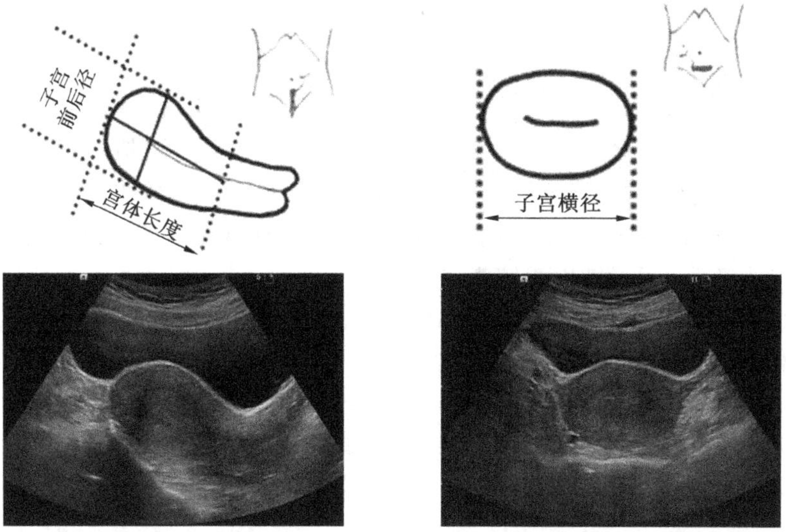

(a) 子宫纵切面上测量纵径和前后径　　(b) 子宫横切面上测量子宫横径

图 7-2-1　子宫超声测量方法图

（1）子宫纵径　宫底部至宫颈内口的距离为宫体长度。宫颈内口至宫颈外口（阴道内气体强回声光带顶端）的距离为宫颈长度。

（2）子宫前后径　纵向扫查时，测量与宫体纵轴相垂直的最大前后距离。

（3）子宫横径　横向扫查时，宫底呈三角形，其左右为宫角部位，此时测量子宫横径不准确，故应将探头稍下移，在两侧宫角下缘的子宫横切面呈椭圆形，使子宫侧壁显示清晰时，测其最大横径。

成年未育妇女子宫纵径 7 ~ 8 cm（包括宫颈），前后径 2 ~ 3 cm，横径 4 ~ 5 cm。子宫颈长 2.5 ~ 3.0 cm。已育妇女的子宫稍大，纵径增加约 1 cm，多产妇女增加约 2 cm。绝经后子宫萎缩。青春期子宫体约与子宫颈等长，生育期子宫体长约为子宫颈的 2 倍，老年期又为 1∶1。

（二）输卵管、卵巢声像图

输卵管自子宫底蜿蜒伸展，显示为高回声边缘的管状结构，其内径 <5 mm，一般不易显示。卵巢通常位于子宫体部外上方，常有变异。经阴道扫查在髂内动脉前方容易寻找到卵巢。正常卵巢切面声像图呈扁椭圆形，其内回声略高于子宫回声。正常卵巢大小约为 4 cm × 3 cm × 1 cm，其内可显示或大或小的无回声区，此为不同发育程度的卵泡声像（图 7-2-2）。

内可见多个卵泡。

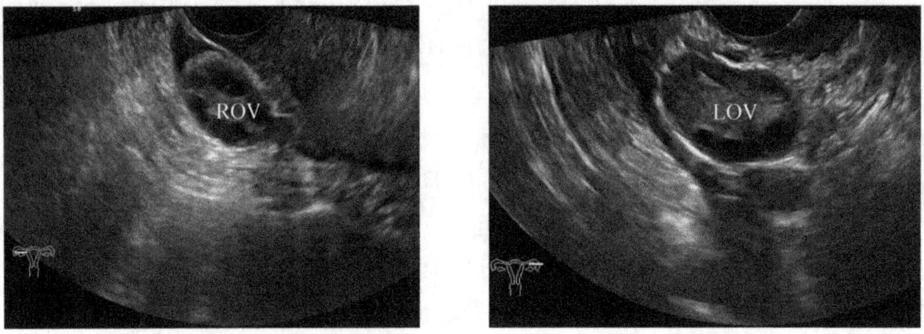

(a) 右卵巢　　(b) 左卵巢

ROV—右卵巢;LOV—左卵巢

图 7-2-2　双侧卵巢二维声像图

(三)子宫、卵巢在月经周期中声像图的形态学变化

子宫内膜变化是卵巢的内分泌即雌激素和孕激素作用而出现,排卵前,卵巢以分泌雌激素为主,使内膜仅发生增殖性变化。在排卵后期,在雌激素、孕激素的联合作用下使子宫内膜发生特殊的分泌性变化。随月经周期子宫内膜发生声像图形态学变化,一般分为以下三期:

(1) 月经期(第 1 ~ 4 日)　由于内膜剥脱,子宫内膜边缘回声不清,子宫腔内常伴有经血形成的小片液性暗区。月经期内膜较薄,厚度为 3 ~ 6 mm。

(2) 增殖期(第 5 ~ 14 日)　内膜腺体增生,内膜功能层表现为低回声,基底层呈高回声,加上宫腔线的高回声形成“三线”征(图 7-2-3a)。

(3) 分泌期(第 15 ~ 28 日)　由于子宫内膜发生分泌反应,内膜由基底层开始逐渐向内膜表面转变成较子宫肌层稍强的回声层,至分泌期内膜厚度可达 10 ~ 13 mm,内膜全层呈较均质高回声(图 7-2-3b)。

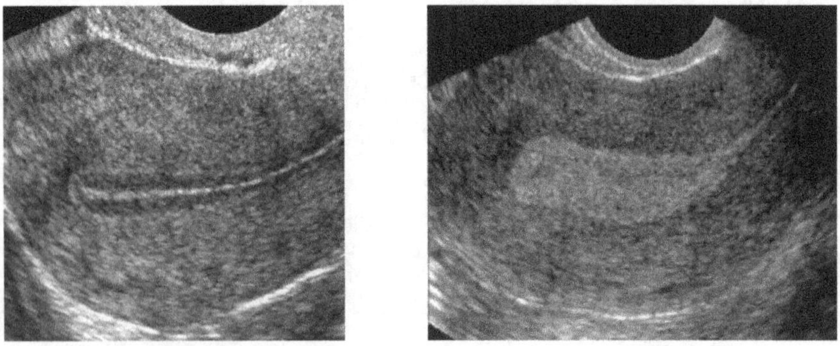

(a) 增殖期　　(b) 分泌期

图 7-2-3　月经周期中子宫内膜变化声像图

绝经期后妇女内膜变薄,小于 6 mm。当有异位妊娠时,由于宫腔内蜕膜反应而形成高回声边缘的圆形无回声区(即假孕囊回声)。

卵巢内卵泡的发育和排卵与子宫内膜周期性变化一致。排卵期卵巢体积可增大,其内有卵泡的圆形无回声,大小为 1 ~ 2 cm。排卵时卵泡位置移向卵巢表面,且一侧无卵巢组织覆盖,并向外突出。排卵后进入黄体期,卵巢内的黄体可较卵泡稍增大,边缘皱缩不规则,内有细弱回声光点。排卵后,由于卵泡破裂,卵泡液流出子宫直肠陷凹内可有少量的液性暗区。

(四)卵泡发育的监测和意义

二维超声目前已成为监测卵泡发育的重要手段,可以根据超声图像的特征,判断有无卵泡发育及是否成熟和排卵,连续的超声检查还能发现一些与激素水平变化不一致的特殊情况,如了解有无未破裂卵泡黄素化等情况。根据超声的图像特征可以判断卵泡的成熟度和是否已排卵。

1. 成熟卵泡的特点

① 排卵前正常卵泡最大直径范围为 17 ~24 mm。

② 卵泡外形饱满,呈圆形或椭圆形,卵泡内呈无回声,边界清晰,壁菲薄(图 7-2-4)。或可见内壁卵丘形成的一金字塔形的高回声。

③ 卵泡位置移向卵巢表面,且一侧无卵巢组织覆盖,并向外突出。

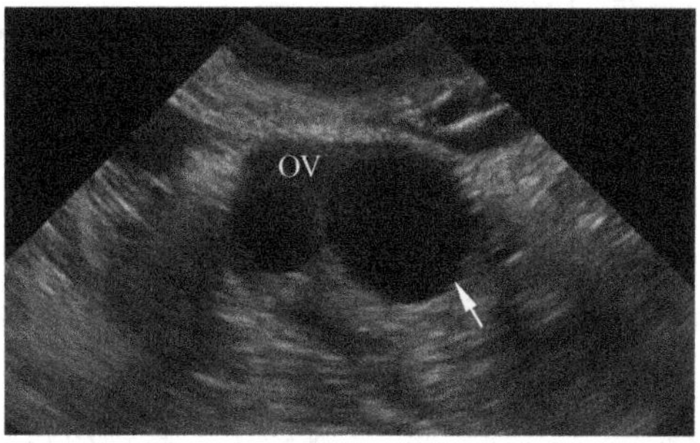

OV—卵巢

图 7-2-4　卵巢内成熟卵泡(箭头所示)

2. 已排卵的指征

① 卵泡外形消失或缩小,可同时伴有内壁塌陷。

② 缩小的卵泡腔内可见细弱的光点回声,继而卵泡壁增厚,并有较多的高回声,提示早期黄体形成。

③ 子宫直肠陷凹内有少量液性无回声区,此种情况约占 50% 以上。

根据卵泡测值及形态改变,结合尿或血中黄体生成素(LH)测值进行综合分析,有助于提高预测排卵的准确性。月经周期 10 天内卵泡生长速度较慢,每天增长 0.5 ~1 mm,10 天后每天增长 1 ~2 mm,排卵前 3 天每天增长 2 ~3 mm。

需要指出的是,卵泡的大小固然与卵泡的成熟度有密切关系,然而,过度增大的卵泡常会出现卵子老化或闭锁现象,所以在不孕症的治疗中用药物刺激卵泡发育时,既要掌握成熟卵泡的标准,又要注意防止卵泡过度增大,在适当的时候可以应用绒毛膜促性腺激素(hCG)促使卵泡最后成熟,这样有利于获得比较成熟的卵子。

扫一扫

看彩图

第三节　子宫疾病的超声诊断

一、子宫发育异常

先天性子宫发育异常(uterine dysplasia)是生殖器官畸形中最常见的一种。双侧副中肾管在演化过程中,受到某些因素的干扰和影响,可在演化过程的不同阶段停止发育而形成各种发育异常的子宫。

（一）子宫发育异常的常见类型

1. 副中肾管发育不良所致的畸形

（1）双侧副中肾管发育不良所致的畸形

① 先天性无子宫：由双侧副中肾管完全未发育所致。无子宫，双卵巢可发育正常。

② 始基子宫：由双侧副中肾管融合后不久即停止发育所致。子宫小，宫体厚度 <1.0 cm，无子宫内膜，双卵巢可发育。

③ 幼稚子宫：由双侧副中肾管融合后在子宫发育至正常之前停止发育所致。子宫各径线小于正常，宫颈相对较长。

（2）一侧副中肾管发育不良所致的畸形　单角子宫，即由一侧副中肾管停止发育，而另一侧发育完全所致。停止发育的一侧可形成残角子宫。

2. 副中肾管融合不良所致的畸形

（1）双侧副中肾管完全未融合所致的畸形　双子宫，全段副中肾管未融合，形成完全分离的两个宫体、两个宫颈及两条阴道。

（2）双侧副中肾管未完全融合所致的畸形　双角子宫，双侧宫角分离在宫颈内口处为完全双角子宫，分离在宫颈内口之上的任何部位为不完全双角子宫。

3. 双侧副中肾管融合后中隔吸收不良所致的畸形

双侧副中肾管融合后中隔吸收不良形成完全纵隔或不完全纵隔子宫。完全纵隔子宫，子宫纵隔达宫颈内口或外口；不完全纵隔子宫，纵隔终止于宫颈内口之上。

（二）临床表现

有些子宫发育异常患者可无临床症状，先天性无子宫或始基子宫患者青春期后无月经。幼稚子宫可有月经稀少或初潮延迟。双子宫、双角子宫患者可出现月经量过多及经期持续时间延长。子宫发育异常也常常是不孕、流产或难产的主要原因。

（三）超声声像图

（1）先天性无子宫　在盆腔内探测不到子宫声像，有时可见双侧卵巢回声。

（2）始基子宫　子宫很小，呈条索状低回声，宫体宫颈结构不清，无宫腔线和内膜回声（图 7-3-1），可见双侧卵巢回声。

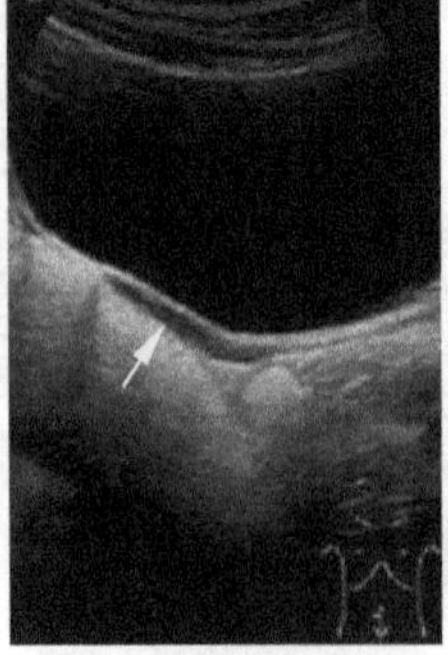
(a) 子宫纵切面

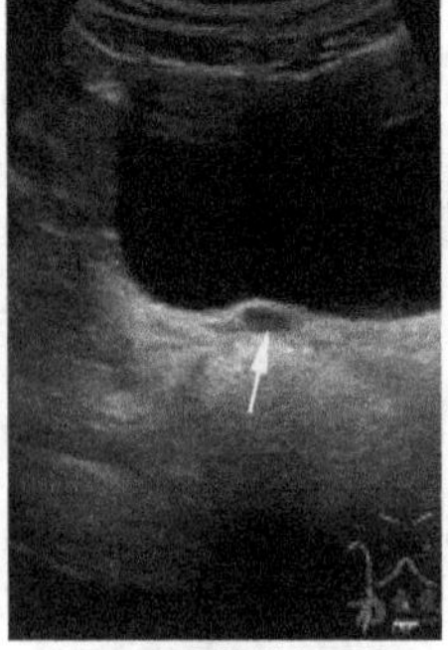
(b) 子宫横切面

子宫很小，宫体宫颈结构不清，无子宫内膜回声。

图 7-3-1　始基子宫二维声像图

（3）幼稚子宫　膀胱后方可显示子宫声像，但各径线均小，其前后径 <2 cm，宫颈相对较长，子宫体与子宫颈比例为 1∶1 或 2∶3（图 7-3-2）。

各径线均小，其前后径<2 cm，宫颈相对较长。

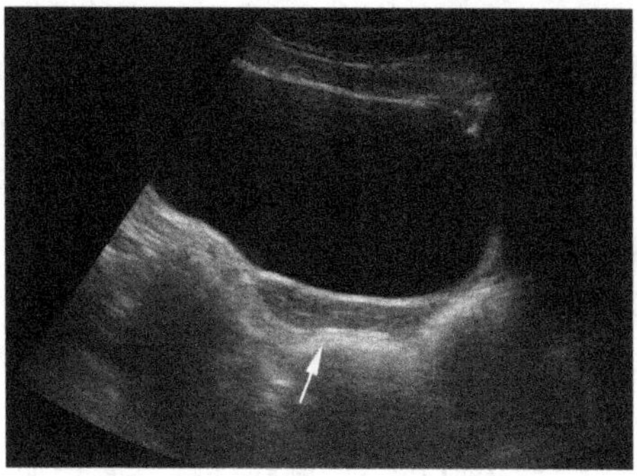

图 7-3-2 幼稚子宫二维声像图

（4）单角子宫 单角子宫呈牛角形，在发育完好的一侧可探及正常卵巢回声。子宫的另一侧可有中空或实性的条状物，可与子宫腔相通或不通。

（5）双子宫 盆腔内探及两个子宫体，可分别看到子宫内膜回声。横切面两个内膜之间有间距，两个子宫体左右对称（图 7-3-3），子宫颈较正常增宽，可见两个宫颈管回声。

（6）双角子宫 横切扫查近宫底部内膜呈“蝶翅”样表现，子宫底部外缘凹陷呈双角。由宫底向宫体连续扫查时，见两侧内膜逐渐汇聚到一处。

（7）纵隔子宫 子宫大小外形正常，宫底横径较宽，三维超声冠状切面内膜呈“V”形为完全纵隔，呈“Y”形为不完全纵隔（图 7-3-4）。

横切面可见双宫体，且两个子宫内均可见内膜回声。

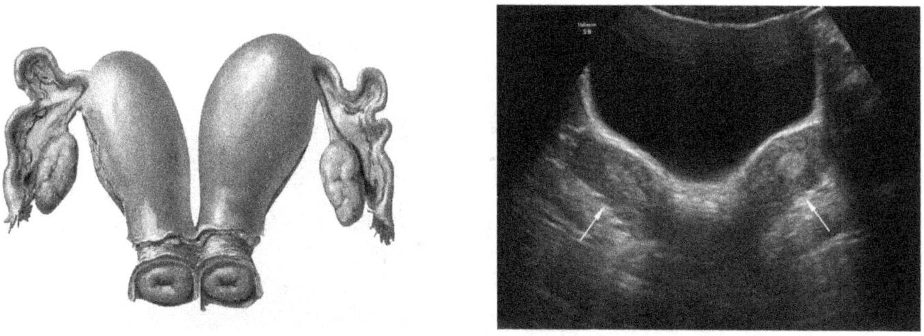

(a) 示意图　　(b) 二维声像图

图 7-3-3 双子宫

内膜呈“V”形（箭头所示），宫底部未见明显凹陷。

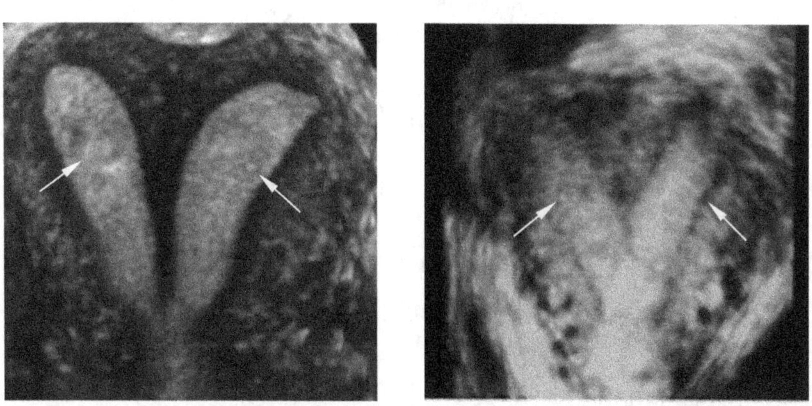

内膜呈“Y”形（箭头所示），宫底部未见明显凹陷。

(a) 完全纵隔子宫　　(b) 不完全纵隔子宫

图 7-3-4 纵隔子宫三维超声冠状切面

（四）鉴别诊断

子宫发育异常中双子宫及双角子宫应与卵巢肿瘤、浆膜下子宫肌瘤及附件其他肿块相鉴别。主要鉴别方法是观察两者的位置关系，以及有无子宫内膜回声。

二、子宫肌瘤

子宫肌瘤（uterine myoma）是女性生殖器中最常见的良性肿瘤，多发于30～50岁妇女。子宫肌瘤是由于雌激素刺激引起的子宫平滑肌的良性肿物，是非孕期子宫增大最常见的原因。

（一）病理和分类

子宫肌瘤切面呈灰白色，可见旋涡状或编织状结构。镜下肌瘤主要由梭形平滑肌细胞和纤维结缔组织构成。肌瘤质地较子宫肌层硬，压迫周围肌纤维形成假包膜。包膜与肌瘤间的连接疏松，易于分离。当子宫肌瘤瘤体过大，血供不足时，肌瘤即易发生变性。

子宫肌瘤按生长部位分为宫体肌瘤（约90%）和宫颈肌瘤（约10%）（图7-3-5）。按肌瘤与子宫壁的关系分为：

① 肌壁间肌瘤：占60%～70%，肌瘤位于肌壁间，周围均被肌层包围。

② 浆膜下肌瘤：约占20%，肌瘤向子宫浆膜面生长，并突出于子宫表面，其表面仅由浆膜覆盖。若肌瘤位于宫体侧壁向宫旁生长突出于阔韧带两叶之间称阔韧带肌瘤。

③ 黏膜下肌瘤：占10%～15%，肌瘤向宫腔方向生长，突出于宫腔，仅为黏膜层覆盖。

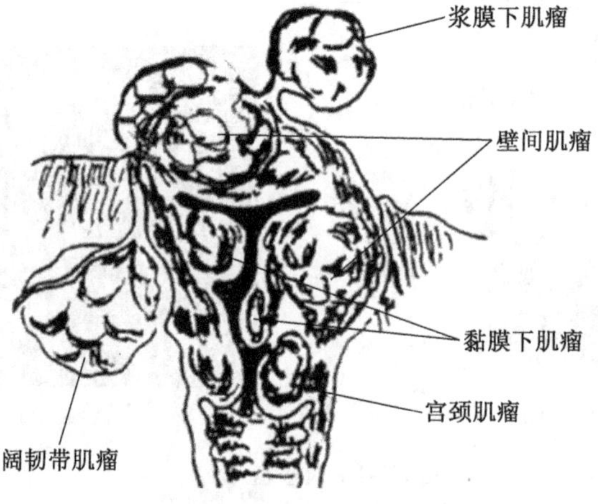

图7-3-5　子宫肌瘤示意图

较大的子宫肌瘤或者带蒂的子宫肌瘤常常由于缺乏血液供应而发生各种继发性变性，常见有以下几种类型：

① 玻璃样变：又称透明变性，最常见，平滑肌细胞被纤维组织取代，剖面旋涡状结构消失，镜下部分组织呈均匀透明样改变。

② 囊性变：玻璃样变进一步发展，肌细胞坏死液化发生囊性变。

③ 红色变：主要发生于较大的单一的壁间肌瘤，多发生于妊娠期或产褥期。常伴有剧烈腹痛，症状严重时可类似于卵巢囊肿蒂扭转。

④ 脂肪变性：脂肪球沉积于瘤体内，多是钙化的前驱表现。

⑤ 钙化：常见于绝经后妇女。钙化可有两种类型：a. 钙化弥散分布于瘤体内，最后形成硬如石块的"子宫石"；b. 边缘性钙化，环绕瘤体形成层状钙化。

⑥ 肉瘤变：子宫肌瘤恶变为肉瘤的发生率很低，在0.5%左右，肌瘤在短期内迅速增大，恶变后的肿瘤组织脆而软，似生鱼肉状。

（二）临床表现

子宫肌瘤的临床表现常随肌瘤生长部位、大小、生长速度、有无继发变性等而异。肌瘤较小时，多数患者无症状；肌瘤较大时，部分患者有腹痛、月经量大或压迫症状。生长于肌壁间的肌瘤常致月经过多，黏膜下肌瘤常致不规则出血，较大的浆膜下肌瘤以下腹部肿块为主要表现。肌瘤生长过大可产生下坠感及压迫症状，如压迫膀胱可引起尿频、排尿困难及尿潴留，压迫直肠可引起便秘等。

（三）超声声像图

子宫肌瘤的声像图表现与肌瘤的大小、位置、有无继发变性有关。

1. 子宫肌瘤的超声声像图

（1）肌壁间肌瘤

① 子宫增大，增大的程度与肌瘤的大小和数目成正比。

② 单发肌瘤多呈低回声结节，边界清（图7-3-6）。多发肌瘤表现为子宫形态失常，宫壁表面凸凹不平，内多发结节，较大的肌瘤伴后方回声衰减。

③ 如肌瘤压迫宫腔，内膜线偏移或消失。

④ 彩色多普勒：瘤周可显示较丰富环状或半环状血流信号，呈分支状进入瘤体内部。

（2）浆膜下肌瘤

① 子宫肌层内异常回声结节向浆膜下突出，使子宫变形。

② 结节边界清，呈低或中等回声。

③ 加压进行超声扫查，瘤体与子宫无分离现象。完全突出子宫的浆膜下肌瘤，与子宫仅有一蒂相连；如向两侧突出，则形成阔韧带肌瘤。

④ 彩色多普勒：瘤蒂内血流来自子宫的供血血管（图7-3-7）。据此可与附件肿物鉴别。

子宫肌壁间见低回声结节，边界清（箭头所示）。

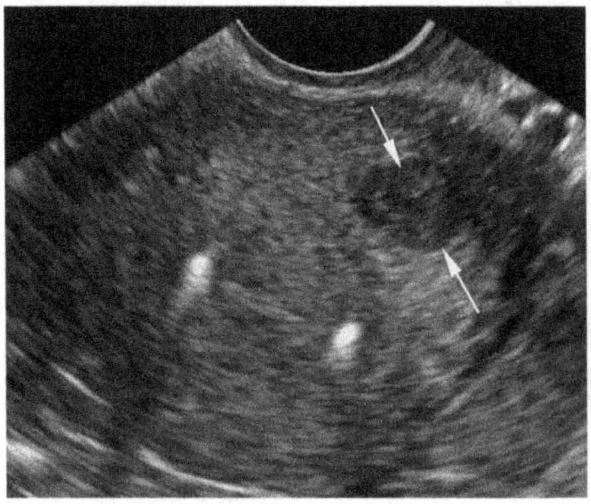

图7-3-6 肌壁间子宫肌瘤二维声像图

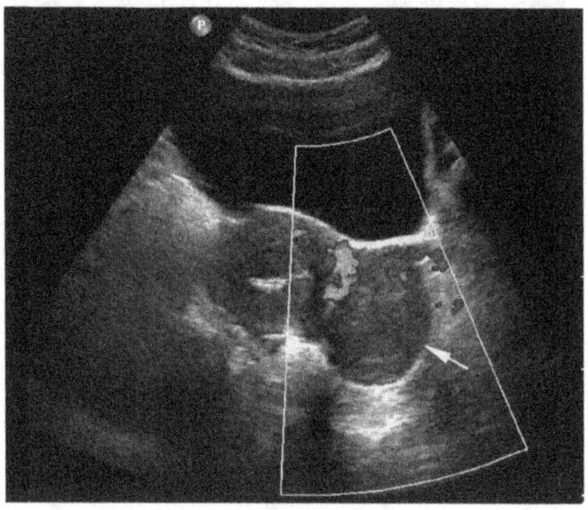

图7-3-7 浆膜下子宫肌瘤彩色血流图

子宫左侧壁见一低回声结节突出于子宫表面（箭头所示），瘤蒂内血流来自子宫的供血血管。

（3）黏膜下肌瘤

① 位于子宫腔内的黏膜下肌瘤，可显示“宫腔分离”征，宫腔内低或中等回声团块，即“杯内球”征（图7-3-8）。

② 如肌瘤脱入宫颈管及阴道，可见宫颈管增大，其内有肌瘤团块（图7-3-9）。

③ 多发性黏膜下肌瘤使宫腔形态改变。

④ 彩色多普勒：根据瘤蒂内供血血管判断肌瘤附着处。

子宫腔内可见一低回声结节(箭头所示)。

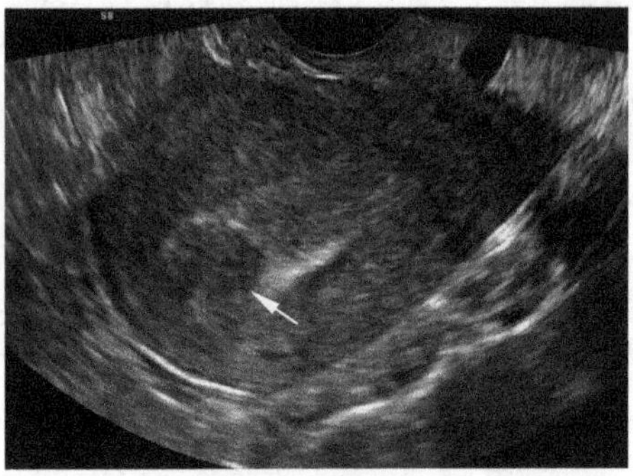

图 7-3-8　黏膜下子宫肌瘤二维声像图

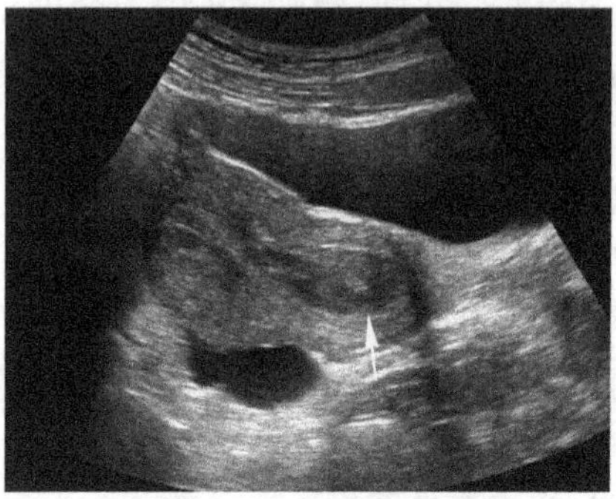

图 7-3-9　黏膜下肌瘤脱入宫颈管二维声像图

可见宫颈管增大，其内有肌瘤声像(箭头所示)。

2．子宫肌瘤变性的超声声像图

（1）玻璃样变(或称透明样变)　是最常见的一种类型，瘤体变性区失去正常的旋涡状结构，而出现低回声区。

（2）囊性变　为玻璃样变的进一步发展。此时瘤体内形成更大的腔隙，其中含有液体。如变性继续发展，许多液化区可融合为一个大的囊腔。超声声像图在瘤体内出现大小不等、不规则的液性暗区(图 7-3-10)。

（3）红色变　瘤体增大，内回声偏低，与肌瘤液化相似，须结合妊娠史、局部压痛判断。

（4）脂肪变性　肌瘤内呈现均质团状高回声。

（5）钙化　常见于绝经后妇女的子宫肌瘤。超声声像图上可显示瘤体内团状或弧形强回声，后方伴声影(图 7-3-11)。有时钙化可于肌瘤周边形成环形强回声，似胎头回声。

（6）肉瘤样变　声像图显示瘤体增大，边界不清，内部回声减低，杂乱不均，间有不规则低或无回声区。

瘤体内示液性暗区(箭头所示)。

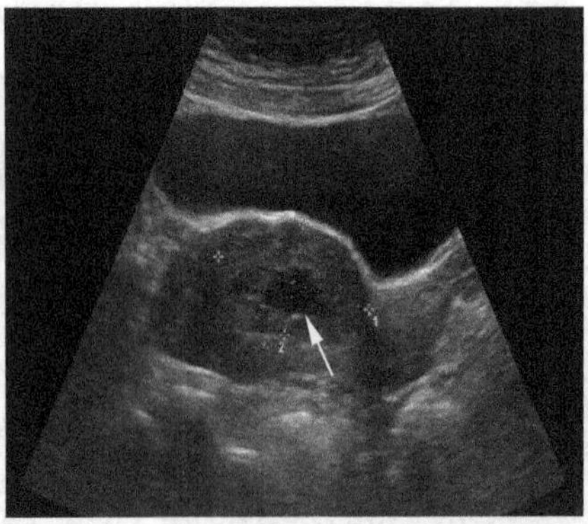

图 7-3-10　子宫肌瘤囊性变二维声像图

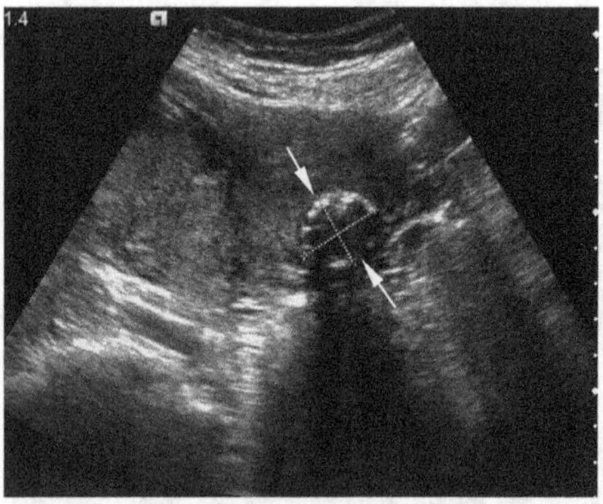

图 7-3-11　子宫肌瘤钙化二维声像图

瘤体内示环状强回声(箭头所示)。

（四）鉴别诊断

具有典型声像图表现的子宫肌瘤超声诊断无困难，不典型者需与其他原因所致子宫增大及盆腔肿块相鉴别。

（1）子宫腺肌病　子宫腺肌病即子宫肌层内子宫内膜异位，以痛经为主要临床表现。声像图显示子宫呈对称性或不对称性增大，子宫肌层回声不均匀，无子宫肌瘤的被膜可资鉴别。彩色多普勒血流显像肌瘤常为周边环状血流，而子宫腺肌病的血流分布无规律，常在子宫肌层探及分布紊乱的血流信号。

（2）卵巢实性肿瘤　浆膜下肌瘤与卵巢实性肿瘤在超声声像图鉴别上存在一定的困难，可通过观察瘤体内部的回声特点，瘤体与子宫的位置和活动关系，并借助彩色多普勒观察供应瘤体的血管进行鉴别。若能找到同侧正常卵巢，有利于浆膜下肌瘤的诊断。

（3）子宫内膜病变　突出于宫腔的黏膜下肌瘤呈不均质回声，需与子宫内膜病变如内膜息肉、内膜增生过长、子宫内膜癌鉴别。鉴别要点为黏膜下肌瘤呈圆形，边界清晰，内膜基底层变形；而内膜息肉内膜基底层清晰；内膜增生过长为整个子宫内膜增厚；子宫内膜癌的内膜厚度及回声不均，没有明显的肿瘤边界，彩超显示血流较丰富，血流阻力指数低于0.40。

（4）盆腔炎性肿块　炎性肿块常与子宫粘连一起被误认为子宫肌瘤。但炎性肿块声像图形态多不规则，内部回声极其不均匀，常位于盆腔后部，且多能显示正常子宫声像。

（5）子宫发育异常　双子宫及双角子宫易被误诊为子宫肌瘤。超声检查时应注意观察宫腔内膜线回声及子宫体形态。

三、子宫腺肌病

子宫腺肌病（adenomyosis）是指有功能的子宫内膜腺体细胞及间质细胞异位至子宫肌层内而引起的一种良性病变。此病多见于30～50岁经产妇。

（一）病理

子宫呈球形增大，肌层病灶分为弥漫型和局限型，一般为弥漫性生长，多累及子宫后壁，剖开肌壁可见到粗厚的肌纤维带和微囊腔，腔内可见陈旧血液。镜下见子宫内膜腺体和间质在肌层内呈岛状分布。当少数子宫内膜在肌层内呈局限性生长形成结节时，称为子宫腺肌瘤，与周围肌层无明显分界。

（二）临床表现

主要表现为经量增多，经期延长及进行性加重的痛经，妇科检查示子宫增大，质硬并有压痛，活动度较差。

（三）超声声像图

（1）子宫增大　子宫弥漫性增大或呈球形增大，以前后径增大明显，后壁增厚明显，宫腔线前移。

（2）子宫肌层回声　弥漫型腺肌病多表现为后壁，也可为前壁或整个肌壁弥漫性增厚、回声不均，后方可伴栅栏状回声衰减（图7-3-12）；局限型腺肌病（子宫腺肌瘤）表现为宫壁内不均质低或中等回声结节，边界不清。有的病灶内可见小液性暗区。

子宫后壁增厚（箭头所示），回声不均。

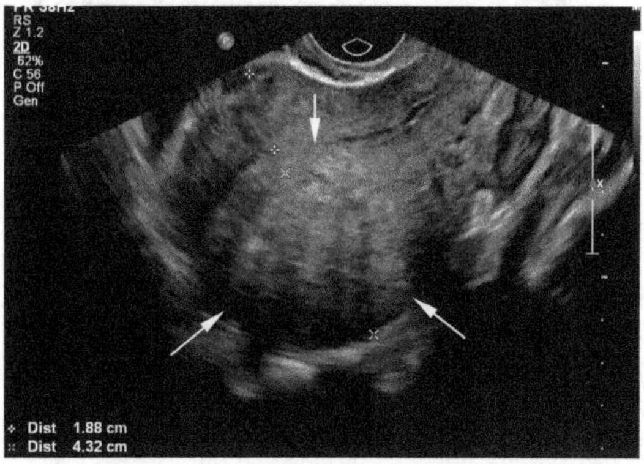

图7-3-12　子宫腺肌病二维声像图

(3) 彩色多普勒血流　显示病灶区域血流分布紊乱,可表现为星点状、条状血流信号散在分布。

(四) 鉴别诊断

(1) 子宫肌瘤　超声检查可根据子宫均匀性增大,或前后壁不对称、有小的无回声区、无包膜及内部血流紊乱与子宫肌瘤做出鉴别诊断。

(2) 子宫肥大症　子宫肥大症时子宫各径线明显增大,但形态无明显改变,前后壁肌层均增厚,但回声均匀;彩色多普勒超声检查常无异常发现。而子宫腺肌病肌层回声不均匀,内部血流紊乱。

四、子宫内膜增生

子宫内膜增生(endometrial hyperplasia)可由单纯雌激素替代治疗、持续的无排卵、多囊卵巢及一些能够生成雌激素的卵巢肿瘤,如颗粒细胞瘤等引起,好发于育龄期妇女。

(一) 病理

子宫内膜腺体和间质异常增殖,比例失调,子宫内膜增厚,呈灰白色或淡黄色。镜下可分为伴有不典型细胞的增生和不伴有不典型细胞的增生,两种类型又可依据腺体量分为单纯增生和复杂增生。单纯增生腺体呈囊性扩张,有丰富的细胞间质包绕。复杂增生腺体拥挤,间质少。伴有不典型细胞的增生中,有10% ~15%的概率发展成内膜癌。不伴有不典型细胞的增生中发生内膜癌的概率约2%。

(二) 临床表现

最常见症状为不规则阴道出血。闭经一段时间后出现较长时间大量阴道出血。月经稀少、月经过频或月经周期紊乱,经期缩短或明显延长,月经量增多,伴贫血症状。

(三) 超声声像图

① 子宫大小、形态正常或宫体稍大,肌层回声正常。

② 子宫内膜增厚,生育年龄段妇女子宫内膜厚度超过14 mm,绝经后妇女内膜厚度超过5 mm。

③ 内膜回声增强,与肌层分界清晰,也可呈局部或非对称性增厚,囊腺性增生内可见无回声区(图7-3-13)。

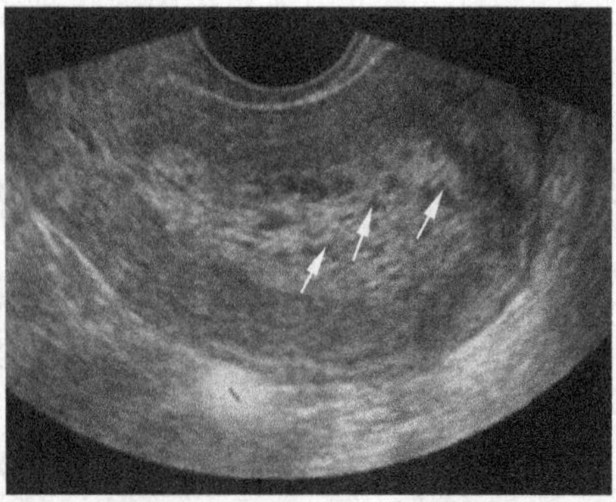

内膜内见多个小无回声区(箭头所示)。

图7-3-13　子宫内膜囊腺性增生二维声像图

五、子宫内膜息肉

子宫内膜息肉(endometrial polyp)是妇科较为常见的良性病变,可发生于青春期后任何年龄,常见于35岁以上的妇女。

(一)病理

组织学上子宫内膜息肉是由过度增生的内膜组织表面覆盖上皮组织构成,内部有不等量的内膜腺体、间质与血管。可有蒂,也可基底较宽,约20%为多发,少见有恶变。有的息肉蒂很长,息肉脱出至宫颈口。

(二)临床表现

主要为子宫不规则出血或月经过多,在生育期妇女可造成不孕,也有些患者无任何临床症状。

(三)超声声像图

子宫增大不明显或略大,宫腔线消失或变形,宫腔内见中-高回声结构(图7-3-14),可为单个或多个,大小差别很大,小者数毫米,大者数厘米,常呈团状、水滴状,基底部子宫内膜连续,是与黏膜下子宫肌瘤的重要鉴别点。结节边界清晰,亦可位于颈管内或宫颈外口。在较大的息肉蒂部可探及滋养血管(彩图7-3-15),呈中等高阻力的动脉血流或低速的静脉血流信号。

宫腔内示高回声结节(箭头所示)。

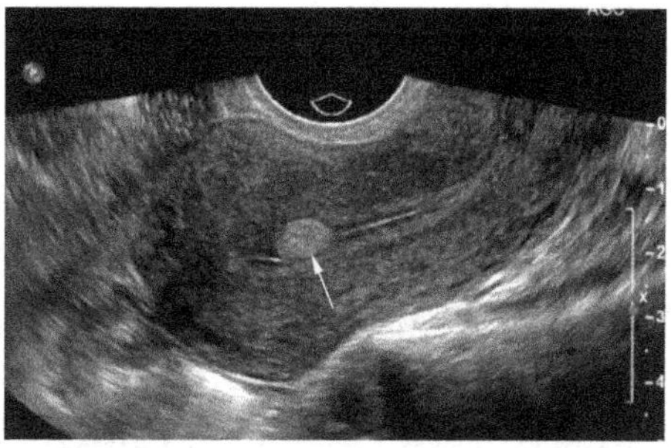

图7-3-14 子宫内膜息肉二维声像图

六、子宫内膜癌

子宫内膜癌(endometrial carcinoma)是发生于子宫内膜的一组上皮性恶性肿瘤,以来源于子宫内膜腺体的腺癌最常见,占女性生殖道恶性肿瘤的20%~30%。

(一)病理

子宫内膜癌依据大体病理表现分为弥漫型、局限型和息肉型3种类型。

(1)*弥漫型* 癌组织累及子宫内膜的大部或全部,使内膜广泛性增厚,并可形成结节状或乳头状凸起,癌组织可向肌层浸润。

(2)*局限型* 癌组织仅累及部分子宫内膜,表面的癌变范围不大,易向深部肌层侵犯,致使子宫体增大或坏死感染形成宫壁溃疡,甚至穿透。

(3)*息肉型* 实际也是局限型的一种,癌肿呈息肉状突向子宫腔内,癌组织侵及的范围较小。

(二)临床表现

子宫内膜癌主要临床症状为不规则或绝经后阴道出血,癌组织坏死、破溃,或合并感染,则有大量恶臭的脓血样液体排出，并夹杂有癌组织碎片。如子宫颈管被癌组织堵塞，可引起子宫腔积脓，引起全身感染症状。癌肿刺激子宫不规则收缩，或癌肿浸润其他组织均可引起阵发性腹痛。

(三) 超声声像图

子宫内膜癌早期多无异常超声所见，中晚期有以下声像表现：

(1) *子宫大小* 子宫不规则增大，当病灶侵及浆膜层、附件或宫旁组织时，子宫轮廓模糊，与周围组织分界不清。

(2) *子宫内膜及宫腔回声* 子宫内膜不规则增厚，局灶性或弥漫性回声不均，呈不均质中低混合或低回声（彩图 7-3-16a）。当癌组织有出血、坏死时，可显示为不规则的无回声。当病灶侵及宫颈或癌组织脱落阻塞宫颈管时，表现为宫腔积液内伴实性不均质中等回声。

(3) *子宫肌层回声* 当病变侵及肌层时，局部内膜与肌层界限不清，受累肌层回声减低。大部分肌层受侵时则宫区回声杂乱，无法分辨子宫正常结构。

(4) *宫颈改变* 病变累及宫颈时，可出现宫颈增大或变形，宫颈管结构模糊不清、回声不均。

(5) *子宫内膜癌晚期* 肿瘤向子宫外浸润转移时，可在附件区出现实性肿块，也可出现淋巴结转移及腹腔积液的超声表现。

(6) *彩色多普勒* 增厚的子宫内膜可检出较丰富的血流信号（彩图 7-3-16b），当子宫肌层有瘤灶浸润时，显示受累区域血流信号增多。

(四) 鉴别诊断

子宫内膜癌需与子宫内膜增生、子宫内膜息肉、黏膜下肌瘤相鉴别。内膜癌 80% 发生于绝经后。在绝经后妇女，当内膜增厚、表面不光滑，并有子宫出血或阴道排液等临床表现时，要考虑内膜癌的可能性。内膜息肉表面多光滑，基底部内膜线清晰，内膜与肌层界限清楚；子宫内膜增生时内膜均匀性增厚；子宫内膜癌时内膜常显示非均质性增厚，其内呈现不规则息肉状团块、局部回声减低或增强。彩色多普勒超声检查：正常分泌期子宫内膜内和内膜增生者的内膜内可探及点状低速、中等阻力血流信号，子宫内膜癌病灶内有较丰富的低阻力血流信号。但由于子宫内膜癌缺乏特征性的声像图表现，最终诊断需依赖诊断性刮宫。

七、子宫颈癌

子宫颈癌（cervical carcinoma）是妇女最常见的恶性肿瘤之一，好发于 20 ~ 50 岁妇女。

(一) 病理

子宫颈癌在病理上包括宫颈不典型增生、宫颈原位癌和宫颈浸润癌。早期阴道镜下子宫颈有粗糙发红或颗粒状区域，表面略隆起，触之易出血。肿瘤生长明显时以外生性生长为主的肿瘤呈乳头状、息肉状或蕈伞状。以内生性为主的肿瘤组织向周围和深部浸润，外突不明显。如坏死明显，肿瘤表面可出现溃疡。

(二) 临床表现

早期宫颈癌常无症状，宫颈浸润癌主要症状和体征如下：接触性阴道流血，阴道排液，癌肿侵犯周围组织可出现继发性症状如尿道刺激征、大便异常、肾盂积水等，局部体征包括宫颈口赘生物或宫颈肥大、质硬。

(三) 超声声像图

早期的宫颈癌超声无明显发现，当肿瘤形成明显结节时，宫颈增大，形态如常或失常，病变部位见不均质低回声团块，边界常不清晰，形态多不规则（图 7-3-17）。宫颈癌宫体浸润时，子宫下段内膜和肌层与宫颈界限不清，宫体正常结构难辨。宫颈癌侵犯膀胱时，宫颈低回声团块突向膀胱，膀胱后壁连续性中断，肿块增大压迫输尿管时可出现输尿管扩张及肾盂积水声像。彩色多普勒超声表现：宫颈肿块内见丰富的血流信号，常呈高速低阻的动脉血流频谱。

宫颈部位见不均质低回声团块，边界不清晰，形态不规则（箭头所示）。

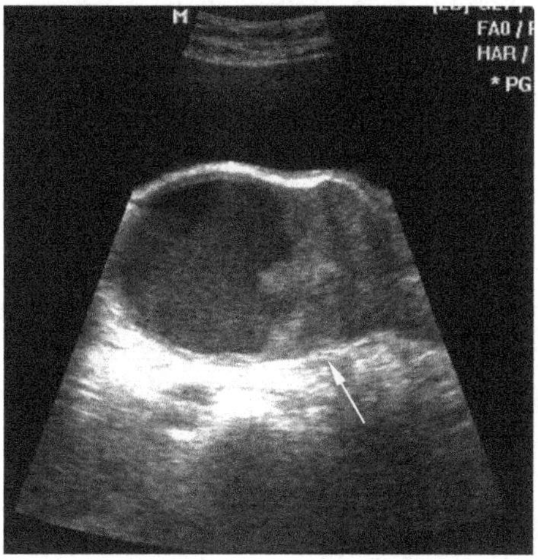

图 7-3-17 宫颈癌二维声像图

（四）鉴别诊断

晚期宫颈癌需与子宫颈肌瘤、宫颈妊娠及恶性滋养细胞肿瘤鉴别。子宫颈肌瘤形态多规则，周边可见血流信号。宫颈妊娠及恶性滋养细胞肿瘤有停经史或妊娠史可资鉴别。

八、宫腔积液

（一）病因

宫腔积液包括宫腔积血和积脓。宫腔积血多为处女膜闭锁所致；积脓则是由宫腔积血、癌灶坏死感染引起，常见于子宫体癌、宫颈癌放疗后。

（二）超声声像图

积液时宫腔内可见无回声（图 7-3-18），积脓和积血时宫腔内无回声区可见散在点状中等回声（图 7-3-19）。经阴道超声在无症状妇女宫腔内发现少量积液属正常现象。

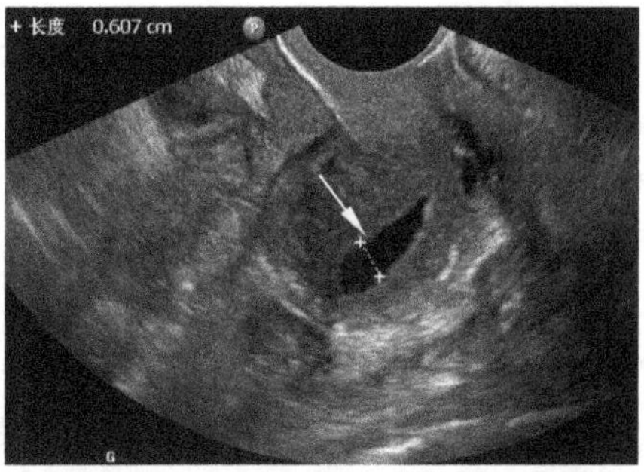

图 7-3-18 宫腔积液二维声像图（箭头所示）

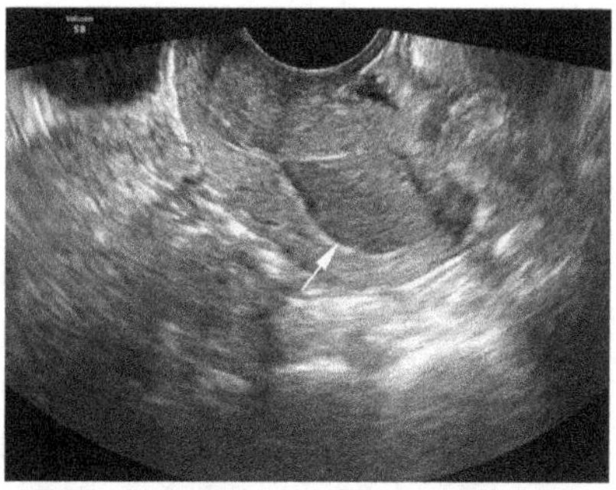

图 7-3-19 宫腔积脓二维声像图（箭头所示）

九、宫内节育器

宫内节育器(intrauterine device,IUD)避孕法是我国孕龄妇女最常见的节育方法,是一种安全、有效、简便、经济、可逆的节育方法。超声检查可直观地显示宫内节育器在宫内的位置,借此可判断宫内节育器有无下移、嵌顿、脱落、带器妊娠。

(一)超声声像图

由于宫内节育器的形状、质地不同,其超声表现不尽相同。金属材料节育器通常会伴有“彗星尾”征,塑料材料节育器不伴“彗星尾”征。超声可根据节育器的不同形状显示不同的形态(图 7-3-20),如圆形、“T”形、宫形、“V”形、“Y”形、串珠状等。节育器的正常位置是在子宫腔的中央,上缘位于宫腔底部(图 7-3-21)。

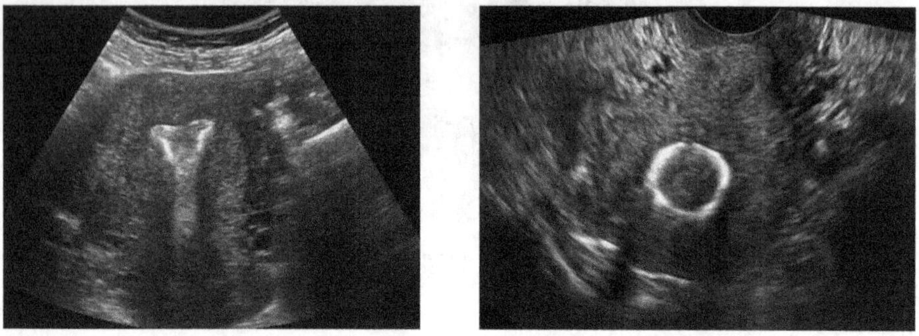

(a) 宫形　　(b) 圆形

图 7-3-20　不同形状的节育器二维声像图

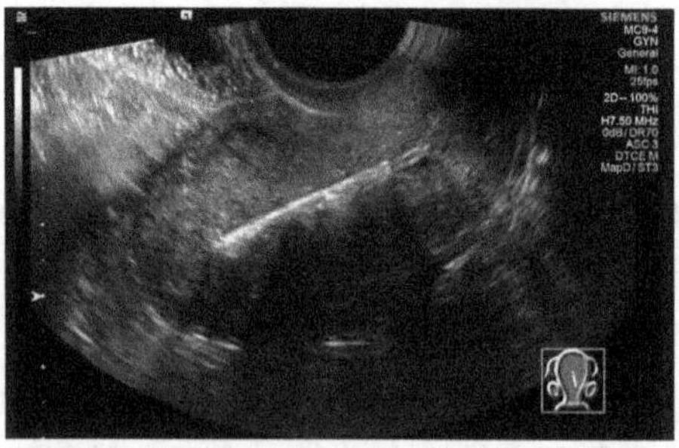

图 7-3-21　正常位置的节育器二维声像图

IUD 的定位在纵断扫查下进行。其定位方法有测量 IUD 上缘与宫底表面的距离和测量 IUD 下缘至宫颈内口的距离,目前常采用前一种方法。正常宫底肌壁厚度约为 1.2 cm,当节育器上缘位于宫腔底部时,超声显示 IUD 的上缘距宫底表面浆膜层之间的距离为 1.2 ~2.0 cm,表示节育器的位置正常。

(二)节育器异位的超声诊断

节育器不在宫腔内正常位置时称为节育器异位,包括节育器下移、嵌顿、外移。

(1)节育器下移　IUD 下移是 IUD 最常见的位置异常,声像图特点为节育器不在宫腔内正常位置而向下移位,IUD 上缘与宫底浆膜层之间的距离大于 2.0 cm,或节育器下缘达宫颈内口或内口以下。

(2)节育器嵌顿　由于节育器过大或放置时操作不当损伤宫壁,导致部分或全部节育器嵌入子宫肌层内,为节育器嵌顿。超声表现为节育器偏离宫腔中心部位,嵌入肌层或接近浆膜层(图 7-3-22)。

(3) 节育器外移　节育器穿透子宫肌壁、浆膜层造成穿孔而致节育器外移。超声表现为子宫内无节育器的强回声,在宫旁、子宫直肠凹或腹腔内见强回声的节育器声像。

节育器嵌入子宫肌层内,一端接近浆膜层(箭头所示)。

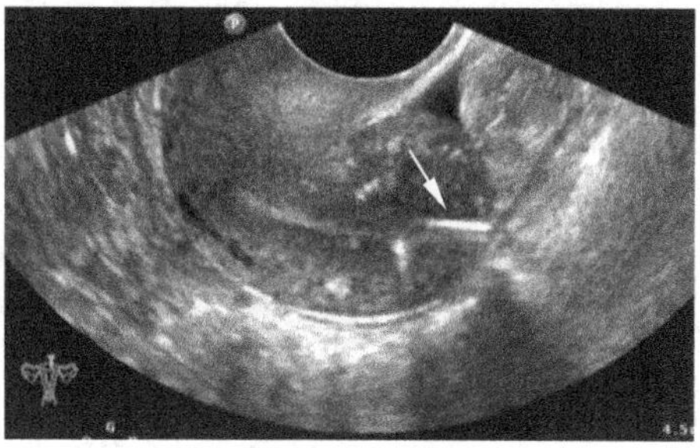

图 7-3-22　节育器嵌顿二维声像图

第四节　卵巢疾病的超声诊断

卵巢位于盆腔深部,妇科触诊仅能了解卵巢的大小及质地,CT 检查有放射线辐射,且其软组织分辨率低,对卵巢疾病的诊断不占优势;MRI 虽然分辨率较 CT 高,但价格昂贵,在卵巢疾病的诊断中不能普及应用;超声检查尤其是经阴道扫查能够清晰显示卵巢结构,动态监测其变化,彩色多普勒有助于了解卵巢病变的血流状态并进行良、恶性肿块的鉴别诊断,显著提高了卵巢疾病的诊断准确性和灵敏性,是诊断卵巢疾病最依赖的影像检查技术。卵巢疾病包括卵巢瘤样病变、卵巢良性肿瘤、卵巢恶性肿瘤等。

一、卵巢瘤样病变

卵巢瘤样病变又称非赘生性囊肿,它不是真正的卵巢肿瘤,包括滤泡囊肿、黄体囊肿、黄素囊肿、多囊卵巢、卵巢子宫内膜异位囊肿等。

(一) 滤泡囊肿

滤泡囊肿(follicular cyst)为卵巢的生理性囊肿,卵泡成熟后不破裂,或发生闭锁,卵泡液潴留而形成囊肿。一般直径为 1 ~3 cm,少有超过 5 cm 者,常为单发性。

超声声像图:卵巢内圆形无回声区(图 7-4-1),直径为 1 ~3 cm,少有超过 5 cm 者,边缘清晰光滑,囊壁菲薄,囊腔内透声好。在定期随访检查中,可缩小或消失。

卵巢内可见边界清晰的无回声,大小约为 3.5 cm × 2.9 cm,下一个月经周期复查消失。

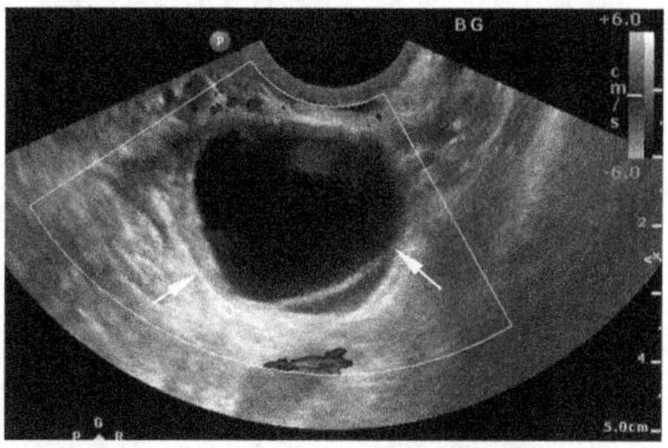

图 7-4-1　卵巢内滤泡囊肿声像图

（二）黄体囊肿

黄体囊肿（corpus luteum cyst）系黄体形成过程中，黄体血肿液化所致。妊娠黄体也可增大形成囊肿，一般在妊娠3个月可自然消失。

超声声像图：卵巢内无回声区，囊壁较厚，囊腔内透声常较差，其内可有分隔的光带或片状的高回声区。CDFI囊腔内无血流信号，囊壁上可无明显血流信号，也可见丰富环状血流信号（图7-4-2）。黄体囊肿一般不超过4 cm，如黄体囊肿较大，则可能自发性破裂，产生急腹症。

卵巢内无回声区，囊壁较厚，囊腔内透声较差。

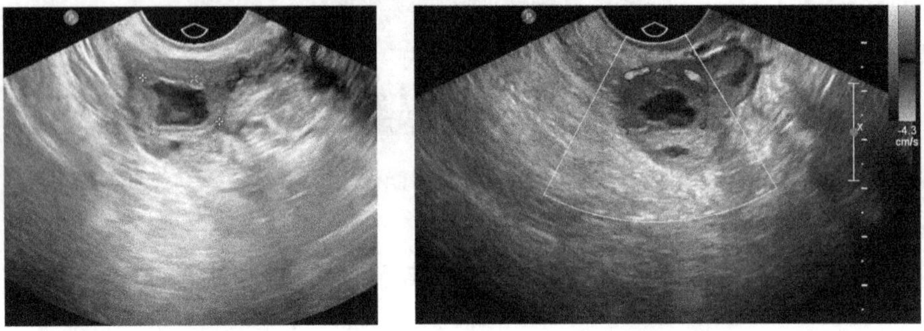

周边可见环状血流信号。

(a) 二维声像图　　(b) 彩色血流图

图7-4-2　卵巢黄体囊肿二维声像图及彩色血流图

（三）黄素囊肿

黄素囊肿（theca lutein cyst）是一种病理性囊肿，常伴发于滋养细胞肿瘤，由绒毛膜促性腺激素刺激卵泡使之过度黄素化所引起，多呈双侧性。

超声声像图：卵巢内圆形或椭圆形无回声区，壁薄，边界清晰，可呈分叶状，内有多房性间隔光带回声（图7-4-3）。囊肿大小差异显著，小者仅稍大于卵巢，大者可充满盆腔，一般为3～5 cm。滋养叶细胞肿瘤治疗之后，囊肿可自行消退。

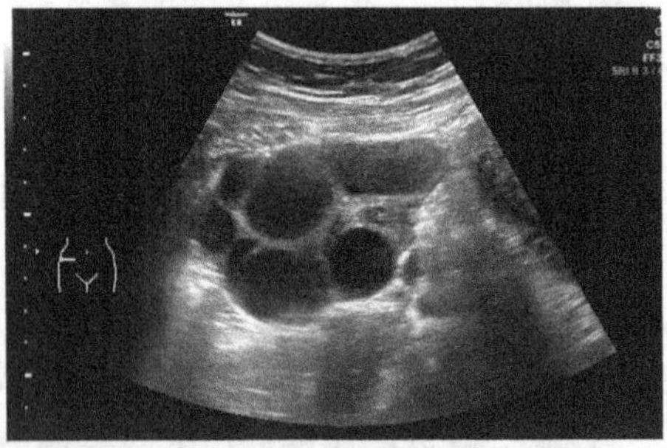

右侧卵巢大小约为8.3 cm×5.2 cm×6.5 cm，内多发圆形或椭圆形无回声区，壁薄。

图7-4-3　卵巢黄素囊肿二维声像图

（四）多囊卵巢

多囊卵巢综合征（polycystic ovary syndrome）多见于17～30岁妇女，系月经调节机制失常所致，与内分泌有关。

1. 病理

双侧卵巢增大，表面光滑，色灰白发亮，包膜增厚，其下有许多大小不等的小囊泡，常多于12枚，内含透明液体。镜下见包膜下无主导卵泡或排卵迹象，无黄体形成，可见处于不同发育期的卵泡及闭锁卵泡扩张成小囊。

2. 临床表现

常见的症状有多毛、肥胖、月经稀少、月经过少甚至闭经,也有表现为月经过多和不孕。妇科检查子宫多为正常大小,双侧卵巢比正常大1~3倍,包膜厚,较坚韧。

3. 超声声像图

子宫稍小于正常,内膜较薄,与正常月经周期的内膜改变不相符。双侧卵巢均匀性增大,轮廓清晰,包膜回声增强,髓质面积增大,回声增强(图7-4-4)。一侧或双侧卵巢内卵泡数≥12个,直径2~9 mm,或卵巢体积≥10 mL(卵巢体积=0.5×长×宽×厚,长、宽、厚的单位为cm)。

双侧卵巢内可见多个无回声。

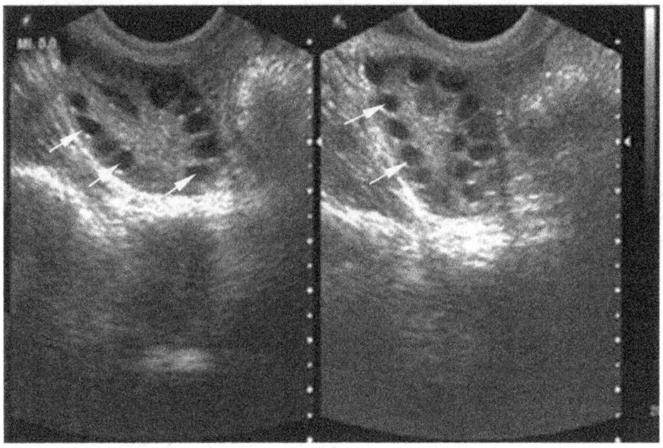

图7-4-4 多囊卵巢二维声像图

(五)卵巢子宫内膜异位囊肿

卵巢子宫内膜异位囊肿(ovarian endometriotic cyst)是指具有周期性生长功能的子宫内膜组织异位到卵巢伴随着月经周期反复出血在卵巢内形成的囊肿,囊腔内为暗褐色黏糊状陈旧性血液,似巧克力液体,又称巧克力囊肿。巧克力囊肿可单发或多发,大小不一,因囊内出血张力大,囊内液常外漏引起局部炎性反应和组织纤维化,导致卵巢和囊肿固定在盆腔内,与周围组织粘连不能活动。

1. 临床表现

主要临床表现为逐渐加剧的痛经、月经过多、经期延长、不孕等。查体可发现子宫稍增大,附件区可扪及与子宫相连的固定性肿块,伴轻压痛。子宫后壁或后陷凹处有米粒至蚕豆大小、不规则的硬结节,触痛明显。

2. 超声声像图

卵巢子宫内膜异位囊肿呈圆形或不规则形无回声区,壁厚,内壁欠光滑,囊腔内充满均匀密集的点状回声(图7-4-5a),中等大小,一般为5~6 cm。月经期其光点可随体位移动。囊肿内血液机化和纤维素沉积,其内可出现不均匀回声,有时囊内可出现团块状回声,为局部极黏稠囊液、血块或组织细胞碎片沉积物所致(图7-4-5b)。CDFI巧克力囊肿囊壁上可见少许血流信号,囊内均无血流信号。

由于本病囊内结构的多样性,声像图上可分为以下几种类型:

① 单纯囊肿型:肿块为圆形或卵圆形无回声区,边界较清晰,壁稍厚,囊内有少许光点回声。

② 多囊型:肿块为多个圆形或不规则无回声区,其间有粗细不等的间隔光带回声,囊壁

增厚,内壁欠光滑。

③ 囊内均匀光点型:肿块为无回声区,其内充满均匀细小光点回声,囊壁增厚,且后壁毛糙。或囊内底部光点沉积,上方为液性无回声区,呈分层征。

④ 囊内团块型:肿块呈无回声区,内有散在细小光点回声,于肿块后壁或中部有高回声光团,且形态多变。

⑤ 混合型:肿块为囊实相间的杂乱回声,后壁界限较模糊,不规则。

囊肿内充满细小光点回声。

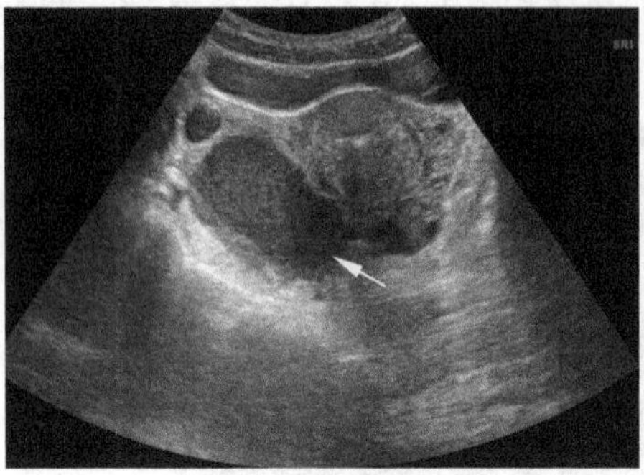

(a) 囊内均匀光点型

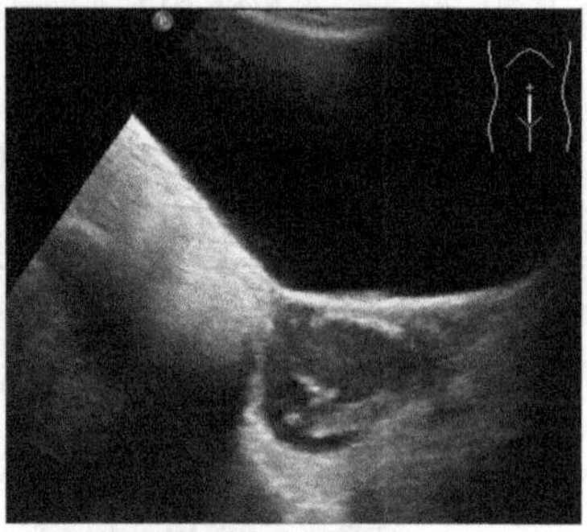

(b) 囊内团块型

囊肿内可见细小光点及高回声。

图 7-4-5　卵巢巧克力囊肿二维声像图

3. 鉴别诊断

(1) 卵巢单纯性囊肿　卵巢内可见壁薄、边界清晰的无回声区,通过调节超声仪器增益后囊内仍为无回声,可与巧克力囊肿鉴别。

(2) 输卵管积脓　输卵管积脓有盆腔炎症表现,仔细扫查可显示管道样结构。当巧克力囊肿合并感染时鉴别较困难,需结合有无巧克力囊肿病史。

(3) 黄体囊肿　黄体囊肿壁较厚,内壁毛糙,囊壁上可显示较丰富的血流信号。囊肿在超声随访观察过程中可自行溶解、吸收或明显缩小,而巧克力囊肿的大小及内部回声变化不大,更少有自行消失者。

(4) 单房黏液性囊腺瘤　囊腺瘤包膜完整,与周围组织无粘连,界限清晰。但二者囊内容物回声可酷似。

(5) 卵巢恶性肿瘤　当子宫内膜异位症病程迁延,反复合并感染时,巧克力囊肿壁增厚且不规则,囊内出现不规则实性回声和粗细不等的间隔,有时很难与卵巢恶性肿瘤鉴别,可经阴道超声仔细观察其实性部分和间隔内有无血流信号,巧克力囊肿很难见到血流信号,但卵巢恶性肿瘤实性部分的血流则较丰富,可探及高速、低阻动脉频谱。

二、卵巢良性肿瘤

卵巢良性肿瘤二维声像图上可表现为囊性、实性和囊实性等类型,彩色多普勒显示血供较少。良性肿瘤种类繁多,形态各异,但结构大多较规则。二维超声结合彩色多普勒可以提供良、恶性的鉴别依据。

(一) 卵巢囊性畸胎瘤

卵巢囊性畸胎瘤(ovarian cystic teratoma)又称皮样囊肿,发生于生殖细胞,是最常见的卵巢肿瘤之一,占所有卵巢畸胎瘤的95%以上。可发生于任何年龄,但80% ~90%的患者为生育年龄的年轻妇女。

1. 病理

卵巢囊性畸胎瘤多为单侧。瘤体大小不等,呈表面光滑的圆形肿块,常为单房。肿瘤内容物由两个或三个胚层的多种成熟组织所构成,主要含外胚层组织,包括皮肤、皮脂腺、汗腺、毛发、牙齿、神经组织等,此外亦可见中胚层组织如脂肪、软骨等,内胚层组织少见。

2. 临床表现

囊性畸胎瘤一般无明显症状,如肿瘤过大,可以压迫邻近器官产生相应症状,并可产生蒂扭转,出现急腹症的临床表现。

3. 超声声像图

卵巢囊性畸胎瘤声像图表现错综复杂,声像图上除显示一般卵巢囊肿的特征外,还由于肿瘤所含的组织不同而产生相应的声像(图 7-4-6)。常见有以下几种征象:

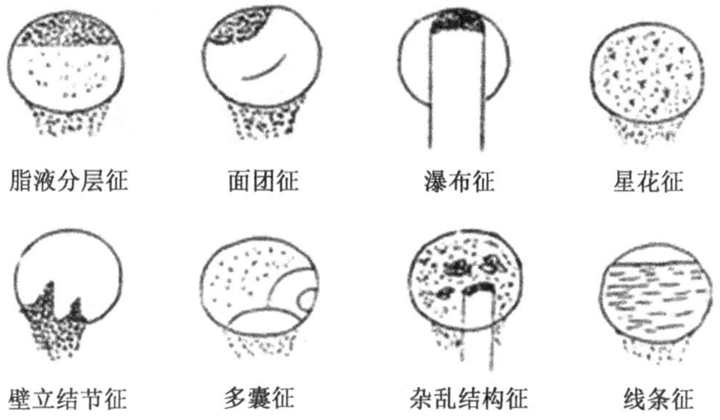

图 7-4-6　不同畸胎瘤示意图

(1) *脂液分层征*　肿块内有一高回声水平分界线,线上方为脂质成分,呈均质密集细小光点,在体位移动过程中,脂质成分始终在高回声水平线上方,水平线下方为液性无回声区。

(2) *面团征*　肿块无回声区内有团状高回声,边缘较清晰,此为发-脂裹成的团块所致,附于囊肿壁的一侧,不随体位移动(图 7-4-7)。

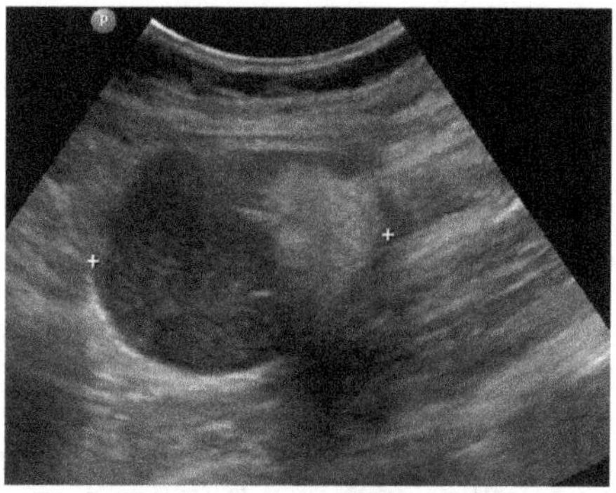

图 7-4-7　畸胎瘤面团征

(3) *瀑布征或垂柳征*　当肿瘤内的毛发与油脂物呈松散结合未构成团块时,声像图显示为表面回声高,后方回声逐渐减弱,而且反射活跃似瀑布状或垂柳状。

(4) *星花征*　肿块内含有黏稠的脂质物,呈现均匀密集细小光点中散在小的高回声光点,漂浮在无回声区内,推动和加压时弥散型分布的光点可随之移动。

(5) *壁立结节征*　肿瘤囊壁可见到隆起的结节高回声,似乳头状,其后方可伴有声影。

(6) 多囊征　肿瘤的无回声区内可见小囊,即囊中囊的表现。

(7) 杂乱结构征　肿瘤内含有多种组织成分,如骨骼、脂质、牙齿等,声像图显示为无回声区内强回声光点、光团、光斑,后方伴声衰减或声影。

(8) 线条征　肿瘤无回声区内多条平行排列的短线状高回声(图7-4-8),可随体位移动,此为毛发在脂质中漂动。当肿瘤内全为毛发所充满,且油脂物甚少时,如鸟巢状。声像图表现为仅肿瘤前表面为增强回声或呈弧形强光带,后方伴声影,肿瘤后壁显示不清。

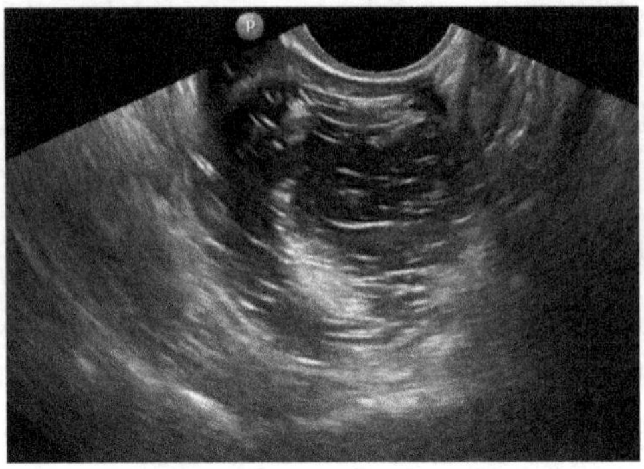

图7-4-8　畸胎瘤线条征

4. 鉴别诊断

声像典型的囊性畸胎瘤较易诊断,声像不典型的应注意与其他卵巢肿瘤及巧克力囊肿相鉴别。

(二) 浆液性囊腺瘤

浆液性囊腺瘤(serous cystadenoma)约占全部卵巢良性肿瘤的25%,主要发生于生育年龄,以单侧为多见,可分为单纯性浆液性囊腺瘤及乳头状浆液性囊腺瘤两种。

1. 病理

以单房囊性多见,囊壁薄,囊内充满淡黄色清澈液体。单房者囊内壁光滑,多房者囊内可见乳头。镜下见囊壁为纤维结缔组织,内衬单层立方或柱状上皮,间质内可见砂粒体;乳头可局限,也可分散在多个房内。浆液性囊腺瘤尤其是乳头状浆液性囊腺瘤最易发生癌变,其癌变率高达50%,因此,该种肿瘤一经发现,就必须尽快切除。

2. 临床表现

肿瘤较小时多无症状,肿瘤较大时可产生压迫症状,蒂扭转或肿瘤合并感染时可出现急性腹痛。若发生穿孔或肿瘤表面有乳头生长,可以引起腹腔种植。当原发病灶切除后,种植病灶可逐渐自然消退。

3. 超声声像图

附件区圆形或卵圆形囊性包块,囊壁薄、光滑,大多数囊肿为单房性,少数囊内有薄壁分隔,囊腔内透声性良好,少数囊内可有较稀疏的点状回声,CDFI示囊壁及分隔上可探及血流信号;乳头状囊腺瘤囊壁增厚,可见乳头状突起(图7-4-9);乳头状突起之间常有砂样钙化小体,呈强回声光点。

乳头状囊腺瘤囊壁增厚，可见乳头状突起。

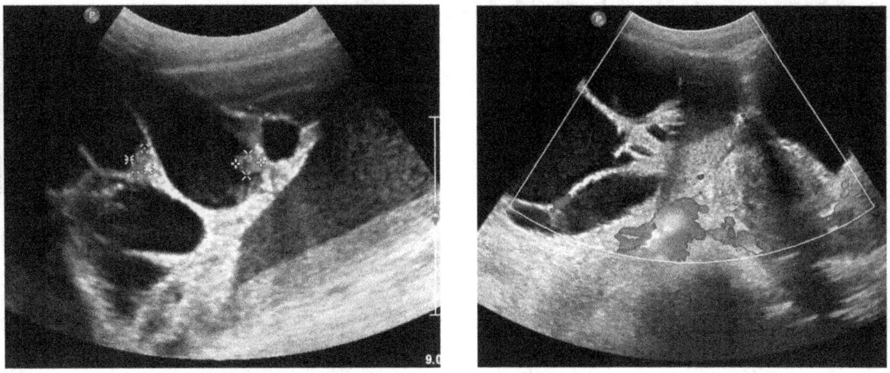

分隔上示少许血流信号。

(a) 二维声像图　　(b) 彩色血流图

图 7-4-9　乳头状浆液性囊腺瘤二维声像图及彩色血流图

4. 鉴别诊断

(1) 单纯性浆液性囊腺瘤与卵巢非赘生性囊肿及卵巢冠囊肿　非赘生性囊肿动态观察可见囊肿缩小或消失，卵巢冠囊肿的同侧可见正常卵巢，而单纯性浆液性囊腺瘤观察多年大小无变化。

(2) 乳头状浆液性囊腺瘤与巧克力囊肿　巧克力囊肿多有痛经史，囊壁较厚，内壁毛糙，囊内回声随月经周期可有变化。

(3) 乳头状浆液性囊腺瘤与卵巢囊性畸胎瘤　乳头状浆液性囊腺瘤因其无回声内的乳头状高回声及“砂样小体”的强回声光点而最不易与卵巢囊性畸胎瘤鉴别。如仔细辨认，卵巢囊性畸胎瘤无回声内的团状高回声一般表面较为光滑，不会穿透囊壁。而乳头状浆液性囊腺瘤的团状高回声表面呈乳头状，可以穿透囊壁，甚至产生腹腔积液。

(三) 黏液性囊腺瘤

黏液性囊腺瘤(mucinous cystadenoma)占所有卵巢良性肿瘤的 20%，多为单侧，发生年龄在 30～50 岁。

1. 病理

黏液性囊腺瘤较浆液性少见，多为单侧多房性，囊肿表面光滑，内含黏液性液体或呈胶冻状、藕糊状液体，黏液性囊腺瘤约 10% 可见乳头生长于囊壁外，一般囊肿体积均较大，如破裂可引起腹膜种植，产生大量黏液性腹膜黏液瘤。

2. 临床表现

当肿瘤较小时，可无临床症状。如果肿瘤较大，可表现为腹部肿物、腹胀、腹痛或压迫症状。

3. 超声声像图

黏液性囊腺瘤呈圆形、椭圆形无回声区，单侧多见。肿瘤边缘光滑，轮廓清晰，囊壁呈均匀厚壁型。囊肿无回声区内有散在细小光点及间隔光带回声，呈多房结构，房腔大小不一(图 7-4-10a)。较大的肿瘤可占据整个腹腔。肿瘤内有乳头状物生长时，囊壁上可见乳头状高回声突向囊内或壁外(图 7-4-10b)。CDFI：肿瘤的囊壁及间隔上可探及点状血流信号。

4. 鉴别诊断

(1) 巧克力囊肿　巧克力囊肿直径多 <10 cm，囊壁厚薄不均，与周围组织有不同程度的粘连。黏液性囊腺瘤壁厚薄均匀，囊内分隔多，与周围组织通常无粘连，少数单房或囊内分隔

少的黏液性囊腺瘤与巧克力囊肿鉴别诊断困难。腹腔镜检查有助于鉴别诊断。

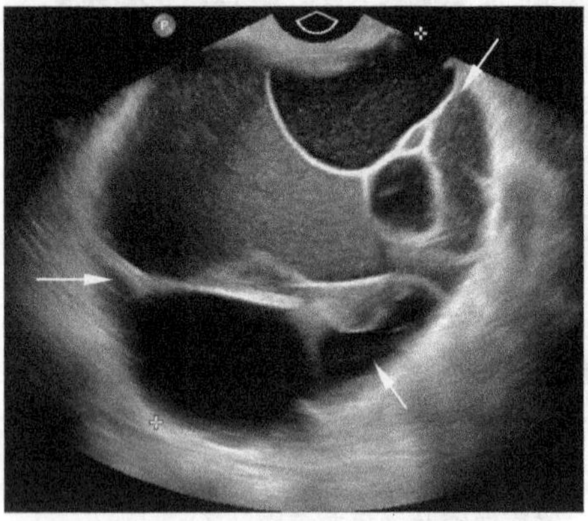

(a) 附件区见一多房囊性包块，无回声区内有散在细小光点

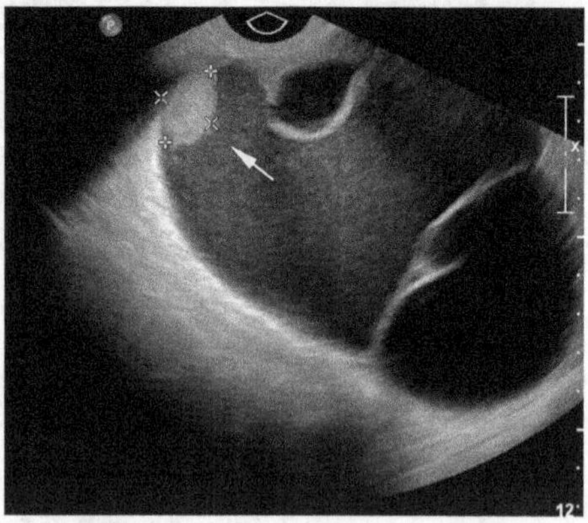

(b) 囊壁上可见乳头状高回声突向囊内

图 7-4-10 黏液性囊腺瘤二维声像图

（2）浆液性囊腺瘤 单房性黏液性囊腺瘤与浆液性囊腺瘤在声像图上无法鉴别，多房性黏液性囊腺瘤的突出特点是呈多房、蜂窝状结构，囊壁稍厚，囊腔内可见散在光点回声。

（四）卵巢纤维瘤

卵巢纤维瘤(ovarian fibroma)是卵巢良性实性肿瘤中较为常见的一种，占卵巢肿瘤的2% ~5%，多见于绝经期妇女。卵巢纤维瘤多为单侧，约10%为双侧生长。纤维瘤虽属良性，但可合并胸腔积液、腹腔积液，具此三者称为麦格综合征(Meigs syndrome)。

1. 病理

肿瘤大小中等，质地较硬，多呈肾形或圆形，少数呈分叶状。外观呈灰白色，切面见组织排列呈涡旋状，或平滑肌瘤编织涡旋状结构，主要由梭形成纤维细胞和纤维细胞组成。

2. 临床表现

卵巢纤维瘤生长缓慢，早期瘤体较小时多无特殊症状。肿瘤增大至中等大小时，可出现下腹部不适感或腹胀感，肿瘤较大时可以出现压迫症状。妇科检查时发现子宫旁质地坚硬、呈圆形或分叶状的活动性肿块。少数患者合并胸腔积液、腹腔积液时则产生相应症状体征。

3. 超声声像图

卵巢纤维瘤超声声像图显示为在子宫一侧可见圆形或分叶状肿块，轮廓清晰，边界规整，内部呈实质性低回声或中、高回声，后方可有声衰减(图7-4-11)。出现胸腔积液、腹腔积液时可在胸、腹腔探及液性暗区。部分肿块无血流信号，部分肿块CDFI于近场可见少许血流信号，远场因有衰减，常无血流显示。

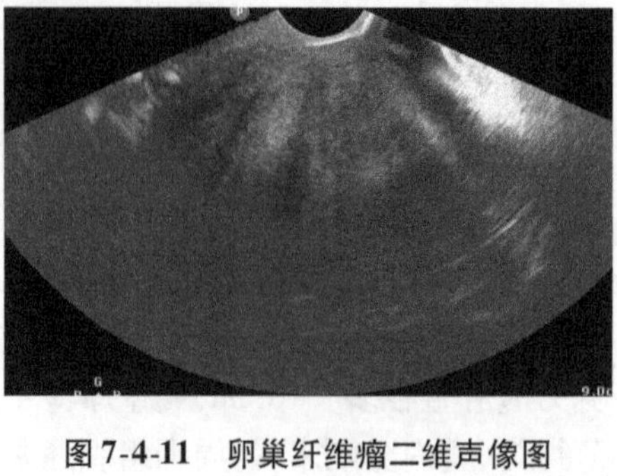

附件区实性肿块，呈低回声，后方回声衰减。

图 7-4-11 卵巢纤维瘤二维声像图

4. 鉴别诊断

卵巢纤维瘤易被误认为浆膜下子宫肌瘤。但纤维瘤与子宫之间有明显的分界，子宫形态无改变，无血流相通，肿瘤内部前方回声均匀增强，后方回声衰减明显。浆膜下肌瘤时子宫增大，瘤体向外隆起与子宫无明显分界，与子宫同步运动，瘤体内部有肌瘤旋涡状的回声特点，瘤体内部及周边可见血流信号，并可见子宫肌壁内血流信号延伸至肌瘤内。双侧卵巢显示正常。

合并腹腔积液时应与卵巢癌腹腔积液鉴别。卵巢癌肿块形态常不规则，内部回声不均匀，腹腔积液液性暗区内常有弥散小光点。

三、卵巢恶性肿瘤

（一）浆液性囊腺癌

浆液性囊腺癌（serous cystadenocarcinoma）是最常见的卵巢恶性肿瘤，占卵巢上皮癌的50%，可自始即为恶性或为浆液性囊腺瘤发生恶变。好发于40～60岁妇女，预后差，5年生存率仅为20%～30%。

1. 病理

肿瘤半数为双侧性，约30%伴砂样小体。大小为5～10 cm，多为半囊半实性，其显著特点为具有大量质脆的乳头状突起，初位于肿瘤内壁，常穿透瘤壁，在肿瘤外继续生长，侵犯周围组织器官。此瘤生长很快，常伴出血坏死。

2. 临床表现

早期常无临床症状。一旦合并有腹腔积液或转移，可出现腹胀、恶心、消化不良、排便困难等。

3. 超声声像图

① 一侧或双侧附件区出现圆形无回声区，内伴散在浮动光点。

② 囊壁不均匀增厚，有分隔时，隔膜较厚且不均，可见乳头状光团突入囊内或侵犯壁外（图7-4-12a）。

③ 肿瘤伴出血或不规则坏死脱落物时，无回声区内可见光点、光团回声并随体位改变移动。

左侧附件区见一多房囊性包块，可见乳头状高回声突入囊内。

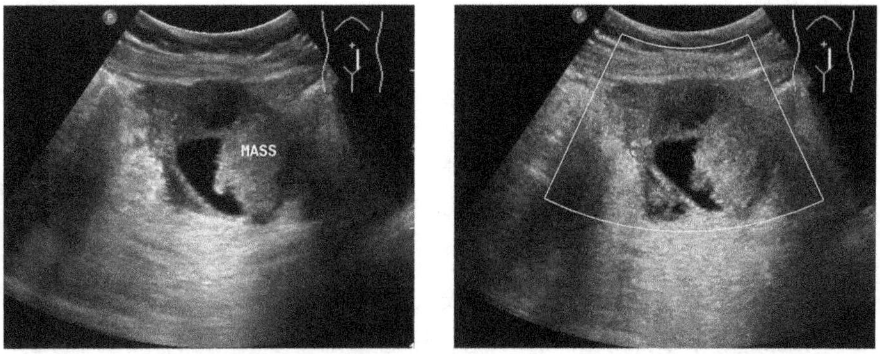

(a) 二维声像图　(b) 彩色血流图

CDFI 实性部分探及血流信号。

MASS—包块

图7-4-12　浆液性囊腺癌二维声像图及彩色血流图

④ 晚期病例囊腺癌可向子宫和肠管浸润或腹膜广泛性转移，引起腹腔积液，形成粘连性肠管强光团且多固定于腹后壁。粘连性肠管强回声间呈多个不规则的无回声区。

⑤ 彩色多普勒超声表现：肿瘤的实性部分可见较丰富的血流信号（图 7-4-12b），可探及高速、低阻动脉血流频谱。

4. 鉴别诊断

(1) *卵巢纤维瘤* 卵巢纤维瘤多为单侧，多呈圆形、椭圆形或多个结节状，边缘常较规则，内部呈低回声，后方伴有声衰减。

(2) *盆腔炎性包块* 盆腔炎性包块患者多伴有下腹疼痛、体温升高、腹肌紧张等临床症状，声像图多为与周围组织粘连的混合性肿块。

（二）黏液性囊腺癌

黏液性囊腺癌（mucinous cystadenocarcinoma）约占卵巢上皮癌的 40%，可由黏液性囊腺瘤演变而来，预后较浆液性囊腺癌好。

1. 病理

肿瘤多为单侧，双侧为 15%。瘤体较大，外观光滑、呈圆形或分叶状，可为实性或囊性。囊内壁可见乳头，囊腔内含血性胶状黏液，实性区常见出血坏死。

2. 临床表现

常见症状为腹痛、腹胀、阴道出血或月经不规则。

3. 超声声像图

肿瘤呈椭圆形、分叶状或不规则形无回声区，其内散在光点、光团。肿瘤边缘回声不规则，囊内较多光带分隔，厚薄不一。囊壁明显增厚，如有向外伸展的不规则光团，提示肿瘤已向周围浸润。大多伴有腹腔积液。

4. 鉴别诊断

(1) *黄素囊肿* 黄素囊肿多见于 20～30 岁妊娠妇女或患有葡萄胎、绒毛膜癌、胎儿水肿、多胎等。卵巢内圆形或椭圆形囊性肿物，常为双侧性，壁较薄，囊内分隔纤细、多房，囊内液体呈无回声。

(2) *乳头状浆液性囊腺瘤* 乳头状浆液性囊腺瘤多为椭圆形，中等大小，囊壁较薄，由内壁突出一乳头状不规则实性结构。

（三）内胚窦瘤

1. 病理

内胚窦瘤（endodermal sinus tumor）即恶性卵黄囊瘤，为卵巢生殖细胞恶性肿瘤，恶性程度高，60% 为单侧，好发于 10～20 岁妇女，血清甲胎蛋白（AFP）浓度增高，常与畸胎瘤并存。包膜完整光滑，形态不规则，切面上大部分为实性，组织脆，缺血、出血、坏死和囊性变，实质部分可见形态不规则、大小不等的囊腔，含胶状囊液，早期即可发生转移，预后差。

2. 超声声像图

表现为以实性为主的囊实性肿块，瘤体较大，实性部分为较均质的等回声或稍低回声，内见大小不一、边界清晰的小囊腔散在分布。彩色血流显示肿块实性部分血流较丰富（图 7-4-13）。

盆腔见一实性为主的囊实性肿块，实性部分探及血流信号。

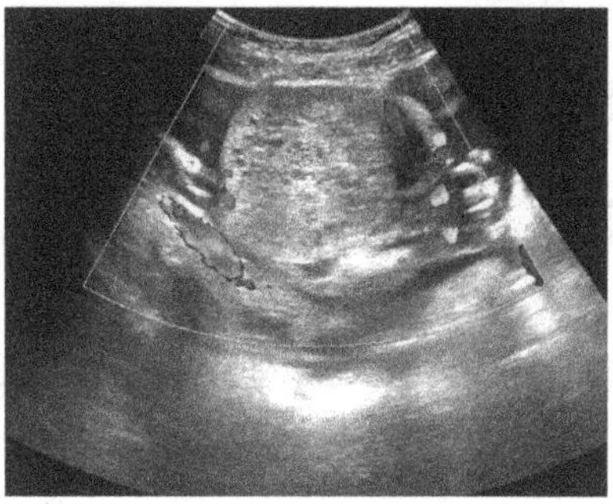

图 7-4-13 内胚窦瘤彩色血流图

（四）无性细胞瘤

1. 病理

无性细胞瘤（dysgerminoma）属中等恶性，占卵巢恶性肿瘤的 3% ~5%，多见于青春期及青年期，肿瘤含滋养细胞时可出现 hCG 异常，肿瘤对放疗敏感，预后较好。瘤体中等大小，实性，单侧多见，触之如橡皮样，切面分叶状，淡棕色。镜下肿瘤细胞呈圆形或多角形，核大细胞丰富，呈片状或条索状排列，由少量纤维组织分隔。

2. 超声声像图

肿瘤形状较规则，边界较清晰，内为实质性不均质稍低回声，无声衰减，瘤体中部可见树枝状稍高回声分隔，将实性肿瘤组织分隔成小叶状低回声区。彩色血流显示瘤内血管主要分布于稍高回声的分隔上，血流频谱呈高速低阻型（图 7-4-14）。

附件区肿块边界较清晰，内为实质性不均质稍低回声，中部可见稍高回声分隔。

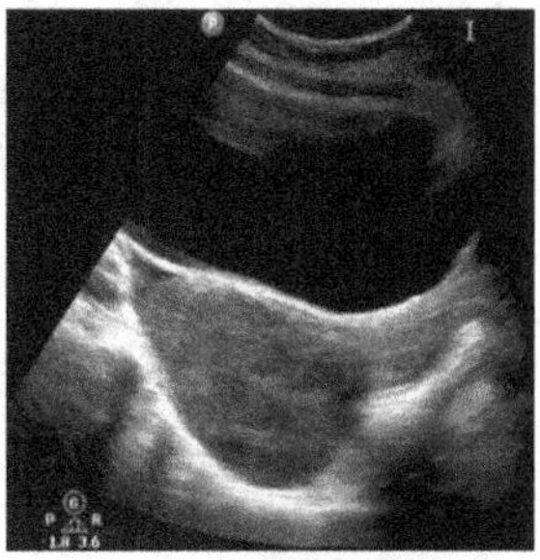

(a) 二维声像图

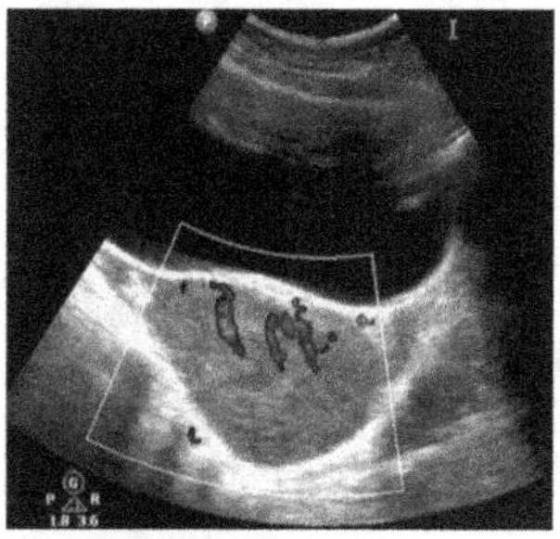

(b) 彩色血流图

彩色血流显示瘤内血流丰富。

频谱多普勒显示瘤内血流呈低阻型。

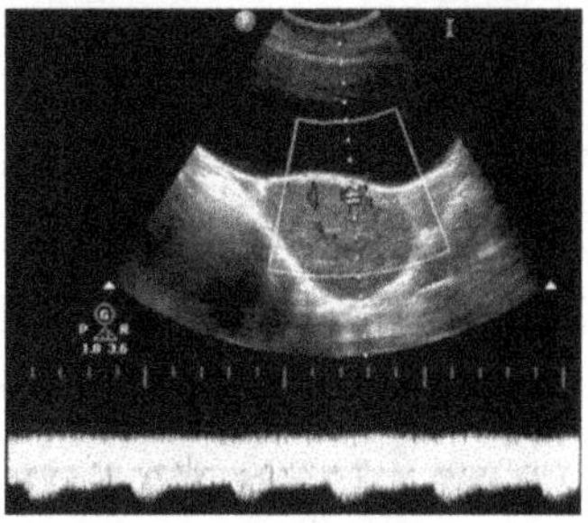

(c) 频谱图

图 7-4-14 无性细胞瘤二维声像图、彩色血流图及频谱图

（五）卵巢转移癌

原发肿瘤的瘤细胞经淋巴管、血管或体腔侵入卵巢，形成与原发病类同的肿瘤，且两者没有解剖部位关系，则称卵巢转移性肿瘤（metastatic ovarian tumor）。其来源较广泛，身体内任何部位的恶性肿瘤均可转移至卵巢，常见原发部位为胃、肠，占 70% 左右，乳腺癌占 20% 左右。

转移癌的发病率占全部卵巢肿瘤的 1.9% 左右,占恶性肿瘤的 4% ~10% 。转移癌常为双侧,由胃肠道或乳腺转移到卵巢者称为 Krukenberg 瘤。

1. 病理

卵巢转移癌,一般保持卵巢原形,呈肾形或长圆形,表面光滑或结节状,切面为实质性,半透明胶质样,部分肿瘤纤维间质呈纤维瘤样改变。可见大量弥漫性或集聚成团的印戒状腺癌细胞,散布于增殖的梭形卵巢间质细胞之间。细胞呈圆形或多角形,胞质丰富,有时含大量黏液,因而胞体被胀大,胞核被挤压变扁推至一侧而形成典型的印戒状细胞。

2. 临床表现

本病多见于绝经前妇女,好发年龄在 40 ~50 岁,下腹部有包块,生长迅速伴腹痛、腹胀,晚期可出现胸腔积液、腹腔积液。有些肿瘤间质细胞亦可发生黄素化或产生雌激素,引起月经不调或绝经后再度阴道流血。

3. 超声声像图

① 双侧卵巢增大,呈肾形或长圆形,边界清。

② 内部呈实性不均质强弱不等回声,后部回声轻度衰减(图 7-4-15a)。

③ 肿瘤内部出现坏死时,可见不规则液性暗区。

④ 有腹腔积液时常伴细小光点反射,多为血性(图 7-4-15b)。

⑤ CDFI:瘤体内部及周边可检出丰富血流信号。

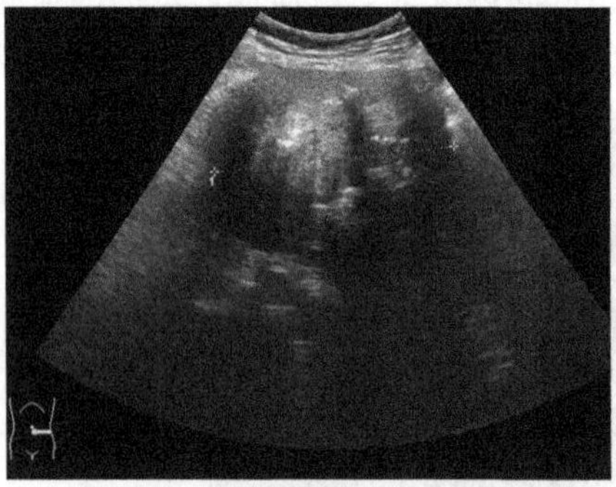

(a) 肿块内部呈实性不均质强弱不等回声,后部回声轻度衰减

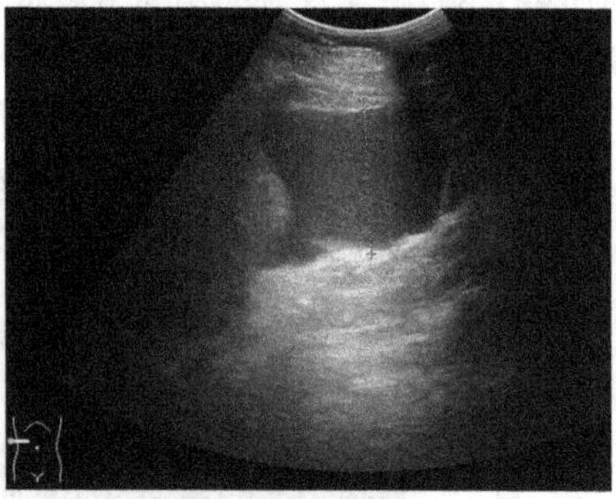

(b) 腹腔积液

图 7-4-15　Krukenberg 瘤二维声像图

4. 鉴别诊断

卵巢肿瘤种类繁多,形态各异,仅从声像图上区分病理类型较为困难,但区分卵巢肿瘤良、恶性有一定的规律,二维超声、彩色多普勒结合临床表现可以提供良、恶性肿瘤的鉴别诊断依据(表 7-4-1)。

表 7-4-1　良性与恶性卵巢肿瘤的鉴别要点

鉴别点	良性肿瘤	恶性肿瘤
病史	病程长,逐渐长大	病程短,迅速长大
体征	单侧多,囊性,表面光滑,一般无腹腔积液	双侧多,实性或半实性,表面结节状,伴腹腔积液,多为血性,可能查到癌细胞
一般情况	良好	逐渐出现恶病质
肿瘤抗原(CA125)	正常	升高

续表

鉴别点	良性肿瘤	恶性肿瘤
二维超声		
回声类型	绝大多数为囊性	混合性和实性
肿瘤壁及分隔	边界清,壁薄、分隔细而均匀	壁厚薄不均,分隔粗细不均
内部回声	较单纯,液性暗区为主,内壁光滑,实性部分边界清晰	内回声杂乱,实性部分呈不均质回声,囊性与实性区分界不清,回声多样
彩色多普勒		
血流分布	无或少量血流,分布在包膜或细隔上	包膜或实质部分血流丰富
血流阻力指数	>0.40	≤0.40
转移	无	Ⅲ期以上能发现转移灶

第五节　盆腔炎性疾病的超声诊断

盆腔炎性疾病是女性上生殖道感染引起的一组疾病,包括子宫内膜炎、输卵管炎、输卵管卵巢脓肿和盆腔腹膜炎。引起盆腔炎性疾病的致病微生物多数是由阴道上行而来的,且多为混合感染。

一、盆腔脓肿

盆腔脓肿(pelvic abscess)是指输卵管积脓、卵巢积脓、输卵管卵巢积脓及急性盆腔腹膜炎与盆腔结缔组织炎所致的脓肿。

(一)病理

盆腔炎的病变过程与侵入细菌的种类及机体抵抗力有关。多数情况下输卵管首先受累。由于盆腔各器官的解剖位置关系密切,淋巴及血液循环丰富,感染一旦发生,极易蔓延扩散,很少能局限于某一器官。

病变开始为急性发作,病变部位细胞水肿、充血、纤维蛋白渗出,甚至有脓液渗出,形成小脓肿及周围脏器粘连。病情严重时可形成输卵管卵巢脓肿,为盆腔脓肿中最为常见的一种。产生大量脓液时,常聚集于子宫直肠陷凹。以后病变逐渐消退或形成慢性炎症,也可反复发作形成炎性肿块。

(二)临床表现

盆腔炎症急性期有寒战、高热、腹痛、腹膜刺激征等明显症状。慢性期上述症状均减轻,除腹部隐痛、胀痛外,还可出现膀胱刺激征、月经不调、痛经、不孕等症状。体检常可扪及盆腔境界不清的固定性肿块。

(三)超声声像图

盆腔炎性肿块早期无特殊声像表现,仅表现子宫边界模糊,附件区实质性肿块回声不均匀。当有输卵管积脓形成时,则可在附件区探及条索状、腊肠形囊性包块,囊壁较厚,内伴密集点状回声(图7-5-1)。肿块邻近器官常受压变形,子宫直肠陷凹区常有炎症积液。当盆腔脓肿范围较大时,可显示为整个盆腔充满形态不规则的低回声,内部回声杂乱无章,周围无明显界限，子宫及肠管受压移位，难以显示其完整轮廓。

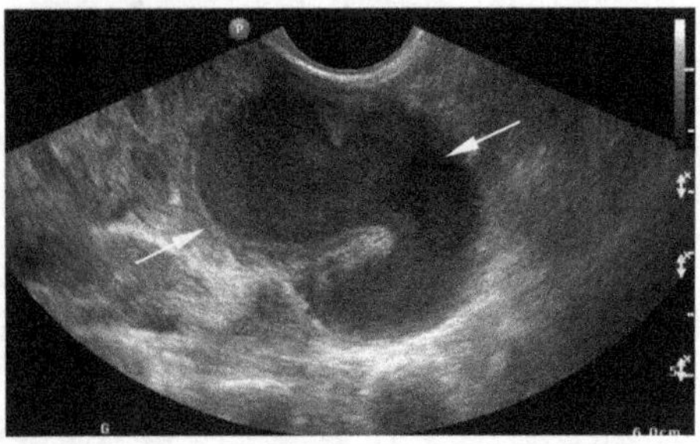

附件区见一腊肠形无回声（箭头所示），内伴不全分隔及密集点状回声。

图 7-5-1　输卵管积脓二维声像图

（四）鉴别诊断

盆腔炎性肿块主要应与异位妊娠、子宫内膜异位症、卵巢肿瘤等相鉴别。这些疾病亦可在附件区出现不规则肿块，其声像图表现与盆腔炎性肿块有许多相似之处，需结合临床加以鉴别。异位妊娠有月经推迟、突发下腹痛、阴道不规则出血、后穹隆穿刺抽出不凝血，血、尿中 hCG 阳性。子宫内膜异位肿块大小可随月经周期发生变化，腹部疼痛与月经周期有关，无急性炎症临床表现。卵巢肿瘤无感染病史，恶性肿瘤可有恶病质。

二、输卵管积水

输卵管积水（hydrosalpinx）为输卵管内膜炎症纤维渗出引起的输卵管伞端粘连闭锁，管腔内渗出液积聚而成。部分为输卵管积脓治疗不彻底，日久液化成积水。因输卵管壶腹部管壁肌层薄弱而峡部肌层较厚，液体多积聚在壶腹部，远端膨大呈曲颈瓶状。常为双侧积水。

（一）临床表现

输卵管积水主要症状为下腹疼痛、腰痛、腰骶部酸痛，月经不调，白带增多，继发不孕等。妇科检查显示子宫一侧或双侧可扪及增粗的输卵管呈条索状囊性包块，有压痛感。

（二）超声声像图

输卵管积水声像常表现为附件区囊性包块呈长椭圆形、腊肠形、纺锤形，壁薄而光滑（图 7-5-2）。大量积水时可呈曲颈瓶状。

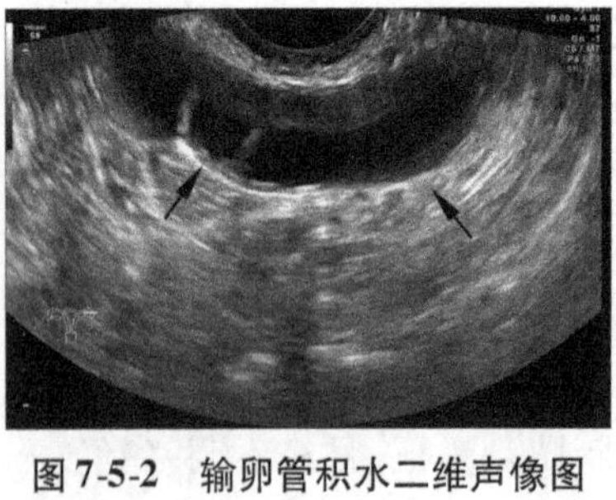

附件区囊性包块，壁薄光滑，呈“腊肠形”（箭头所示）。

图 7-5-2　输卵管积水二维声像图

（三）鉴别诊断

输卵管积水应注意与卵巢非赘生性囊肿相鉴别，尤其是带有分隔的输卵管积水，声像酷似黄素囊肿。但滤泡囊肿一般较小，可随月经周期发生变化。黄素囊肿多并发于葡萄胎或绒毛膜上皮癌，血、尿 hCG 水平升高，原发病去除后可自行消失。

扫一扫

看彩图

第六节 超声造影在妇科的应用

超声声学造影被喻为继实时二维超声和彩色多普勒超声后医学超声影像技术的第三次革命，它的出现使人们利用超声无创性观察活体组织器官的微循环灌注成为可能，进而将超声的形态学成像过渡到功能性成像，使得超声医师能在灌注的层面去认识、了解和诊断疾病。

一、原 理

超声造影利用造影剂微泡的反射系数比周围组织器官及红细胞大的特点来增强血液的回声信号强度，通过观察造影剂通过血液循环随血流到达盆腔病灶内，增强病灶内血流的散射信号强度，从而增强病灶及组织器官的回声强度及多普勒信号强度，以提高超声对组织器官细微结构的分辨能力和局部组织血流信号的检测能力，并反映出组织的血流灌注情况，同时观察造影剂在管道内流动及在异常部位积聚情况等来诊断疾病。

二、临床应用

超声造影在妇科主要应用于附件区良恶性病灶的鉴别诊断、子宫肌瘤与子宫腺肌瘤的鉴别诊断、子宫内膜癌及宫颈癌的诊断、输卵管通畅性的判断。

（一）附件区良、恶性病灶的鉴别诊断

附件区良性病灶常表现为增强时间晚于子宫肌层，呈等或低增强（图 7-6-1），增强形态较均匀。附件区恶性病灶常表现为增强时间早且消退较快，增强水平稍高或等增强（图 7-6-2），增强形态不均匀。

肿块内部低增强，内部血管呈星点状（箭头所示）。

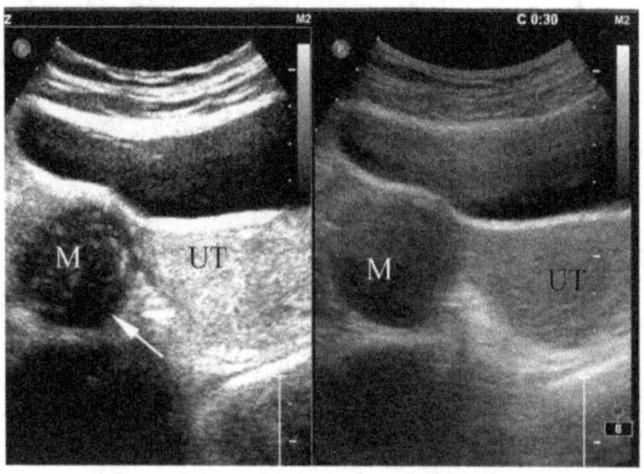

M—肿块；UT—子宫

图 7-6-1 卵泡膜细胞瘤超声造影

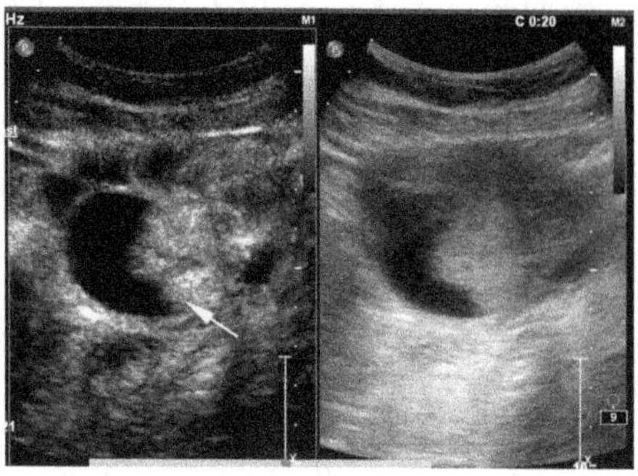

图 7-6-2 卵巢浆液性囊腺癌超声造影

肿块实性部分呈高增强（箭头所示）。

（二）子宫肌瘤及子宫腺肌瘤的鉴别诊断

较大的子宫肌瘤的假包膜及肿瘤内部树枝状滋养血管首先显影，随后整个瘤体均匀灌注显影（彩图 7-6-3）；小的子宫肌瘤包膜与肌瘤组织同步均匀灌注，瘤体内部造影剂消退较正常肌层快，表现为相对低回声，变性区则无造影剂分布，而包膜显影消退相对较慢，呈较高回声，因而瘤体边界得以清晰显示；此外，还可动态观察肿块血流灌注与子宫肌层的关系，显示瘤蒂，有助于判断子宫肌瘤的位置。

子宫腺肌瘤瘤体内血管以放射状进入，瘤体与周围正常肌层灌注几乎同时出现、同时消退，无包膜感。

（三）子宫内膜癌

早期常规超声检查多无异常，或仅有内膜增厚，超声造影多无灌注异常。随着癌肿浸润进展，中晚期子宫内膜癌超声造影显示明显的灌注异常。增强早期，病变的内膜组织显示快速高增强，开始增强时间、达峰时间明显早于周围正常肌层。消退时，癌肿区域造影剂消退快，呈相对低增强，与周围正常肌层分界相对清晰。造影剂的强度分布变化，勾画出病变范围及侵入肌壁的深度与范围，对临床治疗和分期有一定的指导意义。

（四）宫颈癌

宫颈癌造影后癌肿的边界显示更清晰，可很好地区分肿瘤与周围组织的关系，有利于评估临床分期。但对于原位癌及早期宫颈癌，二维超声无明显声像图改变，超声造影亦无特异性表现。

（五）输卵管造影

用于明确输卵管的通畅性，多采取经阴道超声，患者排空膀胱后取截石位，常规消毒宫颈及阴道后，将造影导管通过宫颈管置入宫腔，向水囊注入生理盐水固定导管以防脱出。通过导管注入微泡造影剂，阴道超声直视下了解输卵管是否通畅。经阴道三维输卵管造影图像直观，降低了操作者的依赖性，操作简便，有望作为一种新的评价不孕症患者输卵管通畅性的有效手段。通畅程度判断标准如下：

（1）输卵管通畅　注入造影剂时无阻力、无反流；三维重建输卵管全程走行自然、柔和，管径粗细均匀、光滑（图7-6-4）；卵巢周围环状强回声带，子宫直肠窝及肠间隙微泡弥散均匀。

（2）输卵管阻塞　推注造影剂时阻力较大，注射停止后几乎全部反流；三维重建输卵管不显示或部分显示，卵巢周围无环状强回声带，盆腔内未见微泡回声。

（3）输卵管通而不畅　注入造影剂时有阻力，少量反流；三维重建输卵管局部纤细或呈结节状，走行明显迂曲、盘旋或成角；卵巢周围见半环状强回声带，子宫直肠窝及肠间隙见少量微泡弥散。

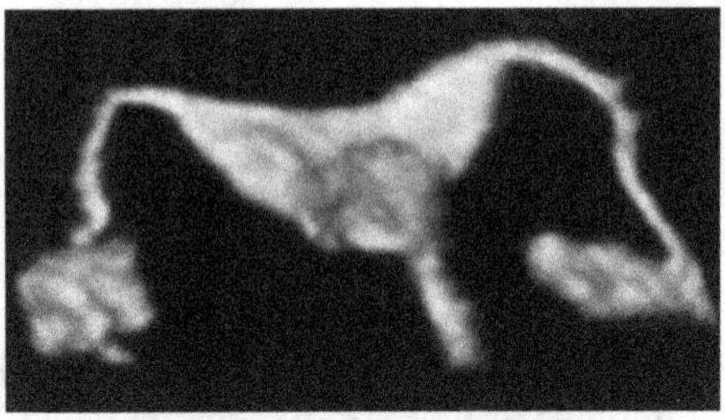

图7-6-4　三维输卵管超声造影示双侧输卵管通畅

参考文献

[1] 乐杰. 妇产科学. 7版. 人民卫生出版社，2008.

[2] 任卫东，常才. 超声诊断学. 3版. 人民卫生出版社，2013.

[3] 丰有吉，沈铿. 妇产科学. 2版. 人民卫生出版社，2010.

[4] 谢红宁. 妇产科超声诊断学. 人民卫生出版社，2005.

[5] 李玉林. 病理学. 7版. 人民卫生出版社，2008.

[6] 周永昌，郭万学. 超声医学. 6版. 人民军医出版社，2011.

[7] Puscheck E E, Cohen L. Congenital Malformations of the Uterus: The Role of Ultrasound. Semin Reprod Med, 2008, 26(3): 223－231.

[8] 周力学,刘颖琳. 妇产科疾病超声诊断精要. 中山大学出版社,2010.

[9] 中国医师协会超声医师分会妇产学组. 妇科超声造影临床应用指南. 中华医学超声杂志(电子版),2015,12(2):94-98.

[10] 王莎莎,李叶阔,程琪,等. 经阴道三维超声造影重建技术评价输卵管通畅性的初步探讨. 中国超声医学杂志,2010,26(10):932-934.

中英文对照

adenomyosis	子宫腺肌病
cervical carcinoma	子宫颈癌
corpus luteum cyst	黄体囊肿
dysgerminoma	无性细胞瘤
endodermal sinus tumor	内胚窦瘤
endometrial carcinoma	子宫内膜癌
endometrial hyperplasia	子宫内膜增生
endometrial polyp	子宫内膜息肉
fallopian tube	输卵管
follicular cyst	滤泡囊肿
hydrosalpinx	输卵管积水
intrauterine device	宫内节育器
metastatic ovarian tumor	卵巢转移性肿瘤
mucinous cystadenocarcinoma	黏液性囊腺癌
mucinous cystadenoma	黏液性囊腺瘤
ovarian cystic teratoma	卵巢囊性畸胎瘤
ovarian endometriotic cyst	卵巢子宫内膜异位囊肿
ovarian fibroma	卵巢纤维瘤
ovary	卵巢
pelvic abscess	盆腔脓肿
polycystic ovary syndrome	多囊卵巢综合征
serous cystadenocarcinoma	浆液性囊腺癌
serous cystadenoma	浆液性囊腺瘤
theca lutein cyst	黄素囊肿
uterine myoma	子宫肌瘤
uterine dysplasia	子宫发育异常
uterus	子宫
vagina	阴道

第八章　产科的超声诊断

受精卵在子宫内着床、发育，直至成长为成熟胎儿、娩出体外的整个过程称为妊娠（pregnancy）。妊娠期历经40周，13周末以前为早期妊娠，14～27周末为中期妊娠，28周开始至分娩前为晚期妊娠。受精后8周（月经龄10周）内称为胚胎（embryo），自受精后9周（月经龄11周）起称为胎儿（fetus）。超声可观察胎儿解剖结构及羊水、胎盘、脐带等胎儿附属物，帮助诊断各种妊娠并发症，是产前胎儿宫内监护的简易可靠手段。

第一节　正常妊娠的解剖概要

一、早期妊娠生理解剖

排卵后，卵细胞与精子在输卵管壶腹部结合形成受精卵，先后分裂为桑葚胚和囊胚，凭借输卵管蠕动及其内纤毛的摆动，受精卵到达子宫腔。此时子宫内膜受激素影响，内膜增厚水肿，利于受精卵的植入。在月经第20～23天，孕卵着床完毕，子宫内膜形成位于孕卵着床底部的底蜕膜、包裹胚泡周围的包蜕膜、位于子宫腔内其他部位的真蜕膜。

着床的囊胚在发育过程中分为两部分：囊胚周围为滋养层，以后发育成胎盘；囊胚内部为内细胞团，为胚胎发育的始基。内细胞团不断增殖与分化，形成胚盘、羊膜囊和卵黄囊。胚盘是胚胎发育的基础，位于羊膜囊和卵黄囊之间。

胚胎的三个胚层逐渐进行各自的分化，形成组织器官。皮肤、神经系统由外胚层形成，肌肉、骨骼、结缔组织、肾脏等由中胚层形成，消化道、呼吸道及泌尿道下段由内胚层形成。

胚胎发育第2周，开始形成心血管系统，胚胎第3～4周，原始心管开始搏动，建立胚胎血液循环。第5～6周初具人体心脏外形，并演化成左右心房和心室。胚胎发育第6～7周，原始脑即可形成。妊娠8周各脏器的发生基础基本完成，胚胎已具人形。妊娠11周至出生为胎儿期，是各器官进一步发育成熟的时期。（图8-1-1）

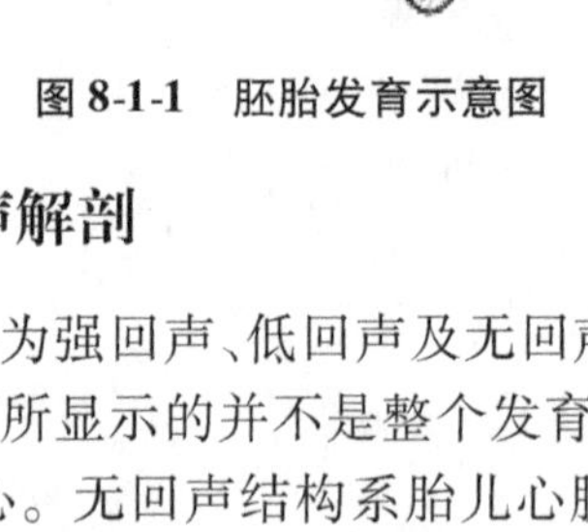

图8-1-1　胚胎发育示意图

二、中、晚期妊娠超声解剖

妊娠中、晚期超声可根据胎儿组织器官的反射性分为强回声、低回声及无回声三类。强回声结构后方伴声影者基本上均系骨骼所形成，但超声所显示的并不是整个发育的骨骼，而是骨骼的钙化部分，显示最为清晰的是骨骼的骨化中心。无回声结构系胎儿心脏、血管、膀胱、胃等含液器官。低回声结构为一些实质性器官，如肝脏、肾脏、脾脏、脑等。

胎儿也有一些解剖结构与成人不同。如肺内不含气体，可显示一些成人已退化的解剖结构，如卵圆孔、脐静脉、动脉导管、静脉导管等。

第二节　检查方法及检查内容

一、检查方法

（一）患者准备

经腹部超声检查：早孕期（孕 11 周前），患者需要适度充盈膀胱，要求与妇科经腹部检查一致；孕 11 周及以后的检查无须特殊准备，但此期检查孕妇宫颈情况时需适度充盈膀胱。

经会阴、阴道超声检查：需排空膀胱后进行。

（二）体位

经腹部超声检查：孕妇一般取仰卧位，充分暴露下腹部。中晚孕期时，为了更好地显示胎儿的解剖结构，可根据胎儿体位调整孕妇体位，如左侧卧位、右侧卧位。为了更好地显示宫颈与宫颈内口，可垫高孕妇臀部。

经会阴、阴道超声检查：孕妇取截石位。

（三）仪器

实时超声显像仪，常用凸阵探头，在探测深度内尽可能使用高频率探头，常用腹部探头频率 3.0～6.0 MHz，阴道探头频率 7.0～10.0 MHz。

二、检查内容

（一）早孕期

① 估计妊娠龄。

② 确认宫内妊娠及胎儿是否存活。

③ 确定胚胎数目。

④ 胎儿颈后透明层（NT）测量。

⑤ 检查胎儿早期结构畸形。

⑥ 子宫及双侧附件。

（二）中晚孕期

① 明确胎儿数目及胎儿是否存活。

② 胎位。

③ 估计妊娠龄及胎儿体重。

④ 胎儿附属物：羊水量、胎盘、脐带等情况。

⑤ 胎儿畸形探测。

第三节　正常妊娠声像图

一、早期妊娠

（一）妊娠囊

妊娠囊（gestational sac）的出现是超声最早确定妊娠的依据，经腹部超声一般在妊娠 5～6

周可检出妊娠囊，经阴道超声 4 ~5 周可检出妊娠囊。妊娠囊（图 8-3-1）表现为圆形或椭圆形的无回声，无回声周边为完整的、厚度均匀的强回声环，强回声环厚度≥2 mm，是妊娠囊绒毛的回声，随着妊娠囊的增大，形成特征性的“双环”征，环内无回声区为羊水声像。正常妊娠囊位于宫腔中上段，在孕 8，9，10 周，妊娠囊分别充填子宫腔的 1/2，2/3 及整个宫腔。妊娠 6 周时，妊娠囊直径约 15 mm，平均每周增加5 mm，至 12 周时达 50 mm。

（二）卵黄囊

卵黄囊（yolk sac）是在妊娠囊内发现的第一个解剖结构。正常妊娠 5 ~10 周可显示卵黄囊，为一小光环，中央为无回声结构（图 8-3-2），囊壁薄，呈细线状回声，可见细长的卵黄囊带。

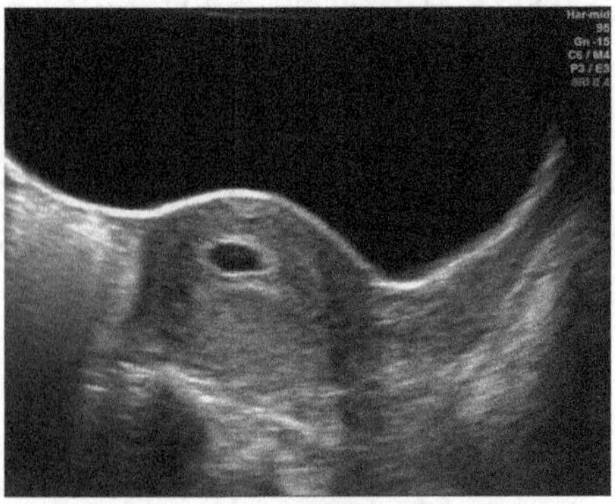

图 8-3-1　早孕妊娠囊二维声像图

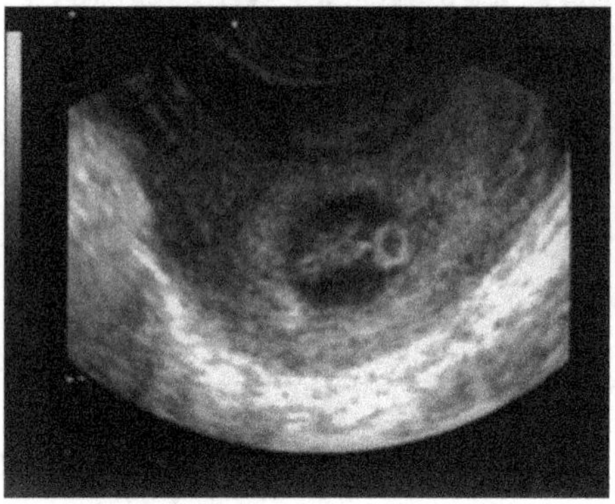

图 8-3-2　早孕卵黄囊二维声像图

（三）胚胎

妊娠 6 周时妊娠囊内的胚胎（embryo）显示为强回声小光团，其内可见原始心管搏动，超声表现为有节律的光点闪动，分辨不出具体结构。妊娠 8 周时，胚胎出现两极性，如此时妊娠囊内仍无胚胎回声光团，则应视为异常。妊娠 9 周时，由于肠袢生长迅速，而腹腔容积相对较小，可出现明显的生理性中肠疝，表现为脐带根部的小包块，直径不超过 7 mm，11 ~12 周生理性中肠疝退回腹腔。妊娠 12 周可辨认出胎头和胎体，此时可测量胎儿头臀长度及双顶径。

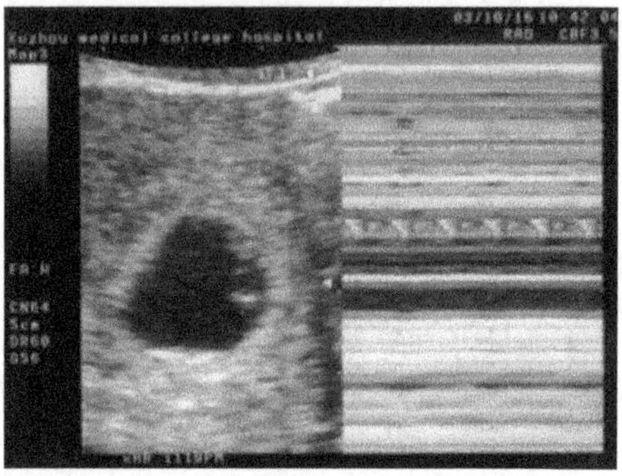

图 8-3-3　早孕原始心管搏动二维声像图

（四）胎心与胎动

妊娠 6 ~7 周在胚胎强回声光团中可显示有节律的快速闪动的光点，此即为原始心管的搏动（图 8-3-3）。孕 8 ~9 周时可以清楚地看到胎心搏动，9 周后无胎心搏动应视为异常。胎动是胎体在羊水中的运动，出现时间较胎心搏动稍晚。妊娠 7 周时可见胚芽蠕动，8 ~9 周开始见四肢典型活动，12 周胎动活跃，表现为各部位的活动。

（五）胎盘与脐带

妊娠 8 周时，妊娠囊边缘局限性增厚并呈双层结构，其回声强度强于子宫肌层，此即为原始胎盘。孕 12 周时出现典型胎盘声像，呈新月形，轮廓清晰，实质为弥漫分布密集细小光点，胎儿面绒毛板呈高回声纤细光带，母体面与子宫壁境界不清。胎盘面积约占子宫腔内面积的 1/3，其厚度为 2 ~4 cm。早期妊娠胎盘可附于子宫壁的任何部位，50% 覆盖在子宫下段，此时不应视为低置或前置胎盘。

早期妊娠时脐带显示为一扭曲的带状回声，连接在胎盘与胎儿之间。

二、中、晚期妊娠

（一）胎儿头颅

妊娠12周以后，胎头颅骨呈圆形或椭圆形强回声光环，轮廓清晰（图8-3-4）。妊娠15周以后，能分辨颅内结构，可显示线状的高回声中线结构，以及中线两侧对称的无回声的脑室。

因胎儿体位影响，对胎儿头颅的超声检查，主要采用横切面。常用切面有侧脑室水平横切面、丘脑水平横切面、小脑水平横切面。侧脑室水平横切面是测量侧脑室的标准切面，在此切面上，颅骨光环呈椭圆形，侧脑室呈无回声，内有高回声脉络丛；侧脑室前角内侧壁与大脑镰接近平行，侧脑室后角显示清楚，整个孕期胎儿侧脑室后角内径均小于10 mm；正常情况下，该切面侧脑室至脑中线距离小于侧颅壁至脑中线距离的1/3。丘脑平面是测量胎儿双顶径、头围的标准断面，侧脑室水平横切面平行向下即可显示，此平面可清楚显示透明隔腔、第三脑室和丘脑。小脑水平横切面可显示蝴蝶状对称的两侧小脑半球和其中间强回声的小脑蚓部。此外，当切面适当时，胎儿颜面部的眼眶、鼻梁、下颌、口唇等轮廓也可清晰地显示出来（图8-3-5）。

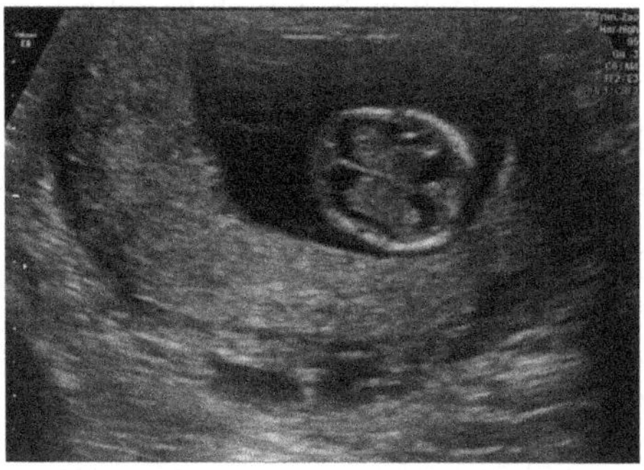

图8-3-4 孕13周胎头二维声像图

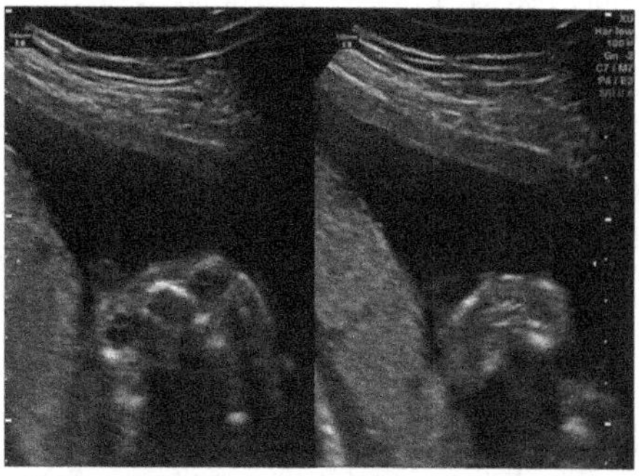

图8-3-5 胎儿颜面、口唇二维声像图

（二）胎儿脊柱

脊柱是胎儿超声诊断中十分重要的一种结构。脊柱于孕12周以后可以显示，24周以后可显示出脊柱全长。脊柱由三个骨化中心组成，两个在后为椎弓的骨化中心，一个在前为椎体的骨化中心。在脊柱横切面声像中三个骨化中心呈三角形排列，其间即为椎管。脊柱矢状切面显示为两根排列整齐的串珠状平行强回声带（图8-3-6），骶尾部聚拢稍向后翘，腰部轻度增宽。

（三）胎儿胸部

胎儿胸廓从第7颈椎下缘开始至胎心下缘，由脊椎和肋骨强回声环绕而成。胸廓顶端较窄，底部较宽。肋骨横切面一般为明亮圆形强回声，伴篱笆样声影。末肋为上腹部平面的标志。孕12周后声像图上可辨认心脏轮廓和腔室（图8-3-7），妊娠后期可清晰显示瓣膜、间隔和大血管。胎儿心脏主要位于左侧胸腔内，心尖指向左前方，心/胸面积比值为0.25～0.33。超声扫查胎儿心脏的重要切面有四腔心切面、左心室流出道切面、右心室流出道切面。胎儿肺组织显示为均匀中等回声，位于心脏两侧，随着孕周的增大，肺脏回声逐渐增强。

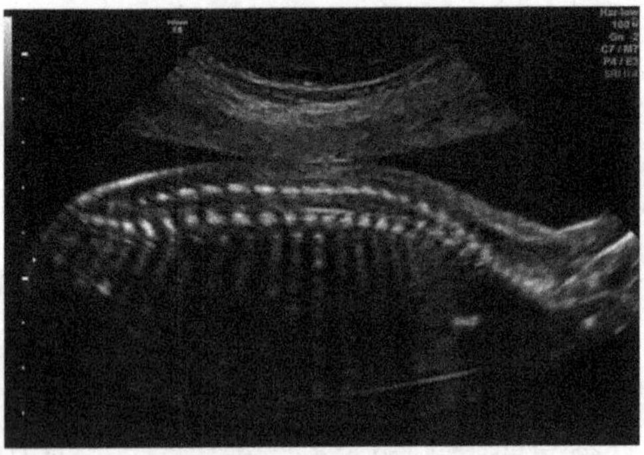

图 8-3-6　胎儿脊柱二维声像图

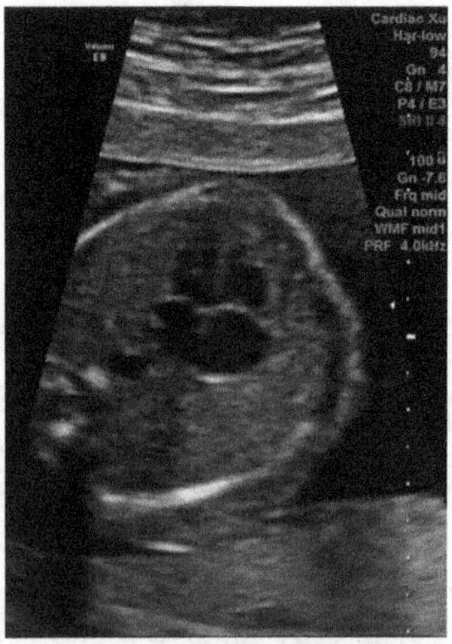

图 8-3-7　胎儿胸部二维声像图

（四）胎儿腹部

胎儿腹部器官的解剖位置及毗邻关系与成人相同。

胃位于左上腹，妊娠 12 周时 95% 胎儿可见胃泡，呈弯月形或鱼钩形，内充满液性暗区，随着胎儿对羊水的吞咽和反吐，该暗区的大小形态发生变化。肝脏位于右上腹，包膜回声光滑，实质回声均匀，可显示其内的肝静脉、门静脉、脐静脉。正常胎儿肝脏占腹部横径的 1/3。肠管早期回声常不清晰，晚期可显示肠管高低回声相间，正常情况下结肠内径小于 20 mm，小肠内径小于 7 mm。膀胱位于盆腔，呈圆形或椭圆形的无回声区，膀胱过度充盈或充盈不良时应在 30～45 min 后复查。膀胱两侧各见一条脐动脉向腹壁方向走行。胎儿肾脏位于脊柱两旁，矢状切面呈蚕豆形，横切面呈圆形，皮质与髓质回声低，中间集合系统回声稍高。

（五）胎儿肢体

早期妊娠末胚胎可显示四肢骨骼回声，至妊娠中期，由于羊水充足，胎儿活动空间相对较大，因而四肢显示较满意，甚至可见手指、足趾。肢体骨横切面显示为圆形强回声，其后伴声影。观察其与躯干的关系可判断上、下肢，靠近骨盆的为下肢（图 8-3-8）。判断肢体的远近须观察长骨横切面的数目，有一个骨断面圆形强回声为肢体近端的股骨或肱骨，两个骨断面为肢体远端的胫、腓骨或尺、桡骨。确认股骨后，显示股骨纵切面可测股骨长度。

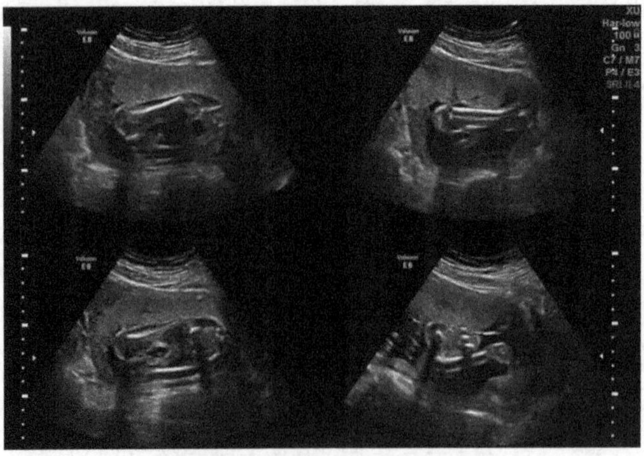

图 8-3-8　胎儿下肢二维声像图

（六）胎方位

胎产式是指胎体纵轴与母体纵轴的关系，分为纵产式及横产式两种。胎儿纵轴与母体纵轴平行的称为纵产式，相互垂直的称为横产式。胎方位是指胎儿先露部的指定点与母体骨盆的关系，纵产式分为头位和臀位。如头先露，依胎儿枕骨在母体的方位分为枕前（OA）、枕后（OP）、左枕前（LOA）、右枕前（ROA）、左枕横（LOT）、右枕横（ROT）、左枕后（LOP）、右枕后（ROP）八个方位。臀位依胎骶在母体的方位同样可分为左骶前（LSA）、右骶前（RSA）、左骶后（LSP）、右骶后（RSP）等八个方位。横产式较少见，依胎肩在母体的方位分为左肩前（LSCA）、右肩后（RSCP）等方位。超声测定胎位，首先确定胎头的位置，然后观察胎儿脊柱、心脏、四肢在子宫内的位置，以判断胎位。

（七）胎盘

胎盘是母体和胎儿进行物质交换的重要结构，是由羊膜、叶状绒毛膜和底蜕膜共同组成的圆盘形结构。早期妊娠胎盘面积相对较大，约占子宫腔面积的1/2，位置较低。之后胎盘厚度逐渐增加，相对面积缩小。典型的胎盘声像是在子宫壁一侧显示的半月形高回声区，分为胎儿面的绒毛膜板、母体面的基底膜及胎盘实质三部分。绒毛膜板呈线状回声强而均匀，基底膜与子宫壁紧密相连，胎盘实质呈均匀弥漫光点。至足月妊娠时，胎盘生长发育为直径16～20 cm、厚2.0～4.0 cm的圆形盘状物。彩色多普勒显示胎盘静脉丛、胎盘基底部螺旋动脉血管、胎盘实质及胎盘子宫面的血流信号。

胎盘的生长发育即胎盘的成熟度可分为四级（图8-3-9）。

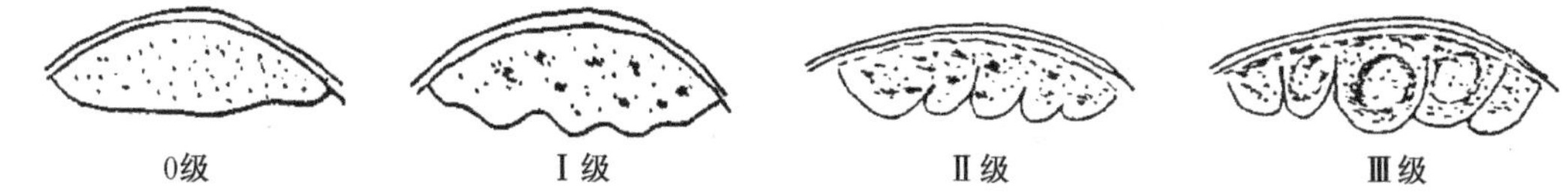

图8-3-9 胎盘分级示意图

0级：绒毛膜板直而清晰，光滑平整；胎盘实质呈均匀分布的密集细小光点；基底膜显示不清。

Ⅰ级：绒毛膜板有轻微的波状起伏；胎盘实质出现散在强光点；基底膜仍显示不清。

Ⅱ级：绒毛膜板出现切迹，并延伸入实质，但未达基底层；胎盘实质出现线点状强回声；基底层出现断续的线状强回声，其分布与胎盘长轴一致。

Ⅲ级：绒毛膜板切迹深达基底层；胎盘实质出现强回声光环及不规则光点、光团，光环内为近圆形液性暗区，光团后方伴有声影；基底层光点融合成线状强回声，可伴声影。

（八）脐带

脐带（umbilical cord）一端与胎儿腹壁脐部相连接，另一端附于胎盘的胎儿面。正常足月胎儿脐带直径1～2 cm，长40～60 cm。脐带内含两根脐动脉、一根较粗大的脐静脉，横切面呈品字形排列（图8-3-10），基质为华通胶，其含量有很大个体差异。超声图像显示脐带纵切面为一螺旋状扭曲不平、明暗相间的光带，其内有节律性搏动，在羊水暗区中漂浮，随胎儿运动而漂动。横切面内有三个圆形小暗区，其中两个有搏动的是脐动脉。彩色多普勒超声能更清晰地显示脐动脉与脐静脉结构。由于两者血流方向相反，故呈现不同血流色彩（图8-3-11）。正常情况下脐动脉搏动指数（PI）、阻力指数（RI）及收缩期最大血流速度（S）与舒张末期血流速度（D）比值随孕周的增加而降低，孕7周脐动脉阻力大，只能显示收缩期血流信号，无舒张期血流，孕14周以后，所有胎儿都应该出现舒张期血流，通常晚孕期 S/D 小于3。

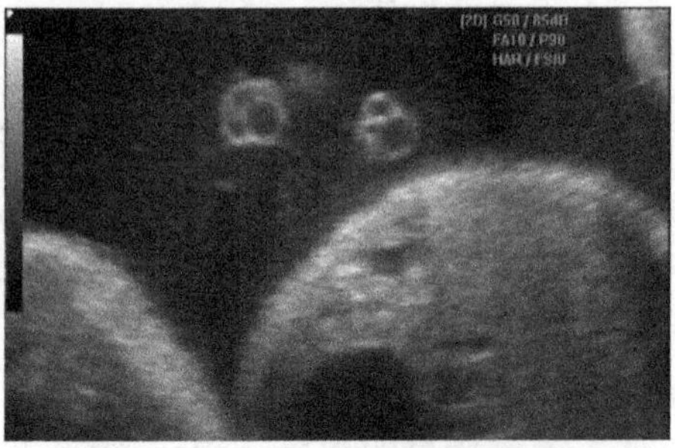

图 8-3-10　脐带横切面二维声像图

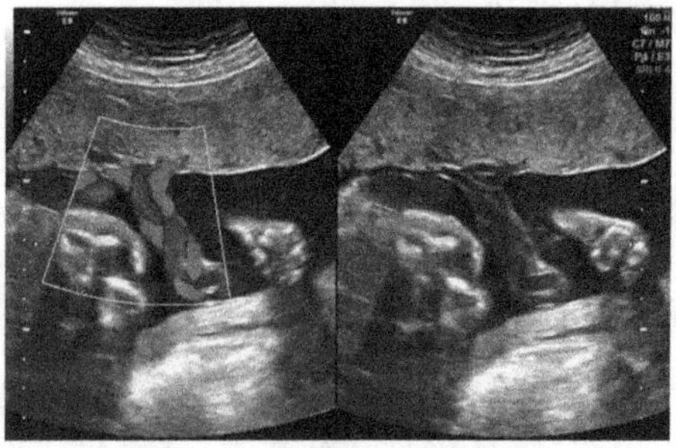

图 8-3-11 脐带彩色血流图

（九）羊水

羊水（amniotic fluid）是胎儿生长的内环境，与胎儿发育有密切关系，它可反映胎儿的生理和病理状态。不同孕周，羊水的产生来源不同。妊娠早期，羊水主要是母体血清经过胎膜进入羊膜腔的透析液，胎儿循环建立后，胎儿体内的水分及小分子物质通过胎儿皮肤，也可形成一部分羊水，孕 18 ~ 20 周起羊水主要或完全来自于胎儿尿液。羊水有三条吸收途径：胎儿吞咽羊水，胎儿体表吸收，胎盘和脐带表面的羊膜上皮吸收。

正常羊水为无色透明液体，声像图显示为随妊娠进展而变化的液性暗区。妊娠 11 ~ 15 周，羊水量约为 50 mL，妊娠中期羊水量最充足，至孕 36 ~ 38 周可达 1 000 ~ 1 500 mL。妊娠末期羊水量逐渐减少，其内足月胎儿脱落的胎脂、上皮细胞等，使羊水透声性下降，而显示为液性暗区中的散在漂浮小光点。

产前较难准确估计羊水量，目前较为普遍的估测方法是测量羊水指数，即在羊膜腔的左上、左下、右上、右下四个象限分别测量羊水平面最大深度并相加，所得值即为羊水指数，正常值为 5 ~ 20 cm。羊水最大深度，即在宫腔寻找羊水最大暗区，内不能有肢体或脐带，测量此暗区的垂直深度。

三、胎儿生理功能的观察

随着孕龄的增长，胎儿逐渐生长发育，体内各系统器官出现功能，并日趋成熟，这些功能可在实时超声图像上显示出来。

（一）胎儿心率与心律

超声观察到胎心的最早时间是孕 5 周末，6 ~ 7 周可清晰显示，平均为 100 ~ 120 次/min，不久即增至 140 ~ 170 次/min。孕 13 周以后，胎儿心率逐渐下降为 120 ~ 160 次/min，整个孕期均维持该水平。大于 160 次/min 为心动过速，常由孕妇子宫收缩、发热、情绪激动、药物等影响所致。小于 120 次/min 为心动过缓，往往提示胎儿有缺氧或有心脏畸形。

胎儿期心律不齐为常见现象，正常胎儿也可有室上性期前收缩及室性心律不齐，往往为生理性，也可继发于脐带受压、药物影响之后。

（二）胎动

胎儿运动可分为被动性和自发性两种。后者是在无任何外界刺激的情况下，胎儿自发出现的运动，前者则系触动妊娠囊或胎儿身体所引起的反射性运动。

孕 10 周之前，胎动较为微弱。10 ~ 12 周，胎儿出现肢体、头、躯体的伸展、旋转等局部运动，此期胎动能反映胎儿的健康和发育状况。12 ~ 16 周时，胎儿可有整个机体的联合运动。此时羊水空间较大，胎动幅度大，姿势和位置均有改变，此为胎儿的强速运动。强速运动之后，往往伴有4～9次/min的缓慢运动。孕18～20周以后，由于羊水空间较小，胎儿强速的整体运动减少，而局部运动逐渐频发且强而有力（>3次/h）。各种动作接近成人，容易辨认。

（三）胎儿吞咽

胎儿吞咽促进了消化道的生长发育，为出生后消化功能的建立做准备。胎儿吞咽动作包括下颌、舌、咽等运动。吞咽时胎儿张口，下颌张大，舌抬高、卷曲、伸吐；咽部动作一般显示较为困难；吞咽动作间断发生，频率与间隔时间无一定规律。

胎儿吞咽时常突然以手抚摸口唇及颜面，动作短暂迅速。有时胎手在口前摆动，似拂净羊水状。胎儿常将手放入口中吸吮，此动作可连续多次发生。

胎儿吞咽羊水后，部分羊水可自口腔流入羊膜腔，此为正常的反吐现象。若表现为频繁发作的迅速有力的喷出，则提示有病理性呕吐。

（四）胎儿呼吸样运动

正常胎儿孕20周以后即可出现呼吸样运动，呈不规律间断出现。36周之后胎儿呼吸样运动间隔时间逐渐恒定，频率减慢、规律，类似新生儿。胎儿呼吸胸廓运动幅度较小，如幅度过大且急促的喘息样呼吸则应视为异常。

（五）胎肾功能

胎儿的尿液形成量可反映肾功能。正常胎儿在孕30周时每小时形成尿液约9.6 mL，至孕40周时增至27.3 mL。胎儿宫内发育迟缓时，每小时形成尿液减少。膀胱一小时前、后的体积差即为形成尿液量，以此推断胎肾功能。

第四节　多胎妊娠的超声诊断

一次妊娠同时有两个或两个以上胎儿在子宫腔内生长称为多胎妊娠（multiple pregnancy）。其中以双胎最为多见，三胎较为少见，四胎更为罕见。

双胎妊娠有双卵双胎及单卵双胎两种，单卵双胎占20%～25%，双卵双胎占75%～80%。多胎妊娠可能有多种不同情况，如单卵、双卵，以及单卵和双卵同时存在。

（一）双卵双胎

两个卵子分别受精而成，故实际是两次受精。两胎儿有各自的遗传基因，两胎儿性别、血型可以不同。虽有各自的胎盘，但常并列一起，互相粘连，形似一个胎盘，但胎盘的血液循环完全独立，相互无吻合血管。两个羊膜囊间的中隔在显微镜下观察可分为四层，即在两层羊膜中间还有两层绒毛膜。

（二）单卵双胎

由一个受精卵一分为二发育而成。两个胎儿具有相同基因，因而性别、血型、体质，甚至神经类型均相同。由于分裂成各自胚胎的时间不同，可形成3种不同类型。

（1）*双绒毛膜囊双羊膜囊双胎*　在桑葚期分化，形似一个，但有分开的绒毛膜和羊膜，常被误认为双卵双胎。

（2）*单绒毛膜囊双羊膜囊双胎*　分裂时已在囊胚期，内细胞群分裂形成两个发育中心，在一个绒毛膜内发育，只有一个胎盘，有各自的羊膜囊。

（3）*单绒毛膜囊单羊膜囊双胎*　羊膜囊分化之后，胚盘分裂为二，形成双胎，极为少见。如胚盘分裂不完全，即形成连体胎儿。如两胎儿之间存在血管吻合支，则引起胎儿输血综合征，一胎儿血容量过多，另一胎儿贫血发育不良。

(三) 临床表现

多胎妊娠时孕妇妊娠反应较重,妊娠高血压及先兆子痫发生率高。子宫明显大于同孕龄子宫,常出现压迫症状,如呼吸困难、下肢水肿等。因子宫过度膨胀,妊娠常不能维持至足月。

(四) 超声声像图

以双胎为例,有以下表现。

① 早期妊娠子宫较同孕龄子宫为大,子宫腔内显示两个妊娠囊声像(图 8-4-1)。

② 中、晚期妊娠可在妊娠子宫内观察到两个胎儿声像,两胎儿心脏搏动频率可不同。

③ 有一个较大的胎盘或有两个胎盘。由于胎盘占据子宫腔面积较大,常有前置胎盘发生。

④ 羊水过多。多胎妊娠发生羊水过多的机会较单胎多 10 倍,尤其在单卵双胎中多见。两胎儿羊膜囊内羊水含量常不一致,羊水多的胎儿往往发育较好。

⑤ 绒毛膜性和羊膜性的判断:

a. 妊娠 7 周以前,通过计数妊娠囊可判断绒毛膜囊数目。

b. 妊娠 8 ~10 周,超声可以准确判断绒毛膜囊数目及羊膜囊数目。

c. 妊娠 11 ~14 周,如果超声显示两个独立的胎盘则可确定为双绒毛膜囊双胎。如果在两胎盘的连接处,见一个"A"字形结构向羊膜腔方向突起,并与分隔膜延续,称为"双胎峰"征(图 8-4-2),提示双绒毛膜囊双羊膜囊双胎;无"双胎峰"征,分隔膜与胎盘连接处显示为"T"字形结构,提示单绒毛膜囊双羊膜囊双胎;两胎儿之间无分隔膜,仅有一个胎盘者提示单绒毛膜囊单羊膜囊双胎。

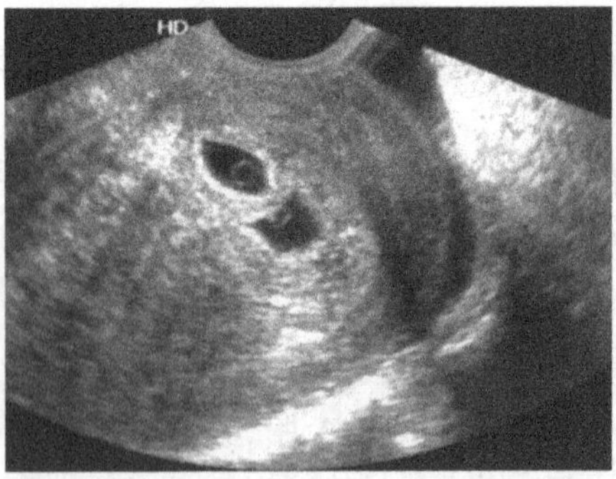

图 8-4-1 早孕双妊娠囊二维声像图

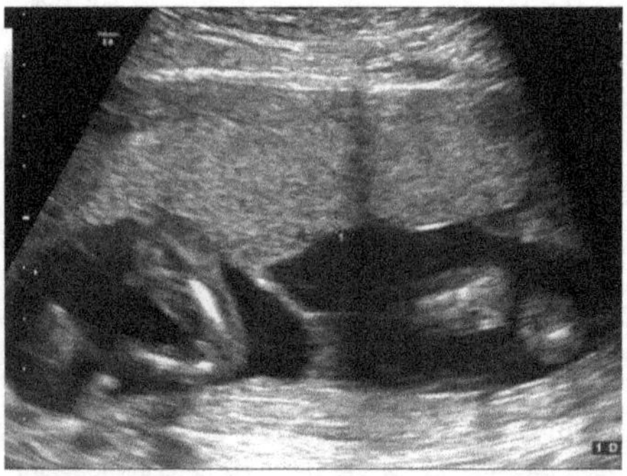

图 8-4-2 "双胎峰"征二维声像图

d. 妊娠中晚期绒毛膜性的判断准确性下降。如果两胎儿间有分隔膜且有两个不连接的胎盘或胎儿性别不一致则提示双绒毛膜囊双羊膜囊双胎;单绒毛膜囊双羊膜囊双胎之间的隔膜菲薄,且两胎儿性别相同。

(五) 鉴别诊断

早孕时超声检查应注意羊膜囊内有无羊膜中隔,此为发现多胎的最直接征象。中、晚期妊娠,尤其是晚期妊娠时,由于孕妇腹部较为膨隆,如果从孕妇腹部两侧各发现一个胎儿,应注意识别两者是否为同一个胎儿。

第五节 异常妊娠的超声诊断

一、异位妊娠

受精卵在子宫腔以外的器官或组织中着床、发育者,称为异位妊娠(ectopic pregnancy),亦称宫外孕,为妇产科常见急症之一。异位妊娠可发生在输卵管、卵巢、腹腔、阔韧带及子宫颈,以输卵管妊娠最为多见,占异位妊娠的 95% ~98%。

(一) 输卵管妊娠

受精卵因在输卵管受阻而在输卵管的某一部分着床、发育,即为输卵管妊娠(tubal pregnancy)。其中以输卵管壶腹部妊娠最为多见,占 50% ~70%,其次为峡部,占 30% ~40%,伞部、间质部最少见,占 1% ~2%。

1. 病理

阻碍受精卵向子宫腔运行的主要原因是输卵管粘连及发育异常。

输卵管妊娠时,由于输卵管缺乏完整蜕膜,孕卵植入后,其绒毛借蛋白水解酶的破坏作用,直接侵入管壁肌层,破坏肌层微血管,引起出血。位于输卵管壶腹部的妊娠,其生长发育多向管腔膨出,因包膜组织脆弱,常在孕 6 ~12 周破裂,使孕卵落入管腔,由于接近伞端,易被挤入腹腔形成输卵管妊娠流产(图 8-5-1a)。该种类型出血量往往较少。如孕卵种植在输卵管峡部,由于管腔狭窄,孕卵绒毛向管壁侵蚀肌层及浆膜,最后穿透管壁,形成输卵管妊娠破裂(图 8-5-1b),胚胎一般被挤入腹腔,同时出血较多,血液聚集在子宫直肠陷凹。被挤入腹腔的孕卵和绒毛如仍存有活力,则可再次植入腹腔内各脏器继续生长发育,形成腹腔妊娠。

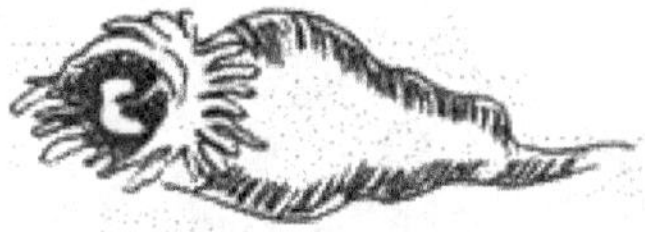

(a) 输卵管妊娠流产

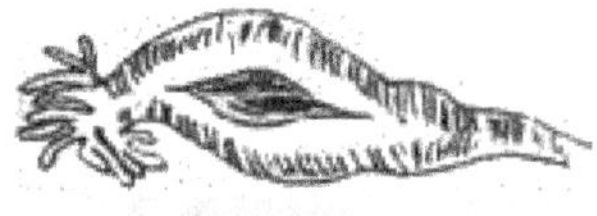

(b) 输卵管妊娠破裂

图 8-5-1 异位妊娠示意图

2. 临床表现

(1) 腹痛 90% 以上的患者以突发腹部疼痛就诊,初为患侧撕裂样剧烈疼痛,之后波及全腹。如血液聚集在子宫直肠陷凹可出现肛门坠痛。疼痛的程度与内出血的量和速度有关。

(2) 闭经 闭经时间长短大多与输卵管妊娠部位有关。妊娠在峡部和壶腹部者,常闭经 6 周左右即出现腹痛,很少超过 2 ~3 个月。输卵管间质部妊娠,由于周围肌层组织较厚,常在妊娠 3 ~4 个月发生破裂,故闭经时间较长。

(3) 不规则阴道出血 输卵管妊娠终止发育后,内分泌变化引起子宫出血,常呈深褐色不规则点滴状。

(4) 晕厥与休克 患者在腹痛的同时,可发生晕厥与休克。晕厥和休克的程度与出血的量及速度有关。

(5) 盆腔检查 患侧可触及境界不清的肿块,腹腔可有移动性浊音。阴道后穹窿饱满,子宫颈举痛。后穹隆穿刺可得不凝血液,血及尿 HCG 大多呈阳性。

3. 超声声像图

① 子宫增大,子宫腔内无妊娠囊。

② 子宫内膜增厚呈蜕膜样变,部分病例子宫腔内有少量液体聚集,周围绕以蜕膜单回声环,似“假孕囊”声像。

③ 输卵管壁增厚或显示盆腔混合性肿块,边界较为清晰,多呈低回声或混合型回声,其内夹杂有不规则液性暗区(图 8-5-2)。

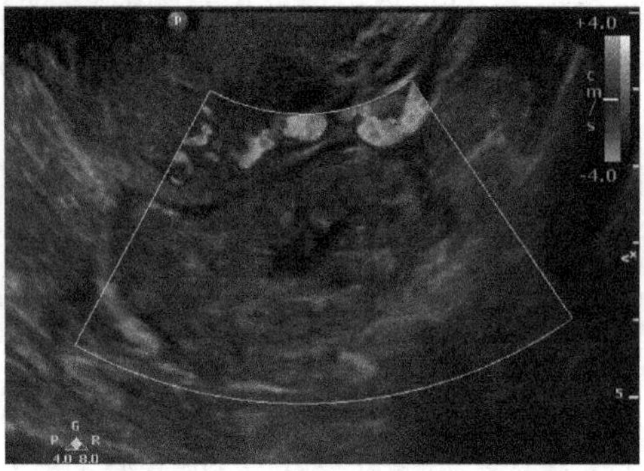

附件区的混合回声肿块。

图 8-5-2 输卵管妊娠彩色血流图

④ 部分病例在孕卵着床处,可显示妊娠囊(图 8-5-3)。如胚胎存活,可见胎芽及原始心管搏动(图 8-5-4)。

⑤ 彩色多普勒血流显像可以在孕卵着床处胚囊边缘探及低阻力的滋养层血流信号。

⑥ 破裂出血,盆腔可见游离液体回声。

附件区类似妊娠囊的环状回声。

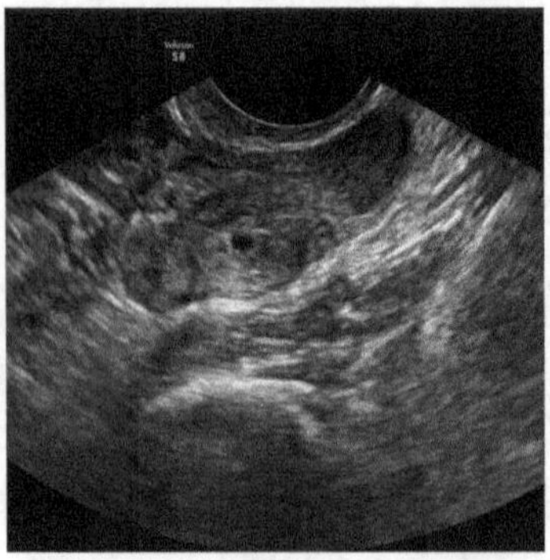

图 8-5-3 输卵管妊娠二维声像图

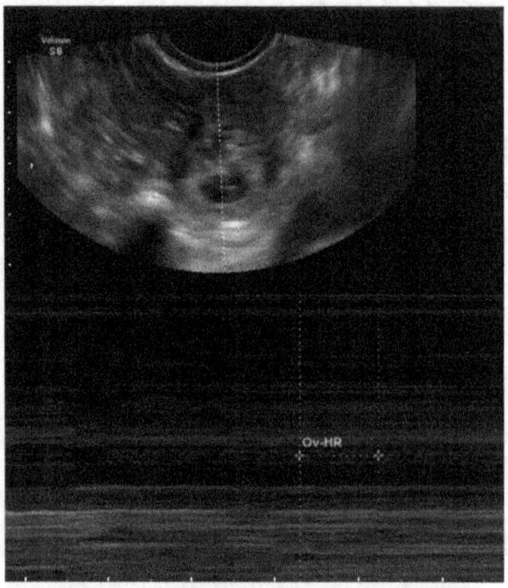

附件区的妊娠囊胚芽及心管搏动。

图 8-5-4 输卵管妊娠二维声像图

4. 鉴别诊断

① 宫内妊娠流产:声像图显示胎囊形态改变,一般无附件区肿块及内出血征象。

② 黄体破裂:一般发生在月经之前,无闭经及妊娠反应。声像图显示子宫大小正常,子宫腔内无特殊声像,子宫直肠陷凹可有液性暗区,血及尿 HCG 呈阴性。

③ 附件炎性肿块:如有急腹痛和子宫直肠陷凹积液,与输卵管妊娠鉴别较为困难,但结合临床,附件炎性肿块无闭经史,血及尿 HCG 亦呈阴性,加之声像图显示子宫无明显变化,即

可鉴别。

④ 宫角妊娠：孕卵种植在子宫角部，若胚胎向宫腔侧生长，可发展为正常妊娠，维持到足月妊娠，但分娩后胎盘不易排出。若胚胎向输卵管方向生长，则为异位妊娠，声像图上见一侧子宫角部包块，内见妊娠囊、胚芽或胎儿。输卵管间质部妊娠与宫角妊娠在早期难以鉴别，主要依赖于病理诊断。

（二）腹腔妊娠

1. 病理

孕卵在腹腔内生长发育称为腹腔妊娠，有原发及继发两种。原发性腹腔妊娠系卵子在腹腔受精，随即种植在腹腔内的大网膜、肠系膜、腹膜或盆腔内的异位子宫内膜上发育。继发性腹腔妊娠往往发生在输卵管妊娠破裂或流产之后，胚囊落入腹腔，绒毛由破口或伞端向外生长，附着在盆腔壁、肠管、阔韧带等处继续发育。但由于胎盘附着异常，血液供应不足，胎儿极少能存活至足月。

2. 临床表现

腹腔妊娠患者常有闭经后腹部疼痛及少量阴道流血史，以后腹部逐渐增大，并伴有经常腹部疼痛，尤其在胎动时为著。随着胎儿长大，腹部疼痛逐渐加重。腹腔妊娠胎儿一般发育不良，易死亡，且畸形较为多见。死胎与肠管粘连可引起感染、坏死和化脓。胎死宫内数年后可钙化成“石胎”或干尸化。

3. 超声声像图

① 子宫轻度增大，子宫腔内无胎儿及胎儿附属物声像。

② 子宫体外显示出胎儿各部结构（图 8-5-5），如胎儿存活，可显示胎心、胎动及其他胎儿生命体征。胎儿接近于母体腹壁，位置往往偏于腹腔一侧。

③ 胎盘位于腹腔内，但常因与周围脏器粘连而显示不清。

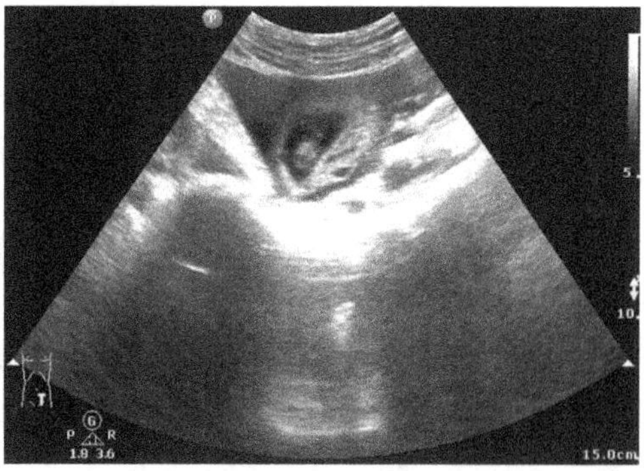

图 8-5-5　腹腔妊娠二维声像图

4. 鉴别诊断

腹腔妊娠主要与双子宫一侧妊娠鉴别。双子宫未孕侧子宫声像与腹腔妊娠时子宫表现相似，但胎儿周围显示清晰的羊水、脐带及胎盘，以及包绕羊膜囊的子宫壁，为主要鉴别点。

（三）子宫颈妊娠

1. 病理

孕卵在子宫颈着床并生长发育称为子宫颈妊娠，是一种较为罕见的异位妊娠，并常形成严重的产科病理状态。胚胎组织与宫颈紧密附着，胎盘部分或全部在子宫动脉或膀胱腹膜反折平面之下，绒毛组织深入宫颈壁或肌层中。

2. 临床表现

多见于经产妇，有闭经史及早孕反应。无痛性阴道出血为其主要临床症状，开始少量，以后逐渐增多，甚至大量出血。可合并感染症状。查体子宫大小硬度正常，子宫颈增大，宫口扩张，内有半球形肿块突出。

3．超声声像图

① 子宫增大不明显，子宫腔内无异常回声。

② 子宫颈明显增大，宫颈管扩大，内有妊娠囊声像，如胚胎存活则可显示胎芽及原始心管搏动。

③ 由于出血，形成妊娠囊周围的血块，超声图像显示为子宫颈管内不均匀性肿块，边界不清。

④ 由于妊娠囊位于子宫颈管内，故膀胱位于妊娠囊水平之上。

4．鉴别诊断

子宫颈妊娠需与难免流产及子宫颈癌鉴别，难免流产时子宫腔内回声紊乱，子宫颈内口开放；子宫颈癌宫颈管内无妊娠囊声像，血尿 HCG 水平不升高。

（四）瘢痕妊娠

1．病理

瘢痕妊娠是指胚胎着床于子宫前壁下段剖宫产切口的瘢痕处，妊娠囊被瘢痕处纤维组织和肌层环绕，由于瘢痕无正常的内膜层和肌层，绒毛附着于瘢痕处，可直接侵蚀局部血管，故局部血流异常丰富，行宫腔操作时极易造成大出血，危及生命。

2．临床表现

见于有剖宫产史孕妇，有闭经史及早孕反应。

3．超声声像图

① 子宫呈两端小、中间大的纺锤形，中间膨大部分为子宫瘢痕处，内可见孕囊或杂乱回声结构，周围组织菲薄，难辨瘢痕和肌层。

② 彩色多普勒超声表现为局部肌层血流信号异常丰富，可记录到高速低阻的血流频谱，胚胎存活时可见胎心搏动血流信号（图 8-5-6）。

③ 胚胎停止发育或不全流产时，膨大的病灶内可见不均质杂乱回声，多普勒超声显示丰富血流信号。

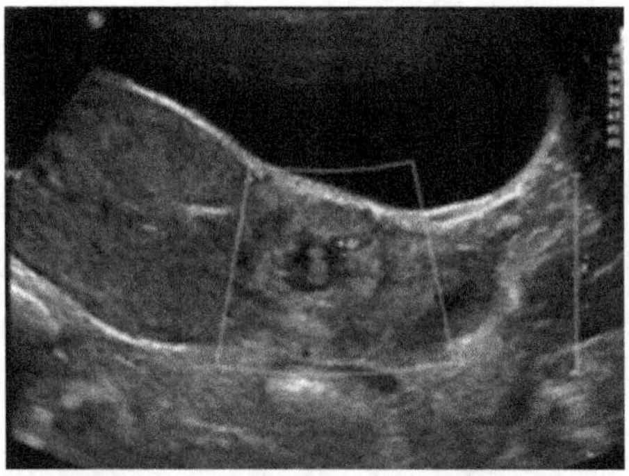

图 8-5-6　瘢痕妊娠彩色声像图

4．鉴别诊断

瘢痕妊娠需与宫颈妊娠鉴别，瘢痕妊娠时宫颈管结构清晰，宫颈内口、外口均闭合。

二、流　产

妊娠于 28 周前终止，胎儿体重小于 1000 g，称为流产（abortion）。流产发生于孕 12 周之前为早期流产，发生于 12～28 周者为晚期流产。

（一）病理

孕卵发育异常是流产的最主要原因，而引起孕卵发育异常的病因很多：① 遗传因素：染色体异常为自然流产最常见的原因；② 外界因素：母体接触一些放射性物质；③ 母体因素：母体患有疾病；④ 免疫因素：母儿双方不适应；⑤ 母儿血型不合、溶血等。

发生于妊娠 8 周之前者，多数胚胎先死亡，然后底蜕膜的海绵层出血、坏死，血栓血肿形成，刺激宫缩排出胚胎（图 8-5-7）。因此时绒毛发育不全，与母体联系不牢固，流产时多数是胚胎和整个胎囊与子宫壁完全剥离而排出。妊娠 8 周以后，绒毛发育完全，与子宫底蜕膜联系较牢固，流产时，往往胎儿或胎儿连同一部分胎盘绒毛流出，而另一部分组织稽留于宫腔。

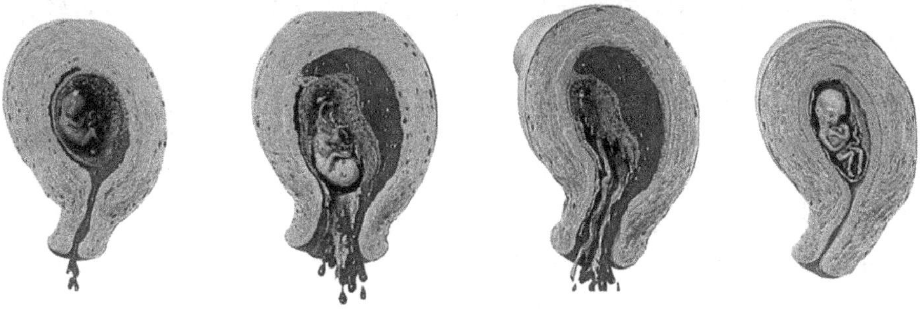

图 8-5-7 流产示意图

（二）临床表现

流产大多有一定的发展过程，但不一定按顺序发展，按其临床表现可分为以下几种：

（1）先兆流产　有流产表现，但经治疗后，可能继续妊娠至足月。常发生在妊娠早期，仅有少量阴道出血，轻微腹部疼痛。查体子宫口未开大，子宫大小与妊娠月份相符。

（2）难免流产　有先兆流产过程，胚胎继续与子宫壁分离，出血时间长，量较多，腹部疼痛加剧。查体子宫口开大，胚胎组织阻塞子宫颈管，甚至脱出，妊娠已不能继续。

（3）不全流产　常发生于妊娠 10 周以后，胎盘已形成，流产时胎儿及部分胎盘组织排出，部分胎盘残留子宫腔内，影响子宫收缩，阴道出血较多，甚至发生休克。

（4）完全流产　通过先兆及难免流产过程，胚胎组织及其附属物完全排出，出血、腹痛均终止。

（5）稽留流产　系指胚胎死亡稽留宫腔 2 月以上仍未排出体外者，又称过期流产。孕妇多有早孕先兆流产经过，子宫不再增大，反而缩小，阴道出血可有可无，血及尿 HCG 转阴性。

（6）习惯性流产　连续三次自然流产称为习惯性流产。

（三）超声声像图

1. 先兆流产

① 子宫大小与妊娠月份相符。

② 子宫腔内妊娠囊完整，囊内显示胎芽声像，有原始心管搏动。

③ 卵黄囊可存在。

④ 子宫腔内可有液性暗区（图 8-5-8），范围以出血量多少而定。

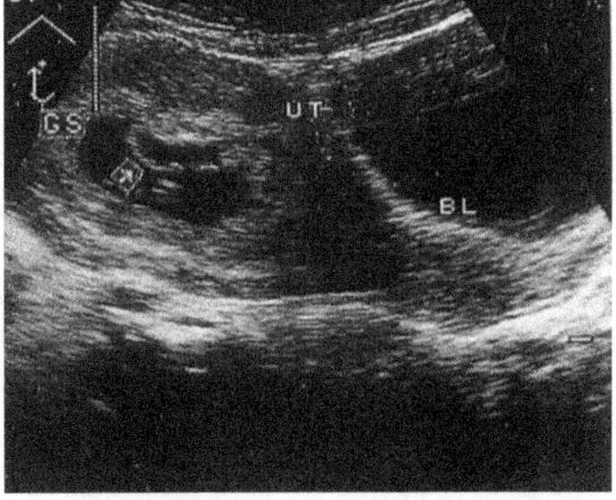

CS—孕囊；UT—子宫；BL—膀胱

图 8-5-8 先兆流产宫腔积液图

2. 胚胎停止发育

① 子宫增大,子宫腔内有妊娠囊声像,一般外形无明显异常,有时妊娠囊可较大。

② 经阴道超声检查,妊娠囊内径≥25 mm 而未显示卵黄囊或胚胎回声。

③ 经阴道超声检查,胚胎头臀长≥7 mm 而未显示心管搏动。

3. 难免流产

① 子宫腔内妊娠囊下移、变形、皱缩、厚薄不匀,甚至边缘缺失(图 8-5-9)。

② 妊娠囊内胎心搏动消失。

③ 羊膜囊或胎盘后出血形成不规则液性暗区。

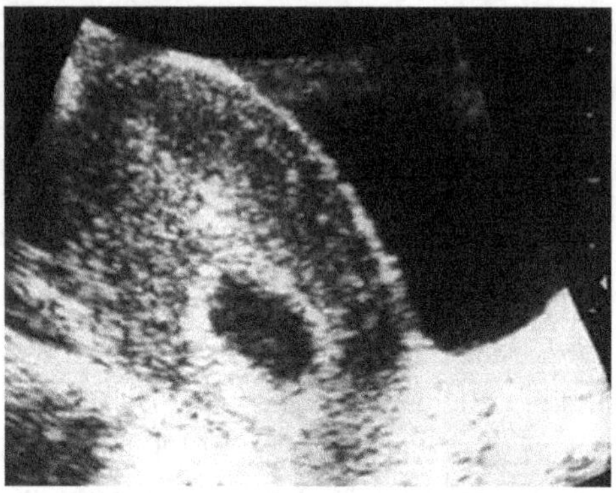

图 8-5-9 难免流产妊娠囊变形下移

4. 稽留性流产

① 子宫大小与妊娠月份不符,偏小。

② 子宫腔内妊娠囊枯萎,失去正常形态,或无妊娠囊声像。

③ 妊娠囊内无胚胎组织。

④ 胎盘变性形成胎盘内大小不等的液性暗区,或可显示胎盘边缘包绕液性暗区。

(四) 鉴别诊断

难免流产胎囊下移近宫颈管时,应与子宫颈妊娠相鉴别。不全流产应与子宫内膜癌及恶性葡萄胎鉴别。鉴别时除根据超声图像之外,还应密切结合临床。

三、宫内死胎

妊娠中、晚期胎儿因各种原因在子宫腔内终止发育称为宫内死胎(fetal death)。

(一) 病理

胎儿在宫内死亡可由多种原因造成。胎儿严重发育异常可使某些器官功能衰竭,从而导致胎儿死亡。脐带因素,如脐带打结、脐带畸形可导致血运受阻。前置胎盘、胎盘早剥可使胎儿缺血缺氧。母体全身性疾病如妊娠期糖尿病、过期妊娠等均可导致胎儿宫内窒息死亡。

胎儿如死亡时间过长(超过 4 周),变性的胎盘组织可释放凝血活酶,导致凝血功能障碍,引起弥漫性血管内凝血,严重危及孕妇生命。

(二) 临床表现

① 自感胎动消失,查体无胎心。

② 子宫未见增大,如胎儿死亡时间较长,子宫可较妊娠月份小。

③ 孕妇乳房渐渐缩小。

④ 如胎儿死亡时间超过4 周,孕妇可产生乏力、消化不良、腹部疼痛、阴道流血等症状,此时应警惕弥散性血管内凝血发生。

（三）超声声像图

① 宫腔内胎儿心血管搏动及全身各部运动均消失。

② 如胎儿死亡时间超过一周,可出现下列声像:

a. 胎儿颅骨相互重叠,呈叠瓦状。(图 8-5-10)

b. 颅内正常结构消失,脑组织液化,回声紊乱、回声减低。

c. 胎儿头皮及全身皮肤水肿,呈现颅骨周围及全身皮下的无回声晕圈。

d. 胎儿脊柱生理弯曲消失,或平直,或折叠成角。

e. 胎体内因产生氨气而回声增强,内脏轮廓不清,结构紊乱。

f. 羊水减少,浑浊,充满片状、絮状高回声。

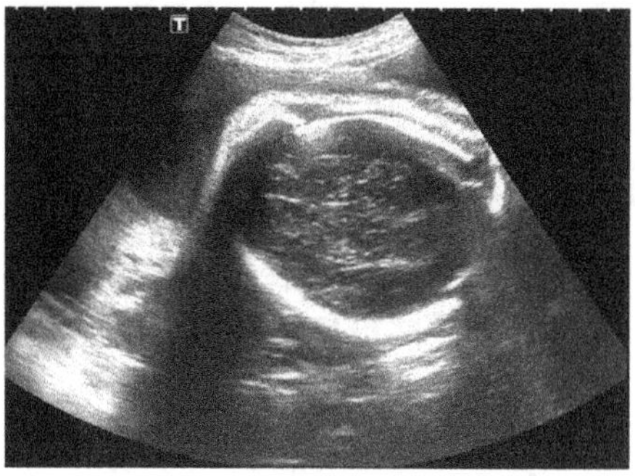

图 8-5-10 死胎颅骨二维声像图

第六节 妊娠滋养细胞疾病的超声诊断

胎盘绒毛滋养层细胞可发生肿瘤性疾病,又称为滋养细胞疾病。按其病态增殖的程度、有无绒毛及其侵蚀能力分为葡萄胎、侵蚀性葡萄胎、绒毛膜癌。

一、葡萄胎

葡萄胎(hydatidiform mole)又称水泡状胎块,是最常见的滋养细胞疾病,可发生在生育期任何年龄。患过一次葡萄胎的患者,再次发生率较未患者高 4 ~5 倍。

（一）病理

病变局限于子宫腔内,因滋养细胞增生和绒毛间质高度水肿,使绒毛肿胀增大而形成大量半透明的水泡,彼此由纤维索相连成串,形似葡萄(图8-6-1)。水泡大小不一,直径为0.3 ~1 cm,或可更大,其间混杂有血块及蜕膜碎片,胚胎多已死亡消失。如所有绒毛均病变为水泡,无胚胎、胎儿成分,称为完全性葡萄胎,如仅有部分绒毛变性,还有胚胎、胎儿或脐带,称为部分性葡萄胎。

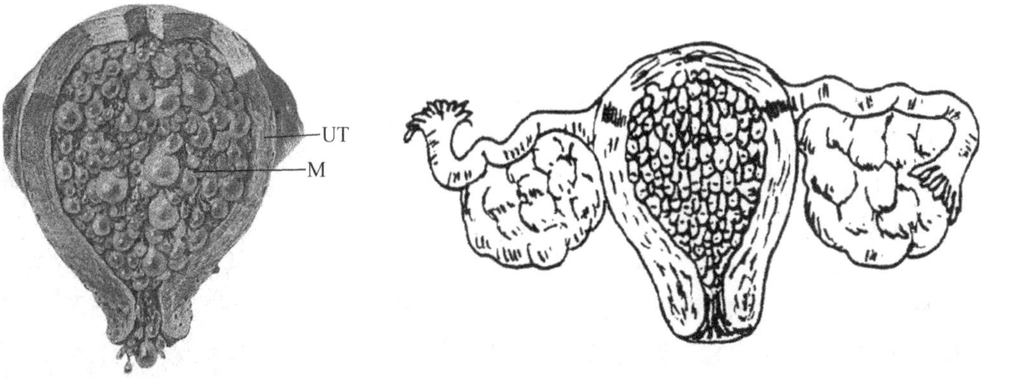

UT—子宫;M—葡萄胎

图 8-6-1 葡萄胎示意图

（二）临床表现

临床主要症状为闭经后早孕反应较重，常有断续性少量阴道流血并伴有葡萄状物排出，严重时可造成贫血。查体子宫较妊娠月份明显增大，子宫增大迅速时可引起腹部疼痛。由于滋养细胞增生，分泌较多绒毛膜促性腺激素，血、尿 HCG 呈强阳性。

（三）超声声像图

① 子宫增大明显，大于妊娠月份，轮廓清晰，肌层回声均匀。

② 子宫内充满大小不等的光点、光团。其间夹杂有“蜂窝状”小暗区（图 8-6-2），此为葡萄胎的特异性声像。

③ 子宫腔内无胎儿及胎儿附属物声像。

④ 附件区可显示黄素囊肿，为一多房性液性暗区，大小不一，自直径 2 cm 至充满整个腹腔；葡萄状组织排出后，此囊肿可自行消失。

⑤ 部分性葡萄胎胎盘可较大，部分胎盘呈葡萄状改变，部分胎盘仍显示正常胎盘的均匀实质回声（图 8-6-3），有的病例还可见羊膜囊、羊水及胎儿，但胎儿即使存活也常伴发畸形。

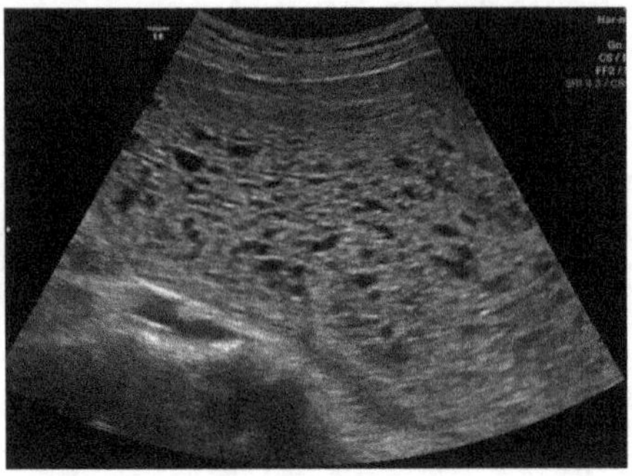

图 8-6-2　完全性葡萄胎“蜂窝状”小暗区

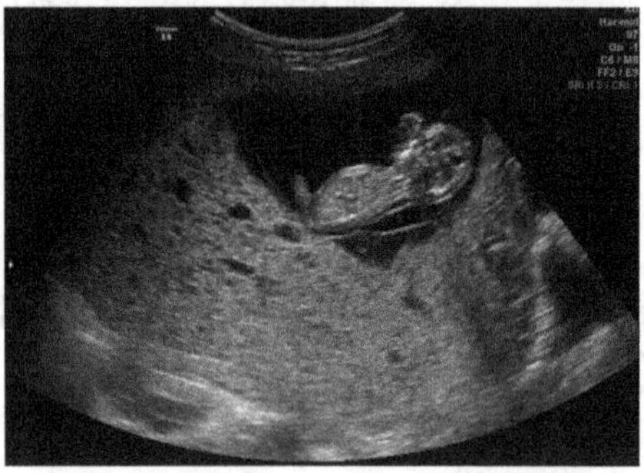

图 8-6-3　部分性葡萄胎二维声像图

（四）鉴别诊断

葡萄胎应注意与过期流产及子宫肌瘤变性鉴别。除注意其声像变化外，还应密切结合临床。

① 过期流产与不典型葡萄胎不易区分。过期流产子宫不再增大反而缩小，子宫腔内回声杂乱，附件区无黄素囊肿声像，血、尿 HCG 水平不再升高，反而下降。

② 子宫肌瘤变性，肌瘤常位于子宫一侧壁，血、尿 HCG 水平不高。

二、侵蚀性葡萄胎

侵蚀性葡萄胎（invasive mole）又称为持续性滋养细胞疾病或恶性葡萄胎。多继发于葡萄胎之后，少数开始即为恶性葡萄胎。

（一）病理

大小不等的水泡状组织侵入子宫肌层和静脉内，一般不穿透浆膜，少数病例穿破子宫壁而达浆膜及阔韧带（图 8-6-4）。侵蚀性葡萄胎可循血流转移，绒毛随血液转移至身体其他部位并形成局部破坏，但仍保持完整的绒毛组织。

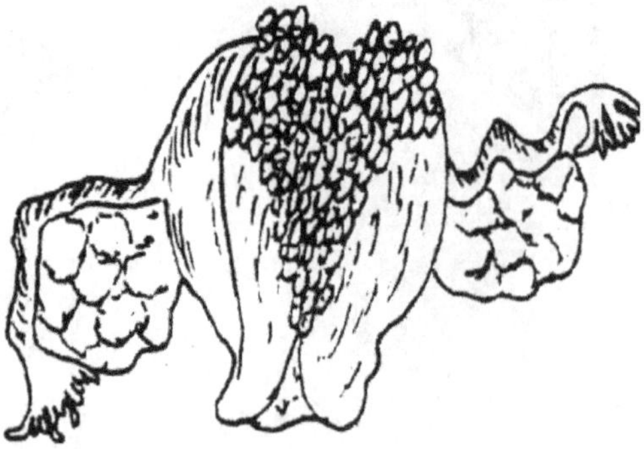

图 8-6-4　恶性葡萄胎示意图

（二）临床表现

① 葡萄胎排出后3～4周或数月（半年以上的，恶变为绒毛膜上皮癌的可能性大）仍有不规则阴道出血。

② 葡萄胎排出后，血、尿HCG水平持续不降，反而上升。

③ 查体子宫增大。

④ 除具有以上症状，同时伴有咯血、痰中带血或外阴发现紫蓝色结节，应考虑有肺或阴道转移。

（三）超声声像图

① 子宫增大，子宫肌层回声不均匀，病变侵犯宫壁内血管及血窦，形成大小不等的出血性暗区，似海绵状（图8-6-5）。

② 附件区见黄素囊肿声像。

③ 如病变引起子宫壁穿孔，进而侵犯子宫旁组织，腹腔内可出现液性暗区，子宫直肠陷凹及子宫旁可显示不规则肿块声像。

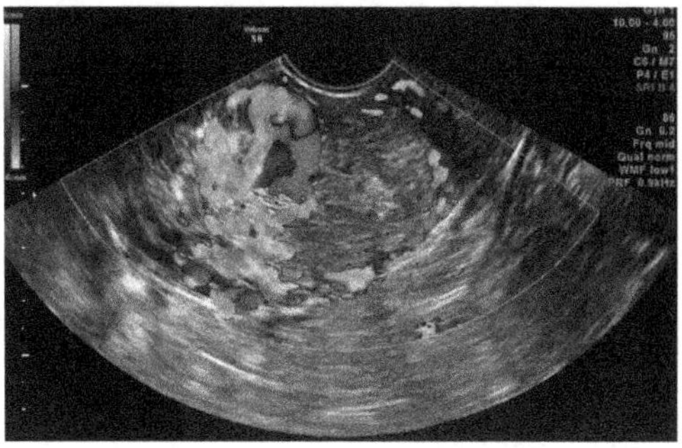

图8-6-5 恶性葡萄胎彩色血流图

④ 彩色多普勒血流显像可以显示病灶区血流异常丰富，并有血窦形成，频谱呈低阻力，可有动、静脉瘘频谱。

（四）鉴别诊断

恶性葡萄胎应与绒毛膜癌及子宫内膜癌鉴别。常见滋养细胞疾病的鉴别诊断见表8-6-1。

表8-6-1 滋养细胞疾病的鉴别诊断

鉴别点	葡萄胎	恶性葡萄胎	绒毛膜癌
病理	病灶不侵犯子宫肌层	病灶侵犯子宫肌层，绒毛发育	病灶侵犯子宫肌层，绒毛不发育
病史	闭经，妊娠反应重；阴道出血，少量出血淋漓不尽	有葡萄胎史，妊娠反应重；不规则少量出血	有葡萄胎史或流产史；不规则阴道出血
HCG水平	增高，清宫后下降	明显增高，清宫后不下降	明显增高甚至成倍增高，清宫后不下降
声像特征	子宫增大，大于停经月份；蜂窝样无回声；子宫肌层无浸润	子宫可增大；杂乱海绵状回声；子宫肌层有浸润	子宫可增大；复杂回声；子宫肌层有浸润
子宫外转移	无	有	有
卵巢黄素囊肿	有，清宫后消失	有，清宫后持续存在	有，清宫后持续存在

三、绒毛膜癌

绒毛膜癌（choriocarcinoma）是一种恶性程度很高的肿瘤。约50%发生于葡萄胎之后，25%发生于流产之后，25%发生于正常妊娠之后。发病年龄以20～30岁为最多。

（一）病理

绒毛膜癌多数始发于子宫，滋养细胞异常增生，大片地侵蚀子宫肌层及血管，形成单个或多个结节，突出于子宫腔，质地脆而软，大小不等，直径1～10 cm。病变切面显示为新、旧血块及坏死组织。常穿透肌壁达浆膜、子宫旁或侵入盆腔，形成转移性肿块。卵巢多形成黄素囊肿，约1/3为双侧卵巢同时发生。绒毛膜癌主要由血行播散，可转移至任何器官，以肺转移最为多见。

（二）临床表现

① 阴道流血为绒毛膜癌最早、最常见的症状。多在产后、流产后，尤其是葡萄胎后有不规则阴道流血，血量可多可少。流血量多、时间较长者可造成贫血。

② 子宫迅速增大，或转移部位出现大血肿者，可出现腹部肿块。

③ 腹部疼痛系由癌肿侵蚀子宫壁或子宫腔聚集血块所致。若子宫穿孔或转移癌出血均可产生急腹症。

④ 转移部位可产生相应症状。

（三）超声声像图

① 子宫增大，子宫形态不规则，表面可有凸起。

② 子宫内膜增厚，厚薄不一，子宫区回声极不均匀，有不规则低回声和无回声区。

③ 双侧或一侧卵巢可显示黄素囊肿声像。

④ 癌肿穿孔时，子宫旁或腹腔可出现积血液性暗区。

⑤ 彩色多普勒血流显像可以显示病灶区血流异常丰富，并有血窦形成，频谱呈低阻力，可有动、静脉瘘频谱。

（四）鉴别诊断

绒毛膜癌因其超声图像无明显特异性，与恶性葡萄胎类似，与子宫内膜癌也有许多相同之处，因此，应密切结合临床进行鉴别诊断。

第七节　胎儿畸形的超声诊断

胎儿先天性畸形（fetal congenital malformation）通常是指在胎儿器官形成过程中，因某种生理代谢障碍引起胎儿的形态和结构异常。常伴有脏器机能异常，导致胎儿出生后很快死亡，即使存活，个体形态的变异将随着生长发育而变得越发明显。胎儿畸形种类繁多，而且即使是同一畸形在不同的妊娠阶段，其声像图也可能不同。产前诊断胎儿畸形是目前公认的重要环节，但超声诊断胎儿畸形是从形态学角度观察，因此，超声所能发现的胎儿畸形必须存在解剖上的畸形，并且畸形明显到足以被超声发现。需要注意的是，胎儿生长发育的不同阶段，同一种结构可有不同的声像表现，因此诊断胎儿畸形要排除某一发育时期的变化。

一、胎儿神经系统畸形

超声所能发现的胎儿畸形以神经管畸形最为多见。发病率约为0.5%，孕妇有神经管畸形生产史者，再次发生率可增加10～20倍，达5%～10%以上。三次复发可能性可达到13%。畸形患者子女发病率明显升高，两畸形患者婚后所生子女发病率可高达30%。

（一）无脑儿

1．病理

神经管头段未发育或未闭合，即形成无脑畸形。无脑儿（anencephalus）是一种较常见的神经系统先天性畸形，患儿头盖部颅骨完全缺如，脑髓暴露于外。大脑发育常常受到明显抑制，或表现为大脑缺如，或表现为仅残存很薄一层结缔组织的膜样结构。常合并脊柱裂，故实际上是颅脊柱裂。患儿无眼眶致两眼突出，颈椎短而前突，头与肩相连，形如青蛙（图8-7-1）。

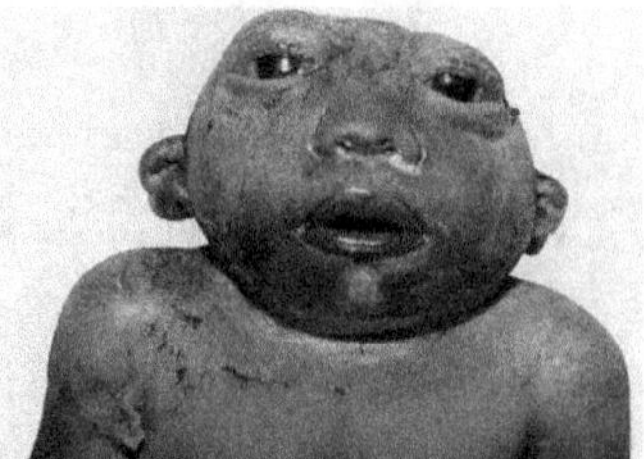

图8-7-1　无脑儿病理标本图

2. 临床表现

除一部分合并有羊水过多外，一般无明显临床症状。由于胎头小，缺乏较硬的头颅骨，因而不能刺激子宫下段而造成过期妊娠。

3. 超声声像图

① 胎儿头部无颅骨圆形光环显示，眼眶上无额骨，双眼突出，呈"蛙眼征"。

② 颅内脑组织回声显示不清，部分无脑儿脑组织可漂浮在羊水中（图 8-7-2）。如脑组织较完整或大部分存在的则称为露脑畸形。

③ 常合并脊柱裂、脊髓脊膜膨出等其他胎儿畸形声像。

④ 常合并羊水过多。

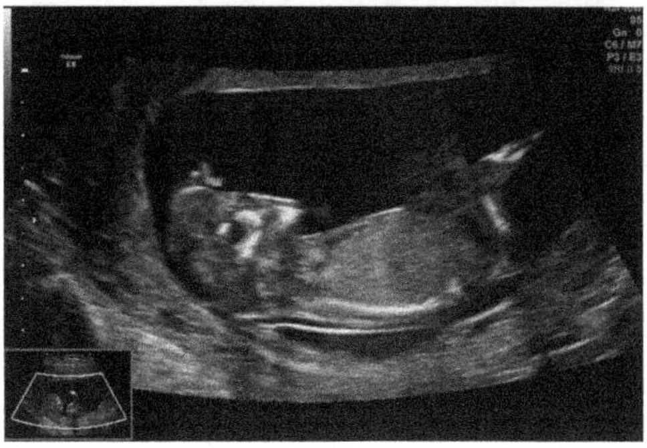

图 8-7-2 无脑儿二维声像图

4. 鉴别诊断

严重的小脑畸形有时很似无脑儿。仔细辨认，小脑畸形仍具有头盖骨和脑皮质组织。

5. 预后

无脑畸形预后极差，一旦确诊，应终止妊娠。

（二）脑积水

1. 病理

各种原因引起的脑脊液循环受阻，积聚于脑室内，导致脑室扩张者均可称为脑积水（hydrocephalus）。因此脑积水应是一个广义的名词而不是一种疾病。在此仅描述典型的脑积水即中脑导水管狭窄所致的脑室扩张。

先天性脑积水绝大多数是由于大脑导水管狭窄或中隔形成引起脑室系统积水扩张，脑积液过多的潴留于脑室内或脑室外，或脑脊液回流困难而形成。过量的脑脊液使脑室扩大，脑实质受压迫而变薄、萎缩。

脑积水易合并其他畸形，约 1/3 合并脊柱裂、脊髓脊膜膨出及羊水过多。

2. 临床表现

常因羊水量大而使子宫大于妊娠月份，又因胎头变大变软易误为胎臀，致临床胎位不清。

3. 超声声像图

① 双顶径大于同孕龄胎儿，头围大于腹围。

② 一侧或双侧侧脑室扩张，内充满液性暗区，其内脉络丛似悬挂于脑室内。正常孕期侧脑室的宽度小于 10 mm，当宽度大于 10 mm 时可考虑侧脑室扩张，大于 15 mm 时为明显侧脑室扩张，可提示脑积水（图 8-7-3）。侧脑室宽度可随孕周的增加而发生变化。妊娠 20 周之前，脑组织在充满脑积液的颅腔中生长发育，侧脑室几乎占据整个大脑半球，脉络丛充满整个侧脑室，随着孕周的增加，侧脑室宽度和脉络丛会逐渐相应缩小，所以此时诊断脑积水应慎重。

③ 第三、第四脑室可扩张。

④ 脑实质受压变薄（图 8-7-4）。

⑤ 常合并羊水过多及其他畸形声像。

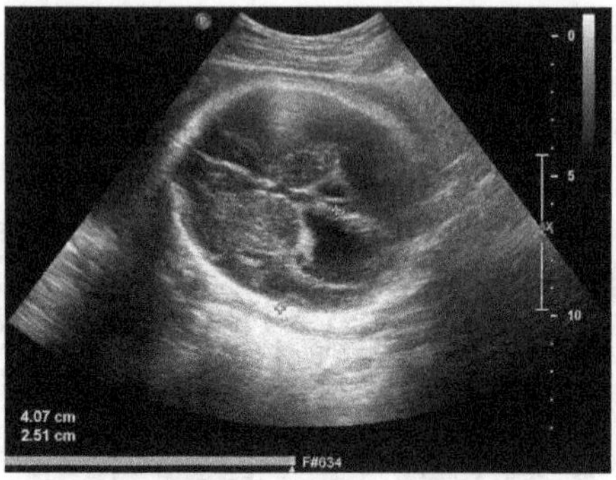

图 8-7-3　脑积水二维声像图

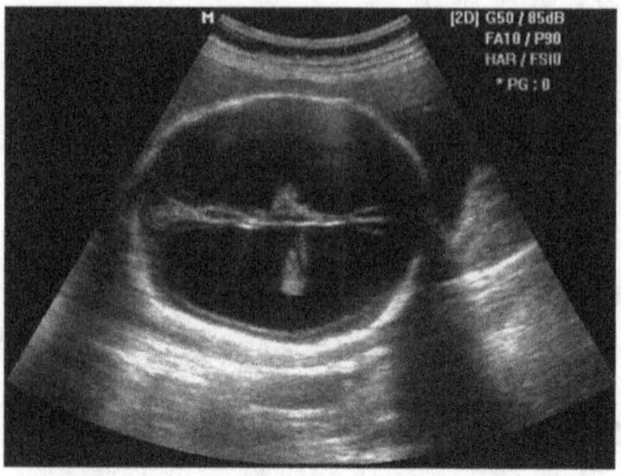

图 8-7-4　脑积水脑实质受压变薄

4. 鉴别诊断

胎儿颅内液性暗区的鉴别诊断见表 8-7-1。

（1）全前脑畸形　全前脑畸形是由前脑完全或部分未分裂而引起的一系列异常，主要声像图表现为横切面单个扩张的新月形脑室，无大脑镰，无透明隔腔，丘脑呈融合状，靠近颅底部（图 8-7-5）。常合并小头畸形或巨头畸形，胎头常呈圆头形。也常合并相应的面部畸形，如眶间距过窄、鼻异常、中央型唇裂等。CDFI 检测胎儿大脑动脉环显示畸形，常为一支大脑前动脉，一支大脑后动脉。

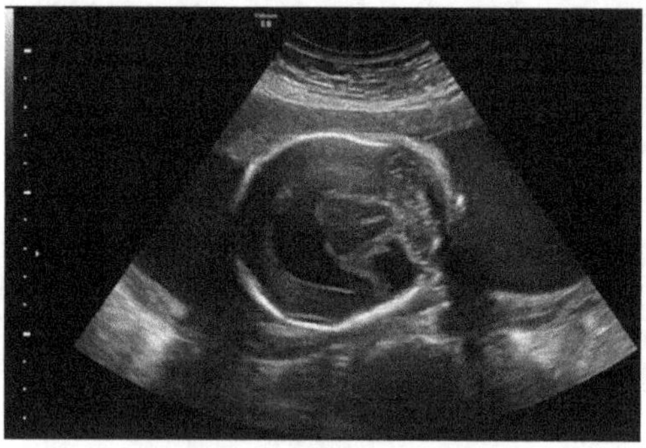

图 8-7-5　全前脑声像图

（2）水脑　水脑是指双侧大脑半球消失，仅存脑干和小脑，颅腔内充满脑脊液。典型的水脑声像图表现为头颅呈巨大无回声区，其内无大脑皮层组织和脑组织，无脑中线回声，脑干突入巨大囊腔内。大部分水脑畸形都合并羊水过多。

（3）蛛网膜囊肿　原发性蛛网膜囊肿是指由于软脑膜发育异常而形成的囊肿，继发性蛛网膜囊肿是指因蛛网膜粘连造成的脑脊液积聚和组织坏死出血所形成的囊腔。声像图表现为颅腔内充满液体的囊性包块，大多位于大脑半球表面。CDFI 检测囊肿壁及囊内常无彩色血流显示。

（4）丹-沃畸形　丹-沃畸形是指小脑蚓部全部或部分缺失，第四脑室与后颅窝扩张。常合并有其他畸形。声像图表现为胎儿后颅窝几乎充满液性暗区，小脑半球分离，体积变小，形态失常，呈弯钩状，小脑蚓部不显示，合并其他畸形时出现相应声像表现。

表 8-7-1　胎儿颅内液性暗区的鉴别诊断

鉴别点	全前脑畸形	脑积水	水脑	蛛网膜囊肿	丹-沃畸形
病理	前脑未分裂	中脑导水管狭窄	大脑半球消失	软脑膜发育异常	小脑蚓部缺失
暗区位置	除脑干和额叶外	侧脑室及第三脑室	充满颅腔	大多位于大脑半球表面	第四脑室与后颅窝
暗区范围	广泛	依积水程度而定	广泛	局限	充满后颅窝
小脑形态	可正常	正常	正常	正常	变形，蚓部缺失
脑中线	可显示	漂浮	无	可正常	可正常
并发畸形	小头畸形及面部畸形	多部位	一般无	一般无	其他部位中枢神经畸形

（三）脊柱裂

1. 病理

脊柱裂（spina bifida）是后神经孔闭合失败所致，是指背侧的两个椎弓未能融合在一起而引起的脊柱畸形，由于脊椎中线缺损，导致椎管敞开，脊膜和（或）脊髓通过未闭合的脊柱疝出或向外暴露。可发生于脊柱的任何一段，常见于腰骶部。按照背侧中线病变部位是否有神经组织通过椎裂暴露于外界分为开放性脊柱裂和闭合性脊柱裂，前者背侧中线病变部位有皮肤缺损、脑脊液外渗，主要类型有脊膜膨出、脊髓脊膜膨出、脊髓外露；后者背侧中线病变部位有完整皮肤，无脑脊液外渗，主要类型有脊膜膨出、脂肪脊髓脊膜膨出、脊髓纵裂、终丝脂肪瘤、皮毛窦等。

2. 临床表现

除常合并有羊水过多外无明显临床症状。

3. 超声声像图

① 纵切面上脊柱背侧两排平行且排列整齐的串珠样光带回声中断，局部缺失，排列不齐，可弯曲成角；横切面上可见椎弓板缺失，椎骨呈“V”或“U”字形向外展开。

② 隐性脊柱裂：病变处脊柱平行强回声光带间距增宽，局部隆起、声像不清，皮肤回声正常。

③ 脊柱裂：病变处脊柱回声中断，或间距增宽，严重者显示不清完整脊柱回声，甚至呈形态不规则的强回声光团。局部皮肤连续中断。脊柱横切面上，脊椎骨化中心“品”字形结构异常，三角形变成开放型三角形，呈“八”字形向外展开。

④ 脊膜膨出：病变部位显示囊性肿块，内含液性暗区（图 8-7-6）。

⑤ 脊髓脊膜膨出：囊性膨出物内含有实质回声（图 8-7-7）。

⑥ 可伴有羊水过多及其他畸形声像。

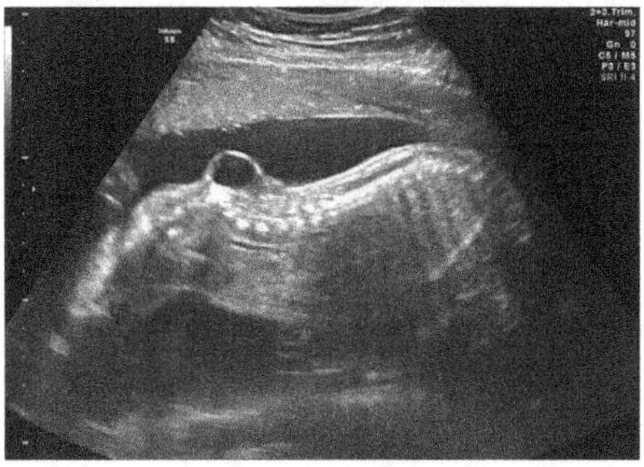

图 8-7-6　脊柱裂伴脊膜膨出二维声像图

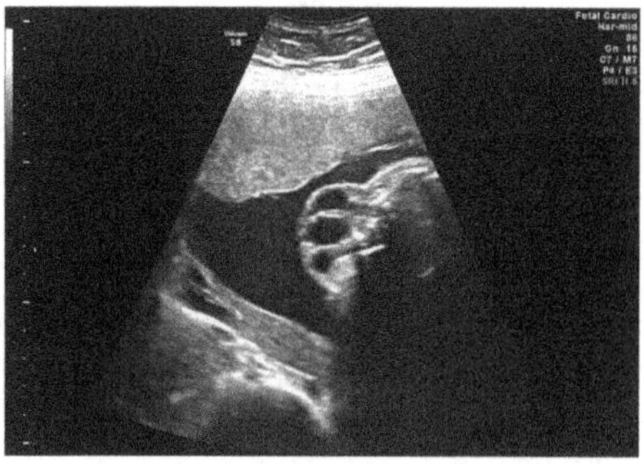

图 8-7-7　脊柱裂伴脊髓脊膜膨出二维声像图

4. 鉴别诊断

脊柱裂应与骶尾部畸胎瘤鉴别。骶尾部畸胎瘤的根部往往在会阴部，肿瘤向臀部下方生长而不是向背部生长，并且少见单纯囊性肿块，大多为混合性肿块，肿瘤表面由于覆以正常皮肤组织而呈现较厚囊壁。隐性脊柱裂应与死胎胎儿脊柱成角弯曲或骨骼畸形鉴别，脊髓脊膜膨出应与颈部淋巴水囊瘤鉴别。另外，还要注意不要将胎儿颈背部的脐带回声误认为脊膜膨出。

（四）脑膨出和脑膜膨出

1．病理

脑膨出是由于颅骨发育不全，脑膜（一般为软膜）在颅骨缺损处膨出，形成一囊，外面包以皮肤（图 8-7-8）。脑膜膨出囊内为脑脊液，脑膨出除囊内有脑膜脑脊液外，还有膨出的脑组织。膨出的脑组织可正常，也有部分萎缩和脑室扩张。常合并脊柱裂及其他畸形。发病最常见部位是枕部，其次是额部、顶部。

2．临床表现

除常合并有羊水过多外无明显临床症状。

3．超声声像图

① 胎头颅骨光环形态不规则。

② 胎儿头枕部或额部向外突出一球形囊状物。单纯脑膜膨出呈边界清晰的线状强回声，内为无回声区（图 8-7-9），脑组织同时膨出时，包块内可有不规则回声。随着胎儿活动，囊状物可在羊水中晃动，有时包块随脑室压力变化而有回缩或膨出。

③ 颅内结构改变，如脑积水、脑中线偏移、脑结构紊乱等。

④ 可伴有羊水过多及其他畸形声像。

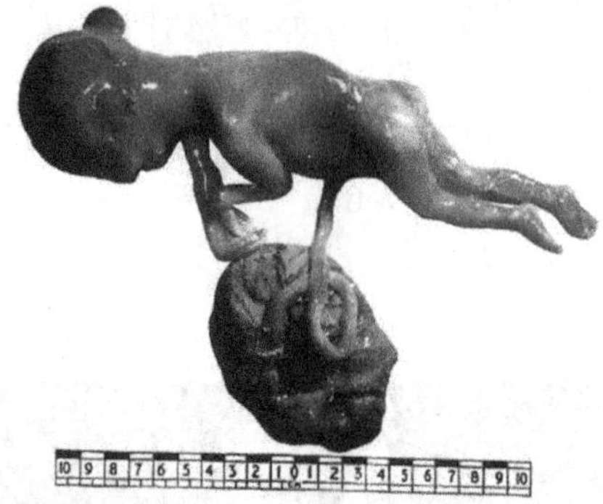

图 8-7-8　脑膜膨出尸体标本

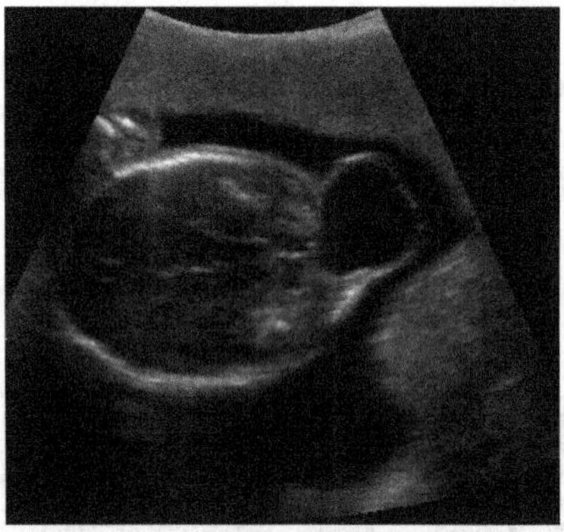

图 8-7-9　脑膜膨出二维声像图

4．鉴别诊断

主要与颈部淋巴水囊瘤及颈部脐带缠绕鉴别。颈部淋巴水囊瘤为好发于枕部的囊性肿块，常为多房性，无颅骨缺损、无脑积水等颅内改变，常合并其他部位水肿，如皮肤水肿、胸腔积液、腹腔积液等。颈部脐带缠绕脐带显示无回声区，局部纵切面显示颈后部皮肤凹陷，缠绕一圈为"U"形压迹，缠绕两圈为"W"形压迹，缠绕三圈以上形成波浪形压迹，彩色血流与脑膨出有明显区别。

二、胎儿颜面部畸形

唇腭裂是最常见的颜面部畸形，其发生率有明显的种族差异，按出生人口统计，美国印第安人最高约3.6%，其次为亚洲人1.5%～2%，白人约1%，黑人约0.3%。我国最近统计资料显示为1.8%。实际胎儿唇腭裂的发生率可能更高，因为合并有致死性染色体畸形或其他解剖结构畸形病例未能统计在内（28 周前即流产）。资料表明，所有病例中约 50% 为唇裂合并腭裂，约 25% 为单纯腭裂。单侧唇腭裂多于双侧，左侧多于右侧。唇裂患者无论伴有或不伴有腭裂，大多数病例不合并其他畸形，但有 20% 的患者出现在 100 多种基因综合征中；单纯腭裂则不同，约50%常合并其他畸形，常并发200多种基因综合征。正中唇裂约占所有唇裂病例的0.5%，常与全前脑或口-面-指综合征有关。

（一）分类

唇腭裂的分类方法很多，临床上主要按裂隙的部位和裂隙的程度分类。唇裂系在上唇或下唇处裂开，上唇裂多见，下唇裂罕见。腭裂则为一侧或双侧原发腭与继发腭之间未融合（原发腭裂或牙槽突裂），或一侧或两侧继发腭与鼻中隔或两侧继发腭之间未融合（单纯硬腭裂或软腭裂）。

唇腭裂有许多类型，目前临床上有许多分类方法，常见类型有：

① 单纯唇裂：又可分为单侧唇裂和双侧唇裂。根据唇裂程度可将唇裂分为

Ⅰ度唇裂：裂隙只限于唇红部。

Ⅱ度唇裂：裂隙达上唇皮肤，但未达鼻底。

Ⅲ度唇裂：从唇红至鼻底完全裂开。

② 单侧完全唇裂伴牙槽突裂或完全腭裂。

③ 双侧完全唇裂伴牙槽突裂或完全腭裂。

④ 正中唇腭裂：常发生在全前脑与中部面裂综合征，唇中部、上腭中部缺失，裂口宽大，鼻发育异常。

⑤ 不规则唇裂：与羊膜带综合征有关，唇裂常不规则、奇形怪状，常在不寻常的部位出现。除唇裂外，常伴有其他部位的严重异常，如腹裂、缺肢等。

⑥ 单纯腭裂：亦可分为单侧腭裂与双侧腭裂。根据腭裂的程度可分为

Ⅰ度腭裂：悬雍垂裂或软腭裂。

Ⅱ度腭裂：全软腭裂及部分硬腭裂，裂口未达牙槽突（即无原发腭裂或牙槽突裂）。

Ⅲ度腭裂：软腭、硬腭全部裂开且达牙槽突（即包括原发腭与继发腭之间及继发腭与鼻中隔之间均未融合）。

Ⅰ、Ⅱ度腭裂为不完全腭裂，Ⅲ度腭裂为完全腭裂。前者一般单独发生，不伴唇裂，仅偶有伴发唇裂者；后者常伴有同侧完全唇裂。

（二）超声声像图

（1）单纯唇裂　其在超声图像上有恒定的超声表现，在胎儿颜面部冠状切面和横切面上观察最清楚，主要表现为一侧或双侧上唇连续中断，中断处为无回声暗带，暗带可延伸达鼻孔，引起受累侧鼻孔变形、变扁（图8-7-10）。单纯唇裂时，两侧鼻孔不对称时常为Ⅲ度唇裂；如果鼻孔两侧对称、鼻孔不变形、唇裂裂口未达鼻孔者则多为Ⅱ度唇裂。Ⅰ度唇裂因裂口小常漏诊。矢状切面正常曲线形态失常，在上唇唇裂口处上唇回声消失。

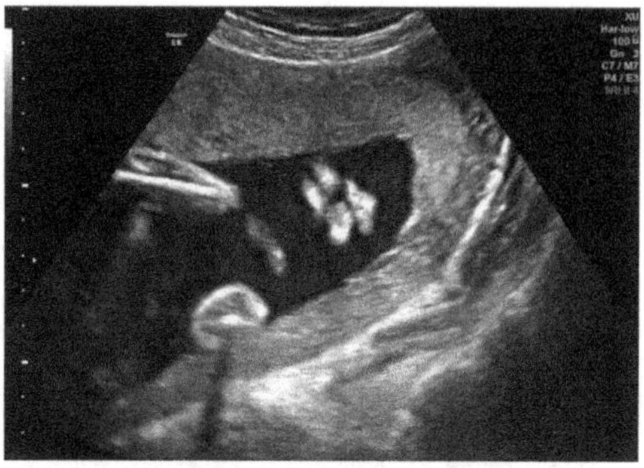

图8-7-10　胎儿唇裂二维声像图

（2）单侧完全唇裂合并牙槽突裂或完全腭裂　除上述唇裂征象外，上颌骨牙槽突回声连续性中断，正常弧形消失，在裂口中线侧牙槽突常向前突出，而裂口外侧牙槽突则相对后缩，在横切面上可见“错位”征象。

（3）双侧完全唇裂合并牙槽突裂或完全腭裂　双侧上唇、牙槽突连续性中断，在鼻的下

方可显示一明显向前突出的强回声块,该强回声浅层为软组织(上唇中部及牙龈),深层为骨性结构(前颌突),这一结构称为颌骨前突。颌骨前突在正中矢状切面最明显。

(4) *单纯不完全腭裂(不伴唇裂和牙槽突裂)* 在超声图像上难以显示出它的直接征象,由于腭的走向为横向走行,其前方与两侧均有上颌骨牙槽突的遮挡,超声不能穿透骨性牙槽突,在牙槽突的表面几乎产生全反射,其后方为声影,硬腭与软腭正好处于声影区内,因而硬腭与软腭在冠状切面、矢状切面和横切面都难以直接显像,因此,腭裂的裂口亦难以通过这些切面直接显示出来。

单纯软腭裂亦难显示,因为软腭与周围组织声阻差相似,又无明确的定位标志,正常软腭在声像图上很难显示。

(5) *正中唇腭裂* 正中唇腭裂常发生于全前脑和中部面裂综合征,两者在面部超声特征的明显区别是前者眼距过近,而后者眼距过远。正中唇腭裂在超声图像上表现为上唇及上腭中部连续性中断,裂口宽大,鼻结构明显异常,常伴有其他结构的明显异常。

(6) *不规则唇裂* 不规则唇裂多与羊膜带综合征有关,常表现为面部及唇严重变形,裂口形态不规则,形状怪异,裂口的部位亦不寻常,可发生在唇的任何部位。此外还可检出胎儿其他部位的异常,包括头部、躯干、肢体等,如不规则脑或脑膜膨出、腹壁缺损、缺肢等。常合并羊水过少。

(三) 临床意义

不伴有其他结构畸形的单纯唇腭裂预后较好,可通过手术修补治愈。但正中唇腭裂及不规则唇腭裂常预后不良。唇腭裂伴有其他结构畸形或染色体异常者,其预后取决于伴发畸形的严重程度。

三、胎儿胸腔畸形

(一) 肺发育不良

胎儿肺发育不良(pulmonary hypoplasia)是指胎儿肺重量和体积较相应孕周绝对减小,妊娠28周前,湿肺/胎儿体重≤0.015,28周后,湿肺/胎儿体重≤0.012。

声像图特点:羊水过少持续存在,胎儿呼吸运动缺乏,以及许多生长参数异常均是双肺发育不良的重要依据。主要生长参数的异常有胸围减小,胸廓面积减小,心/胸比值增大,胸围/腹围比值减小,胸围/股骨长比值减小,肺长度减小等。

(二) 先天性肺囊腺瘤畸形

1. 分型

先天性肺囊腺瘤畸形(congenital cystic adenomatoid malformation,CCAM)是一种良性的非肿瘤性质的异常肺组织。CCAM典型者为单侧,可累及一侧或一叶肺。

CCAM可分为以下三种类型:

Ⅰ型:大囊型,病变以多个较大囊肿为主,囊肿大小不等,多在2~10 cm。

Ⅱ型:中囊型,病变内多个囊肿,囊肿大小不超过2 cm。

Ⅲ型:小囊型,病变内有大量细小囊肿,囊肿不超过0.5 cm,呈实质性改变,有大量腺瘤样结构,其内有散在的、薄壁的、类似支气管的结构。

2. 超声声像图

CCAM超声分型可简单分为大囊型和微囊型(以实性改变为主)。前者为单个或多个囊泡,囊泡直径>5 mm,以囊性病变为主,呈囊实混合回声;后者囊泡直径<5 mm,为实性均质

高回声(图 8-7-11、图 8-7-12)。CCAM 于孕 16 ~22 周即可发现,病变较大者或出现较大囊肿者,超声可更早发现。与其他胸内占位性病变一样,CCAM 可对同侧和对侧肺产生明显压迫,使正常肺组织回声减少,从而引起肺发育不良和胎儿水肿。心脏和纵隔可受压移位,偏向对侧。肿块越大,移位越明显。肿块明显压迫心脏及胸腔内血管时,可引起胎儿腹水及全身水肿。可有羊水过多。有的病例囊肿可发生自发性消退,追踪观察有的病例可有不同程度的缩小。

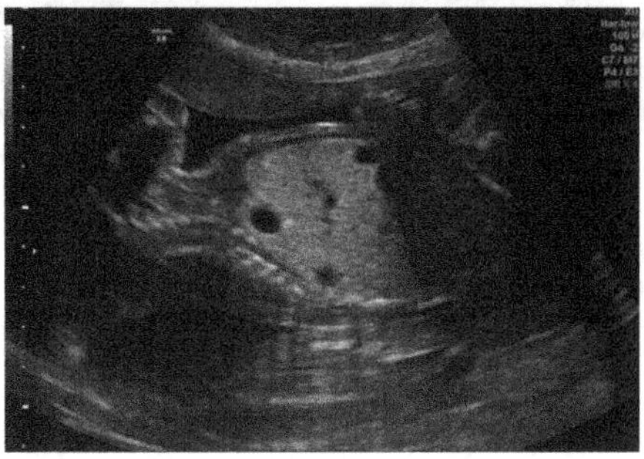

图 8-7-11 CCAM 大囊型二维声像图

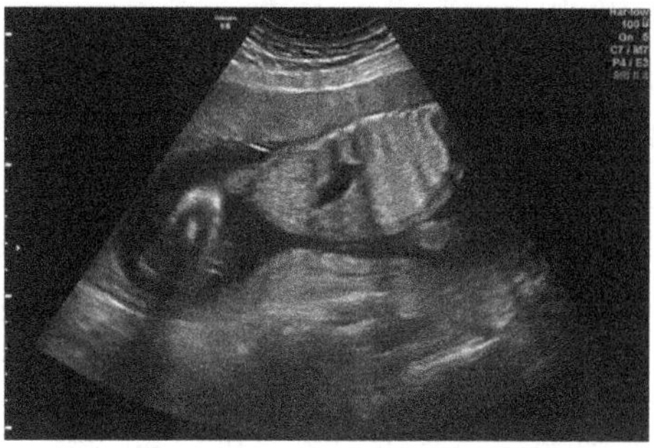

图 8-7-12 CCAM 微囊型二维声像图

3. 临床意义

CCAM 大小、纵隔移位程度、是否伴发胎儿水肿和羊水过多等,均是判断预后的重要指标。合并胎儿水肿,肺发育不良和羊水增多的病例预后极差。肿块较小,无心脏及纵隔移位,未合并其他畸形者,预后较好。如果 CCAM 随妊娠进展逐渐缩小,则预后良好。因此有必要对 CCAM 胎儿进行连续动态观察,如果相隔数周复查超声,肿块未继续增大,未出现其他更坏的临床特征,应每隔 2 ~4 周进行一次超声观察。

(三)隔离肺

隔离肺(pulmonary sequestration)是肺的先天畸形之一,它是以血管发育异常为基础的胚胎发育缺陷,可分为叶内型和叶外型两大类。胎儿期大多数为叶外型。

1. 超声声像图

典型的叶外型隔离肺超声特征表现为左肺基底部边界清晰、叶状或三角形的高回声团块。团块大小不一,较大者可引起纵隔移位和胎儿水肿。彩色多普勒能显示滋养血管来自胸主动脉或腹主动脉。动态观察,大部分隔离肺随孕周的增加部分或完全萎缩。

2. 临床意义

隔离肺预后较好,尤其是逐渐缩小的隔离肺胎儿,预后更佳。

(四)先天性膈疝

先天性膈疝(congenital diaphragmatic hernia,CDH)是指由于膈的发育缺陷导致腹腔内容物疝入胸腔,疝入胸腔的脏器常为胃、小肠、肝、脾等。左侧常为胃和小肠;右侧多为肝。根据缺损部位不同将 CDH 分为胸腹裂孔疝、胸骨后疝和食管裂孔疝三种类型。

1. 超声声像图

胸腔内显示腹腔内脏器回声,形成胸腔内包块。腹腔内脏器包括胃、小肠、肝、脾等均有可能疝入胸腔内。如为左侧 CDH,胃疝入胸腔较常见,表现为心脏左侧出现胃泡回声与左房相邻,而腹腔内胃泡回声消失,这种 CDH 产前诊断相对较容易(图 8-7-13)。如果为右侧 CDH,则疝入胸腔的器官主要是肝右叶,由于肝脏为实质性器官,回声与肺实质相近,给诊断带来困难,用彩色多普勒追踪显示肝门静脉,如果门静脉超过膈肌水平,可确定胸腔内实质性回声为肝，从而确定诊断。当疝入胸腔脏器为小肠或大肠时，诊断相对困难。在中孕期，疝入胸腔的肠管多无内容物而塌陷干瘪，这种肠袢在胸腔内很难确认，仅表现为胸腔内包块，如果能见到肠蠕动，则支持 CDH。胸腹腔矢状及冠状切面显示正常膈肌弧形低回声带中断或消失，理论上此种征象最具有诊断价值，是诊断 CDH 的直接征象，但是实际上大部分病例超声很难确认，只有在右侧较大膈肌缺损时，此征象才明显。

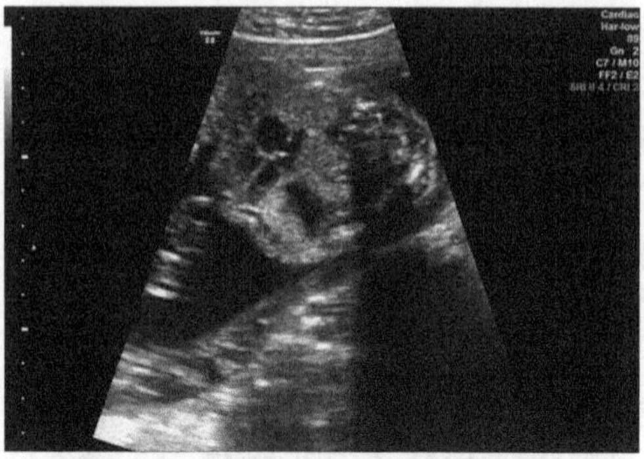

图 8-7-13　胎儿膈疝二维声像图

如为交通性 CDH，疝入胸腔内的腹内容物可随腹腔压力变化而改变，当腹腔压力增高时，腹内容物疝入胸腔，当腹腔压力降低时，疝入胸腔内容物可回到腹腔。

2. 临床意义

膈疝合并其他结构畸形和染色体畸形的发生率为 35% ~50%。胎儿合并染色体畸形预后极差，死亡率达 100%，合并其他结构畸形但不合并染色体异常者预后亦较差，围产期死亡率达 92%。单纯膈疝患儿的死亡率与肺发育情况密切相关。

四、胎儿消化系统畸形

在胎儿各类畸形中，约有 30% 为消化系统畸形。如食管闭锁、十二指肠闭锁、空回肠闭锁、结肠闭锁、大膀胱-巨结肠-肠蠕动综合征等，以前两种为多。

（一）病理

消化管闭锁是消化管畸形中较为常见的类型。消化管在发育过程中管腔上皮均增生为复层，往往使管腔暂时性闭塞。食管、十二指肠及胃幽门部管壁较细，如果以后管腔未能再通，即形成狭窄或闭锁。如胚胎期肛膜未破或直肠被上皮阻塞，严重者在外胚层与内胚层之间有一厚层结缔组织，形成肛门闭锁。如乙状结肠肌间神经丛的神经节细胞发育不全，致使结肠极度扩张、肠壁增厚，形成先天性巨结肠。

（二）临床表现

胎儿消化管畸形临床症状常不明显，部分合并有羊水过多。

（三）超声声像图

（1）食道闭锁　由于超声不能直接显示闭锁段食管，因此食管闭锁的产前超声诊断是推断性的，而非直接征象，主要表现胃泡小或不显示，羊水过多，但是此征象不是食管闭锁特异性征象。食管闭锁的胎儿，胃泡不一定都缩小，因此胃泡大小常规显示，不能绝对排除食管闭锁的可能。

（2）十二指肠闭锁　正常胎儿上腹部仅有一个较大的无回声区，为胃泡。十二指肠闭锁时，胎儿上腹部可显示“双泡”征（图 8-7-14），即两个并列的无回声区，代表扩张的胃和十二指肠球部。胃泡一般较大，且处于左侧一边，多次检查无改变。

（3）空肠或回肠闭锁　胎儿腹中部多个无回声的肠管切面且持续存在，小肠内径 >7 mm 时应怀疑有小肠闭锁的可能。一般来说，显示扩张的肠管越多且扩张越严重，闭锁的部位越低。小肠闭锁一般在晚孕期才能检出。多次检查，小肠直径进行性增大，实时超声下肠蠕动明显增强，可见肠蠕动与逆蠕动；胎儿腹腔内可见钙化、积液；羊水过多。

(4) 结肠闭锁与狭窄　较少见,肛门闭锁是最常见类型。肛门闭锁可因形成直肠尿道瘘、直肠阴道瘘等瘘管而不出现肠梗阻,部分病例可无明显结肠扩张。本病的主要表现是结肠扩张,结肠直径随孕周的增加而增大,一般来说,正常胎儿的结肠直径在晚孕期不超过 20 mm。

(5) 肠梗阻　由肠管狭窄或闭锁形成,声像图显示为多个扩张的肠袢无回声区(图 8-7-15)。梗阻部位越高,出现超声声像异常的时间越早,羊水过多也出现越早。

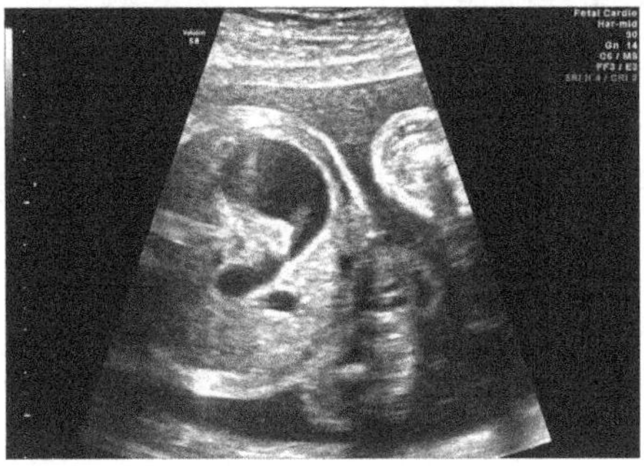

图 8-7-14　胎儿十二指肠闭锁“双泡”征

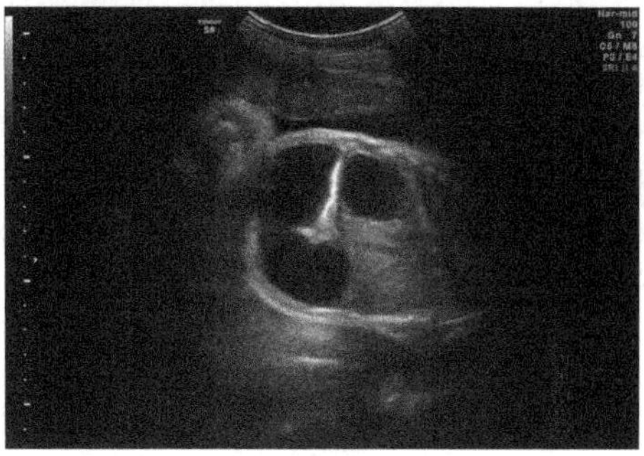

图 8-7-15　胎儿肠管扩张二维声像图

(四) 鉴别诊断

(1) 胎粪性腹膜炎　纤维粘连型腹膜炎包块呈强回声,边界极不清晰。包裹性积液型胎粪性腹膜炎与肠管闭锁或狭窄鉴别较为困难。

(2) 多囊肾　当巨大多囊肾占满整个腹腔时,声像图表现易与肠管扩张混淆。多切面观察可发现肠管连续管状回声,而多囊肾暗区为圆形、椭圆形,相互不沟通。

超声发现胎儿消化管异常积液应连续观察,如积液持续不消失,方可诊断为消化管畸形。

五、胎儿泌尿系统畸形

(一) 病理

泌尿系统畸形也是胎儿发育异常中的常见类型。胚胎发育时期泌尿器官的发生,首先出现原肾,继而发生中肾,最后产生后肾,在演化过程中,结构由简单到复杂。在此发育过程中,可产生多种类型的畸形。如两侧肾脏尾端相互连接即成为马蹄肾;如输尿管芽没有发生,生肾索尾端失去输尿管芽的诱导作用,可导致先天性无肾。胎儿型多囊肾是一种常染色体隐性遗传性疾病,病因为原发性集合管缺陷。成人型多囊肾是一种常染色体显性遗传性疾病,扩张的管道系统多位于壶腹部。多囊泡肾病理较为复杂,多种原因最终导致中肾芽基不能发育、闭锁或早期尿路梗阻,肾单位因尿液积聚而胀大成囊状,形成多囊泡肾。

(二) 临床表现

胎儿泌尿系统畸形常合并羊水过少,故查体子宫可小于妊娠月份。

(三) 超声声像图

(1) 肾缺如　孕 17～22 周时,90% 胎儿在脊柱两侧显示胎肾声像,呈椭圆形,周边肾实质为低回声,中心肾窦区为均匀的强回声。如 24 周以后仍无胎肾显示,应警惕肾缺如存在。双肾缺如时,双侧肾区、盆腔、腹腔其他部位及胸腔内均不能显示胎儿肾脏图像,肾上腺相对增大,呈“平卧”征,膀胱长时间不充盈而不显示,严重羊水过少,CDFI 不能显示双侧肾动脉。

单侧肾缺如时,由于有对侧发育正常的肾脏而不出现羊水过少,膀胱亦可显示良好,发育正常的肾脏呈代偿性增大。肾缺如一侧超声不能显示肾脏图像,肾上腺呈“平卧”征,CDFI 显示该侧肾动脉缺如,而健侧肾动脉存在。

(2) 异位肾　肾脏不在正常位置,下移至腹腔其他部位或盆腔,周围可包绕肠管声像,肾上腺平躺。如两肾异位在同一侧,则表现为一侧肾脏不显示而另一侧肾脏体积明显增大,呈双叶状。

(3) 胎儿型多囊肾　常染色体隐性遗传性多囊肾,典型的声像图表现为双侧肾脏增大伴肾实质回声增强,且回声增强主要在肾髓质部分,而皮质部分则表现为低回声,回声增强是由于大量的小囊性结构形成的丰富的界面反射,羊水过少,膀胱常不显示。由于不同病例在不同孕周时声像图表现存在很大差异,所以孕 24 周之前不易诊断,甚至有到妊娠晚期仍未出现明显异常声像者。CDFI 检测肾脏彩色血流可以正常,多普勒显示肾动脉阻力增高。

(4) 成人型多囊肾　常染色体显性遗传性多囊肾,典型的声像图表现为双侧肾脏增大伴肾实质回声增强(与婴儿型不同的是,可较好地显示低回声的肾髓质,且肾髓质无明显增大),肾区见多个大小不等的囊性结构,羊水量减少不明显。双侧病变程度可不相同,一般至妊娠晚期方能诊断。CDFI 检测肾脏彩色血流可以正常,多普勒显示肾动脉阻力增高。父母一方有多囊肾超声表现是诊断的有力证据。

(5) 多囊性发育不良肾　声像图表现比较有特征性,肾脏增大明显,失去正常形态,严重者可占据整个腹腔。肾脏内充满大小不等的圆形囊泡,互不相通(图 8-7-16)。病变可累及单侧或双侧肾脏,如双侧病变常合并羊水过少和膀胱空虚。CDFI 检测肾内动脉分支紊乱,主肾动脉难显示,多普勒显示肾动脉阻力增高。

(6) 肾积水　可由泌尿道梗阻性病变和非梗阻性病变引起。最常见原因是肾盂输尿管连接处梗阻、膀胱输尿管反流、膀胱输尿管连接处梗阻、后尿道瓣膜。一般认为,<33 周,肾盂前后径 >4 mm; >33 周,肾盂前后径 >7mm,应考虑肾盂扩张(图 8-7-17)。

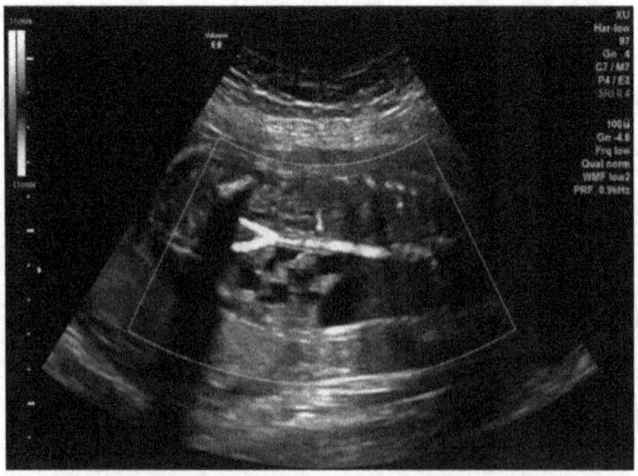

图 8-7-16　胎儿一侧多囊性发育不良肾二维声像图

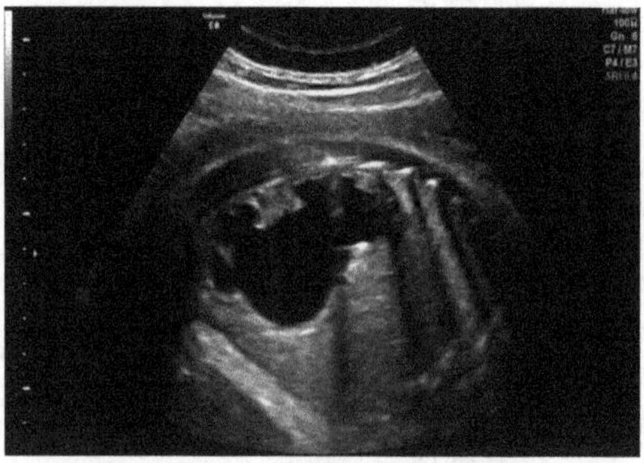

图 8-7-17　胎儿肾积水二维声像图

(四) 鉴别诊断

① 因为胎儿孕早、中期腹盆腔异位肾超声不易显示,故单侧肾缺如易与单侧腹盆腔异位肾混淆。

② 胎儿型多囊肾需与成人型多囊肾相鉴别,后者有家族史,肾脏回声较前者低,可有较大囊性改变,多数羊水正常。

③ 多囊性发育不良肾除了与胎儿型多囊肾及成人型多囊肾鉴别外,还要注意与肾积水鉴别。尤其是肾积水明显时,也可显示为多个囊泡状暗区结构。但肾积水暗区结构呈花瓣状,与扩张的肾盂相通,此为主要鉴别点。巨大多囊性发育不良肾应与小肠梗阻肠管扩张鉴别,前者羊水过少,后者羊水常过多。

④ 尿道扩张时,要依据扩张情况判断病变部位。仅有肾盂积水一般为输尿管肾盂连接部狭窄;肾盂和输尿管均扩张,病变应考虑输尿管下段;如果再加上膀胱过度充盈,则应考虑尿道病变。

由于胎儿型多囊肾回声较高,与肝脏回声接近,因此容易漏诊,对于羊水过少而膀胱显示不充盈的胎儿,应仔细扫查肾区,排除此病。依据肾窦分离程度诊断肾积水应考虑胎儿孕龄。

胎儿肾脏增大鉴别诊断见表 8-7-2。

表 8-7-2 胎儿肾脏增大鉴别诊断

	胎儿型多囊肾	成人型多囊肾	多囊性发育不良肾	肾囊肿	肾积水	重复肾
声像特征						
肾脏增大	明显	不明显	明显	不明显	随积水量变化	较明显
肾脏外形	规整	规整	圆形,高低不平	表面囊肿可有突起	一般规整	双叶状
肾区回声	肾实质回声明显增强	大小不等无回声区形态各异	大小不等无回声区圆形,张力较大	圆形、椭圆形无回声区	轻度肾窦分离;重度"花瓣状"	两个正常融合肾脏回声
膀胱	不显示	基本正常	不显示	正常	可正常	可正常
羊水量	过少	正常或轻度减少	过少	正常	正常	正常

六、胎儿骨骼系统畸形及肢体畸形

(一) 致死性侏儒

致死性侏儒(thanatophoric dysplasia,TD)是最常见的骨骼发育障碍性疾病,为常染色体显性遗传,主要特征为严重短肢、长骨弯曲、窄胸、肋骨短、腹膨隆、头大、前额突出等。根据头颅形态可分为两型。

Ⅰ型:长骨短而弯曲,椎骨严重扁平,不伴有三叶草形头,约占 85%。

Ⅱ型:具有典型三叶草形头颅,长骨短而弯曲,椎骨扁平,较Ⅰ型为轻,此型 25% 伴有胼胝体发育不全。

(二) 软骨发育不全

软骨发育不全(achondroplasia)是一种较常见的致死性骨骼发育障碍性畸形。以严重短肢畸形、窄胸、头大为特征。可分为两型:Ⅰ型,常染色体隐性遗传;Ⅱ型,常染色体显性遗传。

超声声像图:四肢严重短小,四肢长骨极度短小,因骨化差而回声强度减弱,长骨后方声影不明显。胸腔狭窄,腹部较膨隆,可有腹腔积液。椎体骨化极差而呈低回声,腰骶部更明显,横切时不能显示椎体及两侧椎弓内的三角形骨化中心。头颅增大,双顶径、头围与孕周不符,不成比例。Ⅰ型常有肋骨细小,回声减弱,可有多处肋骨骨折。Ⅱ型肋骨较Ⅰ型为粗,无肋骨骨折。

(三) 成骨不全

成骨不全(osteogenesis imperfecta,OI)又称脆骨病或脆骨-蓝巩膜-耳聋综合征,多为常染色体显性遗传，部分为常染色体隐性遗传。非致死性成骨不全常有进行性耳聋、牙齿改变、关节松弛和皮肤异常。

成骨不全分为以下四大类型。

Ⅰ型：非致死性成骨不全，常染色体显性遗传，主要表现为轻度短肢或无明显短肢，胎儿期较少骨折，多数在出生后发生骨折，可有长骨弯曲、增粗、骨质脆弱，蓝巩膜。

Ⅱ型：致死性成骨不全，常染色体显性（新突变）或隐性遗传，主要表现为严重短肢畸形、骨化差，胎儿期即可出现多发性骨折，长骨不规则，弯曲变形，胸腔狭窄，肋骨骨折，蓝巩膜。

Ⅲ型：非致死性成骨不全，常染色体显性（新突变）或隐性遗传，主要表现为中度到严重短肢畸形，下肢受累较上肢更多，长骨增粗、弯曲变形，不规则，骨化差，可有多发性骨折。出生后可因多次骨折导致骨骼畸形进行性加重，可出现蓝巩膜但听力正常。

Ⅳ型：非致死性成骨不全，常染色体显性遗传，主要表现为中度短肢畸形，晚孕期短肢更严重，偶尔有骨折，钙化正常，巩膜和听力正常，但骨质脆弱。

超声声像图：成骨不全Ⅱ型在产前超声检查时是最易发现的类型，此型超声表现典型，易诊断，其他三型产前诊断有不同程度的困难。典型成骨不全Ⅱ型的超声特征：四肢严重短小，长骨短而粗，弯曲，且有多处骨折声像，骨折后成角、弯曲变形，骨折愈合后局部变粗，钙化差。胸部变形，横切胸腔时因肋骨骨折而导致胸部变形，肋骨可有多处骨折表现。因骨化差或不骨化，胎儿颅骨薄，回声明显低于正常，颅骨回声强度较脑中线回声为低，近探头侧脑组织及侧脑室等结构可显示清晰。实时超声下探头对胎儿头部略加压，即可见到胎头变形，颅骨柔软。眼眶及面部其他各骨骨化亦差，眼眶可呈低回声，在冠状切面上可清楚显示出对侧眼眶及眼球回声。可伴有羊水过多。其他类型的成骨不全要在相对较晚孕周才有超声改变，骨折可出现，也可不出现，部分轻型病例的产前超声可正常。

（四）先天性桡骨发育不全或缺如

先天性桡骨发育不全或缺如（congenital hypoplasia or aplasia of the radius）可单侧或双侧发病。本病常出现在许多综合征当中，如 Holt-Oram 综合征、血小板减少-桡骨缺失综合征、18-三体综合征等。

声像图特点：桡骨缺如时，前臂纵切面和横切面上均只能显示一根骨回声，而不能显示双骨回声。桡骨发育不全时，可显示桡骨明显缩短，以远端缩短明显，超声图像上正常尺桡骨远端基本齐平的声像消失，而显示桡骨在远端明显短于尺骨，两者在远端不再齐平。可有不同程度的手畸形，多只显示四指，大拇指缺如而不能显示。手因缺少桡骨的支持而明显向桡侧偏斜，与前臂成角呈钩状，可合并部分腕骨缺如。可有尺骨缩短，凹面向桡侧弯曲。可有胫骨、肱骨缩短，足内翻畸形。

（五）先天性手畸形

先天性手畸形（congenital hand malformation）的类型多种多样，如多指、并指、裂手、缺指、巨指、短指、手指弯斜等。畸形可只局限在一个手指，也可累及全手或仅是全身畸形综合征的局部表现，如染色体异常、神经肌肉疾病、羊膜带综合征、骨发育不良性疾病等。可单侧，也可双侧，可对称，也可不对称出现。

声像图特点：产前超声对手畸形的检出与辨认相对较困难，影响超声对手畸形的观察与辨认的主要因素有胎儿体位、胎手的运动、胎儿握拳或半握拳、羊水过少、晚期胎儿过大等。多指多为 6 个，也可为 7 指或更多，常在小指侧或拇指侧检出额外手指。额外手指可只表现为一指状软组织回声，可随胎手运动而有漂浮感，也可表现为一根完整的手指回声，其内有完整的各节指骨。并指在伸指状态下观察表现为各个手指不分开,手指与手指之间有软组织相连。裂手在羊水衬托良好时,可显示手呈“V”形,“V”字的顶点朝向腕部,手指数目减少,三维图像更直观,似“钳”样改变。手指弯斜及手姿势异常,手指明显弯斜时常伴有手指的异常姿势,常为食指、小指向中指方向弯斜并压于中指或无名指背侧,形成典型的重叠指声像,这在握拳状态下更易观察。常与18-三体综合征有关。

(六)先天性足畸形

先天性足畸形与手畸形一样,种类繁多,畸形可只局限在一个脚趾,也可累及全足或仅是许多全身畸形综合征的局部表现,如染色体异常、神经肌肉疾病、神经管畸形、肢体缺如及肢体畸形有关的畸形综合征、骨骼发育不良性疾病等。先天性足畸形主要有多趾、并趾、裂趾、缺趾、巨趾等,主要表现与手畸形相似。这里主要讨论先天性马蹄内翻足的超声诊断。

先天性马蹄内翻足主要是跟骨和其他跗骨之间关系异常,主要受累的跗骨有距骨、跟骨、舟骨及骰骨,从而导致前足内收、跟骨内翻,足底和踝跖屈。典型的超声特征为前足足底平面和小腿骨骼长轴切面在同一平面显示,且这种关系持续存在,不随胎动而改变。内翻的严重程度不同,超声表现亦有差异。

七、胎儿先天性心脏畸形

(一)体静脉异位连接

体静脉异位连接是指上腔静脉或下腔静脉与右心房以外的体循环静脉途径或左心房连接的一组先天畸形。上腔静脉连接异常主要有永存左侧上腔静脉、双侧上腔静脉、右侧上腔静脉缺如、左房主静脉。下腔静脉连接异常主要有下腔静脉离断合并奇静脉连接、下腔静脉引流至左心房。

1. 超声声像图

在胎儿腹部横切面,仔细检查膈下主动脉和下腔静脉的位置排列关系,在右心房长轴切面和三血管切面观察上腔静脉和下腔静脉。若下腔静脉与右房连接中断,奇静脉及上腔静脉增粗,血流增多,可提示下腔静脉离断合并奇静脉连接。

2. 临床意义

单纯此类畸形预后较好,合并其他心内畸形或心外畸形者,其预后与合并畸形的严重程度有关。

(二)肺静脉畸形引流

肺静脉畸形引流是指部分或全部肺静脉未与左心房连接,而与体静脉或右心房连接。肺静脉异位引流常见引流部位有右心房、冠状静脉窦(心内型),无名静脉或上腔静脉(心上型),下腔静脉、肝静脉、门静脉(心下型)。完全性肺静脉畸形引流4支肺静脉多先汇合成肺总静脉,走行于心房之后,由此再发出垂直静脉回流至上述三大类部位。

1. 超声声像图

产前超声诊断本病较困难,由于胎儿肺静脉较小,产前不一定能显示所有肺静脉,异常时,其畸形血管的走行方向亦难以追踪显示,加上胎儿血流动力学的特殊性,部分病例并不引起房室的异常增大,因而漏诊较多,对于完全性肺静脉畸形引流有以下特征时应高度怀疑本病。

① 由于右心室容量负荷增加,四腔心切面上可显示右心增大,左、右心不对称,左心房偏小。

② 正常肺静脉进入左心房处不能显示肺静脉,左心房壁完整连续,彩色多普勒血流显像不能显示正常进入左心房的肺静脉血流。

③ 有时可显示左心房后方的粗大肺总静脉干,但不进入左心房。

④ 肺静脉异位引流至冠状静脉窦时,可显示冠状静脉窦扩张。

2. 临床意义

出生后可手术纠正,预后较好。产前超声如能提示,可提高此畸形手术后生存率。

(三) 室间隔缺损

室间隔缺损(ventricular septal defect)可分为膜周部、流入道部、肌部、流出道部室间隔缺损。

1. 超声声像图

虽然室间隔缺损是最常见的先天性心脏病之一,但胎儿期产前超声检出率明显低于新生儿期。由于胎儿时期动脉导管的交通及肺循环阻力高,左、右心室内压力相近,室间隔缺损处可不产生分流,或分流速度较低,心房、心室大小多无异常,四腔心切面上房室大小对称,因此产前超声检查较困难。室间隔缺损的特征表现是室间隔连续性中断(图 8-7-18)。左心室长轴切面上主动脉下方可显示膜周部或流出道部室间隔缺损。四腔心切面上可显示流入道部室间隔缺损。肌部室间隔缺损主要在四腔心切面上观察与显示。彩色多普勒心室收缩期血流由左向右分流,舒张期则由右向左分流,分流速度均较低。

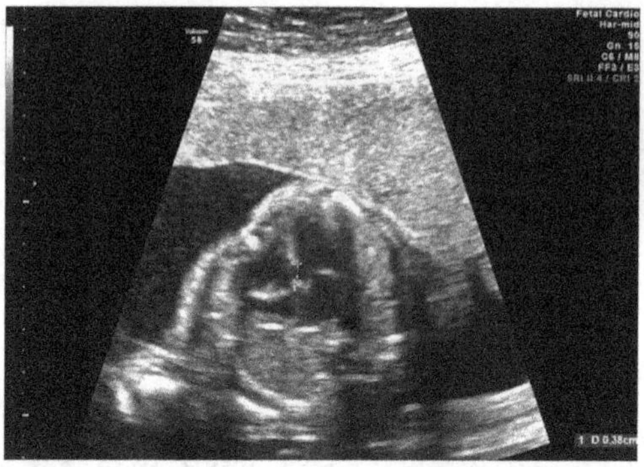

图 8-7-18 胎儿室间隔缺损二维声像图

2. 临床意义

单纯室间隔缺损不影响胎儿血流动力学改变,90% 以上小缺损在出生后 1 年内逐渐自然闭合。大的缺损需要治疗,外科手术生存率在 90% 以上。

(四) 房室间隔缺损

房室间隔缺损又称心内膜垫缺损或房室共道,是一组累及房间隔、房室瓣和室间隔的复杂先天性心脏畸形。

1. 超声声像图

(1) *完全型房室间隔缺损* 胎儿四腔心切面可显示房间隔下部和室间隔上部连续性中断,仅见一组共同房室瓣在心脏中央启闭运动,共同房室瓣横穿房、室间隔缺损处,不能显示房室瓣在室间隔上的附着点,由房室间隔和房室瓣在心脏中央形成的“十”字交叉图像消失,四个心腔相互交通。心脏房室大小可正常,也可有心房增大,左、右心室大小一般在正常范围,基本对称。对位不良的完全性房室间隔缺损,可出现右心房增大,左心房发育不良而缩小。彩色多普勒可更直观显示 4 个心腔血流交通,正常双流入道血流消失,可见一粗大血流束进入两侧心室,收缩期可有明显的瓣膜反流。

(2) *部分型房室间隔缺损* 四腔心切面上房间隔下部连续性中断(即原发孔缺损),二尖瓣和三尖瓣在室间隔的附着点在同一水平上,有瓣膜反流时,彩色多普勒可有相应表现。

2. 临床意义

胎儿房室间隔缺损常与染色体畸形有关,尤其是 21 -三体和 18 -三体,有染色体畸形者常合并有心外畸形。因此，产前检查出本病时应进行胎儿染色体检查。

（五）大动脉转位

1. 分型

大动脉转位（transposition of the great arteries）有两种类型。

（1）完全型大动脉转位（右型转位） 主动脉起自右心室，肺动脉起自左心室，房室连接正常，心室无转位。根据有无室间隔缺损和肺动脉狭窄，完全型大动脉转位又分为以下三种类型：

① 单纯完全型大动脉转位，不伴有室间隔缺损，可伴有或不伴有肺动脉狭窄。

② 完全型大动脉转位，伴有室间隔缺损而无肺动脉狭窄。

③ 完全型大动脉转位，伴有室间隔缺损和肺动脉闭锁。

（2）矫正型大动脉转位（左型转位） 大动脉转位的同时，心室亦转位，即左侧的心室为形态学右心室，接收左心房来的血液，与主动脉相连，执行左心室的功能；右侧的心室为形态学左心室，接收右心房来的血液，与肺动脉相连，执行右心室的功能。因此，矫正型大动脉转位的血流动力学得以完全矫正。

2. 超声声像图

大动脉转位是产前超声最难诊断的心脏畸形之一。多数病例四腔心切面正常，且心脏腔室大小正常对称，大动脉内径亦可正常。最初出现的异常征象是大动脉根部的平行排列关系。

（1）完全型大动脉转位 大动脉根部形成的"十"字交叉消失，代之以两条大动脉平行排列。主动脉起自右心室，主动脉瓣与三尖瓣之间无纤维连接，代之为肌性圆锥；肺动脉起自左心室，肺动脉瓣与二尖瓣前叶相延续。主动脉常位于肺动脉的右前方。主动脉弓较正常跨度大，动脉导管自左室流出道自然延伸，导管弓较正常跨度小。伴有室间隔缺损者，缺损常较大，位于后方的肺动脉常骑跨在室间隔上。

（2）矫正型大动脉转位 四腔心切面两心室对称，但房室连接不一致。位于左侧的心室为形态学右心室，心室内壁较粗，心尖部可见调节束，房室瓣附着点更靠近心尖，左心房与之相连。位于右侧的心室为形态学左心室，心室内壁较光滑，房室瓣附着点高于对侧，右心房与之相连。主动脉与左侧心室即形态学右心室相连，肺动脉与右侧心室即形态学左心室相连。两条大动脉平行排列，动脉起始部交叉关系消失，主动脉位于肺动脉左侧。可伴有室间隔缺损、肺动脉狭窄、三尖瓣下移畸形。

3. 临床意义

由于胎儿血液循环的特殊性，完全型大动脉转位胎儿在宫内可继续发育。完全型大动脉转位不伴有室间隔缺损时，出生后即刻出现青紫并很快恶化，因严重缺氧而死亡。伴有室间隔缺损者，发绀较轻，可在生后2～4周才出现。单纯矫正型大动脉转位预后较好。

（六）法洛四联症

法洛四联症（tetralogy of Fallot）主要特征：肺动脉口狭窄（主要为瓣下狭窄）、主动脉根部增宽右移骑跨、室间隔缺损、右心室壁肥厚。胎儿时期右心室壁肥厚可不明显。

超声声像图：在左心室长轴切面上可显示较大的室间隔缺损，主动脉增宽并骑跨。主肺动脉较主动脉小，主肺动脉发育不良严重程度与肺动脉瓣下流出道梗阻的程度有关。四腔心切面可正常，右心室常无明显肥厚，左右心室对称，大小基本相等。彩色多普勒与频谱多普勒在右室流出道和肺动脉内检出高速血流有助于本病的诊断。伴有肺动脉瓣缺如时，肺动脉瓣反流，血流大量反流入右心室而导致右心室扩大，继而出现三尖瓣反流和右心房扩大，肺动脉及其分支显著扩张。

（七）右心室双出口

右心室双出口（double outlet of right ventricle）主要特征是两条大动脉完全或大部分起源于右心室，几乎所有病例均伴有室间隔缺损。

右心室双出口的产前超声诊断的主要依据是大动脉的平行排列关系及两条大动脉均起源于右心室。主动脉瓣下及肺动脉瓣下均可见肌性圆锥组织，与二尖瓣前叶的纤维连续中断亦是本病的特点。

八、双胎妊娠胎儿畸形

（一）一般畸形

双胎及多胎妊娠时，胎儿先天性畸形的发生率较单胎妊娠高，单卵双胎者发生率更高。各种类型的胎儿畸形均可能发生。在同一次妊娠中，两胎儿可能均有畸形，所发生畸形可以相同，也可以完全不同；也可以出现一胎儿正常，另一胎儿却有严重畸形的现象。双胎及多胎妊娠中常见的中枢神经系统畸形主要为神经管缺陷（无脑畸形露脑畸形、脊柱裂和脑积水等）。先天性心脏畸形在单卵双胎中更常见。双胎妊娠时，食管闭锁较单胎妊娠更常见。

（二）单绒毛膜囊双胎特有的畸形

1. 联体双胎（conjoined twins）

联体双胎只发生在单绒毛膜囊单羊膜囊双胎妊娠中。在受精第 13 天后胚盘不完全分离则形成联体双胎。胚盘不分离的时间早晚不同，不分离的程度不同，双胎融合的部位和程度也不同。根据胚盘两部分分离的均等或不均等性，联体双胎可分为相等联胎（对称性联胎）和不相等联胎（不对称性联胎），后者两胎大小不一、排列不一，小的一胎又称寄生胎。

对称性联胎有多种类型，常根据两胎相连融合的解剖部位来命名，其命名一般在相连融合的解剖部位后加上“联胎”即为某种联胎畸形，如头部联胎指头与头相连，胸部联胎指胸与胸相联等。联体双胎中，以胸部联胎最常见，其次为臀部联胎。

（1）*超声声像图*　联体双胎的类型不同，超声表现亦不同，其超声特征有：两胎胎体的某一部位连在一起不能分开，相连处皮肤相互延续。胎儿在宫内的相对位置无改变，总是处于同一相对位置，胎动时亦不会发生改变。两胎头总是在同一水平，仅有一根脐带，但脐带内血管数目增多，有 3 条以上血管。大多数联体双胎在腹侧融合，面部表现为面对面，颈部则各向后仰伸。不对称性联体双胎表现为两胎儿大小不一，排列不一，一个胎儿各器官可正常发育，而另一个较小的寄生胎则未能发育形成，声像图上有时类似一肿物样图像。

（2）*临床意义*　大多数联体双胎会早产，约 40% 死胎，35% 左右在出生后 24 h 内死亡。存活者根据联体的具体部位不同及是否合并其他畸形，其预后不同。胎儿产后生存能力取决于联体的器官及该器官的融合程度，以及是否能进行外科手术分离。

2. 无心畸胎序列征（acardiac twins sequence）

无心畸胎序列征又称双胎反向动脉灌注序列征，有多种名称，包括无头畸形、无头无心畸形、无心寄生胎畸胎等。无心畸胎序列征只发生在单卵双胎妊娠中。一胎发育正常，一胎为无心畸胎或仅有心脏痕迹或为无功能的心脏。发育正常的胎儿称为“泵血”儿，泵血儿不仅要负责其自身的血液循环，而且还要负责无心畸胎的血液供应，因此，无心畸胎又是受血儿。泵血儿与受血儿之间的血管交通非常复杂，但两者之间至少具备动脉-动脉及静脉-静脉两大血管交通才能完成上述循环过程。

由于无心畸胎血液供应来源于泵血胎儿脐动脉血液(静脉血),这种含氧量相对丰富的静脉血(与无心畸胎的脐静脉血相比)首先通过髂内动脉供应无心畸胎的下部身体,使下部身体发育相对较好,而上部身体由于严重缺血缺氧而出现各种不同的严重畸形。

无心无脑畸形是最常见的一种类型,主要表现为颅脑缺如、双上肢缺如、心脏缺如、胸腹腔内其他器官严重发育不全,双下肢可见,发育相对较好。当有头颅发育时,此种无心畸胎的头颅及脑发育可表现为部分发育或严重畸形,如全前脑或其他严重脑畸形,面部亦有严重畸形,可出现无眼、小眼、独眼畸形等。可有完整的躯干形成,双上肢可有,但发育不良,常有严重的水肿及水囊瘤形成。另一种严重的情况是无心畸胎仅表现为一不规则的组织团块,不能区分为身体的何种结构,有人将此称为不定形无心畸胎。

对于解剖结构正常的泵血儿可出现高心输出量心衰,羊水过多及胎儿水肿。此种双胎常因羊水过多而早产。

(1) *超声声像图* 无心畸胎主要表现为双胎中一胎形态、结构发育正常,另一胎儿出现严重畸形,以上部身体严重畸形为主,可有下部身体如双下肢等结构。上部身体严重畸形可表现为无头、无双上肢、胸腔发育极差;有头部发育者,常有头部严重畸形,如全前脑、无眼畸形等;有上肢发育者,上肢常表现为发育不全或上肢被包绕在水肿的躯干组织内,仅有双手露于躯干之外,手亦常有畸形,多为少指或发育不良。胎体内常无心脏及心脏搏动。部分无心畸胎上部身体结构难辨,但表现为一不规则实质性团块组织回声,内部无内脏器官结构声像特征。无心畸胎常有广泛的皮下水肿声像改变,在上部身体常有明显的水囊瘤。彩色多普勒血流显像可显示无心畸胎脐动脉及脐静脉内血流方向与正常胎儿相反,无心畸胎脐动脉血流从胎盘流向胎儿髂内动脉达胎儿全身,脐静脉血流从胎儿脐部流向胎盘,正好与正常胎儿脐动、静脉血流方向相反。

(2) *临床意义* 无心畸胎的死亡率为100%,结构正常的泵血儿死亡率可达50%,后者死亡的主要原因是早产及充血性心力衰竭。在本病的治疗方面,栓塞或结扎无心畸胎的脐动脉目前已取得良好效果。

3. 双胎输血综合征(twin-twin transfusion syndrome,TTTS)

双胎输血综合征是指两个胎儿循环之间通过胎盘的血管吻合进行血液输注,从而引起一系列病理生理变化及临床症状,是单绒毛膜囊双胎的一种严重并发症。单绒毛膜囊三胎妊娠亦有可能发生类似的变化。

单绒毛膜囊双胎妊娠只有一个共同的胎盘,病理解剖发现其内有多种形式的血管吻合,包括动脉-动脉吻合、静脉-静脉吻合、动脉-静脉吻合,也可同时存在上述三种血管吻合形式,使胎儿之间发生血液输注。多数单绒毛膜囊双胎妊娠双胎间血液平衡,羊水量相同,胎儿大小相等,不出现TTTS。但亦有35%出现明显双胎之间的不平衡性生长,表现为一胎羊水过多,胎儿较大,另一胎羊水严重过少或无羊水而“贴附”于子宫壁上,胎儿生长发育迟缓,两胎间体重相差达20%以上,此种情况亦称一胎羊水过少/一胎羊水过多序列征(TOPS)。有些TOPS病例,其胎盘深部出现的明显动静脉分离导致两胎间血液循环不平衡而形成真正的TTTS。

目前,产后最常用的TTTS临床诊断标准如下:两胎儿出生时体重差>20%,产后两新生儿血红蛋白差>5g/dL,产后胎盘检查肯定为单绒毛膜囊双胎、单一胎盘。

(1) *超声声像图* TTTS可以在妊娠的任何时候发生,但多在中孕期。早孕期发现单绒毛膜妊娠和颈项透明层增厚及异常的静脉导管血流应该提高警惕。中孕期可出现典型的TOPS改变（受血儿羊水过多，≥8 cm，供血儿羊水过少，≤2 cm），羊水过少胎儿“贴附”在子宫壁上，胎动明显受限。两胎儿性别相同，只有一个胎盘，一个绒毛膜囊，隔膜与胎盘连接处无双胎峰，两胎间分隔膜薄。两胎儿大小明显不一致，大胎在羊水增多的囊内，小胎黏在子宫壁上（两胎儿间体重估计相差>20%，或腹围相差>20 mm，两胎股骨长相差>5 mm）。供血胎膀胱不可见，受血胎膀胱增大。受血儿水肿或有充血性心衰。多普勒频谱异常，供血儿脐动脉舒张末期血流消失或反向血流，大脑中动脉血流阻力减低；受血儿脐静脉血流呈搏动性，静脉导管心房收缩期反流（a波反向）、三尖瓣反流等。

根据双胎输血综合征超声表现，将TTTS疾病分为Ⅰ～Ⅴ级。

Ⅰ级：出现典型的TOPS改变（受血儿羊水过多≥8cm，供血儿羊水过少≤2cm），供血儿的膀胱仍然可以显示，多普勒血流参数无明显异常。

Ⅱ级：供血儿膀胱不显示（经过60 min后再次复查确定），胎儿肾衰竭，多普勒血流参数无明显异常。

Ⅲ级：供血儿膀胱不显示，任何一个胎儿出现下述特征性多普勒频谱异常。供血儿脐动脉舒张末期血流消失或反向血流，大脑中动脉血流阻力减低，受血儿脐静脉血流呈搏动性，静脉导管心房收缩期反流（a波反向）、三尖瓣反流等。

Ⅳ级：双胎之一或两个均水肿。

Ⅴ级：双胎之一或两个均死亡。

（2）临床意义　双胎输血综合征的严重程度取决于吻合血管的大小、范围、部位及分流发生的时间。

（三）双胎之一死亡

早孕期双胎之一死亡，对孕妇和存活胎儿影响极小，但是，中晚孕期双胎之一死亡，可明显增加存活胎儿的死亡率和发病率，尤其在单绒毛膜囊双胎妊娠中发病率更高。

1. 超声声像图

早孕期双胎之一死亡者，宫腔内可见两个孕囊回声，但只能显示一个孕囊内有发育正常的胚胎、心管搏动及卵黄囊，而另一个孕囊内胚胎组织少、无心管搏动，且卵黄囊明显增大或消失。此种情况到中晚孕期时仅能显示一个存活的胎儿，而死亡胎儿很难显示。早孕晚期或中孕早期双胎之一死亡者，死亡胎儿可有人形，但内部结构难辨，有时可有少量羊水，表现为较细的脐带回声；有时仅能见到一个空囊，内可无具有人形的胎儿结构而表现为杂乱回声，亦不能显示羊水、胎盘等结构。中孕中晚期及晚孕期双胎之一死亡者，可显示出一个死亡胎儿的图像，表现为颅骨严重变形、重叠，形态小，头皮或全身皮肤水肿，内脏器官结构模糊，羊水少，无心脏搏动等死胎的特点。死亡时间距超声探查时间不同，超声表现可各不相同。如能显示股骨或肱骨，可根据其测量数值来估计胎儿死亡时间。

2. 临床意义

本病预后在单绒毛膜囊及双绒毛膜囊双胎妊娠中，存活胎儿的发病率和死亡率有明显差异。双绒毛膜囊双胎妊娠绝大部分活胎出生后无明显并发症，但约26%单绒毛膜囊双胎妊娠的活胎出生后有某种程度的神经功能受损。

第八节　胎盘、脐带、羊水异常的超声诊断

一、前置胎盘

正常胎盘附着于远离子宫颈内口的子宫体部任何一壁。如胎盘附着于子宫下段、部分或全部覆盖子宫颈内口,即称为前置胎盘(placenta previa)。

(一)病理

前置胎盘(图 8-8-1)病因尚不明确,可能与子宫内膜病变、胎盘过大,或受精卵发育迟缓等有关。妊娠中、晚期,尤其是妊娠晚期,子宫壁肌层可有不规律性收缩,子宫下段渐渐伸展,附着于子宫下段及子宫颈内口的胎盘不能相应地扩展,胎盘的前置部分和其附着处发生错位式移动,以至胎盘下缘与子宫壁分离,该部子宫血管破裂出血。完全型前置胎盘出血较早,量较多,低置胎盘出血较晚,量也相对较少。

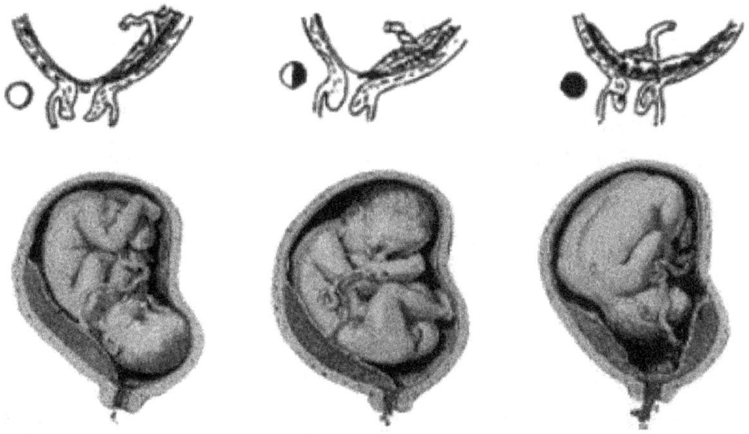

(a) 边缘型　　(b) 部分型　　(c) 完全型

图 8-8-1　前置胎盘示意图

(二)临床表现

前置胎盘的主要特征是孕期无痛性、反复性的阴道流血。常出现在妊娠最后 3 个月,以妊娠 8 个月最为多见。

(三)超声声像图

根据胎盘前置的位置与子宫颈内口的关系,可分为

(1) 低置胎盘　胎盘附着于子宫下段,其最低部分接近子宫颈内口,与子宫颈内口的距离 <2 cm。

(2) 边缘型前置胎盘　胎盘下缘达到子宫颈内口(图 8-8-2)

(3) 完全型前置胎盘　子宫颈内口完全被胎盘组织覆盖(图 8-8-3)。

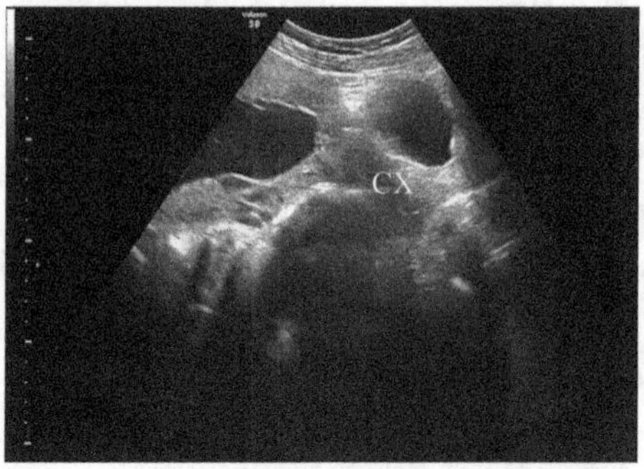

CX—宫颈

图 8-8-2　边缘型前置胎盘

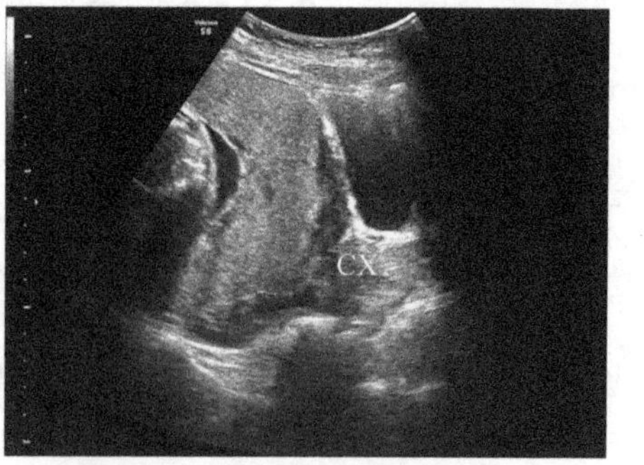

CX—宫颈

图 8-8-3　完全型前置胎盘

（四）鉴别诊断

前置胎盘主要与位于宫颈内口处的绒毛膜下血肿相鉴别。绒毛膜下血肿也可以表现为低回声或中等回声，如位于宫颈内口处时类似于胎盘覆盖宫颈内口，临床也可表现阴道出血，但胎盘回声均匀，血肿回声不均匀，血肿初起为高回声，之后逐渐变低回声甚至无回声，也可逐渐缩小。

妊娠中期诊断前置胎盘应慎重，因为前置胎盘的程度可随妊娠的进展而改变。尤其是妊娠晚期子宫下段形成之后，胎盘位置可明显上移。如妊娠中期的低置胎盘，至妊娠晚期可成为正常位置的胎盘，妊娠中期的部分型前置胎盘，至妊娠晚期可成为低置胎盘，完全型前置胎盘在子宫颈内口开大之后也可变为部分型前置胎盘。

二、胎盘早期剥离

凡正常位置的胎盘，在妊娠 20 周至胎儿娩出前的任何时候，从子宫壁分离称为胎盘早期剥离（placental abruption）。常发生于孕妇子痫、妊娠高血压综合征等所致血管病变及孕妇腹部外伤之后，为妊娠晚期危及母子生命的严重并发症。

（一）病理

胎盘早期剥离的基本病理改变是在某种原因的作用下发生底蜕膜出血。开始时，血液渗入底蜕膜内，形成血肿。血肿增大时，即将胎盘从子宫壁分离。

血液从底蜕膜下漏出后有三种过程，即产生三种临床类型（图 8-8-4）：

a. 出血量较少，形成胎盘下血肿，胎盘边缘仍附着于子宫壁。

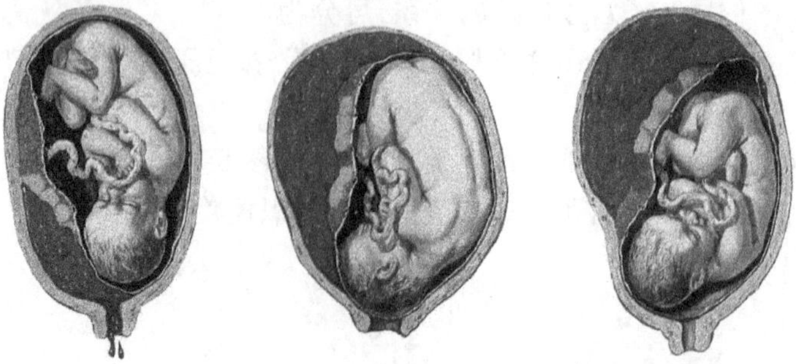

(a)　(b)　(c)

图 8-8-4　胎盘早剥示意图

b. 出血分离周围的胎膜，但仍有部分附于子宫壁。

c. 出血穿破羊膜，溢入羊水中。

严重的胎盘早期剥离可引发子宫胎盘卒中、凝血功能障碍和DIC等。

（二）临床表现

胎盘早期剥离的临床表现与胎盘剥离的大小与出血的类型有关。胎盘剥离面积较小者，除胎盘排出后可以辨别外，不引起任何症状。如系显性出血，则阴道出血为主要症状，且贫血程度与出血量呈正比。当剥离面积比较广，出血过多，患者常有腹部剧烈疼痛、板样腹，胎儿宫内窘迫，孕妇陷于休克。

（三）超声声像图

① 隐性出血型显示为胎盘与子宫肌层间轮廓不整、边缘不清、形态不规则的液性暗区（图8-8-5）。如出血时间较长，暗区内可出现光点及光斑回声。

② 病变处胎盘增厚，血肿处胎盘绒毛膜板可突向羊膜腔。

③ 如血液流入羊膜腔，则羊水暗区透声减低，其内显示弥散分布的光点、光斑。

④ 显性出血型，胎盘下虽无明显液性暗区，但子宫颈内口常开大，宫颈管内及阴道内常有少量液性暗区。

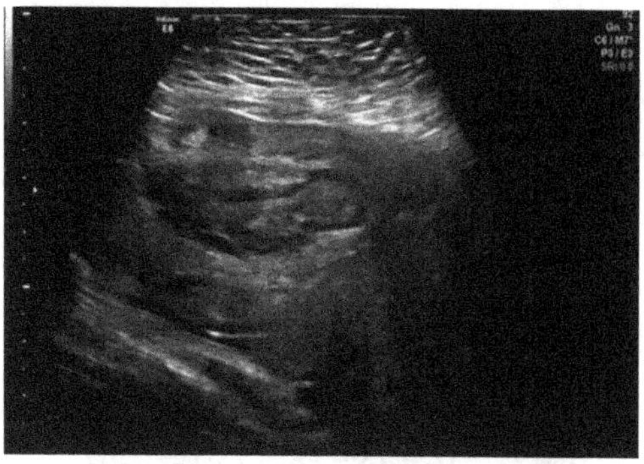

图8-8-5　胎盘早剥二维声像图

（四）鉴别诊断

胎盘早期剥离应与胎盘附着处的子宫肌瘤、局部子宫收缩及胎盘静脉窦相鉴别。

① 胎盘附着处的子宫肌瘤在妊娠期常发生变性，其内回声变低，似胎盘早剥声像。但子宫肌瘤形态规则，多呈圆形，常同时向内、外突出，挤压子宫壁和胎盘。

② 子宫壁局部收缩如发生在胎盘下，可使子宫壁局部向胎盘突出呈半圆形。如延长观察时间，可发现局部收缩过后，子宫壁可恢复正常。

③ 妊娠晚期常有胎盘静脉窦出现，显示为胎盘与子宫壁之间的长形液性暗区，其中可有间隔发生，与胎盘早剥鉴别需结合临床。

④ 宫内感染胎盘增厚时，胎儿也常伴随异常表现，如胎儿腹腔积液、水肿、腹腔内钙化等。

三、胎盘植入

胎盘植入（placenta accreta）指胎盘附着异常，表现为胎盘绒毛异常植入到子宫肌层，发生于孕早期。胎盘植入是产科严重的并发症之一，可导致产妇大出血、休克、子宫穿孔、继发感染，甚至死亡。

（一）病理

胎盘植入常见于子宫内膜创伤性或炎性损伤或瘢痕形成之后，所以好发于有人流手术史、清宫史、剖宫产史、徒手胎盘剥离史、既往胎盘植入或前置胎盘病史者，子宫内膜炎、黏膜下子宫肌瘤局部黏膜萎缩者，经产妇、妊娠年龄≥35岁的初产妇，放疗后等。目前认为人流术和剖宫产术是导致胎盘植入的重要原因。

（二）临床表现

胎盘植入在产前缺乏典型的临床表现、体征及实验室指标。胎儿娩出后的临床表现为胎盘娩出不完整、母体面粗糙，或胎儿娩出后超过 30 min，胎盘不能自行从子宫壁分离娩出，需用手剥离，部分徒手剥离困难或发现胎盘与子宫肌层粘连紧密无间隙。胎盘持续不下者，伴有或不伴有阴道出血。

（三）超声声像图

① 胎盘增厚，内部回声不均匀。

② 胎盘后方子宫肌层低回声带（正常厚 1 ~ 2 cm）消失或明显变薄（≤2 mm），宫壁与胎盘之间的强回声蜕膜界面消失（图 8-8-6）。

③ 胎盘内血池异常丰富，表现为大小不等、形态不规则的液性暗区，内见云雾状回声，称为“胎盘陷窝”。

④ 植入性胎盘穿透浆膜层而植入膀胱时，与子宫相邻的膀胱浆膜层高回声带消失。

⑤ 彩色多普勒表现：胎盘周围血管分布明显增多且粗而不规则（图 8-8-7）。

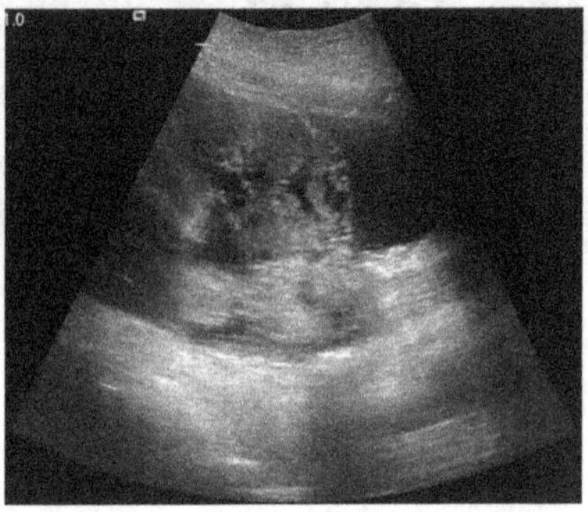

图 8-8-6　胎盘植入二维声像图

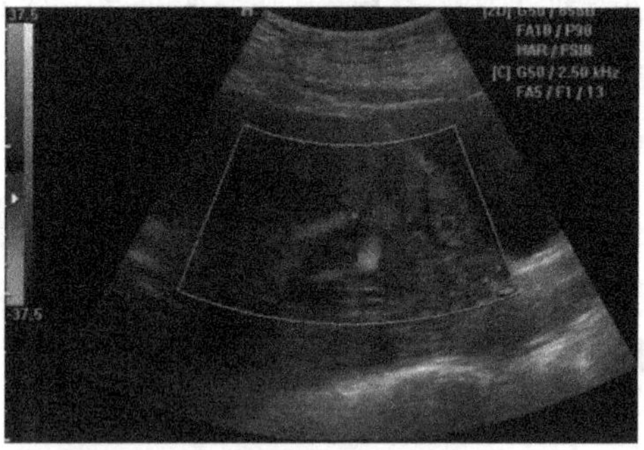

图 8-8-7　胎盘植入彩色血流图

四、胎盘残留

胎盘残留是指胎盘、绒毛膜组织未能完全娩出，产后滞留于子宫内，发生率为 0.6% ~ 3.3%。胎盘残留与胚胎着床位置、胎盘植入、胎盘成熟度、诊刮操作史等因素有关，可以发生在子宫腔任何位置。

（一）病理

胎盘残留多数由于胎盘粘连于子宫壁不能剥离而滞留，也有部分为胎盘植入残留。胎盘残留常影响子宫肌层的局部收缩，导致产后出血，甚至失血性休克，亦可随时间的延长继发盆腔感染。

（二）临床表现

产后阴道流血时间长，合并感染时下腹疼痛。盆腔检查子宫增大，复旧不良。

（三）超声声像图

二维声像图表现：子宫增大，子宫中部见边界清楚的团块状不均质低回声或稍高回声（图 8-8-8），形态不规则。胎盘残留粘连时，残留组

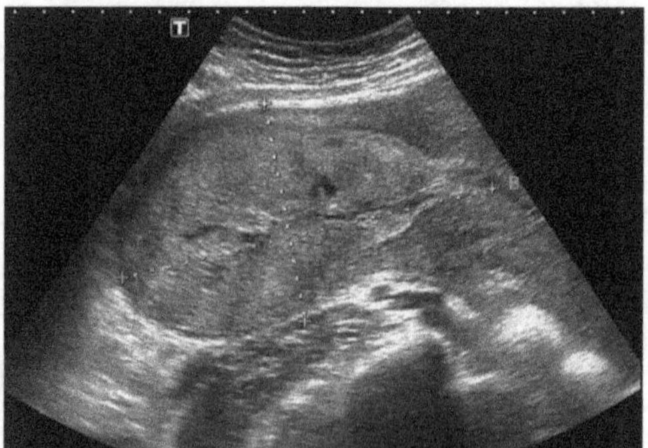

图 8-8-8　胎盘残留二维声像图

织与周边子宫壁分界较清，子宫肌层回声正常；胎盘残留植入时，与局部子宫壁分界不清，局部子宫壁变薄。

彩超表现：宫腔内残留的胎盘组织无明显血流信号，局部肌层血流稍丰富；胎盘植入残留时，植入部位局部肌层血流较丰富，残留胎盘组织内可见少许血流信号，可记录到低阻力的类滋养层血流频谱。

（四）鉴别诊断

此病应与黏膜下肌瘤鉴别，后者为宫腔内低回声，形状椭圆，伴声衰减。

（五）临床意义

超声检查尤其是阴道超声检查可显示残留胎盘的位置和范围，结合产后检查胎盘不完整得以准确诊断。但超声检查鉴别胎盘粘连残留和植入残留有时较困难，需结合其他影像学方法判断。

五、胎盘绒毛膜血管瘤

胎盘绒毛膜血管瘤简称胎盘血管瘤，是一种良性的胎盘毛细血管瘤，发病率为0.01% ~1%，预后良好。多数血管瘤体积较小，无症状，仅在产后胎盘病理检查中发现。

（一）病理

胎盘绒毛膜血管瘤的病因及发病机制未明，表现为新生毛细血管增生扩张和非典型滋养细胞增生。

（二）临床表现

大多数绒毛膜血管瘤较小，无症状且无并发症。大的绒毛膜血管瘤，尤其是直径大于4 cm者较罕见，可并发羊水过多、妊娠高血压综合征、非免疫性胎儿水肿、胎儿心衰、贫血、生长受限、早产儿、胎死宫内等。

（三）超声声像图

二维超声表现：胎盘绒毛膜血管瘤常见于胎盘的胎儿面，也可位于胎盘实质内任何部位，使胎盘增厚或形态改变；瘤体呈类圆形或椭圆形实性结节（图8-8-9），有包膜或无包膜结构，边界清晰，内部回声大多较胎盘组织低且较均匀，有时内见条状分隔回声。

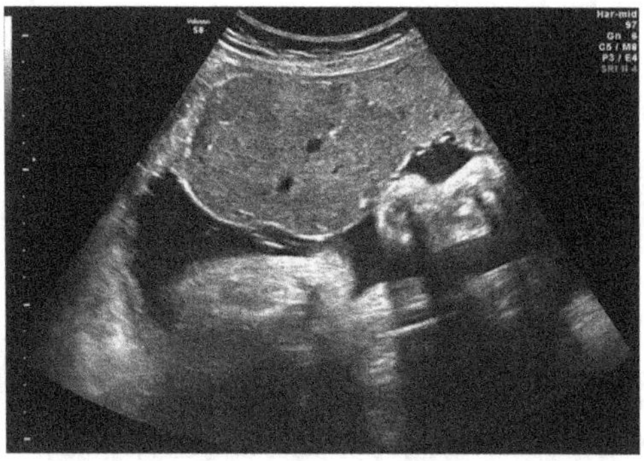

图8-8-9 胎盘绒毛膜血管瘤二维声像图

彩色多普勒表现：胎盘绒毛膜血管瘤体内可见供应瘤体的条状血流信号，流速低，其周边正常胎盘组织内可见较丰富的血流信号。

（四）临床意义

较小的绒毛膜血管瘤产前容易漏诊，较大的血管瘤则不难发现。瘤体较大者需注意定期监测，观察有无并发症。

六、脐带异常

脐带连接胎儿与母体，是两者进行物质交换的重要器官。脐带异常包括脐带长度异常（过长或过短）、脐带血管数目异常（单脐动脉）、脐带附着异常（如帆状附着、边缘附着）、机械性病变（脐带缠绕、脐带打结）和脐带水肿、脐带内静脉瘤样扩张等。脐带异常有时会导致胎儿宫内生长受限,严重者可导致胎死宫内。

(一) 单脐动脉

正常胎儿脐带内有2条脐动脉和1条脐静脉。单脐动脉是指脐带内只有1条脐动脉,另一条脐动脉缺失。发生率为0.2% ~1.9%,但在畸形胎儿中发生率为7.4% ~48%。可以是单发,也可以合并其他畸形。合并畸形时,胎儿染色体异常发生率较高,最常见为18 -三体综合征。

1. 超声检查

羊膜腔内正常脐带可显示3条血管,2条脐动脉和1条脐静脉。经膀胱盆腔横切面可显示膀胱两侧的脐动脉向前至脐轮。单脐动脉时脐带内仅见2条血管,一条为脐动脉,一条为脐静脉。脐带横切面显示一大一小两个圆形暗区(图8-8-10),纵切面显示两条管状暗区相互缠绕。彩超有助于判断,经膀胱的盆腔横切面仅显示膀胱一侧的单条脐动脉(图8-8-11)。

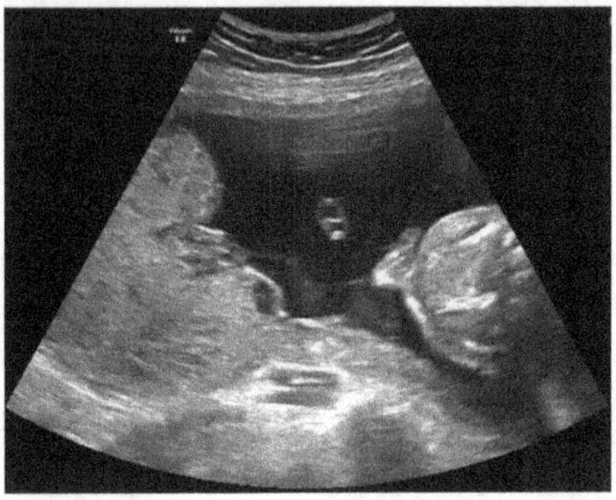

图8-8-10　单脐动脉脐带横切面二维声像图

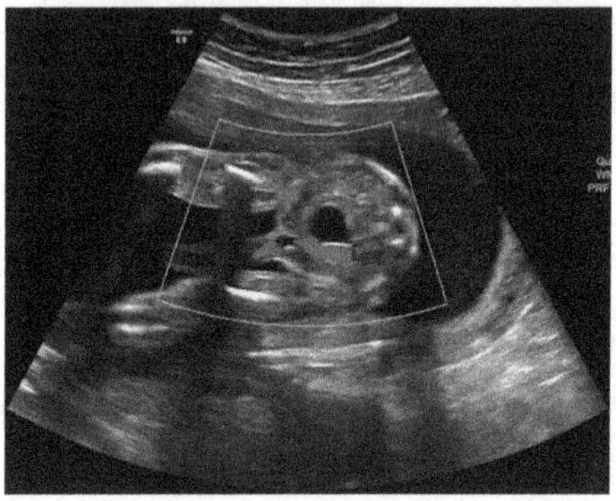

图8-8-11　胎儿膀胱横切面仅显示一条脐动脉

2. 临床意义

由于羊膜腔内脐带互相缠绕,易漏诊单脐动脉,因此应该在膀胱两侧扫查,明确有无血流方向朝向脐轮的2条脐动脉。单纯的单脐动脉预后良好,合并有其他畸形的病例应建议行胎儿染色体核型检查。

(二) 脐带附着异常

正常脐带远端附着于胎盘中央实质部,当脐带附着于胎盘边缘2 cm以内(边缘附着)或附着于胎盘边缘以外的胎膜(帆状附着,也称帆状胎盘)时属于脐带附着异常。帆状胎盘在单胎妊娠中发病率为0.5% ~1.69%,在单绒毛膜双胎中增加10倍,易导致宫内生长受限、低体重儿等,由于脐血管分支在胎膜上,容易合并血管前置,在阴道分娩时发生新生儿死亡。胎盘边缘附着的母儿结局大多良好,但需注意其也有可能发展成帆状附着。

1. 超声检查

脐带边缘附着表现为脐带血管从胎盘边缘进入(图8-8-12),脐带血管在胎盘附着部分有分叉,平行于子宫壁向胎盘中部走行,形成胎盘胎儿面血管;脐带帆状附着表现为胎盘胎儿面没有相连的脐带,脐带垂直附着在子宫壁胎膜上(图8-8-13),并显示朝向胎盘的血管分支。彩超显示附着点上可见分叉的血流信号。

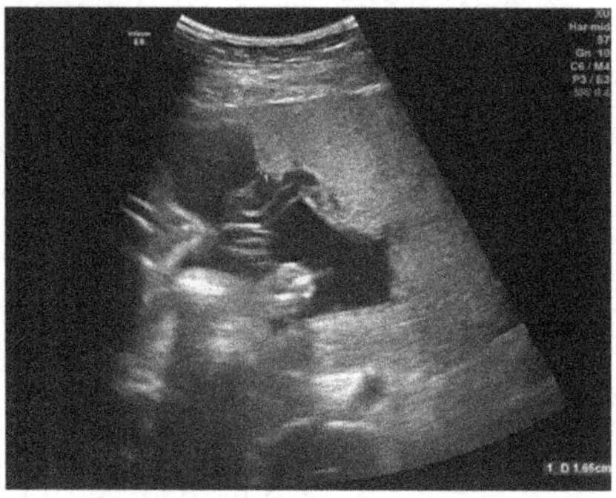

图 8-8-12 脐带边缘附着二维声像图

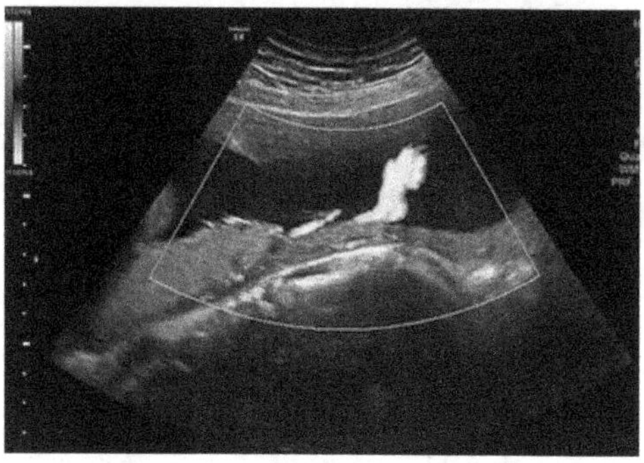

图 8-8-13 脐带帆状附着彩色血流图

2. 临床意义

中孕期超声检查诊断脐带附着的敏感性和特异性较高，但随孕周增加，脐带附着点扫查难度增大，需进行针对性的扫查方能明确。胎盘帆状附着合并血管前置的发病率为 1/1 200 ~ 1/15 000，产前超声难以诊断。前置的血管因没有保护，很容易受胎儿先露部的挤压、受子宫收缩而破裂或者随胎膜破裂而出血，导致胎儿宫内缺血或失血，产前未诊断者新生儿存活率不足 50%。当附着点位于宫腔下段的胎膜时，应高度注意有无血管前置，可采用经阴道彩超辅助诊断。

（三）血管前置

血管前置是指脐带血管走行于胎膜下并横跨宫颈内口，是绒毛的异常发育所致。确切病因尚不明确，但脐带帆状入口、副胎盘和双叶状胎盘等都可能引起绒毛异常发育生长，易发生前置血管，发生率为 0.01% ~0.08%。

1. 临床表现

妊娠晚期出现鲜红的阴道出血，流出的血液由纯粹的胎儿血组成，常见于破膜后即刻发生的出血。破膜后，前置血管易破裂，使胎儿失血死亡。即使不破裂，前置血管可能在分娩时受胎儿先露部压迫，导致循环受阻而发生胎儿窘迫，甚至胎儿死亡。

2. 超声声像图

① 宫颈矢状切面见宫颈上方条管状无回声，沿宫颈内口或接近宫颈内口的胎膜下走行，血管缺乏螺旋，位置固定不变。

② CDFI 可见血流信号，频谱多普勒显示为胎儿脐动脉血流频谱图（图 8-8-14）。

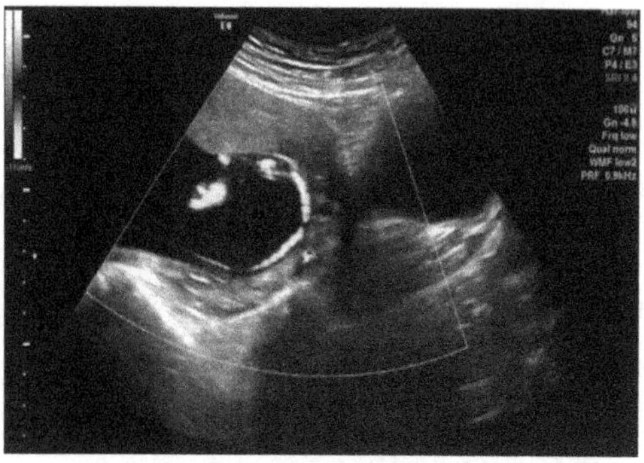

图 8-8-14 血管前置彩色声像图

3. 鉴别诊断

① 脐带先露：脐带位于羊膜腔内，可随胎动而移动。

② 脐带脱垂：除在宫颈内口部位有脐带显示外，宫颈管内亦有脐带血管显示，而血管前置的胎膜血管不会位于宫颈管内。

③ 宫颈及子宫下段扩张的血管：不在宫颈内口上方，内部血流为母体血液，心率与孕妇心率一致。

4. 注意事项

尽管超声诊断血管前置总的敏感性普遍较低，但是帆状胎盘及双叶状胎盘或副胎盘是最易发生血管前置的主要原因，因此只要超声检查时怀疑这种异常胎盘，就应考虑血管前置的可能。中孕期是超声诊断血管前置的较佳时期，主要有两个切面：胎盘脐带入口切面和宫颈切面。

（四）脐带水肿、囊肿和脐静脉瘤样扩张

（1）*脐带水肿* 可见脐带增粗，脐带内可见无回声的脐血管和其周边低回声的华通胶，脐血管有受压显像，彩超可清晰显示出血管和水肿的华通胶，此种情况在胎儿18－三体综合征多见。

（2）*脐带囊肿* 脐带囊肿在早孕期的发病率为0.4%～3.4%，在早孕期需要与卵黄囊鉴别。多数脐带囊肿在中孕期就退化消失了，不会对妊娠造成不良影响。若囊肿持续存在，需要警惕是否并发其他畸形，特别是18－三体综合征。超声表现为脐带的某一部分膨大，内见囊性无回声，其旁可见正常管道状血管，彩超显示囊内无血流信号，脐血管走向正常。靠近脐根部的脐带囊肿应注意与脐带内脐尿管囊肿鉴别，后者由于囊肿与膀胱相通，囊内为胎儿尿液，根据出生后新生儿脐部有尿液渗出方能确诊。超声鉴别困难，需出生后进一步检查明确。

（3）*脐带内脐静脉瘤样扩张* 非常罕见，脐静脉呈节段性扩张，病变部位脐静脉壁缺乏平滑肌，管壁薄弱，循环压力增加至管腔扩张膨出，形成类静脉瘤改变。脐静脉瘤样扩张时脐静脉内形成涡流，血液循环障碍，胎儿血流量减少，造成宫内缺氧，可导致胎死宫内。

（五）脐带缠绕及打结

脐带绕颈、绕身、过度扭曲或打结（真结，假结），其中脐带绕颈很常见，发生率为15%～25%，与脐带过长和胎动过频有关系，只有当脐带绕颈两圈或两圈以上才有临床意义。脐带过度扭曲可能与脐带血管发育速度不一致、胎儿血流动力学改变，以及脐带肌纤维分布不均有关系。

1. 超声声像图

脐带绕颈时，在胎儿颈部的水平切面和矢状切面可以见到脐带回声；由于脐带的压迫，胎儿颈部或背部皮肤可呈现脐带的压痕，环绕一周者呈"U"形，绕颈两周者呈"W"形，绕颈三周者呈锯齿状。应用彩色多普勒在胎儿颈部、背部或肢体可以直接显示环绕的脐带。脐带缠绕打结表现为脐带走行杂乱，成堆聚集，但判断是真结还是假结较困难。脐带真结可导致脐动脉血流阻力增高，结合彩超血流频谱有助于鉴别。

2. 临床意义

较松的缠绕不影响胎儿及正常分娩，缠绕紧者可能造成胎头不下降及胎儿宫内缺氧，但导致宫内缺氧的原因很多，应根据胎心率改变及胎心电子监护结果判断。胎儿颈后"U"或"W"形的声像也可能是颈后皮肤皱折所致，诊断时应结合彩超检查。脐带绕颈不宜过早做出诊断，诊断太早无临床意义，反而增加孕妇心理负担。产前胎心监护时发现心率异常（尤其是变异减速）或临产后胎头高浮不降时，可行超声检查明确有无脐带绕颈以指导临床处理。

七、羊水量异常

妊娠期羊水的量和成分处于一个不断生成和吸收、相对稳定的动态变化过程中。参与羊水生成和吸收的机制主要包括胎儿排尿、吞咽、呼吸等运动，胎儿皮肤和胎膜也参与羊水的代谢。正常妊娠的羊水量随孕周增加而增多，最后2～4周开始逐渐减少，妊娠足月时羊水量约为1 000 mL。

(一) 羊水过少

妊娠晚期羊水量少于300 mL者,称为羊水过少,其发生率为0.5% ~4%。羊水过少多见于胎儿泌尿系统畸形、过期妊娠、胎儿宫内发育迟缓及羊膜病变等。羊水过少发生越早,胎儿预后越差。

1. 超声声像图

(1) *超声表现* 胎儿躯干及肢体蜷曲、相互挤压,扫查时难辨胎儿体表结构。

(2) *羊水量估计* 单一最大羊水暗区垂直深度(AFV)≤2 cm为羊水过少,≤1 cm为严重羊水过少。要求对子宫全面扫查,寻找羊水最大深度。羊水指数法(AFI)由孕妇取头高30°仰卧位,以脐与腹白线为标志点,将腹部分为4个象限,测定各象限最大羊水暗区深度值相加而得。羊水指数法(AFI)≤8cm为诊断羊水过少的临界值,≤5cm为诊断的绝对值。

2. 临床意义

超声检查无法精确测量羊水量,但各种超声测量方法有相同的临床意义,可帮助判断羊水量的变化,指导临床处理。测量羊水暗区时,力求前后境界清晰明确,其间不要夹杂胎儿、胎盘及脐带等结构,同时尽量减少探头对孕妇腹壁的压力,以免影响测量结果。

(二) 羊水过多

在妊娠任何时期内羊水量超过2 000 mL者,称为羊水过多,其发生率约为1%。羊水过多与胎儿中枢神经系统和消化系统畸形、多胎妊娠、母体糖尿病、宫内感染羊膜炎等因素有关,另外还有特发性羊水过多,其原因不明。

1. 超声声像图

(1) *超声表现*

① 胎儿被大片液性暗区包绕,胎儿在大量羊水中活动幅度较大,不动时沉卧于子宫后壁。因子宫张力大,影响超声声束传导,导致胎儿结构显示困难。

② 胎盘受羊水压迫变薄。

③ 合并胎儿畸形时可见相应的声像特征。

(2) *羊水量估计* 单一最大羊水暗区垂直深度(AFV)≥8 cm可诊断羊水过多。羊水指数法(AFI)≥25 cm为羊水过多。

2. 临床意义

产前超声是首选的诊断方法,可动态观察羊水的变化,同时可发现合并病变。在羊水过多宫内介入性治疗中,超声在引导穿刺和检查胎儿宫内状况方面也起到了十分重要的作用。

知识拓展

产前超声检查指南(2012)

产前超声检查是应用超声的物理特性,对胎儿及其附属物进行影像学检查,是了解胚胎、胎儿主要解剖结构的大体形态最常用、无创、可重复的方法。超声检查的应用,有利于进一步提高出生人口的质量。然而,由于超声技术的局限性,产前超声检查不能发现所有的畸形,也不能对胎儿以后的发育做出预测,所以超声诊断不能等同于临床诊断。

产前超声检查指南对从事产前超声检查医师的资质、仪器设备提出要求,并对各阶段产前超声检查的时机、适应证、内容进行了规范。

一、基本要求

（一）机构的设置

1．产前超声筛查机构的设置

产前超声筛查应在卫生行政部门许可的医疗机构开展。

2．产前超声诊断机构的设置

产前超声诊断应在卫生行政部门许可的具有产前诊断技术资格的医疗保健机构开展。

（二）人员要求

1．产前超声筛查医师条件

① 从事Ⅱ级或以下产前超声检查的医师必须取得执业医师资格。从事Ⅲ级产前超声检查的医师必须取得执业医师资格，并接受过产前超声诊断系统培训。一级医疗保健机构，助理执业医师可以从事Ⅰ级产前超声检查。

② 熟练掌握胎儿发育各阶段器官的正常超声图像，对常见的严重体表畸形和内脏畸形有一定的了解和识别能力。

2．产前超声诊断医师的条件

与卫生部《产前诊断技术管理办法》中产前超声诊断医师的要求一致。

① 从事产前超声诊断的医师必须取得执业医师资格，并符合下列条件之一：a．大专以上学历，且具有中级以上技术职称，接受过产前超声诊断系统培训；b．在本岗位从事妇产科超声检查工作5年以上，接受过产前超声诊断系统培训。

② 熟练掌握胎儿发育各阶段器官的正常与异常超声图像，能鉴别常见的严重体表畸形和内脏畸形。

（三）设备要求

1．产前超声筛查设备要求

① 开展一般产前超声检查（Ⅰ级）及常规产前超声检查（Ⅱ级）的超声科（室）应配备实时二维超声诊断仪或彩色多普勒超声诊断仪。开展系统产前超声检查（Ⅲ级）及孕 $11 \sim 13^{+6}$ 周颈项透明层（nuchal translucency，NT）超声检查的超声科（室）应配备高分辨率彩色多普勒超声诊断仪。在穿透力允许的条件下，尽可能使用频率高的探头。

② 具有完整的图像记录系统和图文管理系统，供图像分析和资料管理。

2．产前超声诊断设备要求

① 超声科（室）应配备高分辨率的彩色多普勒超声诊断仪。在穿透力允许的条件下，尽可能使用频率高的探头。

② 彩色多普勒超声诊断仪具有完整的图像记录系统和图文管理系统，供图像分析和资料管理。

（四）管理

① 严格执行中华人民共和国国家计划生育委员会颁布的《禁止非医学需要的胎儿性别鉴定和选择性别人工终止妊娠的规定》，严禁非医学需要的胎儿性别鉴定。

② 未取得产前诊断技术服务资格的医疗保健机构在进行产前超声筛查时，发现可疑病例应出具超声报告，同时应将可疑病例转诊至开展产前诊断技术的医疗保健机构。

③ 规范因医学需要终止妊娠的管理，经产前超声检查发现胎儿有严重畸形需终止妊娠者，须经具有产前诊断资格的医疗机构签署医学意见，转产科临床处理。

④ 进行服务告知，将本机构开展的产科超声检查服务内容告知孕妇，Ⅲ级和Ⅳ级产前超声检查应与服务对象签署知情同意书。

二、产前超声检查的分类及时机

（一）产前超声检查的分类

1. 早孕期超声检查（孕 13^{+6} 周以内）

① 早孕期普通超声检查。② 孕 $11 \sim 13^{+6}$ 周 NT 超声检查。

2. 中晚孕期超声检查

① 一般产前超声检查（Ⅰ级产前超声检查）。② 常规产前超声检查（Ⅱ级产前超声检查）。③ 系统产前超声检查（Ⅲ级产前超声检查）。④ 针对性产前超声检查（Ⅳ级产前超声检查）。

3. 有限产前超声检查

为解决某一具体问题而进行的产前超声检查。

（二）产前超声检查的时机

产前超声检查指南推荐产前超声检查的 3 个重要时间段为 $11 \sim 13^{+6}$ 孕周、20～24 孕周、28～34 孕周。

三、各类产前超声检查的适应证、检查内容及要求存留图像

（一）早孕期超声检查

1. 早孕期普通超声检查

可以选择经腹部或经阴道超声检查。

（1）适应证　证实宫内妊娠、临床可疑异位妊娠、评估孕周、诊断多胎妊娠、了解胚胎或胎儿情况（存活或死亡）、早孕期出血查找原因、早孕期下腹痛查找原因、评估母体盆腔包块、子宫畸形、临床怀疑葡萄胎、辅助绒毛活检。

（2）检查内容

① 妊娠囊：观察妊娠囊的位置、数目、大小、形态。

② 卵黄囊：观察卵黄囊的大小与形态。

③ 测量头臀长度，观察胎心搏动。

④ 子宫及双附件：观察子宫形态及肌层回声、子宫与妊娠囊的关系，双侧附件有无包块。

（3）建议存留的超声图像　包括妊娠囊在内的子宫纵切面、横切面，测量胚胎长度或头臀长度。

（4）注意事项

① 头臀长度应在胚胎最大长轴切面测量或在胎儿正中矢状切面测量，此时胎儿为自然伸展姿势，无过伸或过屈。

② 超声不能诊断所有异位妊娠，目前国内文献报道异位妊娠的经腹超声检出率为 40.9%～76.0%，经阴道超声检出率为 75.6%～95.8%。

2. $11 \sim 13^{+6}$ 孕周 NT 超声检查

（1）适应证　适合所有孕妇，尤其有以下适应证的孕妇：年龄 <18 岁或 $\geqslant 35$ 岁者；夫妇一方是染色体平衡易位携带者；孕妇染色体异常；孕妇患有贫血、糖尿病、高血压、严重营养障碍等疾病；孕妇吸烟、酗酒；孕早期有 X 线照射史或病毒感染史者；有异常胎儿妊娠史者；有遗传病家族史者；怀试管婴儿者。

（2）检查内容

① 胎儿数目及绒毛膜数。

② 胎心搏动。

③ 胎儿生物学测量:头臀长度。

④ 测量 NT。

⑤ 胎儿附属物。a. 胎盘:观察胎盘位置、测量胎盘厚度;b. 羊水量:测量羊水最大深度。

⑥ 孕妇子宫:主要观察宫颈内口,如孕妇有子宫肌瘤病史,需评估子宫肌瘤位置及大小。

(3) 建议存留的超声图像　胎儿正中矢状切面、胎儿头颈及上胸部正中矢状切面(NT 测量图)。

(4) 测量 NT 注意事项

① 建议在头臀长度为 45 ~ 84 mm 时测量 NT,相当于 $11 \sim 13^{+6}$孕周。

② 标准测量平面是胎儿正中矢状切面,此切面亦是测量头臀长度的标准切面。

③ 应尽可能放大图像至只显示胎儿头颈部及上胸部,令测量游标的轻微移动只能改变测量结果 0.1 mm。

④ 应清楚显示并确认胎儿背部皮肤及 NT 前后平行的两条高回声带,测量时应在 NT 最宽处测量,且垂直于 NT 无回声带,测量游标的内缘应置于无回声的 NT 外缘测量。

⑤ 应测量 3 次,并记录测量所得的最大数值。

⑥ 有颈部脑脊膜膨出时,注意辨认,避免误测。

⑦ 有脐带绕颈时,需测量脐带绕颈处上下 NT 厚度,并取其平均值。

⑧ 应明确区分皮肤和羊膜,避免将羊膜误认为皮肤而误测 NT。

(二) 中、晚孕期超声检查

1. 一般产前超声检查(Ⅰ级)

(1) 适应证　适合所有孕妇,主要适合于有以下适应证的孕妇:估测孕周、评估胎儿大小、确定胎方位、怀疑异位妊娠、胎动消失、怀疑羊水量异常、胎头倒转术前、胎膜早破、胎盘位置及胎盘成熟度评估。

(2) 检查内容

① 胎儿数目。

② 胎方位。

③ 观察并测量胎心率。

④ 胎儿生物学测量:双顶径、头围、股骨长度、腹围。

⑤ 胎儿附属物:a. 胎盘:观察胎盘位置、测量厚度、评估胎盘成熟度;b. 羊水量:测量羊水最大深度。

(3) 建议存留的超声图像　丘脑水平横切面、上腹部横切面(腹围测量切面)、股骨长轴切面、测量胎心率图(多普勒或 M 型)。

(4) 注意事项

① 一般产前超声检查(Ⅰ级)进行胎儿主要生长参数的检查,不进行胎儿解剖结构的检查,不进行胎儿畸形的筛查。

② 若检查医师发现胎儿异常,超声报告需做出具体说明,并转诊或建议做系统产前超声检查(Ⅲ级)。

2. 常规产前超声检查(Ⅱ级)

卫生部《产前诊断技术管理办法》(卫基妇发[2002]307 号)规定,常规产前超声检查初步筛查六大类畸形:无脑儿、严重脑膨出、严重开放性脊柱裂、严重胸腹壁缺损伴内脏外翻、单腔心、致死性软骨发育不良。

（1）适应证　适合所有孕妇，除一般产前超声检查（Ⅰ级）适应证以外，还适用于孕妇阴道出血、孕妇下腹痛等。

（2）检查内容

① 胎儿数目。

② 胎方位。

③ 观察并测量胎心率。

④ 胎儿生物学测量：双顶径、头围、股骨长度、腹围。

⑤ 胎儿解剖结构检查：a. 胎儿头颅：观察颅骨强回声环，观察颅内重要结构，包括大脑半球、脑中线、侧脑室、颅后窝池；b. 胎儿心脏：显示并观察四腔心切面，怀疑胎儿心脏畸形者应建议进行系统产前超声检查（Ⅲ级）或胎儿超声心动图检查（Ⅳ级）；c. 胎儿脊柱：通过脊柱矢状切面观察脊柱，必要时可加做脊柱冠状切面及横切面扫查；d. 胎儿腹部：观察腹壁、肝、胃、双肾、膀胱、脐带腹壁入口；e. 胎儿四肢：显示一侧股骨并测量股骨长度。

⑥ 胎儿附属物：a. 胎盘：观察胎盘位置、测量厚度、评估胎盘成熟度；b. 羊水量：测量羊水最大深度。

⑦ 孕妇子宫：主要观察宫颈内口；如孕妇提供子宫肌瘤病史，在许可情况下，评估子宫肌瘤位置及大小。

（3）建议存留的超声图像　丘脑水平横切面、小脑水平横切面、四腔心切面、上腹部横切面（腹围测量切面）、脐带腹壁入口腹部横切面、膀胱水平横切面、双肾横切面、脊柱矢状切面、股骨长轴切面、孕妇宫颈管矢状切面、测量胎心率图（多普勒或 M 型）。

（4）注意事项　常规产前超声检查（Ⅱ级）最少应检查上述胎儿解剖结构。但有时因胎位、羊水过少、母体因素等影响，超声检查并不能很好地显示这些结构，超声报告需做出说明。

3. 系统产前超声检查（Ⅲ级）

（1）适应证　适合所有孕妇，尤其适合有以下适应证的孕妇：一般产前超声检查（Ⅰ级）或常规产前超声检查（Ⅱ级）发现或疑诊胎儿畸形、有胎儿畸形高危因素者。

（2）检查内容

① 胎儿数目。

② 胎方位。

③ 观察并测量胎心率。

④ 胎儿生物学测量：双顶径；头围；小脑横径；股骨长度；腹围。

⑤ 胎儿解剖结构检查。a. 胎儿头颅：观察颅骨强回声环，观察颅内重要结构，包括大脑半球、脑中线、侧脑室、丘脑、小脑半球、小脑蚓部、颅后窝池；b. 胎儿颜面部：观察上唇皮肤的连续性；c. 胎儿颈部：观察胎儿颈部有无包块、皮肤水肿；d. 胎儿胸部：观察胎儿双肺、心脏位置；e. 胎儿心脏：显示并观察胎儿心脏四腔心切面、左心室流出道切面、右心室流出道切面。怀疑胎儿心脏大血管畸形者，建议进行针对性产前超声检查（胎儿超声心动图检查）；f. 胎儿腹部：观察腹壁、肝、胃、双肾、膀胱、脐带腹壁入口；g. 胎儿脊柱：通过脊柱矢状切面观察脊柱，必要时可加做脊柱冠状切面及横切面扫查；h. 胎儿四肢：观察双侧肱骨，双侧尺骨、桡骨，双侧股骨，双侧胫骨、腓骨。

⑥ 胎儿附属物检查：a. 胎盘及脐带：观察胎盘位置、测量厚度、评估胎盘成熟度、脐带血管数目；b. 羊水量：用羊水最大深度或羊水指数评估羊水量。

⑦ 孕妇子宫:主要观察宫颈内口;如孕妇提供子宫肌瘤病史,在条件许可情况下,评估子宫肌瘤位置及大小。

(3) 建议存留的超声图像　丘脑水平横切面、侧脑室水平横切面、小脑水平横切面、鼻唇冠状切面、双眼球水平横切面、四腔心切面、左心室流出道切面、右心室流出道切面、上腹部横切面(腹围测量切面)、脐带腹壁入口腹部横切面、脐动脉水平膀胱横切面、双肾横切面、脊柱矢状切面、肱骨长轴切面(左、右)、尺桡骨长轴切面(左、右)、股骨长轴切面(左、右)、胫腓骨长轴切面(左、右)、孕妇宫颈管矢状切面、测量胎心率图(多普勒或 M 型)。

(4) 注意事项　虽然系统产前超声检查(Ⅲ级)对胎儿解剖结构进行系统筛查,胎儿主要解剖结构通过上述各切面得以观察与显示,但期望所有胎儿畸形都能通过系统产前超声检查检出是不现实也是不可能的。目前,国内外文献报道中部分胎儿畸形产前超声检出率如下:无脑儿产前超声检出率为 87% 以上;严重脑膨出产前超声检出率为 77% 以上;开放性脊柱裂检出率为 61% ~95%;严重胸腹壁缺损伴内脏外翻产前超声检出率为 60% ~86%;胎儿唇腭裂产前超声总检出率为 26.6% ~92.5%;单纯腭裂产前超声检出率为 0 ~1.4%;膈疝产前超声检出率为 60.0% 左右;房间隔缺损产前超声检出率为 0 ~5.0%;室间隔缺损产前超声检出率为 0 ~66.0%;左心发育不良综合征的产前超声检出率为 28.0% ~95.0%;法洛四联症产前超声检出率为 14.0% ~65.0%;右心室双出口产前超声检出率约为 70.0%;单一动脉干产前超声检出率约为 67.0%;消化道畸形产前超声诊断率为 9.2% ~57.1%;胎儿肢体畸形产前超声检出率为 22.9% ~87.2%。

系统产前超声检查(Ⅲ级)受一些潜在因素影响,如孕妇腹壁脂肪厚可导致声衰减,图像质量差;胎儿某些体位可影响一些部位观察(如正枕前位难以显示胎儿颜面部、心脏观察困难,胎儿面贴近宫壁难以显示颜面部等);羊水过多时胎儿活动频繁,难以获取标准切面;羊水过少时缺乏良好的羊水衬托,胎儿结构显示难度加大等。因此,当一次超声检查难以完成所有要求检查的内容,应告知孕妇并在检查报告上提示,建议复查或转诊。

系统产前超声检查(Ⅲ级)建议在 20 ~24 孕周进行。

4. 针对性产前超声检查(Ⅳ级)

针对胎儿、孕妇特殊问题进行特定目的的检查,如胎儿超声心动图检查、胎儿神经系统检查、胎儿肢体检查、胎儿颜面部检查等。一般产前超声检查(Ⅰ级)、常规产前超声检查(Ⅱ级)、系统产前超声检查(Ⅲ级)发现或疑诊胎儿异常、有胎儿异常的高危因素、母体血生化检验异常等均可进行针对性产前超声检查(Ⅳ级)。

(三) 有限产前超声检查

有限产前超声检查主要为解决某一具体问题而进行的产前超声检查。如有阴道出血的孕妇,确定胎心搏动或临产时的胎方位。多数情况下仅适用于急症或床旁超声检查。

四、胎儿安全性

一般认为产前超声检查是安全无害的,目前尚无研究证实诊断性产前超声检查对胚胎、胎儿有不良影响。胎儿超声检查应遵循“最小剂量”原则,即完成该检查尽可能使用最小超声能量。

参考文献

[1] 任卫东,常才. 超声诊断学. 3 版. 人民卫生出版社,2013.

[2] 郭万学. 超声医学. 6 版. 人民军医出版社,2011.

[3] 李胜利. 产前超声检查. 人民军医出版社,2008.

[4] 李胜利. 胎儿畸形产前超声诊断学. 人民军医出版社,2004.

[5] 严英榴,杨秀雄. 产前超声诊断学. 2 版. 人民卫生出版社,2012.

[6] 谢红宁,何苗. 少见类型异位妊娠超声声像学特征及诊断. 中国实用妇科与产科杂志,2017,33(9):892 – 896.

中英文对照

abortion	流产
acardiac twins sequence	无心畸胎序列征
achondroplasia	软骨发育不全
amniotic fluid	羊水
anencephalus	无脑儿
choriocarcinoma	绒毛膜癌
congenital cystic adenomatoid malformation	先天性肺囊腺瘤畸形
congenital diaphragmatic hernia	先天性膈疝
conjoined twins	联体双胎
double outlet of right ventricle	右心室双出口
ectopic pregnancy	异位妊娠
embryo	胚胎
fetal congenital malformation	胎儿畸形
fetal death	宫内死胎
gestational sac	妊娠囊
hydatidiform mole	葡萄胎
hydrocephalus	脑积水
invasive mole	恶性葡萄胎
multiple pregnancy	多胎妊娠
osteogenesis imperfecta	成骨不全
placental abruption	胎盘早期剥离
placenta previa	前置胎盘
pregnancy	妊娠
pulmonary sequestration	隔离肺
spina bifida	脊柱裂
tetralogy of Fallot	法洛四联症
thanatophoric dysplasia	致死性侏儒
transposition of the great arteries	大动脉转位
tubal pregnancy	输卵管妊娠
umbilical cord	脐带
ventricular septal defect	室间隔缺损

第九章　周围血管疾病的超声诊断

因超声能够清楚地显示血管的二维结构改变,如解剖变异、管壁增厚、斑块大小、残留管腔内径,以及管腔内血流信号的充盈情况,且能提供丰富的血流动力学信息,故超声诊断技术成为外周血管疾病检查的首选方法。

扫一扫

看彩图

第一节　颈部血管常见疾病的超声诊断

颈动脉疾病常导致脑部供血异常,严重者可引起脑卒中甚至死亡。超声不仅可以准确地判断颈部动脉狭窄的程度和范围,也可以判断斑块的形态和性质。因此,超声已成为颈动脉疾病检查的重要方法与手段。

一、解剖概要

颈部动脉解剖图如图 9-1-1 所示。

1. 颈总动脉(commom carotid artery,CCA)

右侧颈总动脉起源于头臂干,左侧颈总动脉直接发自主动脉弓。双侧颈总动脉走行于胸锁乳突肌内缘,在甲状软骨水平上缘或第 4 颈椎椎体水平,分出颈内动脉和颈外动脉。

正常人脑血流的 70% 来源于颈总动脉,30% 为椎动脉。颈总动脉血液的 70% 上行向颈内动脉供血,30% 分流入颈外动脉。因此,颈内动脉管径大于颈外动脉。正常颈内动脉的颅外段无分支,从颈总动脉分出后,向后外侧上行经颈动脉管进入颅内。

2. 颈外动脉(external carotid aretery,ECA)

颈外动脉自颈总动脉分出后,位于颈内动脉的前内侧,在颈动脉三角内上升。两侧颈外动脉之间有丰富的吻合支。颈外动脉的重要分支有甲状腺上动脉、舌动脉、面动脉、枕动脉、咽升动脉、颞浅动脉、上颌动脉、脑膜中动脉,其中上颌动脉和颞浅动脉是颈外动脉两大分支。

3. 颈内动脉(internal carotid artery,ICA)

颈内动脉在甲状软骨上缘自颈总动脉分出,近段管径相对增宽,称为颈内动脉球部(颈动脉窦);远段经颈动脉管到达颅内,正常颈内动脉管径约 0.5cm,入颅后颈内动脉沿蝶鞍外侧通过海绵窦上行,在颅底部走行弯曲可分为四段:海绵窦段、床突上段、膝段(膝部)、颅底段(终末段)。眼动脉是颈内动脉的第一大分支,颈内动脉狭窄或闭塞是造成缺血性脑病的重要原因。

4. 椎动脉(vertebral artery)

双侧椎动脉分别发自于左、右侧锁骨下动脉。椎动脉从锁骨下动脉分出至入颅段之前,按其解剖结构走行分为颈段或 V1 段、椎间隙段或 V2 段、枕段或 V3 段,椎动脉入颅后为颅内段或 V4 段。

5. 锁骨下动脉(subclavian artery,SA)

正常右侧锁骨下动脉自无名动脉分出,左侧锁骨下动脉直接起源于主动脉弓。双侧锁骨下动脉均可能存在生理性起源异常。

6. 无名动脉 (innominate artery,INA)

无名动脉直接发自主动脉弓,在胸锁关节水平分出右侧锁骨下动脉和颈总动脉。无名动脉同样存在生理性不发育的情况,即右侧锁骨下动脉、颈总动脉直接起源于主动脉弓。

7. 颈部静脉

颈部的静脉多于动脉伴行。锁骨下静脉(subclavian vein)在颈根部横向行走,两侧有纵行的颈内静脉(internal jugular vein),两者汇合成无名静脉(brachiocephalic vein)。颈外静脉一般注入锁骨下静脉。椎静脉(vertebral vein)与椎动脉伴行。

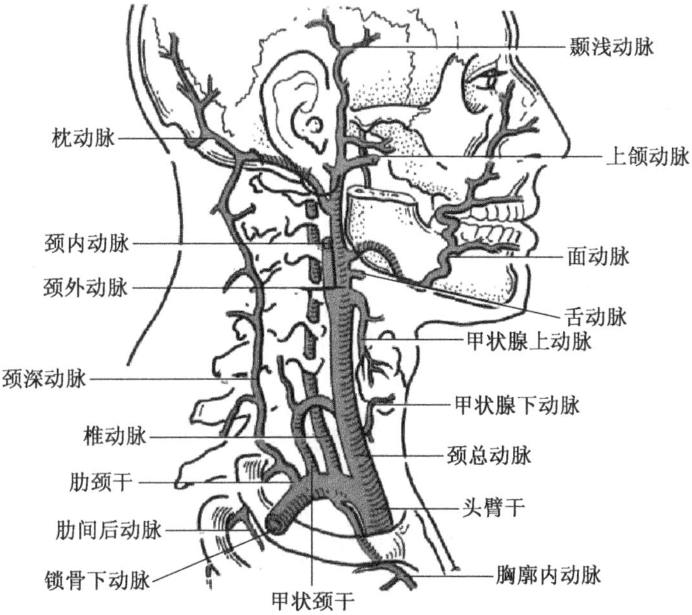

图 9-1-1 颈部动脉解剖图

二、检查方法及正常声像图

(一) 体位

平卧位,头枕高低以患者头部舒适为主,检查一侧颈部动脉时患者头略偏向对侧,避免过伸造成肌肉紧张,影响检查结果。

(二) 探头频率

一般采用 5 ~ 10 MHz 的高频线阵探头,对于肥胖、颈短、椎动脉或锁骨下动脉检查困难者,可采用 2 ~ 5 MHz 的凸阵探头。

(三) 检查方法

1. 二维实时显像

通常先进行纵切面扫描,沿颈总动脉由近心端逐渐向头部方向移动,检查颈动脉分叉部、颈内动脉的颅外段、颈外动脉,然后将探头顺时针或逆时针方向旋转 90°,进行颈部动脉的横切面扫描。检查椎动脉时受检者体位同前,置探头于颈根部胸锁乳突肌内侧,先显示颈总动脉纵切面图像,然后将探头稍向外侧动,即可显示椎动脉颈段,并沿其长轴向上移动至第 6 或第 5 颈椎横突水平,椎动脉由此进入横突孔,向上穿行直至第 2 颈椎横突孔,然后测量各血管内径,观察血管内膜、管壁变化,管腔有无斑块、狭窄和闭塞等。二维图像主要观测颈部动脉走行和起源有无异常,动脉内径有无增宽或狭窄、内膜－中膜厚度(intimal-media thickness, IMT)、管壁搏动情况、腔内有无斑块、血栓等病变。

2. 彩色多普勒

彩色多普勒能迅速确定和显示血流的存在、走行、性质,以及与周围组织的关系,应从几个方面观察。

① 据彩色血流图像判定血流的存在、走行和变异,了解血管管腔和血流宽度,观察主干、分叉、分支及侧支的开放及周围结构的血流。

② 观察血流信号随心动周期、呼吸、肢体加压、肢体活动及肌肉伸缩的变化情况。随心动周期搏动性彩色血流信号为动脉血流,随呼吸起伏的连续性彩色血流信号属静脉血流。

③ 观察彩色血流边缘有无管壁增厚、管腔局限性阻塞而呈现的局灶性、节段性血流充盈缺损,腔内彩色血流是否连续,有无管腔完全阻塞而无血流信号的情况。

④ 观察血流信号的明暗程度,确定有无高速湍流、血流缓慢或血流信号消失。

3. 频谱多普勒

准确放置多普勒取样容积,调整取样容积大小和取样角度,获得某区域内所有红细胞各个方向上的频移信息即血流速度－时间曲线,对血流进行定性和定量诊断。

(1) *血流频谱*　根据血流频谱的有无,明确彩色显示是否来自血管的血流,以排除彩色噪音所致的伪彩。

(2) *频谱的方向和幅度*　通过频谱与基线的关系反映血流的方向。频谱在纵坐标的垂直振幅表示血流速度大小,横坐标为时间。

(3) *频谱的形态*　根据血流频谱形态,确定动脉、静脉或动静脉混合性。

(4) *频谱灰度、频窗和频带*　反映血流的性质和紊乱程度。

(5) *常规血流频谱检测*　① 血流速度(单位 m/s, cm/s, mm/s),包括收缩期最大速度(V_{max})末期最小速度(V_{min})、平均速度(V_{mean})、上升支加速度(S)、下降支减速度(D)及 *S/D* 或 *D/S* 比值。② 血流时间(秒),峰值间期为两相邻动脉频谱顶峰之间的时间,收缩间期(ST),舒张间期(DT),频谱开始到峰值的时间(AT),动脉频谱开始到结束的时间(ET)。③指数测定,动脉血流的阻力指数 $RI=(V_{max}-V_{min})/V_{max}$,动脉血流的搏动指数 $PI=(V_{max}-V_{min})/V_{mean}$。

(6) *血流半定量*　由于超声血流定量检测受多因素的影响,故称为血流半定量,超声检测的结果仅作为临床观察病情的参考。动脉血流半定量公式:每分钟血流量(mL/min) = 血管截面积 x 血流速度时间积分 x 心率。

(7) *血流声谱的性质*　动、静脉正常血流频谱与病变时不同,呈脉冲性或连续性、乐声或各种噪声等区别,可用以辅助诊断。

(四) 超声声像图

1. 二维超声

正常颈动脉二维图像显示纵切面动脉管壁呈两条平行光带,管壁由内膜、中膜和外膜三层所组成(图 9-1-2)。内膜回声较低,纤细光滑,连续性好,呈线性光带,中层为暗区带,外膜为呈明亮光带,为血管壁最外层。横切面管腔呈圆形,随心动周期而有搏动。正常颈动脉壁内膜的厚度测定值各异，但一般认为 $IMT<1$ mm，颈动脉分叉部 $IMT<1.2$ mm。

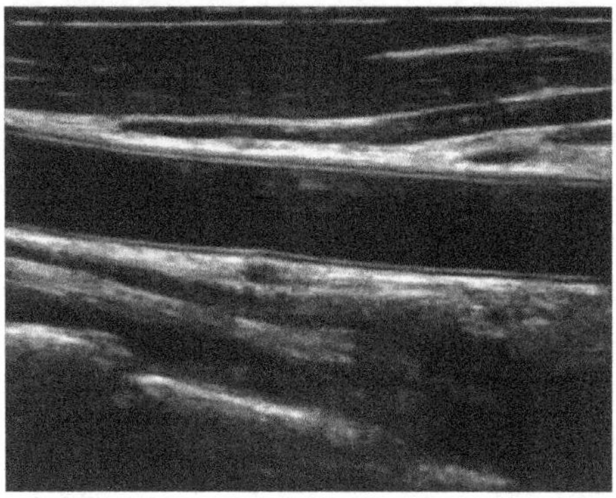

图 9-1-2 正常的颈动脉二维图像

2. 频谱多普勒

颈外动脉提供面部血液，分支较多，为高阻频谱型，收缩期形成一个快速上升的、呈高尖峰的、舒张期快速下降到基线的血流曲线，因远端阻力高，在基线上有少量正向血流，甚至无血流（彩图 9-1-3）。

颈内动脉提供颅内血流，呈低阻力型、连续的三峰频谱。收缩期血流为缓慢上升和缓慢下降的正向血流后，舒张期缓慢下降的正向血流曲线，并形成切迹不明显的双峰曲线，第一峰高于第二峰，舒张期有持续的正向血流信号，形成低辐的第三峰（彩图 9-1-4）。

颈总动脉呈三峰，收缩期有两个峰，舒张早期形成第三峰。舒张期全程有持续低速血流，其速度在颈内动脉和颈外动脉之间（彩图 9-1-5）。

3. 颈内动脉与颈外动脉的鉴别（表 9-1-1）

表 9-1-1 颈内动脉与颈外动脉的鉴别

鉴别点	颈内动脉	颈外动脉
位置/方向	后外侧	前内侧
颅外分支	无	有
管径大小	大	小
频谱多普勒	低阻型	高阻型
短暂叩击同侧颞浅动脉	无	出现“锯齿”状波

（五）注意事项

① 患者检查的体位，头部不宜过低，避免颈部肌肉过度紧张，特别是胸锁乳突肌的紧张会影响二维成像的清晰度。

② 检查过程中应注意相关病史。

③ 相关影像资料的阅读与借鉴。

④ 颈内动脉颅外段远段病变检查，单纯线阵探头很难检查获得满意的图像，应适时选择凸阵探头检查。

（六）椎动脉的超声检查

1. 二维超声

椎动脉分为三段：从锁骨下动脉发出到进入第6颈椎横突孔部分的椎前段或近段；寰椎部分为远段，中间部分为中段或横突部。从长轴切面上，可以清楚显示出从锁骨下动脉的起始部至第6颈椎的椎动脉的近段；椎动脉的中段走行在椎体的横突孔内，便出现强弱交替的、有规律的椎体横突和椎间隙的回声，椎动脉椎间段因穿越横突孔仅在横突间隙分节段显示（图9-1-6），在其前方有椎静脉伴行。正常椎动脉的解剖内径是3.0～3.5mm，左、右侧管径可不相同。椎动脉内膜光滑，壁呈弱、等回声，腔内为无回声。

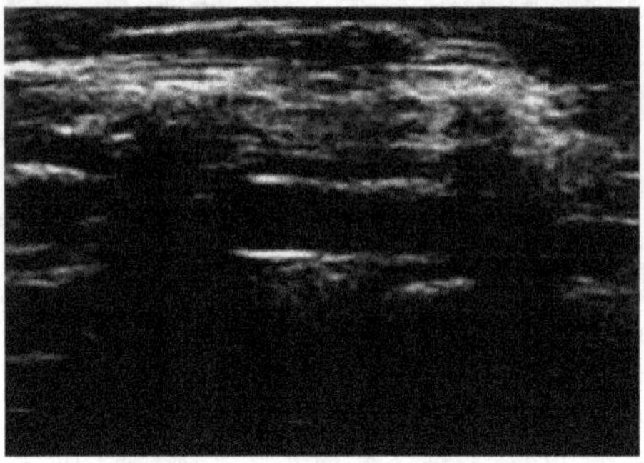

图9-1-6　椎动脉二维声像图

2 彩色多普勒

正常椎动脉管腔内充满彩色血流，朝向探头血流呈红色，背向探头血流呈蓝色。收缩期管腔中央为色彩明亮的较高速血流，靠近两侧壁血流为彩色深暗的较低速血流。管径细的椎动脉血流束纤细，无中心亮带（彩图9-1-7）。

3. 频谱多普勒

因椎动脉与椎静脉伴行，检测时应注意区分椎静脉，方法是观察其血流频谱曲线，椎静脉为向心方向的双峰血流波，最重要的鉴别点是椎静脉随呼吸而有幅度变化。

（七）锁骨下动脉的超声检查

1. 二维超声

探头置于锁骨上窝，避开锁骨，声束向后下方倾斜观测，从无名动脉上行或从颈总动脉下行连续观察检测左、右锁骨下动脉血管腔结构。典型声像图为横向“Y”字形特征。

2. 彩色多普勒

双侧锁骨下动脉是外周血管，CDFI显示中心亮带相间低速反向的蓝色血流信号。

3. 频谱多普勒

正常锁骨下动脉的血流频谱为外周动脉型，可为两相波、三相波或四相波特征。

三、颈动脉硬化性闭塞症

颈动脉硬化性闭塞症（arteriosclerosis obliterans，ASO）是老年常见病变，多发生于50岁以上，常伴有高血压、高血脂或糖尿病。好发于颈总动脉分叉处和主动脉弓的分支部位，约占颅内、外动脉闭塞性病变的80%。由于颈总动脉与颈内动脉颅外段常无血管分支，一般不表现为局限性闭塞，一旦发生严重病变，随着病程进展，往往导致整条动脉闭塞。

颈动脉粥样硬化性疾病导致的缺血性脑血管病占20%～30%，对于颈动脉粥样硬化病变的超声检查可以发现早期血管狭窄或者闭塞性病变，对于减少颈动脉源性缺血性脑卒中的发病率、死亡率、致残率与复发率具有重要的临床意义。

（一）病理

主要是动脉内膜类脂质的沉积，逐渐出现内膜增厚、钙化、纤维化，继发血栓形成，致使管腔狭窄，闭塞。血管内膜破坏，血小板聚集，继而血栓形成。一旦栓子脱落，随血流进入脑血管或四肢血管，引起相应的栓塞症状。

（二）临床表现

与其狭窄程度有密切关系，狭窄较明显者可出现短暂性脑缺血发作（TIA）或脑卒中。颈内动脉卒中可无症状，症状性闭塞出现单眼一过性黑矇，偶见永久性失明（视网膜动脉缺血）或 Horner 征（颈上交感神经节节后纤维受损），伴对侧偏瘫、偏深感觉障碍或同向性偏盲等（大脑中动脉缺血），优势半球受累伴失语症，非优势半球可有体象障碍。颈动脉搏动减弱或血管杂音，亦可出现晕厥发作或痴呆。

（三）超声声像图

1. 二维超声

（1）闭塞早期　仅表现为中层增厚，只有少量类脂质沉积于内膜而形成脂肪条带，呈线状低回声。动脉硬化明显者表现为内膜－中层厚度（IMT）增厚，内膜不规整。一般认为颈总动脉 $IMT \geqslant 1.0$ mm，分叉处 $IMT \geqslant 1.2$ mm 为增厚。

（2）斑块形成　$IMT \geqslant 1.5$ mm 时，可诊断为斑块形成。斑块形成多发生在颈总动脉分叉处，其次为颈内动脉起始段，颈外动脉起始段相对少见。斑块形态多不规则，向管腔内凸出，可以呈局限性或弥漫性分布。斑块呈低回声或等回声者为软斑；斑块纤维化、钙化致回声增强，或斑块浅层为线状强回声伴后方声影（纤维帽），称为硬斑（图 9-1-8）。

（3）血栓形成　血栓的回声水平取决于血栓的发生时间。急性血栓回声很低，二维图像常难以发现，需借助彩色血流显像加以证实。随着血栓时间的延长，血栓回声水平逐渐增强。

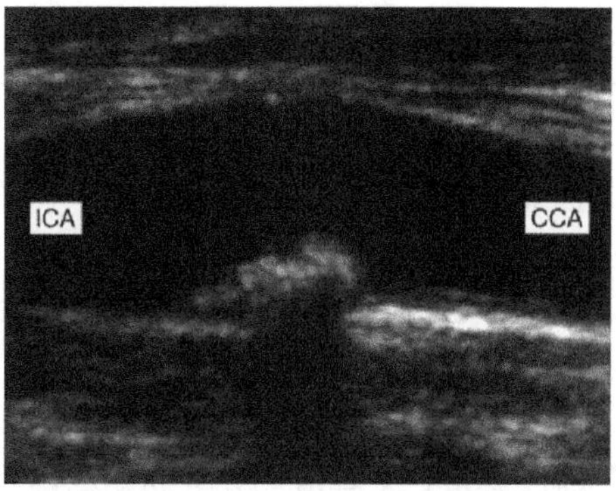

ICA—颈内动脉；CCA—颈总动脉

图 9-1-8　颈动脉斑块二维图

2. 彩色多普勒

彩色多普勒模式用于观察动脉血流的充盈状况。动脉硬化无斑块形成时，彩色多普勒显示管腔内彩色血流充盈，血流频谱及血流速度正常，轻度狭窄可无明显湍流，中度或重度狭窄表现为血流束变细（彩图 9-1-9），狭窄处和狭窄后呈五彩镶嵌的血流信号，狭窄近端呈增宽明亮的高速血流。完全闭塞者则闭塞段管腔内无血流信号，靠近闭塞上端血流流速减低，并且会出现逆流或涡流。

由于颈总动脉与颈内动脉颅外段常无血管分支，一旦发生严重病变，往往导致整条动脉闭塞，而一般不表现为局限性闭塞。另外，颈总动脉闭塞或重度狭窄，可引起同侧颈外动脉血液部分或全心动周期逆流入颈内动脉。

3．频谱多普勒

颈动脉轻度狭窄时，频带轻度增宽，峰值流速无明显变化或轻微加快。中度以上狭窄表现为频谱充填，峰值流速与舒张末期流速加快，狭窄远端的血流频谱低平，表现为峰值流速减低，加速时间延长，严重狭窄时其近端血流阻力增大。闭塞段管腔内不能引出多普勒频谱。当颈内动脉闭塞或严重狭窄时，同侧颈总动脉频谱呈现颈外动脉血流化（高阻型），舒张期仅有少量血流信号或没有血流信号，甚至出现反向波，对侧颈动脉流速可代偿性升高。

（四）狭窄程度的判断

1．颈内动脉颅外段狭窄程度的判断

超声诊断颈内动脉狭窄的主要指标是颈内动脉 *PSV*，灰阶和（或）彩色多普勒显示的管腔形态改变，且三种指标确定的管腔狭窄度基本一致。当技术或临床原因影响颈内动脉 *PSV* 的诊断准确性时（如多水平狭窄、对侧颈内动脉严重狭窄、灰阶或彩色多普勒显示的管腔形态改变与颈内动脉 *PSV* 所确定的狭窄度不一致、颈总动脉流速升高、高循环状态或低心排血量等情况），可采用颈内动脉 *PSV* 与颈总动脉 *PSV* 比值和颈内动脉舒张末期流速来辅助诊断。表 9-1-2 为美国超声医师学会 2003 年旧金山会议共识声明推荐的诊断标准。

表 9-1-2　颈内动脉狭窄的超声诊断标准

狭窄程度	*PSV*/（cm/s）	*EDV*/（cm/s）	$PSV_{颈内动脉}/PSV_{颈总动脉}$
0～49%	<125	<40	<2.0
50%～69%	≥125，<230	≥40，<100	≥2.0，<4.0
70%～99%	≥230	≥100	≥4.0
完全闭塞	探测不到频谱	无	无

注：美国超声医师学会 2003 年旧金山会议共识声明推荐的诊断标准。

使用上述诊断标准时，需注意以下几方面。

① 灰阶、彩色和频谱多普勒均应进行标准化操作以减少误差；声束与血流方向之间的夹角应≤60°；取样容积应置于狭窄段最窄处，对狭窄段的全长均应测量流速以确定获取最高流速；患者本身因素，如广泛的斑块钙化、严重的颈内动脉扭曲、多水平狭窄等，均可影响超声检查的准确性。

② 中度与重度的评估准确性关系到患者治疗方法的原则与预后。检查过程中如果未按照血管结构变化与血流动力学参数结果相结合的综合分析原则，单纯管径法或面积法计算的狭窄率会出现对出现病变狭窄率的低估或高估的问题，因为不同声束方向切面所获得的残余管径存在明显的差异。

③ 不同部位血管壁附着的斑块，声束方向的不同，可能导致粥样硬化斑块的漏诊或血管狭窄程度评估不准确。检查者应注意以横切面连续扫查，观察血管腔内异常结构变化，减少斑块的漏诊率。

2. 颈总动脉狭窄程度的判断

颈总动脉位置表浅，管壁回声清晰，可较好地在灰阶超声或彩色血流显像下测量管腔内径或面积。故一般情况下，可采用形态学指标判断颈总动脉的狭窄程度。颈总动脉狭窄较严重时，狭窄远端的颈内、外动脉压力降低，导致对侧动脉血流部分或全心动周期逆流入患侧颈外动脉并为患侧颈内动脉供血，颈总动脉狭窄处流速与狭窄程度不呈正比。

3. 颈外动脉狭窄程度的判断

颈外动脉狭窄多位于起始部，其发病率较颈内动脉狭窄低，对人体的影响较小。有学者报道超过50%的颈外动脉狭窄的诊断标准为狭窄处峰值流速≥150 cm/s，其与颈总动脉的峰值流速之比≥2。

4. 颈动脉闭塞的诊断

① 灰阶超声显示闭塞段管腔内充满低或中等回声，动脉管壁无搏动；闭塞段远端血管内径减小。

② 闭塞段彩色/能量多普勒均显示管腔内无血流信号，管腔内不能引出多普勒频谱，其近端未闭塞处血流为涡流。

③ 如为颈内动脉闭塞，颈总动脉血流呈颈外动脉化表现，阻力增高。如为颈外动脉闭塞，颈总动脉血流频谱变化不大。如为颈总动脉闭塞，颈外动脉血流可反向为颈内动脉供血，出现颈内、外动脉血流方向相反的表现。

根据以上征象，可诊断为颈动脉闭塞。当动脉前壁斑块严重钙化、极重度狭窄或仪器使用不当时，可将动脉狭窄甚至正常颈动脉误认为闭塞，确定颈动脉狭窄还是闭塞对患者治疗方式的选择有重要的临床意义，注意以下方面有助于两者的鉴别：

① 调节仪器至显示低速血流最敏感的状态；

② 改变扫查部位或扫查方向，以避开斑块的影响，确定管腔内是否有血流信号；

③ 在受累段远端检测是否有血流信号；

④ 低频探头穿透力强，检测范围大，对低速血流更为敏感，必要时可用低频探头确定管腔是否闭塞。

（五）鉴别诊断

1. 颈内动脉与颈外动脉闭塞性疾病的鉴别

正常颈内动脉与颈外动脉比较好鉴别，但当有病变时，特别是其中一条血管闭塞、先天发育异常或外科手术等原因，均可导致两者辨别困难。颈内动脉与颈外动脉闭塞性疾病的鉴别，除了参考正常颈内动脉与颈外动脉的鉴别外，应注意以下几方面：

① 颈外动脉起始段分支较多，而颈内动脉颅外段一般无分支，一旦发生病变，随着病程延长，可使颈内动脉颅外段全程闭塞。

② 颈总动脉闭塞或重度狭窄时，可有同侧颈外动脉血液逆流入颈内动脉这一特殊表现，而一般不会引起颈内动脉血液逆流入颈外动脉，因此血流反向者为颈外动脉。

③ 颈总动脉的血流频谱改变不同。因为2/3的颈总动脉血流量供给颈内动脉，所以当颈内动脉存在较严重的狭窄或闭塞时，同侧颈总动脉血流呈现颈外动脉化血流，表现为高阻力至出现反向波。而当颈外动脉存在闭塞性病变时，同侧颈总动脉血流并无此改变。

④ 如果远端动脉或其分支动脉呈现狭窄下游的频谱改变，则支持其相应的颈内动脉或颈外动脉存在狭窄或闭塞。

2. 与多发性大动脉炎的鉴别

多发性大动脉炎是由非特异性炎症导致的血管病变损害,但颈内、外动脉很少波及。超声表现为颈总动脉血管均匀性增厚,但颈内、颈外动脉管壁结构基本正常。

四、多发性大动脉炎

多发性大动脉炎(multiple main - arteritis)是一种主要累及主动脉及其主要分支的慢性进行性非特异性炎症,导致管腔节段性狭窄甚至闭塞。本病以女性多见,发病年龄多在30岁以下。所累及的都是含弹性纤维的大、中型动脉,除多见于主动脉及其分支外,还可见于胸、腹主动脉及其分支。根据受累动脉的部分分为头臂型,胸、腹主动脉型,肾动脉型,混合型及肺动脉型。

(一) 病理

根据受累血管的部位不同,将其分为四种类型。

① 头臂干型:受累动脉为主动脉弓及其发出的三条动脉,即无名动脉、左锁骨下动脉、左颈总动脉。病变由主动脉弓分支起始部向上伸展经颈动脉到颅底,由锁骨下动脉伸展到椎动脉起始部和腋动脉。

② 胸腹主动脉型:主要累及降主动脉或/和腹主动脉及其主要分支。

③ 混合型:病变同时累及上述①、②型血管。

④ 肺动脉型:累及肺动脉,并可伴有其他部位动脉受累。

早期病理改变是动脉周围炎,以后向血管中层及内膜发展,有不同程度的浆细胞及淋巴细胞浸润,弹性纤维断裂,肌层破坏,纤维结缔组织增生。内膜增厚、水肿、滋养血管增生、肉芽肿形成;后期则出现全层弥漫性或不规则增厚和纤维化,血管腔狭窄,并可继发血栓形成。部分病例由于病变血管破坏广泛,而结缔组织修复不足,动脉壁变薄,管腔扩张,向外膨凸以致动脉瘤形成。

(二) 临床表现

本病急病期常有周身不适、发热、多汗、血沉加速等临床表现。但临床所见多数属于慢性期,主要因不同部位的动脉狭窄、阻塞或瘤样扩张所引起的相应的临床症状和体征来就诊。此型患者血管病变在颈总动脉、锁骨下动脉及无名动脉等部位。如颈动脉狭窄或闭塞时可出现脑缺血症状,表现眩晕、一时性黑矇,运动后出现昏厥;眼动脉缺血则有视力下降,甚至失明,无名动脉或锁骨下动脉受累时,则出现上肢血供不足的症状,如上肢麻木、手指发凉,头臂干型患者体检时可发现在受累血管远端的动脉搏动均减弱或消失,血压降低,表现为无脉症。在颈动脉区或锁骨上区的病变血管处可扪及震颤或闻及收缩期杂音。

(三) 超声声像图

1. 二维超声

病变最多见于主动脉弓及其主要分支的起始处或近段。病变部动脉管壁正常结构消失,外膜与周围组织分界不清。管壁呈节段性或弥漫性向心性环状增厚,以内膜增厚明显,管壁厚度可达0.3~1.0 cm,增厚管壁呈等回声或高回声。实时超声下观察可见血管运动减弱,有僵硬感。病变活动期管壁厚度及血管外径明显增大,非活动期则管壁厚度和血管外径测值减小,有时可出现管壁钙化。管腔狭窄常呈多发性、节段性或全程性,可伴有狭窄后扩张或动脉瘤(图9-1-10)。

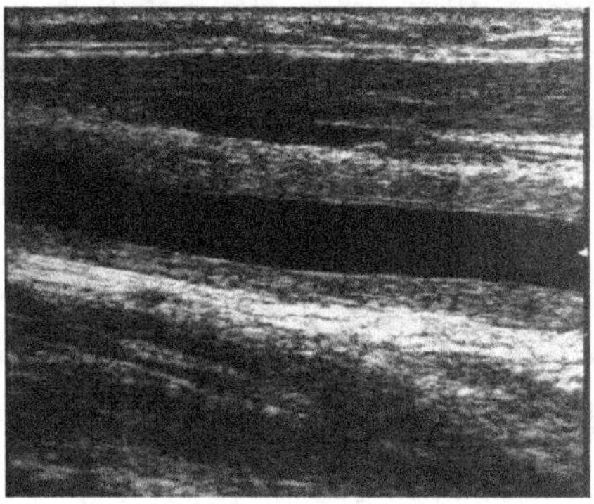

图 9-1-10　多发性大动脉炎二维声像图

2. 彩色多普勒

节段性狭窄可见通过狭窄部的血流速度加快，出现多色彩镶嵌血流（彩图 9-1-11）；普遍性狭窄时则呈单色变细窄的血流束；血管完全闭塞则血流中断。当大动脉炎活动期时，CDFI 显示可见滋养血管进入增厚管壁内。

3. 频谱多普勒

于狭窄部测及收缩期呈高速单向血流，流速曲线增宽，反向波消失，狭窄部远端可测及低速圆钝单相的异常血流曲线。血管完全阻塞则测不到血流信号。

（四）鉴别诊断

多发性大动脉炎与颈动脉硬化闭塞症的鉴别见表 9-1-3。

表 9-1-3　多发性大动脉炎与颈动脉硬化闭塞症的鉴别

鉴别点	动脉硬化闭塞症	多发性大动脉炎（头臂干型）
发病群体	中老年人	30 以下女性
伴发病	常伴高血压、高血脂、糖尿病	无
部位	CCA 分叉部及 ICA 起始端	多见于 CCA 近段，中段
声像图	血管迂曲、管腔内有斑块、呈局限性狭窄	管壁全层增厚、厚度不一、管腔呈节段性不同程度狭窄

五、颈动脉瘤

颈动脉瘤（aneurysm of carotid artery）是指颈总动脉、颈内动脉颅外段和颈外动脉及分支的动脉瘤。常由动脉粥样硬化、感染、创伤所引起；先天性及中层囊性变性等原因较少见；极少数也可由医源性损伤，如颈动脉内膜剥脱术后，由于血管壁薄弱所致或经行血管移植术后产生，但以动脉粥样硬化最为多见。

（一）病理

颈动脉瘤分为三种类型：真性动脉瘤、假性动脉瘤和夹层动脉瘤。真性动脉瘤主要由动脉壁本身病变引起，如动脉硬化的内膜增厚和中层弹力纤维退行性变，管壁肌组织变薄；同时，由于血流的不断冲击，动脉壁薄弱部分逐渐扩大而呈局限性梭形或囊状扩张，其壁仍连续完整。一般为单发、呈一侧性囊状病变，腔内可有血栓形成。假性动脉瘤多由外伤或手术引起，动脉壁受伤破裂，在软组织内形成局限性血肿，该血肿借动脉壁上破裂口与动脉腔相通，瘤壁由纤维组织或周围软组织包绕构成。夹层动脉瘤较少见,可分创伤性和自发性两种。其病理变化主要是在中层退化性变和囊性坏死的基础上,血管内膜受血流冲击作用发生撕裂,形成入口。血液进入中层,形成层间分离,出现假腔,血肿形成以致血管真腔狭窄、闭塞。中层壁间血肿可继发扩展,也可在动脉外膜下形成动脉瘤,甚至发生破裂。

(二)临床表现

真性动脉瘤多发于50岁男性,于颈动脉分叉处多见,其次为颈内动脉。肿块位于颈前三角区,多具有搏动性,肿瘤部位常可闻及收缩期杂音。当压迫颈根部颈总动脉时,肿块搏动和杂音可减小或消失。随着动脉瘤增大,可压迫气管、食管及喉返神经,此时,则出现呼吸困难、声音嘶哑、吞咽困难、Horner征。假性动脉瘤以年轻人多见,有明确外伤或手术史,为搏动性肿块,可有痛感。颈动脉夹层动脉瘤患者可无症状和体征,或有头痛和颈痛,出现一过性脑缺血发作、Horner征或血管杂音。

(三)超声声像图

(1)真性动脉瘤　血管呈梭形或球囊形局限性扩张或膨大,大者如囊球形;管腔内膜粗糙,管壁连续性尚好。由动脉硬化引起者还可见管内有斑块回声。实时显像可见收缩期搏动,血流进入瘤体的漩涡,呈云烟样漂动。腔内有时可见腹壁血栓回声,呈环形分布或偏于一边。CDFI可见瘤膨大部呈红、蓝相间涡流。频谱呈双向杂乱低速形态。

(2)假性动脉瘤　显示颈动脉旁的搏动性低回声肿块,呈圆形或椭圆形,中央为液性暗区,边缘为低回声(机化的血栓),有破口与颈动脉相通。CDFI可清晰显示动脉血流经过狭小破口进入瘤体,并在瘤体内形成“烟雾状”旋流(彩图9-1-12)。频谱多普勒在破口处检测,显示收缩期高流速,舒展期转为反向中等流速的异常“往返血流”曲线。

(3)夹层动脉瘤　可见动脉壁内膜分离,横、纵切面均显示真、假双腔结构,血管腔内可见线状模样中等回声随血流漂动,收缩期向假腔漂动,舒张期从假腔转向真腔。CDFI显示真腔中收缩期血流快,色彩明亮;而假腔中血流缓慢色彩暗淡。当真假腔间血流形成交通时,内膜撕裂入口处血流于收缩期由真腔流向假腔,于舒张期从假腔流向真腔。频谱多普勒显示夹层颈动脉瘤真、假腔内血流方向改变与心动周期中撕裂内膜的运动有关,当收缩期撕裂内膜向假腔运动时,真腔内血流为前向,假腔内血流呈反向;当舒张期撕裂内膜返回真腔运动时,假腔内血流则转为缓慢上升的前向血流,接着转变为逆向;当假腔内血流为逆向时,真腔内血流又转为前向(图9-1-13)。

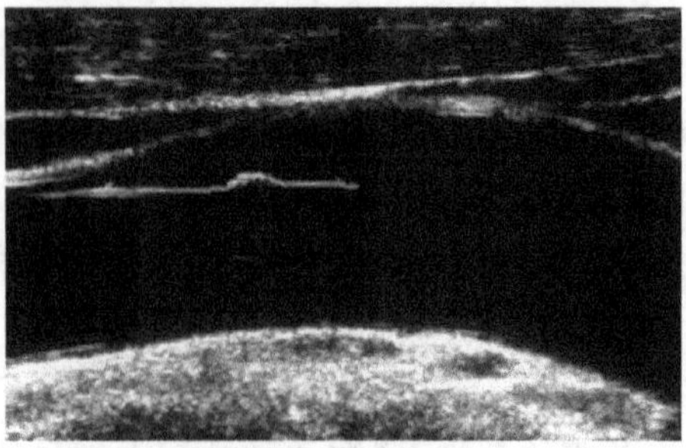

图9-1-13　颈动脉夹层二维图

(四)鉴别诊断

(1)颈动脉体瘤　颈动脉瘤为颈动脉局限性扩张或动脉旁有搏动性肿块。声像图显示血管壁局限性膨大呈囊球形或梭形无回声区,与颈动脉直接相通,瘤体内可见血栓回声,脉冲多普勒检测瘤体内为低速涡流；而颈动脉体瘤位于颈总动脉分叉处的外鞘内，声像图显示瘤体为实质性低回声包块，边界清晰，颈总动脉分叉角增大，颈内、外动脉间距增大，一般颈外动脉向前内移位，颈内动脉向后外移位；彩色多普勒血流可见从颈外动脉的分支直接进入肿瘤体内。

（2）颈神经鞘瘤　颈神经鞘瘤位于颈总动脉分叉处后方，常将颈内、颈外动脉推向前方，内部结构也是实质性，可与颈动脉瘤相鉴别。

六、椎动脉闭塞性疾病

椎动脉闭塞性疾病大多由动脉粥样硬化或多发性大动脉炎所致，好发部位为椎动脉起始部，狭窄可导致椎－基底动脉供血不足。

（一）病因及病理

（1）动脉硬化或大动脉炎　由管壁增厚、管腔狭窄所致，一般多发生在椎动脉起始部。

（2）颈椎病　主要由于颈椎钩突关节、横突、横突孔周围骨质增生，骨赘压迫及刺激椎动脉，使其管腔狭窄，血管痉挛；颈椎椎间盘突出，椎间隙变窄，因而椎动脉椎骨段发生扭曲，导致椎动脉供血减少或阻断。在老年人中，椎动脉硬化者若又有颈椎病骨赘刺激椎动脉或压迫时，椎动脉血流则进一步受到严重影响。

（二）临床表现

为发作性、可逆性的头痛、眩晕、恶心、呕吐、耳鸣，甚至昏倒在地。发病多由于头颈部前屈、后伸或旋转而引起，若伴椎动脉粥样硬化者则症状加重，持续时间长。

（三）超声声像图

（1）二维超声　椎动脉起始段或椎间隙内径减小，管腔内可探及异常回声。由于椎动脉从锁骨下动脉分支位置较深，对于体胖颈短的患者，以线阵探头观察二维声像图所显示狭窄的管腔存在一定难度，需要选择低频凸阵探头，在 CDFI 模式引导下测量。

（2）彩色多普勒　椎动脉管腔明显狭窄，狭窄处彩色血流束变细，彩色血流紊乱，脉冲多普勒频谱峰值流速局限性加快，频带增宽。斑块形成处可见局部血流充盈缺损。完全闭塞时，则闭塞段管腔内无血流信号（彩图 9-1-14），对侧椎动脉可呈代偿性改变，表现为内径增宽、流速加快和血流量增加。

（3）频谱多普勒　中度及重度狭窄时，狭窄处流速明显升高，狭窄远段流速降低。

（四）鉴别诊断

（1）椎动脉不对称　一侧椎动脉发育不全，表现为管腔普遍细小，但血流充盈满意，频谱形态正常，对侧椎动脉可增宽。

（2）椎动脉缺如　在椎静脉后方不能发现椎动脉样结构。有时两者鉴别困难，椎动脉缺如诊断还需排除椎动脉走行变异。

（3）锁骨下动脉椎动脉发出前狭窄　锁骨下动脉椎动脉发出前狭窄是在锁骨下动脉狭窄相应部位出现射流，并在同侧椎动脉出现盗血的异常流速曲线。

七、锁骨下动脉盗血综合征

锁骨下动脉盗血综合征（subclavian steal syndrome）是指一些病因引起椎动脉血液逆流，导致椎基底动脉供血不足所产生的综合征，是后循环缺血性病变的重要原因之一。其常见病因为锁骨下动脉近心段或无名动脉狭窄或闭塞，常由动脉粥样硬化或多发性大动脉炎引起；

少见病因为主动脉缩窄、主动脉弓离断或上肢较大动、静脉之间的动静脉瘘。左侧锁骨下动脉盗血综合征较右侧多见。

（一）病理

动脉粥样硬化、大动脉炎、锁骨下动脉发育不全畸形或动脉受压等导致锁骨下动脉起始端或无名动脉近心端狭窄或闭塞，脑血流经 Willis 动脉环及同侧椎动脉虹吸引流，入锁骨下动脉。狭窄或闭塞的锁骨下动脉压力下降，低于同侧椎动脉，使椎动脉血流逆流至锁骨下动脉远端，健侧椎动脉流速代偿性增高，或其他侧支代偿。部分性盗血，仅椎动脉收缩期出现逆流，一般是峰值血流处开始出现逆流；完全性盗血，椎动脉收缩期及舒张期均出现逆流图(9-1-15)。

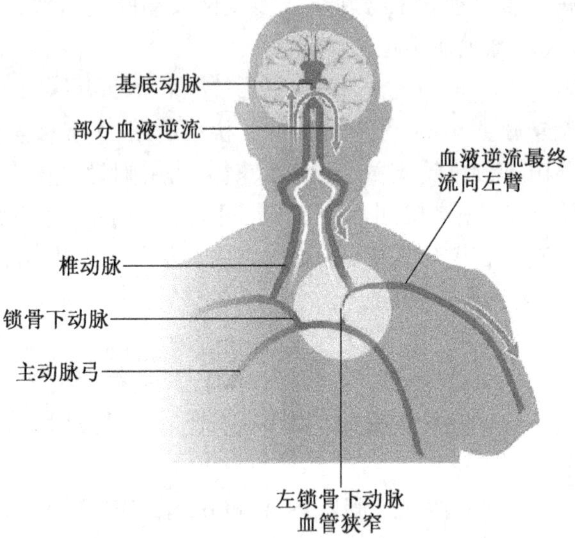

图 9-1-15　锁骨下动脉盗血综合征模式图

（二）临床表现

患者可无明显症状，当合并其他颅外血管系统病变时更容易出现临床症状。主要表现为椎－基底动脉供血不足和患肢缺血。

（1）椎基底动脉缺血　表现常为一过性或反复发作，特别是患肢用力时容易出现：

① 眩晕：多数表现为旋转性，但多不伴耳鸣、耳聋等周围性病变症状。

② 视力障碍：突然视力模糊或复视，同侧视野缺损，或短暂失明。

③ 头痛：为常见症状，较其他症状持久，也可单独出现，以后枕部跳痛为特点，弯腰用力时头痛加剧。

④ 意识障碍：短暂性遗忘症，语言障碍或意识朦胧状态等。

（2）患肢缺血　表现为患侧上肢运动不灵活、麻木、乏力、发冷；桡动脉搏动减弱或消失；血压较健侧低 20 mmHg 以上，多数患者在锁骨上窝闻及血管杂音。

（三）束臂试验

（1）束臂试验　用止血带完全阻断肱动脉血供或用血压计袖带加压充气至高于收缩压后，嘱患者可疑病变侧上肢反复用力握拳屈肘持续 3～5min，然后松开止血带或迅速放气减压。在整个试验过程中，连续观察同侧椎动脉血流频谱的变化。当松开止血带和迅速放气减压时，上肢动脉血流压力突然下降，若锁骨下动脉近心段或无名动脉存在狭窄，此时其狭窄远端的锁骨下动脉血流压力降低，以致低于同侧椎动脉血流压力，从而引起椎动脉血液部分或全部逆流。

（2）临床意义　椎动脉反向血流是诊断锁骨下动脉盗血综合征的重要依据。有时椎动脉反向血流仅在束臂试验时才出现。束臂试验可使椎动脉部分反向血流转为完全性反向血流。束臂试验能够使本病的诊断变得更容易。

（四）超声声像图

（1）二维超声

① 显示无名动脉或锁骨下动脉管腔狭窄、闭塞或有血栓、斑块回声。在胸骨上窝检测锁骨下动脉及无名动脉，大动脉炎所致锁骨下动脉狭窄者，主动脉分支管壁呈较均匀性增厚，为低回声。动脉粥样硬化所致锁骨下动脉盗血综合征，大、中型动脉有动脉硬化斑块回声并伴有局部血流减度。

② 显示主动脉缩窄或主动脉弓离断，依据其发生阻塞的部位不同而引起左侧、右侧或双侧锁骨下动脉盗血综合征。

③ 显示上肢动静脉瘘。发生于较大动、静脉之间的动静脉瘘可以引起同侧锁骨下动脉盗血综合征，而上肢前臂人工桡动脉与头静脉瘘常不引起本病。

（2）彩色多普勒

① 椎动脉锁骨下动脉轻度狭窄，椎动脉血流无异常表现；锁骨下动脉中度狭窄，椎动脉彩色血流在每个心动周期出现“红、蓝”交替现象；锁骨下动脉重度狭窄，整个心动周期椎动脉与颈总动脉血流色彩完全相反。

② 锁骨下动脉起始部不完全闭塞，狭窄处为五彩镶嵌血流，完全闭塞，于闭塞处可见彩色血流中断。

③ 患侧上肢动脉彩色血流充盈尚可，边缘整齐，但色彩暗淡。

（3）频谱多普勒

① 锁骨下动脉盗血典型表现，椎动脉出现反向血流，90%的椎动脉反向血流出现在左侧。

② 由椎动脉反流程度可间接判定锁骨下动脉或无名动脉狭窄程度。

（五）盗血综合症分级

Ⅰ级（隐匿型）：50% < 锁骨下狭窄 < 70%，双上肢血压相差 < 10 mmHg 时，椎动脉血流方向正常，血流频谱收缩早期“顿挫”出现“切迹样”特征，增加患侧上肢活动或采用上肢加压束带试验后，患侧椎动脉血流频谱之收缩期“切迹”加深，可判断为Ⅰ级盗血。

Ⅱ级（部分型）：70% ≤ 锁骨下动脉狭窄 < 90%时，患侧椎动脉血流方向出现收缩期正向，舒张期负向的双向血流信号，彩色血流成像表现为红色与蓝色交替的血流特征。

Ⅲ级（完全型）：锁骨下动脉狭窄≧90%或闭塞，患侧椎动脉血流方向完全逆转（图 9-1-16）。

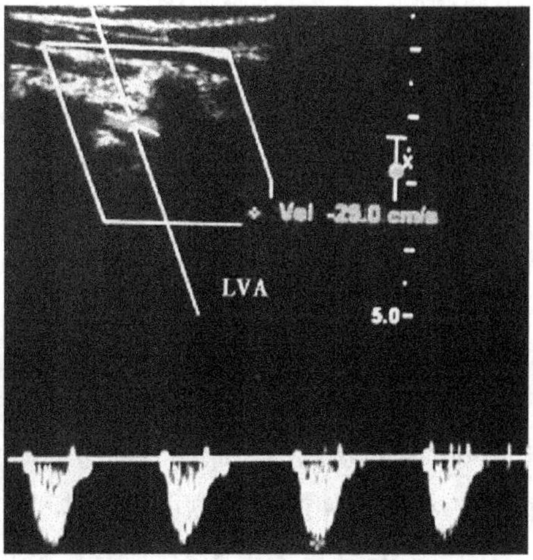

图 9-1-16　锁骨下动脉盗血综合症（完全型）

（六）鉴别诊断

（1）锁骨下动脉椎动脉开口后狭窄　锁骨下动脉盗血综合征为椎动脉开口前狭窄或无名动脉狭窄，并可引起同侧椎动脉逆流，健侧椎动脉流速代偿性升高;锁骨下动脉椎动脉开口后狭窄的病变部位在椎动脉开口后,不管狭窄程度多么严重,都不引起椎动脉逆流。

(2)胸廓出口综合征累及锁骨下动脉　表现为上肢过度外展的情况下,锁骨下动脉压迫处峰值流速大于或等于自然状态下的2倍或管腔内无血流信号;也可同时合并同侧锁骨下静脉内无血流信号,或波型失去随心脏搏动及呼吸而改变的现象。

扫一扫

看彩图

第二节　四肢动脉疾病的超声诊断

一、解剖概要

1. 上肢动脉

(1)锁骨下动脉　右锁骨下动脉起自头臂干,左侧直接起自主动脉弓。双侧锁骨下动脉分别沿肺尖内侧斜过胸膜顶,出胸廓上口,在第1肋外缘处移行为腋动脉。

(2)腋动脉　走行于腋窝深部,以胸小肌为界分为三段,越过大圆肌外下缘后移行为肱动脉。

(3)肱动脉　沿肱二头肌内侧沟下行,在大圆肌下方后内侧壁发出肱深动脉,与桡神经一起经肱三头肌内侧头和外侧头之间转入臂后区的桡神经沟中。肱动脉走行至肘窝深部,平桡骨颈高度分支为尺动脉和桡动脉。

(4)尺动脉　先斜向内下,进入旋前圆肌和指浅屈肌深面下行,后沿尺骨垂直下降至腕部,经屈肌支持带浅面、豌豆骨桡侧进入手掌,分为掌浅支和掌深支,参与掌浅弓、掌深弓的构成。

(5)桡动脉　沿肱桡肌深面续于肱动脉下行,至桡骨下端茎突斜向外穿第一掌骨间隙至手掌,与尺动脉掌深支吻合成掌深弓(图9-2-1)。

2. 下肢动脉

(1)髂外动脉　下肢动脉的主干起于髂外动脉,在平骶髂关节高度由髂总动脉分出,沿腰大肌内侧缘下行,于腹股沟中点深面进入股前部。

(2)股动脉　由髂外动脉延续,是下肢动脉的主干。经血管腔隙进入股三角,在腹股沟韧带下方2~5cm处发出主要分支股深动脉之后,继续沿股三角向下,进入内收肌管,由股前部转至肌内侧,到腘窝移行为腘动脉。

(3)腘动脉　在收肌腱裂孔下续于股浅动脉,在腘窝内沿股骨腘平面下行,在腘肌下缘分为胫前动脉和胫腓动脉干。

(4)胫前动脉　在腘肌下缘穿小腿骨间膜上部,在小腿前肌群间下行,近侧2/3下行于骨间膜上,远侧1/3位于胫骨和踝关节前方,在伸肌上支持带下缘移行为足背动脉。

(5)胫腓动脉干　可看作腘动脉的直接延续,并发出胫后动脉和腓动脉。

(6)足背动脉　在踝关节前方胫骨前肌腱外侧,在趾长伸肌腱和趾长伸肌腱间前行,位置表浅,在趾长伸肌腱外侧可触及搏动。止于足底弓。

(7)胫后动脉　由胫腓动脉干分出,沿小腿后面浅、深屈肌间下行,经内踝后方转入足底,分为足底内、外侧动脉。

(8)腓动脉　由胫腓动脉干分出,在腘肌远侧约2.5cm处由胫后动脉上部分出,斜向外下到腓骨,沿腓骨内侧嵴下行至外踝上方(图9-2-2)。

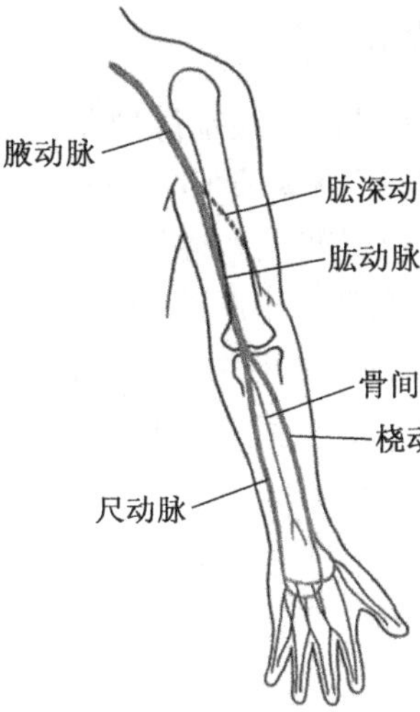

图 9-2-1 上肢动脉解剖

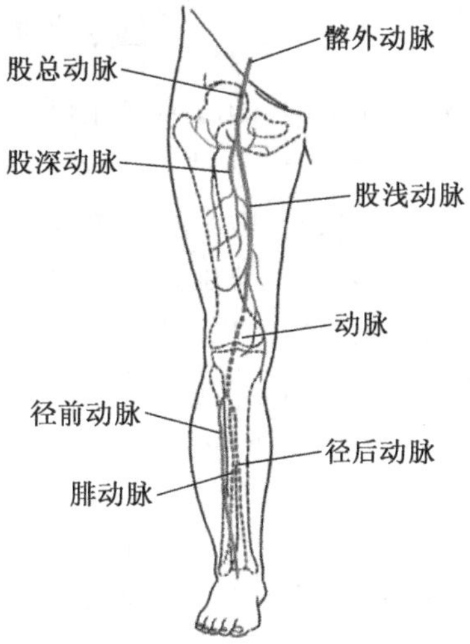

图 9-2-2 下肢动脉解剖图

二、检查方法

(一) 体位

平卧位或俯卧位,充分暴露血管所在位置。

(二) 探头频率

最常使用线阵探头,频率通常选 5 ~ 12 MHZ,较深血管选择 10 MHz 以下频率的探头,表浅血管如浅静脉、足、掌部血管可选用较高频率的探头。

(三) 扫查方法

采用二维超声显示动脉走行及结构,测量管腔内径,观察动脉管壁、内膜和管腔内透声情况。彩色多普勒观察血流充盈情况、血流方向及流速。频谱多普勒分段测定血流频谱,观察频谱形态。测量时,多普勒取样门 1.5 ~ 2 mm,避免因取样门过大而产生频谱增宽,多普勒角度应小于 60°。

三、正常声像图

(一) 二维超声

正常肢体动脉走行自然,管腔清晰,管径无局限性狭窄或扩张,无斑块或血栓栓塞。动脉壁的内膜和中层结构分别表现为偏高回声和低回声区。

(二) 彩色血流显像

正常肢体动脉管径内彩色血流充盈良好,呈单一的红色和蓝色。直行的动脉内血流呈层流,中央颜色较浅,周边颜色较深,有搏动性,亮度变化与心动周期一致(彩图 9-2-3)。

(三) 频谱多普勒

静息状态下,动脉血流频谱呈典型的三相波:收缩期为快速上升的正向波,舒张早期的短暂反流形成反向波,舒张晚期为低速正向波。正常的四肢动脉呈现清晰的频窗,无湍流。血流速度从肢体近端到远端逐渐下降(彩图 9-2-4)。

四、四肢动脉硬化闭塞症

在四肢动脉疾患中,动脉狭窄,闭塞性病变绝大部分都是由四肢动脉硬化闭塞症(arteriosclerotic occlusive disease,ASOD)所致。下肢动脉硬化闭塞症为动脉因粥样硬化病变而引起的慢性动脉闭塞性疾病,由于动脉粥样硬化性斑块、动脉中层变性和继发血栓形成而逐渐产生管腔闭塞,使肢体发生缺血。动脉粥样硬化斑块表现为血管内中膜的增厚及进行性脂质堆积,同时,启动复杂的分子机制,包括平滑肌的迁移、单核细胞、巨细胞、B 细胞、血小板等的激活及相互作用。年龄、肥胖、高血压、糖尿病、高血脂等是动脉粥样硬化的重要危险因素。本病的发病年龄大多在 50~70 岁,男性患者比女性多见,女性患者仅占 20% 左右。

(一) 病理

动脉内膜或中层发生的退行性变和增生过程,最后导致动脉失去弹性,管壁增厚变硬,管腔变硬,管腔狭窄,本病可导致四肢的供血障碍。

(二) 临床表现

最早出现的症状为患肢发凉、麻木、间歇性跛行。中期随着病情的进展,患肢缺血加重,在安静状态下肢端也会出现持续性的静息痛,在夜间更为剧烈,患者常彻夜不眠。患肢肢端肤色苍白、温度降低、感觉减退、皮肤变薄、肌肉萎缩、指(趾)甲增厚变形、骨质稀疏。后期在严重缺血下产生肢端、小腿和手臂的溃疡、坏疽,尤其是合并糖尿病的患者更易产生,而且易演变成湿性坏疽和继发感染,可同时发生全身中毒症状。

(三) 超声声像图

1. 二维超声

(1) 内膜病变　早期表现分为局限性或弥漫性内－中膜(IMT)增厚,内膜病变 $IMT \geq 1.0$ mm 可认为增厚。其它内膜病变表现为内膜不光滑,内膜面粟粒状小强回声光点的形成。

(2) 斑块形成及管腔狭窄闭塞　当 $IMT \geq 1.5$ mm,凸出于血管腔内,或局限性内膜增厚高于周边 IMT 的 50%,可定义为动脉粥样硬化斑块形成。二维超声可以评估斑块的形态,是否规则,表面是否光滑,是否有溃疡的形成,斑块的声学特征等。根据声学特征,分为均质性回声斑块和不均质回声斑块,前者又分为低回声斑块、中等回声斑块和强回声斑块。不均质回声斑块一般定义为斑块内有 20% 以上的回声不一致、斑块表面纤维帽破裂不连续,形成"火山口"征可称为溃疡性斑块。部分严重动脉粥样硬化患者可出现动脉的完全闭塞,二维表现为管腔可探及实性回声(图 9-2-5)。

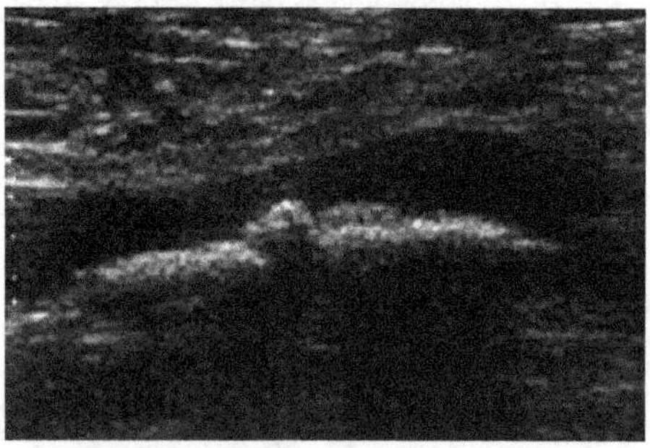

图 9-2-5　下肢动脉斑块二维图

2. 彩色多普勒

对于不引起明显狭窄的动脉粥样硬化,彩色多普勒表现为斑块区域的充盈缺损。对于溃疡性斑块的显示,能量多普勒较彩色多普勒有一定的优势。当斑块导致明显狭窄时,彩色多普勒可以表现为明亮五彩混叠血流。当斑块导致管腔闭塞时,管腔内彩色多普勒血流信号消失,如果闭塞远端的动脉得到侧支循环供血,其管腔内可探测到彩色血流信号(彩图 9-2-6)。

3. 频谱多普勒

频谱多普勒在诊断动脉粥样硬化导致的血管狭窄和闭塞中发挥着重要的作用。动脉狭窄程度的主要判断依据是病变处收缩期流速峰值与相正常动脉段流速比值。正常动脉脉冲多普勒频谱表现为三相波，收缩期陡直，频谱窗清晰，*PSV*＜150 cm/s，*S/D*＜1.5。

（四）狭窄程度的判断

单凭彩色血流成像对下肢动脉狭窄程度的判断不太可靠，许多学者倾向于依据脉冲多普勒频谱变化的特点来判断动脉狭窄的程度。轻度狭窄（＜50%）时，二维灰阶显像显示斑块形成，管径相对减小，CDFI 血流充盈不全、狭窄处 *PSV*＜150 cm/s，*S/D*＜2。中度狭窄（50%～75%）时，血流速度升高、狭窄处 *PSV* 为 200～400 cm/s，*S/D* 为 2～4。重度狭窄（75%～99%）时、狭窄处 *PSV*≥400 cm/s，*S/D*≥4。重度狭窄近段动脉血流 *RI* 值通常升高；狭窄远段动脉 *RI* 值则通常减低，血流频谱呈低阻低搏动性改变。动脉完全闭塞时，闭塞的动脉段内无法测及血流信号，即多普勒频谱显示动脉流速为零。然而，闭塞远端的动脉可以通过侧支循环得到供血。闭塞远端动脉内血流信号通常为低速低阻。下肢动脉狭窄分级的流速判断标准见表 9-2-1。

表 9-2-1　下肢动脉狭窄和闭塞的超声诊断标准

动脉狭窄程度	病变处收缩期流速峰值/（cm/s）	收缩期流速峰值比
正常	＜150	＜1.5∶1
30%～49%	150～200	（1.5～2）∶1
50%～75%	200～400	2∶1～4∶1
75%～99%	＞400	＞4∶1
闭塞	无血流信号	无血流信号

使用上述诊断标准时，需注意以下几方面。

① 除了壁滤波、彩色速度范围等可影响管腔内血流信号的显示以外，探头频率选择不当，也可能将正常下肢动脉误判为闭塞，尤其是较深的胫动脉和腓动脉、参见前文相应内容。

② 四肢动脉慢性闭塞后血管可变细，结构难以辨认，可根据伴随静脉、动脉两端的连接关系、动脉壁钙化和动脉壁三层结构来帮助确认动脉位置。如股浅动脉闭塞时，应慎防将代偿增粗的股深动脉误认为股浅动脉；仔细观察股动脉分叉和股动、静脉解剖关系有助于辨认闭塞的股浅动脉；另外，其下游腘动脉、胫动脉、腓动脉应具有相应的狭窄下游血流频谱改变。

③ 当下肢动脉存在多处狭窄、狭窄后形成丰富侧支循环或极重度狭窄时，狭窄处峰值流速与狭窄程度可不呈正比。此时，结合形态学指标方能较好地判断其狭窄程度。

④ 一般来说，下肢动脉狭窄程度＞50%时，其远端动脉血流反向波消失。但有的患者下肢动脉存在明显狭窄，其狭窄远端血流仍存在反向波，可能为丰富的侧支循环所致。所以，远端动脉为类似正常波形时，并不能完全排除其上端动脉狭窄，检查时应观察动脉全程，不能仅根据动脉两端的情况进行诊断。

（五）鉴别诊断

（1）*动脉栓塞*　外周动脉栓塞可以导致肢体缺血，80%的栓子来源于心脏，少部分来源于动脉瘤血栓脱落，来源于动脉粥样硬化的更少。怀疑动脉栓塞时，一定要在全身寻找栓子的来源，主要是对心脏的检查，以及主动脉、髂动脉、股动脉等动脉瘤的排查。此外，临床表现有助于鉴别诊断。动脉栓塞大多起病急，肢体疼痛、麻木、肢体苍白、无脉。四肢动脉硬化狭窄为慢性起病。

（2）*血栓闭塞性脉管炎*　一种慢性复发性中、小动脉和静脉的节段型炎症性疾病，下肢多见,临床上表现为患肢缺血引起的间歇性跛行、静息痛,足背动脉博动减弱或消失,严重者有肢端溃疡和坏死。该病病因并不清楚,但是和吸烟有明确关系。超声主要用来排除动脉栓塞、动脉瘤、动脉粥样硬化等。

五、血栓闭塞性脉管炎

血栓闭塞性脉管炎(thromboangitiis obliterance,TAO),又称 Buerger 病,该病发生于膝、肘关节远端,是外周中、小型动脉的节段性、非化脓性、全层炎症性疾病,病变节段于正常部界线分明,其伴行的静脉处常有炎症和血栓形成。本病是由于小动脉痉挛和血栓形成造成闭塞,致使局部缺血,半数伴有雷诺现象,男性多见,以吸烟者为多。吸烟与本病的经过和预后关系密切。

(一) 病理

病因不明,发病以 20 ~45 岁男性为主(占 95% 以上),可能与性激素和自身免疫有关。长期吸烟、寒冷、潮湿、外伤及营养不良是该病的诱因。病理改变为血管壁呈节段性非化脓性炎症,早期血管内膜增厚,继而形成血栓,管腔阻塞,急性期与慢性期反复作用,可致肢端坏疽、溃疡。主要累及四肢远端中小动脉,下肢动脉受累者约占 80%,两侧下肢常先后发病,也可波及伴行静脉及浅静脉。病变段近心端及两段闭塞之间的动脉多属正常,病变段与正常部分界线分明,疾病发展过程中侧支循环逐渐形成。

(二) 临床表现

本病多见于青壮年,好发于下肢。患肢呈现一时性或持续性苍白、发绀、有灼热及刺痛,病肢下垂时皮色变红,上举时变白,继之足趾麻木,小腿肌肉疼痛,行走时激发,休息时消失;小腿部常发生浅表性静脉炎和水肿。检查时发现足背动脉搏动减弱或消失。随着病情发展,可出现间歇性跛行及雷诺现象、夜间疼痛加剧,足趾疼痛剧烈,皮肤发绀,进而趾端溃疡或坏疽而发黑,逐渐向近心端蔓延。

(三) 超声声像图

1. 二维超声

病变累及的动脉壁中内膜增厚、不光滑,且呈节段性分布,病变处上、下段动脉内膜常可正常,由于管壁增厚及管腔内血栓形成是管腔变窄甚至完全闭塞,腔内可见不规则的,回声不等的血栓充填,伴行静脉内有炎症变化。

2. 彩色多普勒

病变处彩色血流变细,不连续,如完全阻塞,无彩色血流显示(图 9-2-7)。

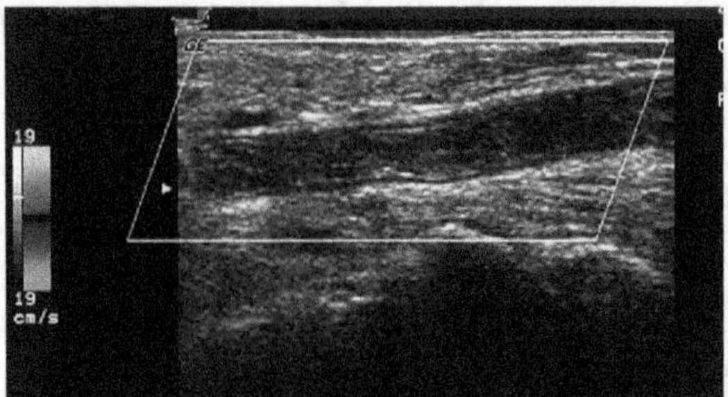

图 9-2-7 血栓闭塞性脉管炎彩色血流图

3. 频谱多普勒

动脉流速曲线失去正常形态，由三相波变为单相持续性血流流速曲线，加速时间延长，加速度减慢，舒张期反向血流消失或出现正向血流。峰值流速取决于病变节段动脉狭窄的程度和范围，可出现升高、正常或降低。管腔闭塞时，记录不到血流流速曲线。

（四）鉴别诊断

（1）*动脉硬化性闭塞症* 根据不同的病史和发病人群可资鉴别，发病多为45岁以上男性，除吸烟史外，多伴有高血脂、高血压及糖尿病等危险因素，病变以大、中动脉为主，大动脉起始段多见，声像图可见广泛的粥样硬化斑块形成。一般无静脉病变。

（2）*多发性大动脉炎* 主要累及主动脉及其主要分支，多见于青年女性，发病时以一系列变态反应症状及体征为主，声像图可见大动脉内膜均匀性增厚、管腔狭窄，不伴有静脉病变。

六、急性动脉栓塞

急性动脉栓塞（acute arterial embolism）是指栓子自心脏或近心端动脉壁脱落，或自外界进入动脉，栓子进入四肢动脉，造成远端动脉管腔堵塞而产生肢体急性缺血性疼痛和坏死，是血管外科的急症，起病急，可引起肢体坏死，重者危及生命。

（一）病因及病理

急性动脉栓塞的栓子可由血栓、动脉硬化斑块或碎片、空气、脂肪、异物等组成，但以血栓最为常见。在周围动脉栓塞中，下肢明显比上肢多，常见于动脉分叉处。动脉发病率的统计各地略有不同，总的来说以股动脉和髂总动脉最高，其次是腹主动脉和腘动脉，上肢较少。栓塞发生后，动脉腔阻塞，局部搏动消失，阻塞近端动脉内压突然增高，管腔明显扩张，阻塞远端动脉及其侧支发生痉挛，栓塞段动脉及其远端和邻近分支血管强烈收缩导致动脉管腔狭窄加剧，栓塞近、远端动脉继发性血栓形成，伴行静脉亦可出现继发血栓。受累肢体血液循环障碍、组织缺血缺氧，出现患肢疼痛和麻木，甚至坏疽，加重心血管功能紊乱，重者造成血压下降甚至休克和心跳骤停。此外，肢体坏疽、继发感染、毒素吸收和剧烈的疼痛，均对全身造成不良影响。

（二）临床表现

动脉栓塞的肢体常具有特征性的“5P”征：疼痛（pain）、麻木（parasthesia）、无脉（pulselessness）、苍白（pallor）和运动障碍（paralysis）。大多数患者的主要症状是剧烈疼痛，疼痛部位开始在栓塞处，以后逐渐向远处伸延。周围神经缺血引起麻木、运动障碍，患肢远端呈袜套型感觉丧失区或蚁爬样感觉异常区，近端有感觉减退区，平面低于栓塞部位，再近端可有感觉过敏区。患肢肌力减弱至麻痹，栓塞部位的动脉有压痛，动脉搏动消失或减弱。由于组织缺血，皮肤呈蜡样苍白或散在青紫斑块，皮温明显降低。病程延长，缺氧导致细胞水肿，肌肉组织变厚发硬。

（三）超声声像图

1. 二维超声

动脉管腔内显示不均质偏低回声结构（图9-2-8），有时可见不规则强回声斑块伴典型或不典型声影，有时于栓塞近心端可见血栓头漂浮于管腔内。

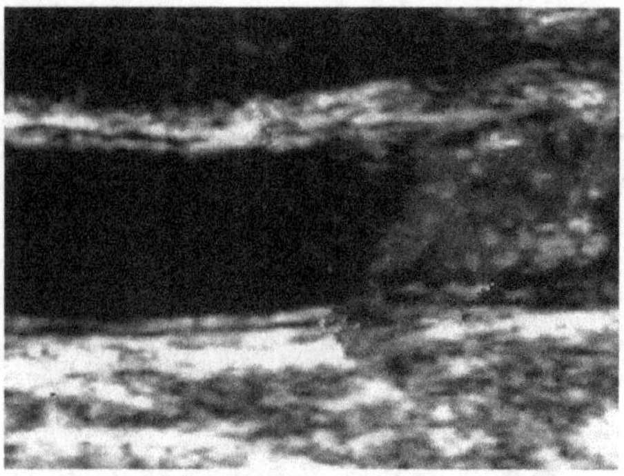

图 9-2-8　急性动脉栓塞血流图

2. 彩色多普勒及频谱多普勒

彩色多普勒显示血流于栓塞部位突然中断,完全性栓塞时,栓塞部位突然中断,频谱不能测及;不完全性栓塞时,可测及异常血流频谱,彩色血流呈不规则细条或细线状,栓塞远心端动脉内可测及低速低阻或单相连续性带状血流频谱。

(四) 鉴别诊断

主要与急性四肢深静脉血栓形成鉴别。急性四肢深静脉血栓形成时可引起动脉反射性痉挛,使远心端动脉搏动减弱、皮温降低、皮色苍白,易与急性四肢动脉栓塞相混淆;但急性四肢深静脉血栓形成时,二维超声可发现四肢深静脉有血栓,彩色多普勒则显示深静脉血流异常,而动脉正常。

扫一扫

看彩图

第三节　四肢静脉疾病的超声诊断

一、解剖概要

四肢静脉分为浅静脉和深静脉两类,浅静脉走行于皮下浅筋膜内,不与动脉伴行,有其特定的行径和命名,最终汇入深静脉。深静脉走行在深筋膜的深面或体腔内,多与同名动脉伴行。浅、深静脉间有丰富的吻合而互相交通。肢体静脉的结构特点为管腔较动脉宽、管壁薄,属支较多。管腔内有较多静脉瓣,以防止血液逆流。附着瓣膜的管壁局部形成略膨隆的窦。静脉瓣膜数目随远心端而逐渐增多,深静脉多于浅静脉,下肢静脉多于上肢静脉。

(一) 上肢静脉

(1) 上肢深静脉　上肢深静脉均与同名动脉伴行,掌深静脉弓血流汇入桡静脉,掌浅静脉弓血流汇入尺静脉,各有两条桡、尺静脉与同名动脉伴行。在肘窝水平桡、尺静脉汇合成肱静脉。肱静脉有两条,伴行于肱动脉两侧,通常于胸小肌下缘汇合成一条肱静脉,位于肱动脉前方,收集上肢浅、深静脉的全部血液,在大圆肌下缘与贵要静脉汇合于腋静脉,继而在第一肋外缘续于锁骨下静脉。

(2) 上肢浅静脉　主要包括头静脉、贵要静脉、肘正中静脉和前臂正中静脉,上肢浅静脉分别起自手背静脉网,沿桡侧走行的为头静脉,尺侧走行的为贵要静脉,在肘窝处两者通过肘正中静脉交通后,头静脉沿肱二头肌外侧间沟上行,经胸大肌锁骨头的后方穿深筋膜注入锁骨下静脉或腋静脉。贵要静脉沿肱二头肌内侧间沟上行,至上臂中点稍下方穿深筋膜延续为肱静脉或伴随肱静脉向上，汇入腋静脉。肘正中静脉短粗，变异多见，在肘窝处连接头静脉与贵要静脉，且与深静脉相通。前臂正中静脉引流手掌面的静脉，沿前臂内侧上行，汇入贵要静脉或肘正中静脉。

（二）下肢静脉

（1）下肢深静脉　小腿以下深静脉的变异发生率约32%。腘静脉穿收肌管裂孔移行为股静脉（又称为股浅静脉），上行先在股动脉外侧，后转至其内侧，距腹股沟韧带下方8cm左右有股深静脉汇入，合为股总静脉，于腹股沟韧带深面移行为髂外静脉。

（2）下肢浅静脉　下肢浅静脉分别起自足背静脉弓，足外侧缘为小隐静脉，经外踝后方，沿小腿后面上行，经腓肠肌两头之间至腘窝，穿深筋膜注入腘静脉足内侧缘为大隐静脉；经内踝前面沿小腿内侧上行，穿过膝内侧，绕股骨内侧髁后方，再沿大腿内侧上行，渐转至前面，于耻骨结节下外3～4 cm处，接纳5条浅静脉即股外侧浅静脉、股内侧浅静脉、阴部外静脉、腹壁浅静脉和旋髂浅静脉，穿深筋膜注入股静脉。

（3）穿静脉　下肢静脉的特殊之处在于深静脉和浅静脉之间的交通是由穿静脉实现。穿静脉瓣膜的功能是保持下肢血液从浅静脉向深静脉的单向引流。当其功能正常时，可避免皮肤层血液回流不畅，而功能不全时会引起下肢皮下静脉淤血，皮肤营养不良改变甚至溃疡。（图9-3-1）

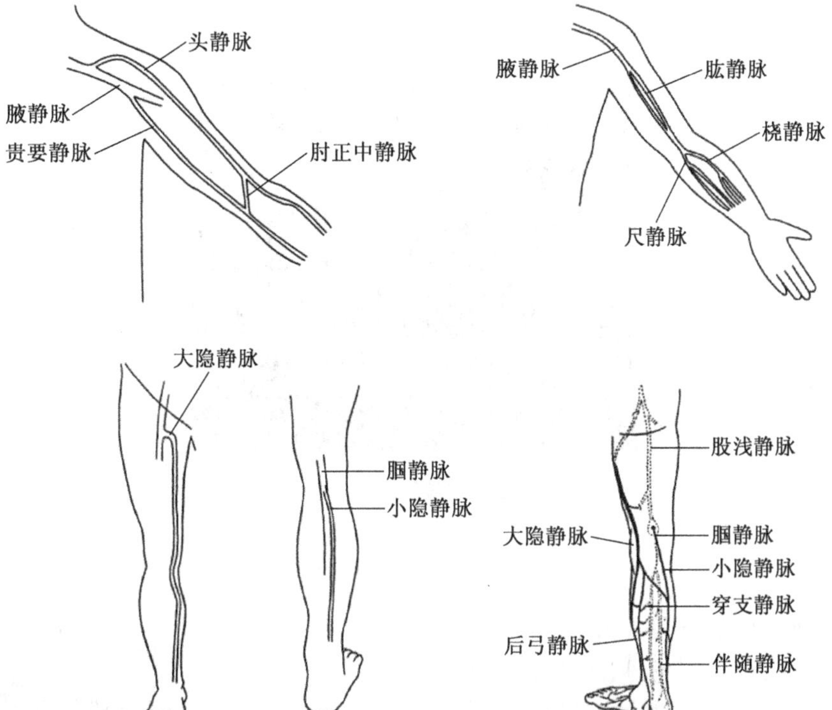

图9-3-1　四肢静脉解剖图

二、检查方法

1. 体位

上肢静脉，多取仰卧位，也可取半坐卧位；下肢静脉，多取平卧位或站立位，使静脉扩张易于观察。

2. 探头频率

上肢静脉,最常使用线阵探头,频率通常选 5 ~7 MHz,较深血管或体型偏胖者,也可选择 3.5 MHz 的凸阵探头,表浅静脉可选用 10 MHz 的探头。

3. 扫查方法

采用二维超声显示静脉走行及结构,重点观察静脉走行、管壁及内膜、管腔内回声情况。彩色多普勒观察静脉内是否为自发性血流信号及血流充盈情况。频谱多普勒测定血流方向、血流速度,通过多普勒频谱分析计算相应的血流参数指标。应注意探头轻放,以免静脉受压。

三、正常声像图

四肢静脉大多伴行于动脉,且随呼吸运动而变化,管腔菲薄,二维超声表现为细线状,内膜平整。管腔内血流为无回声,具有可压缩性(图 9-3-2)。粗大的肢体静脉管腔内可见静脉瓣膜结构。彩色多普勒可见正常四肢静脉内显示单一方向的回心血流信号(彩图 9-3-3)。挤压远端肢体时,管腔内血流信号增强,而当挤压远端肢体放松后或乏氏动作则血流信号立即中断或短暂反流后中断。正常肢体静脉血流频谱曲线在静止状态下为自发性血流,其特点为随呼吸运动变化的单相、低速流向心脏的血流(彩图 9-3-4),曲线形态随呼吸有波浪起伏变化,深吸气或乏氏试验,大、中静脉内血流停止,远心端肢体加压或抬高肢体时,近心端血流加速,挤压小腿放松后或瓦尔萨尔瓦(Valsalva)试验,不应出现反流现象。

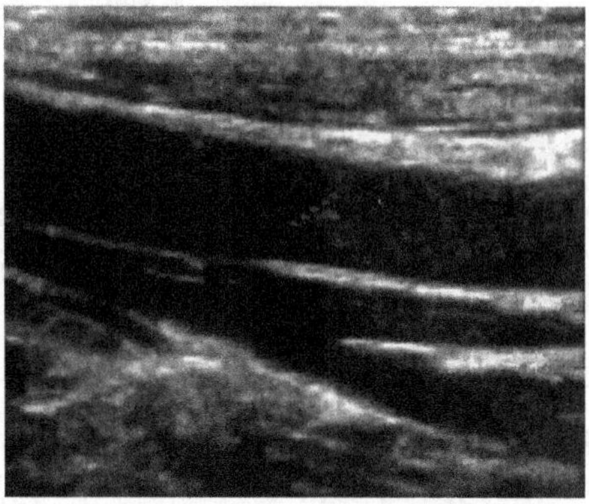

图 9-3-2　下肢静脉二维超声图

四、深静脉血栓

深静脉血栓形成(deep venous thrombosis,DTV)是指血液在深静脉系统不正常地凝结(图 9-3-5),好发于下肢,多见于产后、术后长期卧床、肢体挤压伤等情况。主要有三大因素:静脉血流滞缓、静脉壁损伤和血液高凝状态。临床表现患肢肿胀,疼痛。血栓脱落可致肺栓塞。

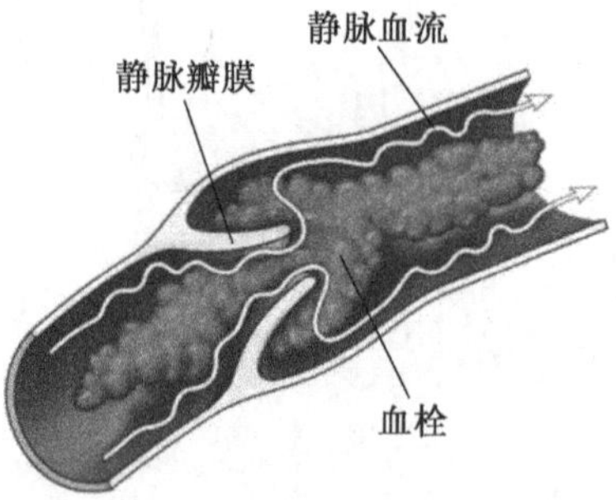

图 9-3-5　深静脉血栓示意图

(一)病理

深静脉血栓形成包括两种类型:血栓性静脉炎和静脉血栓形成。

血栓性静脉炎的病理变化特点是静脉壁由于化学

性、机械性、感染性等导致炎症反应,组织增厚。血栓与血管壁之间粘连较紧,不易脱落。静脉血栓形成的主要病理变化,一般认为是血液的高凝状态和静脉血流滞缓而产生血栓。血栓与血管壁仅有轻度粘连,容易脱落,易引起肺栓塞。

深静脉血栓形成在临床上以下肢发病多见。其血栓形成的主要部位依次为小腿肌肉内小静脉、胫后静脉、腘静脉、股深静脉末端、股总静脉和髂外静脉,髂外静脉特别易发。依血栓形成的部位分为周围型和中央型两类。

(二)超声声像图

1. 二维超声

(1)急性血栓　急性血栓是指两周以内的血栓。血栓形成后几小时到几天以内表现为无回声,一周后回声逐渐增强呈低回声,边界光滑。血栓处的静脉腔不能被压瘪。血栓在静脉腔内可自由漂动或随近端或远端肢体挤压而漂动,静脉管径明显扩张。血栓段静脉内完全无血流信号或探及少许血流信号。当血栓使静脉完全闭塞时,血栓近端静脉血流信号消失或减弱,而血栓远端静脉频谱变为连续性,失去周期性,乏氏试验反应减弱甚至消失。

(2)亚急性血栓　亚急性血栓指数周以后的血栓。血栓回声较急性阶段增强,血栓逐渐溶解和收缩,导致血栓变小且固定,静脉管径也随之变为正常大小。血栓处静脉管腔不能被压瘪。由于血栓的再通,静脉腔内血流信号逐渐增多。

(3)慢性血栓　慢性血栓指数月到数年的血栓。静脉腔内的血栓变为中强回声甚至为强回声,边界不规则。血栓机化导致血栓与静脉壁混成一体,表现为静脉内壁毛糙、部分或弥漫性增厚。静脉腔内径比正常小,部分可由于静脉结构紊乱而无法被超声辨认。静脉瓣膜增厚、扭曲,活动僵硬或固定。根据静脉血栓再通程度不同,其内彩色血流信号的充盈程度不一。部分再通者,静脉腔内可见部分血流信号。完全再通者,静脉腔内基本上充满血流信号。静脉瓣膜遭受破坏而丧失正常功能,故挤压远端肢体放松后或乏氏动作时静脉腔内可见明显的反流信号。

2. 彩色多普勒

完全性静脉血栓形成时病变段及近远端无彩色信号,不完全性静脉血栓形成显示彩色血流充盈缺损,血栓边缘或中间点条状血流明显变细,红蓝不一。慢性血栓可见侧支循环建立(彩图9-3-6)。

3. 频谱多普勒

栓塞范围局限时呈高速连续性充填频谱。栓塞范围广泛时呈低速连续性充填频谱,非栓塞部分取样频谱不随呼吸运动变化呈连续性。

(三)鉴别诊断

(1)下肢静脉瓣功能不全　详见后文。

(2)四肢骨骼肌损伤　该病的症状和体征与下肢深静脉血栓相似,但与外伤有关,患者多在外伤或剧烈运动后发病。上下追踪显示病变不在血管腔内。

(3)全身性疾病　可以由不同系统的疾病引起,包括充血性心力衰竭、慢性肾功能不全、贫血、低蛋白血症和盆腔恶性肿瘤等。这些疾病引起的四肢水肿通常是双侧和对称性。超声检查静脉腔内无血栓征象。

(4)四肢淋巴水肿　是由淋巴液流通受阻或淋巴液反流所引起的浅层组织内体液积聚,继之产生增生、脂肪硬化、筋膜增厚及整个患肢变粗。超声检查静脉血流通畅。

五、下肢静脉瓣功能不全

下肢深静脉瓣功能不全分为原发性与继发性两类，为下肢深静脉瓣膜损害后不能有效地防止下肢血液的倒流，致使下肢静脉内出现异常的血液反流。原发性下肢深静脉瓣膜功能不全，常与原发性心静脉瓣膜功能不全并存。

（一）病因

原发性下肢深静脉瓣膜功能不全（deep venous insufficiency，DVI）的病因尚未完全清晰，有以下几种可能的产生机制。

（1）*瓣膜* 先天性静脉壁薄弱、扩张、瓣膜发育不良或缺如。

（2）*应力性撑扯和损害* 由于血液重力作用和血流量增加，瓣膜经常受到撑扯的应力，使瓣膜伸长、变薄、脱垂，失去了阻挡血液反流的作用。这种机制有助于解释为什么本病易发生于从事长期站立工作和重体力劳动者。

（3）*瓣膜的弹性纤维组织变性* 在长期逆向血流或血柱重力作用下，瓣膜游离缘松弛而不能紧密闭合（图9-3-7）。

（4）*瓣膜相对关闭不全* 静脉壁弹性下降，导致静脉扩张，最终造成瓣膜相对关闭不全。

继发性的病因则多为静脉血栓形成后瓣膜粘连损害，活动受限。

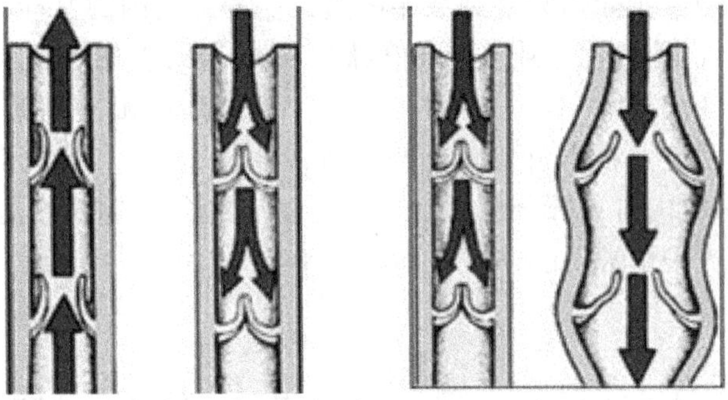

图 9-3-7 深静脉瓣功能不全示意图

（二）病理

深静脉瓣膜关闭不全时，可造成血液反流，产生静脉高压。当关闭不全的瓣膜平面位于腘静脉瓣以上时，产生的血流动力学改变可被腓肠肌的肌泵作用所代偿，不至于产生明显症状。当病变一旦越过腘静脉平面时，因离心脏较远，血柱压力明显升高，同时腓肠肌收缩不但促使血液回流，而且也加强血液反流，从而加速小腿深静脉和交通静脉瓣膜的破坏，产生明显的症状。静脉压增高导致血细胞和富含蛋白的组织液透过毛细血管壁进入细胞间隙，使血管外间隙液体滤过增加。短期的静脉压增高使软组织出现水肿，长期的静脉压增高则可出现皮肤增厚和色素沉着，并最终导致皮肤溃疡。

（三）临床表现

患侧小腿肿胀、疼痛，静止或立位时明显，活动时减轻，但浅静脉广泛性曲张。下肢水肿足靴区皮肤出现营养性变化，色素沉着，湿疹或伴有慢性复发性溃疡。

（四）超声声像图

① 原发性深静脉瓣膜功能不全者的静脉管壁无明显异常表现，管壁光滑、不增厚、连续性好，管腔内呈无回声，管径增宽，瓣膜纤细、活动良好，探头加压易将静脉压瘪。

② 继发性深静脉瓣功能不全的声像表现类似于慢性血栓形成者。静脉管壁弥漫性不规则增厚,管腔内充满实性回声,管径缩小,静脉瓣叶增厚,活动受限(图 9-3-8)。

③ 无论原发性或继发性下肢深静脉瓣功能不全,均表现为挤压远端肢体放松后或乏氏动作时静脉腔内出现反向血流(图 9-3-9)。

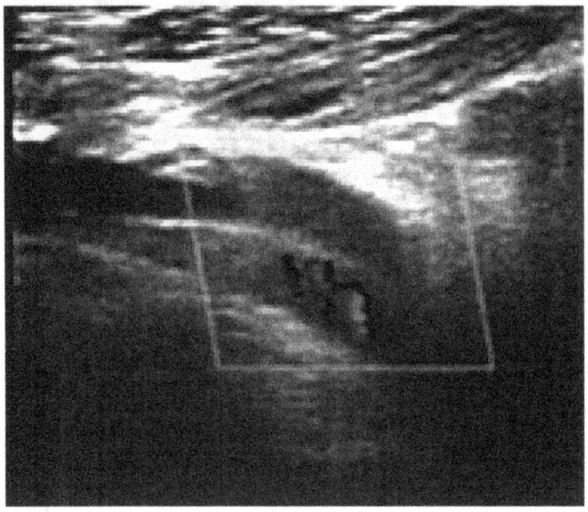

图 9-3-8　继发性深静脉瓣功能不全

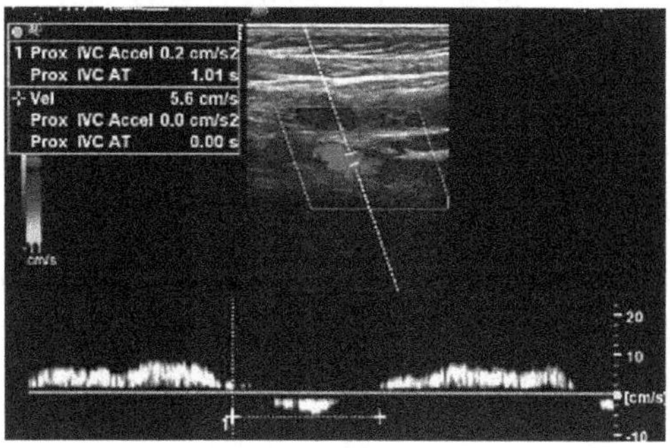

图 9-3-9　深静脉瓣功能不全血流图

④ 乏氏动作后可于多普勒流速曲线上出现反向血流,并可测量每一节段静脉反流的持续时间和反流的峰值流速,借以判断静脉反流的严重程度。

反流时间:乏氏动作时,大多数正常人下肢深静脉反流持续时间 <0.5 s,少数正常人反流时间为 0.5 ~ 1.0 s。有学者提出膝以下静脉以反流时间 >0.5 s,股总静脉、腘静脉以反流时间 >1.0 s 为阈值判断反流较为可取。

反流峰值流速:用反流时间和反流峰值流速相结合判断程度,以反流时间 >0.5 s,且反流峰值流速 >10 cm/s,作为判断瓣膜功能不全的标准。反流时间越长,反流峰值流速越大,反流程度越重。

需注意的是,下肢深静脉重度反流时,若受检静脉明显增宽,其反流速度和时间反而会相对降低或减少。下肢出现浮肿,并不提示深静脉反流程度更严重。下肢出现溃疡时,往往同时存在浅静脉和(或)穿通支静脉的瓣膜功能不全。

(五) 鉴别诊断

1. 原发性下肢深静脉瓣膜功能不全与正常下肢深静脉的鉴别

在许多无下肢深静脉瓣膜功能不全症状的受试者中,经常可发现在挤压远端肢体放松后或瓦尔萨尔瓦动作时有短暂反流,股静脉的反流时间一般在 1 s 以内,膝关节以下静脉的反流时间一般在 0.5 s 以内。而有明显此症状的原发性下肢深静脉瓣膜功能不全受试者中,反流时间一般 >1 s。

2. 原发性与继发性下肢深静脉瓣膜功能不全的鉴别

由于两者的病因不同,治疗方法也不尽相同,对其鉴别具有重要的临床意义。若发现静脉腔内有明显的血栓或患者有血栓史,一般认为此患者发生瓣膜功能不全是继发性的。但是,深静脉血栓后血流完全或绝大部分再通后所致瓣膜功能不全与原发性的鉴别却存在一定的困难,然而只要仔细检查,还是可以辨别的。

如动静脉瘘累及深静脉,则由于高速动脉血流冲击静脉,可导致深静脉瓣膜功能不全。依据动静脉瘘的特征性彩超表现,结合临床症状和体征,能较好地确诊本病。

六、动静脉瘘

四肢动静脉瘘(arteriovenous fistula,AVF)指动静脉之间的异常通道。动静脉瘘分为先天性和后天性两种。先天性是由先天血管发育异常引起,多见于四肢,通常为多发性。常分为三型:干状动静脉瘘、瘤样动静脉瘘及混合型。后天性的主要原因是外伤,如枪伤、刀伤、骨折断端穿刺伤;其次为医源性损伤,如肱动静脉穿刺(图 9-3-10)、股动静脉穿刺、置管等。后天性动静脉瘘主要见于四肢,下肢较上肢多见,一般单发。由于周围动脉及静脉在一个血管鞘内伴行,穿通伤极易造成动静脉直接交通,形成动静脉瘘。后天性动静脉瘘可分为洞口型、导管型、动脉瘤型及囊瘤型四型(图 9-3-11)。

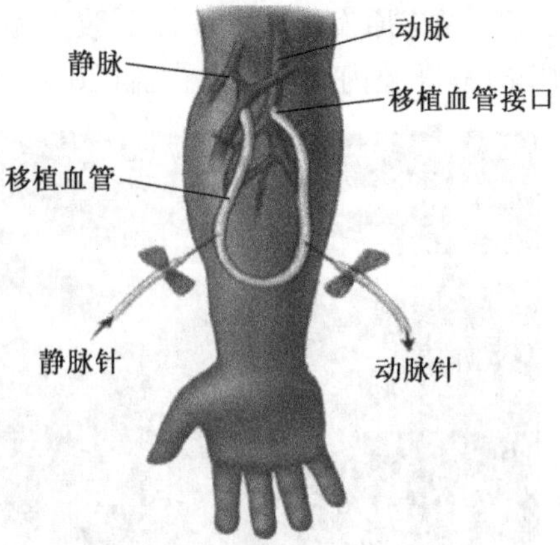

图 9-3-10 静脉穿刺模式图

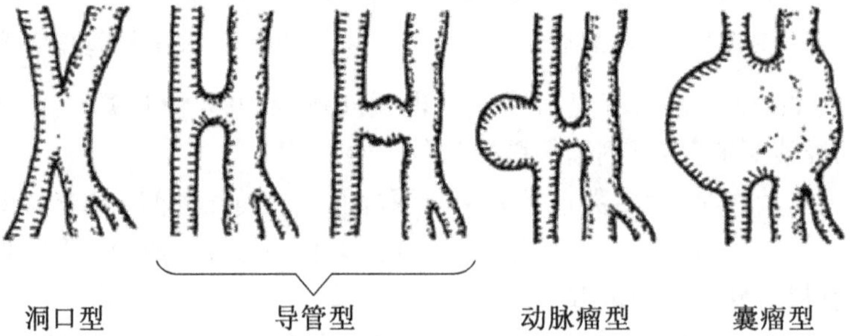

图 9-3-11 后天性动静脉瘘分型

(一) 临床表现

临床表现为患肢肿胀、疼痛、麻木、乏力,患处有搏动感,可触及震颤,并可闻及连续性血管杂音。受累动脉远端分支可因血流量减少出现供血不足的症状,患肢静脉因长期接受动脉血流而致回流不畅,常表现为肢体肿胀、静脉曲张、小腿皮肤色素沉着及溃疡形成等。

(二) 超声声像图

1. 二维超声

二维超声显像直接显示动静脉瘘口,显示创伤部位的动、静脉管壁连续性中断,近瘘口处静脉明显增宽,甚至呈瘤样扩张,瘘口近心端动脉管腔内径增宽,远端管腔变细或正常。

2. 彩色多普勒

彩色多普勒显示瘘口处连续性五彩镶嵌样血流自动脉腔流向扩张的静脉腔,持续整个心动周期,靠近瘘口处血流色泽明亮,瘤样扩张静脉内可出现旋流(彩图 9-3-12、彩图 9-3-13)。

3. 频谱多普勒

瘘口处测及高速湍流频谱。瘘口近心端动脉呈高速低阻血流,舒张期有持续血流,瘘口远心端动脉流速减慢。瘘口近心端静脉内血流呈搏动性,具动脉样形态。

(三) 瘘口定位

瘘口定位的主要方法:

① 静脉内高速动脉样血流频谱,在静脉内寻找动脉样血流频谱,流速越高的部位,往往

是越接近瘘口处。

② 同一条动脉低、高阻血流频谱交界处，对于四肢动静脉瘘，瘘口近侧供血动脉血流阻力明显降低，反向波消失，而远侧动脉血流仍为高阻型，阻力指数 >1。这种低、高阻血流频谱的交界处即为瘘口所在位置。此种变化正好与常见的肢体动脉狭窄性疾病相反。

③ 瘘口处高速湍流频谱。

（四）鉴别诊断

（1）假性动瘤　动静脉瘘的搏动性肿块实为瘤样扩张的静脉，壁光滑，与静脉壁相连续，瘘口处为动脉向静脉腔内双期连续性单向五彩样血流，瘘口血流“有进无出”，瘘口处流速曲线呈双期单向高速低阻样；而假性动脉瘤形态不规则，壁不光滑，瘤体内多可见附壁血栓，瘤壁为周围纤维组织，与静脉无关，瘤口与动脉交通处血流呈穿梭样运动，即瘤口血流“有进有出”。脉冲多普勒示瘤口双期双向血流流速曲线，动静脉瘘受累静脉内出现动脉化血流；假性动脉瘤静脉多元血流动力学改变，部分可由于瘤体巨大而受压造成管腔狭窄或静脉血栓形成。

（2）血栓性深静脉炎　血栓性深静脉炎静脉曲张相对较轻，局部没有震颤和杂音，动静脉之间无交通，静脉内无动脉样血流。

（五）注意事项

① 狭窄多发生在动静脉瘘口及流出道静脉。超声检查时应测量流入道动脉（近瘘口处）、动静脉瘘口处血流速度，分段测量流出道静脉血流速度。多普勒角度≤60°。动静脉瘘口狭窄的诊断一般基于瘘口处流速与流入道动脉流速的比值；流出道静脉狭窄的诊断一般基于可疑狭窄处流速与相邻静脉段内流速的比值。目前尚无广泛接受的狭窄超声诊断标准。推荐标准：流速比值≥2.5，狭窄≥50%。

② 血栓与闭塞血栓与狭窄密切相关，常发于静脉侧，静脉管腔压瘪可除外血栓形成。闭塞处可见彩色多普勒血流中断，频谱多普勒信号消失。流入道动脉呈高阻频谱改变。

③ 盗血综合征对于端侧及侧侧吻合的动静脉内瘘，瘘口远心端动脉血流反向并出现手部缺血症状，应考虑盗血综合征。部分患者内瘘远心端动脉血流反向时，手部可无缺血症状。

④ 对于四肢后天性动静脉瘘大多数患者彩超可做出肯定性结论，对瘘口准确地定位，并将瘘口的位置在体表标记出来。这能避免术前的血管造影检查，指导手术时寻找瘘口。但有的患者发现静脉内有动脉样血流频谱和其他动静脉瘘超声征象，而未能判断瘘具体位置时，则可做出推断性结论。在做出这种结论时，应注意有的患者瘘口处射流可引起数条深静脉和（或）浅静脉同时探及动脉样血流信号，所以，某静脉内探及动脉样血流频谱，并不意味着它直接参与动静脉瘘的构成。必要时，应建议进一步行血管造影检查，以明确瘘口的具体位置。

七、先天性动静脉瘘

先天性动静脉瘘是由胚胎原基在演变过程中动静脉之间形成的异常交通所致。瘘口众多且细小，仅有单个瘘孔者极为罕见，不易确定瘘口的位置。其可以发生于人体任何部位，最常见于下肢，特别是踝部。在上肢瘘管常起源于尺动脉的分支、手掌动脉和手指动脉。临床表现为患肢增粗，皮温较健侧高，静脉曲张、溃疡和坏疽等。

（一）超声声像图

1. 二维超声

病变部位显示管状、圆形无回声区，呈蜂窝状改变。参与供血的动脉内径增宽，走行弯曲。

2. 多普勒超声

彩色多普勒显示无回声区内充满血流信号及色彩明亮的五彩镶嵌样血流信号。

3. 脉冲多普勒

记录到高速低阻的血流频谱，扩张的小静脉内部可见动脉样血流。

（二）鉴别诊断

需与外伤或医源性损伤引起的假性动脉瘤和四肢软组织血肿鉴别。假性动脉瘤在彩色多普勒检查时不会出现病灶内血流流入邻近静脉，而四肢软组织血肿则无血流信号显示。

参考文献

[1] 纪荣明，丁光辉. 腹部解剖学实用图谱. 人民卫生出版社，2010.

[2] 周永昌，郭万学. 超声医学. 6版. 人民军医出版社，2011.

[3] 陆恩祥，任卫东. 腹部血管超声诊断图谱. 辽宁科学技术出版社，2006.

[4] 王纯正. 超声诊断学. 3版. 人民卫生出版社，2013.

[5] 贾译清. 临床超声鉴别诊断学. 2版. 江苏科学技术出版社，2007.

[6] 袁光华，张武，简文豪等. 超声诊断基础与临床检查规范. 科学技术文献出版社，2005.

[7] 唐杰，温朝阳. 腹部和外周血管彩色多普勒诊断学. 3版. 人民卫生出版社，2007.

[8] 张绍祥，张雅芳. 局部解剖学. 3版. 人民卫生出版社，2015.

[9] 姜玉新，王志刚. 医学超声影像学. 6版. 人民卫生出版社，2013.

[10] 张爱宏，段学蕴，曹铁生. 现代实用超声诊断学. 1版. 中国医药科技出版社，2006.

中英文对照

acute arterial embolism	急性动脉栓塞
aneurysm of carotid artery	颈动脉瘤
arteriosclerosis obliterans	颈动脉硬化性闭塞症
arteriosclerotic occlusive disease	四肢动脉硬化闭塞症
arteriovenous fistula	四肢动静脉瘘
brachiocephalic vein	无名静脉
common carotid artery	颈总动脉
deep venous insufficiency	深静脉瓣膜关闭功能不全
deep venous thrombosis	深静脉血栓形成
external carotid aretery	颈外动脉
innominate artery	无名动脉
internal carotid artery	颈内动脉

internal jugular vein	颈内静脉
intima-media thickness	内-中膜厚度(IMT)
multiple main-arteritis	多发性大动脉炎
subclavian artery	锁骨下动脉
subclavian steal syndrome	锁骨下动脉盗血综合征
subclavian vein	锁骨下静脉
thromboangiitis obliterans	血栓闭塞性脉管炎
vertebral artery	椎动脉
vertebral vein	椎静脉

第十章　浅表器官的超声诊断

扫一扫

看彩图

第一节　眼的超声诊断

1956 年超声首次应用于眼科检查,从此对眼科疾病的临床诊治产生了深远的影响。目前,超声在眼科的应用从宏观到微观都有独到之处,对于许多疾病能提供明确的诊断。眼部超声检查的范围涉及眼睑、眼球、视神经、眼外肌、泪器、眶内筋膜、脂肪体及眼眶壁等。

一、眼的解剖

(一) 眼球

眼球是具有特殊构造的光感觉器官,位于眼眶内,分为眼球、视路和附属器三部分。眼球分为眼球壁和眼内容物两个部分,球壁外层为纤维膜,中层为色素膜,内层为视网膜,眼内容物位于眼球壁内,包括房水、晶状体和玻璃体(图 10-1-1)。

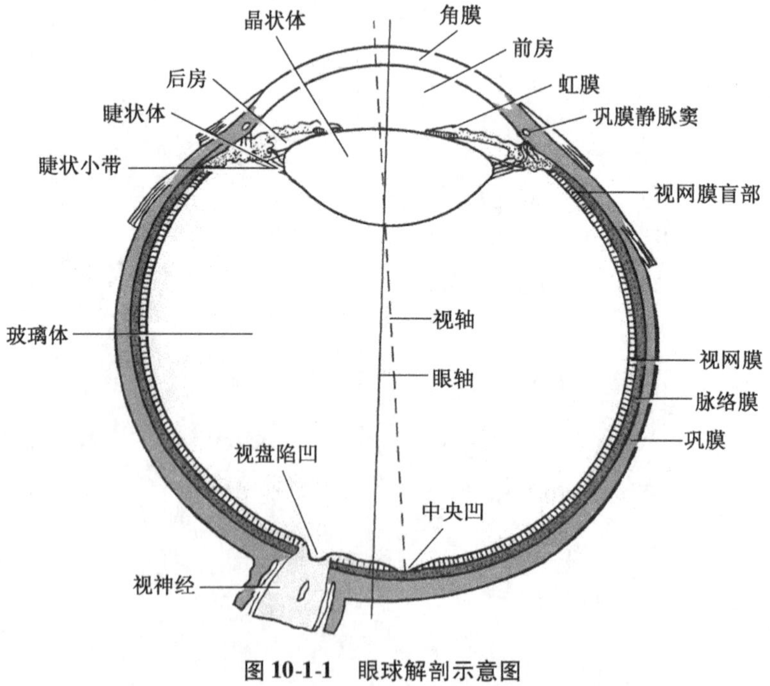

图 10-1-1　眼球解剖示意图

1. 眼球壁

(1) 纤维膜　主要由坚韧纤维及结缔组织构成,为眼球的外膜,起到保护球内组织及维持眼球形状的作用,分为角膜和巩膜,前者占眼球壁的前 1/6,中央薄,边缘厚,由完全透明的结缔组织构成，其余部分由致密纤维组成，即巩膜。

(2) 色素膜　又称葡萄膜或血管膜，是成人炎症和肿瘤的好发部位，由前向后依次为虹膜、睫状体和脉络膜。虹膜呈圆盘状，中央的圆孔为瞳孔；睫状体分为前部的睫状突和后部的睫状体扁平部；脉络膜介于巩膜和视网膜之间，在赤道前部两膜之间连接较为疏松且存在间隙，称脉络膜上腔，这就是脉络膜脱离的解剖基础，在赤道后部两者连接紧密，尤其是赤道部涡静脉的存在，使两者连接更为紧密，因此，脉络膜脱离时范围不超过眼球赤道部且不与视盘相连。

(3) 视网膜　为贴附在脉络膜内的一层透明薄膜。起自视神经乳头周围，前界为锯齿缘，组织学上视网膜有十层，最表层为单层色素上皮，其余九层为神经上皮层，两层之间存在潜在性腔隙，色素上皮层与脉络膜内层紧密相贴，不易分离。病理状态下，神经上皮层与色素上皮层分开，是造成视网膜分离的解剖基础。

2. 眼的内容物

(1) 前房　为角膜和晶状体之间的腔隙，内充满液体，称房水，主要功能是维持眼内压，营养角膜。

(2) 晶状体　由晶状体囊和纤维组成，内为无色透明液体，无血管和神经，形似凸透镜的透明体，借晶状体悬韧带与睫状体相连。

(3) 玻璃体　无色透明，无血管，内为纤维胶原结构，主要成分是水。

(二) 眼附属器

眼附属器包括眼眶、眼睑、结膜、泪器、眼外肌等，眼眶是由 7 块骨组成的四边棱形骨性腔，尖端由视神经管通向颅腔，前为眼睑，内容纳眼球和其他组织，眶壁与鼻旁窦相连；泪器包括泪腺和泪道，由结缔组织固定在骨膜上；眼外肌共有六条，由内、外、上、下四条直肌及上、下两条斜肌组成。

(三) 眼部的血管

1. 动脉系统

(1) 眼动脉　眼动脉是颈内动脉的第一分支，根据走行方向可分为三段。彩色多普勒超声检查时取样容积置于球后壁 15 mm 之后，可得到一侧眼动脉的彩色多普勒频谱，收缩期峰值流速为 30 ~ 40 cm/s。

(2) 视网膜中央动脉 (central retinal artery, CRA)　眼动脉眶内段的分支，由球后 9 ~ 12 mm处进入视神经鞘，营养视神经及视网膜内层，在视盘中心后 4 mm 处，可探及彩色多普勒频谱，收缩期峰值流速为 10 ~ 15 cm/s。

(3) 睫状后动脉　分为睫状后短动脉和睫状后长动脉，均在视神经附近进入眼内，因此在视神经的两侧可探及其彩色血流信号，收缩期峰值流速为 12 ~ 21 cm/s。

2. 静脉系统

(1) 眼静脉　眼静脉有上、下两组，主要收纳眼部的静脉血液到海绵窦，眼上静脉是眶内最大的静脉，是引流眼球和其他附属器的主要血管。正常的眼静脉超声不能显示，当病变扩张时可显示蓝色的血流信号。

(2) 涡静脉　为引流脉络膜、睫状体和虹膜的主要血管，正常分 4 ~ 6 支，在眼球赤道后 5.5 ~ 8 mm 四条眼直肌间穿出巩膜。

(3) 视网膜中央静脉 (central retinal vein, CRV)　与同名动脉伴行，经眼上静脉或直接回流到海绵窦。

二、眼的超声检查技术及正常声像图

B 型超声检查通常使用线阵或扇形探头，频率 3.5～10 MHz，眼科专用仪器的探头频率通常大于 10 MHz。根据需要，患者采取仰卧位或坐位，轻闭双眼，检查时按照要求转动眼球。一般采用直接法，在眼睑上涂上耦合剂直接进行检查，怀疑玻璃体内病变时可采用运动及后运动试验进行疾病的诊断与鉴别诊断。运动及后运动试验是眼内疾病诊断及鉴别诊断的重要试验，检查方法是首先扫查眼球内的病变，仔细观察病变与视盘之间是不是连接，嘱患者眼球运动后观察病变随眼球的运动情况，如玻璃体病变随眼球运动而运动，则运动试验阳性，反之为阴性。嘱患者眼球运动后立即停止运动，观察此时玻璃体内病变运动情况，如病变仍有运动则为后运动试验阳性，反之为阴性。

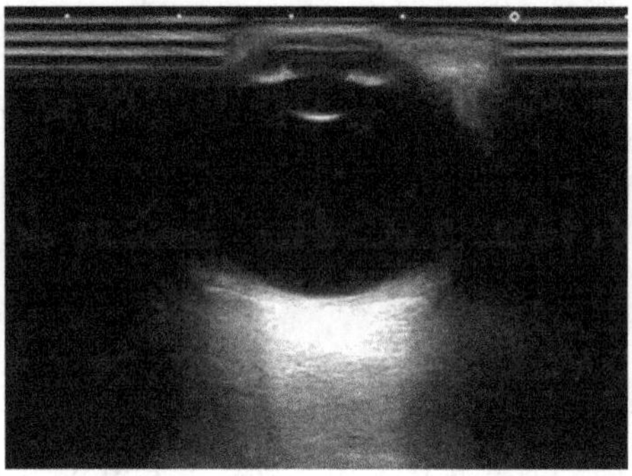

图 10-1-2　眼球正常超声图像

眼球轴位扫描是探头置于眼睑中部，声速经眼睑表面从角膜中心通过前房、瞳孔、晶状体、玻璃体、球壁至球后神经，这个切面图用于眼球各项标准切面测量(图 10-1-2)。从角膜中央顶点至黄斑中心凹之间的距离称眼轴长度，眼轴长度正常范围是 22～24 mm。

三、视网膜疾病

视网膜来自胚胎的原始视杯，其内的感光细胞损伤后一般不可再生，营养视网膜的血管为终末血管，当主支或分支血管发生病变时，所供应的视网膜内层组织立即发生缺氧变性坏死，常见的视网膜病变包括以下几种。

(一) 视网膜脱离

1. 病理及临床表现

各种原因导致的视网膜变性及玻璃体机化物牵拉，均可造成视网膜神经上皮层发生裂孔，液化的玻璃体进入视网膜色素上皮细胞层和神经上皮层之间，形成视网膜脱离，而不是视网膜与脉络膜之间的分离。主要的临床表现有“飞蚊症”，视网膜受脱离玻璃体的刺激，患者眼前出现云雾遮挡、黑影飘动，甚至视力减退。

2. 超声声像图

(1) 部分性视网膜脱离　无回声的玻璃体内出现条带状的中强回声光带，凹面朝向眼前方，一端与视盘相连，一端与球壁相连，新鲜的视网膜脱离活动度明显，后运动试验明显，而且运动方向一般与眼球壁回声相垂直，以脱离的视网膜为中心垂直轻度摆动；陈旧性视网膜脱离活动度明显减弱，有巨大裂孔的视网膜脱离可见带状回声有中断现象(彩图 10-1-3)。

(2) 完全性视网膜脱离　视网膜脱离发展到一定程度，会逐渐完全脱离，玻璃体内出现“V”形带状强回声，尖端与视盘相连，两端与球壁回声相连。新鲜的脱离，光带均匀光滑，后运动呈强阳性；脱离时间较长时，光带机化，粗细不均，甚至皱缩，活动度减弱(彩图 10-1-4)。

(3) 牵拉性视网膜脱离　无回声的玻璃体内可见形态各异、厚薄不均的机化膜，在视网膜脱离的最高点牵引视网膜。

(4) 继发性视网膜脱离　眶内存在占位性病变时，如视网膜血管瘤、脉络膜血管瘤、脉络膜恶性黑色素瘤或脉络膜转移癌等，在肿瘤的生长发展过程中，都可发生不同程度的视网膜脱离。在脱离的视网膜下可见不同表现的实体肿瘤声像图。外伤后视网膜脱离较原发性复杂，因为可能合并多种眼外伤，玻璃体多伴有积血、脉络膜出血或脱离、眼内异物等，玻璃体易机化形成条索状牵拉视网膜。

(5) *脉络膜脱离型视网膜脱离* 超声检查见玻璃体内两条回声光带，视网膜脱离的光带与球壁回声之间可见一条光滑且较视网膜光带粗大的呈球形或扁平隆起的脉络膜光带，脉络膜光带和视网膜光带有明显的不同，易区分。

彩色多普勒显示脱离的视网膜上出现来源于视网膜中央动静脉的血流信号。

3. 鉴别诊断

(1) *玻璃体后脱离* 玻璃体脱离光带连续、光滑，较纤细，可与球壁任意部位相连，运动及后运动都较活跃，但光带上无血流信号。视网膜脱离光带规则、光滑，呈“V”形，一端与视盘相连，另一端连于球壁，光带上可探及血流信号。

(2) *脉络膜脱离* 两者脱离光带形态有区别，视网膜脱离典型表现呈“V”形，一端连于视盘，一端与球壁相连；脉络膜脱离光带凸向玻璃体内，凸面相对，一般在眼赤道部之前，不与视盘相连。视网膜脱离光带上可探及与视网膜中央动静脉相延续的频谱特征的血流。脉络膜脱离光带上探及低速动脉型血流，与睫状后短动脉血流频谱特征相同。

（二）糖尿病性视网膜病变

1. 病理及临床表现

糖尿病视网膜病变是糖尿病后期最常见、最严重的并发症之一，是玻璃体表面广泛性增殖的病变。主要病理表现为由于糖尿病患者的类脂质渗出物增多，视网膜中央动脉发生粥样硬化，继而缺血缺氧，并伴有大量纤维组织及新生的血管增生，加之周围毛细血管外膨形成微血管瘤，最终导致视网膜出现慢性增生性病变，出现视力障碍，这已经成为糖尿病患者致盲的主要原因之一。

2. 超声声像图

① 玻璃体内出现形态各异、回声强弱不均、排列紊乱的光带回声，与视网膜广泛粘连，机化的光带条索牵拉视网膜造成视网膜脱离。

② 球壁不均匀增厚、凹凸不平。

③ 彩色多普勒检查，视网膜上的血流信号减少，玻璃体内增殖膜上新生的血管膜可出现异常的血流信号；视网膜中央动脉不易显示且阻力指数增高，相反，中央静脉的血流增多。

（三）视网膜母细胞瘤

1. 病理及临床表现

视网膜母细胞瘤是婴幼儿时期最常见的眼部恶性肿瘤，常发生在4岁以内，分遗传型（40%）和非遗传型（60%），是起源于视网膜颗粒层和神经节细胞层的恶性肿瘤，肿瘤细胞间质少，易脱落种植发生转移。临床根据病程发展过程，分为眼内期、青光眼期、眼外期及转移期。临床早期症状不明显，多为视力障碍及眼底改变。由于视力丧失，瞳孔开大，经瞳孔可见黄白色反光，称为“黑蒙性猫眼”，随着病情发展，出现头痛、智力障碍及全身转移症状。

2. 超声声像图

(1) *肿瘤外形* 肿瘤形态多样，呈半球形、V形或不规则形，可以表现为眼球壁的广泛性增厚，充满整个玻璃体腔；可单发或多发，以后极部居多，边界清晰。

(2) *内部回声* 肿瘤内部回声较为复杂，若肿瘤细胞生长速度快，血液供应不足，则出现液化坏死的囊性改变;70%～80%的肿瘤内部可探及不规则斑块状强回声,即“钙斑”,大小不等,回声强弱不一,后伴有声影(图10-1-5)。

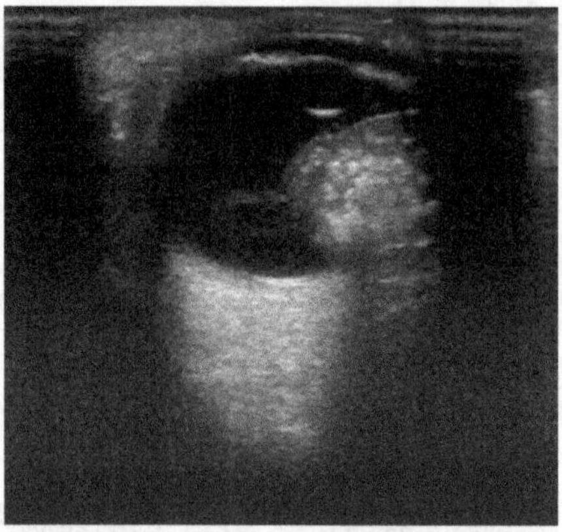

图10-1-5 视网膜母细胞瘤

彩色多普勒显示瘤体内出现丰富的血流信号,呈树枝状广泛分布在病变内,并出现与视网膜中央动、静脉完全一致的动脉与静脉伴行的血流频谱(彩图10-1-6)。

3. 鉴别诊断

本病需要与其他临床上表现为“白瞳孔”的疾病进行鉴别,如Coats病、永存原始玻璃体增生症、早产儿视网膜病变、先天性白内障、眼内炎症等(表10-1-1)。

表10-1-1 “白瞳孔”疾病的鉴别诊断

病种	发病人群	患侧	形状	回声	CDFI
视网膜母细胞瘤	多在4岁以下	单侧或双侧	半球或不规则	强弱不等,低回声及强回声“钙斑”	病变内血流信号与CRA-CRV相延续,频谱特征相同
Coats病	常在6～12岁	单侧或双侧	条带状,周围均匀点状回声	均匀,有流动性	带状回声上有与CRA-CRV相延续血流信号
早产儿视网膜病变	早产儿	双侧	晶状体后花冠状	弱回声	与CRA-CRV相延续,频谱相同
永存原始玻璃体增生症	先天性发育异常者	单侧或双侧	圆锥形,尖端向后	中强回声	与CRA-CRV相延续,频谱相同
先天性白内障	出生时或出生后一年内	单侧或双侧	玻璃体为无回声,晶状体出现异常回声	中强回声	无血流信号
眼内炎症	有眼部感染或外伤史	单侧或双侧	不规则	弥漫,中强或弱回声	无血流信号

(四) Coats病

1. 病理及临床表现

Coats病又称外层渗出性视网膜病变,临床表现为眼底大量黄色或黄白色渗出,可见胆固醇结晶和出血,视网膜血管呈梭形或球形扩张,可继发视网膜脱离和白内障等。

2. 超声声像图

典型病变在病变晚期玻璃体内可探及均匀点状回声,运动及后运动显著,呈“流沙样”改变。此均匀点状回声可被多个半弧形回声分隔,半弧形回声与视盘相连,可轻度运动。早期病变表现为玻璃体内局限的半球形或不规则形病变,表面光滑,内为均匀点状回声,运动及后运动试验阳性。

3. 鉴别诊断

与其他疾病的鉴别诊断见表10-1-1。

(五) 视网膜血管性病变

1. 视网膜中央动脉阻塞

(1) 病理及临床表现　视网膜中央动脉供应视网膜内层,并且为终末动脉,它的堵塞引起视网膜急性缺血,视力急剧下降。视网膜中央动脉阻塞多见于老年人,主要由动脉粥样硬化、动脉阻塞等引起视网膜急性缺血,可以瞬间或永久性失明。

(2) 超声声像图

① 声像图常无异常发现。

② 阻塞急性期,视网膜中央动脉不能显示血流信号或视网膜中央动脉收缩期的血流参数显著下降,舒张末期血流参数显著下降甚至为零,阻力指数增高。

③ 若病变在颈内动脉或眼动脉,则视网膜中央动脉收缩期峰值流速降低。

2. 视网膜中央静脉阻塞

(1) 病理及临床表现　本病由多种病因导致的血液高黏度和血流动力学异常引起,使视网膜中央静脉迂曲扩张、出血、水肿、渗出等,轻者临床表现不明显,重者视力模糊、视力减退、视野缺损等。

(2) 超声声像图

① 视网膜中央静脉的血流速度降低,甚至无血流信号。

② 视网膜中央动脉收缩期血流速度显著下降,阻力指数增高,说明处于视网膜中央静脉阻塞的急性期,视网膜中央动脉血流受损。

③ 在病变的前 3 个月,视网膜中央静脉最小流速(V_{min})下降明显者,虹膜发生新生血管可能性大。V_{min} <3 cm/s 者具有高危险性。

四、脉络膜疾病

(一) 脉络膜脱离

1. 病理及临床表现

色素膜在巩膜后极部和涡静脉穿行处与巩膜连接紧密,其他部位与巩膜仅为疏松连接。由于睫状体和前部脉络膜血管丰富,管腔大,当各种原因导致眼压下降时,血管扩张,液体漏出至脉络膜和巩膜之间,造成脉络膜脱离。临床上表现为视野缺损和视力障碍。

2. 超声声像图

无回声的玻璃体内出现多个弧形带状回声,与球壁回声相连,但不与视盘相连,且弧形带状回声均凸向玻璃体中轴。冠状位扫查时,玻璃体内出现连续的多个弧形带状回声,呈"玫瑰花"征(图 10-1-7)。

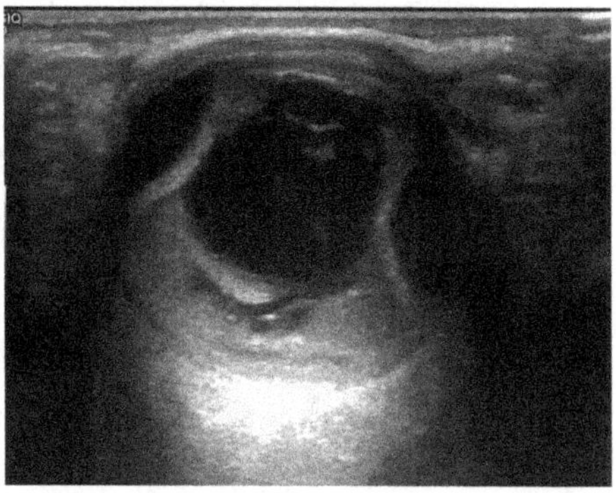

图 10-1-7　脉络膜脱离

彩色多普勒显示带状回声上出现较丰富的血流信号,不与视网膜中央动脉相延续(彩图 10-1-8)。

3. 鉴别诊断

(1) 视网膜脱离　具体见相关章节。

(2) 玻璃体后脱离　玻璃体后脱离光带回声稍弱,略细,运动及后运动较脉络膜脱离活跃,光带上无血流信号。脉络膜脱离光带回声稍强,多条凸向玻璃体内,连于赤道部之前,光带上见血流信号。

(二) 脉络膜黑色素瘤

1. 病理及临床表现

脉络膜是葡萄膜黑色素瘤最常发生的部位,起源于脉络膜基质内的黑色素细胞。脉络膜黑色素瘤主要有梭形细胞型、上皮样细胞型和混合细胞型三种。其恶性程度高,进展快,多以视力减退、视野缺损和玻璃体内漂浮物为就诊的主要原因。

2. 超声声像图

① 不同类型的脉络膜黑色素瘤,瘤体的超声表现不同。半球型表现为以眼球壁为基底的半球形光团;蕈伞型表现为半圆形的基底上又出现一细颈及圆形头部;周边浸润型表现为眼球壁弥漫性增厚,厚薄不均。

② 内部回声:肿瘤前部血窦大而多,向后渐少,加大了声阻抗,后部肿瘤细胞排列紧密,吸收声能衰减,因此声像图上表现为前部回声较强,光点密集,向后回声逐渐减弱,接近眼球壁时呈无回声的暗区,称之为"挖空"现象(acoustic quiet zone)。

③ 靠近肿瘤基底部的脉络膜被肿瘤细胞浸润,形成局部脉络膜无回声区,呈盘状凹陷带,称脉络膜凹陷(choroidal excavation)。一般病变在基底部,65%的患者可探及这一征象。

④ 彩色多普勒可显示肿瘤内部丰富的血流信号,呈树枝状分布在整个瘤体内,可检测到单纯动脉型血流频谱,与睫状后短动脉血流频谱特征相同。

(三)脉络膜血管瘤

1. 病理及临床表现

脉络膜血管瘤为良性血管性错构性疾病,大多为海绵状血管瘤。临床将脉络膜血管瘤分为孤立型和弥漫型两类。孤立型多发于眼球后极部,边界清晰。弥漫型脉络膜血管瘤常见于10岁以下儿童,常伴有颜面部和中枢系统血管瘤。如果病变发生在黄斑附近,早期出现视力下降或单眼远视,为瘤体推顶视网膜前移所致。如病变发生在黄斑区以外的部位且未引起视网膜脱离,可在相当长的时间内无明显症状。

2. 超声声像图

孤立型表现为在玻璃体内扁平或半圆形实性隆起,与球壁回声紧密相连,内部为均匀的中强回声,声衰减不明显。病变与周围组织之间界限清晰,没有显著的声衰减,没有脉络膜凹陷及"挖空"现象,部分伴有视网膜脱离(彩图10-1-9)。

弥漫型表现为眼球壁的普遍增厚,在病变早期易被误诊为脉络膜水肿,需要仔细分辨。随着病变发展,可有局限性眼球壁增厚,回声高于脉络膜,与脉络膜回声分界清晰,病变隆起一般不高,多在5 mm之内。

彩色多普勒在病变基底部及内部可探及丰富血流信号,以基底部分布最为丰富,呈"血管池"样表现,血流频谱与睫状后短动脉血流频谱相同。

3. 鉴别诊断

(1) *脉络膜黑色素瘤* 脉络膜血管瘤呈橘红色圆形实性病变,表面有色素沉着。瘤体内部回声均匀,为中强回声,无脉络膜凹陷及声衰减特征,荧光血管造影检查与脉络膜黑色素瘤不相同。

(2) *脉络膜转移癌* 为视网膜下结节状扁平隆起,若突破视网膜则边界欠整齐,呈花边样改变,多数病例有身体其他部位或器官恶性肿瘤病史。

五、玻璃体疾病

玻璃体是一种透明的胶状物,占眼球容积的2/3~3/4,充填于晶状体、睫状体及视网膜之间。玻璃体是眼屈光间质的重要组成部分,玻璃体疾病势必会影响患者的视力。常见的玻璃体疾病包括玻璃体积血、玻璃体机化膜、玻璃体变性、玻璃体炎症等。

（一）玻璃体积血

1. 病理及临床表现

各种原因导致的玻璃体周围组织出血，可以是全身性疾病的眼部表现，也可以是由眼局部疾病引起的。少量血液进入玻璃体，可以被吸收，较多出血时，血液积聚在玻璃体内，造成玻璃体液化、机化和后脱离，临床表现为黑影漂浮，视力下降。

2. 超声声像图

新鲜的出血表现为玻璃体内局限性或弥漫性均匀细小的点状回声，如果没有突破玻璃体后界膜，积血局限于玻璃体局部。病变部与眼球壁相连，运动及后运动试验阳性。积血较多或突破玻璃体后界膜时，积血可充满整个玻璃体。陈旧性的玻璃体积血，出现机化时，可探及条带状的机化膜回声（图 10-1-10）。

彩色多普勒：病变内部未发现血流信号。

（二）玻璃体后脱离

1. 病理及临床表现

玻璃体后脱离是指玻璃体后皮质与视网膜内界膜之间发生分离。引起玻璃体后脱离的原因较多，可为玻璃体液化，玻璃体内机化条索牵拉，玻璃体收缩或由视网膜、脉络膜的渗出及出血压迫所致。玻璃体后脱离以玻璃体基底后部的玻璃体后脱离常见，临床表现为闪光感和飞蚊症。眼底镜检查表现为视盘前环形浑浊（weiss 环），即自视盘脱离但仍附着在后玻璃体皮质上的视盘周围的胶质样物质。

2. 超声声像图

部分玻璃体后脱离表现为与视网膜相连的连续纤细条带状回声，光滑，为中等强度回声，后运动试验明显（图 10-1-11）。

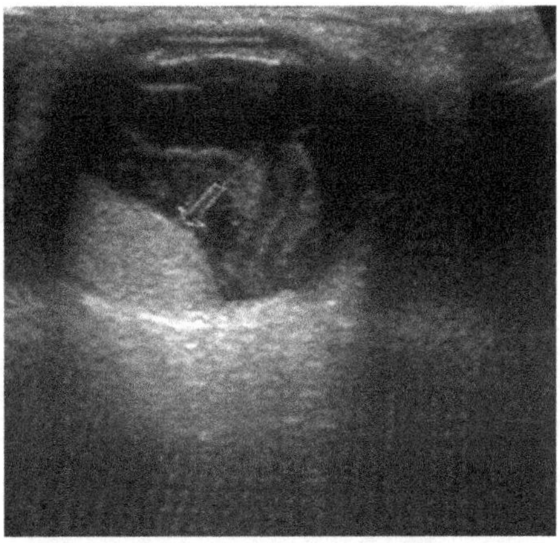

图 10-1-10 玻璃体积血

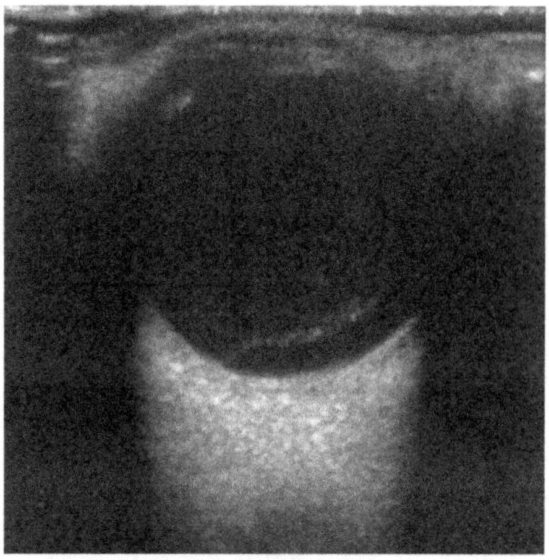

图 10-1-11 玻璃体后脱离

完全玻璃体后脱离表现为不与球后壁相连的连续中强回声光带，运动及后运动试验明显呈从球壁一侧向另一侧的波浪状运动。在后极部中央可观察到玻璃体后界膜回声局限性增强，表现为双条带状回声，此为 weiss 环的回声，也是诊断玻璃体后脱离的特征之一。

彩色多普勒：玻璃体后界膜上无血流信号。

3. 鉴别诊断

在眼内产生膜状回声的病变有视网膜脱离、脉络膜脱离、玻璃体后脱离、玻璃体机化物等,它们的鉴别点主要是病变的形态、回声强度、病变与眼球固着关系、运动情况、后运动情况,以及病变内部血流情况(表10-1-2)。

表10-1-2 眼内膜状物鉴别诊断

病种	形态	回声强度	固着点	运动	后运动	血流情况
视网膜脱离	带状,规则,凸面向前,"V"形	中－强回声	与视盘相连	轻度	(－)	与CRA-CRV相延续,频谱特征相同
脉络膜脱离	带状,规则,光滑,多个,凸面向玻璃体	中－强回声	眼球赤道部之前	轻度	(－)	血流丰富,频谱为低速动脉血流
玻璃体后脱离	连续带状,光滑弧形	纤细,中－低回声	不定	显著	(＋＋)	无血流
玻璃体机化膜	不规则,树枝状	强弱不等	不定	无－轻度	(－)	无血流

(三)闪辉性玻璃体液化

1. 病理及临床表现

闪辉性玻璃体液化(synchysis scintillans)又称胆固醇结晶沉着症,玻璃体内积血吸收不完全,不仅导致玻璃体液化,还引起胆固醇结晶沉着。临床特点是玻璃体内可见大量闪亮的结晶样物质自由飘动,眼球静止时,结晶体主要沉积于玻璃体下部。闪辉性玻璃体液化对患者视力影响不大,一般不需要处理。

2. 超声声像图

玻璃体内充满均匀一致的点状强回声,眼球静止时光点堆积于后部,运动试验阳性,常合并玻璃体后脱离。

彩色多普勒:玻璃体病变内无明显血流信号。

(四)永存原始玻璃体增生症

1. 病理及临床表现

永存原始玻璃体增生症(persistent hyperplasia primary vitreous,PHPV)为玻璃体发育异常,原始玻璃体没有消退,单眼多发(90%),分为前部型和后部型,可伴有小眼球、白内障、前房发育异常及继发性青光眼等。

2. 超声声像图

典型病例表现为玻璃体内病变,呈倒三角形或条状中强回声,倒三角形的基底部与晶状体相贴近,尖端与视盘相连。病变运动与后运动均不明显。

彩色多普勒:带状回声内可扫查到与视网膜中央动、静脉相延续的血流信号。

六、晶状体疾病

(一)晶状体混浊

1. 病理及临床表现

各种原因引起的晶状体代谢紊乱,蛋白质结构发生异常,最终导致晶状体透明度改变,晶状体混浊,又称白内障(cataract)。临床可分为先天性白内障、年龄相关性白内障、代谢性白内障及外伤性白内障等。

2．超声声像图

① 周边部混浊：晶状体前后囊膜的弧形光带增厚、增强，中心部呈无回声区。

② 核混浊：晶状体中心部呈强回声，周边部回声较弱。

③ 完全性混浊：整个晶状体内出现强回声的光点光斑（图 10-1-12）。

④ 人工晶体：在晶状体的位置上出现不规则形的强回声光斑，其后出现多条距离相等、回声依次减弱的强回声光带。

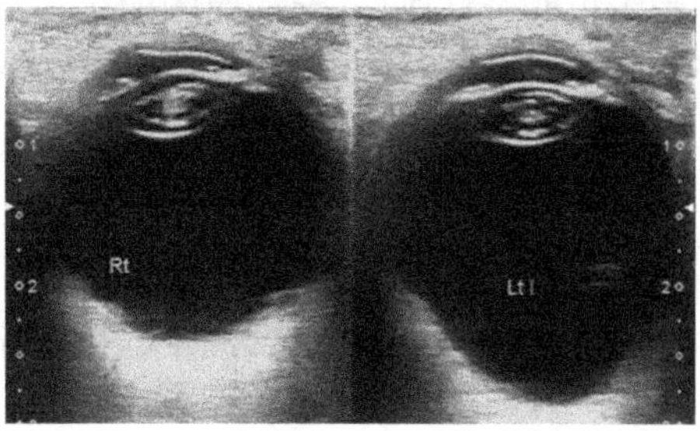

图 10-1-12　晶状体浑浊

（二）晶状体脱位

1．病理及临床表现

正常的晶状体依靠悬韧带及睫状突固定位置，如因先天性的悬韧带发育不全，或外伤、手术及疾病导致的悬韧带断裂，晶状体偏离原来位置，称晶状体脱位。

2．超声声像图

① 完全性脱位：晶状体位置上见蝶形的光斑缺如，晶状体的扁圆形强回声光环出现在前房内、玻璃体腔内或嵌于瞳孔区，内透声欠佳，位于玻璃体内可随体位改变而移位（图 10-1-13）。

② 部分性脱位：晶状体偏离原来位置尚未完全脱出，可随眼球转动而摆动。

③ 部分病例表现为强回声光斑，脱入的可为晶状体的皮质或核。

④ 人工晶体脱位可出现在玻璃体内的任意位置，出现与异物回声类似的声影或“彗星尾”征。

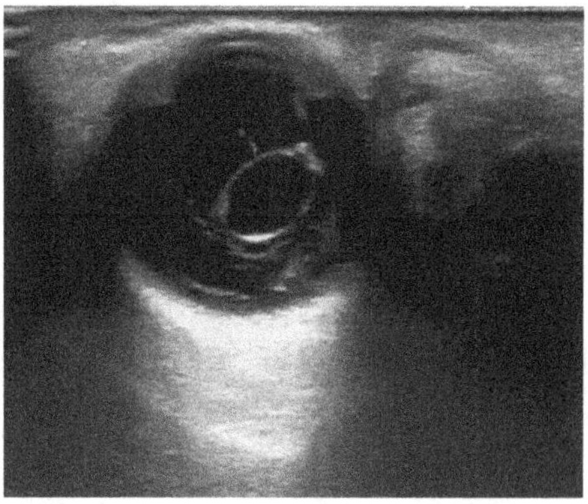

图 10-1-13　晶状体脱位

七、眼外伤

（一）眼球异物

1．病理及临床表现

由各种原因导致的眼部穿通伤，异物残留于眼内，除直接引起眼球损伤外，异物残留于眼内，也可引起交叉感染，引起一系列的并发症。目前多种检查方法都可用于诊断异物及明确定位，但由于超声简便、扫查范围灵活，一直是眼内异物的首选方法。

2．超声声像图

金属类异物强回声后方伴有“彗星尾”征，非金属类异物表现为强回声的光点或光斑，但一些木屑或植物类异物，可合并眼内炎症，很快会变为低回声或无回声脓腔。降低增益后，正常的眼组织回声消失，异物更清楚（图 10-1-14）。

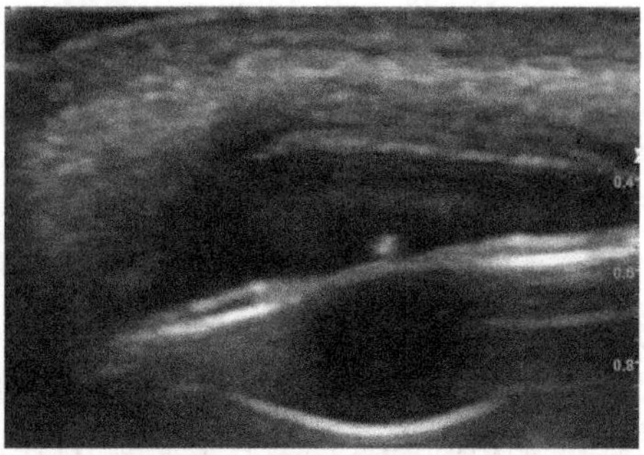

图 10-1-14　前房异物

嵌在球壁内的异物声影明显且位置固定，伴有周围组织的炎性改变,异物周围的出血表现为弱回声或无回声晕,玻璃体因积血表现为强回声的光斑及条索状的增强回声。严重的病例可以伴发视网膜或脉络膜脱离。

难以确定小异物所在位置时,应嘱咐患者转动眼球,多方位扫查。

彩色多普勒:异物内无血流信号,部分病例可见“快闪伪像”。

(二)眼球萎缩

眼球萎缩是严重眼外伤,眼内容物溢出的结果。

超声表现:① 球径缩短,失去眼内正常结构。② 球壁增厚,脉络膜出血,机化后可有声影。

(三)眼眶外伤

1. 临床表现

由各种外伤导致的眼眶软组织、眼外肌、视神经的损伤,以及眶内的出血、骨折、水肿及异物。

2. 超声声像图

① 眼眶软组织或眼外肌出血水肿,表现为正常的组织因水肿增粗,或侧方出现不规则的低回声血肿。

② 骨折表现为该处的眶骨连续性中断,并在眼外肌一侧出现因出血水肿形成的异常回声。

③ 异物长期滞留可引起一系列的慢性炎症。

八、眼眶疾病

(一)泪腺混合瘤

1. 临床表现

泪腺肿瘤占眶内肿瘤的第一位,以良性混合瘤常见,起初无自觉症状,生长缓慢、肿物超出泪窝时,可在外上眶缘触到一质较硬的肿块,成年女性较男性多见。

2. 超声声像图

① 眶外上方类圆形回声病变。肿物含大量黏液时,回声较少。

② 肿物边界清楚,内部回声中等至稍高,分布均匀或不均,类似于海绵状血管瘤。

③ 声衰减较少,后界回声清楚。

④ 肿物位于眼球壁与眶壁之间时,可压迫眼球壁向玻璃体隆起,病变不可压缩。

⑤ 彩色多普勒显示肿瘤内有血流,但不丰富。

(二)眼眶海绵状血管瘤

1. 病理及临床表现

海绵状血管瘤是成年时期最常见的眶内原发性良性肿瘤,近似圆球形,紫红色,有完整包膜,切面呈海绵状,系由大小不等的血管窦构成,窦壁有平滑肌,间质为结缔组织分隔。临床主要表现为进行性的眼球突出,无自发性疼痛,晚期可引起视力下降和眼球运动障碍。

2. 超声声像图

① 多位于肌锥内,表现为边界清楚、有包膜、光滑的圆形或椭圆形肿物。

② 肿瘤内部回声呈规律分布的栅栏状是本病的特点。

③ 瘤体内回声不均,血管内皮细胞及纤维组织表现为强回声,血窦内的血液成分则表现为弱回声。

④ 压缩试验阳性,当发现球后占位病变时,用探头置于眼睑上轻轻对眼球加压,当压力传到病变区时,病变如果发生形变,称压缩试验阳性,多见于眶内囊性病变或血管瘤等。

⑤ 彩色多普勒血流信号不明显,能量多普勒血管造影可显示特征性的血管交错。

（三）颈动脉－海绵窦瘘

1．病理及临床表现

由颅底骨折等引起颈内动脉海绵窦瘘（高流瘘）和硬脑膜动脉海绵窦瘘（低流瘘），临床上发现搏动性眼球突出，血管杂音，结膜静脉高度迂曲扩张，眼压增高，眼球运动障碍。扩张的眼上静脉动脉化。

2．超声声像图

① 在视神经和上直肌之间出现一圆形无回声区，为扩张的眼上静脉，CDFI 显示眼上静脉异常扩张，呈五彩镶嵌的血流信号，脉冲多普勒可测及静脉频谱动脉化。

② 用手指压迫同侧颈内动脉或用探头压迫眼球，当压力超过颈内动脉或动脉化的眼上静脉时，这种无回声腔会消失，搏动消失。

③ 眼外肌轻度或中度肿大及球后脂肪垫扩大。

（四）眶内炎性假瘤

病因不明，发病年龄广泛，好发于中、老年人，多单眼发病，预后较好，常有复发。

1．病理及临床表现

眼球突出和移位，持续性眼睑肿胀，波及上、下眼睑。眼肌型的假瘤常呈急性发作，结膜充血，水肿；发生于泪腺区的假瘤水肿主要位于上睑外侧，向前隆起。眼球运动障碍，1/3 的假瘤从眶缘可扪及肿物。

2．超声声像图

（1）*弥漫浸润型*　肿物境界清楚，形状不规则或类圆形，内部回声少而弱，多数可探及眼球筋膜囊积液，表现为“T”形征。

（2）*肉芽肿型*　回声强弱不等，分布不均匀，不能压缩。

（3）*泪腺炎型*　一侧或两侧泪腺增大，呈扁圆形或椭圆形，内回声少而弱，不能压缩。

（4）*肌炎型*　单一眼外肌受累较多见，明显肿大，内回声低或无回声。

（5）*纤维增生型*　边界不清，其后界不能显示，内回声不均匀，与肿瘤无法区分。

九、超声生物显微镜

超声生物显微镜（ultrasound biomicroscope，UBM）是 20 世纪 90 年代发展起来的一种无创性眼用超高频超声图像诊断技术，其分辨率高达 50 μm，探头频率高达 35～100 MHz。比普通二维超声能获得更清晰的图像，对组织结构观察得更详尽，可以获得类似低倍光学显微镜的图像特征。其局限性在于穿透力较弱，只能对眼球前段组织进行检查。

（一）检查范围

① 可以用于青光眼患者以详细了解房角的情况。

② 眼外伤时，了解眼前段的损伤情况，如低眼内压综合征、异物等。

③ 眼前段肿瘤情况的观察。

④ 周边玻璃体和睫状体疾病的诊断，对虹膜后结构的检查时，在现有仪器中，UBM 是唯一能够在活体状态下了解后房和睫状体的检查。

⑤ 角膜和结膜疾病、巩膜疾病、晶状体疾病、眼睑疾病等也可用 UBM 检查。

（二）检查方法

1．准备

① 患者取仰卧位，局部结膜囊内滴麻醉药。

② 眼杯消毒后放入结膜囊将眼睑撑开，眼杯内置入耦合剂。

2．检查方法

① 嘱患者注视天花板，探头距角膜缘5～10 mm，先探查中轴部，观察角膜、前房、晶状体情况。

② 然后嘱患者向下、向右、向左视，将探头置于12点、3点、6点及9点角巩膜缘，并使探头的标志线与角巩缘垂直，向穹窿部滑动探头，依次探查前房角、后房、周边虹膜、睫状体、周边部脉络膜及周边部玻璃体情况，并可探及晶状体赤道部、晶状体悬韧带情况，同时探查眼肌的厚度。

③ 发现可疑病变后，可加强探查密度，如按时钟位逐一探查。然后将探头的标志线与所探查的部位的角巩缘平行，再次进行探查。

④ 由于UBM的探查范围只有5 mm×5 mm，如需探查深部组织的病变，一般将延迟设置为2.4 mm，可探查角膜到晶状体前囊，如将延迟设置为4.4 mm，则看不到角膜图像，但可以看到晶状体前后囊约1 mm的情况。

（三）常见疾病的超声生物显微镜表现

1．睫状体脱离

（1）*病理及临床表现*　睫状体脱离是指睫状体组织包括睫状体纵状肌纤维自巩膜突与巩膜完全分离的一种病理改变，主要发生于外伤后。睫状体脱离后，房水分泌减少，前房内的房水直接进入脉络膜上腔，导致低眼压，危及视功能。临床主要表现为视力减退和眼内压降低。

（2）*超声声像图*　所有患者均表现为360°全周脱离，这是由于睫状体上腔内无瓣膜，因而一旦有液体存留即可遍布整个睫状体上腔。根据睫状体与巩膜突之间的关系将睫状体脱离分为睫状体离断和睫状体上腔渗漏两种。如果巩膜突和睫状体突之间附着紧密，360°全周均可探及睫状体与巩膜间无回声，称之为睫状体上腔渗漏。如果巩膜突和睫状体在某一点存在分离，或者前房与睫状体上腔之间完全交通，称之为睫状体离断。

2．原发性闭角型青光眼

（1）*病理及临床表现*　由于前房角关闭使房水外流受阻，导致眼压升高。患者前房较浅，虹膜膨隆。典型的闭角型青光眼发作时临床检查可见患者房角全部或大部分关闭，眼压升高，伴有剧烈眼痛，视力下降及同侧头痛。眼底检查可见视盘充血，静脉扩张，动脉搏动。

（2）*超声声像图*　虹膜晶状体接触距离增大，使房水流经虹膜晶状体这一阀门时，阻力增大，致使后房压力增高，虹膜向前膨隆，房角变得更狭窄，房水排除受阻，压力更高。睫状突肿胀，睫状体位置前移，导致晶状体睫状体距离缩短，悬韧带松弛，晶状体前凸，位置前移，进一步加大瞳孔阻滞力。

扫一扫

看彩图

第二节　涎腺的超声诊断

涎腺又称唾液腺，由腮腺、下颌下腺、舌下腺三大对涎腺，以及位于口咽部、鼻腔和上颌窦黏膜下层的小涎腺组成。口腔的小涎腺按其所在解剖部位分别称为唇腺、颊腺、腭腺、舌腺、磨牙后腺等。1972年，Macridis首次应用超声成功地对腮腺进行检查，国内1982年首次出现涎腺超声检查的报告。近年来，随着超声设备及技术的不断发展及进步，超声在涎腺疾病的诊断中发挥着越来越重要的作用。

一、解剖概要

腮腺呈倒立的椎体形，位于下颌后窝内，上邻外耳道与颞下颌关节后面，外邻颈浅筋膜，前内面邻嚼肌、下颌支及翼内肌后部，后内面与乳突、胸锁乳突肌、二腹肌后腹、茎突等结构毗邻。腮腺是涎腺内最大的腺体，大小约 5 cm×3.5 cm。腮腺分浅部和深部，浅部略呈三角形，上达颧弓，下至下颌角，浅至咬肌后 1/3 的浅面，后至乳突前缘和胸锁乳突肌前缘的上缘。深部深入下颌支与胸锁乳突肌之间的下颌后窝内。腮腺导管长 5～6 cm，内径约 0.2 cm，由腺体前上方发出，穿过颊肌开口于右上第 2 磨牙所对应的颊黏膜上。

下颌下腺呈类圆形，位于二腹肌前、后腹和下颌骨下缘组成的颌下三角内，大小约 3.4 cm×2.0 cm。以下颌舌骨肌为界，颌下腺分为深部与浅部，下颌下腺内部主导管长约 5 cm，内径 0.3～0.4 cm，开口于口底的舌下肉阜。

舌下腺呈扁长圆形，位于口底舌下，下颌下腺与下颌舌骨肌的深面，大小约 1.7 cm×0.6 cm，可有短小的导管开口于舌下。舌下腺较小，境界欠清晰。

二、超声检查方法及正常声像图

(一) 检查方法

涎腺位置多表浅，选用配有高频线阵探头(10 MHz 以上)的彩色多普勒超声诊断仪为宜。患者取仰卧位，头转向健侧并使颈部伸展，充分暴露被检部位，探头表面置适量耦合剂并与病灶区密切接触，声束指向病灶区，对病变部位应做纵切、横切面的十字交叉法扫查。检查时，应做健侧对比扫查。CDFI 检查时，探头施压应轻，以免腺体内部小血管受压，影响内部血流信号的显示。对于干燥综合征患者，可做涎腺的刺激试验，在含入枸橼酸片后血流收缩期峰值速度常常可以提高至少 1 倍。

(二) 正常声像图

腮腺正常的声像图由均匀细密的中低回声构成，稍强于甲状腺实质回声，较周围软组织回声强，表面边缘清晰，但其深部的边缘显示不甚清晰，为改善腮腺深部的观察，可在咬肌收缩和放松时检查。腮腺导管起于腺体前部，在咬肌表面下行，正常的腮腺导管不易显示，或偶尔可见一皮下条状稍强回声，如导管内有结石或异物时可引起远端导管扩张(图 10-2-1)。

正常下颌下腺的回声特征与腮腺一致，下颌下腺显示较腮腺显示更充分，边界更清楚，内部为均匀中低回声，略强于周围软组织(图 10-2-2)。

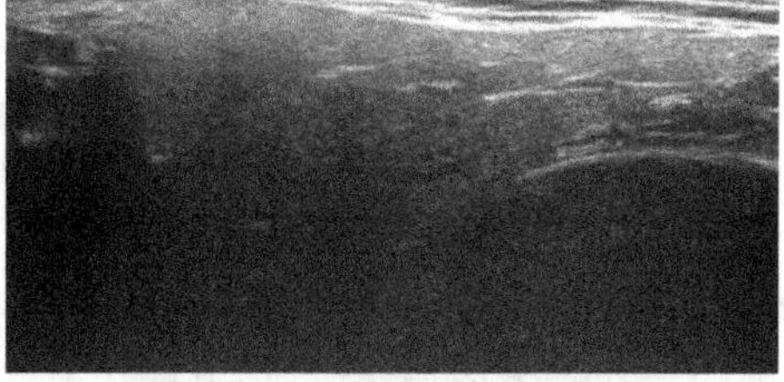

图 10-2-1 正常腮腺声像图

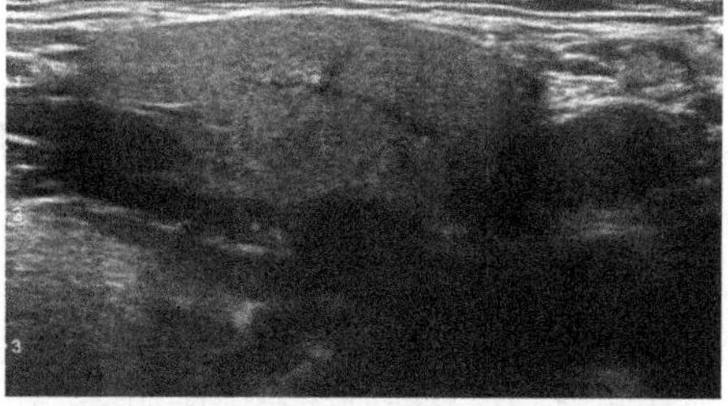

图 10-2-2 正常下颌下腺声像图

舌下腺是三个腺体中体积最小的一对，位置较深，显示不甚清晰，建议采用高频探头(7～

10 MHz)进行扫查,纵切时可见腺内有舌静脉通过。

三、涎腺常见病变的超声诊断

(一) 涎腺肥大

1. 临床表现

涎腺肥大是一种非炎性无痛性肿大,以中老年多见,多发生于腮腺。本病与过多摄入淀粉、酒精中毒、内分泌失调、营养缺乏或肥胖等原因有关。临床表现为涎腺慢性肿大,较硬无压痛。

2. 超声声像图

双侧腺体弥漫性肿大,内部回声略增高,分布尚均匀,没有占位病灶,腺体内导管无扩张。CDFI:腺体内部血流信号正常或稍稀疏(图 10-2-3)。

(二) 急性化脓性涎腺炎

1. 临床表现

最常见的急性化脓性涎腺炎由金黄色葡萄球菌感染引起,多发生在腮腺、下颌下腺,发生原因可能与导管长、粗及分支多引起的逆行感染有关,50% 患者伴涎石症。临床表现早期为炎症性改变,病变区域皮肤红肿,腺体肿胀、疼痛、压痛、导管口红肿,若病情未得到及时控制,常发展为化脓性,疼痛肿胀加剧,可伴高热,周围血象白细胞升高。

2. 超声声像图

早期声像图表现为腺体弥漫性增大,回声减弱,不均匀。若脓肿形成时,于涎腺内部可见形态不规则的无回声区,边界不清晰,并于内部可见细弱光点回声,后方回声增强。探头局部加压时可有压痛。若伴有涎石症,可见强回声伴声影及导管扩张。腺体周围可探及炎症性肿大淋巴结回声(图 10-2-4)。

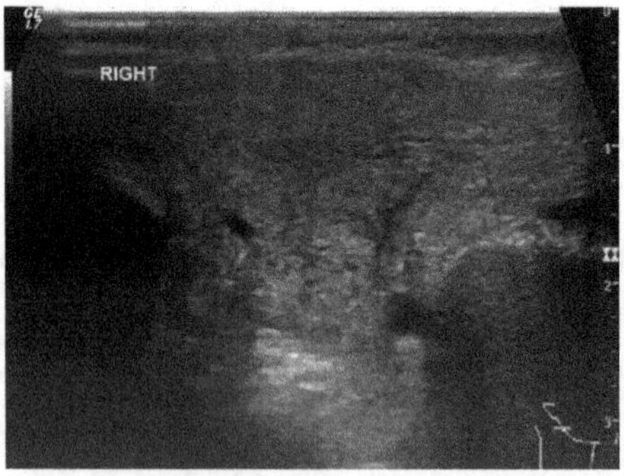

图 10-2-3 腮腺肥大

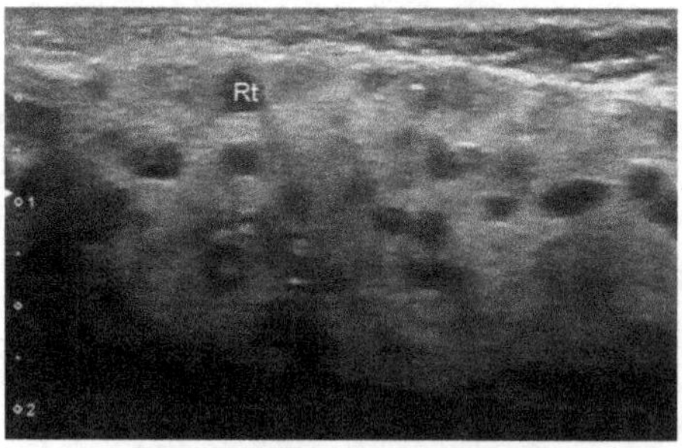

图 10-2-4 急性腮腺炎

(三) 慢性涎腺炎

1. 临床表现

慢性涎腺炎在临床上较常见的是慢性阻塞性涎腺炎和慢性复发性涎腺炎,多发生在腮腺和下颌下腺。慢性腮腺炎可由急性腮腺炎转变而来,也可因结石、异物阻塞导管继发感染而发病。

2. 超声声像图

慢性涎腺炎声像图分为腺体型与导管型两种,腺体型以双侧发病多见,整个腺体弥漫性增大,腺体饱满,多成类圆形,与周围组织分界不清,内部回声分布不均匀,可见弥漫性分布、大小不等的低回声区。导管型多见于单侧,可见腺体内主导管与分支导管扩张,可呈节段性,部分扩张导管内见气体回声或点状、絮状回声,多伴有导管结石。该型多见于慢性下颌下腺炎。

（四）流行性腮腺炎

1. 临床表现

流行性腮腺炎多发于冬春季节，是儿童及青少年常见的呼吸道传染性疾病，常为双侧腮腺同时发病，临床表现主要为腮腺肿大、疼痛，咀嚼和进食时疼痛加剧、腮腺导管口红肿。实验室检查典型表现为淋巴细胞增多及血清淀粉酶轻、中度增高。常合并脑膜炎及睾丸炎。

2. 超声声像图

受累腺体弥漫性肿大，75% 累积双侧腺体，肿大的腺体外形趋于圆形，表面向外凸起，部分后缘显示不清；内部回声减低，不均匀，光点增粗。CDFI：受累腺体内可探及丰富的血流信号。

（五）涎腺囊肿

1. 临床表现

涎腺囊肿包括下颌下腺囊肿、舌下腺囊肿和腮腺囊肿等，分为先天性和后天性两种。后天性囊肿较为多见，多由涎腺导管被结石或炎症堵塞使腺体分泌物滞留所致。临床常表现为病变部位肿胀，阻塞引起的导管口分泌功能异常。先天性囊肿见于皮样囊肿及表皮样囊肿，由胚胎发育时期遗留于组织内的上皮发展而来。

2. 超声声像图

声像图上表现与一般囊肿相似，为呈圆形或椭圆形的无回声区，后方回声增强，可见有明显的包膜回声，伴有感染时囊壁增厚毛糙，腔内见点状回声，探头加压可浮动。伴有结石时可见强回声团块伴声影。CDFI：囊性无回声区内无血流信号，伴感染时，周边血流信号增多。

（六）涎石病

1. 临床表现

涎石病是指涎腺或其导管内形成结石，并发生一系列病理改变。涎石病多发生在颌下腺内，其原因可能为颌下腺黏蛋白含量高，较黏稠，且导管长，行程不规则，影响涎腺排泄，易致钙质沉着。本病多见于中年人，男性较女性多见，多为单侧发病。

2. 超声声像图

腺体内见点状或团块状强回声，后方伴声影，若伴有导管堵塞时，可在扩张导管远端探及团状强回声。下颌下腺导管内结石通常在口底肌层的口腔侧，而腮腺内导管结石常位于腮腺的浅叶或面颊部主导管内。同时扩张的导管内常可见可移动的点状或絮状回声。涎腺结石往往在涎腺炎的基础上，内部回声分布欠均匀，涎腺体积增大或缩小（图 10-2-5、图 10-2-6）。

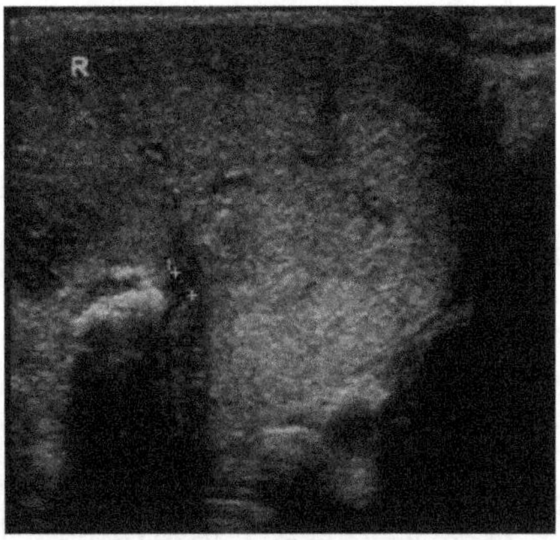

图 10-2-5　腮腺结石

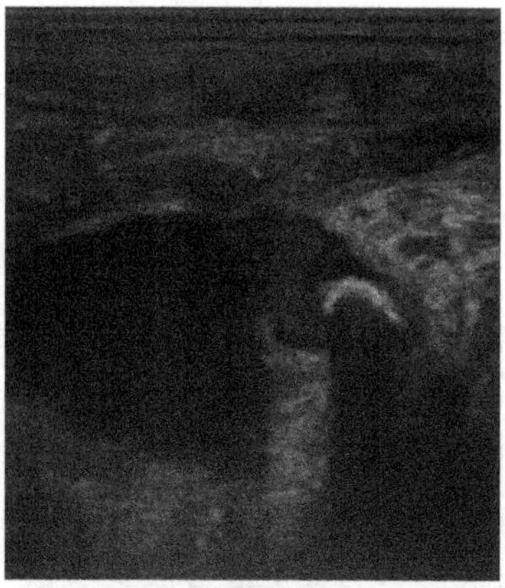

图 10-2-6　下颌下腺结石伴急性化脓性炎症

（七）涎腺混合瘤

1. 临床表现

涎腺混合瘤又称多型性腺瘤，是涎腺最常见的良性肿瘤，85%发生在腮腺内，肿瘤由肌上皮细胞、软骨样组织和黏液样物质组成，肿瘤大小不一，但大多数直径在2～5 cm。混合瘤发生以单侧居多，发病年龄常在30～60岁，男女发病率无明显差异。除肿瘤较大影响咀嚼、吞咽及呼吸外，多无自觉症状。涎腺混合瘤虽然生长缓慢，大多属良性病变，但手术切除不彻底，极易复发。对于高龄患者或短期内肿瘤迅速增大者，应警惕恶变的可能。

2. 超声声像图

① 腺体局限性肿大，内见圆形、椭圆形或分叶状低回声肿块，边界多清晰，内部低回声，多分布欠均匀，若肿瘤直径大于3 cm时，肿瘤内部可见囊性变与出血形成的无回声区，后方回声多增强。如肿瘤内软骨样组织成分较多，内部则可见强回声伴声影。

② 混合瘤彩色多普勒超声大部分呈肿瘤边缘包绕型，肿瘤周边见中等量血流信号，可见细小分支进入瘤体内，呈"提篮样"血流（彩图10-2-7）。

③ 频谱多普勒可测及动脉频谱，收缩期峰值流速 $V_{max} < 50$ cm/s，RI 为0.61～1.0。

若混合瘤形态不规则，边界不清，呈浸润性生长，短期内肿瘤生长速度较快，肿块内部可见钙化点强回声，内部可见丰富的动静脉混合血流信号，应考虑混合瘤出现癌变可能。

（八）涎腺淋巴瘤

1. 临床表现

腺淋巴瘤又称乳头状淋巴囊腺瘤或Warthin瘤，该肿块主要发生在腮腺，其中90%位于浅叶或下极，发病率男性多于女性，多发生于40岁以上者，多单发。腺淋巴瘤生长缓慢，直径多在3～4 cm。病灶手术切除后，不易复发。

2. 超声声像图

① 腮腺区局限性肿大，内见圆形、椭圆形低回声肿块，边界多清晰，包膜光整，后方回声明显增强。

② 内部回声较混合瘤低，极低时近似无回声，分布常欠均匀，呈"网络样"改变。若内部感染时，回声可相对增强。部分肿块瘤体内可出现液性暗区，当囊液内存在胆固醇结晶时，超声检查见滚动的强回声光点，伴彗星尾征，这是腺淋巴瘤不同于其他良性肿瘤的特征。

③ 彩色多普勒超声显示为与淋巴结相似的门样血流伸入瘤内。频谱多普勒可测及高速低阻动脉频谱，收缩期峰值流速 $V_{max} < 60$ cm/s，RI 为0.55～0.88。

3. 鉴别诊断

（1）*涎腺混合瘤* 腺淋巴瘤较混合瘤囊性成分更多，回声更低，低回声内可见网格状分隔，液化更常见，一般无强回声伴声影。但对于非典型的声像图，两者鉴别较困难，需结合临床资料综合判断。

（2）*涎腺囊肿* 囊肿内部为无回声，境界非常清晰，内部无血流信号；腺淋巴瘤有时回声极低，近似无回声，但内部可见血流信号。

（九）涎腺淋巴上皮病

1. 临床表现

涎腺淋巴上皮病又称为Mikulicz病，多见于50岁以上者，女性多于男性，多数从腮腺开始，无痛性肿大，病变呈进行性发展，常累及单侧或双侧腮腺、下颌下腺和泪腺，造成口干、眼干等症状，如合并结缔组织病、类风湿关节炎者称舍格伦综合征（Sjogren syndrome，SS），即口、眼干燥综合征。该病属于自身免疫性疾病,其主要病理变化为涎腺内淋巴组织增生,腺体被淋巴细胞浸润破坏或代替。

2. 超声声像图

本病图像差异较大,可分为四型:① 弥漫型:双侧腮腺腺体内部回声不均匀,呈弥漫性蜂窝样或筛状改变,团块境界不清,大小不一,直径通常在0.2～0.6 cm;② 结节型:典型表现为腺体内可见多发性类圆形或不规则形低回声结节,直径在0.6～2 cm,可散在分布,亦可融合成大小不等团块状,境界清,无包膜;③ 类肿瘤型:腺体内可见较大的低回声肿块,直径常大于2 cm,常为单发,包膜不明显,边界欠清,其余腺体正常;④ 萎缩型:一般为腺体舍格伦综合征的终末阶段,整个腺体体积缩小,纤维化程度严重,回声增强,内可见散在强回声光带及光点。晚期超声在扫查腺体内亦可探及复合性多个囊肿,直径可达3 cm,边界清晰,边缘不规则。

彩色多普勒超声显示弥漫型者整个腺体出现随机的点状血流信号,回声不均匀及囊性处血流最丰富;结节型者血流信号丰富,呈内部分支型。

频谱多普勒可测及高速低阻动脉频谱, $RI<0.6$。

本病常累及多个涎腺,如腮腺、下颌下腺和泪腺,检查时应与对侧腺体及其他涎腺对照,若对照腺体内同时具有相似声像图并伴有口干等症状,则诊断准确率高。

3. 鉴别诊断

(1) *涎腺淋巴瘤* 结节型SS主要需要与涎腺淋巴瘤相鉴别,两者都表现为境界清晰的均匀低回声肿块,血流较丰富。但结节型SS多好发于青年女性,往往同时累及腮腺、下颌下腺、泪腺,常伴有颈部淋巴结增大;而涎腺淋巴瘤好发于50岁以上男性,多位于腮腺下极,无淋巴结肿大。

(2) *腮腺炎* 弥漫型淋巴上皮病需与腮腺炎症鉴别,腮腺炎症表现为腺体回声不均匀,局部回声减低,临床有炎症病史;弥漫型淋巴上皮病腺体内呈蜂窝状低回声,临床上局部有胀感,口干、眼干表现。

扫一扫

看彩图

第三节 甲状腺的超声诊断

甲状腺位置浅表,适合应用超声检查。早在20世纪60年代,有学者就开展了甲状腺的超声诊断研究。随着高频、高分辨率探头的发展和应用,超声已经成为诊断甲状腺疾病不可或缺的重要检查方法。

一、甲状腺的解剖及组织学概要

(一) 甲状腺的解剖

甲状腺是成年人体内最大的内分泌腺,由左右两侧叶及中间的峡部组成,呈蝶形横跨气管前。甲状腺形态因人而异,30%～50%的人还会从峡部上缘向上伸出锥状叶,它是胚胎时期甲状舌管的遗迹。甲状腺外面有两层结缔组织被膜,外层较厚,由气管前筋膜包绕甲状腺的前面和后侧面;内层为较薄的纤维囊,又称甲状腺固有膜,贴于甲状腺表面,包被甲状腺并将甲状腺分为大小不等的小叶。

（二）甲状腺的位置及毗邻

甲状腺可异位生长，大部分位于喉两侧，甲状腺前方为胸骨舌骨肌及胸骨甲状肌，外前方为胸锁乳突肌，两侧叶后方为颈长肌，甲状腺两侧叶后内侧与喉和气管、咽和食管及喉返神经相邻；后外侧与颈动脉鞘及鞘内的颈总动脉、颈内静脉和迷走神经相邻；食道位于左侧腺体的后内方，气管位于峡部后方。甲状腺前方由浅入深依次为皮肤、浅筋膜、颈筋膜浅层、舌骨下肌群及气管前筋膜等。

（三）甲状腺的血管

甲状腺是人体血液供应最丰富的器官，主要由甲状腺上、下动脉及伴行的同名静脉，还有少数个体存在甲状腺最下动脉，其发生率为 10% ~14% 。甲状腺最下动脉在胚胎时期是分布于甲状腺前下方的正常血管，多数个体随着发育退化而消失。甲状腺上静脉与同名动脉伴行，中静脉无伴行动脉，横过颈总动脉前方，两者均汇入颈内静脉，甲状腺下静脉发自于腺体下极，汇入头臂静脉（图 10-3-1）。

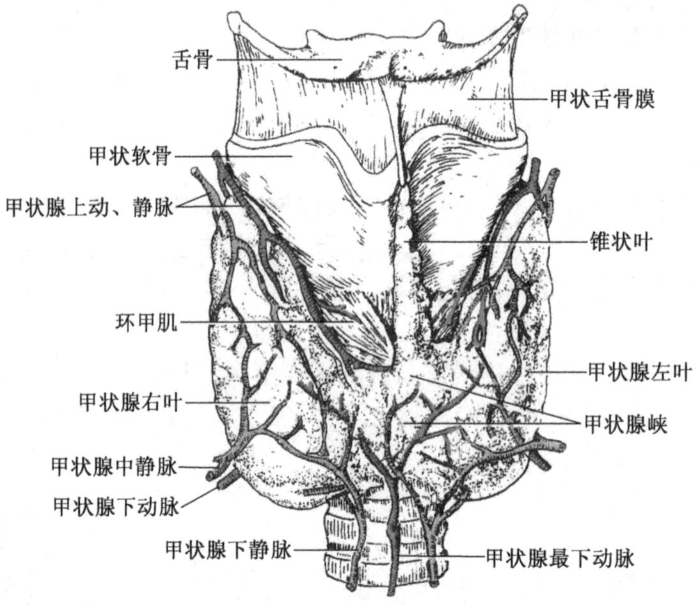

图 10-3-1 甲状腺解剖

（四）甲状腺淋巴回流

甲状腺的淋巴管网极其丰富，其引流淋巴结也较多，大体分为三个淋巴结组：① 甲状腺上部淋巴引流入喉前、咽前淋巴结；② 甲状腺下部淋巴引流入气管前、气管旁淋巴结；③ 甲状腺侧叶淋巴引流入气管旁及颈内静脉周围淋巴结群。经第一站淋巴结后，再引流至颌下淋巴结、颈下淋巴结、前后纵隔及颈后三角。

目前常用的颈部淋巴结分区为美国癌症联合委员会（American Joint Committee on Cancer，AJCC）所推荐的 7 区法（图 10-3-2）。

Ⅰ区，包括颏下和下颌下淋巴结，由二腹肌前腹与后腹围绕，上界为下颌骨，下界为舌骨。该区又分为 I_A（颏下）和 I_B（下颌下）区。

Ⅱ区，包含颈内静脉上组淋巴结，上界为颅底，下界为平舌骨下缘。以该区中前上行向后下的副神经为界分为前下的 $Ⅱ_A$ 区和后上的 $Ⅱ_B$ 区。

Ⅲ区，包含颈内静脉中组淋巴结，上界为平舌骨下缘，下界为环状软骨下缘。

Ⅳ区，包含颈内静脉下组淋巴结，上界为环状软骨，下界为锁骨。

Ⅴ区，为颈后三角淋巴结，其后界为斜方肌前缘，前界为胸锁乳突肌后缘，下界为锁骨。以环状软骨下界平面分为上方的V_A区(颈后三角区和下方的V_B区锁骨上区)。

Ⅵ区，为颈前中央区淋巴结，上界为舌骨，下界为胸骨上切迹，外侧界为颈动脉鞘内侧缘。

Ⅶ区，为位于胸骨上切迹下方的上纵隔淋巴结。

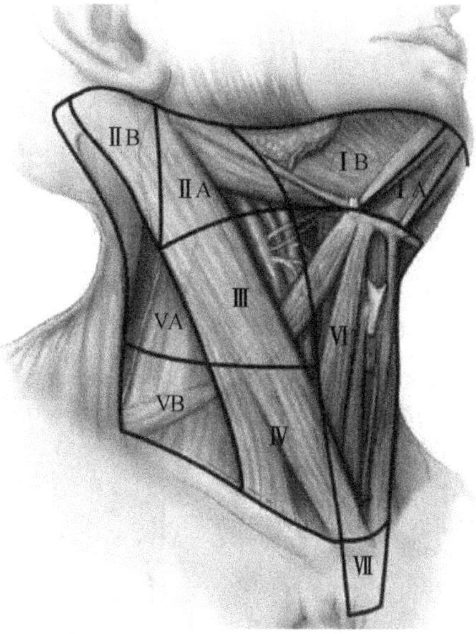

图 10-3-2　颈部淋巴结分区示意图

(五)甲状腺组织学概要

甲状腺被膜深入实质内将甲状腺分成许多小叶，每个小叶有 20～40 个紧密排列的滤泡。滤泡是甲状腺的基本结构，人的甲状腺约有 300 个滤泡，呈圆形、椭圆形或不规则，滤泡上皮能合成分泌甲状腺素。滤泡腔内充满胶体，为滤泡上皮分泌物，胶体主要成分是甲状腺球蛋白、多糖及酶类。滤泡间有少量的结缔组织、丰富的毛细血管和成群的滤泡旁细胞，又称 C 细胞，能分泌降钙素，促进钙盐沉积于骨质，降低血钙。

二、超声检查方法及正常声像图

(一)超声检查方法

1. 患者准备

无须特殊准备，去除颈部饰品，充分暴露颈部。

2. 检查体位

患者取仰卧位，头颈过伸、后仰，充分暴露颈前区域。如果甲状腺较大，可嘱患者头偏向对侧。

3. 检查仪器

具有高频线阵探头的彩色多普勒超声诊断仪，频率 7～12 MHz 或更高。凸阵探头也可应用于甲状腺的直接检查，用来弥补扫查目标过大时线阵探头视野偏小的不足。

4. 检查方法

检查时采用横切和纵切相结合的方式来显示甲状腺组织横切面和两侧叶及峡部的纵切面图像,按照从上向下、从左向右的顺序,检查时反复多角度侧动探头以免遗漏甲状腺组织,注意观察甲状腺的位置、形态、大小及内部回声情况。必要时结合患者的吞咽动作了解甲状腺和周围组织的关系,是否存在粘连、压迫和浸润。多普勒检查时,患者保持平静呼吸,观察腺体和结节的血流信号的分布及丰富程度,测量结节内动脉血流的峰值流速及阻力指数。必要时可以测量甲状腺上、下动脉的内径、峰值流速及阻力指数。

(二) 正常超声声像图

正常甲状腺左、右叶上下径4~6 cm,左右径1.5~2 cm,峡部前后径0.2~0.4 cm,大小个体差异较大,一般取前后径大于2 cm作为肿大标准。甲状腺内部为分布均匀的密集中等回声,高于周围肌肉回声,边缘规则,包膜呈薄而光整的高回声带,两侧叶后外侧为圆形与心搏同步的颈总动脉和扁平形的颈内静脉,甲状腺两侧叶呈对称的蝶翼状,由位于中央的峡部相连,其后方为气管,呈强回声后方有声影;彩色多普勒显示血流为点状、棒状和短条状血流。甲状腺上下动脉内径平均约0.2 cm,收缩期峰值流速为30~50 cm/s(图10-3-3、图10-3-4)。

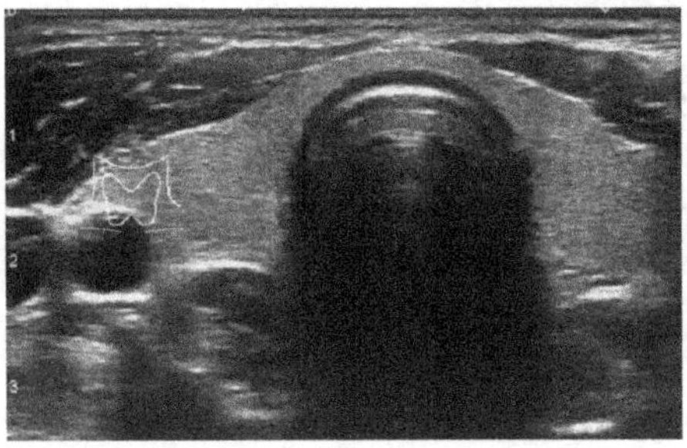

图10-3-3 甲状腺二维图像(横切面)

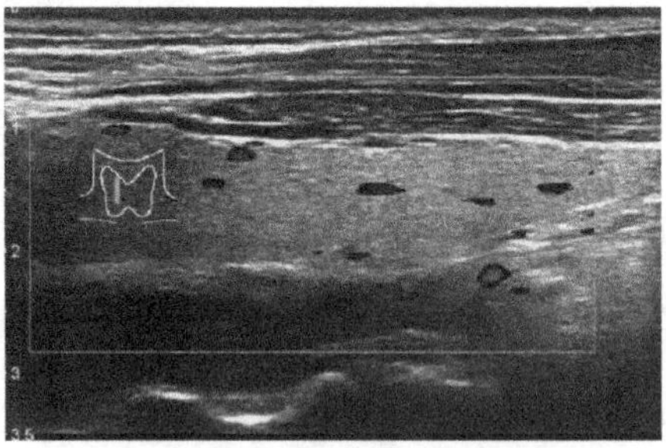

图10-3-4 甲状腺CDFI(纵切面)

三、甲状腺弥漫性疾病的超声诊断

(一) 毒性弥漫性甲状腺肿

毒性弥漫性甲状腺肿(toxic diffuse goiter),又称突眼性甲状腺肿或Graves病,是一种甲状腺激素分泌增多的特异性自身免疫性疾病,临床以女性多见,男女比例为1∶(4~6)。

1. 临床表现

主要表现:心慌,怕热,多汗,食欲亢进,情绪激动,约1/3伴眼球突出;实验室检查,血清FT3,FT4增高,超敏TSH(uTSH)受抑制,甲状腺I^{131}摄取率增高,甲状腺自身抗体也可升高,其中TSH是反映甲状腺功能最敏感的指标。

2. 超声声像图

甲状腺呈弥漫性对称性肿大,程度不一;腺体被膜规整,边缘可有分叶,当甲状腺肿大到一定程度时,可对周围组织产生压迫症状(图10-3-5)。

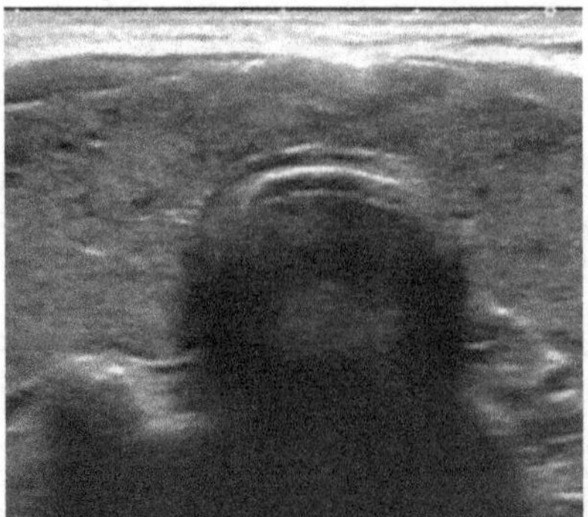

图10-3-5 甲状腺功能亢进二维声像图

腺体内可呈弥漫性低回声,低回声呈多样性,或均匀减低,或不规则斑片状减低,或弥漫细小低回声,似

“筛孔状”结构。病程较长或反复发作者，内部可见因纤维化而出现条索状高回声。

多普勒超声：周边及实质内见较多点状、分枝状、斑片状搏动闪烁血流信号，呈甲状腺“火海”征（thyroid inferno）（彩图 10-3-6），为其典型超声表现，但并非特有，也可见于其他甲状腺病变。“火海”征系由于甲状腺素直接作用于外周血管，动脉扩张，血流加速所致，甲状腺充血，甲状腺动脉内径明显增粗，频谱呈明显的高速频谱。有学者认为，甲状腺下动脉峰值流速大于 40 cm/s 是甲状腺功能亢进复发的指标。

3. 鉴别诊断

（1）单纯性甲状腺肿　本病是由地方性缺碘引起的疾病，也有散发病例。超声表现为甲状腺增大，回声正常或不均；CDFI 显示血流信号及流速无明显增加。

（2）结节性甲状腺肿　开始时似单纯性肿，随着病情发展，组织反复增生与复旧，形成纤维间隔及结节。甲状腺两侧叶不对称增大是其特征。CDFI 显示血流信号较少，与甲亢时甲状腺“火海”征截然不同。

（3）慢性淋巴细胞性甲状腺炎　甲状腺增大多以前后径明显，甲亢腺体增大以长径明显，桥本甲状腺炎血中抗甲状腺球蛋白和抗微粒体抗体含量增高。

（二）单纯性甲状腺肿

1. 临床表现

甲状腺两侧叶呈对称性弥漫性增大，一般不伴有甲状腺功能改变及全身性症状。甲状腺呈轻度弥漫性肿大，无其他临床表现。进展期，甲状腺进一步肿大，且不对称，可触及结节，当甲状腺明显肿大时，部分患者可产生压迫症状，表现为呼吸困难、吞咽困难，压迫周围神经引起声音嘶哑或霍纳综合征（Horner syndrome）。实验室检查，多无特异性改变。

2. 超声声像图

① 双侧甲状腺弥漫性对称性增大，表面光滑（图 10-3-7）。

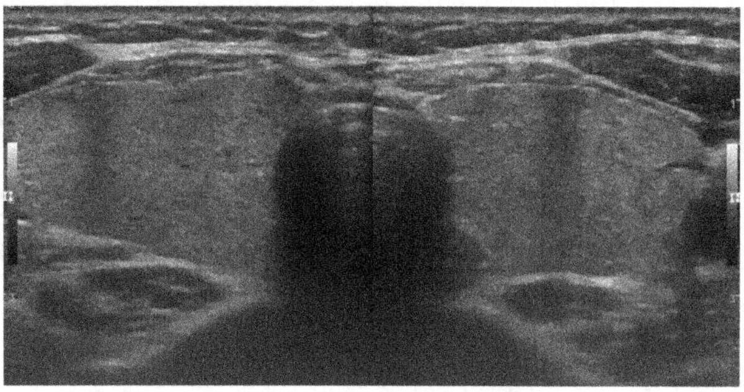

图 10-3-7　单纯性甲状腺肿

② 腺体回声正常或均匀性增强，无结节形成。

③ 当滤泡充满胶质而高度扩张时，表现为多个无回声区或囊内点状强回声。

④ 腺体肿大明显时，可出现压迫气管和周围血管改变。

⑤ 彩色多普勒示腺体内血流分布多无明显改变。

3. 鉴别诊断

（1）结节性甲状腺肿　腺体增大呈不对称性，表面不光滑，并伴有多个大小不等的结节。而单纯性甲状腺肿腺体呈弥漫性对称性增大，表面光滑，内无囊性结节以外的其他类型结节形成。

（2）毒性弥漫性甲状腺肿　具体见前述超声表现。

（三）亚急性甲状腺炎

亚急性甲状腺炎又称肉芽肿性甲状腺炎，是一种自限性非化脓性炎性病变。一般认为本病由病毒感染或变态反应所致，多继发于上呼吸道感染。

1. 临床表现

主要表现为甲状腺肿大、疼痛、局部压痛明显，可伴有发热、乏力等全身症状，本病有自限性，常在数周至数月内自然消退。

2. 超声声像图

① 甲状腺对称性或单侧肿大，包膜不光整，被膜下病灶常使甲状腺与颈前肌之间间隙模糊或消失。

② 腺体内可见数个或单个境界不清，形态不规则的低回声区，加压时有压痛。

③ 发病早期，在腺体内见边界模糊的散在或融合的片状低回声，被称为“洗出”征（图10-3-8）；恢复期，病灶回声强弱不均。若反复发作，病灶因纤维化或钙化而出现强回声。

④ 病灶周边血流信号丰富，内部血流稀少或无血流信号；原有血管走行如常，无明显环绕血管。

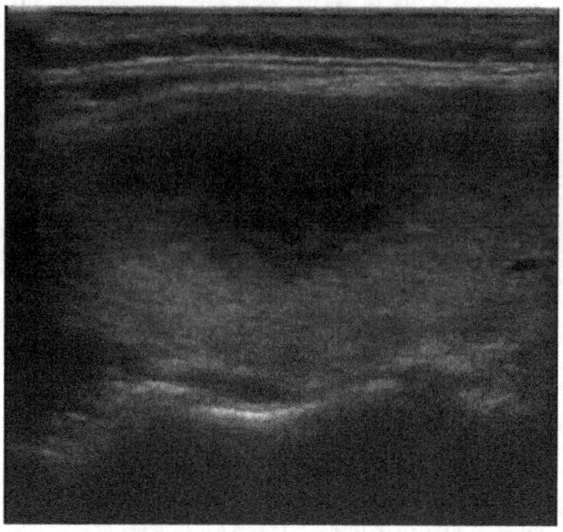

图 10-3-8　亚急性甲状腺炎

3. 鉴别诊断

（1）急性化脓性甲状腺炎　高烧、血象高、血沉快、压痛，超声见不均质低回声区，边界不清，脓肿内见不规则无回声区。

（2）桥本甲状腺炎　为双侧弥漫性回声减低，典型者呈网络样改变，甲状腺无触痛、不发热，患者血清中的甲状腺球蛋白抗体（TGAb）及过氧化物酶抗体（TPOAb）远高于亚急性甲状腺炎。

（3）甲状腺癌　亚急性甲状腺炎低回声有触痛，形态不规则，后方回声无衰减，周边无绕行血管，可见原有甲状腺血管在病灶内穿行。病灶多开始于一侧，不久累及另一侧，3～6 个月后，病变逐渐缩小甚至恢复正常。甲状腺癌结节形态不规则，边缘呈蟹足样改变，内部可有微小钙化灶，后方可有衰减，周围有血管绕行。鉴别困难时，可行细针抽吸细胞学检查。

（四）慢性淋巴细胞性甲状腺炎

又称慢性自身免疫性甲状腺炎或桥本甲状腺炎，是最常见的自身免疫性甲状腺病，好发于 30～50 岁中青年女性。

1. 临床表现

本病起病隐匿，常无症状，体检发现甲状腺中度增大，腺体变韧。实验室检查血清中高滴度的过氧化物酶抗体（TPOAb）和甲状腺球蛋白抗体（TGAb）。细胞学检查在涂片镜下见到大量的淋巴细胞有助于本病的确诊。

2. 超声声像图

① 腺体明显增大，厚度增加尤为明显，峡部常常明显增厚（图 10-3-9）。

② 典型的内部回声表现为弥漫性低回声伴网络样高回声条索，后期腺体可出现萎缩，包膜不平整。

③ 甲状腺血供轻至中度增多，血流速度可加快，但不如 Graves 病明显。

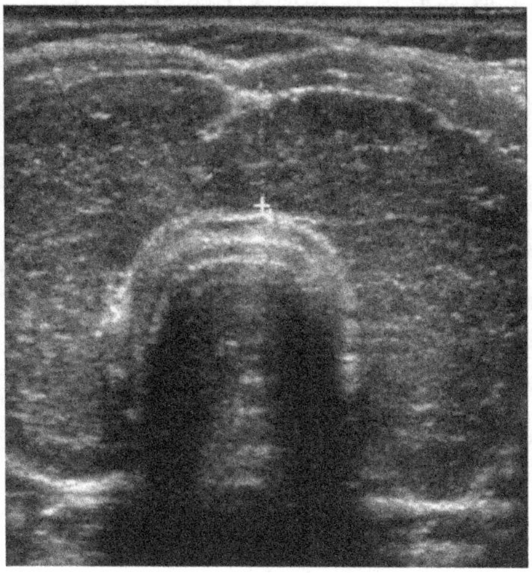

图 10-3-9 桥本甲状腺炎

3. 鉴别诊断

(1) 结节性甲状腺肿 桥本甲状腺炎在甲状腺内偶尔可见多个高回声结节,由淋巴组织、残余滤泡及上皮组织形成。此时需与结节性甲状腺肿鉴别。主要依靠血清学检查,必要时穿刺细胞学检查。

(2) 亚急性甲状腺炎、毒性弥漫性甲状腺炎 见相关章节。

(3) 甲状腺癌 桥本甲状腺炎如果为局限性病灶,应与甲状腺癌相鉴别。声像图不典型时鉴别困难,可采用超声引导下穿刺细胞学检查。

四、甲状腺结节性疾病的超声诊断

(一) 结节性甲状腺肿

1. 临床表现

本病常无明显症状,肿大明显时可压迫周围组织,如气管、食管而出现相应症状。

2. 超声声像图

甲状腺正常大小或两侧不对称性增大,表面不平整,内部可见单个或多个大小不等结节,边界清晰,但无包膜,结节回声均匀或内部有钙化及液化,结节外腺体可均匀或不均匀。

多普勒超声:结节血流状况不同,有的结节(增生性)血流非常丰富,呈彩球状,而有的结节(退化性伴囊性变)血流减少。

3. 鉴别诊断

(1) 甲状腺腺瘤 甲状腺腺瘤多为单发,边界清晰,有完整包膜,周围可有晕,内部回声均匀,甲状腺轮廓光滑、整齐。而结节性甲状腺肿的结节,常多发,大小不一,无包膜,甲状腺轮廓不平整。结节之间有不均匀的纤维条带,无正常的甲状腺组织,也是重要的鉴别点。

(2) Graves 病 具体见前述超声表现。

(3) 甲状腺癌 甲状腺癌病灶形态不规则,边界模糊,内部为实性不均低回声,可伴有微钙化。结节性甲状腺肿的结节境界清晰,常多发,可有囊性变或粗钙化。浓缩胶质是唯一只见于良性结节的超声征象,在超声上表现为点状强回声,后方伴"彗星尾"征。浓缩的胶质多见于囊性或复杂囊性结节，需要与微钙化相鉴别（图 10-3-10）。另一个较有诊断特异性的结构特征是海绵状结构，具有这种结构的结节强烈提示良性非肿瘤性结节（图 10-3-11）。

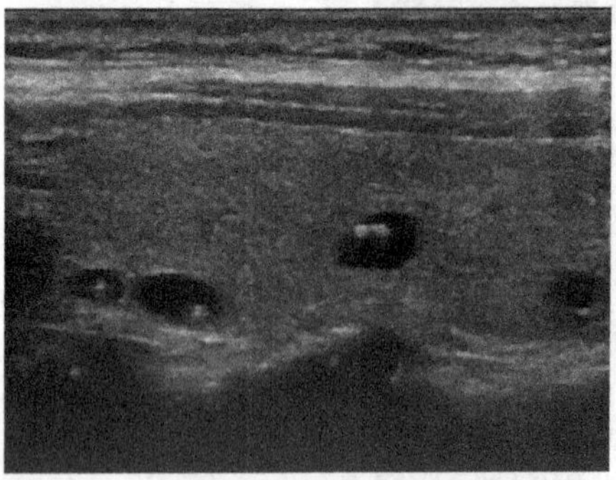

图 10-3-10　浓缩胶质

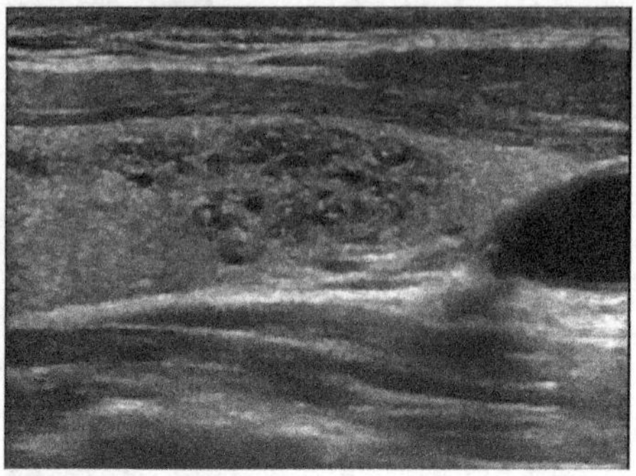

图 10-3-11　甲状腺结节海绵状结构

（二）甲状腺腺瘤

甲状腺腺瘤是甲状腺滤泡上皮最常见的良性肿瘤，可分为滤泡型腺瘤、乳头状腺瘤及混合型三种，有出血、囊性变、纤维化及钙化倾向。

1. 临床表现

多见于 40 岁以下妇女，大部分患者无自觉症状，当发生肿瘤内出血时，可在短期内迅速增大，并有明显疼痛。体检时可触及椭圆形肿块，质韧，表面光滑，可随吞咽运动。10% 的甲状腺腺瘤可出现癌变。

2. 超声声像图

① 甲状腺腺瘤大部分呈圆形或椭圆形，部分呈浅分叶状。

② 边界清，光滑，周围有晕环，晕环薄而均匀（图 10-3-12）。

③ 内部呈均匀中等回声多见，也可出现内部回声强弱不均，出现钙化灶，肿瘤囊性变时，显示为无回声区，囊内出血时，可见细光点和絮状漂浮物。浓缩胶质表现为点状强回声后方伴“彗星尾”征，此为良性结节的特征表现。此外，乳头状囊腺瘤表现为囊壁有高回声、实质性、乳头状突入腔内（图 10-3-13）。

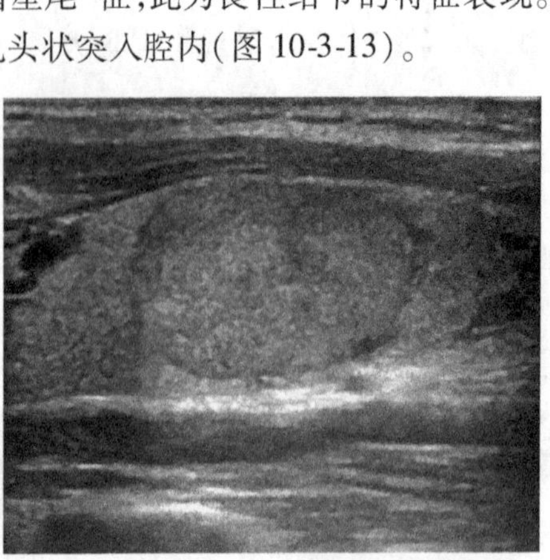

图 10-3-12　甲状腺腺瘤

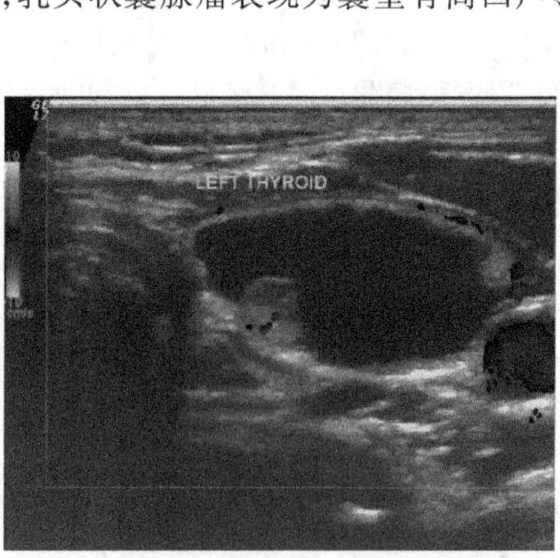

图 10-3-13　甲状腺囊性变

④ 肿瘤后方回声大多稍增强，有囊性变时明显增强。

⑤ 彩色多普勒显示肿瘤周边的环状血流信号，多数腺瘤内部血流亦丰富（彩图 10-3-14）。

3. 鉴别诊断

（1）结节性甲状腺肿　见相关章节。

（2）甲状腺癌　甲状腺癌为边界不清的实质性低回声，内可见沙砾样钙化，无晕环或晕环不完整，血流以内部血流为主。

（三）甲状腺癌

1. 临床表现及分型

甲状腺恶性肿瘤占所有恶性肿瘤的1% ~4%。按组织学类型将甲状腺癌分为乳头状癌、滤泡癌、未分化癌、髓样癌四种类型，其中乳头状癌是最常见的甲状腺恶性肿瘤，占全部甲状腺癌的75% ~90%。

2. 超声声像图

① 边界：边界多不清晰，形态不规则，未分化癌呈“蟹足状”浸润；但髓样癌和微小癌（直径 <1 cm）表现为边界清晰。病灶周边晕环常不完整或厚薄不均。

② 形态：较大病灶形态常不规则，纵横比≥1。

③ 内部回声：大部分呈低回声或极低回声，较少出现囊性成分，内部回声不均匀，25% ~40%的结节出现沙砾样钙化，沙砾样钙化对于乳头状癌有很高的特异性，钙化 <1 mm，后方一般无声影。（图10-3-15）

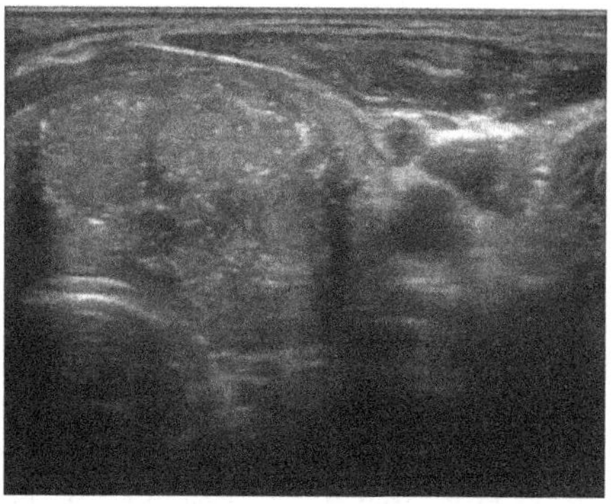

图 10-3-15　甲状腺乳头状癌二维超声

④ 常伴有颈部淋巴结肿大，淋巴门结构消失，内部出现囊性变或钙化灶（图 10-3-16、图10-3-17）。

⑤ CDFI：多数瘤体血供较丰富，或局限性丰富，血流杂乱，可见穿支血流。转移性淋巴结血流杂乱，达皮质边缘或沿被膜走行。

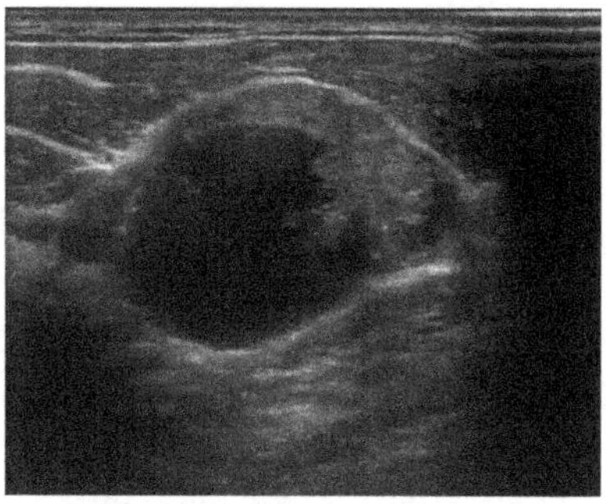

图 10-3-16　颈部区转移淋巴结伴液化

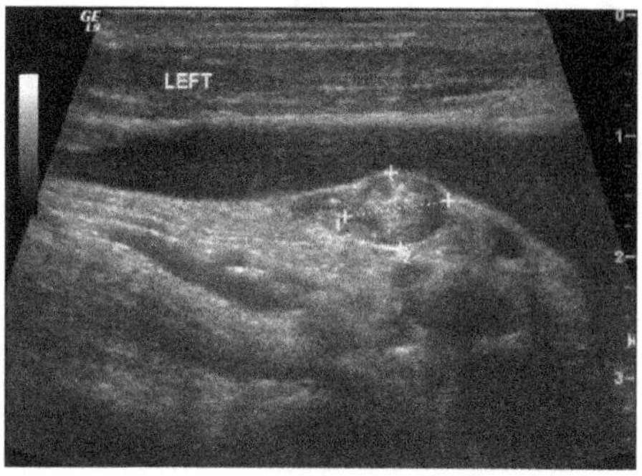

图 10-3-17　颈部转移淋巴结伴钙化灶

3. 鉴别诊断

（1）局灶性亚急性甲状腺炎　亚急性甲状腺炎患者有触痛，病灶后方无衰减，血流信号稀疏或无血流信号；对于声像图不典型图像可以行甲状腺细胞学检查（彩图 10-3-18）。

（2）甲状腺腺瘤　甲状腺腺瘤边界清晰，周围有晕环，后方稍增强，CDFI 显示周边有绕行血流。

(四) 甲状腺结节的评估及随访

1. 超声引导细针穿刺细胞学在甲状腺结节诊断中的应用

超声引导细针穿刺细胞学(ultrasound guided fine needle aspiration cytology, US－FNAC)检查是微创的、安全的和高性价比的评价甲状腺结节的方法,减少了甲状腺结节临床外科手术的数量,而被临床广泛接受,并被各指南所推荐。

(1) 适应证

① 临床不能触及、直径≥1 cm 的结节;

② 临近血管或位置较深的结节;

③ 影像学上恶性可疑的结节;

④ 出现颈部淋巴结病变的结节;

⑤ 触诊引导未取得病理结果的结节。

(2) 禁忌证　细针穿刺检查的禁忌证很少,主要是有凝血功能障碍和怀疑动脉瘤者,相对禁忌证如严重心肺功能不全或不能配合者等。

(3) 操作方法　具体见"介入性超声"章节。

(4) 临床应用评价　与触诊下 FNA 相比,超声引导下 FNAC 的取材成功率和诊断准确率可达80%,还可以使诊断的敏感度、阳性预测值和阴性预测值都得到显著提高。但 FNAB 不能区分甲状腺滤泡状癌和滤泡细胞腺瘤。根据美国国家癌症研究院(National Cancer Institute, NCI)颁布的甲状腺细针穿刺 Bethesda 细胞病理报告系统(Bethesda system for reporting thyroid cytology, TB－SRTC),将其细胞学病理分为表 10-3-1 所示几类。

表 10-3-1　甲状腺 Bethesda 系统分类

FNAC 结果	结节为恶性的可能性	可能的病变类型
取材无法诊断或不满意	1%～4%	细胞成分太少或仅为炎性成分
良性	0～3%	胶质结节、桥本甲状腺炎、亚急性甲状腺炎或囊性病变等
不确定	5%～15%	细胞增生较活跃
滤泡性肿瘤	15%～30%	滤泡性肿瘤
可疑恶性	60%～75%	可疑乳头状癌、髓样癌、转移癌或淋巴瘤
恶性	97%～99%	乳头状癌、髓样癌、转移癌或淋巴瘤

2. 甲状腺结节的评估流程

具体流程图见图 10-3-19。

3. 甲状腺结节的超声随访原则

(1) 甲状腺良性结节的随访　良性甲状腺结节应在初次 FNA 后每隔 6～18 个月行超声检查,如果结节的大小保持稳定,即实性结节或囊性结节的实性部分体积变化不超过 50%,结节至少 2 个径的增加不超过 20%,则下一次临床检查或超声随访时间间隔延长至 3～5 年。如果触诊或超声检查发现结节增大的证据,即实性结节或囊性结节的实性部分体积变化超过 50%,结节至少 2 个径的增加超过 20%,且最少增加 2 mm,则应再次行 FNA,最好在超声引导性进行。

(2) 甲状腺恶性结节的随访　对于 FNA 为恶性结节的患者,推荐术前超声检查对侧甲状腺和颈部淋巴结(中央组,特别是颈部Ⅵ,Ⅳ区淋巴结),术后6~12个月超声评估甲状腺床区、颈部中央区和外侧区淋巴结,随后根据患者复发危险和甲状腺球蛋白状态定期超声随访。

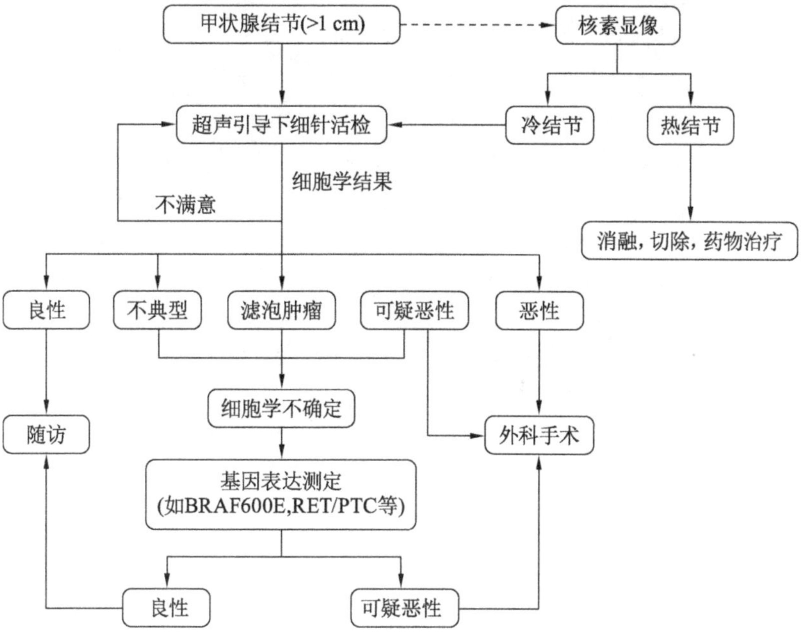

图 10-3-19　甲状腺结节诊治流程

4. 超声 TI-RADS 分级

为了简化超声医师对甲状腺结节超声表现的解读,使临床医师能更容易地理解甲状腺超声报告的临床意义,国内外学者呼吁通过借鉴 BI-RADS 的成功经验,制定关于甲状腺超声检查的甲状腺影像报告与数据系统(thyroid imaging reporting and data system,TI-RADS)。目前,应用较为广泛和临床医师较为认可的分级方案是2011年韩国学者提出的,具体方案如下:

TI-RADS 1类:阴性(无任何异常)(恶性率0)。

TI-RADS 2类:确认良性病变(恶性率0)。

TI-RADS 3类:无可疑超声表现(恶性率1.7%)。

TI-RADS 4类:

4a:1个可疑超声表现(恶性率3.3%);

4b:2个可疑超声表现(恶性率9.2%);

4c:3个可疑超声表现(恶性率44.4-72.4%)。

TI-RADS 5类:5个可疑超声表现(恶性率87.5%)。

五、甲状腺疾病的超声医学新技术及进展

(一) 超声弹性成像

弹性成像反映的是有关组织内部弹性特征的信息,可以作为鉴别病变性质的重要参数。生物组织的弹性和病灶的生物学特征紧密相关,通常恶性病灶硬度大,弹性系数增大,主要原因是恶性病灶由质硬的组织组成,并且呈浸润性生长,与附近结构粘连。弹性图分析分为定性分析和定量分析两大类。其中定性分析是根据弹性图的颜色分级标准进行评估的(彩图

10-3-20)，而定量分析是使用多种参数对弹性图进行定量评估的(图 10-3-21)。

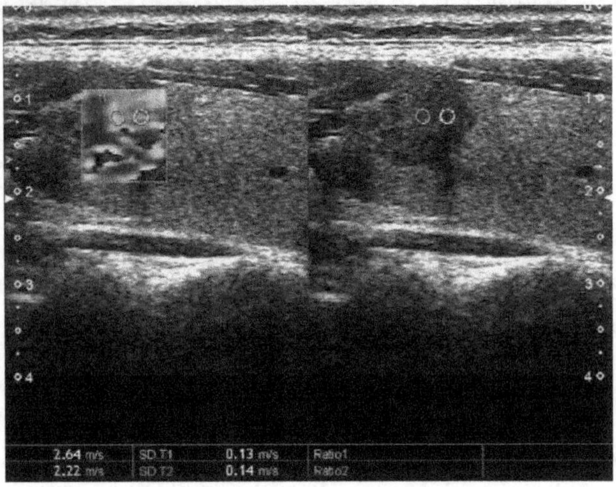

图 10-3-21　甲状腺剪切波成像

目前广泛应用于临床的是定性分析，有 4 级分法、6 级分法等，但具体标准化分级法有待进一步确定。甲状腺弹性成像的定量分析，可以通过甲状腺实质 - 甲状腺结节应变比，即应变指数来对结节良恶性进行鉴别。但是不同仪器对甲状腺结节良恶性鉴别的临界点差别较大，这就限制了弹性成像定量分析的推广应用。

(二) 超声造影

超声造影成像在腹部脏器的应用比较成熟，在浅表器官领域尚处于探索阶段，甲状腺超声造影的研究也陆续有报道(彩图 10-3-22)，但结果相差较大，尚未取得满意的一致结果，仪器的敏感性、评估手段的客观程度等的限制使得甲状腺超声造影的应用价值还有待于进一步研究。

(三) 三维超声

三维成像技术是将一系列按一定规律采集的二维图形信息进行重建，得到具有立体感的三维图像。目前三维成像主要应用于产科领域，在腹部及浅表器官的应用也逐步开展，在甲状腺的应用尚处于初级阶段。

甲状腺体积的测量在甲状腺弥漫性疾病的诊断、治疗、疗效评估及随访等方面有重要价值，但甲状腺表面不规则时测量体积，误差较大。通过三维测量体积，精确度明显提高，可重复性好。在甲状腺结节的鉴别诊断中，三维超声可以显示结节立体图像，可以多角度、多切面进行切割，可以显示结节空间位置、内部结构及血管情况，对结节性质的判断有一定的意义。

第四节　甲状旁腺的超声诊断

扫一扫

看彩图

1975 年 Arima 首先报告用超声仪进行甲状旁腺腺瘤定位。目前应用高频彩色多普勒血流显像可显示 5 mm 左右的甲状旁腺病灶，诊断敏感度达 90% 以上，已经成为甲状旁腺功能亢进的肿块术前定位的首选方法。

一、解剖及生理特点

甲状旁腺呈米粒或黄豆样大小，成人单个重 30 ~ 50 mg，紧贴于甲状腺两侧叶的背面。甲状旁腺数目、位置变化较大，通常（约 80% 以上）有 4 个，上下两对，上一对常位于左右侧叶的背面、平环状软骨下缘的对面；下一对位于甲状腺侧叶后缘的下部。甲状旁腺容易发生位置变异，如甲状腺下极、胸腺、纵隔或甲状腺内。甲状旁腺长 3 ~ 6 mm，宽 2 ~ 4 mm，厚 0.5 ~ 2 mm。上甲状旁腺动脉一般来自甲状腺下动脉的主要分支，少数来自甲状腺上动脉分支，下甲状旁腺动脉为甲状腺下动脉的主要分支（图 10-4-1）。甲状旁腺主细胞分泌甲状旁腺激素，具有增强破骨细胞活动、升高血钙、降低血磷的作用，它与甲状腺 C 细胞分泌的降钙素，以及 1,25-二羟维生素 D3 共同调节体内钙和磷的代谢，维持血钙的相对平衡。

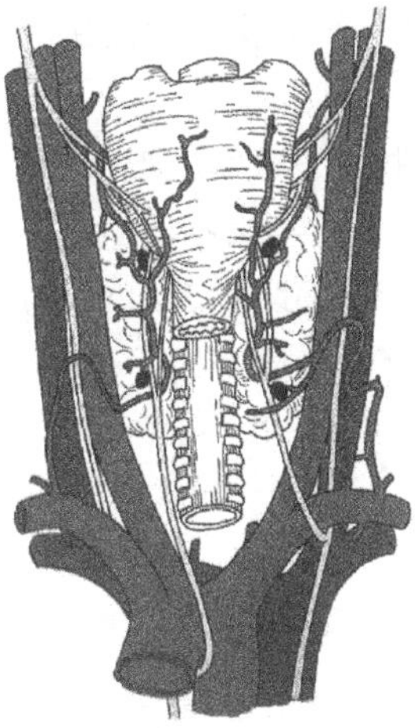

图 10-4-1　甲状旁腺解剖示意图

二、甲状旁腺的检查方法

甲状旁腺检查仪器的探头频率可采用线阵高频探头，频率为 7 ~ 10 MHz，患者常规采用仰卧位，头尽量后仰，充分暴露颈部。以甲状腺作为透声窗，检查范围应包括所预料到的甲状旁腺可能存在的区域。从颈动脉至中线，从舌骨至胸廓入口，作横切、纵切扫查，上纵隔的扫查可用凸阵或线阵探头。甲状旁腺一般位于甲状腺与颈长肌之间，气管外侧与颈总动脉内侧之间，上一对甲状旁腺在甲状腺侧叶内缘后上方中 1/3 交界处寻找，下一对甲状旁腺在侧叶下 1/3 处后面，这些区域应仔细检查。

三、正常甲状旁腺声像图

由于甲状旁腺体积较小（平均约 5 mm × 3 mm × 1 mm），且与周围组织不能形成良好的反射界面，超声很难显示。偶尔超声可显示部分年轻人的正常甲状旁腺，多位于甲状腺下极处。正常甲状旁腺一般呈扁圆形，境界清晰，内部呈均匀的低回声或稍高回声，内部血流信号不明显（图 10-4-2）。

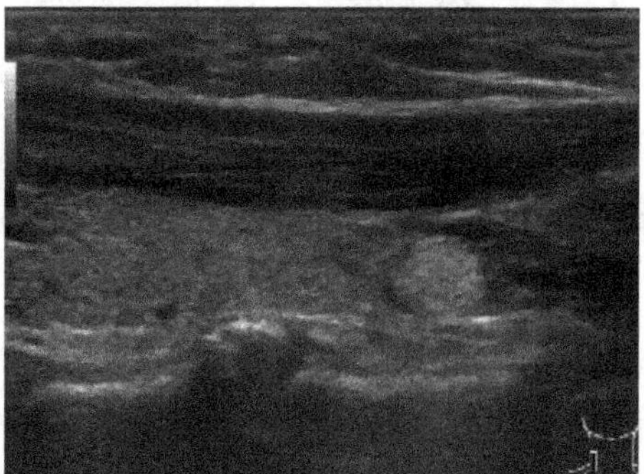

图 10-4-2　正常甲状旁腺声像图

四、甲状旁腺疾病的超声诊断

（一）甲状旁腺增生

1. 临床表现

甲状旁腺增生根据病因可分为原发性和继发性增生，前者病因不明，后者常因慢性肾功能不全，多累及多个甲状旁腺。临床上常出现血钙增高，肾小管、心肌及肺内钙化；同时血磷减少，易引起多发骨折及肾结石等一系列甲旁亢的症状。实验室检查显示血清中钙浓度和甲状旁腺素增高。

2. 超声声像图

① 甲状旁腺有不同程度的增大，呈圆形、椭圆形、梭形，增生腺体边界光滑，与甲状腺之间可见高回声包膜形成的分界面。

② 弥漫性增生腺体常表现为均质的低回声，结节性增生腺体内可出现等回声结节。继发性甲旁亢腺体内也可出现坏死、囊性变与钙化等（图 10-4-3）。

③ 血流信号常增多，但不如腺瘤丰富（彩图 10-4-4）。

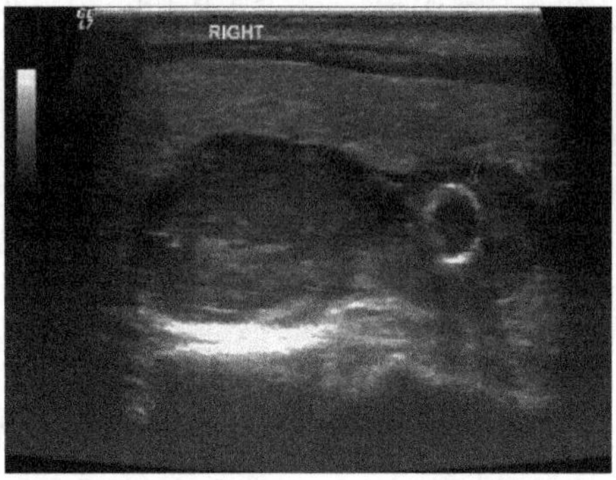

图 10-4-3 甲状旁腺增生声像图

（二）甲状旁腺瘤

1. 临床表现

甲状旁腺瘤是一种良性的神经内分泌肿瘤，以女性多见，好发年龄为 30～50 岁，病变累及单侧多见，在原发性甲状旁腺功能亢进患者中，80% 以上由腺瘤引起。根据细胞成分可分为主细胞腺瘤、透明细胞腺瘤、嗜酸细胞腺瘤和混合细胞腺瘤。临床表现常以钙、磷代谢障碍引起骨痛、骨折肾结石或肾钙质沉着症等现象为主。

2. 超声声像图

① 本病常单发，大小不等，呈圆形、椭圆形或不规则形，其长轴往往与甲状腺长轴一致。肿瘤边界清楚，边缘光整，与甲状腺之间可见高回声包膜形成的分界面（图 10-4-5）。

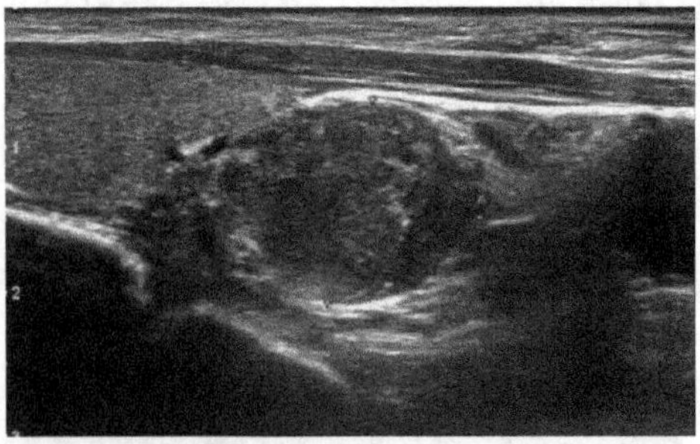

图 10-4-5 甲状旁腺瘤

② 内部回声呈均匀的偏低回声，如有出血、坏死、囊性变时可呈无回声。

③ 彩色多普勒超声显示肿瘤内血流丰富，可显示滋养动脉从腺瘤长轴的一极供应腺瘤，此特征称为“极性血供”，滋养血管进入瘤体内沿边缘呈树枝状分布（彩图 10-4-6）。

（三）甲状旁腺癌

1. 临床表现

本病少见，90% 患者会出现甲状旁腺功能亢进的表现，约 10% 无功能性。临床常表现为短期内迅速增大的颈部肿块，有甲状旁腺功能亢进的症状，常侵犯甲状腺与喉返神经。

2. 超声声像图

① 本病多累及一个腺体，常为下甲状旁腺，肿瘤发展快，体积常较大，边界不清，边缘不规则，多呈分叶状，纵横比（A/T）≥1。

② 内部呈不均匀分布低回声区，后方有衰减，可发生囊性变，内部常见钙化影。

③ 彩色多普勒超声显示肿瘤内血流信号明显丰富，有时近似甲亢时的“火海”征。

④ 可侵犯临近解剖结构，可发现同侧颈部转移的淋巴结。

扫一扫
看彩图

第五节 乳腺的超声诊断

早在 20 世纪 50 年代，超声即用于乳腺的检查，1951 年 Wild 等首先应用脉冲法即 A 型超声对乳腺组织和乳腺肿块进行探测。1972 年 Kossoff 利用灰阶超声清楚显示乳腺正常解剖结构及病理结构。20 世纪 70 年代后期，我国开始在临床上应用实时超声检查乳腺疾病。随着超声技术的不断发展，超声已经成为乳腺三大影像学检查技术（超声、钼靶、磁共振）之一。超声因其无辐射、无创，适用于各年龄，操作简便，对乳腺细微结构分辨力好，广泛应用于乳腺疾病的筛查及诊断。

一、乳腺的解剖及生理概要

乳腺是人体最大的皮肤腺，其位置及功能属于皮肤汗腺的特殊变形，结构近似皮脂腺。乳腺的发育过程分为初生期、青春期、月经期、妊娠期、哺乳期、闭经期及老年期，各期变化均受内分泌的调节，形态有很大的差异。

成年女性乳房成半球形，位于胸大肌和胸筋膜的表面，约在第 2 至第 6 肋骨水平的浅筋膜的深、浅层之间。内侧至胸骨旁线，外侧可达腋中线，外上方呈角状伸向腋窝的腺体组织称为 Spence 腋尾区。乳头位于乳房中心，平第 4 肋间隙或第 5 肋，周围色素沉着区称为乳晕。

成年女性的一个乳腺内有 15 ~ 20 个乳腺叶，每个腺叶有很多腺小叶，腺小叶由小乳管和腺泡组成，是乳腺的基本单位。一个腺叶有一个排泄管，称为输乳管，走向乳头，在近乳头处，输乳管膨大成输乳管窦，其末端变细，开口于乳头，乳腺叶和输乳管均以乳头为中心呈放射状排列。腺叶、小叶和腺泡间有结缔组织间隔，腺叶间还有与皮肤垂直的纤维束，上连浅筋膜浅层，下连浅筋膜深层，称乳房悬韧带或 Cooper ligament，它们对乳房起固定作用（图 10-5-1）。乳腺癌时，因 Cooper 韧带受侵，纤维组织增生，韧带缩短，使皮肤表面产生一些凹陷；晚期淋巴回流受阻，组织水肿，癌变处与皮肤粘连，在皮肤表面产生许多小凹，皮肤呈橘皮样外观，这些特征有助于乳腺癌的诊断。

乳腺是性激素的靶器官，受内分泌周期性调节。幼年乳房系小管构成，腺组织极少。青春期后迅速增殖，形成腺泡和小叶。月经来潮后，乳腺结构出现周期性相应的生理变化。静息期乳腺小叶无明显的腺泡，妊娠及哺乳期乳腺才达到充分发育，小导管末端有腺泡形成。

绝经期后，由于雌激素及黄体酮的缺乏致使乳腺逐渐退化，腺泡及部分导管萎缩。

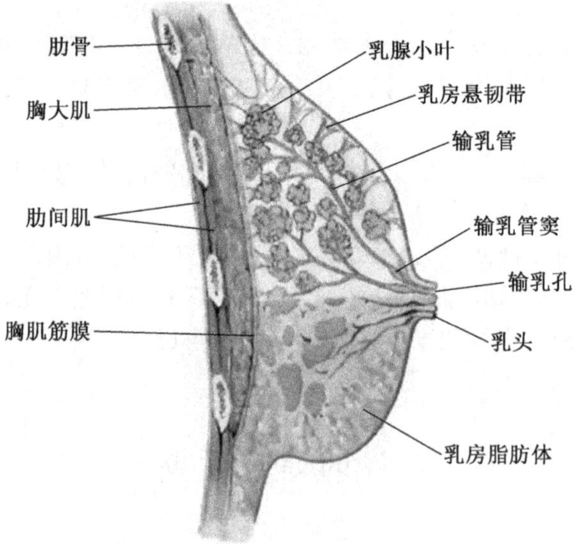

图 10-5-1　乳腺解剖（矢状切面）

乳房的动脉来自胸廓内动脉的 1-4 穿支，腋动脉分支和 2-7 肋间动脉穿支。乳房横向的浅静脉回流到胸廓内静脉，纵向浅静脉回流到颈前静脉，深静脉与动脉伴行。

乳腺的淋巴网甚为丰富，由皮肤和乳腺小叶间深浅两层淋巴管网和淋巴管丛组成，90%以上回流至同侧腋窝，少数引流至内乳淋巴链。解剖学上腋淋巴结分为五群：外侧淋巴结、胸肌淋巴结、肩胛下淋巴结、中央淋巴结和尖淋巴结。该分群在手术腋下淋巴结清扫中具有指导意义，但不适合病理科医师在标本上进行淋巴结定位，所以其临床意义受限。目前腋窝淋巴结分群较容易接受并能应用的是以胸小肌为标志的淋巴结分群（图 10-5-2）。

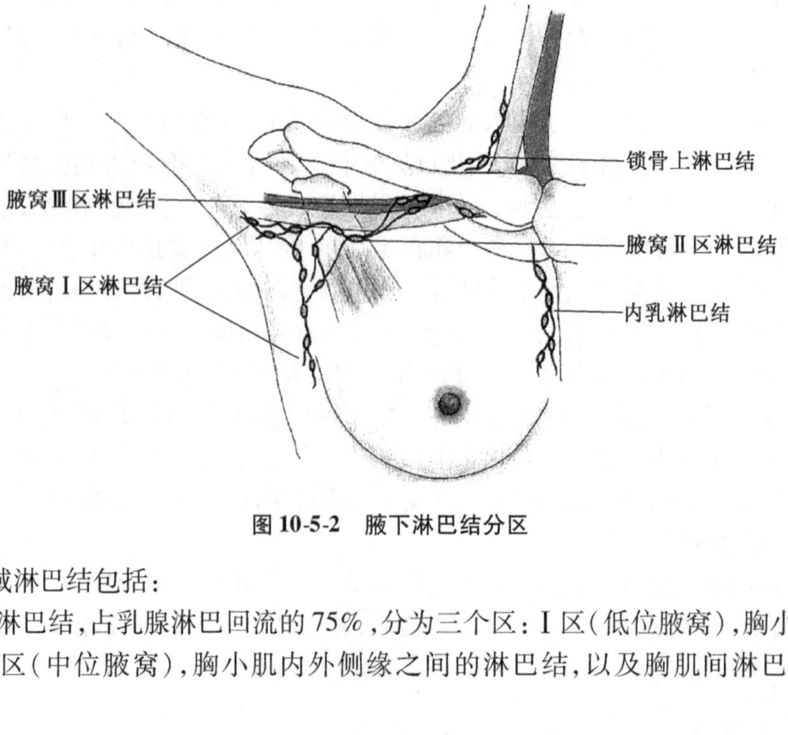

图 10-5-2　腋下淋巴结分区

乳腺区域淋巴结包括：

① 腋窝淋巴结，占乳腺淋巴回流的 75%，分为三个区：Ⅰ区（低位腋窝），胸小肌外缘外侧的淋巴结；Ⅱ区（中位腋窝），胸小肌内外侧缘之间的淋巴结，以及胸肌间淋巴结（Rotter' s lymph node)；Ⅲ区(高位腋窝)，胸小肌内侧缘内侧，位于锁骨下的淋巴结，也称锁骨下淋巴结，此处淋巴结转移提示预后不佳。

② 内乳淋巴结，胸骨旁肋间隙胸内筋膜的淋巴结。

③ 锁骨上淋巴结，由肩胛舌骨肌、颈内静脉和锁骨下静脉组成的三角区域。

④ 乳腺内淋巴结，位于乳房内的淋巴结，分期时纳入腋窝淋巴结。

临床上将乳腺划分为五个区：乳晕区、外上象限、外下象限、内上象限和内下象限。乳腺外上象限腺体组织丰富，是癌瘤好发部位，同时该部位肿瘤易出现腋下淋巴结转移。临床上将乳腺癌腋窝转移的第一站淋巴结称为前哨淋巴结(sentinel lymph node, SLN)。

二、乳腺的超声检查方法

(一) 检查体位

一般检查前无须特殊准备。患者取仰卧位，两上肢肘关节呈90°，自然放在头的两侧，必要时可手臂尽量上抬外展抱头，充分暴露乳腺及同侧腋下。根据乳房病变部位或乳腺过大时，可取侧卧位。

(二) 检查仪器

通常使用带5.0～17.0 MHz高频探头的彩色超声诊断仪。对于乳房较大、肿块较大(4 cm以上)或多发，弥漫性的病变，先用3.5～4.0 MHz的凸阵探头，扫描深度调至能看到乳腺深部胸大肌与肋骨的回声为宜，可观察病灶的全貌，然后再用高频线阵探头详查局部情况。

(三) 检查方法

以乳头为中心，进行360°钟表指针样顺或逆时针旋转扫查，探头长轴与乳管长轴垂直或平行，或者矩形扫查，探头自上而下，自左而右在乳腺表面的矩形范围内移动，连续扫查显示整个乳房内部结构，扫查区域应当存在重叠，包括乳晕及腋下，以防遗漏病变。病灶定位一般采用时针定位法，以1－12时钟位置、距乳头距离及皮肤深度来准确定位病灶位置。但要注意，病灶定位时体位与探头切面的方位相对固定，探头方位偏斜，或转动体位，乳房位移，病灶亦随之变化，可造成小病灶难以准确定位，或出现假阳性或假阴性结果。

三、正常乳腺超声声像图及各期特点

(一) 正常乳腺超声声像图

正常乳腺的声像图由皮肤、皮下脂肪层、腺体层、乳腺后间隙和胸壁组成。不同生理状态下声像图表现有所不同，主要表现在皮下脂肪的厚度和腺体层回声的差异。

乳房皮肤为一层光滑的稍强回声带，厚2～3 mm。乳头位于中心，呈低回声近似椭圆形，边界清晰，形态规则。

皮肤深层为浅筋膜及脂肪组织，浅筋膜呈线状高回声，脂肪组织呈低回声，由条状高回声分隔。在皮下脂肪层内可见强线状回声韧带，称Cooper韧带，一端连于皮肤和浅筋膜浅层，一端连于浅筋膜深层，牵拉乳腺小叶。

脂肪层的深层为乳腺组织，由低回声的乳腺导管与不均匀相对强回声的乳腺小叶和间质组成。腺体因人而异，厚薄不一，一般厚1～1.5 cm，老年可萎缩仅0.3 cm。整体的乳腺超声表现为均匀和不均匀两种回声背景，均匀的乳腺在声像图上表现为连续一致的脂肪、韧带、纤维及腺体组织回声，从乳头、乳晕至周边的腺体逐渐变薄。乳腺的不均匀表现为局部或弥漫的回声增高或回声减低区。

乳腺的后方主要包括胸前壁肌肉和筋膜及肋骨回声，肌肉表现为弱回声，排列与肌纤维纹理一致，筋膜为线状高回声，肋骨为规律排列的横切面，呈前方弧形强回声、中间弱回声伴后方声影。

在乳腺检查中应注意“三不同”的特点，即：① 个体间不同；② 双侧乳房不同；③ 一生中各个时期表现不同。

（二）各期乳腺声像图诊断要点

（1）青春期以前　儿童至月经来潮以前，声像图显示皮下脂肪菲薄，仅在乳头下方呈中心稍厚，周边渐变薄的相对低回声。其后，乳头下方相对低回声扩大，乳腺导管系统开始出现微细管状，其周围间质增生呈中强回声（图 10-5-3）。

（2）性成熟期　月经来潮以后，乳腺小叶与输乳管分别显示相对明确的图像；小叶呈不均的中强回声，输乳管为低回声管腔，树枝状，小乳管向乳头方向汇合成中、大乳管，扩大的输乳窦围绕乳头周围，输乳孔开口于乳头。通常已生育妇女腺体层回声逐渐增强，大多表现强弱相间回声（图 10-5-4）。

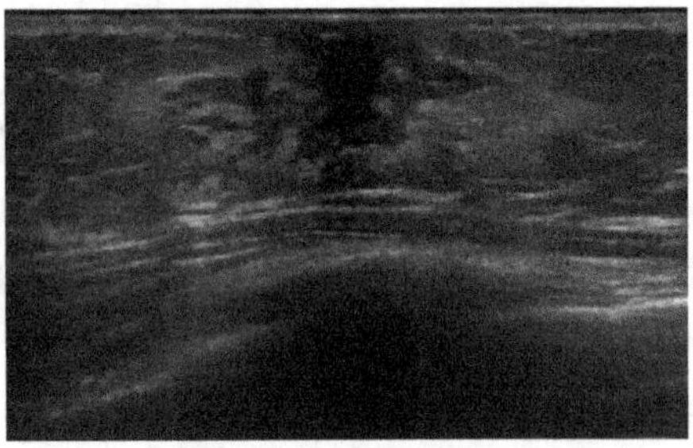

图 10-5-3　青春期前乳腺

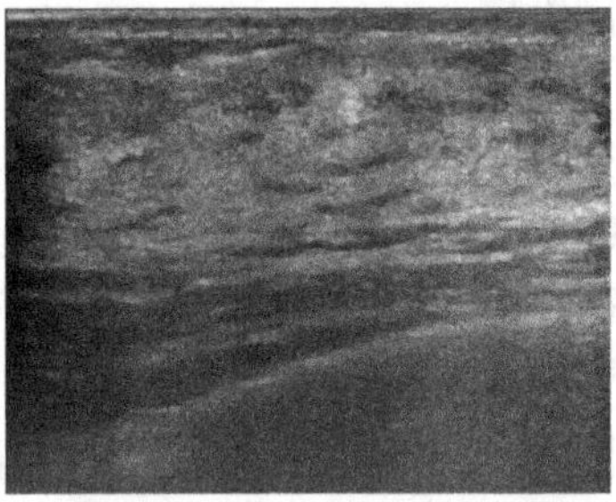

图 10-5-4　性成熟期乳腺

（3）妊娠期　早期乳腺腺泡增多，小管增生增多，管腔扩张；后期导管明显扩大，腺泡开始分泌，乳腺血管增多，血流易显示；乳房增大，脂肪层变薄（图 10-5-5）。

（4）哺乳期　泌乳素促进小叶内腺体大量增多，管腔扩张，腺泡上皮顶端脱落形成乳汁，入导管储存待泌乳，结缔组织随管腔明显扩张，不同程度软化和萎缩。哺乳期乳腺回声较密，中央区可见扩张的无回声乳腺导管，内径 2 ~4 mm（图 10-5-6）。

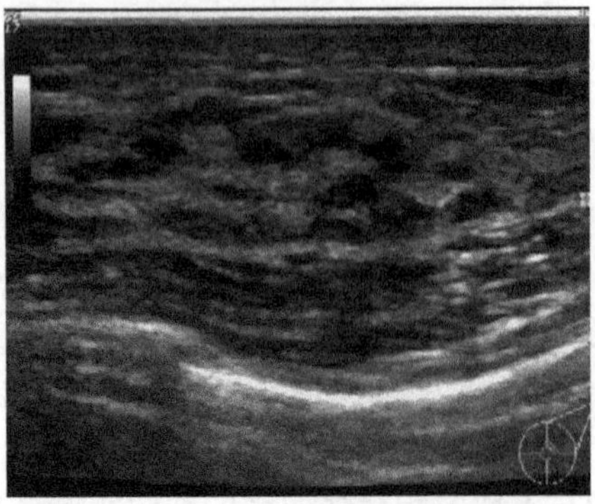

图 10-5-5　妊娠期乳腺

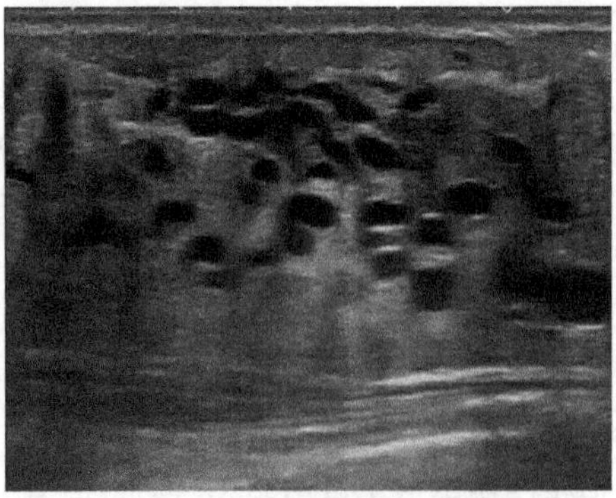

图 10-5-6　哺乳期乳腺

（5）老年萎缩期　进入老年期后，乳腺结构随着内分泌发生变化，乳管周围纤维增多，小乳管及血管逐渐硬化闭塞，乳腺内充满纤维及脂肪，腺体组织逐渐萎缩而减少，回声致密、增强（图 10-5-7）。

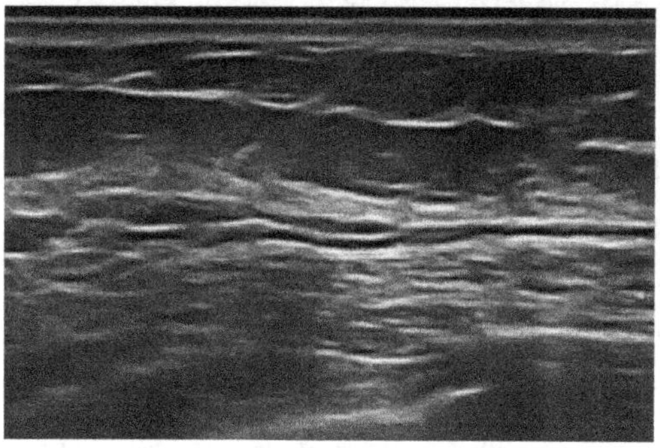

图 10-5-7　老年萎缩期乳腺

四、乳腺疾病的超声诊断

（一）乳腺炎

1. 病理及临床表现

最常见的为产褥期乳腺炎，亦可见于妊娠期。90%为哺乳期妇女，产后 2～4 周由革兰氏阳性菌引起，分为化脓性和淤积性乳腺炎。临床表现为肿痛开始，乳腺明显肿大，局部压痛性肿块，皮肤发红、发热；有波动性疼痛，哺乳时加重，可有高热、寒战、脉快、同侧淋巴结肿大等。

2. 超声声像图

（1）*急性化脓性乳腺炎*　乳腺肿大，腺叶回声异常，乳腺结构与导管纹理紊乱。急性炎症早期出现边界不清、不均匀的低回声，后方回声稍增强，探头加压后有明显压痛，或斑片状、团块状中强回声。病变区域可形成大小不一的肿块，边界不清晰，有时呈弥漫性大片炎性病灶。晚期脓肿形成，低回声出现液性暗区。病变沿导管扩散，可见扩张的导管内充满絮状回声。炎症侵犯周围脂肪组织，可使其呈模糊雾样回声，严重时形成裂隙样无回声（图 10-5-8）。病变侧腋窝淋巴结可见肿大。CDFI 显示病灶周围血流信号丰富。

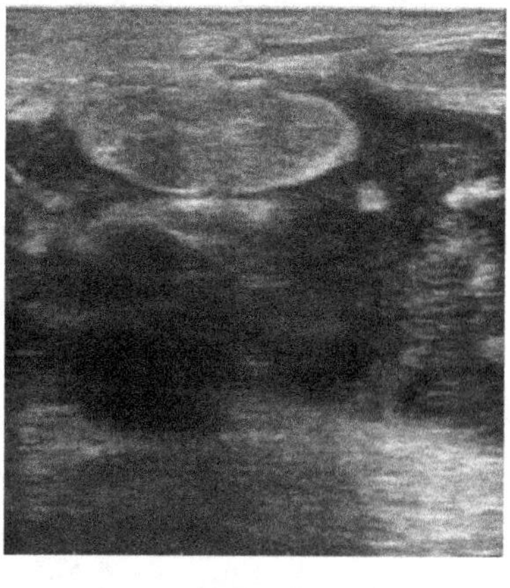

图 10-5-8　急性乳腺炎脓肿形成

（2）*乳汁淤积性乳腺炎*　乳腺导管呈多形性扩张，大者呈囊状，不规则扭曲。乳腺内见边界清晰的圆形或椭圆形无回声，后方回声增强，囊腔内残存乳汁呈点状、颗粒、云絮状或斑片状高回声，加压可移动。乳汁渗到周围组织后，呈炎症性不均匀低回声区。CDFI 显示导管内无血流信号，周边血流信号增多。

（二）乳腺导管扩张症

1. 病理及临床表现

乳腺导管扩张症（mammary duct ectasia）在乳腺良性疾病中比较多见，由于在疾病发展的某个阶段，镜下扩张导管周围可见大量浆细胞浸润，故有人称其为浆细胞性乳腺炎（plasma cell mastitis）。它是一种非细菌性炎症，常见于经产中年妇女，主要临床表现为乳头溢液和乳房肿块，还可以有乳房疼痛，乳头内陷或局部皮肤粘连甚至橘皮样改变。早期表现为导管扩张,乳头有浆液性分泌物,晚期病变以浆细胞浸润最明显,可形成肉芽肿。临床表现:急性期乳房有红、肿、疼痛,并且可触及肿块,进入慢性期,红、肿、疼痛消失,仅触及质硬的肿块。

2. 超声声像图

① 乳腺中央区单纯的导管扩张,扭曲,管径多在 3 ~5 mm,甚至更大,内部透声差。

② 病变急性期及亚急性期,扩张、扭曲的输入管延及乳腺外区,内径大小不等,呈不规则状,内部可出现点絮状、斑片状强回声,管壁增厚,周围组织强弱不均,边界不清。病变位置如较表浅,常突破皮下脂肪层侵犯皮肤(图 10-5-9)。

③ 慢性期部分病例形成肿块,其外形不规则,轮廓不清,边界不清楚,内部多为实质不均质低回声,内部形成脓肿可见不均匀无回声区,后方往往出现轻度衰减。

④ 彩色多普勒显示低回声区多见点条状低阻血流信号(图 10-5-10)。

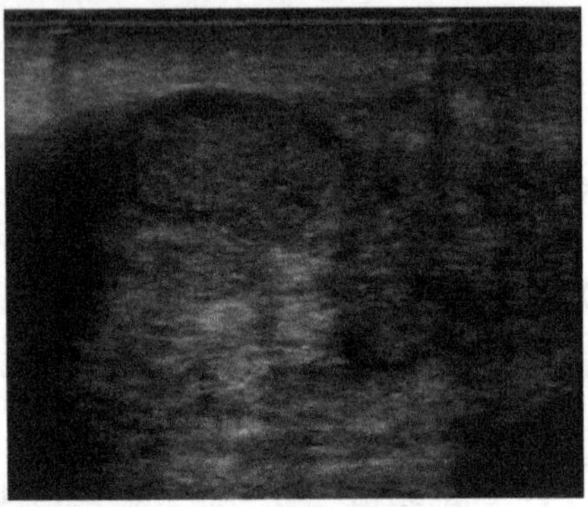

图 10-5-9　乳腺导管扩张症

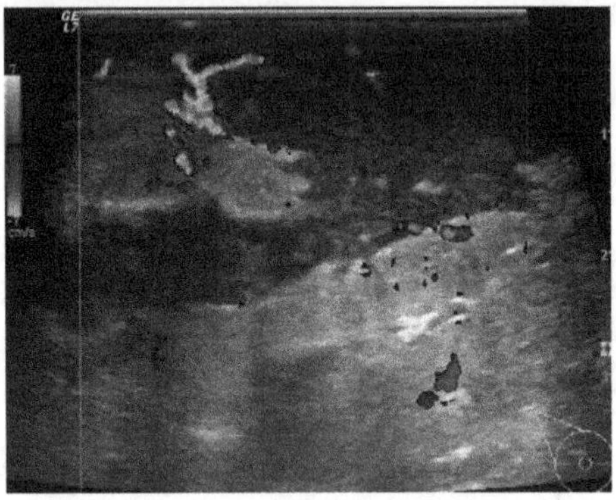

图 10-5-10　乳腺导管扩张症 CDFI

3. 鉴别诊断

慢性期导管扩张症应与乳腺癌相鉴别。前者有相应急性病史,超声图像上多伴有管状伸展的、不规则、不均匀低回声肿块,常伴有皮下脂肪水肿回声增强,如有脓腔形成则高度提示。如果没有上述特征,与乳腺癌不易区分,必要时行穿刺病理学诊断。

(三) 乳腺增生症

乳腺增生症,又称乳腺纤维囊性增生症、乳腺结构不良、乳腺小叶增生等。本病是最常见的乳腺疾病,多发生于育龄期妇女,绝经后少见。

1. 病理及临床表现

基本病理改变:腺泡、小叶数量的增加及其形态结构的改变;不同水平的导管上皮的增生;间质纤维组织不同程度的增生及上皮大汗腺化生;部分伴乳头状瘤样和纤维腺瘤样增生。病理上分为乳腺增生、乳腺腺病、乳腺囊肿病等。

本病常发生于 30 ~40 岁妇女,主要症状为乳房胀痛,疼痛常有周期性变化,在月经前及排卵期加剧。触诊时扪及结节,腺体增厚,有压痛,少数有乳头溢液。月经过后症状可有不同程度缓解。乳房疼痛和触及"肿块"是就诊的常见原因。

2. 超声声像图

① 两侧乳房增大,乳房腺体层常增厚。

② 乳腺内部光点分布不均匀,回声强弱不一,见较多低回声结节或条状、片状低回声区,其边界清楚或欠清楚,多方位扫查觉低回声区缺乏球体感(图 10-5-11)。

③ 常为双侧发病，声像图类似。

④ 囊肿病型可见大小不等无回声，境界清，壁薄，后方回声增强。纤维瘤样增生型，乳腺内见强弱不均的结节，不规则近圆形团块状，呈瘤样增生病灶，无包膜。

⑤ CDFI 示乳腺内血流无增多。低回声区或结节内显示无血流或较少血流。

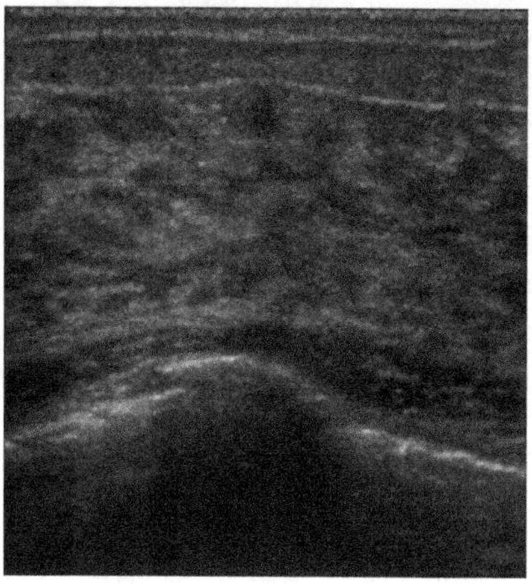

图 10-5-11　乳腺增生症

3. 鉴别诊断

(1) 乳腺癌　当乳腺腺体内出现不规则片状低回声时，要用 CDFI 显示此区域血流情况，观察其内有无簇状微小钙化灶。另可用弹性成像观察其硬度，如有肿块纵横比大于 1，血流增多，簇状小钙化灶，弹性分级偏硬，要注意乳腺癌可能。如瘤样增生结节与乳腺癌确难鉴别，可建议其他影像检查或穿刺活检。

(2) 纤维腺瘤　典型纤维腺瘤为椭圆形，有包膜，与增生结节容易区别。如遇超声显示不典型的纤维腺瘤或小纤维腺瘤，包膜显示不清，两者不易区别。

(3) 乳腺脓肿　由金黄色葡萄球菌感染引起的脓肿在哺乳期多见，临床表现为红、肿、热、痛，超声可见肿块不规则，囊壁较厚，内壁不光滑，囊内见点状絮状回声。

(四) 乳腺纤维腺瘤

1. 病理及临床表现

本病是最常见的乳腺良性肿瘤，与雌激素过度刺激有关，妊娠期或哺乳期，由于雌激素大量分泌可使其迅速生长。肿瘤由增生的腺管及纤维组织两种成分组成；常见于 20 ~ 25 岁青年女性，约占乳腺肿瘤的 10%；单发或多发，乳房的外上象限多见。肿瘤边界光滑，呈圆形或椭圆形，活动度大。患者常以摸到肿块就诊，但无痛感。

2. 超声声像图

① 肿块呈圆形或椭圆形，可有浅分叶，有光滑的包膜，肿块长轴平行胸壁，呈平行位(图 10-5-12)。

② 内部回声分布均匀，低回声。

③ 侧方可见声影，后部回声多增强。

④ 肿块内部可有粗大钙化点，亦可发生囊性变，但不多见。

⑤ CDFI：大部分在表面及内部周边可见点状、棒状或条状血流信号，但不丰富。较大纤维腺瘤血流可稍丰富。

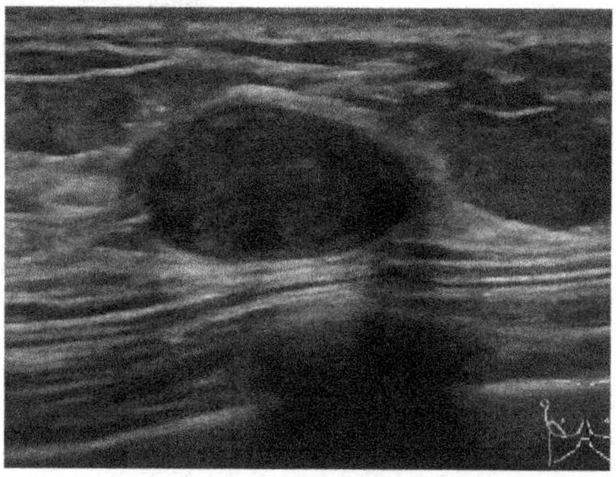

图 10-5-12　乳腺纤维腺瘤

3. 鉴别诊断

(1) 乳腺癌　较少乳腺癌形态规则或浅分叶，边界清晰，类似纤维腺瘤。但乳腺癌无包膜，后方回声衰减或无增强，血流较丰富，穿支血管或杂乱分支较多，弹性偏硬。

(2) 乳腺增生瘤样结节　纤维腺瘤多数形态规则，有包膜；增生瘤样结节无包膜，两者较小时或纤维腺瘤包膜不明显时，不容易鉴别。

(3) 叶状肿瘤　属于纤维上皮性肿瘤，又称叶状囊肉瘤等，较少见，有良性、交界性和恶性3种组织学类型，多见于中年女性，直径多数在5 cm以上，多为边界清楚的分叶状，单发，无痛、时有囊性感的肿块，常有短期迅速增大的病史。部分肿块内有小囊性暗区，除此之外，酷似纤维腺瘤，尤其较小或有包膜者，鉴别较为困难。

（五）乳腺导管内乳头状瘤

1．病理及临床表现

导管内乳头状瘤起源于导管上皮的良性肿瘤，可发生在整个导管系统，好发于30～55岁的妇女；分为中心型和周围型，中心型发生在主导管和大导管内，位于乳晕区，周围型多发生于终末导管，较中心型少见，但恶变的风险高，可达10%～20%，导管内乳头状瘤被认为是癌前病变。

一般无自觉症状，常因乳头溢液污染内衣而引起注意，溢液可为血性，暗棕色或黄色液体。肿瘤小，常不能触及，偶有较大的肿块。中心型乳头状瘤患者多有自主性血性或浆液性乳头溢液。乳管内乳头状瘤虽属于良性肿瘤，但恶变风险高，当出现乳头溢液（血）时，超声如未发现改变，可选择钼靶或乳管镜进行检查。

2．超声声像图

早期病灶较小时，超声图像常无改变或仅表现为乳腺组织增生改变，乳管内有液体聚积可出现乳管扩张，一般内径2 mm左右。如发现乳管扩张，超声应仔细检查扩张的乳管管壁是否光滑，扩张的导管或囊肿内见实质性成分为其特征表现。当有乳头状瘤存在时，可发现扩张乳管内的低回声或等回声乳头状突起与乳管壁相连，乳头回声均匀（图10-5-13）。CDFI：血流常难以显示或为少许点状血流信号（彩图10-5-14）。

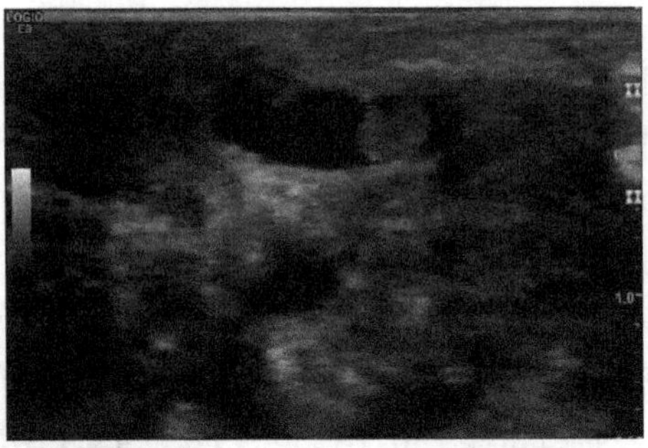

图10-5-13　乳腺导管内乳头状瘤

3．鉴别诊断

（1）导管扩张　扩张的乳腺导管内如无实质性成分回声或仅有少量点状或絮状回声，但无血流信号，则考虑导管单纯性扩张，不能提示导管内乳头状瘤。

（2）导管原位癌　导管原位癌导管扩张不规则，管壁增厚，CDFI显示内部及周围血流信号丰富。而导管内乳头状瘤导管扩张规则，管壁光滑，CDFI显示仅实性回声内可见小点条状血流信号。

（3）囊肿　囊肿呈圆形或椭圆形，内部呈无回声，无实质性回声。如导管内乳头状瘤实质部分较小时注意与囊肿相区别。

（六）乳腺癌

1．病理及临床表现

乳腺癌是女性最常见的恶性肿瘤之一。在我国占全身恶性肿瘤的7%～10%，并呈逐年上升趋势，已成为女性恶性肿瘤之首。绝大多数乳腺恶性肿瘤来源于乳腺的上皮组织（导管和小叶)，极少数来源于非上皮组织(肉瘤)。乳腺癌病理类型较多，大体分为非浸润性癌和浸润性癌(表10-5-1)。

表10-5-1　乳腺癌分类

- 乳腺癌
  - 非浸润性癌(15%～30%)
    - 导管内原位癌
      - 粉刺癌
      - 非粉刺型导管内癌
      - 乳头Paget病伴导管原位癌
    - 小叶原位癌
  - 浸润性癌
    - 浸润性导管癌(70%～85%)
    - 浸润性小叶癌
    - 特殊类型癌：乳头Paget病伴导管浸润癌、典型髓样癌、小管癌、黏液癌等

乳腺癌最初表现为一侧乳房无痛性肿块，质硬，边界不清，较固定，多为单发，肿块逐渐长大可侵入筋膜或Cooper氏韧带，乳房局部出现橘皮样改变及乳头凹陷。早期乳腺癌可侵犯同侧腋窝淋巴结及锁骨下淋巴结，晚期出现血性转移，侵犯肝、肺、脑、骨骼，预后差。半数以上发生在乳腺外上象限，其次为中央区，弥漫性约占3%。

2. 超声声像图

① 大部分为单发性肿块，多分布于乳腺的外上象限。

② 肿块无包膜，境界不清，边缘不规则，不光整，常呈蟹足样浸润生长，部分周边有高回声晕。

③ 肿块多呈非平行位生长，即纵横比大于1。

④ 内部多呈不均质低回声，内部可见液化坏死区，一部分肿块内部可见簇状微钙化点(图10-5-15、彩图10-5-16)。

⑤ 肿块后壁、后方回声衰减，出现声影。

⑥ 彩色多普勒血流显示肿块内部血流信号增多，呈短条状分布，可见丰富的动静脉瘘频谱信号，动脉频谱呈高阻力指数特点(彩图10-5-17、彩图10-5-18)。

⑦ 腋窝出现转移淋巴结回声(图10-5-19)。

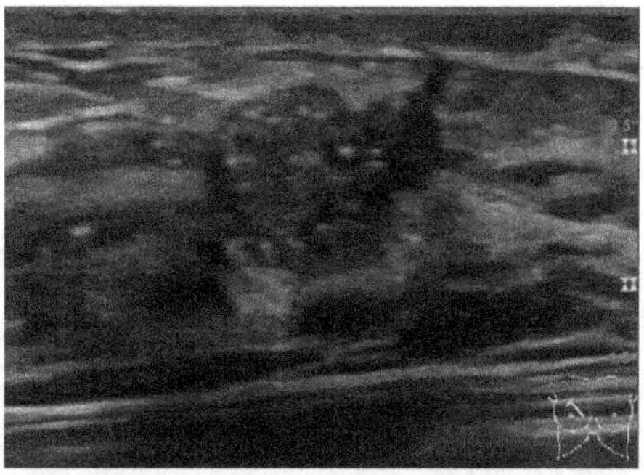

图10-5-15　乳腺癌二维图像

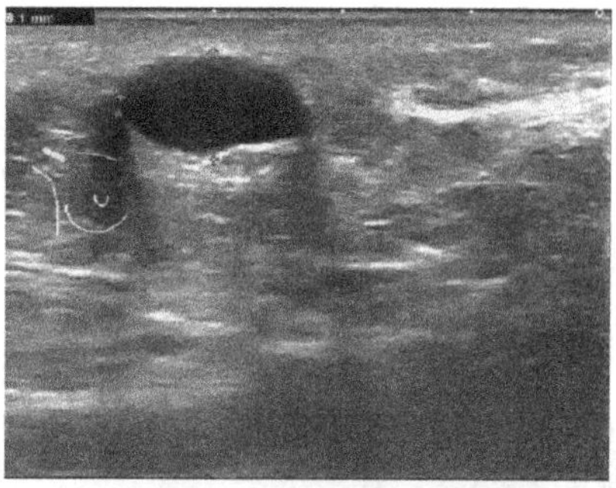

图10-5-19　腋窝转移淋巴结

⑧ 肿块的弹性成像评估显示多为质硬肿块(彩图10-5-20)。

大部分浸润性乳腺癌有上述典型的超声表现，一些少见的特殊类型乳腺癌或微小癌的超声表现有时并不典型，如髓样癌、黏液癌等肿块边界清晰，弹性超声可以较软。必要时可进行穿刺细胞学或组织学检查以确诊。

3. 鉴别诊断

① 常见乳腺良性病变,见相应各章节。

② 乳腺良、恶性病变鉴别诊断见表 10-5-2。

表 10-5-2　乳腺良、恶性病变鉴别诊断

项目	良性肿瘤	恶性肿瘤
形态	圆形或椭圆形	不规则
边缘	光整	不光整,模糊,成角,毛刺,分叶
方位	平行位	非平行位
内部回声	低而均匀	强弱不等,分布不均
钙化	短棒状、蛋壳样	细小、团簇状微小钙化
后方回声	无改变或增强	多有衰减
周围组织变化	无变化,界限清楚	有浸润,扭曲、水肿
血流分布情况	较少	多丰富
弹性成像	质地多偏软	质地较硬
腋窝淋巴结	无异常淋巴结	前哨淋巴结转移
活动程度	好	差(较固定)

(七) 副乳腺

1. 病理及临床表现

副乳腺又称多乳腺症(polymastia),为正常乳房组织以外出现了一对或多对乳腺组织,基本上是由先天发育异常所致。有副乳的女性占成年女性的 5% ~10% 。常见部位一般发生在腋前区和腋下腋窝区(图 10-5-21),单侧或双侧。组织学上和正常乳腺组织一样。青春期前处于静止状态,随着第二性征的发育逐渐增大,妊娠期及哺乳期受激素影响明显增大。

2. 超声声像图

① 位于正常乳腺以外,多位于腋窝区浅表皮下脂肪内,分界不明显,可单侧或双侧。

② 腋下副乳往往没有乳晕及乳头,呈半圆形或不规则隆起的实质回声,边缘不清,无包膜。回声高于脂肪组织,略低于正常乳腺,分布不均或强弱相间,可见腺管样结构(图 10-5-22)。

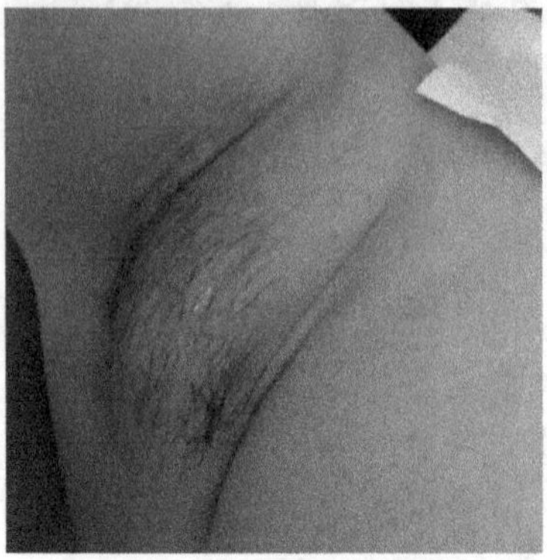

图 10-5-21　右侧腋下副乳

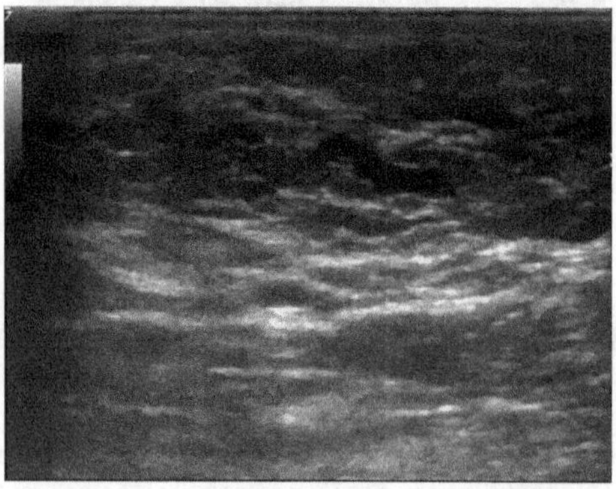

图 10-5-22　腋下副乳伴乳腺导管扩张

③ 乳腺组织散在脂肪组织中的副乳，回声较难识别，需要与脂肪瘤、淋巴结、纤维瘤、神经瘤及其他皮下结节等相鉴别。

④ 副乳腺可以有和正常乳腺一样的生理改变及病变。

(八) 男性乳房发育症

1. 病理及临床表现

男性乳腺发育是指男性在各年龄阶段因不同的原因出现单侧或双侧乳腺发育。本病多见于青春期和老年期，表现为一侧或双侧乳房增大，中央区隆起，界限清楚，质地柔韧，有轻压痛，临床上可分为原发性和继发性两种。原发性乳腺肥大可见于新生儿、青春期、老年期，多可自行消退。继发乳腺发育可见于先天性无睾、睾丸女性化、病毒性睾丸炎、创伤后睾丸萎缩、甲亢、肝硬化，或长期服用雌激素等。

2. 超声声像图

根据增生程度不同而表现各异。肿块较小者，表现为乳头和乳晕深面盘状低回声肿块，范围多在 2 cm 左右，边界清楚，规整；肿块较大者，直径多大于 2 cm，质地较软，声像图表现类似女性青春期腺体结构呈不均匀稍弱回声，边界较清楚，乳腺发育好者，与女性乳腺声像图相似(图 10-5-23)。

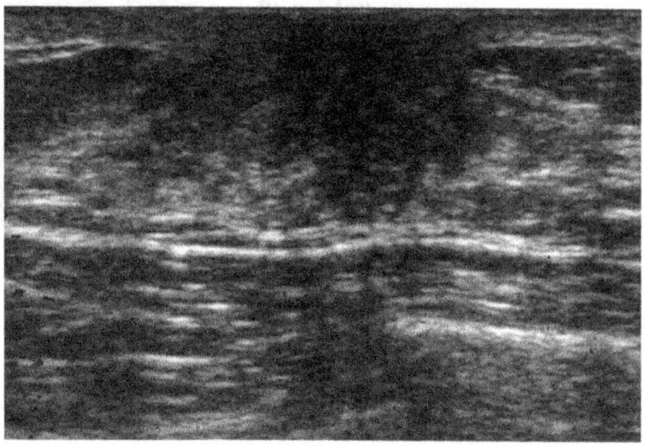

图 10-5-23　男性乳腺发育

3. 鉴别诊断

乳房下皮下脂肪增厚。临床上有些男性乳房的皮下脂肪增多，呈对称性肥大、隆起，需要与男性乳腺发育相鉴别。超声声像图上很容易鉴别皮下脂肪增厚，回声与周围脂肪一致，无肿块。

(九) 乳腺假体植入

近 20 年来隆乳整形美容手术应用于各种乳房异常，如先天性发育不良、畸形、不对称，哺乳、绝育后的形态失常，乳腺手术切除术后或自感乳房形态失常、扁平、欠丰满等，超声可以为术前进行评估，术后观察疗效及并发症。

1. 超声检查在乳腺整形术前后的作用

① 假体植入前：观察乳腺有无异常病变，测量乳腺各层组织厚度，乳腺后间隙、胸大肌后间隙的清晰程度，有助于隆乳材料的选择。

② 假体植入术中：超声可检测、指导假体安置的部位。

③ 假体植入术后：观察假体功能是否正常，以及周围乳腺组织有无异常病理现象，有无破损、乳房有无并发症及病变程度等。

2. 超声声像图

① 隆乳功能正常的声像图：乳腺后方能显示假体植入的部位，大部分位于乳腺与胸大肌间的乳腺后间隙内。假体内部呈液性暗区且透声好，肌膜构成边界，清晰光整。假体平面呈圆形，周边薄向中心逐渐增厚(图 10-5-24)。

② 假体浑浊结块：植入乳房的硅胶假体，其液性暗区浑浊出现弥漫、散在点状或大小不等絮状回声，或凝集呈高回声团块，边缘毛糙不光整。

③ 假体破裂：隆乳后乳房受暴力挤压，其后乳房时有胀痛。超声检查乳腺多方位见乳腺

后假体呈不均匀低回声，液性边缘与胸大肌间形成的锐角消失，凝胶低回声随破损部位向外渗漏，延伸到乳腺组织外的脂肪层，甚至扩大到上胸部、锁骨下或腋前线皮下组织。探头轻压乳房时，异常低回声逐渐增大，放松后又慢慢回缩，为假体破裂硅胶外流的表现（图 10-5-25）。

④ 脂肪移植假体液化囊肿形成：自体脂肪移植术后出现乳腺结节超声表现为椭圆形不均匀低回声至无回声，边界清晰，后方回声增强，为脂肪组织液化囊肿形成，内容物系油样脂肪。

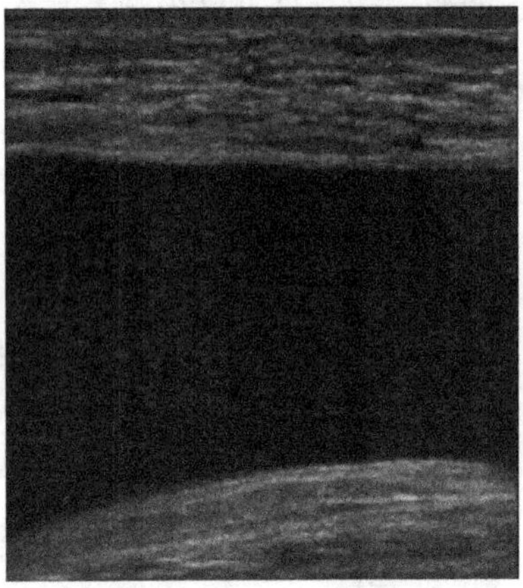

图 10-5-24　乳腺假体

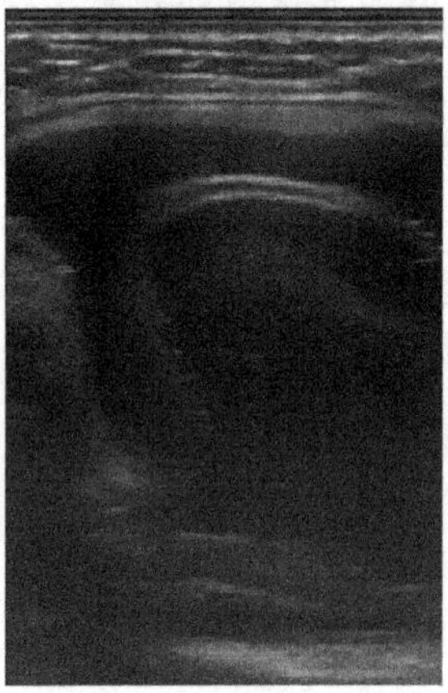

图 10-5-25　乳腺假体破裂外渗

五、乳腺疾病的超声医学新技术及进展

乳腺疾病特别是乳腺癌的发病率呈明显上升趋势，因此加强乳腺疾病的早期诊断与治疗显得非常重要，随着科技的进步，对乳腺疾病的检查手段与日俱增，乳腺的超声造影检查、弹性成像技术、3D/4D 超声成像的应用，为乳腺疾病从不同角度、不同层面提供细微而重要的诊断信息。

（一）超声造影在乳腺疾病诊断中的应用

超声造影是一种功能性成像，它将微泡造影剂注入人体，采用非线性成像技术，能将管径小于 200 μm 的细小血管显示清楚，在灰阶模式下可更清楚地显示直径小于 100 μm 的小血管。它能实时、连续地观察到器官及肿瘤微循环的灌注全过程，并能进行血流动力学的研究。乳腺造影结合时间－强度曲线的定量分析，有利于提高对乳腺良、恶性肿瘤的鉴别诊断。根据血管形态学指标还能对肿瘤进行半定量评价。超声造影能更好地显示肿瘤新生血管网，弥补了传统彩色多普勒对低速低流量血管的显示缺陷（彩图 10-5-26）。

超声造影主要的测量参数有肿瘤中心区域及边缘的灌注峰值强度、达峰时间、廓清时间，曲线上升支及下降支的斜率，曲线下面积等。时间－强度曲线中，曲线上升支与下降支反映肿块内血管床在超声造影时微泡流速和流量随时间的变化而变化；平均渡越时间的长短反映了肿块内造影剂稀释过程的快慢；曲线尖端的峰值最大强度则反映了进入肿块血管床的微泡数总量；曲线下面积是最有价值的一个参数，是流速、流量和时间三者的综合评价（图 10-5-27）。乳腺恶性肿块造影后表现为血管增生而迂曲走行、血管

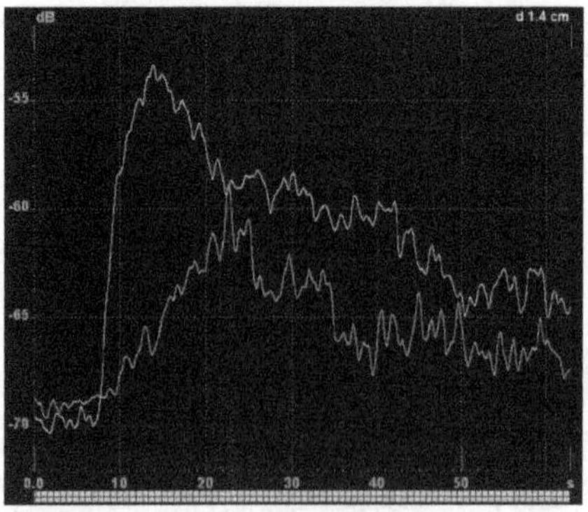

图 10-5-27　乳腺癌超声造影 ROC 曲线

粗细不等、数量较多，绝大多数为穿支血管；乳腺癌时间－强度曲线表现具有特异性，恶性者表现为造影剂达峰值的时间比良性者快，渡越时间比良性者长，平均强度及曲线下面积比良性者高。恶性者造影剂清除曲线在形态上为多相，主要表现为上升支陡直，峰值出现时间早，持续时间长，而廓清缓慢呈平台样曲线；良性者时间－强度曲线形态多表现为慢上单相慢下型，上升支缓慢，维持一个短暂的平台期再缓慢下降。乳腺肿瘤分不同病理类型，因此肿瘤微血管数量及分布特征存在差异，不同阶段的病变结构也不同，还有部分病灶的造影增强模式有重叠，加之造影剂剂量、注射速度、受检者的个体差异对造影结果也有影响，常出现部分假阴性及假阳性结果。

（二）超声弹性成像技术在乳腺疾病中的应用

超声弹性成像利用肿瘤或其他病变区域与周围正常组织间弹性系数的不同，产生应变的大小不同，以彩色编码显示来判别病变组织的弹性大小，从而推断某些病变的可能性。目前主要采用5分法：1分，病灶整体或大部分呈现绿色；2分，病灶中心蓝色，周边绿色；3分，蓝色和绿色在病灶中所占比例接近；4分，病灶整体为蓝色或内部伴有少许绿色；5分，病灶及周边组织均呈现蓝色，内部基本无绿色。一般来说良性≤3分，恶性≥4分。1～3分表示弹性系数较小，提示病灶相对偏软，良性可能大；4～5分表示病灶相对偏硬，恶性可能大。乳腺恶性肿瘤多呈浸润性生长，周围组织受牵拉而变硬。普通二维超声中恶性肿瘤的边缘欠清，通过弹性成像能将恶性肿瘤的边缘显示清楚，而且能显示比普通二维超声更大的范围。乳腺内不同组织的弹性系数各不相同，从大至小排列为浸润性导管癌、非浸润性导管癌、乳腺纤维化、乳腺、脂肪组织。组织弹性系数越大表示组织的硬度越大。超声弹性成像可为乳腺良、恶性肿瘤提供鉴别诊断依据（彩图10-5-28）。

实时剪切波弹性成像（shear wave elastography，SWE）为定量测量技术，用于检查乳腺病灶，可获得定量弹性模量值，定量显示组织弹性，通过探头获取，不需向组织施压，避免应变受操作者或组织的影响，由探头自动生成剪切波，扫查技术具有非依赖性，弹性模量值重复性较好。超声仪器可以直接显示出乳腺各组织弹性的最大值、最小值、平均值。与以往的弹性成像半定量研究不同，该技术可以直接量化肿瘤内部成分的软硬度，有助于医师更好地了解病理组织形态特征，避免操作者主观经验对诊断的影响（彩图10-5-29）。其缺点是不同超声诊断仪或不同厂家仪器其值差别较大。

（三）乳腺的3D/4D超声成像

在一定程度上弥补了二维超声的不足，提供了直观、立体的形态学和肿块血供的三维模式特点，对乳腺良、恶性肿瘤的鉴别诊断具有一定价值。将二维超声图像输入三维成像系统，利用三维超声多平面成像模式，通过平行移动及沿 X，Y，Z 三个相互垂直方向上的旋转，对感兴趣的组织结构进行多角度观察，特别是三维彩色血管能量成像的应用，更加提高了乳腺肿块的鉴别诊断价值。它能非常敏感地显示较小血管和低速血流，又可观察血流方向，粗略估计血流速度，较能量图更加形象地反映血流方向。乳腺癌主要表现为血管分布无规律，管径增粗，走行僵直，粗细不均。三维彩色血管能量成像反映肿瘤血管的指标，与肿瘤微血管密度具有较高的相关性，从而能初步评估肿瘤组织微血管的丰富程度。

（四）MicroPure技术

因为存在斑点噪声和周围组织的影响，常规灰阶超声对一些微钙化的显示存在困难。为了解决这一问题，推出了MicroPure技术，国内译为“萤火虫”，旨在提高超声对微钙化的检出率。这一技术的原理是利用独特的信号处理技术，将采集到的原始信号重新进行处理，提取和增强微钙化信号,同时消除其他可能导致假阳性的高回声点,并将原始灰阶图像显示为蓝色背景,微钙化显示为白色亮点,从而达到凸显微钙化的目的。此项技术可以用于提高乳腺癌微钙化的检出率(彩图 10-5-30),也可以应用于甲状腺或淋巴结内的微钙化灶的检出(彩图 10-5-31)。

(五) 超声 BI - RADS 分类

为了规范乳腺影像学检查的报告的描述与结果的评估,美国放射学会(American College of Radiology,ACR)制定了乳腺影像报告与数据系统(Breast Imaging Reporting and Data System,BI - RADS),并在 2003 年第四版和 2013 年第五版加入乳腺超声的内容,毋庸置疑,BI - RADS 分级对乳腺影像学的发展产生了巨大的规范和推进作用。

乳腺超声影像报告与数据系统的评估分类及处理意见(2013 年第五版)如下:

BI - RADS 0 类:评估未完成,需进一步的影像学评估和(或)既往影像学检查相比较。

BI - RADS 1 类:阴性,是正常的超声检查结果。1 类结果的患者无须处理,只需要进行与年龄相适应的常规筛查。

BI - RADS 2 类:良性,是良性的评估结果,如单纯性囊肿,乳房内淋巴结,术后积液,乳腺植入物,或至少经 2 年或 3 年无改变的复杂囊肿。与 1 类结果相似,2 类结果的患者也只需要进行与年龄相适应的常规筛查。

BI - RADS 3 类:可能良性,是指恶性可能在 0 ~ 2% 超声发现,包块边缘光整的椭圆形平行位生长肿块,单发复杂的囊肿,簇状小囊肿,脂肪坏死,术后瘢痕致结果扭曲。对于 3 类病灶,初次的短期随访间隔通常是 6 个月,如果随访结果还是 3 类,则建议将随访时间间隔延长至 1 年。

BI - RADS 4 类:可疑恶性,可能性在 2% ~ 95%,包含了大范围间距的恶性可能。可将 4 类病灶分为:4a,低度(2% ~ 10%)可疑恶性;4b,中度(10% ~ 50%)可疑恶性;4c,高度(50% ~ 95%)可疑恶性。对于 4 类病灶建议进行活检。

BI - RADS 5 类:高度提示恶性,危险度≥95%。对于该类病灶,如活检为非恶性,则需进行再次活检。

BI - RADS 6 类:活检证实为恶性。

扫一扫

看彩图

第六节 浅表淋巴结的超声诊断

淋巴系统是人体的重要防卫系统,由淋巴管道、淋巴器官、淋巴液组成。淋巴结数目众多,主要功能是滤过淋巴、产生淋巴细胞和参与机体免疫反应。淋巴结肿大的常见原因是炎症和肿瘤。随着超声仪器及高频探头的应用,淋巴结的超声检查及淋巴系统疾病的超声诊断和鉴别有了很大进步。

一、解剖概要

淋巴结多成群聚集,以深筋膜为界,将其分为浅、深两部分。浅表淋巴结分布于全身各部位,通常以其所在部位或附近血管命名。浅表淋巴结根据部位分为头部淋巴结、颈部淋巴结、胸壁淋巴结、腹壁淋巴结、上肢淋巴结、下肢淋巴结。

正常淋巴结的形态呈圆形或豆形,在一侧可见向内部凹陷的淋巴结门结构,是淋巴管与血管出入的部位。淋巴结表面覆有结缔组织的被膜，此种结构伸入淋巴结实质形成小梁，构成淋巴结的支架。内部的实质分为皮质与髓质，皮质位于被膜下面有淋巴小结、淋巴组织及淋巴窦组成，髓质位于淋巴结中央，由髓索、小梁与淋巴窦共同构成。无色透明的淋巴液自输入淋巴管进入皮窦，再流入髓窦，最后经输出淋巴管流出，汇集到近心端淋巴管或再流入下一群淋巴结（图 10-6-1）。

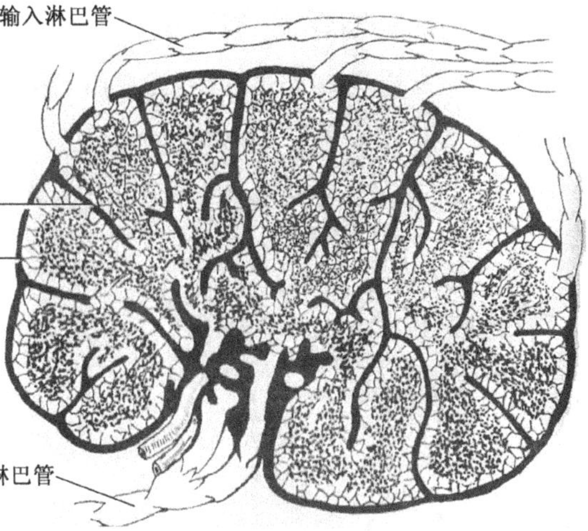

图 10-6-1　淋巴结解剖示意图

二、超声检查方法

淋巴结位置多表浅，仪器选用配有高频线阵探头（10 MHz 以上）彩色多普勒超声诊断仪为宜。充分暴露被检部位，为了避免遗漏，各部位淋巴结扫查应按照一定的次序系统地、有顺序地广泛扫查。观察内容有解剖位置、形态、大小、边缘是否规则、边界是否清晰、皮质回声、淋巴门结构是否完整，并用多普勒技术观察其血流分布情况，测量淋巴结门部动脉血流的收缩期最大峰值流速（V_{max}）、舒张期末血流速度（V_{min}）及阻力指数（RI）。

正常淋巴结声像图：呈肾形或卵圆形，边界清晰，边缘光整，中央可见髓质的高回声，周围的皮质呈低回声。文献报道，正常淋巴结径线差别较大，为 5 ~ 25mm，不同部位淋巴结正常值标准不同，因此在诊断中，淋巴结大小不作为主要观察指标（图 10-6-2）。

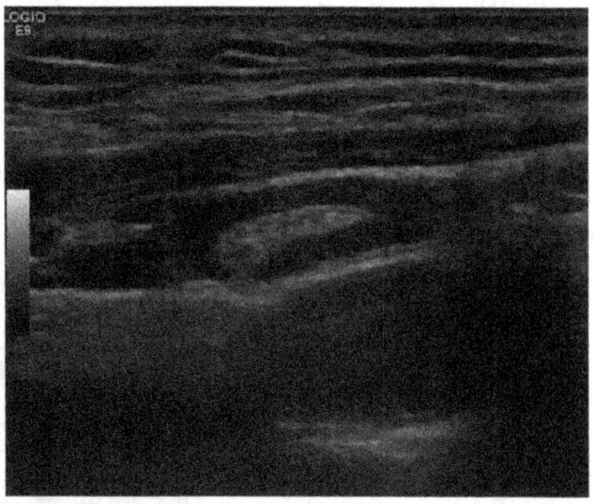

图 10-6-2　正常淋巴结声像图

三、淋巴结疾病的超声诊断

（一）急性淋巴结炎

1. 临床表现

急性淋巴结炎以化脓性感染多见，常为金黄色葡萄球菌、链球菌等引起。多见于头、颈、腋窝及腹股沟区。临床表现为受累区域淋巴结肿大，压痛，常伴发烧、寒战、头痛等全身症状。实验室检查可有血白细胞升高，中性粒细胞比例增加。

2. 超声声像图

① 急性期淋巴结肿大,呈圆形或椭圆形,边界清楚,被膜光整,呈高回声(图 10-6-3)。

② 皮质均匀性增厚、回声减低,髓质呈高回声,皮、髓质回声分界尚清晰。

③ 脓肿形成时,可见无回声区,内见点状低回声。受累淋巴结临近软组织增厚、层次模糊,回声增强。

④ 彩色多普勒可见淋巴结内散在点状血流信号,淋巴门部血流结构清晰可见(彩图 10-6-4)。

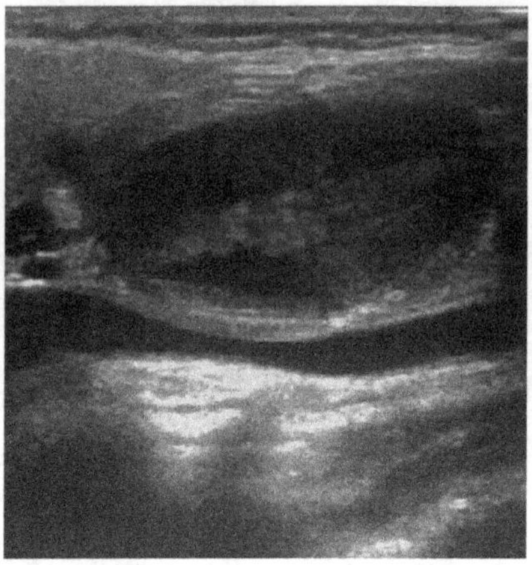

图 10-6-3　急性淋巴结炎

(二) 淋巴结增生

1. 临床表现

各种损伤和刺激常引起淋巴结内的淋巴细胞和组织细胞反应性增生,使淋巴结增大。

2. 超声声像图

① 呈椭圆形。

② 边缘清晰,表面欠光滑。

③ 被膜回声不清,皮髓质分界清,皮质回声欠均匀,髓质区回声明显增高(图 10-6-5)。

④ CDFI:周边及皮、髓质交界区可见点状血流信号,淋巴结门小动脉可见(彩图 10-6-6)。

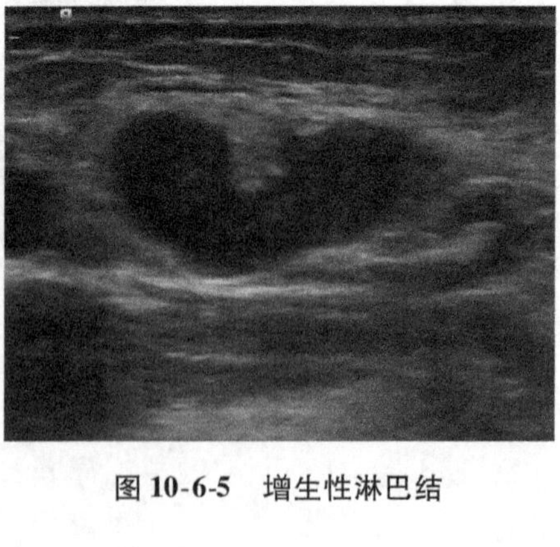

图 10-6-5　增生性淋巴结

(三) 淋巴结结核

1. 临床表现

淋巴结结核多见于颈部,儿童、青少年发病率较高。结核杆菌通过上呼吸道、扁桃体引发原发病灶，感染沿淋巴管到达颈部、颌下、颏下等部位淋巴结。淋巴结肿大，成群，串珠样排列。可形成干酪样坏死，窦道，晚期淋巴结液化时可形成寒性脓肿，治愈后可有钙化。结核菌素实验阳性有助于诊断。

2. 超声声像图

① 淋巴结呈圆形或椭圆形，可群集成堆，边界清楚，形态欠规整。

② 内部皮质、髓质回声分界不清，内部回声减低，不均匀，并见点状、弧形钙化灶伴声影。干酪样坏死时，可见不规则无回声区。

③ 彩色多普勒可见淋巴结内散在稀疏点状血流信号，淋巴门部血流结构难以显示。

（四）恶性淋巴瘤

1. 临床表现

典型表现为浅表淋巴结无痛性、进行性肿大，质地较韧，以颈部和锁骨上淋巴结肿大最常见，腋窝、腹股沟次之。病理分为霍奇金淋巴瘤和非霍奇金淋巴瘤。

2. 超声声像图

① 淋巴结增大，多组，多区，呈圆形或椭圆形，边界清楚，形态欠规整。

② 内部皮质、髓质回声分界不清，皮质增厚，内部回声减低，极低近无回声。

③ 淋巴门结构消失或部分破坏。

④ 彩色多普勒可见淋巴结内血流丰富，显示中央型或周围型血流（彩图 10-6-7）。

（五）淋巴结转移癌

1. 临床表现

淋巴结转移癌是其他部位的癌瘤传播至浅表部位淋巴结所致，临床表现主要是淋巴结肿大，并且肿大淋巴结易与周围组织粘连，多固定，触诊时，感觉淋巴结质硬。

2. 超声声像图

① 病变单发或多发，多区受累，短径增大，呈圆形或不规则形，包膜完整或中断。

② 内部皮质、髓质回声分界不清，皮质比例增大，呈明显低回声。回声不均匀，可有液化或点状强回声。

③ 早期淋巴门结构尚可显示，被膜下可见局部回声异常，晚期淋巴门结构消失（图 10-6-8）。

④ 彩色多普勒可见淋巴结内血流信号明显丰富，以周围型血流为主（彩图 10-6-9）。

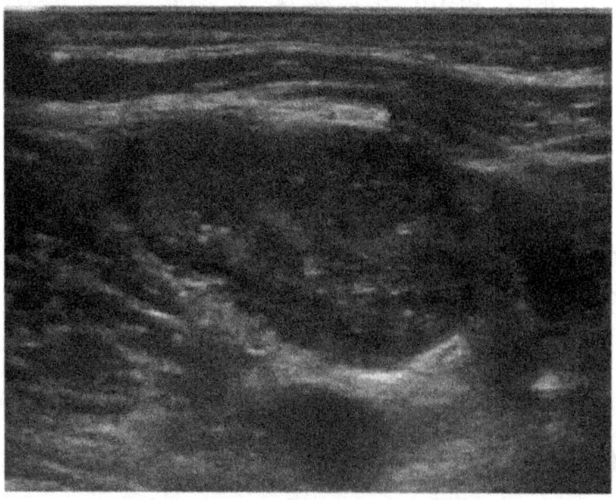

图 10-6-8 淋巴结转移癌

四、浅表淋巴结的超声评估

（一）二维超声评估

1．病变部位

淋巴结结核与恶性淋巴瘤多累及整个解剖区域甚至相邻解剖区域；非特异性炎症感染的淋巴结一般出现在同一解剖区域；对于已知原发肿瘤转移淋巴结的分布，有助于原发肿瘤分级，对于原发灶不明确的转移淋巴结可为明确原发灶提供线索。

2．淋巴结大小

淋巴结在长轴最大切面上有互相垂直的最大纵径（L）和横径（T），不同部位淋巴结正常值标准不同，而一些早期病变，淋巴结大小可以正常，因此在疾病中，淋巴结的大小不能作为主要观察指标。非特异性炎症时，淋巴结通常纵横径均匀性增大，转移性淋巴结或淋巴瘤时淋巴结肿大较明显。临床上如果发现淋巴结进行性迅速增大，要高度重视。

3．纵横比（L/T）

它是声超声像图上鉴别肿大淋巴结的重要指标之一。良性淋巴结多趋向于梭形、长椭圆形，$L/T \geqslant 2$，但是除颌下腺及腮腺的淋巴结外，约95%的颌下腺淋巴结及59%的腮腺淋巴结$L/T \leqslant 2$。恶性淋巴结多趋于圆形，$L/T \leqslant 2$，但早期可能为椭圆形。如果以2为临界值，超声区分正常反应性淋巴结和病理性淋巴结的敏感性为81%～95%，特异性为67%～96%。

4．淋巴门结构

淋巴门结构是淋巴结鉴定的重要线索。淋巴门结构可分为3种类型：① 宽阔型，淋巴门在长轴切面上呈椭圆形；② 狭窄型，淋巴门结构呈裂缝样；③ 缺失型，淋巴门结构消失。正常情况下，85%～90%的淋巴结有宽阔的淋巴门。淋巴门增大主要是由于淋巴管和血管数目增加，这与慢性炎症时的增生相关。炎症活跃和恶性淋巴结可导致淋巴门呈裂隙样，甚至消失，但在病变早期也可显示淋巴门。但是要注意甲状腺功能亢进、桥本病等甲状腺弥漫性疾病颈部Ⅳ区的淋巴结常常表现为淋巴门结构的消失。

5．淋巴结皮质

分为3种类型：① 狭窄型，长轴切面上，最宽处的皮质厚度小于淋巴门直径的1/2；② 向心性宽阔型，皮质厚度大于淋巴门直径的1/2；③ 偏心性宽阔型，最厚处皮质至少是最薄处的2倍。狭窄型几乎全见于良性淋巴结，向心性宽阔型多见于恶性淋巴结，但也见于良性淋巴结，特别是儿童颈部Ⅱ、Ⅲ区。偏心性宽阔型绝大多数见于恶性淋巴结。

6．内部回声

淋巴结内部回声从两个方面考虑：一是回声的高低，与毗邻肌肉相比较；二是内部回声均匀性。不均匀回声又有无回声暗区及强回声钙化灶。淋巴瘤具有假囊性表现，回声极低，甲状腺乳头状癌转移淋巴结可以有回声增高。无回声区常由转移的鳞状细胞癌液化或甲状腺囊性乳头状癌、鼻咽癌的转移性淋巴结囊性变。

（二）彩色血流评估

1．淋巴结血流的形式

淋巴结内彩色血流的分布形式对淋巴结疾病的鉴别有重要价值。有学者将其归纳为四型：

（1）淋巴门型血供　在淋巴门高回声形式的前提下，血流信号沿淋巴门分布；不能显示淋巴门时，血流信号从相当于淋巴门的位置放射状分出。多见于良性淋巴结，部分淋巴瘤也会出现。

(2) 中央型血供 血流信号位于淋巴结中央,多切面追踪均证实该血流信号不是来源于淋巴门部。中央型血供,特别是紊乱的中央型血供可见于恶性淋巴结。

(3) 边缘型血供 血流信号位于淋巴结边缘,多切面追踪证实该血流信号不是来源于淋巴门部,可能来源于淋巴结外周,穿过包膜进入淋巴结。边缘型血供对恶性淋巴结诊断最具价值,但部分结核性淋巴结炎除外。

(4) 混合型血供 同时显示上述3种血流类型的2种或3种。混合型血供多见于恶性淋巴结或结核性淋巴结炎。

2. 血管阻力指数(RI)及搏动指数(PI)

尽管目前还存在一些争议,但多数观点认为RI和PI值对淋巴结疾病诊断仍有一定的意义。一般认为转移性淋巴结比反应性淋巴结的RI和PI值高。但甲状腺乳头状癌的转移性淋巴结的RI和PI值较其他转移性淋巴结值相对较低。

五、浅表淋巴结疾病的超声医学新技术及进展

(一) 超声造影在淋巴结诊断中的应用

由于技术限制,常规多普勒超声不能探及非常小的血管。超声造影能够显著提高小血管的显示,更加准确地评估淋巴结血管分布情况。第2代超声造影剂的应用,可以对组织器官的微循环灌注进行实时观察,实现了在更为精细的水平下对淋巴结病变内血流信号特征进行观察、分析与评估。

根据淋巴结灌注时是否显示条状的淋巴门灌注血管、灌注的模式、灌注的均匀性、有无灌注缺损等情况进行评估。将淋巴结灌注的模式分为3型:整体灌注型,即淋巴结整体出现灌注;中央-边缘型,即淋巴结中央先出现灌注,随后边缘出现灌注;边缘-中央型灌注,即淋巴结边缘灌注早于中央。灌注均匀性的评估主要是观察灌注区域增强回声是否均匀一致。灌注缺损定义为同一淋巴结局部出现无灌注的区域。国内有机构研究显示转移性淋巴结有2.2%、淋巴瘤有9.7%、良性淋巴结有2.6%表现为完全无灌注。有灌注的淋巴结大多数表现为整体灌注,少部分为中央-边缘型灌注,82.2%的转移性淋巴结灌注不均匀,灌注缺损发生率为57.8%,这是因为转移性淋巴结的肿瘤细胞对淋巴结各个部位浸润的程度不一导致微血管系统的破坏不一,同时由于肿瘤浸润发生小坏死灶,超声造影可显示灌注缺损。淋巴瘤淋巴结75%灌注均匀,21.4%灌注缺损。良性淋巴结83.8%灌注均匀,8.1%灌注缺损。淋巴结的灌注模式对于淋巴结良、恶性的鉴别暂无价值发现。

微循环灌注动力学的指标包括造影的显影时间、达峰时间、降半时间及峰值强度达峰时间。有研究显示达峰时间8.15 s是鉴定转移性淋巴和结核性淋巴结的最佳临界,敏感度为85.7%,特异度为62.5%;达峰时间9.8 s是鉴别转移性淋巴结和良性反应性淋巴结的最佳临界点,敏感度为64.3%,特异度为64.9%;达峰时间9.35 s是鉴别恶性淋巴结病变和良性淋巴结病变的最佳临界点,敏感度为64.9%,特异度为62.7%。

超声造影可以评价淋巴结血流灌注情况,但是对良、恶性淋巴结的确定缺乏特异性,尚需进一步研究。

(二) 超声弹性成像在淋巴结诊断中的应用

超声弹性成像是当病灶及周围组织受压时,记录由此压力产生的形变,再根据形变来获得病灶及周围组织的硬度信息,通过评价病灶与周围组织之间硬度的差异来判断病灶的性

质。弹性成像在乳腺、甲状腺等器官中已经初步应用于临床，但淋巴结的弹性成像尚处于研究阶段。

在淋巴结的弹性成像研究中，多采用Furukawa等的四分法。当淋巴结区域内>80%的区域为绿色或红色时，评为1分；当淋巴结内的绿色或红色区域>50%且<80%时，评为2分；当淋巴结中的蓝色区域>50%且<80%时，评为3分；当淋巴结中的蓝色区域>80%或超过淋巴结的范围时，评为4分。结果94.1%的转移性淋巴结表现为3型或4型，100%的良性淋巴结表现为1型或2型。另一种评价方法是比较应变指数，即测量肌肉－淋巴应变比，这种方法较评分法更加客观，能够得到具体的数值，从而更加精确地评价病灶的硬度。转移性淋巴结和良性淋巴结的平均应变指数有显著差异，转移性淋巴结为4.4±3.6，良性淋巴结为0.8±0.5。以应变指数>1.5为界限值，转移性淋巴结的敏感度、特异度及准确度分别为85%，98%和92%。

参考文献

[1] Cibas E S, Ali S Z. The Bethesda System for Reporting Thyroid Cytopathology. Thyroid, 2009, 19(11): 1159－1165.

[2] American College of Radiology (ACR). ACR BI－RADS－Mammography. ACR Breast Imaging Reporting and Data System, Breast Imaging Atlas. 4th ed. American College of Radiology, 2003.

[3] 任卫东，常才. 超声诊断学. 3版. 人民卫生出版社，2014.

[4] 周永昌，郭万学. 超声医学. 6版. 人民军医出版社，2011.

[5] 周永昌，郭万学. 超声医学. 5版. 科学技术文献出版社，2006.

[6] 詹维伟，周建桥. 乳腺超声影像报告与数据系统解读. 人民卫生出版社，2015.

[7] 赵堪兴，杨培增. 眼科学. 8版. 人民卫生出版社，2013.

[8] 柏树令，应大君. 系统解剖学. 8版. 人民卫生出版社，2013.

[9] 葛均波，徐永健. 内科学. 8版. 人民卫生出版社，2013.

[10] 陈孝平，汪建平. 外科学. 8版. 人民卫生出版社，2013.

[11] 轩维峰. 浅表组织超声与病理诊断. 人民军医出版社，2015.

[12] Kwak J Y, Han K H, Yoon J H, et al. Thyroid imaging reporting and data system for US features of nodules: a step in establishing better stratification of cancer risk. Radiology, 2011, 260(3): 892－899.

中英文对照

acoustic quiet zone	“挖空”现象
American College of Radiology	美国放射学会
American Joint Committee on Cancer	美国癌症联合委员会
Bethesda system for reporting thyroid cytology	细胞病理报告系统
Breast Imaging Reporting and Data System	乳腺影像报告与数据系统
cataract	白内障

central retinal artery	视网膜中央动脉
central retinal vein	视网膜中央静脉
choroidal excavation	脉络膜凹陷
Cooper ligament	乳房悬韧带
Horner syndrome	霍纳综合征
mammary duct ectasia	乳腺导管扩张症
National Cancer Institute	美国国家癌症研究院
persistent hyperplastic primary vitreous	永存原始玻璃体增生症
polymastia	多乳腺症
Rotter's lymph node	胸肌间淋巴结
sentinel lymph node	前哨淋巴结
shear wave elastography	实时剪切波弹性成像
synchysis scintillans	闪辉性玻璃体液化
thyroid inferno	甲状腺"火海"征
toxic diffuse goiter	毒性弥漫性甲状腺肿
ultrasound guided fine needle aspiration cytology	超声引导细针穿刺细胞学

第十一章　肌肉、骨骼系统的超声诊断

肌肉、骨骼系统超声是近年国内外超声医学领域研究的热点之一。高频超声探头具有较高的分辨率，能清晰显示韧带、肌肉肌腱、滑囊、滑膜、神经、关节软骨、关节周围软组织等结构，可以在患者做各种动作和体位下动态实时进行超声检查，而且能够双侧对比。彩色多普勒及能量多普勒能较为敏感地提供病变区的血流信息，所以高频超声在肌肉、骨骼系统应用中具有的独特优势，日益受到临床医生的重视。目前肌骨超声应用覆盖范围涉及运动医学、风湿免疫学、骨科学、儿科学、康复医学等诸多学科，以及运动损伤、免疫性及代谢性疾病、发育性髋关节发育不良、骨及软组织肿物等诸多领域。

肌肉、骨骼系统项目超声检查需要超声医师熟悉解剖结构、掌握各部位的检查体位和规范的扫查手法，并且熟悉常见疾病临床知识。本章从解剖入手，介绍上肢及下肢各关节的检查体位、观察内容，以及临床常见疾病的超声诊断，希望能对初学者有所帮助，发育性髋关节发育不良及斜颈内容详见第十二章。

第一节　解剖概要

肌肉、骨骼系统各组织结构有各自的特点和一定的层次规律，由浅入深依次为皮肤及皮下组织、肌肉/肌腱及骨皮质。在关节部位，依次显示为皮肤、皮下组织、深筋膜、韧带、关节囊、关节腔、骨端关节面等结构。

一、皮肤、皮下组织

皮肤位于人体最表层，含表皮、真皮和皮下组织。皮下组织浅层富含脂肪组织，深层为膜状筋膜，两层之间有浅静脉、淋巴管、皮神经、淋巴结等。表皮和真皮不易分开，真皮中的皮肤附件（汗腺、皮脂腺和毛囊）和皮下组织内的淋巴管正常情况下不易显示，皮神经不易分辨。

二、肌　肉

骨骼肌主要存在于躯体和四肢，由肌腹和肌腱构成。位于躯干部的阔肌，其肌性部分和腱性部分呈薄片状，腱性部分称腱膜。四肢骨骼肌肌腹呈梭形，肌腱呈扁带状，附着于骨，中间跨越一个或两个关节。肌肉收缩时以关节为支点，产生关节运动和使身体保持一定姿势。肌肉按其形状可分为长肌、短肌、阔肌、轮匝肌，按肌束排列方向与肌肉长轴的关系，分为梭状肌、半羽肌、羽状肌、多羽肌。肌腹由肌纤维组成，每条肌纤维外包的薄层结缔组织膜为肌内膜，以供肌肉的神经、血管和淋巴管走行，肌肉纤维聚集成束状，被肌束膜包裹，整块肌肉外包的结缔组织为肌外膜。深筋膜穿插于肌群之间，附着于骨的肌间隔。肌间隔与深筋膜和骨膜共同构成的骨纤维鞘称为骨筋膜间室，其分隔各肌和各肌群，保证肌肉或肌群的独立活动。

三、肌腱、韧带

肌腱多呈扁带状，近端与肌腹相连，末端连接于骨。肌腱分有腱鞘和无腱鞘两种。腱鞘是肌腱周围的深筋膜构成的鞘管，由内侧的脏、壁两层滑膜鞘和外侧的纤维鞘构成。滑膜鞘内含有少量滑液，其脏、壁两层在骨面的反折处称腱系膜，内有肌腱的供应血管。部分肌腱如肩袖、肱三头肌腱、肱二头肌腱末端、髂腰肌腱、股四头肌腱、髌腱、股二头肌腱、髂胫束及跟腱等没有腱鞘，仅有疏松结缔组织和脂肪组织包被。肌腱具有较强的抗张力，临床上常见的肌腱断裂，多由肌腱已有病变（如退行性变）变脆弱导致。

韧带由致密结缔组织构成，主要存在于关节周围，两端与骨皮质紧密连接，有稳定及限制关节运动的作用。韧带有关节囊内韧带（如膝关节前、后交叉韧带）和关节囊外韧带（如髂股韧带、侧副韧带等）。

四、滑 囊

滑囊是结缔组织和滑膜形成的潜在封闭腔隙，位置恒定，多位于肌腱、韧带、肌肉与骨面等紧密接触而又相互滑动处，或位于肌腱与韧带、肌腱与肌腱相互运动部位，也可位于皮肤与骨之间的浅筋膜内。与关节腔相通者称为交通性滑囊，如髌上囊、髂腰肌滑囊、半膜肌滑膜等。正常滑囊是个潜在的腔隙，含微量滑液，滑囊内有较多积液是滑囊异常的表现（图 11-1-1）。

五、滑 膜

滑膜外观呈粉红色，有微小的皱褶和隆起，内层为细胞层，深部含有毛细血管、静脉、疏松结缔组织和脂肪。滑膜分泌黏液样物质，呈清亮无色或浅黄色。滑膜衬于关节囊的内面，附着于关节软骨、纤维软骨的边缘，亦附着于滑囊、腱鞘内面。正常滑膜较薄，增厚即为异常（图 11-1-2）。

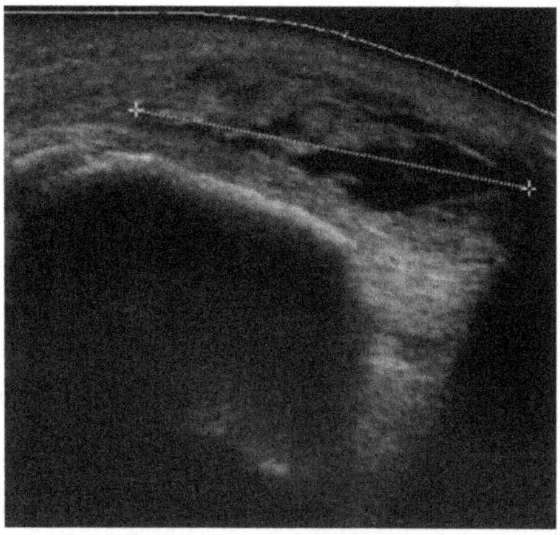

图 11-1-1　髌前滑囊积液

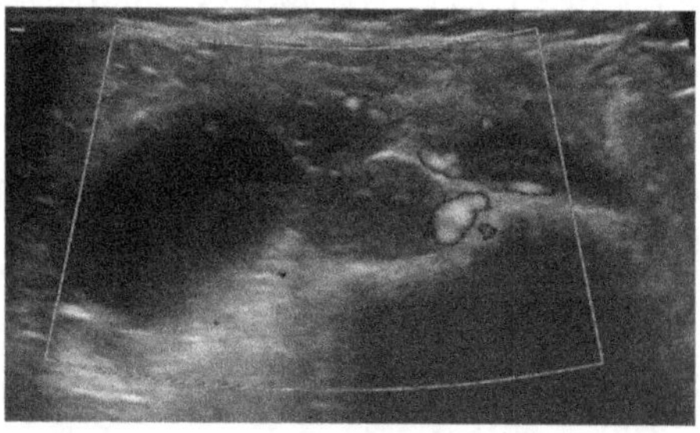

图 11-1-2　三角肌下滑囊炎，内可见增厚滑膜

六、筋 膜

筋膜有深、浅两种。浅筋膜由疏松结缔组织构成，分深、浅两层，浅层富含脂肪，深层为膜状，一般不含脂肪。深筋膜由胶原纤维构成，穿插在肌肉、神经及血管间。

七、关　节

关节由关节囊、关节腔和关节面三部分构成。关节面覆盖透明软骨,其厚度在不同年龄和不同关节有所差异,平均厚 1 ~2 mm,关节囊附着于关节的周围,与关节的骨面围成密闭的关节腔。关节囊分为内、外两层,外层为纤维层,由致密结缔组织构成,厚而坚韧;内层为滑膜层,衬附于纤维层内面、关节表面的边缘和关节纤维软骨周围,形成皱褶,突入关节腔。关节周围辅助结构主要有韧带、关节盘、关节盂唇、关节脂肪垫等。

八、神　经

四肢周围神经由臂丛、腰丛和骶丛发出。每条神经纤维被纤细的结缔组织构成的薄膜包裹,称为神经内膜,多条神经纤维形成神经纤维束,被致密结缔组织构成的神经束膜包裹,数目不同的神经纤维束被较为疏松的结缔组织神经外膜包裹后形成神经干,分布于身体各处。供给神经的血管在神经外膜内穿行,沿途发出分支进入神经束膜和神经内膜,形成毛细血管网。四肢神经多与血管伴行,走行于肌肉和(或)肌腱之间。

第二节　检查方法及正常声像图

一、检查方法

(一) 使用仪器

肌肉、骨骼系统超声检查多采用 5 ~18 MHz 高频线阵探头,对于具有较深部位组织的人或部位,如肥胖患者、髋关节等,可选用低频率凸阵探头。选用原则是在结构显示清晰的情况下,尽量选用高频探头。

(二) 检查方法

多采用直接扫查法,对于特别表浅的部位采取加用水囊等间接扫查法。

(三) 检查技术

1. 对比扫查

熟悉解剖结构,按顺序检查关节周围肌腱、韧带及神经等结构,多切面观察,将病变区域与病变周围正常区域对比、患侧与健侧对比,对比扫查法对于初学者尤为适用。

2. 动态扫查

超声检查具有 CT、MRI 检查不可比拟的优势,即实时动态,其可以通过主动和被动运动关节观察病变的连续性,判断肌肉、肌腱等的损伤程度,诊断肌腱及神经的脱位、半脱位等情况。

3. 超声触诊

超声医师可以直接面对患者,询问病史,进行超声触诊(通过超声检查寻找患者疼痛明显的部位)。

4. 认识各向异性伪像

检查时,声束未能同时与肌腱、韧带、肌肉、神经等各部分纤维垂直时,造成不同部位回声高低不同:与声束垂直的部分回声高,与声束倾斜的部分回声低,这种伪像称为各向异性伪像。超声检查时,应随时调整探头方向与角度,尽量使声束与观察结构垂直,避免误诊与漏诊(图 11-2-1)。

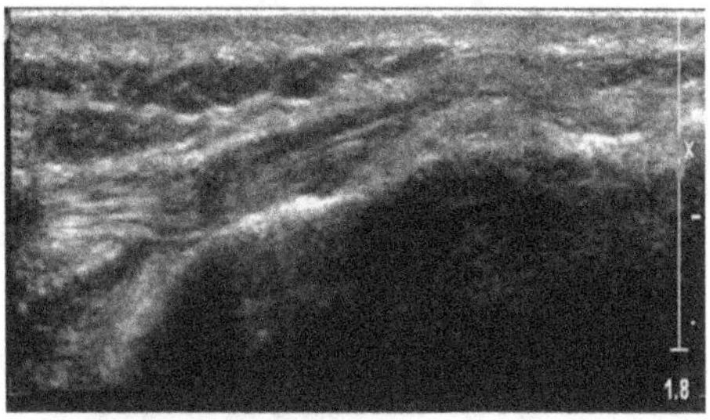

(a) 声束与股四头肌腱未垂直时，肌腱回声减低

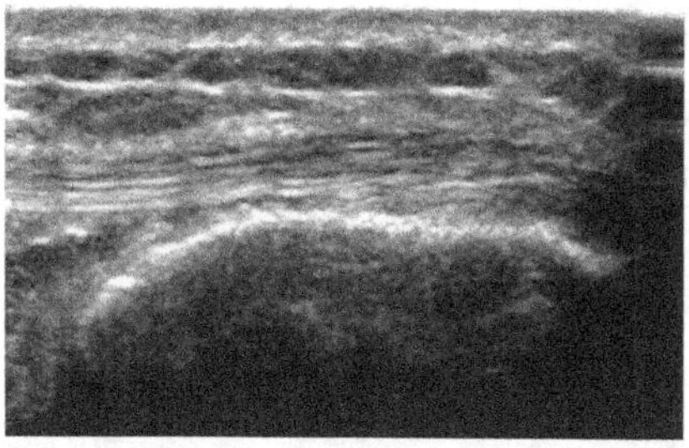

(b) 调整声束方向，使其与肌腱垂直时
肌腱呈现高低回声相间结构

图 11-2-1　各向异性伪像

二、正常声像图

（一）骨骼

正常骨纵切面呈光滑、平直的强回声，横切面呈弧形或半月状强回声，后伴声影。当骨皮质被肿瘤、炎症等破坏后，才能显示骨皮质深层的结构（图 11-2-2）。

（二）肌肉

纵切面上，肌束呈低回声，肌束膜与肌外膜呈线状高回声，肌外膜较肌束膜厚；横切面上，肌束呈低回声，肌束膜、肌外膜呈点线状高回声，相互连接呈筛网状结构（图 11-2-3）。

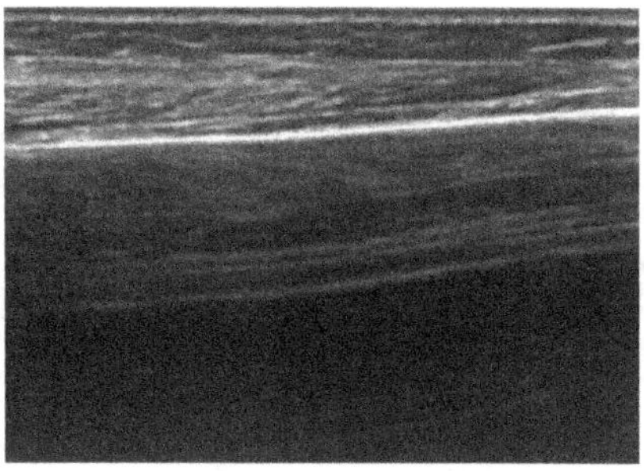

图 11-2-2　骨皮质声像图

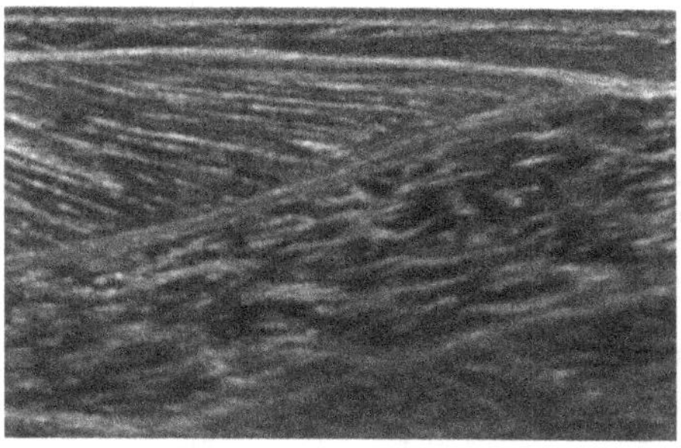

图 11-2-3　肌肉声像图

（三）肌腱

肌腱多呈扁带状，近端与肌腹相连，末端连接于骨。纵切面呈均匀分布的平行、连续的纤细高回声线，横切面呈圆形、椭圆形或扁平形，内可见分布均匀的细点状高回声。肌腱分无腱鞘和有腱鞘两种（图 11-2-4、图 11-2-5）。

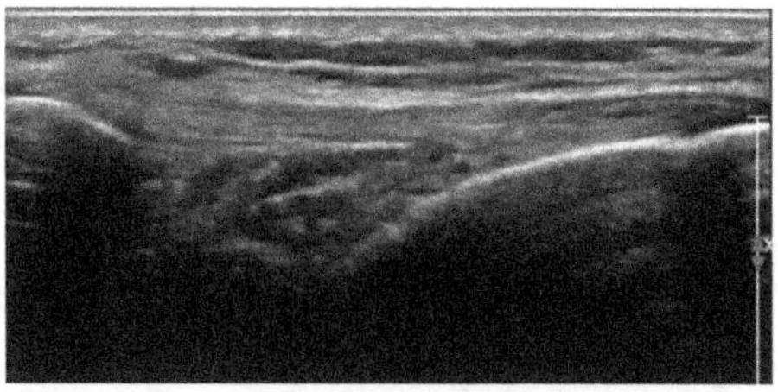

图 11-2-4　髌腱声像图（周围没有腱鞘）

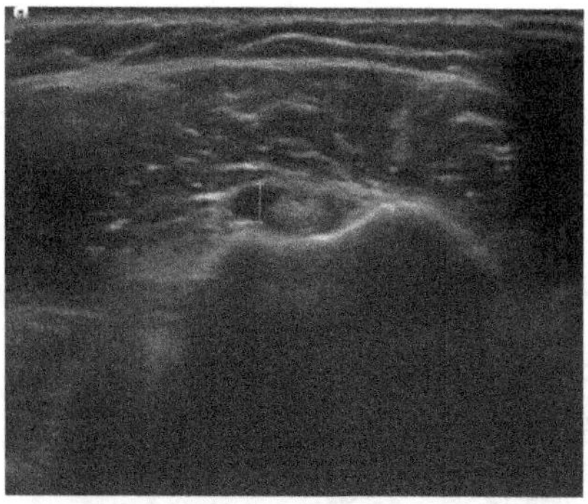

图 11-2-5　肱二头肌长头肌腱腱鞘内有少量积液

（四）韧带

韧带主要存在于关节周围，需用较高频率探头检查。韧带在纵切面上多呈带状高回声，两端与骨皮质紧密相连（图 11-2-6、图 11-2-7）；横切面上，因韧带较薄，不易与周围纤维脂肪组织区别，故较少应用此切面，但对于跟腱、髌腱较宽的肌腱，为避免漏诊，横切面与纵切面均需观察。

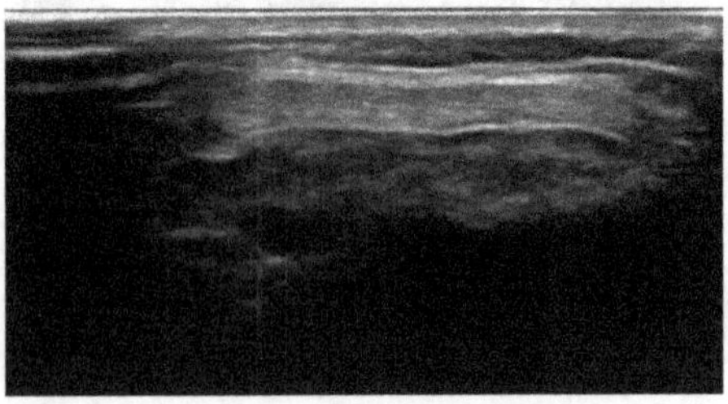

图 11-2-6　髌腱横切面声像图

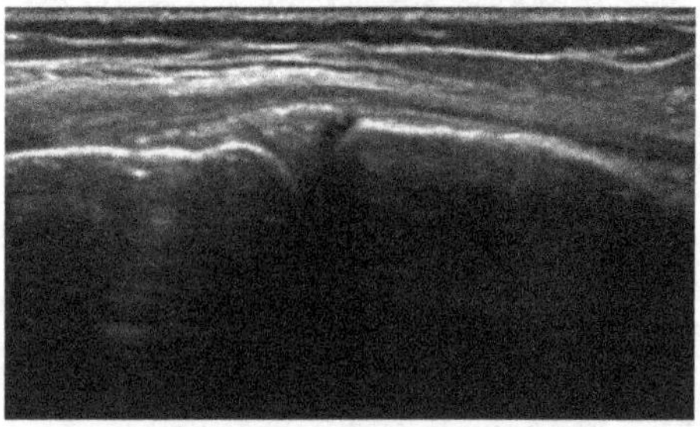

图 11-2-7　内侧副韧带声像图

（五）周围神经

正常周围神经纵切面上呈条索状互相平行的低回声束（对应组织学上的神经纤维束），之间被强回声线分隔（对应组织学上的神经束膜与神经外膜），横切面上为多发的小圆形低回声束，内被点状强回声分隔，周围被强回声线包绕，形成筛网状结构（图 11-2-8、图 11-2-9）。

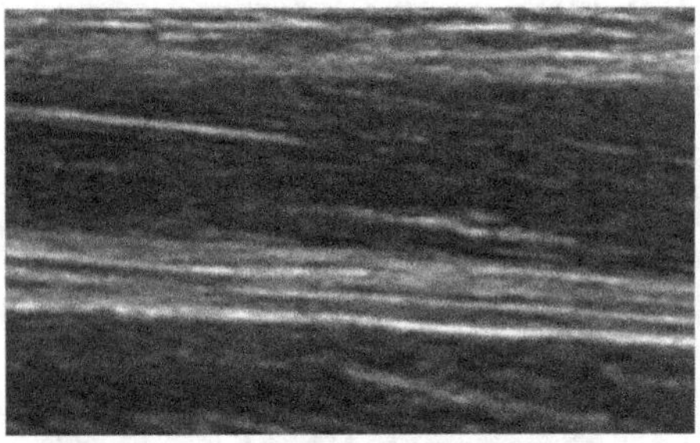

图 11-2-8　正中神经纵切面声像图

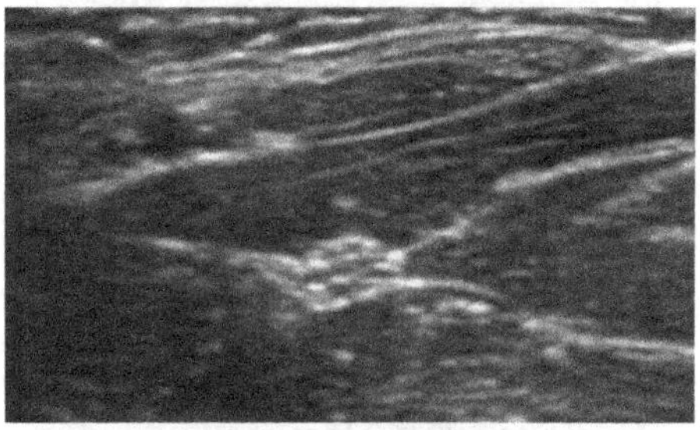

图 11-2-9　正中神经横切面声像图

第三节　关节超声检查内容

一、肩关节

（一）适应证

肩袖损伤、滑膜增厚、关节积液、游离体、肌肉和肌腱钙化等。

（二）检查方法

患者坐位，面向检查者，可以使用能调节高度的旋转椅；根据目标的深度和患者的体形，选择合适的探头频率，原则是在结构显示清晰的情况下，尽量选用高频率的探头。

（三）检查内容

主要为肱二头肌长头腱及肩袖结构，后者包括肩胛下肌腱、冈上肌腱、冈下肌腱、小圆肌腱。

1. 肱二头肌长头腱

患者掌面向上，放于大腿上，上肢轻度外旋，探头横置于肱骨大、小结节之间，可见肱二头肌长头腱表现为椭圆形高回声，前方可见薄带状高回声的肱横韧带。正常情况下腱鞘内可见深度少于 2 mm 的少量液体。横切面上观察肌腱是否位于结节间沟内，判断有无脱位、不全脱位。探头旋转 90°显示肱二头肌长头腱长轴切面，此切面可清晰显示肌腱内的纤维纹理结构。检查过程中随时调整探头角度，避免各向异性伪像。检查时探头向下平移，应追踪至肌腱肌腹连接处，该处易发生断裂（图 11-3-1）。

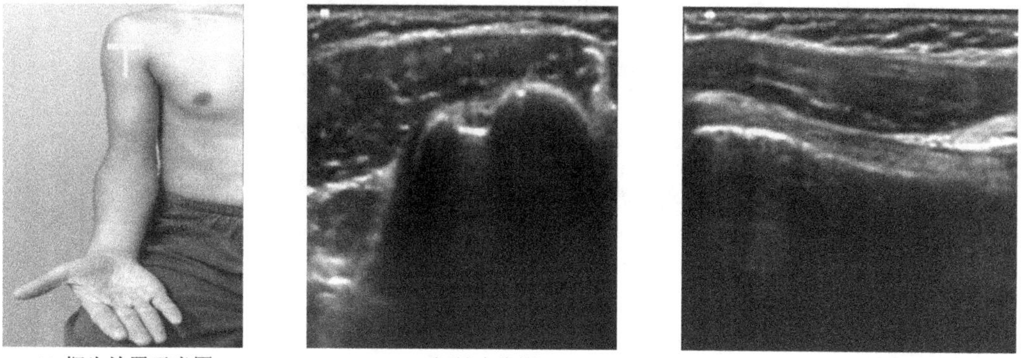

(a) 探头放置示意图　(b) 短轴声像图　(c) 长轴声像图

图 11-3-1　肱二头肌长头腱

2．肩胛下肌腱

患者屈肘 90°，上臂紧贴侧胸壁，前臂外旋，观察长、短轴，通过肩关节内旋和外旋动作做动态检查。

肩胛下肌腱附着于肱骨小结节，探头横置于肱骨小结节内侧，可见腱体呈鸟嘴样高回声止于肱骨小结节（图 11-3-2）；探头旋转 90°，显示肩胛下肌腱短轴切面，表现为高回声的肌腱内间隔低回声的肌肉组织，此为正常现象。

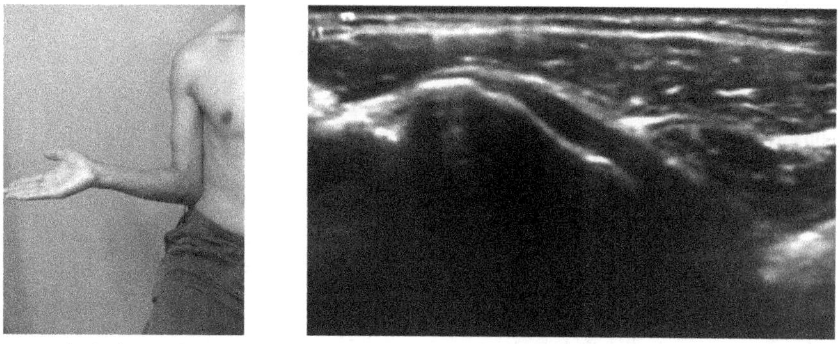

(a) 探头放置示意图　(b) 肌腱长轴声像图

图 11-3-2　肩胛下肌腱

3．冈上肌腱

患者上肢后伸，屈肘，手背贴于对侧后背或手掌置于髂嵴上缘（图 11-3-3）。

探头置于冈上窝，显示冈上肌，向外上方移动追踪至肱骨大结节。正常肌腱长轴超声表现为鸟嘴样高回声附着于肱骨大结节上，其深方为强回声骨性结构。在肱骨解剖颈水平，肌腱深部呈低回声，为各向异性伪像造成，不要误诊为肌腱炎或肌腱撕裂（图 11-3-4）。探头于肱骨大结节处旋转 90°观察肌腱短轴，超声图像上表现为圆弧形高回声，深方依次为肱骨头表面的薄层厚度均匀的接近无回声的软骨和肱骨头强回声（图 11-3-5）。冈上肌腱与三角肌之间为三角肌下滑囊，多不显示，当出现滑囊炎时滑囊内滑膜增厚，出现液体。

探头一端置于肱骨大结节，一端置于肩峰外缘，嘱患者上肢自然下垂并逐渐外展，观察冈上肌腱活动度。

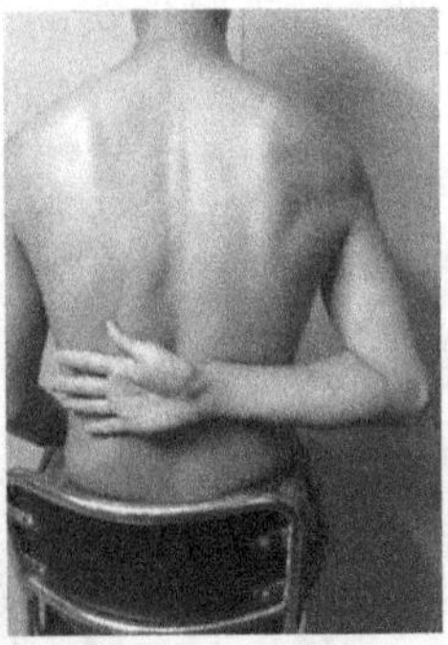

(a) 手背贴于对侧后背

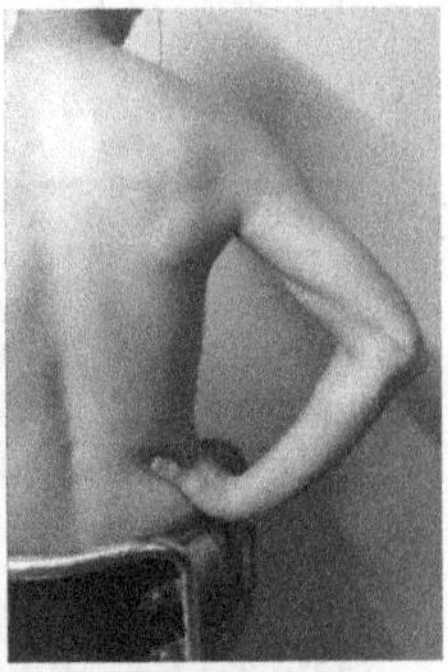

(b) 手掌置于骼嵴上缘

图 11-3-3　冈上肌腱肢体检查体位示意图

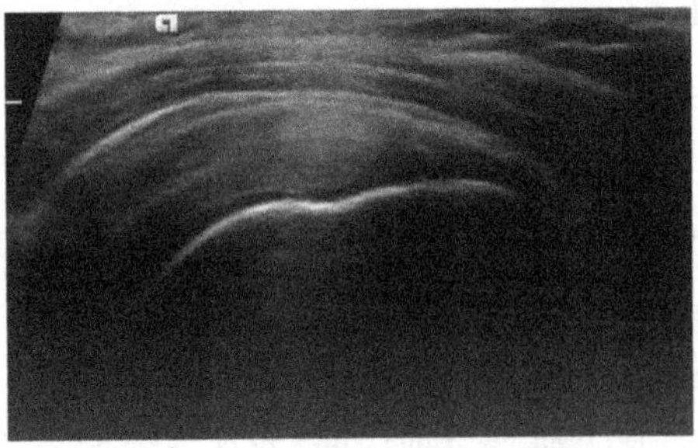

图 11-3-4　冈上肌腱长轴切面声像图

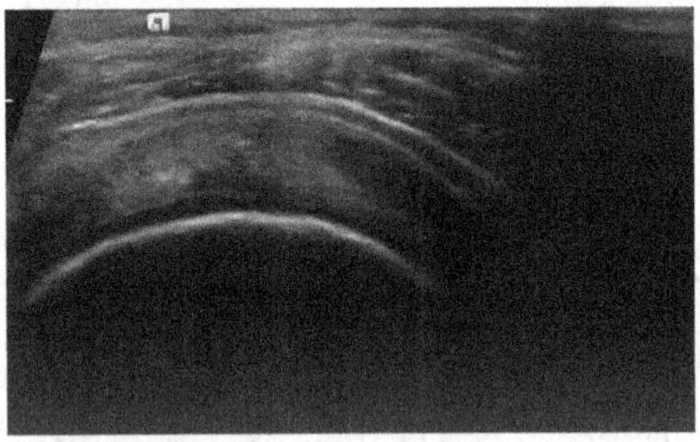

图 11-3-5　冈上肌腱短轴切面声像图

4. 冈下肌腱和小圆肌腱

患者坐位，手放于对侧肩上（图 11-3-6），探头置于冈下窝，沿肌纤维走行追踪至肌肉肌腱连接处及大结节附着处。正常肌腱超声表现为鸟嘴样高回声附着于肱骨大结节上，深方为肱骨头弧形强回声。

在此位置还可观察盂肱关节及后盂唇内的少量积液，后盂唇表现为三角形高回声，尖部指向关节腔，底部朝向体表（图 11-3-7）。

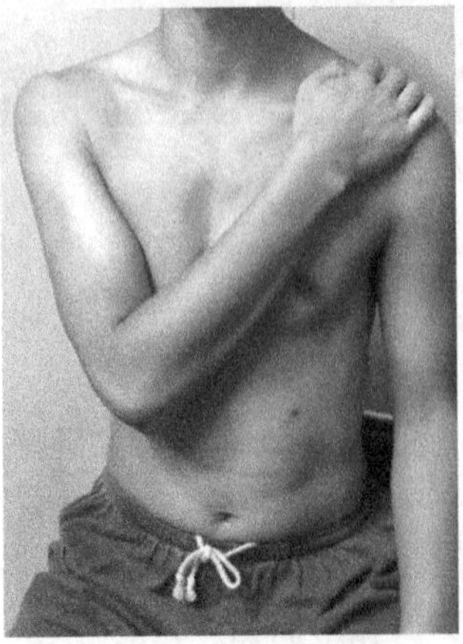

图 11-3-6　冈下肌腱及小圆肌腱检查体位示意图

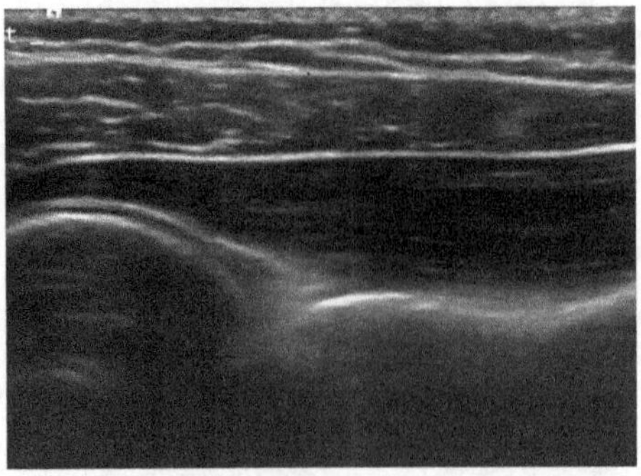

图 11-3-7　盂肱关节、后盂唇声像图

二、肘关节

（一）适应证

软组织病变、肌腱/韧带病变、神经病变、关节炎、骨骼损伤等。

（二）检查方法

患者坐位，上肢伸开置于检查床上，观察肘部前面、内侧、外侧和后面。

（三）检查内容

1. 肘前面

患者上臂伸直，掌面向上（图 11-3-8）。观察关节隐窝、滑膜、关节软骨、骨皮质、正中神经、桡神经、肱肌、肱桡肌、肱二头肌腱远端桡骨粗隆附着处。

肱骨软骨：探头横置于肱骨末端，显示肱骨小头和肱骨滑车强回声骨皮质及其表面低回声的软骨，软骨表面为肱肌；正中神经：肘窝处横切，自桡侧至尺侧依次显示肱二头肌腱、肱动脉、正中神经；桡神经：在外上髁水平横切，在肱肌和肱桡肌之间可显示桡神经，向远端扫查可见桡神经分为深、浅两支，旋转探头显示其长轴；关节前隐窝：探头置于肘部纵切，可见冠状窝与脂肪垫之间的肘关节前隐窝，正常人可见微量液体（图 11-3-9）。

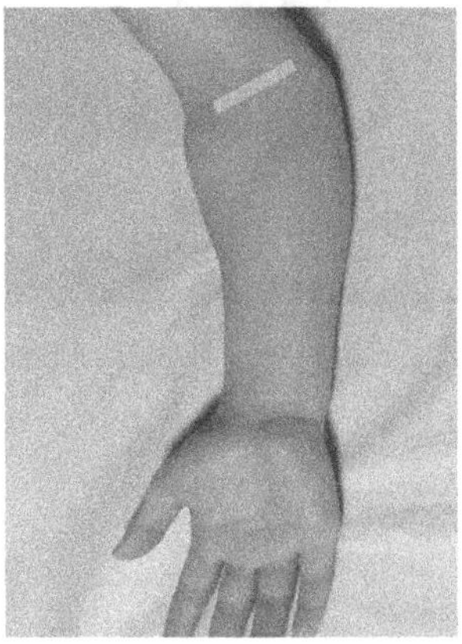

图 11-3-8　肘关节检查体位示意图

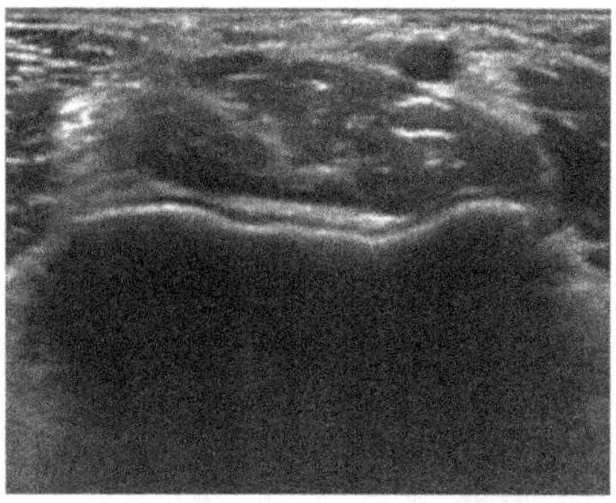

图 11-3-9　肘关节声像图

2. 肘外侧

患者屈肘 90°，掌面向下（图 11-3-10），该体位重点检查伸肌总腱。在肱骨外上髁处纵切，伸肌总腱呈鸟嘴样高回声结构附着于肱骨外上髁处（图 11-3-11）。

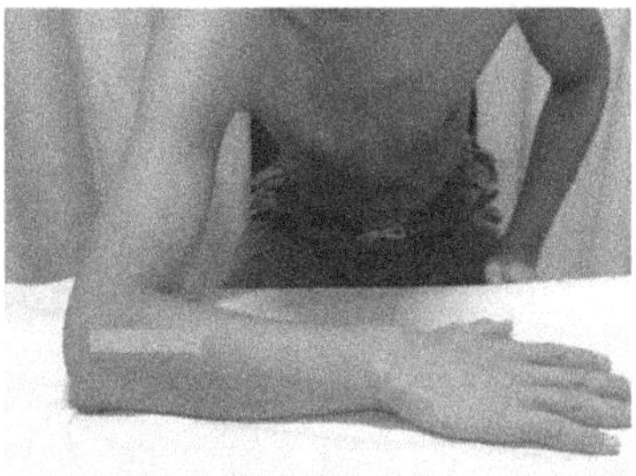

图 11-3-10　伸肌总腱检查体位示意图

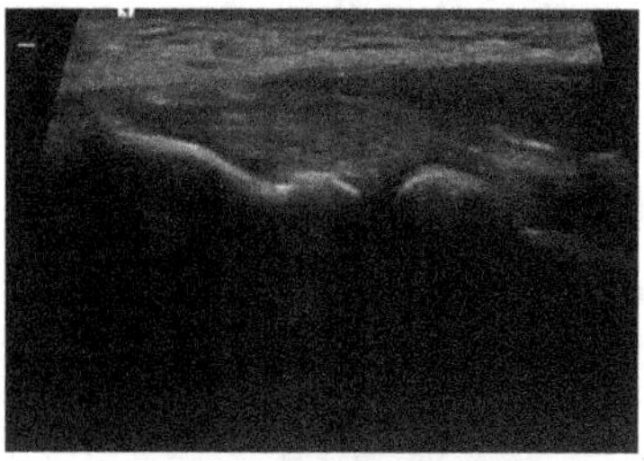

图 11-3-11　伸肌总腱声像图

3. 肘内侧

患者掌面向上，前臂用力外翻，观察屈肌总腱附着部、尺侧副韧带。探头置于肱骨内上髁与尺骨近端，显示屈肌总腱附着于内上髁，然后略向尺侧偏转探头即可显示出尺侧副韧带。扫查显示尺侧副韧带的完整性可在手外翻使韧带处于紧张状态时进行。

4. 肘后侧

患者坐于检查床上，背对检查者，手掌向下平撑于检查床上，屈肘 90°（图 11-3-12），观察肘后关节腔、肱三头肌腱、尺骨鹰嘴滑囊、尺神经。

探头置于尺骨鹰嘴处纵切，尺骨鹰嘴呈鹰嘴状弧形强回声，其浅层可见肱三头肌及其肌腱，后者呈鸟嘴状高回声止于尺骨鹰嘴（图 11-3-13）。在肱三头肌深方鹰嘴窝区，可检查关节腔积液。探头横置于尺骨鹰嘴和肱骨内上髁处，显示尺神经沟内筛网状的尺神经结构，做屈肘、伸肘动作时观察神经的稳定性，当发生脱位时尺神经可移动到内上髁前内侧。

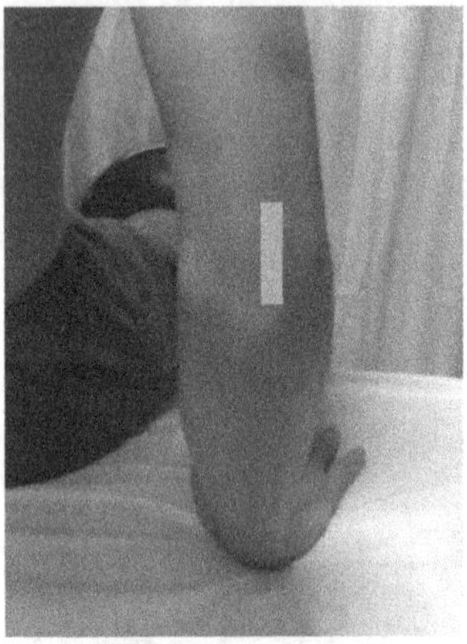

图 11-3-12　肘后侧检查体位示意图

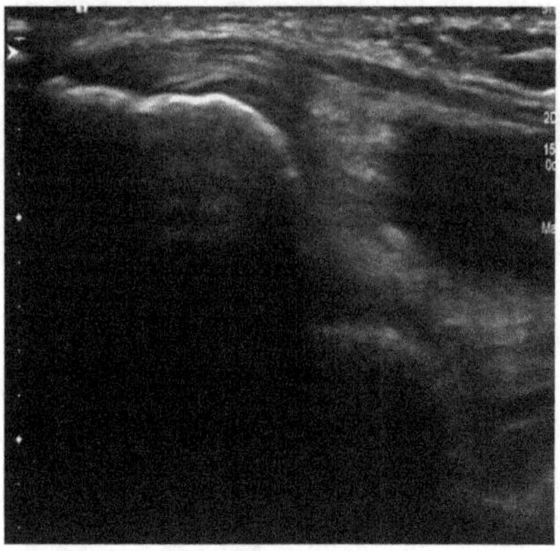

图 11-3-13　肱三头肌肌腱声像图

三、腕关节

（一）适应证

软组织病变、肌腱病变、关节炎、神经病变、骨骼损伤等。

（二）检查方法

患者坐位，手置于检查床上，手掌面检查时，掌面向上，轻度伸腕（图 11-3-14）；手背面检查时，掌面向下并轻度曲腕（图 11-3-15）。

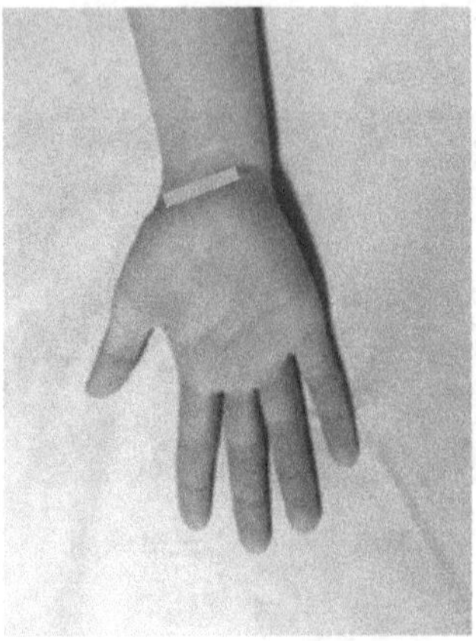

图 11-3-14　腕掌部检查体位示意图

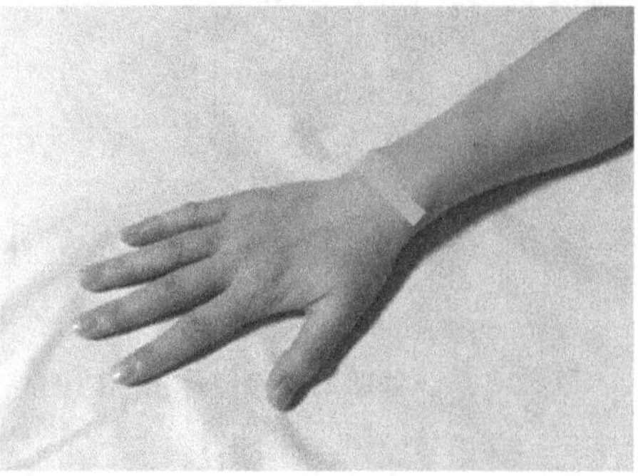

图 11-3-15　腕背部检查体位示意图

（三）检查内容

1. 掌面

主要检查内容为腕管内结构、尺神经管。

腕管表面为屈肌支持带（腕横韧带），呈薄层带状高回声，其深方可见扁圆形筛网状的正中神经。正中神经深方可见拇长屈肌腱、4 条指深屈肌腱及 4 条指浅屈肌腱。手指在做伸、屈动作时，可动态观察上述肌腱的活动度（图 11-3-16）。

腕部尺神经管：在尺动脉和豌豆骨之间横切，显示类圆形筛网状的尺神经。

2. 背面

该部位结构非常表浅，探头应尽量选用高频率。伸肌支持带将腕部背面分为 6 个腔室。

第一腔室：手侧放，尺侧置于检查床，探头置于桡骨茎突处横切，显示拇长展肌腱和拇短伸肌腱短轴，旋转 90°显示肌腱长轴。

第二腔室：横切时，紧邻第一腔室尺侧，位于桡骨 Lister 结节桡侧，内为桡侧腕长伸肌腱和桡侧腕短伸肌腱。

第三腔室：横切时，位于桡骨 Lister 结节尺侧，内为拇长伸肌腱，该肌腱自尺侧至桡侧经第二腔室浅方跨过（图 11-3-17）。

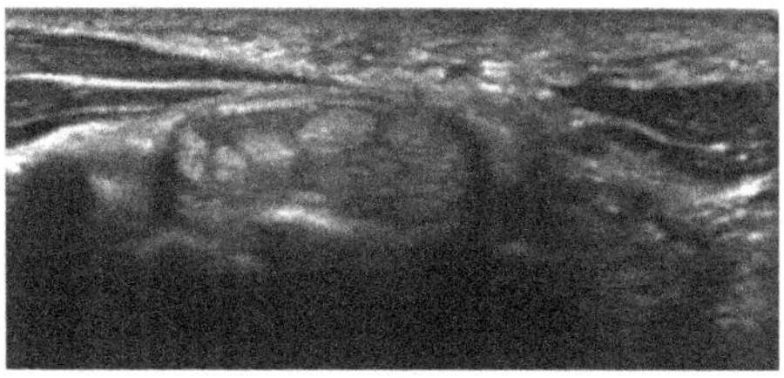

图 11-3-16　腕管声像图

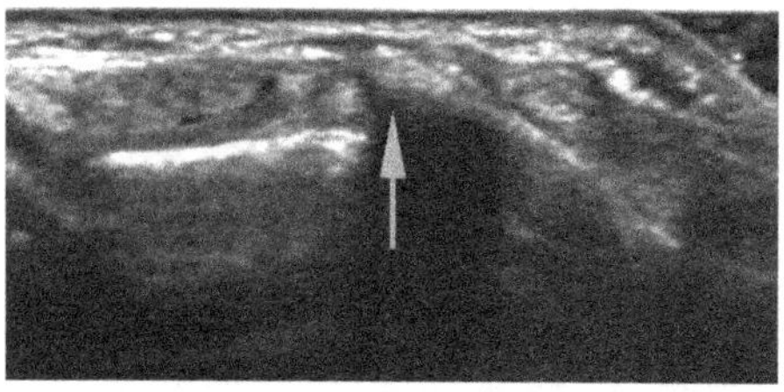

图 11-3-17　腕背部声像图（箭头所指为 Lister 结节）

第四、五腔室：位于第三腔室尺侧，第四腔室内含指伸肌腱和食指伸肌腱，第五腔室内含小指伸肌腱。

第六腔室：手侧放，桡侧置于检查床上，探头置于尺骨茎突处横切，在尺骨茎突凹陷处显示尺侧腕伸肌腱。

四、髋关节

（一）适应证

软组织病变、肌腱/韧带病变、关节炎、神经病变、骨骼损伤等。

（二）检查方法

根据患者体型和要检查的目标，调整探头频率，可选用较低频率的探头，增加穿透性。患者取仰卧位、侧卧位、俯卧位，将髋部分为前、后、内、外 4 个区域，根据需要选择检查区域。

（三）检查内容

1. 前面

仰卧位，探头与股骨干呈 45°斜切（图 11-3-18），显示圆弧形强回声股骨头及其表面低回声软骨，股骨头与髋臼间显示三角形高回声盂唇结构。沿此方向下移，显示股骨头和股骨颈，两者交界处凹陷为髋关节前隐窝，是检查髋关节积液的位置。探头内移，显示股骨表面的髂腰肌及其肌腱，后者末端止于股骨小转子。髂腰肌腱与关节囊之间为髂腰肌滑囊，正常不显示，病理情况下内可见积液、增厚滑膜（图 11-3-19）。

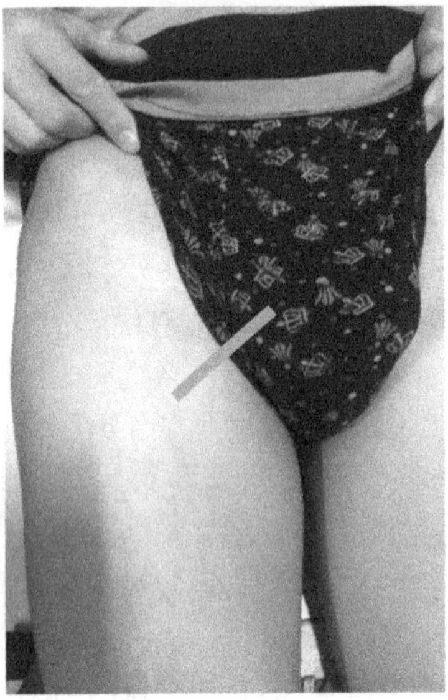

图 11-3-18　髋关节检查体位示意图

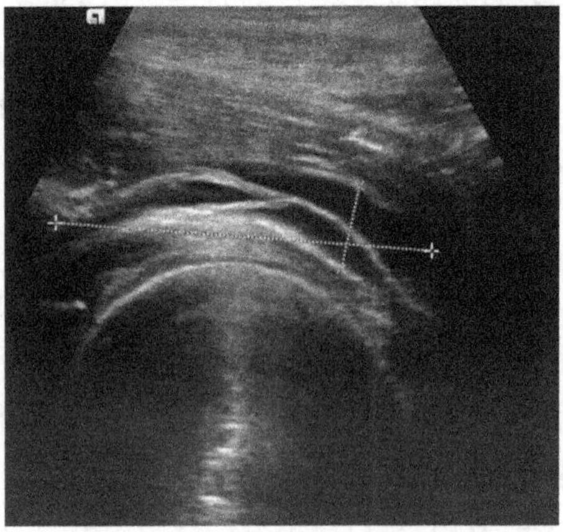

图 11-3-19　髂腰肌滑囊积液

髋前区还可检查髂前上棘和髂前下棘区域，前者是缝匠肌和阔筋膜张肌肌腱起点位置，后者是股直肌肌腱起点位置。肌腱附着点是肌腱损伤好发部位。

2. 外侧

侧卧位，受检侧朝上。探头置于股骨大转子区，显示臀中肌和臀小肌肌腱，前者位于后者表面及后方，臀大肌肌腹位于后外侧。

3. 内侧

髋关节外旋、外展，检查髂腰肌肌腱及内收肌腱，前者止于股骨小转子，是肌腱末端病的好发位置。内收肌群肌腱起自耻骨，浅层由外至内依次为耻骨肌、长收肌、股薄肌，后两者深面依次为短收肌和大收肌。

4. 后侧

俯卧位，检查臀大肌、腘绳肌腱和坐骨神经。

探头置于臀部，显示浅表臀大肌肌腹，探头下移，可见附着于坐骨结节处的腘绳肌腱（由半膜肌腱、半腱肌腱及股二头肌长头肌腱组成），此处是肌腱撕裂和慢性肌腱病的好发部位。坐骨神经于臀大肌深面出坐骨大孔，走行于坐骨结节与大转子之间。

五、膝关节

（一）适应证

软组织病变、肌腱病变、副韧带损伤、关节炎、神经病变、骨骼损伤等。

（二）检查方法

根据患者体型和要检查的目标，采用相应频率探头，将膝部分为前、后、内、外 4 个区域，根据需要可进行动态扫查、双侧对比扫查。

（三）检查内容

1. 膝前区

仰卧位，屈膝 30°（图 11-3-20）。检查内容有股四头肌腱、髌腱、髌骨及股骨远侧端的皮质、滑囊（髌上囊、髌前滑囊、髌下深囊和浅囊）、股骨滑车软骨。

股四头肌腱止于髌骨,肌腱止点处是慢性肌腱病好发部位。股四头肌腱与股骨之间可见低回声髌上囊和上下端的高回声脂肪垫。髌上囊与关节腔相通,正常时可有少量液体,大多少于 3 mm(图 11-3-21)。

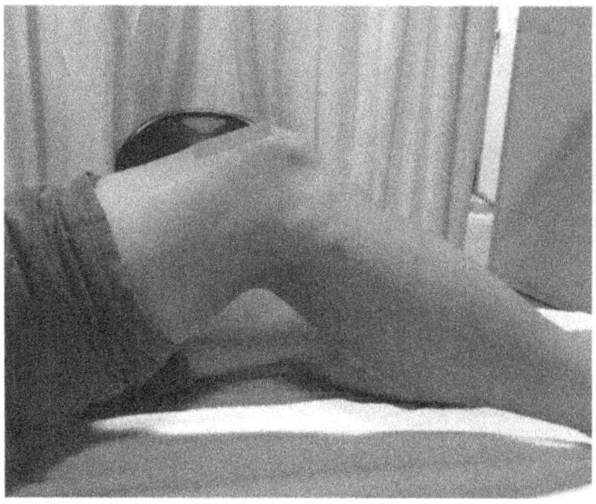

图 11-3-20　膝前区检查体位示意图

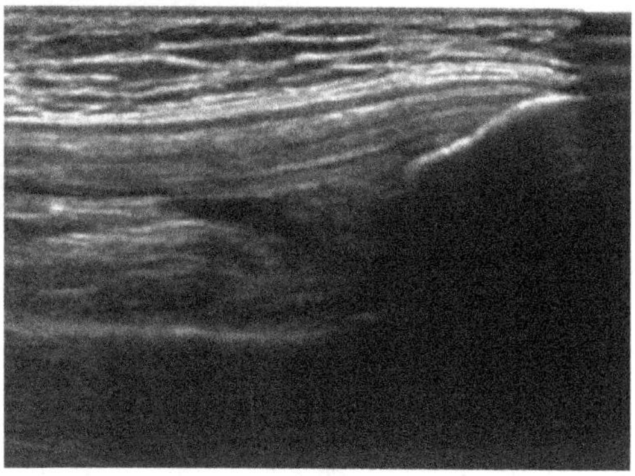

图 11-3-21　髌上区声像图

髌腱近端止于髌骨,远端止于胫骨粗隆,纵切面呈带状高回声,两端呈鸟嘴状,横切面呈扁平形。髌腱无腱鞘。

膝前方除髌上囊外,还有髌骨与皮下间的髌前滑囊、髌腱与皮下间的髌下浅囊、髌腱与胫骨之间的髌下深囊。髌前滑囊与髌下浅囊正常情况下不显示,病理情况下可见积液、增厚滑膜。

膝最大屈曲位,探头置于股骨内外侧髁间横切,显示股骨表面厚度均匀一致的低回声股骨滑车软骨(图 11-3-22)。

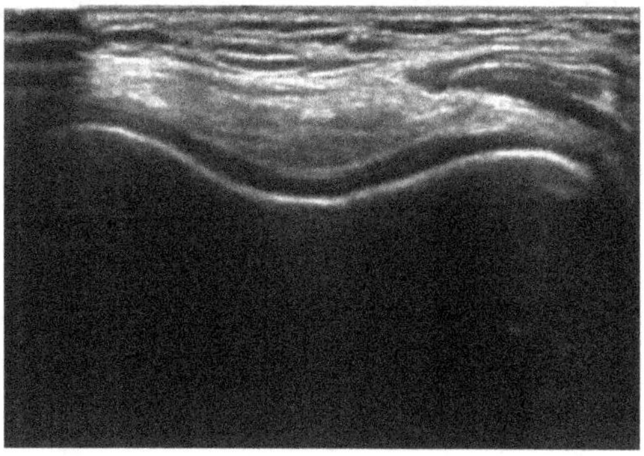

图 11-3-22　股骨滑车软骨声像图

2. 膝内侧区

仰卧位,膝关节轻度外旋。

探头于股骨内侧髁与胫骨内侧髁之间纵切,显示内侧副韧带及内侧半月板。内侧副韧带浅层为高回声致密结缔组织,中层为低回声疏松结缔组织,最内层呈高回声,与半月板融合,半月板呈三角形高回声,底部向外,尖端指向关节腔(图 11-3-23)。

探头于胫骨前内侧斜切,显示鹅足肌腱(为缝匠肌、股薄肌、半腱肌联合腱)及其滑囊,该滑囊正常情况下不显示,病理情况下可出现滑囊积液。

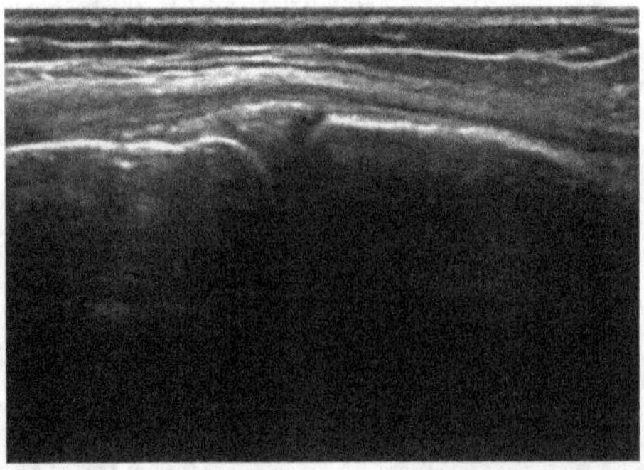

图 11-3-23　膝关节内侧副韧带及半月板声像图

3. 膝外侧区

仰卧位，膝轻度内旋，或采用侧卧位。

探头远端置于胫骨前外侧 Gerdey's 结节处，近端向外侧倾斜，显示髂胫束长轴，其深方为髂胫束滑囊，正常情况下不显示；探头于股骨外侧髁与腓骨头间纵切，显示腓侧副韧带及其深方半月板（图 11-3-24、图 11-3-25）。

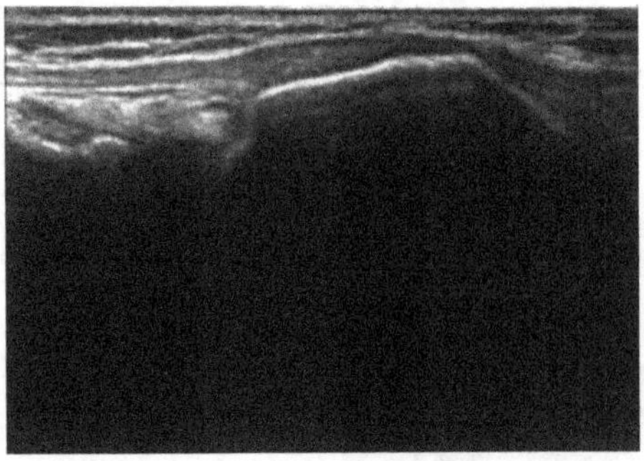

图 11-3-24　髂胫束声像图

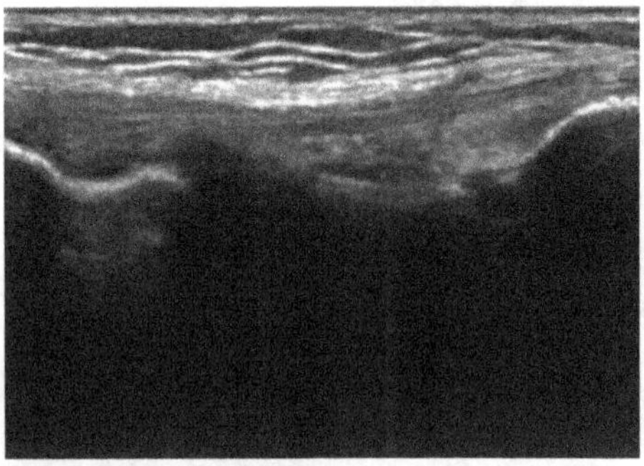

图 11-3-25　外侧副韧带及外侧半月板声像图

4. 膝后区

俯卧位。

股二头肌腱止于腓骨头，体表易触及，该肌腱易发生急慢性运动损伤。腘窝外侧股二头肌腱与腓肠肌外侧头间显示腓总神经。腘窝正中由浅至深依次为胫神经、腘静脉、腘动脉。腘窝内侧腓肠肌内侧头与半膜肌腱间显示腘窝滑囊，呈逗号状，伸向关节腔。该滑囊在病理情况下出现积液称为腘窝囊肿（图 11-3-26）。

超声只能显示部分内、外侧半月板及前、后交叉韧带，如临床怀疑此类病变，建议做 MRI 检查。

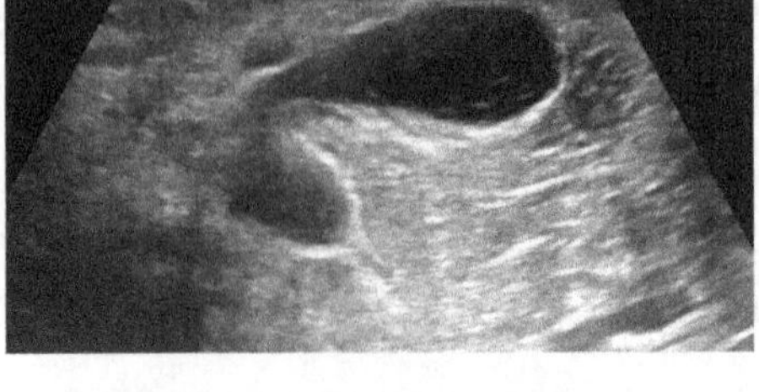

图 11-3-26　腘窝囊肿声像图

六、踝关节

(一) 适应证

软组织病变、肌腱/韧带损伤、关节炎、神经病变、骨骼损伤、足底筋膜炎等。

(二) 检查技术

该区检查目标表浅，需选用较高频率探头，检查踝部前、后、内、外4个区域。

(三) 检查内容

1. 踝前区

仰卧位或坐位，足底平放于检查床(图11-3-27)。

探头于足背近端纵切，显示胫距关节，距骨表面可见低回声软骨，软骨表面为高回声脂肪垫，关节腔出现积液时，于软骨与脂肪垫之间可见液性暗区(图11-3-28)。探头于踝前横切，由内至外依次显示胫骨前肌腱、踇长伸肌腱、趾长伸肌腱，后两者间可见胫前动、静脉及腓深神经(图11-3-29)。被动或主动伸屈足趾，动态观察肌腱起源及其连续性、活动性。

探头置于外踝上内侧，在远端胫骨和腓骨之间横切，显示胫腓前韧带。踝关节内旋，探头于远端腓骨与距骨间斜切，显示距腓前韧带(图11-3-30)，此韧带是外踝区最易损伤的韧带。

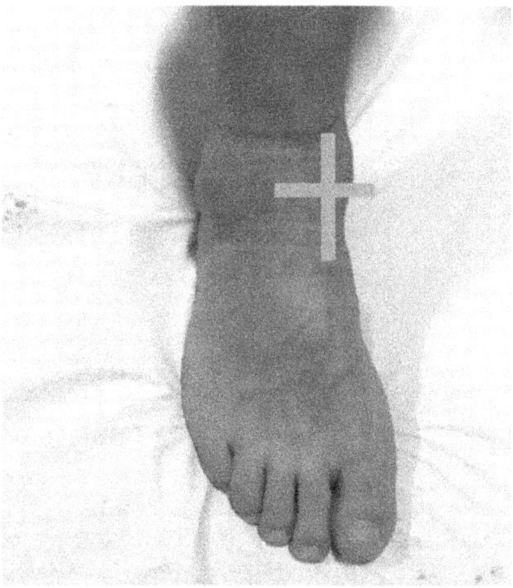

图11-3-27 踝前检查体位及探头放置示意图

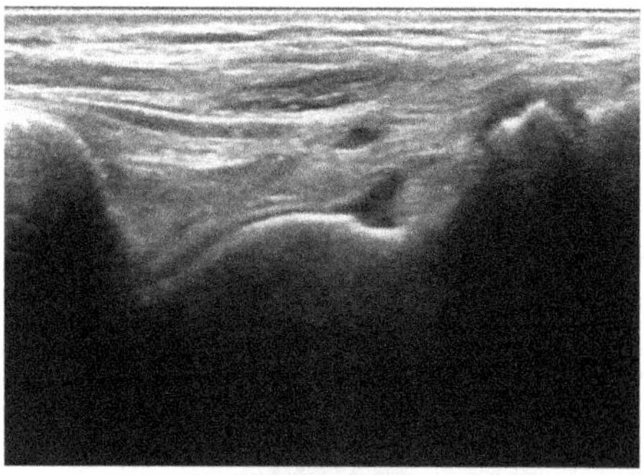

图11-3-28 胫距关节声像图

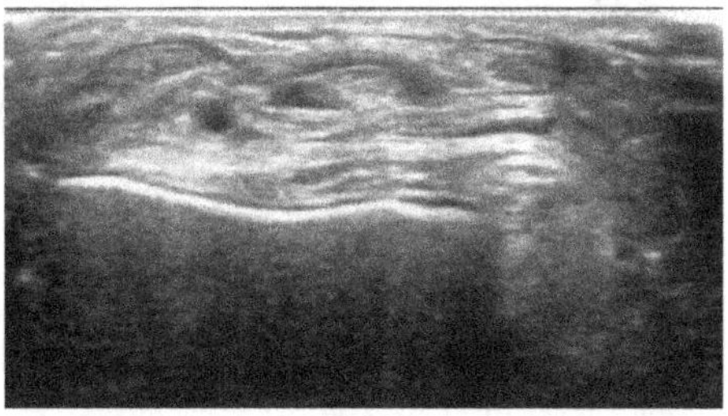

图11-3-29 踝前伸肌腱，胫前动、静脉及腓深神经声像图

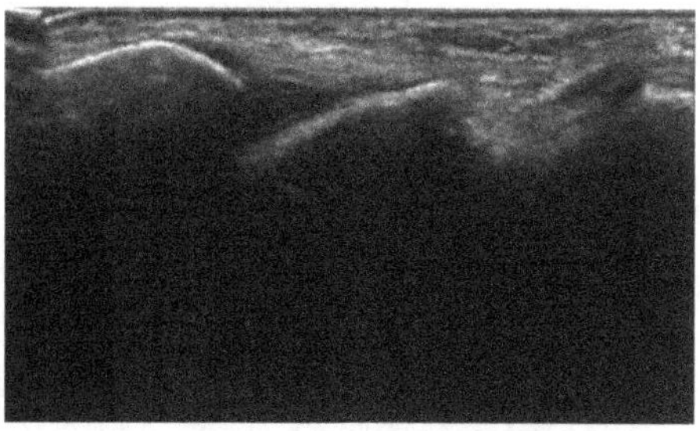

图11-3-30 距腓前韧带声像图

2. 踝内侧区

仰卧位或坐位，足底平放于检查床，足跟内收，足尖外旋。

探头置于内踝斜切，从前向后依次显示胫骨后肌腱、趾长屈肌腱、踇长屈肌腱，后两者之间可见胫后动、静脉及胫神经(图 11-3-31)。调整探头角度,追踪至近端肌肉和肌腱连接处及远端肌腱止点处。

探头一端置于胫骨远端,另一端指向足舟骨、距骨和跟骨,显示三角韧带(胫舟韧带、胫距韧带、胫跟韧带)。

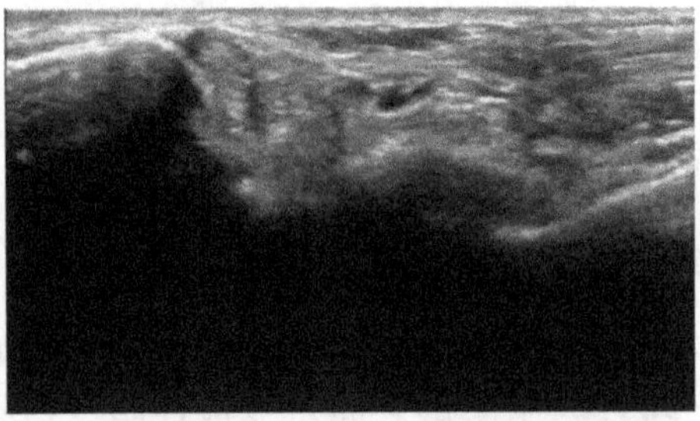

图 11-3-31　内踝屈肌腱,胫后动、静脉及胫神经声像图

3. 踝外侧区

仰卧位或坐位,足底平放于检查床,踝关节内旋。

于外踝水平横断,探头一端置于腓骨远端,另一端朝向足跟,显示腓骨长肌腱和腓骨短肌腱,外踝水平以上,两者共用一个腱鞘,前者位于后者表面;外踝水平以下,两者分开,前者在下,远端止于第一跖骨和内侧楔骨,后者在上,远端止于第五跖骨(图 11-3-32、图 11-3-33)。正常腓骨肌腱自外踝后方绕至下方走行,当发生脱位时,肌腱可至外踝前方。

踝外侧区的韧带检查,探头置于外踝尖处,后斜显示距腓后韧带及跟腓韧带。

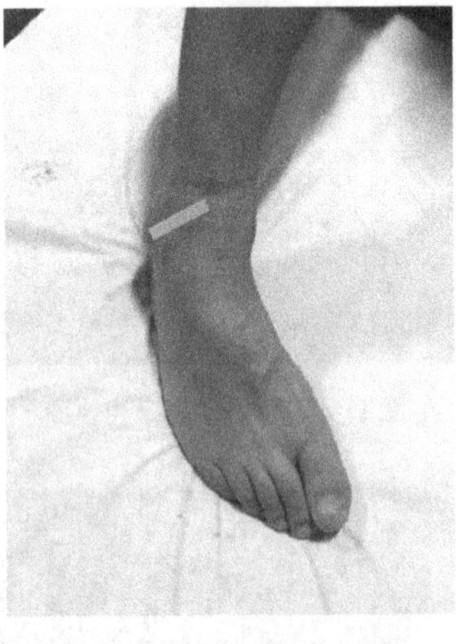

图 11-3-32　外踝检查体位及探头放置示意图

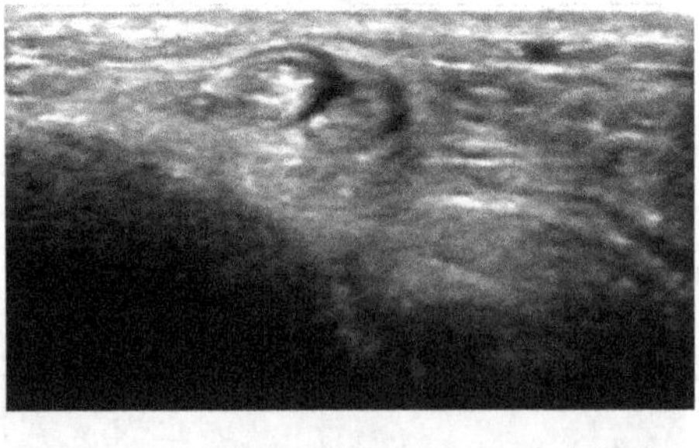

图 11-3-33　外踝腓骨长、短肌腱声像图

4. 踝后区

俯卧位,足置于检查床外(图 11-3-34)。

探头置于足跟处纵切,显示跟腱长轴(图 11-3-35),肌腱呈鸟嘴样附着于跟骨,向近端追踪至小腿三头肌肌腱-肌腹连接处,动态观察肌腱连续性,跟腱短轴切面呈扁圆形,厚度 <6 mm。跟腱无腱鞘,其深方为跟骨后滑囊,跟腱浅方为跟前皮下囊。跖肌腱位于跟腱内侧,止于跟骨内后缘。部分人缺如。

探头置于足底跟骨结节处纵切,显示跖腱膜呈鸟嘴状高回声附着于跟骨,厚度 <4 mm。

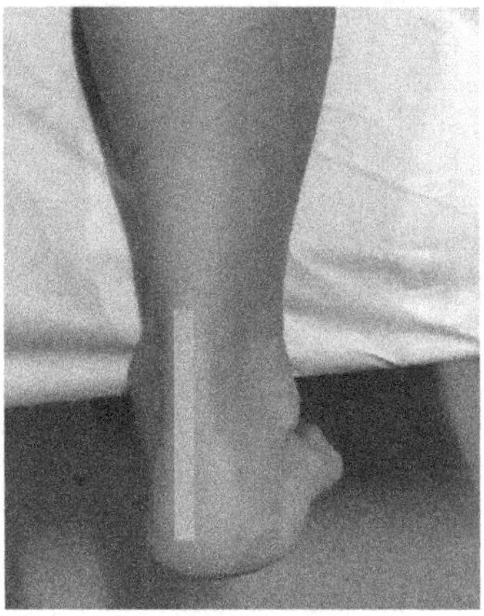

图 11-3-34　跟腱检查体位示意图

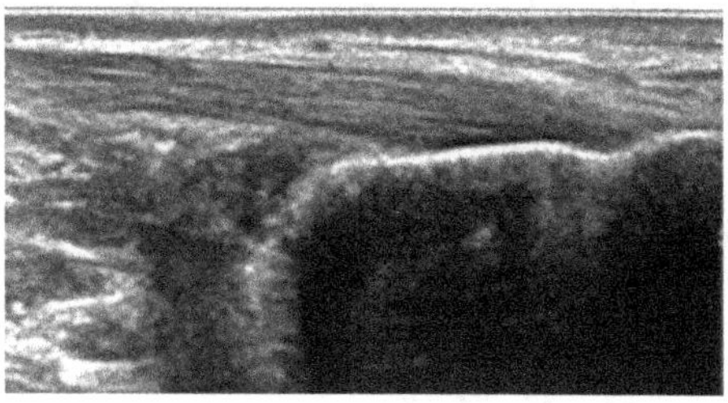

图 11-3-35　跟腱长轴声像图

第四节　肌肉、骨骼系统常见疾病的超声诊断

扫一扫

看彩图

一、肌肉病变

(一) 肌肉外伤

1. 病理及临床表现

肌肉外伤主要包括肌肉拉伤、肌肉挫伤、肌肉刺伤，受累肌肉充血、肿胀、撕裂、出现血肿。临床表现为疼痛、功能障碍。

2. 超声声像图

① 肌肉拉伤好发于肌肉－肌腱连接处，常见于小腿腓肠肌内侧头、肱二头肌长头、大腿收肌等处。超声表现为肌肉部分或全部连续性中断，断端挛缩，损伤区出血、血肿是其重要表现。血肿开始呈高回声、高低混杂回声，24 h 后回声减低，发生机化后呈高回声。严重拉伤合并肌肉、筋膜和肌外膜撕裂时，出血沿筋膜扩散。超声探头加压及肌肉收缩运动时有助于判断肌肉损伤的程度(图 11-4-1)。

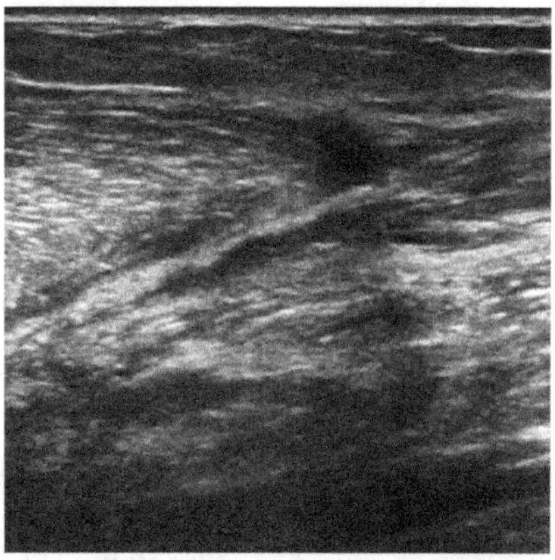

图 11-4-1　腓肠肌内侧头撕裂声像图

② 肌肉挫伤累及区域皮下软组织肿胀增厚、皮下出血或血肿，肌肉弥漫性肿胀，纹理结构失常，出血区回声与损伤的时间相关，早期呈不规则高回声，较大血肿机化时边缘表现为高回声，内部呈低或无回声，部分挫伤晚期可出现钙化/骨化强回声。

③ 肌肉刺伤可见受累肌肉断裂分离，断端的宽度和形状与刺入物形状、大小和刺入的深度有关。断端间可见血肿充填（图 11-4-2）。

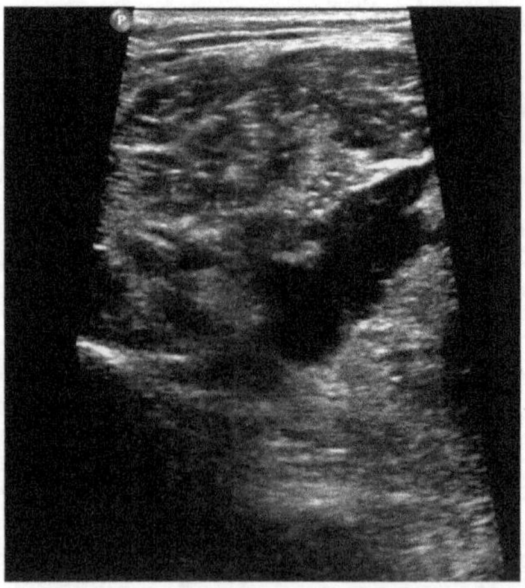

图 11-4-2 大腿后部肌肉刺伤声像图

3. 临床意义

超声可以实时快速评估肌肉损伤程度，对临床处理和预后评估具有重要的价值。

（二）肌肉血肿

1. 病理及临床表现

肌肉血肿多由外伤、凝血因子缺乏（常见于血友病）、长期服用抗凝药引起。患区肌肉肿胀、疼痛、触及肿物、活动受限，合并肌肉断裂时，在断裂处出现凹陷。皮下可出现瘀斑，血肿范围较大，发生筋膜室综合征时，有肢体肿胀、疼痛剧烈、脉搏减弱、肢体苍白、感觉障碍等症状。

2. 超声声像图

血肿的内部回声与损伤的时间有关。新鲜血肿呈高回声或高－低混杂回声，数天后血块溶解呈囊实混合回声，数周后血肿溶解液化，呈无回声液性暗区。凝血因子缺乏或服用抗凝药引起的血肿，血肿形成初期即可呈低回声或低－无回声。合并肌肉断裂时，肌肉连续性部分或全部中断，断端周围及断端间被血肿充填包绕（图 11-4-3、图 11-4-4）。

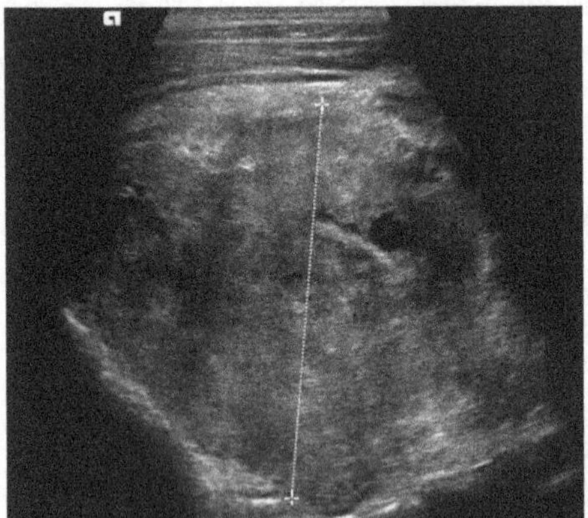

图 11-4-3 血友病患者髂腰肌血肿声像图

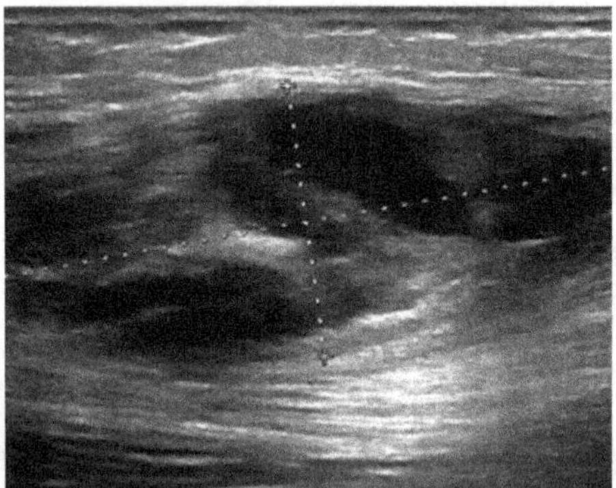

图 11-4-4 外伤患者大腿后方肌层血肿声像图

3. 临床意义

超声对肌肉血肿的诊断简单可靠，对大的液化血肿可引导穿刺抽液。

（三）骨化性肌炎

1. 病理及临床表现

骨化性肌炎（myositis ossificans）是发生于肌肉内的局限性非肿瘤性异位骨形成的疾病。多发生于较大血肿的肌肉损伤或挫伤后，但约 40% 患者无明确外伤史，炎症感染、肌炎、严重烧伤、手术后及损伤晚期亦可造成此种病变。常见于青年男性，多单发，80% 发生于四肢大肌肉,如股四头肌、臀部和上肢肌肉。

早期(假炎症期,外伤后6周内),肌肉组织变性、出血机化、结缔组织增生形成局限性肿块;亚急性期(假肿瘤期,外伤后6~8周),肿块边缘出现壳状或薄层骨化;慢性期(成熟期,外伤数月后),形成不规则骨化性肿块。多因肌肉内触及痛性肿块来诊,肿块质硬,活动度差,肿块较大者,可出现肢体功能障碍。

2. 超声声像图

① 早期,声像图无特异性,受累肌肉肿胀,肿块呈均匀或不均匀低回声,边界较清,不光滑。

② 亚急性期,肿块中心区大部为低回声,内部可见散在的点状高回声,肿块周边出现凹凸不平薄层带状或环状骨化强回声,后方可伴声影。

③ 成熟期,肿块完全骨化,呈不规则多层密集强回声团,后方伴声影(图11-4-5)。

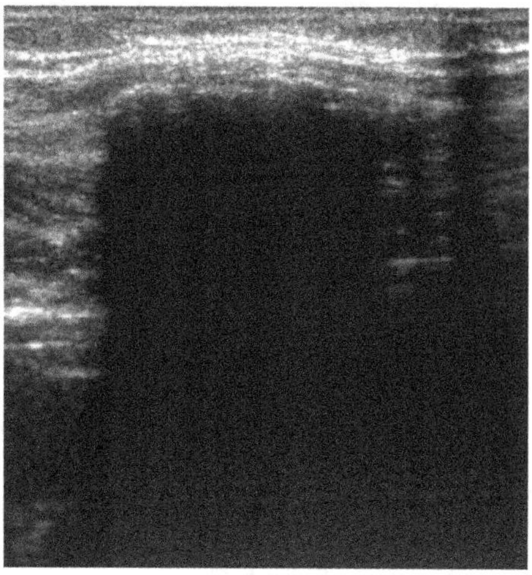

图11-4-5 臀部骨化性肌炎成熟期声像图

此三阶段是渐进性发展过程,肿块随时间推移可逐渐缩小。早期病灶内可出现较多血流信号。

3. 鉴别诊断

早期需与血肿、脓肿、软组织肿瘤、纤维瘤等鉴别,主要靠穿刺活检鉴别。亚急性期和成熟期,需与骨软骨瘤、滑膜软骨瘤病、假瘤样钙质沉着症、痛风石等鉴别。本病发生于肌肉内,骨(钙)化主要分布于肿块的周边部,与毗邻骨组织无关。如疑似此病,随访复查是必要的。

4. 临床意义

超声对骨化性肌炎、肿块周围钙化和骨化的显示,早于X线或MRI,能观察病灶的演变过程,便于随访。

(四) 肌肉萎缩

1. 病理及临床表现

肌肉萎缩(amyotrophy)多由外周神经卡压、炎症、损伤等原因造成的肌肉失神经支配或肌肉本身疾患所致,病因主要有神经源性肌萎缩、肌源性肌萎缩、废用性肌萎缩和其他原因性肌萎缩。病变区肌肉变薄,肌肉功能障碍或丧失。

2. 超声声像图

双侧对比扫查,显示肌肉体积缩小,肌束变薄,回声增强,内部纹理结构不清,主动或被动收缩肌肉进行动态观察,肌肉无明显收缩及增厚。正常肌肉主动或被动活动后,肌肉内血流增多,而萎缩肌肉内血流不增多。

3. 临床意义

超声可以评估肌肉萎缩的范围、内部结构及血流情况,辨别肌肉萎缩的原因,弥补神经-肌肉电生理检查的不足。

(五) 肌疝

1. 病理及临床表现

肌疝(muscle hernia)是局部肌肉通过先天性或后天性(外伤或手术后)肌外膜及筋膜缺

损或薄弱部分(如神经、血管穿行处)向外突出。多见于小腿胫前肌,临床多无症状,仅表现为可复性肿块,运动或下蹲时出现。

2. 超声声像图

筋膜连续性中断,缺损处可见实质性肿块,内侧与肌肉相延续,超声能识别筋膜缺损边缘及缺损范围。肌疝可在肢体放松或探头加压时复位消失(图 11-4-6、图 11-4-7)。通过肌肉收缩动态观察可提高肌疝和筋膜裂口的检出率。

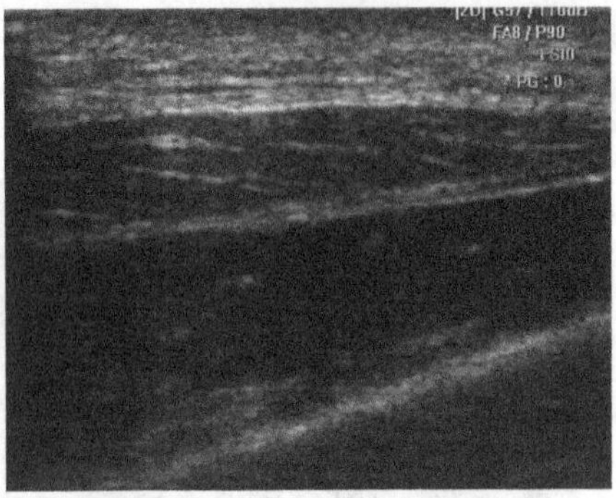

图 11-4-6　小腿胫前肌声像图

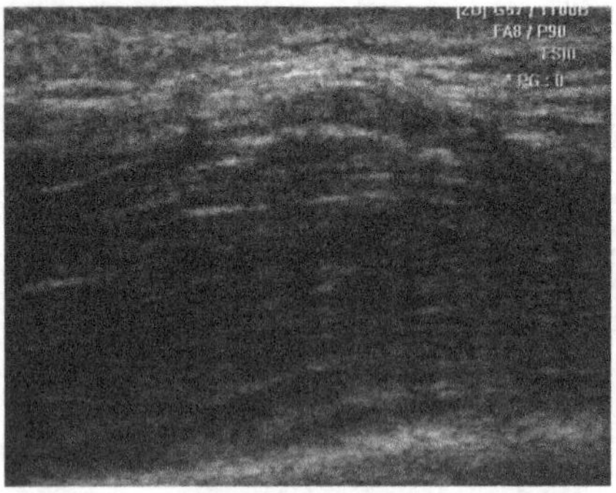

图 11-4-7　下蹲时小腿胫前肌肌疝声像图

3. 临床意义

超声可以实时动态观察肌肉疝出和复位的过程,较其他影像学更有效。

二、肌腱、韧带病变

(一) 肌腱、韧带断裂

1. 病理及临床表现

肌腱/韧带断裂是一种直接或间接暴力所致的急性损伤,但肌腱/韧带多有过度使用受损的病史,临床触诊时,于断裂处可触及凹陷、压痛,损伤肌腱/韧带的功能丧失。

2. 超声声像图

超声显示损伤肌腱、韧带肿胀,连续性完全或部分断裂,周围可伴发血肿。完全断裂者,断端回缩(图 11-4-8)。主动或被动运动肢体有助于发现病变和明确病变范围。常见损伤部位有肩袖冈上肌腱、跟腱、肱二头肌长头腱、髌腱、股四头肌腱、膝关节内侧副韧带、踝部距腓前韧带等。

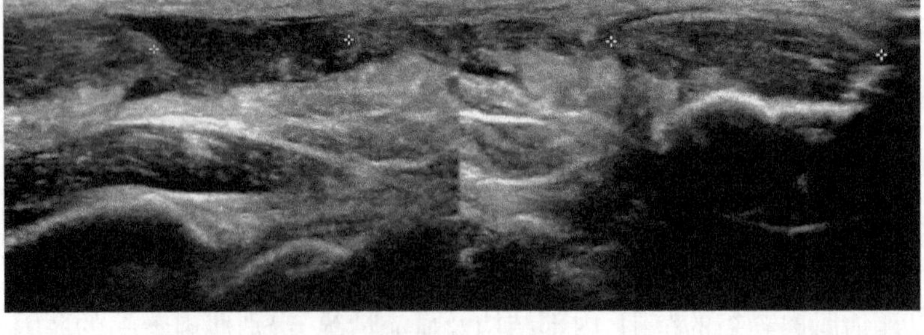

图 11-4-8　跟腱断裂声像图,跟腱连续性完全中断,断端挛缩,断端间充填血肿

3. 临床意义

超声对肌腱、韧带断裂的敏感性和特异性较高,可明确诊断,提供动态观察资料,并可用于修复术后的随访复查。

（二）肌腱病

1. 病理及临床表现

肌腱病（tendinopathy）多与创伤、慢性劳损、系统性疾病有关。急性肌腱炎多发生于运动损伤，常见于篮球、排球、足球运动员；慢性肌腱病大多继发于反复创伤、过度劳损，也可继发于异物感染、邻近关节炎症等。糖尿病、痛风、类风湿患者更易发生。肌腱的过度反复牵拉或撞击，内部胶原纤维发生反复微小撕裂和修复，反应性成纤维细胞增生导致肌腱肿胀，肌腱实质内纤维黏液变性。肌腱以变性为主，无炎症细胞出现者，称为肌腱病（tendinosis）；肌腱肿胀，并有炎症细胞浸润者称为肌腱炎（tendonitis），两者统称为肌腱病（tendinopathy）。慢性肌腱病可发生肌腱粘连、钙化。肌腱病（炎）最常发生于髌腱、跟腱、肱二头肌腱、肩袖冈上肌腱。

临床主要表现为运动时或运动后肌腱区域疼痛、肿胀，运动受限。

2. 超声声像图

急性肌腱炎超声可见肌腱肿胀，回声减低，彩色血流信号增多，有腱鞘者可见腱鞘增厚，腱鞘内有积液。慢性肌腱病，由于反复发生微小损伤和修复，正常肌腱胶原纤维被黏液组织、肉芽组织或纤维化代替，肌腱内正常平行纤维状结构消失、不清，回声紊乱不均。纤维化区腱体变薄、回声增强，黏液变性及肉芽组织区出现灶性低回声。肌腱内发生羟基钙磷灰石结晶沉积时，称为钙化性肌腱炎，超声显示肌腱内强回声光团，多见于肩袖冈上肌腱、跟腱等（图11-4-9、彩图11-4-10、图11-4-11）。

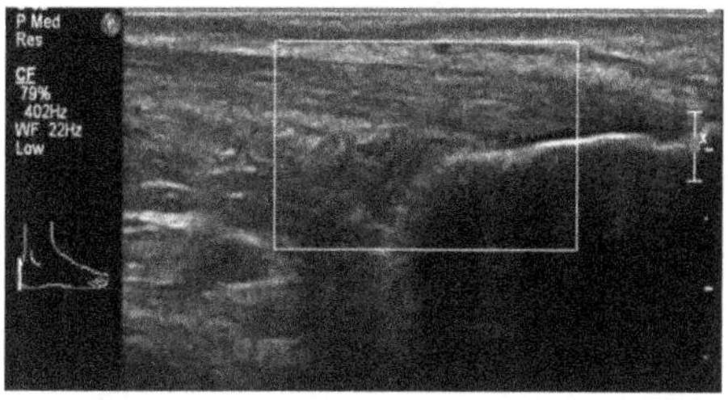

图 11-4-9 跟腱正常声像图

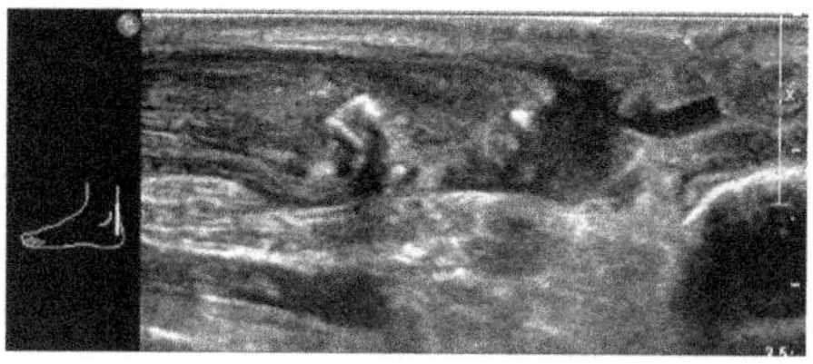

图 11-4-11 跟腱肌腱病断裂声像图

（三）肱骨髁上炎

1. 病理及临床表现

肱骨髁上炎（humeral epicondylitis）包括肱骨外上髁炎和肱骨内上髁炎。它是由于肘关节长期负重、过度劳损，肘部的伸、屈肌总腱及其筋膜反复损伤，产生慢性炎症和变性导致的肌腱末端病。肌腱内仅见血管和成纤维细胞增生，没有炎细胞浸润。外上髁炎（lateral epicondylitis）是起始于肱骨外上髁部的伸肌总腱的慢性损伤性肌腱末端病，产生肘部外侧疼痛，常见于网球、羽毛球及乒乓球等运动员，俗称“网球肘（tennis elbow）”；内上髁炎（medial epicondylitis）是起始于肱骨内上髁部的屈肌总腱的肌腱病，产生肘部内侧疼痛，俗称“高尔夫球肘（golfer elbow）”。

外上髁炎者，肘关节外侧疼痛，阻力下伸腕、用力屈腕时疼痛加重；内上髁炎者，肘关节内侧疼痛，屈腕和前臂旋前时加剧，内上髁局部压痛，握物无力。

2. 超声声像图

急性期在伸/屈肌总腱起始部出现局限性回声减低区、腱周积液；弥漫性腱病期，肌腱肿胀增厚，弥漫性回声减低，内部正常的纤维结构回声消失，腱周出现积液。肌腱断裂时，腱体回声不连续，可出现局限性线状或灶性低回声区，在低回声区可见较丰富的血流信号。慢性期肌腱内出现钙化灶，肌腱附着处的骨皮质增厚或毛糙不光整（图 11-4-12、彩图 11-4-13）。

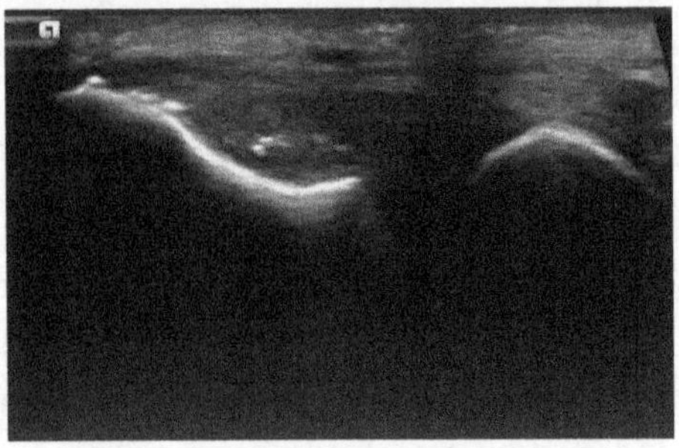

图 11-4-12　网球肘二维声像图

三、类风湿性关节炎

1．病理及临床表现

类风湿性关节炎（rheumatoid arthritis，RA）是一种以关节滑膜病变为主要表现的自身免疫性疾病。滑膜炎是最早的病理变化，早期，滑膜充血水肿、渗出，关节腔出现积液，继而滑膜慢性炎症性增生，滑膜血管翳形成，侵蚀破坏关节软骨，使其变性、变薄、消失，侵蚀破坏软骨下骨质，骨囊肿形成；后期，关节间隙变窄、关节畸形和功能丧失。常伴有关节周围滑膜、肌腱及腱鞘炎症。多累及腕关节、掌指关节和近端指间关节，具有多发性、对称性发生的特点。可发生于任何年龄，发病高峰是 40～50 岁。

临床上起病缓慢，早期症状轻微，随着疾病进展，受累关节疼痛、肿胀、晨僵，活动受限，可伴有肌肉酸痛、低热、乏力等全身症状，后期出现关节畸形、强直。手部典型表现呈“天鹅颈”畸形，即掌指关节半脱位、手指向尺侧偏斜，近端指间关节过度伸展。实验室检查表现为血沉增快，类风湿因子阳性，C 反应蛋白增高。

2．超声声像图

有关节内和关节外两种征象（图 11-4-14 和彩图 11-4-15），以前者多见。

关节内表现：① 滑膜局限性或弥漫性增厚和滑膜血管翳形成，多呈不规则或结节状低回声，向关节内突出，关节间隙增宽。能量多普勒血流显像（power Doppler imaging，PDI）显示增厚滑膜血流信号增多，多呈低速低阻血流。通过滑膜血流显示情况，可区别增厚的滑膜是高血管性滑膜翳还是纤维性滑膜翳，以此鉴别滑膜增生是否处于炎症期。滑膜血流信号的多少和阻力指数的变化不仅可以反映病情的变化，还可以监测疾病对药物治疗的效果。② 关节软骨低回声带被侵蚀变薄，骨表面回声不光滑，回声缺损、断裂，骨囊肿形成，晚期关节间隙变窄。在掌指关节，掌骨头破坏明显；在腕关节，常见部位是舟骨、三角骨、头状骨、尺骨茎突。③ 关节腔有积液。

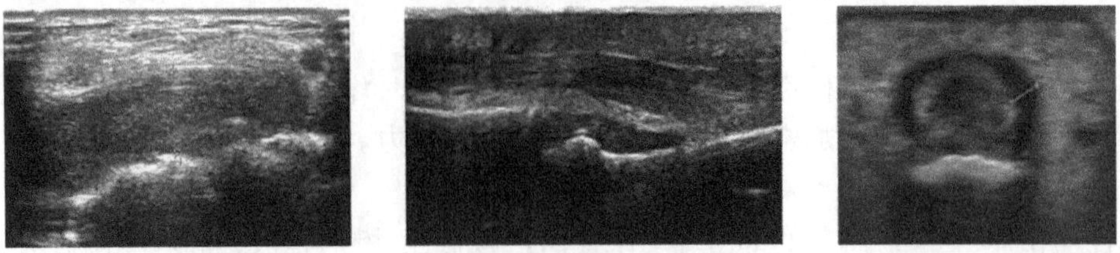

(a) 腕关节滑膜增厚　(b) 近端指间关节滑膜增厚　(c) 指屈肌腱腱鞘增厚

图 11-4-14　类风湿性关节炎声像图

关节外表现：肌腱炎、腱鞘炎、肌腱断裂、滑囊炎和类风湿结节等。腕部腱鞘滑膜炎是RA常见的病理改变，对诊断该病具有重要指征意义。超声表现为腱鞘滑膜增厚（增生性腱鞘炎）和腱鞘积液（渗出性腱鞘炎），增厚的腱鞘表现为肌腱周边的低回声。肌腱炎表现为肌腱肿胀增粗，内纤维状结构模糊或消失，PDI血流信号增多。20%～30%的患者会出现类风湿结节，结节一般为圆形、卵圆形低回声，边界清楚，直径<1 cm，多发生在受压力部位的皮下。上述超声改变，在疾病的不同时期，可以出现一项或多项，项目越多诊断越准确。

3. 鉴别诊断

类风湿性关节炎声像图表现是非特异性的，应与骨性关节炎、色素绒毛结节性滑膜炎等鉴别。骨性关节炎以关节软骨变性、破坏开始，继发骨质增生为特征；RA则以滑膜增生开始，继发骨质破坏为特征。色素绒毛结节性滑膜炎患者多为青壮年男性，年龄多在20～40岁，好发于膝关节和踝关节，半数以上有外伤史，关节穿刺可抽出血性或咖啡色液体，本病早期局部症状较轻微，没有明显的全身症状，患者体温不高，血沉不快，血象也无改变，超声表现为滑膜局限性或弥漫性瘤样增生，结合临床及实验室检查可以鉴别。

4. 临床意义

以往X线是本病诊断和随访的主要影像学方法，但它仅对骨质的侵蚀破坏具有诊断价值，而RA的骨质变化都发生在疾病的晚期。超声能准确显示关节滑膜炎性增生、滑膜血管翳、关节积液，对早期软骨及骨侵蚀破坏的诊断具有较高的价值，PDI可监测病变的活动性及RA对药物治疗的反应，所以超声对于类风湿性关节炎的诊断及病情评估具有重要的价值。

四、痛风性关节炎

1. 病理及临床表现

痛风性关节炎（gouty arthritis）是由嘌呤代谢障碍导致过多的尿酸盐晶体沉积在关节内及其周围软组织引起的炎症性疾病，可累及滑膜、软骨、骨、关节囊及周围肌腱、滑囊、皮下组织等。多发生在第1跖趾关节。中年男性多发。

临床上可分为无症状高尿酸血症期、关节炎急性发作期、急性发作间歇期、慢性关节炎期。急性期，关节红、肿、热、痛，可有白细胞增多和血沉增高表现，疼痛持续1～2天至1～2周，症状自然缓解消失。发作间歇期，急性临床症状消失，病变暂时缓解，但仍可有高尿酸血症，关节液中可查出尿酸盐晶体，期间常因外伤、手术、感染、饮酒、劳累、饮食不当等因素诱发。间歇期时间长短不一，可为数月至数年。慢性炎症期，由于急性关节炎多次反复发作，或未经有效治疗，逐年加重，痛风石形成，累及关节增多，关节周围肌腱、腱鞘、滑囊和皮下软组织可同时受累。痛风石是进入慢性期的标志，由单尿酸钠晶体、蛋白基质、炎性细胞、异物巨噬细胞和纤维组织组成，见于病变关节内及其周围组织。痛风石发生在关节内，造成关节软骨及骨质侵蚀破坏，导致关节变形，称为痛风石性关节炎。在关节外隆起于皮下，呈大小不等结节，破溃后排出白色粉末状或糊状物。

2. 超声声像图

关节炎急性发作期，受累关节周围软组织肿胀、滑膜增厚、PDI血流信号增多、关节腔积液，可伴有强回声尿酸盐结晶沉积，关节软骨可呈“双轨”征（图11-4-16、图11-4-17），此征象对诊断痛风性关节炎具有较高的特异性。慢性关节炎期，出现痛风石，表现为关节内/旁边缘较清楚的结节状回声，回声强度高于周边肌肉，低于骨组织，可伴有强回声光点（图11-4-18）。

晚期，关节软骨从周边部向中心部破坏，表面凹凸不平，回声增强，关节间隙变窄，骨质侵蚀破坏，表现为关节内或关节旁骨的边缘清楚的低回声缺损凹陷。

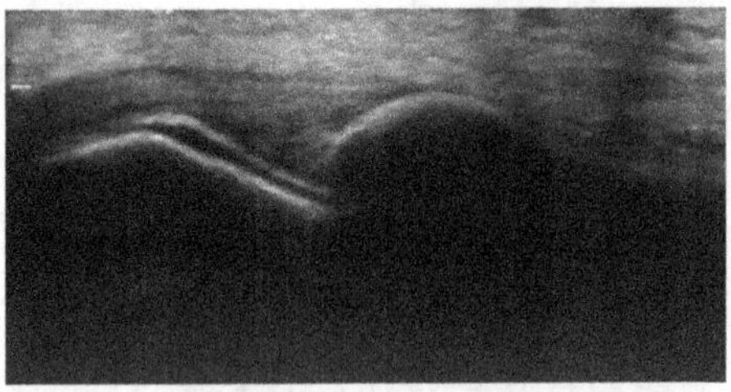

图 11-4-16 跖骨头软骨“双轨”征声像图

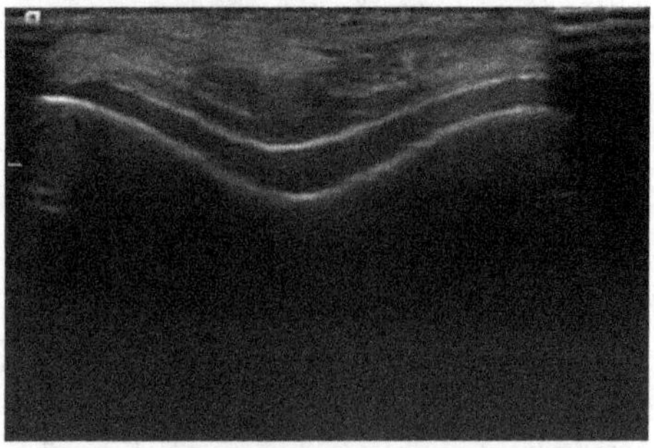

图 11-4-17 股骨滑车软骨“双轨”征声像图

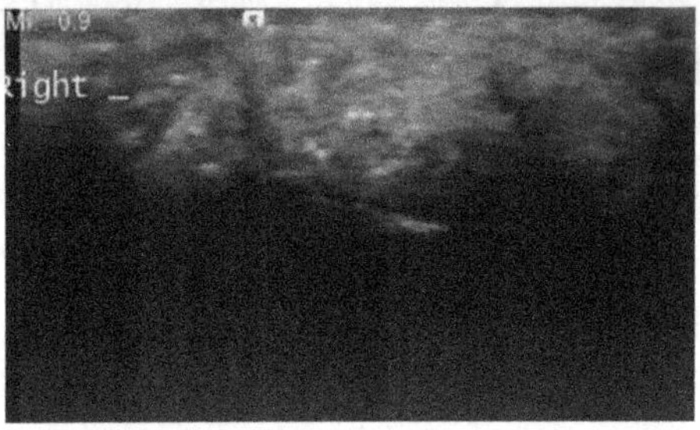

图 11-4-18 跖趾关节处痛风石声像图

3. 鉴别诊断

本病应与化脓性关节炎、类风湿性关节炎、骨性关节炎、焦磷酸盐沉积关节病、滑膜软骨瘤病等鉴别。病史、关节液的检查、细菌培养对鉴别诊断具有重要的价值。本病诊断的主要标准是关节液中检测出单尿酸钠晶体，超声对本病的急、慢性关节炎期和痛风石期，具有较高的诊断价值。

五、周围神经病变

（一）创伤性神经瘤

1. 病理及临床表现

创伤性神经瘤（traumatic neuroma）多因神经受到挤压、切割、撕裂或缺血等损伤后，神经纤维发生断裂，再生纤维向各方面发展导致神经局部梭形增大，或在截断神经近端断面处形成瘤样改变。临床症状有局部疼痛、麻木、软组织包块。

2. 超声声像图

根据神经的连续性是否存在，分为神经不完全创伤性神经瘤和神经完全离断性神经瘤。前者表现为神经外膜的线状强回声及神经束线状低回声部分中断，损伤部分呈不均匀低回声，与周围组织可有粘连。后者表现为神经外膜强回声与内部神经束低回声连续性完全中断，神经近端直径增粗，若为残端神经瘤，神经断端呈瘤样增粗，内部回声减低，纹理结构不清（图 11-4-19、图 11-4-20）。

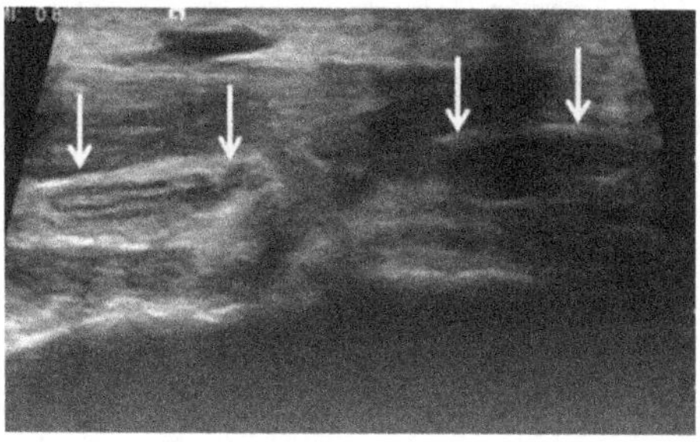

图 11-4-19 尺神经断裂声像图(箭头所指为两断端)

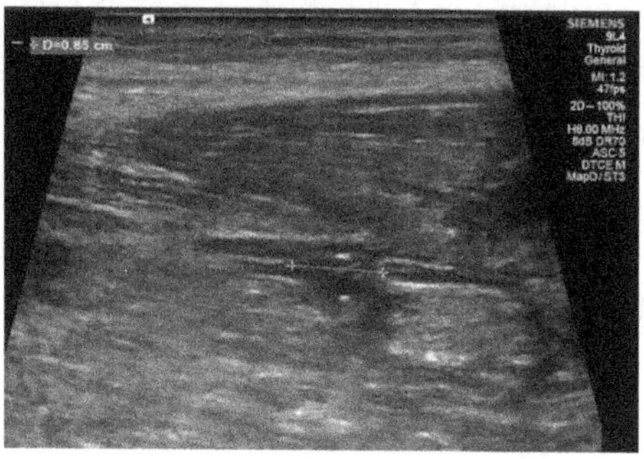

图 11-4-20 正中神经断裂缝合声像图

3. 临床意义

高频超声能评价周围神经干的连续性、神经外膜、神经束膜、神经束的结构，以及神经与周围组织的关系，高频超声对周围神经损伤评估具有重要的价值。

(二) 神经卡压综合征

1. 病理及临床表现

神经在走行过程中遇到异常结构的压迫，产生神经受压症候群称为神经卡压综合征(nerve entrapment syndrome)，病变多发生在骨－纤维性管道或无弹性的肌肉纤维缘、腱弓等神经通道处。临床常见的有腕管综合征(正中神经受压)、梨状肌综合征(坐骨神经受压)、腓管综合征(腓总神经受压)、踝管综合征(胫神经受压)、肘管综合征(尺神经受压)等，其中腕管综合征最常见。

临床表现为神经支配区的感觉缺失或异常，疼痛可向近侧及远侧同时放射，支配区肌肉萎缩、无力，运动不协调、卡压点局限性压痛等。

2. 超声声像图

卡压处神经变细窄，其两端(或一端)神经增粗，回声减低，内部"筛网状"结构不清晰。

3. 临床意义

神经卡压综合征病因多样，超声能对神经干形态学进行评估，同时，超声检查对部分病例能够做到病因学诊断(图 11-4-21)。

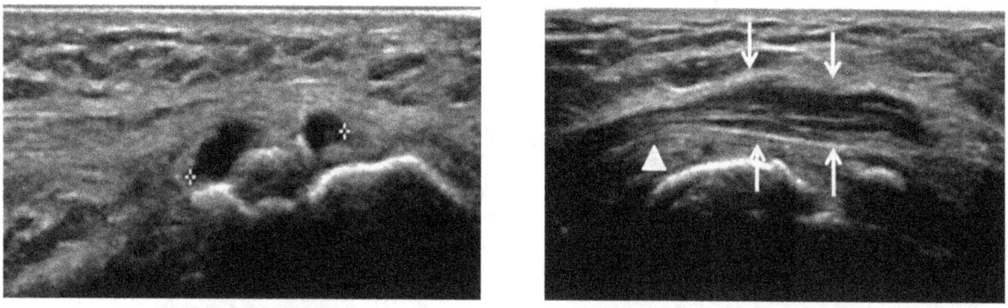

(a) 肘关节内侧滑膜囊肿

(b) 尺神经受囊肿压迫变细(三角箭头所指)，其近端神经水肿增粗(长箭头所指)

图 11-4-21 尺神经卡压声像图

(三) 神经源性肿瘤

1. 病理及临床表现

神经源性肿瘤多发生于外周神经干，以神经鞘瘤和神经纤维瘤多见。神经鞘瘤

(neurilemmoma)是起源于神经髓鞘的良性肿瘤，由 Schwann 细胞和周围胶原基质组成，质硬，界清，有包膜，瘤体较大时可有黄色区和囊变区。头颈部及四肢多见，多单发。神经纤维瘤(neurofibroma)由神经纤维的增生形成，多无包膜，可单发，也可多发，多发者可呈串珠状排列，临床称为神经纤维瘤病。

临床通常无自觉症状，多因触及肿块就诊，肿块质韧，可伴有疼痛、压痛、麻木、感觉障碍，运动障碍很少见到。

2. 超声声像图

超声表现为梭形、椭圆形肿物，两端与神经相连，肿物边界清晰，低回声多见，部分肿物内可见囊性变(彩图 11-4-22、彩图 11-4-23)。部分神经过细，超声难以显示，探头加压后患者会出现“针刺”感，多提示神经来源。

3. 临床意义

高频超声能清晰显示软组织内肿物与神经的关系，较其他影像学更具优势。

(四) 血管球瘤

1. 病理及临床表现

血管球瘤(glomus tumor)起源于皮肤中的血管球组织，是动、静脉吻合的终末结构，不含毛细血管床，常见于手、足甲床下或指尖掌面。典型症状是剧烈疼痛，局部按压或冷刺激可诱发。

2. 超声声像图

甲床下均质低回声结节，呈实性，邻近骨质可受压凹陷、侵蚀。瘤体内存在直接吻合血管的高速血流，彩色和能量多普勒成像显示肿物内部血流丰富，这种多血管性表现对诊断此病具有特异性(图 11-4-24、彩图 11-4-25)。

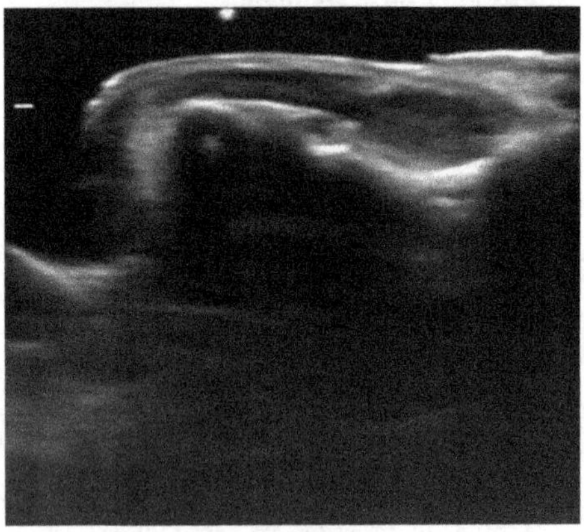

图 11-4-24 血管球瘤二维声像图

3. 临床意义

血管球瘤需要手术切除，超声可用于术前确定瘤体的部位、大小和数目。这种肿瘤容易复发，超声在分辨瘤体和术后瘢痕方面不如 MRI。

六、骨病变

骨病变首选 X 线、CT 等影像学检查，但超声能显示骨皮质变薄、骨皮质受到破坏的病变，超声在评估骨周围软组织肿物的范围及超声引导下的穿刺方面具有一定的优势。

(一) 骨肉瘤

1. 病理及临床表现

骨肉瘤(osteosarcoma)由肿瘤性梭形间质细胞、软骨样组织和肿瘤骨组成，三种成分的比例和分布不尽相同，致密程度不一。肿瘤破坏骨质，刺激骨膜产生骨膜反应性增厚，穿破骨皮质，侵及软组织形成软组织肿块。肿瘤内血供丰富，容易出血、坏死、囊性变。

骨肉瘤在原发性骨肿瘤中恶性程度最高、发病率最高。多发生于青少年长骨干骺端，股骨远端、胫骨和肱骨近端常见。疼痛是其主要症状，可触及肿块，生长迅速，关节活动受限，表浅皮下组织可见静脉怒张。

2. 超声声像图

① 骨破坏:骨皮质表面粗糙不平,不同程度骨破损,可向髓腔内发展,伴有肿瘤骨形成时,病区表现为斑点状、斑块状强回声。

② 骨膜反应:骨膜增厚,回声增强,正常骨与肿瘤骨交界处骨膜抬高,形成三角形结构,与放射影像学描述的 Codman 三角一致;横切面扫查病变区,可见与骨皮质表面垂直的放射状强回声,与 X 线描述的日光样骨膜反应相符。

③ 骨破坏周围可见软组织肿物,内常有斑片状新生肿瘤骨,肿物呈浸润性生长,累及范围大于病变骨。较大的肿物内部可出血、坏死、囊性变。肿瘤血管粗大,血流信号极丰富。

3. 鉴别诊断

本病应与骨巨细胞瘤、软骨肉瘤及转移性骨肿瘤等相鉴别。骨巨细胞瘤常见于 20 ~ 40 岁青壮年,好发于长骨骨端,表现为骨皮质变薄,无骨膜反应,肿瘤区呈较均匀的低回声或中等回声。软骨肉瘤多见于成年人,病变区回声不均匀,内可见大量强回声光斑。转移性骨肿瘤多见于老年人,多有原发病史。

(二) 骨软骨瘤

1. 病理及临床表现

骨软骨瘤(osteochondroma)的顶端为透明软骨覆盖,形成软骨帽盖,软骨下方为软骨化骨区,是肿瘤的主体,为含有黄骨髓的松质骨与骨干相连。

骨软骨瘤是常见的良性骨肿瘤,可单发,也可多发,多见于股骨和肱骨干骺端,其次是肩和骨盆。多无症状,可因压迫周围组织导致不适。

2. 超声声像图

超声显示自干骺端向外突出的骨性凸起,骨皮质与正常骨皮质相连续,基底部为正常骨组织,可以有长蒂或宽基底,表面可见边界清楚的低回声软骨帽。部分骨软骨瘤表面可见滑囊,当其扩张积液时,表现为软骨帽周围的液性暗区。肿瘤内无血流信号。该病 X 线图像典型。

(三) 动脉瘤样骨囊肿

1. 病理及临床表现

动脉瘤样骨囊肿(aneurysmal bone cyst)由扩张的海绵状血管囊腔构成,内部呈海绵状结构,充满不凝固的血液、血浆和血液分层。镜下可见血窦内充满红细胞,窦壁间隙由纤维结缔组织构成,厚薄不一。

多发于青少年长骨,股骨和胫骨多见,为良性肿瘤样病变,临床症状多为局部疼痛和肿块。

2. 超声声像图

病骨表现为囊状膨胀性破坏,骨皮质变薄,骨内无回声,后方透声增强,可见液 - 液分层,此征象具有特异性。肿瘤与正常骨组织间分界清楚,无骨膜反应和软组织肿块。发生病理性骨折时骨皮质连续性中断,断端重叠、移位。彩色多普勒显示囊内无明显血流信号,脉冲多普勒显示动脉瘤样骨囊肿周边可见动脉血流频谱。

参考文献

[1] 郭万学. 超声医学. 人民军医出版社,2011.

[2] 傅先水,张卫光. 肌骨关节超声基础教程. 人民军医出版社,2015.
[3] 任卫东,常才. 超声诊断学. 人民卫生出版社,2013.
[4] 房勤茂. 肌肉骨骼系统超声医学. 人民军医出版社,2014.
[5] 郭瑞军. 肌肉骨骼系统超声学. 人民卫生出版社,2008.

中英文对照

amyotrophy	肌肉萎缩
aneurysmal bone cyst	动脉瘤样骨囊肿
glomus tumor	血管球瘤
golfer elbow	高尔夫球肘
gouty arthritis	痛风性关节炎
humeral epicondylitis	肱骨髁上炎
lateral epicondylitis	外上髁炎
medial epicondylitis	内上髁炎
muscle hernia	肌疝
myositis ossificans	骨化性肌炎
nerve entrapment syndrome	神经卡压综合征
neurilemmoma	神经鞘瘤
neurofibroma	神经纤维瘤
osteochondroma	骨软骨瘤
osteosarcoma	骨肉瘤
power Doppler imaging	能量多普勒血流显像
rheumatoid arthritis	类风湿性关节炎
tendinopathy	肌腱病
tendonitis	肌腱炎
tennis elbow	网球肘
traumatic neuroma	创伤性神经瘤

第十二章　小儿疾病的超声诊断

第一节　概　述

小儿超声是超声医学的一个重要分支，因为小儿超声诊断的对象是出生后不断生长、发育、变化的机体，其各个器官处在发展、完善的过程中，因此，生理和病理特点和成人的截然不同，不能一概而论。我国是人口大国，儿童的人口数量占全国人口总数的15%，儿童时期的健康影响其以后成年生活的质量，此外，小儿疾病诊断的对象多数是不能主诉的患儿，患儿多因哭闹无法配合，因此建立独立、完整的小儿疾病超声诊断系统，掌握全面正确的诊断思路，为小儿疾病的治疗与预后提供切实可行的依据，显得尤为重要。超声诊断普遍应用于儿科临床已有50多年的历史，最初应用于主要器官发育的监测，现在已发展成为新生儿及小儿疾病诊断不可或缺的影像诊断工具。

一、小儿年龄阶段的划分

小儿是指从新生儿期到青春期的人群，共有六个阶段的年龄划分，每个阶段都有各自不同的生理特点（表12-1-1）。

表12-1-1　不同年龄段小儿的生理特点

年龄阶段	时间	生理特点
新生儿期	出生~28天	刚离开母体，适应能力较差，需经过一段时间的生理调节
婴儿期	1~12个月	此期其各系统处在发育阶段，因免疫系统功能不完善易感染
幼儿期	12个月~3岁	智力发育阶段，此期活动范围加大，接触病原和受伤的机会增多
学龄前期	4~6岁	此期大脑发育完善，对疾病的抵抗力增强
学龄期	7岁~青春期	内分泌系统的调节功能不完善，可出现甲状腺增大
青春期	男性（13~20岁） 女性（12~18岁）	小儿向成人过渡的关键时期，性发育疾病相对增多

二、小儿超声的临床意义

小儿在每个年龄阶段有着独特的生长发育特点，并不是简单的成人版的缩小，小儿超声诊断的任务就是将先进的超声诊断技术应用于小儿生长发育的监测和疾病的诊断，掌握正确的思维方法，明确各个阶段的生长发育特点和声像图特征，进行深入细致的检查，为临床提供更加可靠的诊断依据。

三、小儿超声的特点

（一）生理特点

不同年龄段的小儿解剖生理特点不同，年龄越小与成人的差别越大：如出生后的小儿，卵圆孔和动脉导管多呈生理性闭合，未闭合的可呈一定程度的分流，造成右心房增大；新生儿心脏位置较高，呈横位，由于胸腺的存在，心脏离胸壁较远，2 岁后，随着胸腺的退化心脏逐渐转为斜位；小儿肾周脂肪薄，腹部受到外源性损伤时，易发生肾破裂等。

（二）病理特点

小儿疾病中以先天性畸形为主，各个年龄段疾病的病理特点不同，超声检查的目的不同：先天性畸形诊断的目的在于检出较小畸形，指导临床进一步处理；小儿感染极易扩散，诊断目的在于尽早发现感染灶，阻断感染扩散的途径；损伤及急腹症超声检查的目的在于为临床提供切实可行的依据；肿瘤诊断的目的在于尽早发现原发灶，及时进行治疗。

（三）年龄分布特点

小儿超声诊断中的多种疾病在不同的年龄阶段分布相对集中，新生儿期以先天性畸形多见，如脑脊髓膜膨出、胆道畸形、食道闭锁、肛门闭锁等；婴儿期多见先天性心脏病、幽门肥厚狭窄、肠套叠等；幼儿期则以淋巴结炎、涎腺炎、腹股沟疝多见；青春期多以阑尾炎、脏器损伤、内分泌系统及生殖系统的疾病多见。

（四）疾病诊断特点

小儿超声诊断的对象是不能清楚主诉的群体，为操作者带来了一定的困难且提出了更高的要求。小儿处在不断生长发育的过程中，脏器的逐渐发育完善和某些脏器的退化同时存在，也对医务工作者提出了更高的要求，要求其具有更细致的检查能力，如小儿的骨骼尚未骨化完全，骨骼系统疾病如髋关节发育不全和新生儿颅脑疾病可以将尚未骨化的组织作为良好的透声介质，为诊断提供可行性。

第二节　新生儿颅脑的超声诊断

超声作为一种无创性检查，以其方便、快捷、实时、可床边进行操作等优点，已广泛应用于新生儿特别是危重儿的检查，因新生儿特有的颅脑解剖结构，超声检查在新生儿特别是早产儿颅脑疾病的诊断中具有不可替代的诊断价值。

一、新生儿特有的颅脑解剖概要

新生儿颅脑在外观形态上与成人无明显差别，但由于各项器官尚未发育成熟，部分结构有其独特的解剖生理特点。

（一）囟门

新生儿颅骨各骨化中心尚未融合，骨缝未闭，形成颅囟，这为超声诊断提供了良好的透声窗，常规二维超声主要通过前囟、后囟及颞囟进行扫查（图 12-2-1）。

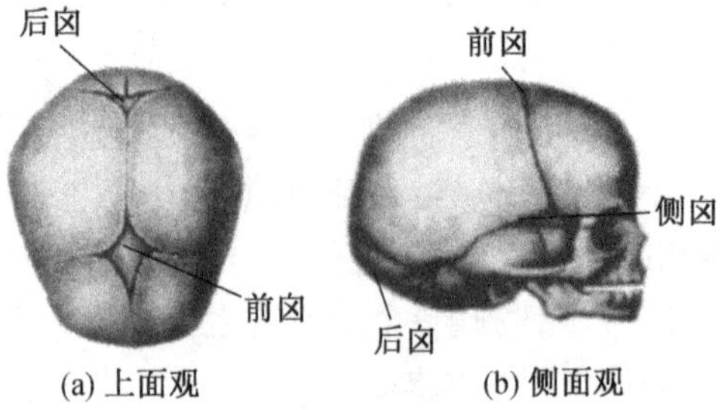

图 12-2-1　颅囟

（二）透明隔腔

透明隔腔是位于两侧侧脑室前角之间的含液腔隙，其与脑室系统和蛛网膜下腔互不相通，从孕 24 周开始关闭，约有半数胎儿出生时透明隔腔仍然存在，生后 2～6 个月再关闭。早产儿常可见到宽大的透明隔腔。

（三）脑室周围光晕

侧脑室三角区的后外方可见增强回声的光晕，由白质纤维和血管丛构成。其回声低于脉络丛，与脑实质分界不清楚，所有新生儿可见，早产儿尤为明显。

（四）脑外间隙

脑外间隙增宽在二维超声上表现为半球间裂隙增宽、颅板与脑表面的间隙增宽，这一点在早产儿身上表现尤甚，二维超声表现为增宽的大脑纵裂呈方形。

二、检查方法

前囟是进行超声检查最常用的声窗，有特殊需要如硬膜下积液的观察、大脑中动脉血流动力学的监测则需要颞窗。将探头置于前囟，通过旋转探头改变探头与皮肤间的夹角来获得一系列冠状切面和矢状切面的图像（图 12-2-2）。

选择探头频率时，一般来讲探头直径越小，获得的信息量越大。选择 5 ~ 7.5 MHz 频率较为适宜，随着小儿月龄的增大，前囟逐渐闭合，探头频率应适当降低，使穿透力增加，以获得更满意的图像。

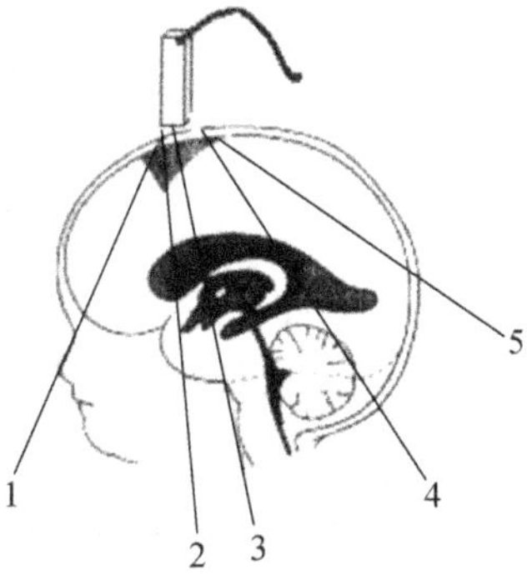

(a) 矢状切面扫查5个切面

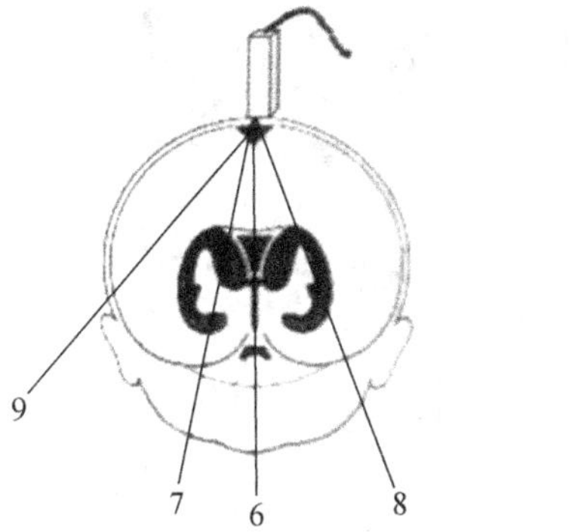

(b) 冠状切面扫查4个切面(具体见表12-2-1)

图 12-2-2　经前囟的扫查方法

三、正常颅脑超声声像图

经前囟进行的新生儿颅脑超声检查可以获得足够的信息量，不同切面的系列成像见表 12-2-1。

表 12-2-1　经前囟扫查系列切面

冠状切面	矢状切面
额叶层面(1)	正中矢状切面(6)
侧脑室前角层面(2)	侧脑室前角平面(7)
第三脑室层面(3)	侧脑室中央部 - 后角平面(8)
侧脑室中央部 - 后角平面(4)	颞叶及岛叶层面(9)
枕叶层面(5)	

超声观察的主要内容：颅内结构是否清晰，脑中线是否居中，脑组织局部回声是否异常，双侧侧脑室及脉络丛的形态是否有改变，大脑半球间裂及小脑半球是否增宽。经前囟扫查不同切面声像图表现如图 12-2-3 至图 12-2-10。

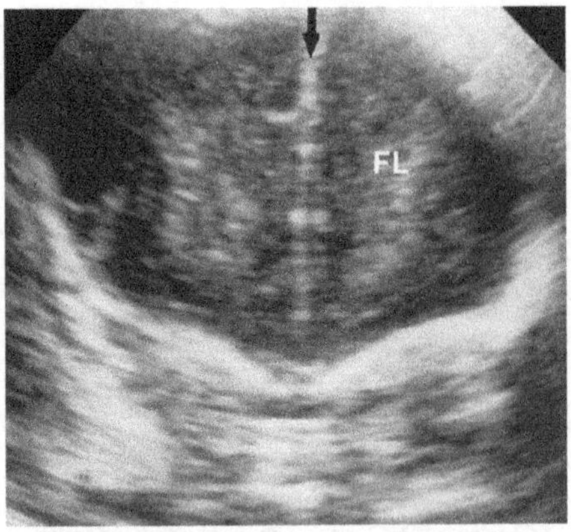

FL—额叶；黑色箭头—大脑纵裂

图 12-2-3　经额叶冠状切面扫查

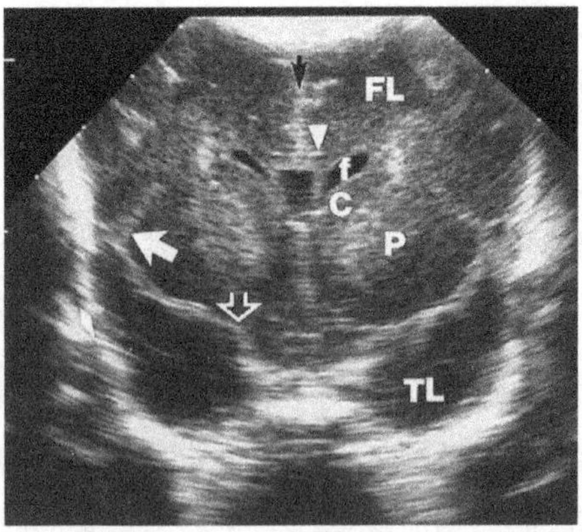

箭头—胼胝体；长箭头—外侧裂；空心箭头—颈动脉分叉处；f—侧脑室前角；C—尾状核头；P—豆状核；TL—颞叶；FL—额叶

图 12-2-4　经侧脑室前角冠状切面扫查

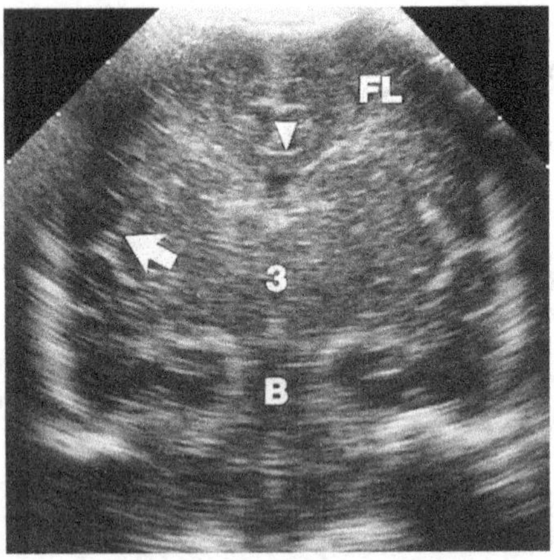

FL—额叶；B—脑干；3—第三脑室

图 12-2-5　经第三脑室冠状切面扫查

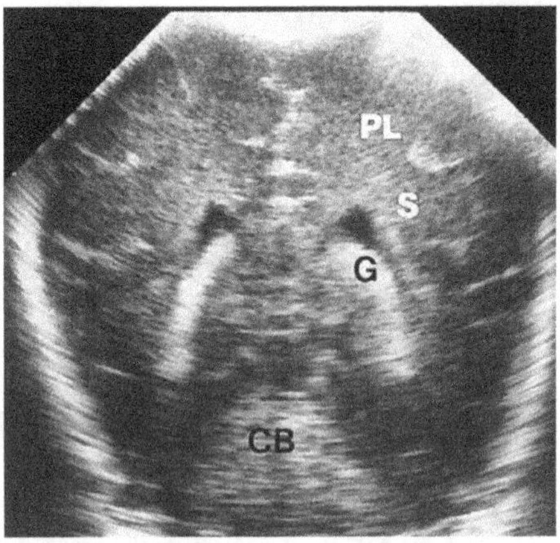

PL—顶叶；G—侧脑室脉络丛；S—半卵圆中心；CB—小脑蚓部

图 12-2-6　经侧脑室中央部－后角冠状切面扫查平面

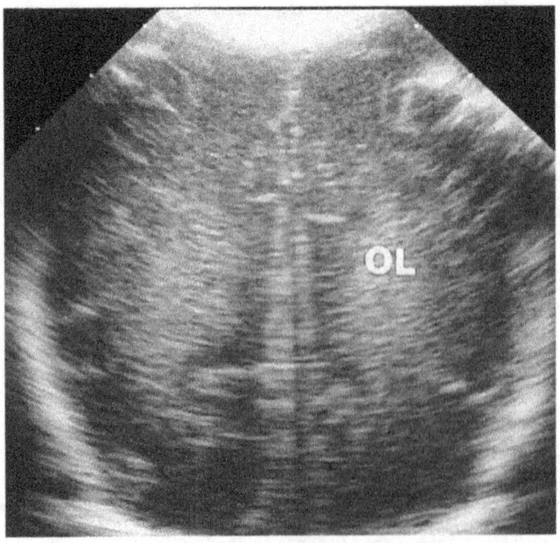

OL—枕叶

图 12-2-7　经枕叶冠状切面扫查

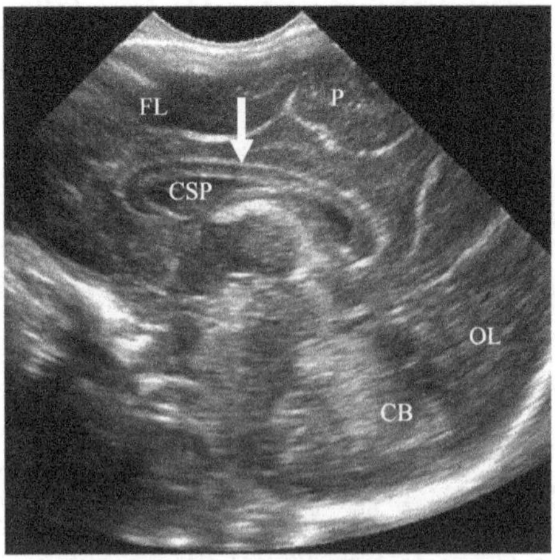

白色箭头—胼胝体；FL—额叶； P—顶叶；CSP—透明隔腔； OL—枕骨；CB—小脑蚓部

图 12-2-8　经正中矢状切面扫查

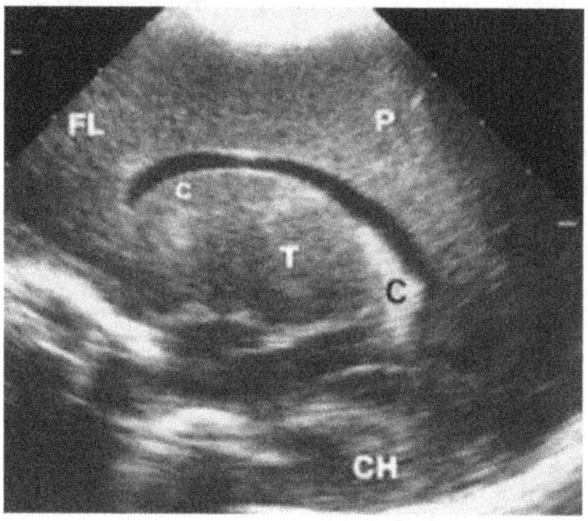

FL—额叶；CH—小脑半球；T—丘脑；c—尾状核；C—脉络丛

图 12-2-9 经侧脑室中央部－后角矢状切面扫查

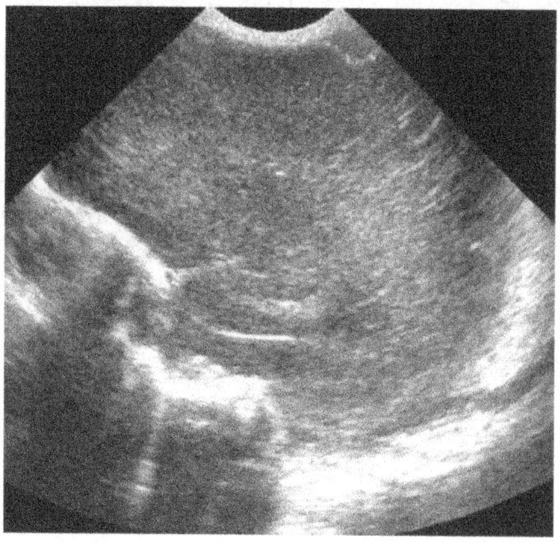

图 12-2-10 经颞叶及岛叶矢状切面扫查

四、新生儿颅脑常见疾病

（一）颅内出血

颅内出血（intracranial hemorrhage）是新生儿神经系统常见病，由于早产儿脑发育不成熟，因此发病率较高，包括脑室内出血、硬脑膜下出血、蛛网膜下腔出血和小脑出血。

1．病理

早产儿颅内出血常发生在侧脑室底部室管膜外下方、尾状核头部和体部上方，这些部位由原始的神经细胞、薄壁静脉、毛细血管网和不成熟的结缔组织构成，结构相对薄弱，各种原因引起的低血压或静脉高压均可造成出血。

2．临床表现

颅内出血常发生在生后三天内，患儿可表现为肌张力低下、意识障碍、抽搐、昏迷，甚至呼吸暂停。

3．超声声像图

根据严重程度的不同，早产儿颅内出血可分为 4 级（图 12-2-11）：Ⅰ级为局限于室管膜下胚胎生发层的出血；Ⅱ级为室管膜下出血及脑室内出血；Ⅲ级为前两级脑室内出血并伴有脑室扩张；Ⅳ级为脑室内出血并伴有脑室周围白质出血性梗死。

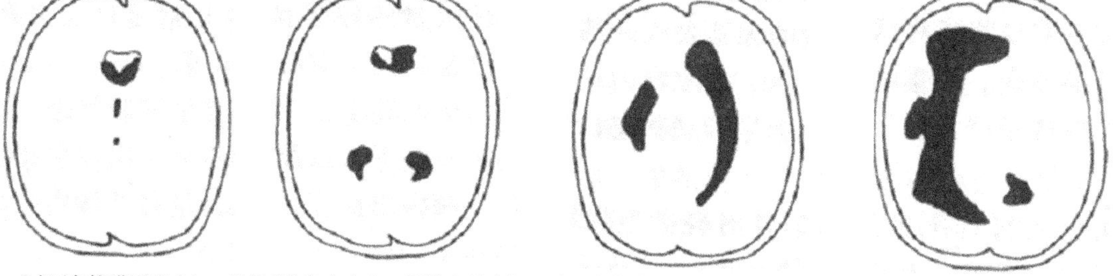

图 12-2-11 颅内出血分级示意图

（1）Ⅰ级　表现为侧脑室前角旁及丘脑尾状核沟处的异常回声区，新鲜出血超声显示为回声均匀的高回声光团，陈旧性出血则表现为出血中心低回声或无回声、周边强回声的超声征象，室管膜下陈旧性出血还可形成室管膜下小囊泡。出血可单侧或双侧发生，出血范围较大时，可对周围的脑组织产生压迫症状（图 12-2-12）。

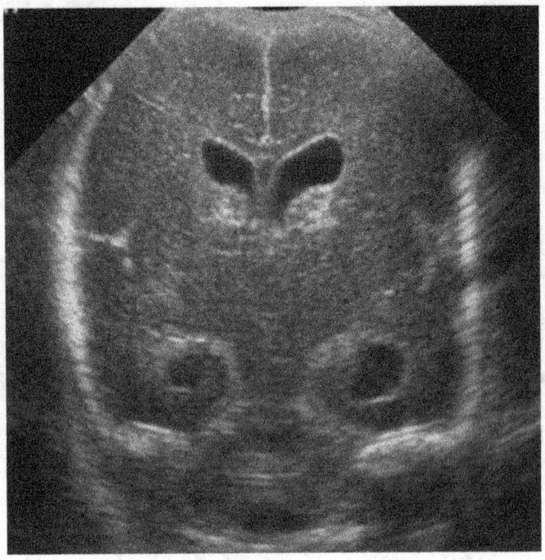

图 12-2-12　室管膜下出血二维声像图

（2）Ⅱ级　表现为脑室内的增强回声区，脑室壁可因刺激增厚、回声增强，以侧脑室三角区和后角最常见。

（3）Ⅲ级　脑室内出血伴脑室扩张，早期出血量多，血液充满脑室腔，并可溢入蛛网膜下腔，后期由于血凝块堵住脑脊液通路，造成阻塞性脑室扩张。出血慢慢被吸收时，在超声上表现为血块体积缩小，血块内出现液化暗区（图 12-2-13）。

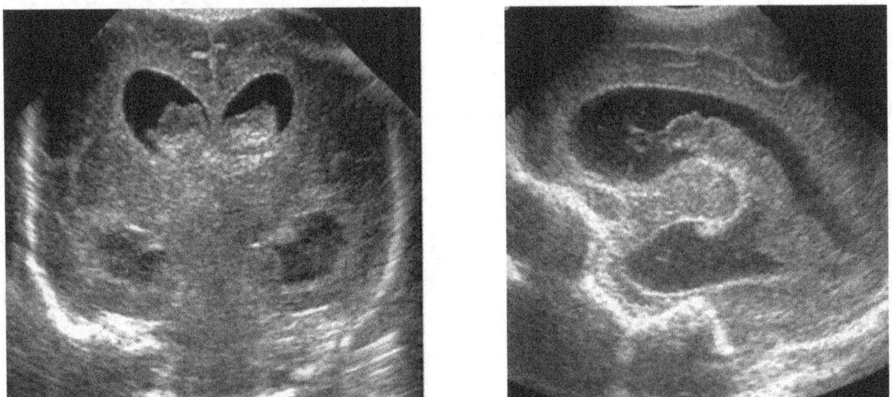

(a) 冠状切面　(b) 矢状切面

图 12-2-13　脑室内出血伴脑室扩张二维声像图

（4）Ⅳ级　表现为脑实质的出血性梗死，常单侧发生，顶叶和额叶为好发部位，当出血量较大时，可出现占位效应，几周后血肿液化，液化区与脑室相同，形成脑穿通畸形（图 12-2-14）。

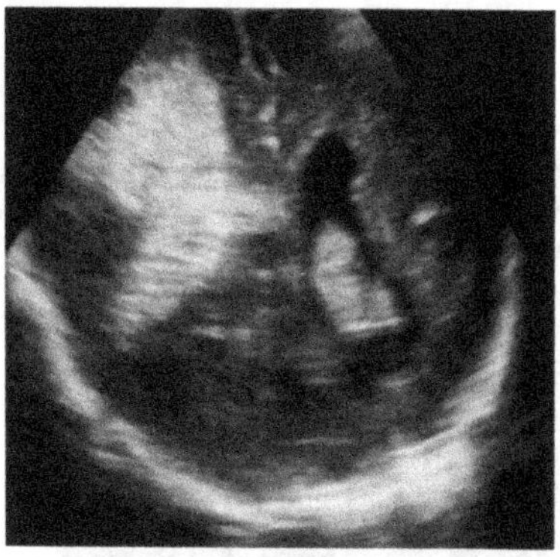

(a) 顶叶出血

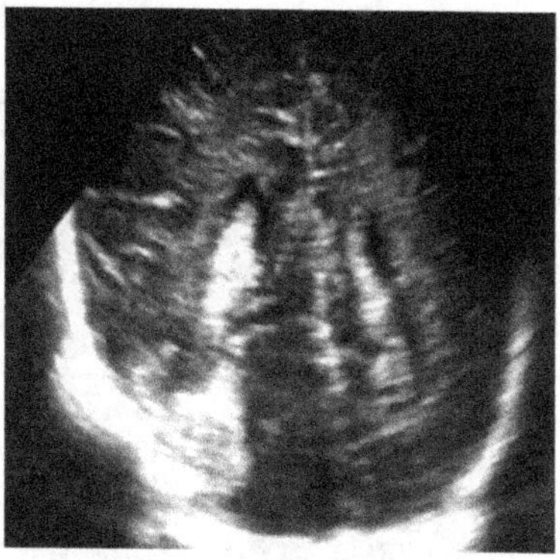

(b) 颞叶出血

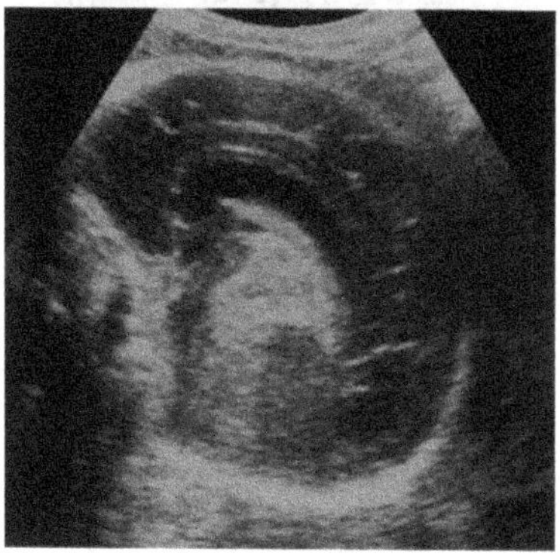

(c) 矢状切面丘脑出血

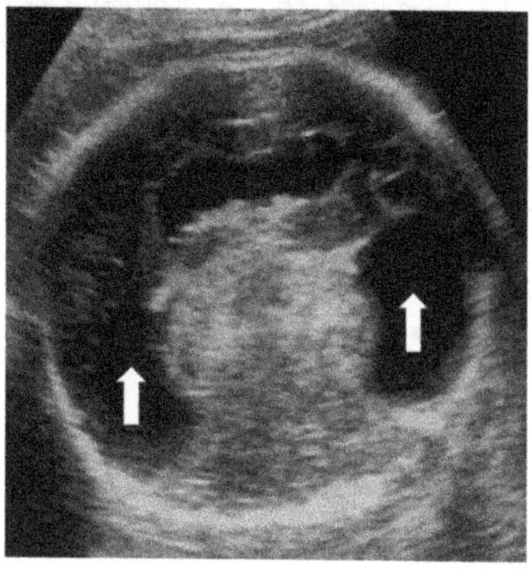

(d) 冠状切面脑干出血(箭头所指为出血后形成的脑膜囊肿)

图 12-2-14　不同部位脑实质出血二维声像图

4．鉴别诊断

脑室内出血应与正常的脉络丛鉴别,正常的脉络丛位于侧脑室体部,但不进入额角和枕角;脉络丛外形光整,在三角区最宽,向体部和额角延伸逐渐变尖。

(二)新生儿缺血缺氧性脑病

缺血缺氧性脑病(hypoxic-ischemic encephalopathy,HIE)是造成新生儿死亡、儿童神经系统发育障碍的严重疾病。造成缺血缺氧性脑病的病因很多,胎儿期、出生时和出生后各种原因均可导致缺血缺氧性脑病的发生,其中围产期窒息是最常见的致病因素。

1．病理

脑组织在缺血缺氧的情况下会发生细胞代谢障碍,引起脑水肿、神经元坏死,脑血管受压造成脑血流量灌注减少,最终导致脑组织坏死,脑白质软化。

2．临床表现

HIE 主要表现在意识状态和肌张力上,可表现为意识状态过度兴奋或过度抑制,肌张力增高或降低。

3．超声声像图

HIE 早期水肿和局灶性病变在声像图上很难显示,最佳的检查时间为出生后 24 h、3 ~ 4 天、7 ~ 14 天和 4 ~ 6 周。超声检查显示脑水肿是 HIE 的特征性改变,轻者声像图表现可能正常,中、重度的 HIE 脑实质声像图可因水肿表现为弥漫性回声增强(图 12-2-15),脑组织结构显示不清晰,回声模糊,在病变后期可出现脑组织软化的相应声像图改变;也可表现为局灶性改变,如皮质、皮质下、丘脑及基底核的局灶性回声增强,回声可均匀亦可不均匀,在病变恢复期，可因坏死和无效腔的形成，在原先的回声增强区出现大小不等的囊腔（图12-2-16）。

脑实质因水肿表现为弥漫性回声增强。

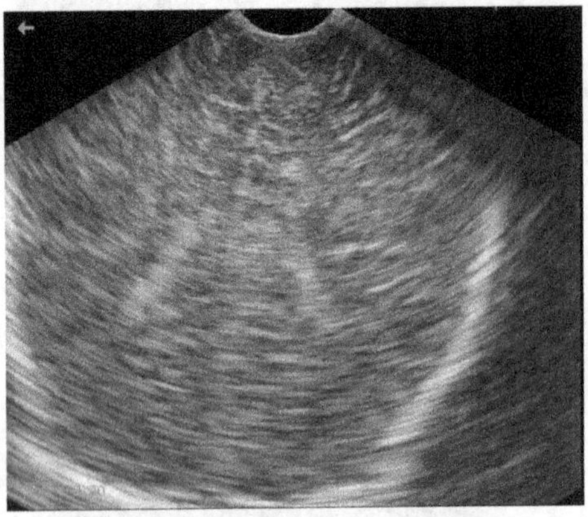

图12-2-15　HIE早期二维声像图

脑实质内可见液化的囊腔。

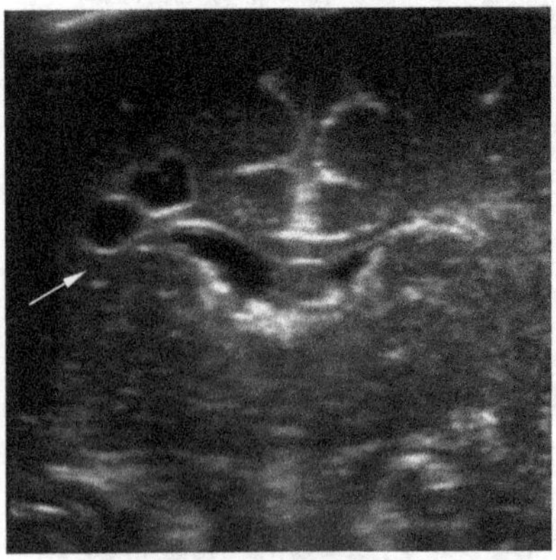

图12-2-16　HIE晚期二维声像图

（三）颅内感染

颅内感染（intracranial infection）是指各种病原菌入侵中枢神经系统，致死率和伤残率较高，分为宫内感染、产时和产后感染。

1. 病理

不同时期的感染致病菌、病理表现、超声表现及转归不同。宫内感染病原菌作用于正在发育中的中枢神经系统，特别是孕20～24周的时期，会造成不可逆转的脑畸形。宫内感染的病原体常为病毒和原虫类，最常见的是巨细胞病毒、弓形虫、风疹病毒和Ⅱ型单纯疱疹病毒。

产时和产后感染统称为生后感染，新生儿最常见的是大肠埃希菌和B族链球菌引起的脑膜炎，2个月至2岁的婴儿最常见的是B型嗜血流感杆菌和肺炎球菌。各种致病菌通过血脑屏障进入脑脊液系统，引起蛛网膜、脑室和脑实质的损害，包括硬膜下积液、脑室炎、脑实质炎症和脑脓肿。

2. 临床表现

宫内感染造成的脑畸形有小头畸形、小眼和角弓反张，产后感染可有高热、惊厥及前囟饱满、头围增大等脑积水表现。

3. 超声声像图

巨细胞病毒感染多造成脑室周围钙化（图12-2-17）；弓形虫感染多造成皮质和基底节的钙化；疱疹病毒感染由于嗜碱性的无定型物质沉积于血管壁上，在丘脑和基底节的相应部位可见线状的回声增强区；风疹病毒感染多造成囊性退行性变，在室管膜下可见多发的囊性无回声区；部分患儿由于脑实质的丧失可出现脑室的扩大。

生后的颅内感染诊断多依靠临床表现和实验室检查诊断，超声检查的意义在于诊断进行性的脑膜炎和可能出现的并发症。暂时性征象常在数周后消退，包括脑沟的改变、脑外积液和脑室扩大，脑沟增宽、增粗、增白是常见的暂时性征象；脑外积液量较多时，可出现脑实质的压缩，一侧硬膜下积液可造成占位效应；轻度的脑室扩大是可逆性的，但也可进展。

脑室炎的病理改变超声显示较为敏感，主要表现：脑室扩张；脑室内脉络丛结构显示不清；脑脊液浑浊，内可见较多细小光点，液体可见分层，脑室壁呈不规则增厚、回声增强；随着病变的进展，脑室内可见条带状分隔。

此外，还可见脑实质回声异常、脑脓肿、囊性退行性变和钙化。

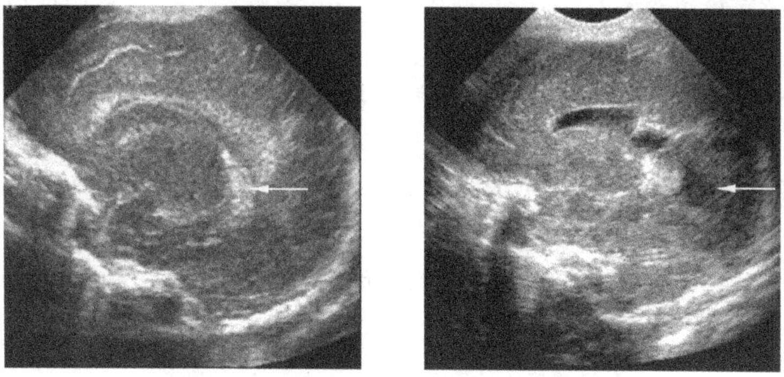

(a) (b)

图 12-2-17 巨细胞病毒感染后形成的局灶性钙化(白色箭头所指)

第三节 婴儿发育性髋关节发育不良的超声筛查

发育性髋关节发育不良(developmental dysplasia of the hip, DDH)是小儿比较常见的先天性畸形之一,是出生前及出生后小儿股骨头和髋臼发育或解剖关系中出现异常所导致的一系列髋关节病变的统称,女性多于男性。超声检查可以很好地显示髋关节及其周围组织解剖结构,显示股骨头与髋臼的相对位置,直观显示髋关节的软骨及骨性结构,评估髋臼发育情况及股骨头位置。Graf 法是国际公认的髋关节超声检查方法,Reinhard Graf 教授在 1980 年率先应用超声诊断 4 个月内婴儿发育不良的髋关节并进行分型,帮助这些患儿进行早期临床干预与治疗。

1. 病理

胚胎学表明,股骨头与髋臼起源于同一块软骨,妊娠 7 ~ 8 周时,此软骨会产生一条裂隙,形成关节腔,将股骨头软骨和髋臼软骨分隔开;妊娠 11 周时,髋关节的软骨性骨架基本构成;至妊娠 12 周左右,关节囊形成,下肢向内侧旋转;妊娠 18 周时,肌肉组织基本发育完全,关节开始自主活动,关节囊比较薄弱,如此时关节周围肌肉等没有同步的神经分布的发育,髋关节盂唇发育不良,不能容纳股骨头,则导致脱位。

2. 检查方法

① 体格检查是筛查早期 DDH 的重要方法。经典的体格检查内容包括股骨的长短是否对称,臀部和股内侧的臀纹是否对称,髋关节的外展是否受限等(图 12-3-1)。

大腿和臀部皮纹不对称。

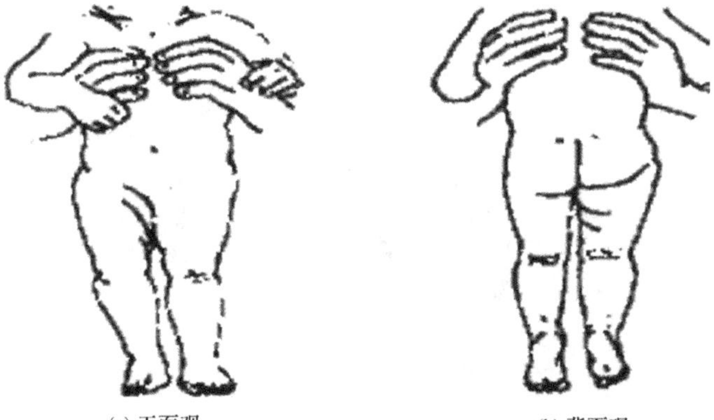

(a) 正面观 (b) 背面观

图 12-3-1 髋关节脱位患儿体格检查

② 在选择超声检查探头时，新生儿至3月龄婴儿探头频率在7.5 MHz以上，3～6月龄婴儿应选用5～7.5 MHz高频率线阵探头。进行髋关节超声检查时，待检测下肢髋关节轻微屈曲、内旋，探头置于髋关节外侧，探头长轴与身体长轴平行。

3. 髋关节正常声像图

用Graf法评价髋关节发育，髋关节标准平面（图12-3-2）的获得需要在超声检查中确定三点：髋臼窝深面的髂骨下肢、臼顶的中部和髋臼盂唇。评价髋关节是否异常的主要参数为两角（α角和β角）：α角——基线与骨顶线相交所成的夹角；β角——基线与软骨顶线相交所成的夹角（图12-3-3、图12-3-4）。

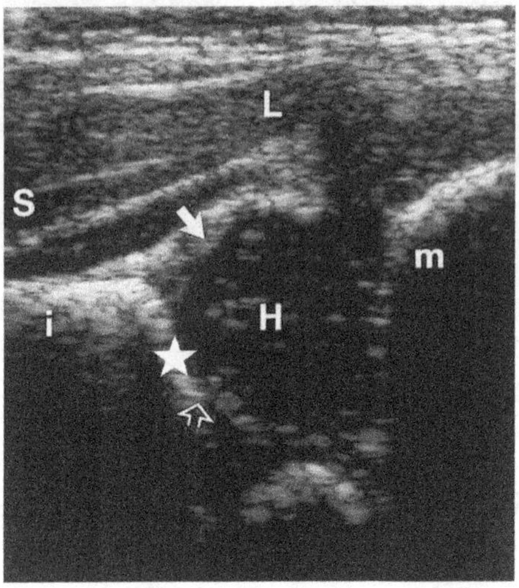

H—股骨头；S—上方；L—侧方；i—髂骨；m—股骨头干骺端；
空心箭头—骨性髋臼；实心箭头—软骨性髋臼；星号—凹面与凸面移行处

图12-3-2 正常髋关节超声声像图

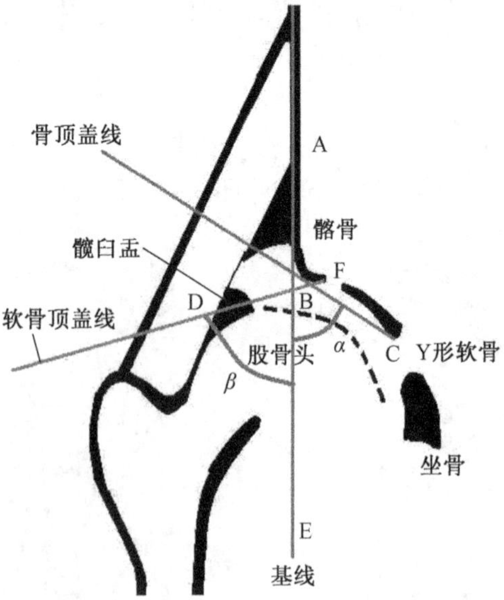

A—髂骨；B—骨性边缘；F—凹面与凸面移行处；D—髋臼盂；C—Y形软骨

图12-3-3 正常髋关节α角、β角测量示意图

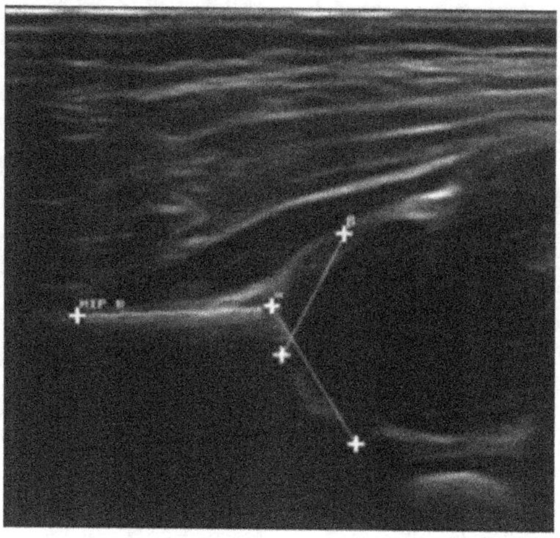

图 12-3-4 正常髋关节 α 角、β 角测量二维声像图

三线测量：基线——平直的髂骨声影；骨顶线——从髂骨下支到骨顶的切线；软骨顶线——骨性边缘（凹面向凸面移行处）与髋臼盂唇中点的连线。

4. 婴儿发育性髋关节发育不良的超声分型

通过对髋关节骨性和软骨性髋臼进行分型（表 12-3-1），可以明确骨性和软骨性髋臼的病理改变程度，为进一步治疗提供切实可行的临床依据。

表 12-3-1 婴儿发育性髋关节脱位 Graf 分型

Graf 分型	α 角	β 角	骨性髋臼	软骨性髋臼	婴儿龄
Ⅰa	≥60°	≤55°	发育良好	股骨头覆盖良好	任何年龄
Ⅰb	≥60°	>55°	发育良好	股骨头覆盖良好	任何年龄
Ⅱa(+)	50°~59°	无要求	稍缺陷	覆盖股骨头	0~12 周
Ⅱa(-)	50°~59°	无要求	有缺陷	覆盖股骨头	6~12 周
Ⅱb	50°~59°	无要求	有缺陷	覆盖股骨头	>12 周
Ⅱc	43°~49°	≤77°	严重缺陷	覆盖股骨头	任何年龄
D	43°~49°	>77°	严重缺陷	无法覆盖股骨头	任何年龄
Ⅲ，Ⅳ	<43°	不需测量	差	移位	任何年龄

5. 各型的超声声像图

不同类型髋关节超声声像图表现如下：

（1）Ⅰ型　髋关节发育成熟，骨性髋臼发育良好，骨性边缘锐利或稍钝，软骨性髋臼包绕股骨头良好（图 12-3-5）。

（2）Ⅱ型　髋关节骨性髋臼顶的软骨部分所占比例较大，骨性边缘圆钝，但仍然是一个中心型关节，软骨性髋臼顶覆盖股骨头（图 12-3-6）。

（3）Ⅲ型　髋关节呈偏心性，即脱位髋关节。骨性髋臼发育不良，骨性髋臼顶扁平，股骨头脱位，推挤大部分软骨性髋臼顶向上移位（图 12-3-7）。

（4）Ⅳ型　骨性髋臼形态差，骨性髋臼外侧缘扁平，脱位的股骨头推挤软骨性髋臼缘向下移位（图 12-3-8）。

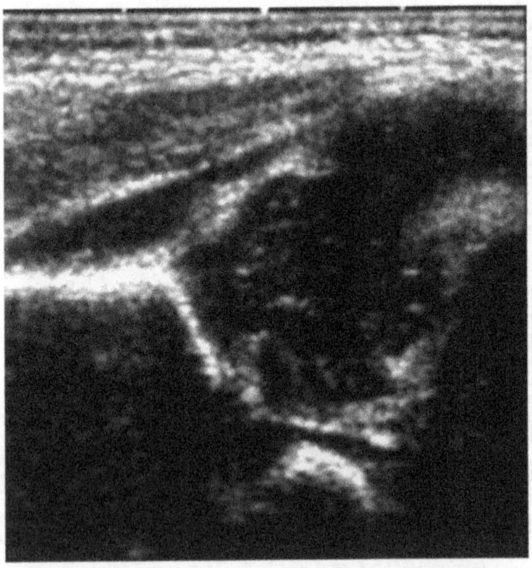

图 12-3-5　Ⅰ型髋关节二维声像图

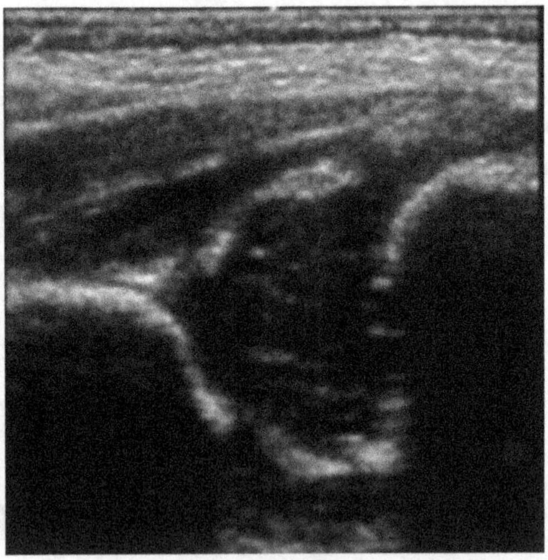

图 12-3-6　Ⅱ型髋关节二维声像图

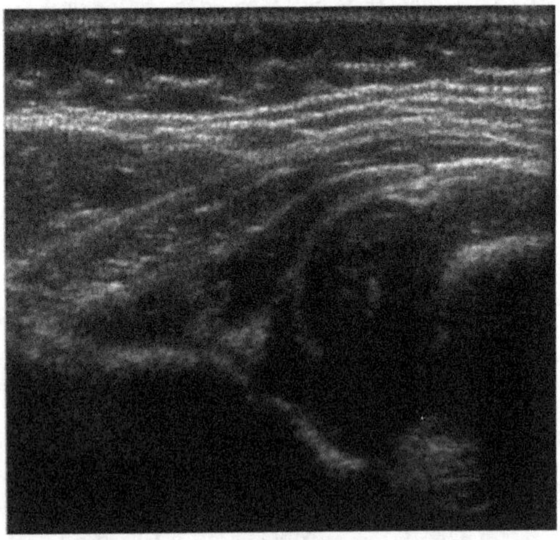

图 12-3-7　Ⅲ型髋关节二维声像图

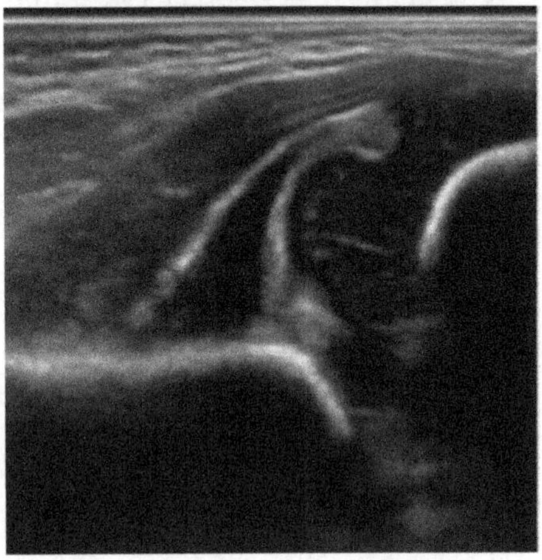

图 12-3-8　Ⅳ型髋关节二维声像图

扫一扫

看彩图

第四节　小儿先天性肌性斜颈的超声诊断

先天性肌性斜颈又称先天性斜颈(congenital torticollis),是一种先天性颈部畸形,是指一侧胸锁乳突肌发育异常造成挛缩引起的头颈歪斜疾病。斜颈的病因尚不完全明确,可能与胎位不正、产时分娩异常、起源于胸锁乳突肌的原发性疾病有关。多数为单侧病变,右侧多于左侧。

1. 病理

臀位分娩或产钳分娩造成胸锁乳突肌受压坏死,继而纤维化,宫内血管功能障碍,造成胸锁乳突肌静脉回流受阻,局部水肿、坏死和纤维化。

2. 临床表现

(1) 斜颈畸形　婴儿出生后可发现患儿头部向患侧倾斜,面部向健侧旋转,下颌指向健侧肩部,2～3周后斜颈畸形更加明显,将头转向健侧明显受限,症状较轻者需仔细观察才能发现，此症状随着患儿的生长发育日益加重。

(2) *颈部肿块* 出生后或出生后 2 周内可触及无痛性颈部肿块，位于胸锁乳突肌中下段，右侧多见，肿块呈梭形、质硬。

(3) *颜面部畸形* 早期先天性肌性斜颈未能得到有效治疗，2 岁后会因胸锁乳突肌挛缩影响面、眼及脊柱的发育，主要表现：面部不对称；患侧眼睛位置平面降低；健侧颜面部圆而饱满，患侧则窄而平，颈椎代偿性侧凸畸形。

3. 超声声像图

正常的胸锁乳突肌呈条带状低回声，内可见线样肌束回声，起于胸骨柄前缘及锁骨内上缘，止于颞骨乳突(图 12-4-1)。斜颈声像图表现多样，局限型可分为团块型、肥厚型和挛缩型，多位于胸锁乳突肌下 2/3 段，回声强弱不等，其周可见正常的胸锁乳突肌回声(图 12-4-2、彩图 12-4-3)。随着年龄的增长，未能得到及时有效治疗的患儿病变处可出现弥漫性的回声增强。

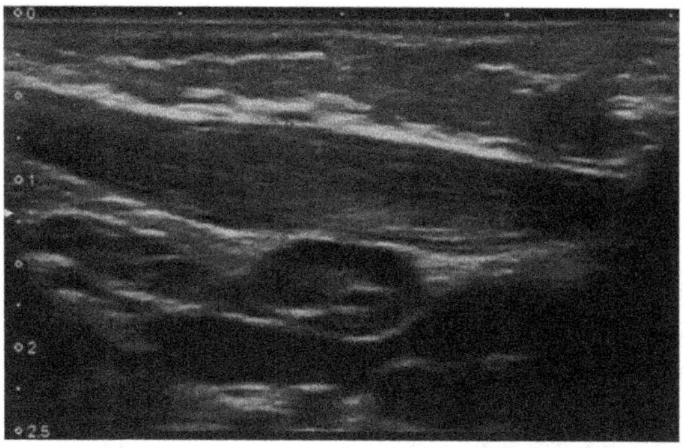

图 12-4-1 正常胸锁乳突肌二维声像图

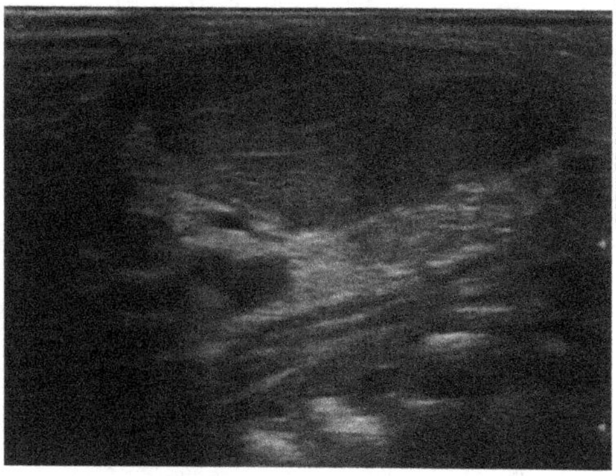

患处可见团块状梭形低回声。

图 12-4-2 斜颈二维声像图

扫一扫

看彩图

第五节 小儿胃肠疾病的超声诊断

一、先天性肥厚性幽门狭窄

先天性肥厚性幽门狭窄(congenital hypertrophic pyloric stenosis，HPS)是幽门管壁肥厚、增生，幽门管狭窄引起的不完全性机械性梗阻，发生率居消化道畸形的第三位，是新生儿常见病。该病若未得到及时诊断和治疗，患儿会发生严重的营养不良，重者衰竭死亡。

1. 病理

先天性幽门肥厚狭窄主要的病理改变表现为以环形肌为主的幽门壁各层组织肥厚增大；局部增厚表现为十二指肠侧端界限分明的实质性肿块，胃侧段界限不清；常伴有幽门部黏膜的水肿和肥厚；严重者可造成幽门梗阻、胃腔扩大，胃黏膜充血糜烂，最终可导致胃出血。

2. 临床表现

(1) *呕吐* 临床早期症状为喷射性呕吐，常为首发症状。出生时多无症状，出生后 2 ~ 3 周开始呕吐并进行性加重，呕吐多在喂奶后数分钟出现，由一般性呕吐发展为喷射性呕吐。

(2) *胃蠕动波* 约 95% 的患儿于上腹部可见胃蠕动波，喂奶后尤甚，胃蠕动波是先天性肥厚性幽门狭窄常见的症状,但不是特有的体征,一般在喂奶时或饱食后也可看到,不能作为诊断依据。

(3) 腹部肿物　右上腹扪及橄榄型肿块是幽门肥厚性狭窄的特有体征,如能触及此肿块,结合典型呕吐的病史,就可以确定诊断。但这种肿块常不易触到,有时因肿块位置较深,被肝脏覆盖,不易摸到,此时需要耐心仔细地反复检查。

3. 超声声像图

先天性肥厚性幽门狭窄时,幽门肌厚度≥4 mm、幽门管直径≥13 mm、幽门管长度≥17 mm,增厚的幽门管肌形成中等或低回声均匀团块,管腔明显狭窄,局部管壁蠕动消失,纵切面呈"宫颈"征,横切面呈"靶环"征,因局部黏膜水肿增厚而凸向管腔内,幽门管的长轴图可显示"双轨"征。部分患儿的声像图表现为环形肌呈不对称增厚,管壁蠕动消失。因胃的出口梗阻,幽门窦及胃体腔扩张,壁蠕动增强,部分呈逆蠕动,为肥厚性幽门狭窄的间接征象。幽门管远端则因缺乏充足液体充盈,管腔显示不明显。在操作检查过程中,要求患儿于餐后(饮奶或饮水)安静状态下分别取仰卧位和侧卧位检查(图 12-5-1 ~ 图 12-5-4)。

4. 鉴别诊断

该病主要与幽门痉挛鉴别,后者无喷射性呕吐,管壁虽呈不典型增厚而导致管腔轻度狭窄,但管壁仍可缓慢蠕动,而胃内容物最终也可通过幽门管。

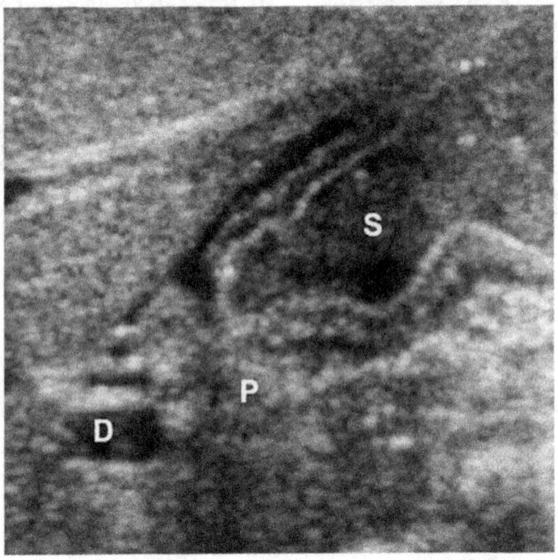

S—胃;P—幽门管;D—十二指肠近端

图 12-5-1　正常胃窦部

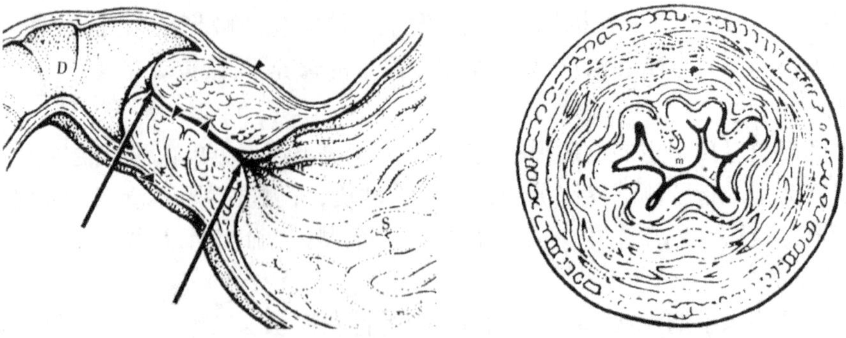

(a) 幽门环肌纵切面观　　(b) 幽门环肌横切面观

图 12-5-2　先天性肥厚性幽门狭窄示意图

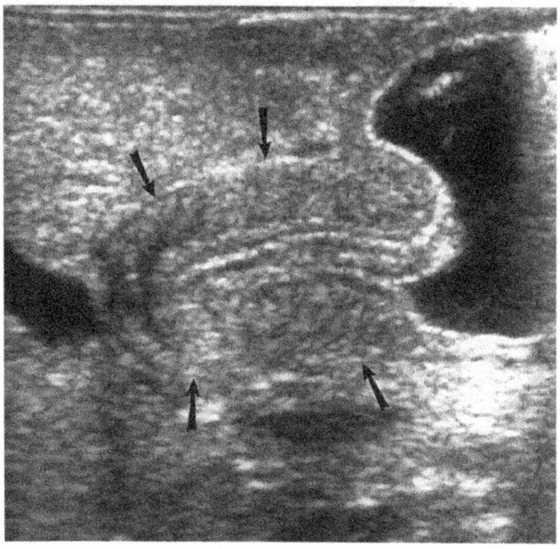

图 12-5-3 幽门环形肌纵向呈“宫颈”征

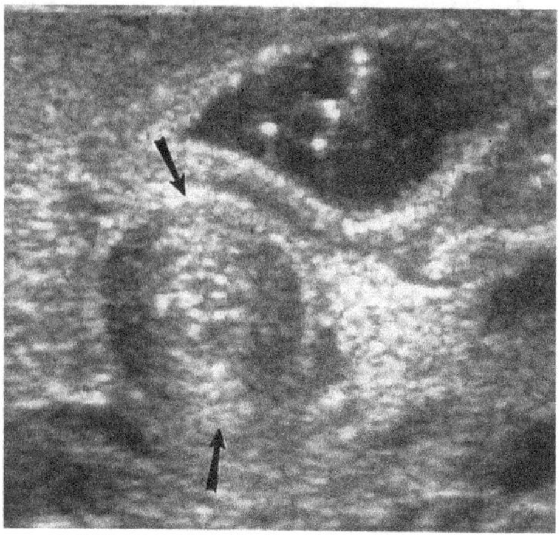

图 12-5-4 幽门环形肌横向呈“靶环”征

二、肠套叠

肠套叠(intussusception)是指一部分肠管及其肠系膜进入临近肠腔内的一种机械性梗阻。急性肠套叠以 2 岁以下儿童最多见,尤其是 2～10 个月的婴儿,是婴儿期最常见的急腹症。男性发病率比女性多 2～3 倍。慢性肠套叠是指病期延续 2 周至几个月的病例,常发生于年龄较大的儿童和成年人。肠套叠大多为近侧肠管套入远侧肠管内,由鞘部和套入部组成。

1. 病理

肠套叠由鞘部、套入部组成,肠套叠的外管部分称鞘部,进入到里面的部分称套入部。肠套叠的类型(图 12-5-5)包括:

(1) 回盲型　最多见,占 50%～60%,回盲瓣是肠套叠的头部,将回肠末端带入升结肠,盲肠、阑尾、淋巴结等也随之套入结肠内。

(2) 回结型　回肠末一段穿过回盲瓣进入结肠,盲肠和阑尾一般不套入。

(3) 回回结型　回肠先套入远端回肠内,然后再整个套入结肠内,为复套。

(4) 小肠型　小肠套入小肠。

(5) 结肠型　结肠套入结肠。

(6) 多发型　较少见。

(7) 胃十二指肠型　较少见,胃套入十二指肠(图 12-5-5)。

肠套叠的病理变化:基本病理改变是肠管梗阻;肠管套叠的同时系膜血管受压,发生肠壁的血液循环障碍,长时间将导致肠壁缺血坏死。

2. 临床表现

小儿肠套叠的临床典型表现为阵发性腹痛、呕吐、血便和腹内肿块四联征及全身情况改变。

(1) 腹痛　肠套叠的主要症状。典型的痉挛性腹痛就诊者(为)占 90% 以上。腹痛突然发生,阵发性疼痛。发作期表现为突然性剧烈哭闹、尖叫、面色苍白、出冷汗等,间歇期内神志自如。

(2) 呕吐　为肠套叠的早期症状。多因肠系膜被牵拉而产生的反射性呕吐。

(3) 便血　是婴儿肠套叠的一个特征。起病 24 h 内可有便血出现,多为暗红色果酱样便。

(4) 腹部包块　腹部多可触及腊肠样肿块,多沿结肠分布,这是肠套叠确诊最有意义的体征。

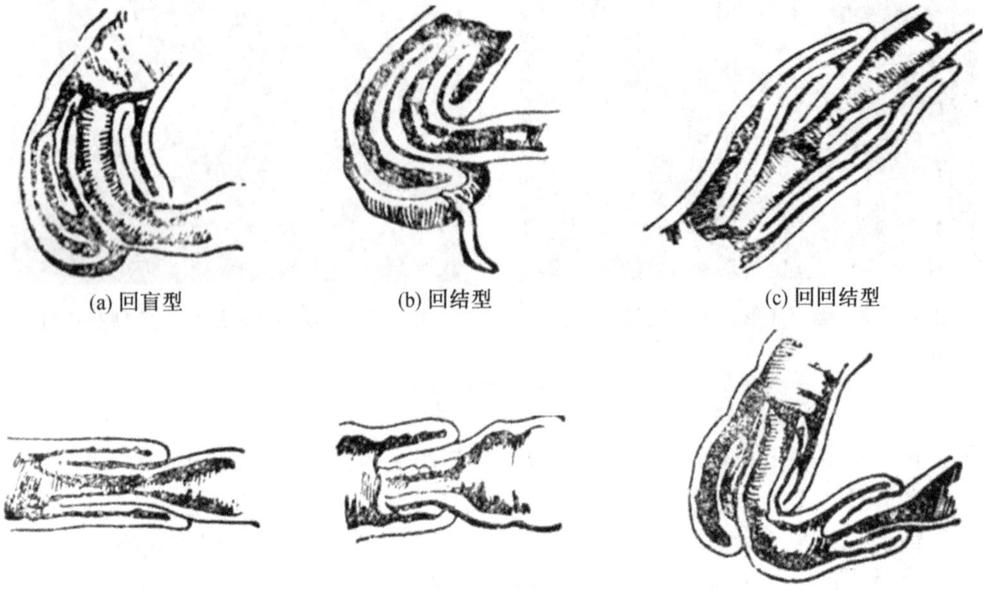

(a) 回盲型　(b) 回结型　(c) 回回结型

(d) 小肠型　(e) 结肠型　(f) 多发性

图 12-5-5　不同类型的肠套叠

3. 超声声像图

(1) 肠梗阻的表现　套叠部位以上的肠管扩张,内充满液性或半液性内容物。

(2) 套叠部位的表现　肠套叠肿块的声像图形态取决于探头方向与肠管套入长轴的方向之间的关系,可显示为低回声团,长轴显示为“套筒”征,周边的低回声带为鞘部肠壁回声,紧贴内侧呈高低混合回声的为套入的肠管和肠系膜;短轴显示为“靶环”征,外圆呈较宽的环状低回声为鞘部肠壁回声,内部所呈高低相间混合回声为套入部肠管、肠系膜、肠内容物(图 12-5-6、图 12-5-7);当套入有阑尾、淋巴结等时则呈偏心性环状低回声,其中央为团状低回声。彩色多普勒血流显示局部肠壁因充血水肿而血流增加(彩图 12-5-8)。

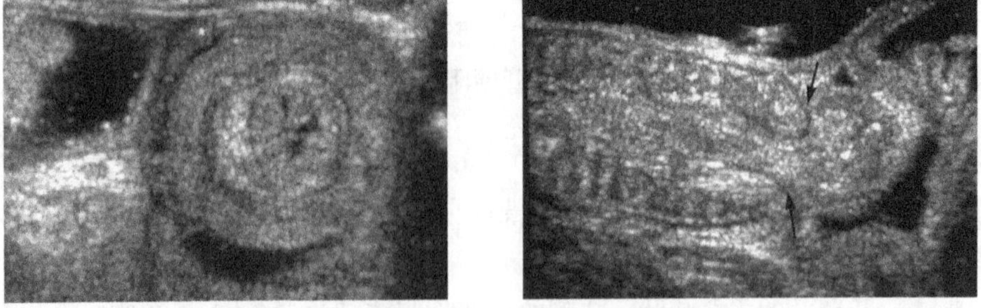

图 12-5-6　横切面呈“靶环”征、纵切面呈“套筒”征

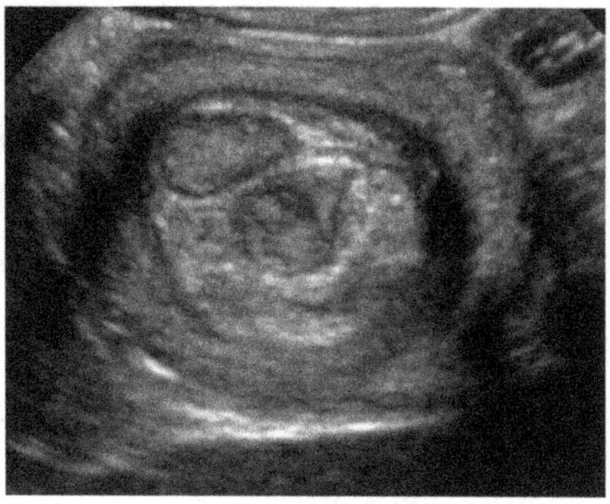

(a) 套入的系膜脂肪与淋巴结

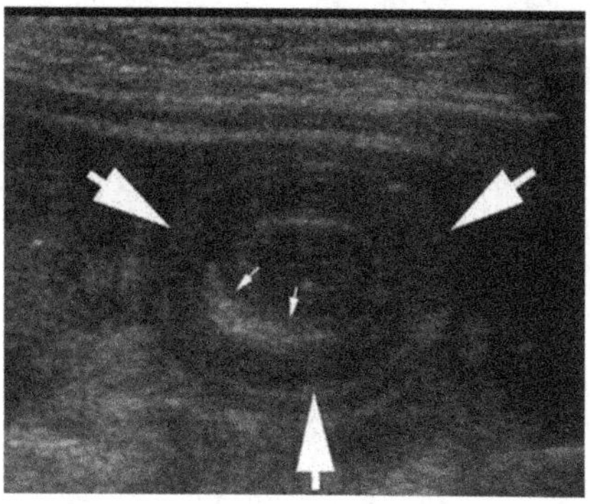

(b) 套入的肠管

图 12-5-7　内容物不同的肠套叠二维声像图

(3) 肠壁缺血坏死表现　① 积液,包括腹腔积液和套叠内积液,后者超声表现为套叠反折处两层肠管浆膜层之间的新月形液性暗区。② 套叠附近肠管运动减弱,动态观察无蠕动或极少蠕动,肠内容物静止不动。③ 肠壁缺血坏死时,彩色多普勒血流显示肠管内血流信号缺少或消失(彩图 12-5-9)。

三、急性肠系膜淋巴结炎

急性肠系膜淋巴结炎(acute mesenteric lymphadenitis),为回盲部肠系膜淋巴结的急性炎症,是一种自限性感染性疾病,儿童及青少年多见,男性多于女性。

1. 病理

病毒性感染主要由 Coxsackie B 病毒或其他病毒引起,由于远端回肠的淋巴引流十分丰富,回肠、大肠区淋巴结多,上呼吸道感染后,病毒及其毒素沿血循环到达该区域淋巴结,引起肠系膜或腹膜后淋巴结炎症。因此常在急性上呼吸道感染病程中并发,或继发于肠道炎症之后。

2. 临床表现

多由病毒感染引起,好发于 7 岁以下的小儿,好发于冬春季节,临床表现主要为发热和脐周痛,也可出现右下腹痛,与阑尾炎症状相似。

3. 超声声像图

超声检查时,在右、中下腹特别是回盲部显示成串的圆形或椭圆形低回声团,边界光滑,内部回声均匀,部分可呈融合状,直径 1 ~ 5 cm 不等(图 12-5-10)。彩色多普勒显示低回声团内呈现分支状血流信号(彩图 12-5-11)。

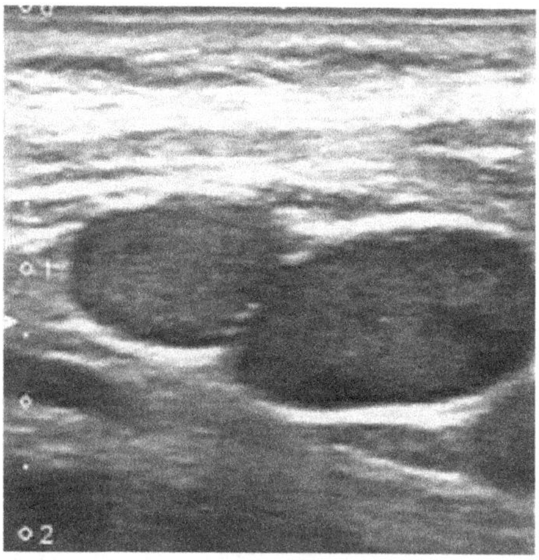

图 12-5-10　肠系膜淋巴结增大的二维声像图

四、梅克尔憩室

梅克尔憩室(Meckel diverticulum)又称回肠远端憩室,是常见的消化道畸形,多因并发症如炎症、坏死穿孔、肠梗阻、出血引起急腹症而就诊。

1. 病理

梅克尔憩室是由卵黄管退化不全所致，在胚胎早期，原肠与卵黄囊以卵黄管相通，当胎盘血循环形成后就不再需要卵黄囊，因此卵黄管开始变细，逐渐闭合萎缩，而后被吸收。若卵黄管从脐端向肠端萎缩退化时，脐端退化完成后，肠端未退化完全则形成盲囊，称回肠远端憩室即梅克尔憩室，该憩室为真性憩室，包括回肠肠壁的各层，常见异位组织，以胃黏膜最常见。

2. 临床表现

多数终身无症状，往往因并发症出现才做出诊断，本病的临床表现主要取决于憩室有无并发症，以及并发症的种类和程度，表现为肠梗阻、消化道出血或急性憩室炎。

3. 超声声像图

梅克尔憩室因憩室形态大小的差异、并发症的不同，声像图表现也呈多样性。最常见的超声表现为脐周或右下腹局部肠管壁增厚，形态固定，黏膜及浆膜层增厚、回声增强，其一端与小肠相通，一端为盲端（图 12-5-12）。

可见明显增厚的肠壁结构及其内部透声差的液性暗区

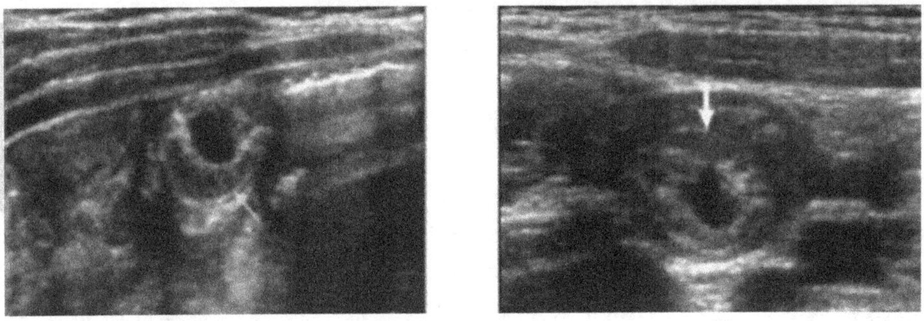

(a) (b)

图 12-5-12　梅克尔憩室

4. 鉴别诊断

(1) 阑尾炎　梅克尔憩室引起肠梗阻、憩室炎或穿孔时，与肠梗阻、阑尾炎很难鉴别，需手术明确诊断。

(2) 结肠息肉　患者一般有长期鲜红色的便血病史，出血量多时可有相应贫血表现。钡灌肠可见息肉的缺损阴影，应用纤维结肠镜或乙状结肠镜可诊断并摘除息肉。

(3) 出血性小肠结肠炎　呈淘米水样黏液稀便是特有临床表现，可伴有高热、腹痛及中毒休克等症状。

扫一扫

看彩图

第六节　小儿肝胆疾病的超声诊断

一、肝糖原累积症

肝糖原累积症（glycogen accumulation disease）为一种先天性糖代谢失常病，以肝脏累积糖原为主要特点。

1. 病理

由于肝细胞内缺乏葡萄糖 - 6 - 磷酸酶，糖原的分解过程发生障碍，使过多的糖原沉积在肝组织中，导致患儿不能利用糖原，空腹血糖下降，只能利用蛋白质和脂肪代偿机体消耗，影响患儿生长发育。

2．临床表现

临床表现为肝脏明显肿大，无触痛、无黄疸，脾不大。

3．超声声像图

声像图显示肝脏增大明显，肋下可达 10 cm 以上，有时向左上季肋区延伸，有时会误以为脾肿大。肝表面光滑，肝前区的实质内呈大片弥漫偏高的散射回声，分布不均，有时呈放射状，后方回声减弱，肝内管道变细、走向不规则甚至模糊不清。

二、肝门静脉海绵样变性

肝门静脉海绵样变性（portal vein cavernous transformation）是肝门静脉系统先天发育异常造成的狭窄、闭塞，或继发于门脉系统的炎症，导致肝门静脉入肝血流受阻、门脉高压、侧支循环形成的一种疾病。

1．病理

正常时，流入肝脏的血液约 75% 来自门静脉，25% 来自肝动脉，当门静脉血管狭窄或闭锁时，肝内循环障碍，门静脉侧支循环形成，部分与肝动脉吻合，形成多个扩张的液性暗区，壁较厚，类似海绵样结构。

2．临床表现

一般在年长儿发病，随着疾病的进展，逐步出现间歇性呕血的症状，肝功能正常。

3．超声声像图

二维图像显示：门静脉结构失常，门脉主干变细，肝门区显示蜂窝状或弯曲的管状液性暗区，管壁增厚（图 12-6-1）。彩色及频谱多普勒显示变细的门静脉内和蜂窝状液性暗区内的血流方向不一致，红蓝混杂，有时甚至为反向血流（彩图 12-6-2）。频谱多普勒可记录到连续低速的门脉血流频谱，流速低于 10 cm/s。

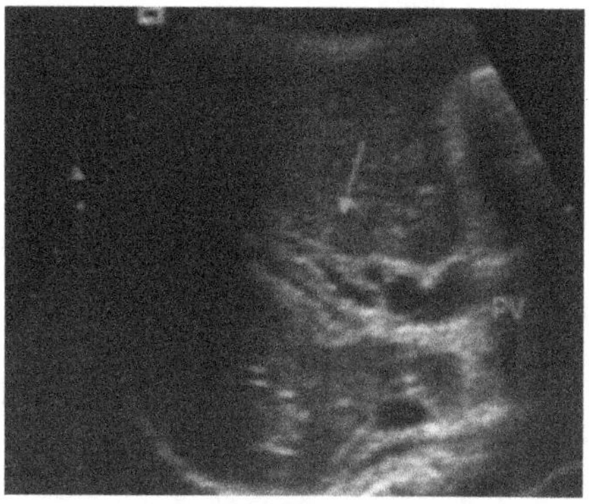

图 12-6-1　门静脉海绵样变性二维声像图

三、先天性胆道闭锁

胚胎期胆道发育障碍为先天性胆道闭锁（biliary atresia），是新生儿时期梗阻性黄疸的主要病因之一，是一种危及患儿生命的严重疾病，女性多于男性。

1. 病理

由于胆管闭锁、胆汁淤积引起肝组织弥漫性破坏、纤维组织增生及肝细胞再生，肝脏增大、变硬，出现肝硬化，进而导致门静脉高压症和脾肿大，晚期有腹腔积液。

2. 临床表现

于出生后1～2周出现黄疸。生理性黄疸不消退，逐渐加深，皮肤变为金黄色；大便从淡黄色渐变为黄白色或陶土样灰白色；肝逐渐增大，可进一步发展为肝硬化门脉高压。手术治疗宜在3个月内进行。

3. 超声声像图

依据闭锁部位和病程的不同而异。若闭锁部位在肝总管以上，闭锁远端胆管呈条索状光带、无内腔，胆囊亦萎缩成条索样增强光带，腔内无液体；闭锁近端可出现小的液性暗区。若闭锁部位在胆总管以下，除闭锁远端胆管呈条索样光带、无内腔以外，闭锁近端可探及小胆囊和门脉上方的胆总管，部分胆总管还可呈轻微扩张，胆囊壁增厚。随着病程延长，肝内胆管壁可呈树枝状排列。

扫一扫

看彩图

第七节　小儿泌尿系统常见先天性畸形

一、先天性肾脏畸形

1. 孤立肾

(1) *病理*　孤立肾(solitary kidney)是由于胚胎期一侧中肾管未能长出输尿管芽，不能诱导生后肾原基使其分化为后肾，导致一侧肾脏缺如。

(2) *临床表现*　单侧肾缺如临床多无症状，约1/4合并有生殖系畸形，女性常为单侧卵巢或输卵管缺如或发育不良；男性则常为单侧睾丸发育不良或缺如。

(3) *超声声像图*　一侧肾窝内、同侧盆腔、髂窝内均未显示肾脏回声，对侧肾脏代偿性肥大，但形态结构正常。左侧肾缺如则可有脾脏下移。新生儿则表现为肾上腺占据肾窝的位置。

2. 肾发育不良

肾脏发育不良(renal hypoplasia)为肾脏未能进行正常生长发育的先天性疾患。大多呈散发性，少数有家族性倾向，是新生儿最常见的腹部肿块原因之一，病变常呈单侧，与肾脏集合系统节段性狭窄有关，双侧病变者常有生命危险。

(1) *病理*　该病肾单位、导管的分化及发育正常，肾单位数目减少，肾脏体积不及正常的50%，多见于女性。该病约占泌尿系畸形的2.5%，肾发育不良常合并输尿管异位。

(2) *临床表现*　患儿临床表现为不同程度的肾脏功能不全、生长发育落后等，是小儿慢性肾功能不全常见的原因之一。

(3) *超声声像图*　肾脏发育不良早期超声仅显示肾脏缩小(图12-7-1)，肾皮髓质回声基本正常。随着肾功能不全的加重，声像图逐渐表现为肾脏回声增强，皮髓质分界不清；健侧肾脏代偿性增大(图12-7-2)。严重肾发育不良常为肾发育不全畸形，肾窝难以显示肾脏声像，仅显示实质性回声团或仅显示肾脏声像，常合并异位开口。彩色多普勒血流及能量图显示，发育不全的肾脏血流分布尚正常，合并肾功能不全时则仅显示肾门部主干血管内的血流信号，实质内无血流信号显示，肾动脉血流速度减低。

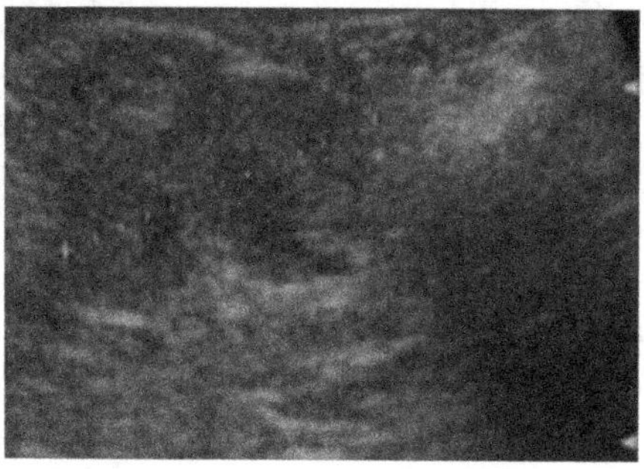

图 12-7-1 患侧肾缩小

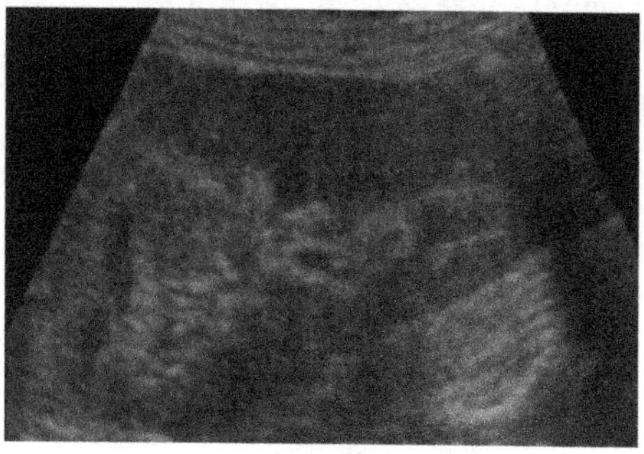

图 12-7-2 健侧肾代偿性增大

3. 融合肾

融合肾(fused kidney)即两侧肾脏相融合,包括马蹄肾、块肾、盘形肾、乙状肾等,以马蹄肾最为常见。

(1)病理 由于肾块早期融合,就不会发生正常的旋转,所以每个肾盂都位于肾脏的前表面。因此,输尿管必须跨过马蹄肾的峡部或横越融合肾的前表面。此时,一根或数根异位血管会对输尿管造成某种程度的压迫而引起梗阻、肾积水,因此而引起的感染也就多见。膀胱输尿管反流也常与肾融合有关。

(2)临床表现 孤立性马蹄肾可以无症状,大多于体检时偶然发现。迷走输尿管经融合肾的峡部前方下行,局部输尿管受压,则导致尿路梗阻。融合肾位置常低于肠系膜下动脉水平,贴近脊柱,受创伤的风险增加。

(3)超声声像图 超声显示双肾位置较正常低,双肾下极或上极逐渐变窄,于中线处、腹部大血管及脊柱前方向对侧延伸,呈低回声团块相连接,两侧肾相连处为峡部(图 12-7-3)。少数融合肾位于一侧,成为单侧融合肾。检查融合肾时,如仅进行背侧纵切或横切扫查容易漏诊,应注意经侧腹部或前腹部的连续横切扫查。

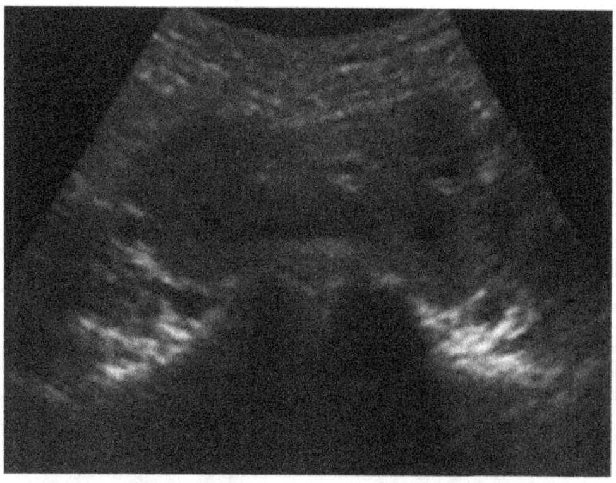

图 12-7-3 融合肾二维声像图

4. 异位肾

异位肾(ectopic kidney)是指肾脏异位于盆腔、腹腔及胸腔等部位,多见对侧异位,其中胸腔异位罕见。

(1)病理 盆腔异位肾常伴发于盘状融合肾。盆腔异位肾的输尿管短,血供多来源于髂动脉,或髂动脉、肾动脉多重血供。

(2)临床表现 大多数异位肾没有临床症状,大多于体检时发现,或因影响妊娠而检出。

异位肾可以导致尿路梗阻、感染或结石等泌尿系统疾病。

(3) 超声声像图　异位肾声像图表现为肾窝未显示肾脏图像。盆腔异位肾显示为膀胱后方或旁侧肾脏回声(彩图 12-7-4),位于肾窝以下的异位肾常伴有肾脏发育落后或肾脏发育不全,肾脏体积较正常小。盆腔内显示形态规整、边界清晰的实质性"肿块",应注意除外异位肾。彩色多普勒超声可显示肾内血流信号,有助于与其他团块鉴别。

二、输尿管重复畸形

输尿管重复畸形(ureteral duplication anomalies)源自胚胎期输尿管芽发育异常。胚胎期每个中肾管末端生出一支输尿管芽。如果输尿管远端的分支超过 2 支,则形成重复肾盂;分支过早则形成分支型输尿管,即不完全型双输尿管;从中肾管发出 2 支输尿管芽,则形成完全型双输尿管畸形。双输尿管伴有重复肾(简称重肾)。

1. 病理

重肾双输尿管是最常见的输尿管畸形。完全型重肾双输尿管畸形,上肾部输尿管与下肾部输尿管可并行或交叉向下走行。下肾部输尿管在进入膀胱前越过上肾部输尿管,在膀胱内的开口位置较高,而下肾部输尿管在膀胱内的开口位置较低。下肾部输尿管多开口于膀胱三角区外上方,因膀胱壁内段较短,抗反流能力薄弱,容易引起膀胱输尿管反流;上肾部输尿管常合并异位开口及输尿管囊肿,发生梗阻、漏尿。重肾双输尿管的异位输尿管囊肿均发生于上肾部输尿管。同侧下肾部则因受输尿管囊肿的压迫而出现梗阻性积水。

2. 临床表现

如无异位输尿管开口和并发症,常无症状。女性患者如有正常排尿又有尿失禁症状,检查往往可查出异位输尿管口。并发感染可出现腰痛、泌尿系感染症状。

3. 超声声像图

声像图显示重肾双输尿管畸形(图 12-7-5、图 12-7-6)的肾脏增大,肾窦为互不相连的上下两团高回声,上肾部肾盂小,肾盂发育差,因积水而形成球形无回声区,与之相连的输尿管全程扩张。当重肾无积水时,肾外形、结构基本正常,彩色多普勒可显示两组肾血管从双肾门进出,可以是一组或两组肾动脉分支,分别源自腹主动脉。若患儿无明显肾积水和输尿管扩张,超声仅显示患侧肾脏稍增大。二维超声测量显示双侧肾脏长径之差大于 1 cm,若上下肾门方向不一致,应高度警惕此病,可利用利尿超声法,即嘱患儿大量饮水,或口服利尿剂 30 ~ 60 min 再次检查。尿量增加后,肾盂输尿管呈非梗阻性、一过性轻度扩张,可清楚地显示肾盂与输尿管数目和内部回声,提高畸形检出率。

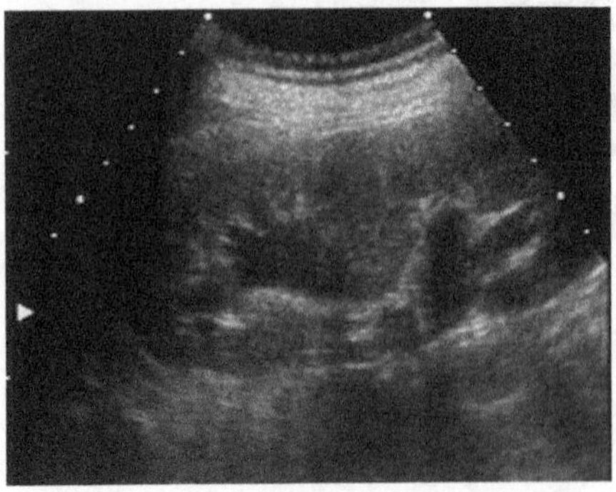

图 12-7-5　重肾畸形伴积水二维声像图

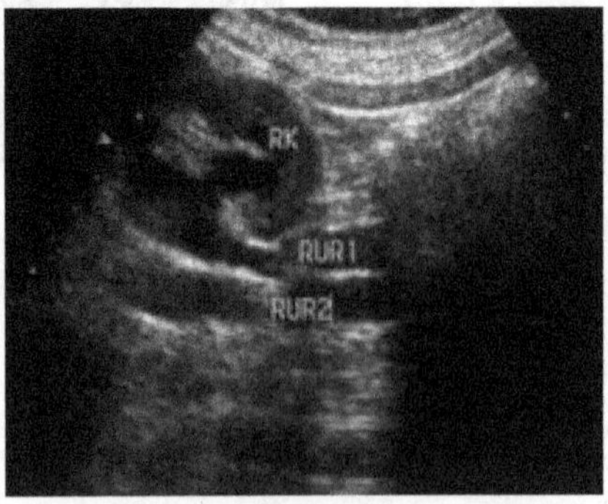

RK—右肾;RUR—右输尿管

图 12-7-6　输尿管重复畸形二维声像图

扫一扫

看彩图

第八节 隐睾与睾丸扭转的超声诊断

一、隐睾症

胚胎期睾丸在两侧腹膜后间隙,随着胎儿发育,睾丸从腹膜后下降至阴囊底部,孕7~9个月时降入阴囊。如一侧或双侧睾丸停留于下降过程而未入阴囊,称为隐睾症(enorchia)。除了20%隐睾位于腹膜后较难显示外,其余大部分位于腹股沟区或阴囊上方,超声检出率达88%以上,为首选检查方法。

1. 病理

隐睾常与精索发育过短、腹股沟环过紧、提睾肌发育不良或内分泌因素有关。隐睾不及时复位可影响睾丸发育,如长期存在于腹腔内有癌变的风险。

2. 临床表现

临床特点为单侧或双侧阴囊内未扪及睾丸组织。

3. 超声声像图

检查时沿空虚的阴囊向上寻找,大部分在腹股沟区可找到,位置表浅,可有移动,位于腹股沟区的隐睾约70%以上发育尚可,回声较正常偏强,均质,边界清(图12-8-1)。发育较差的隐睾内无血流信号,发育较好的则勉强能探及包膜动脉和睾丸内动脉血流信号。

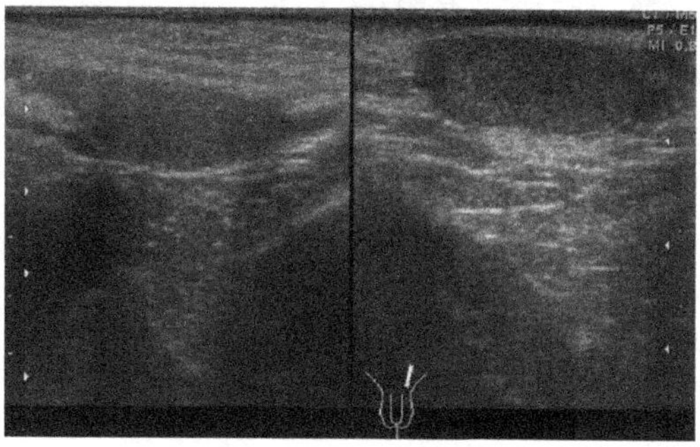

图12-8-1 隐睾二维声像图

二、睾丸和附件扭转

睾丸扭转分鞘内扭转、鞘外扭转和附件扭转(图12-8-2)。

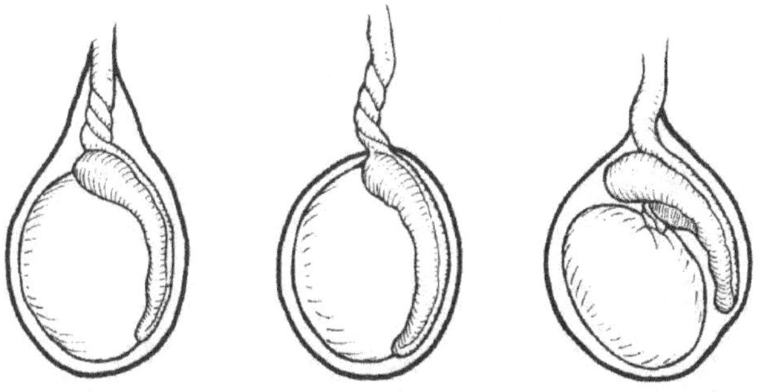

(a) 鞘内扭转 (b) 鞘外扭转 (c) 附件扭转

图12-8-2 睾丸扭转示意图

1．睾丸、附睾鞘内扭转

睾丸、附睾鞘内扭转(torsion of testis)是一种非常紧急的疾病。由于睾丸对缺血的耐受力差,因此及时诊断、及时矫正对于恢复睾丸的功能至关重要。

(1) 病理　发生原因可能是解剖异常,如睾丸系膜过长,或睾丸系膜未能使睾丸后部与阴囊壁连接,使睾丸和附睾悬吊于阴囊内,在体位突然变化的过程中,容易引起扭转。

(2) 临床表现　睾丸扭转发病急骤,多于睡眠中发病,患者一侧睾丸和阴囊剧烈疼痛。扭转初起时疼痛还局限在阴囊部位,以后会向下腹和会阴部发展,同时还会伴有呕吐、恶心或发热,患侧阴囊肿大。睾丸扭转的临床表现主要是痛、肿。如果发生在小儿身上,往往更不容易诊断,小儿会有不明原因的厌食、躁动不安,病情一般发展较快。扭转程度严重、时间过长可导致睾丸及附睾缺血坏死。

(3) 超声声像图　超声图像显示睾丸体积增大,回声中等偏强,外围的白膜增厚,呈强回声改变,形成特有的"环岛"征(彩图 12-8-3);如扭转时间较长(>24 h)则回声逐步增强,分布强弱不均,周围可出现液性暗区(图 12-8-4)。睾丸上方可显示强回声带,形态不规则,局部压痛明显。彩色多普勒显示扭转脏器呈缺血改变。"环岛"的中央呈灰白色,无血流信号;围绕"环岛"周围可探及丰富的血流信号。

左侧为患侧,右侧为健侧。

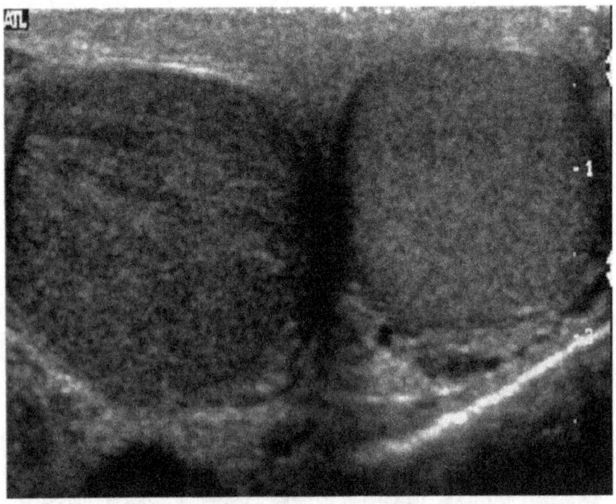

图 12-8-4　睾丸扭转二维声像图

2．睾丸、附睾鞘外扭转(精索扭转)

睾丸、附睾鞘外扭转(精索扭转)(torsion sign of spermatic cord)主要发生于新生儿阶段。

(1) 病理　由于患儿附睾后外侧与阴囊壁附着处薄弱,使睾丸固定差,体位的转动可使得阴囊外上方精索扭转。精索含有睾丸的血管、淋巴管、神经和输精管,所以一旦扭转可导致睾丸、附睾、精索、输精管一并缺血、坏死。

(2) 临床表现　患儿剧烈哭吵,拒食,阴囊红肿,阴囊外上方隆起,拒按。

(3) 超声声像图　声像图显示阴囊外上方探及条索状增强回声区,内部光点分布不均匀。早期,其下方的睾丸、附睾增大,形态、轮廓无改变,回声略低。约 12 h 后,睾丸、附睾开始缩小,回声逐渐增强,出现不规则暗区,提示有坏死可能。彩色多普勒显示扭转的精索区以下均无血流信号,这是与炎症的主要区别(图 12-8-4)。

3．附件扭转

附件扭转(torsion of the testicular appendage)在学龄期儿童中较为常见。附件均较小,而且附件扭转属于自限性疾病,造成的伤害相对较小,但是临床疼痛的症状很明显,所以仍需及时诊断及治疗。

（1）病理　阴囊内主要有睾丸附件、附睾附件、输精管附件和精索附件四个附件。有的附件蒂偏长，容易引起扭转。以睾丸、附睾附件扭转多见，扭转后附件会缺血、肿胀、坏死，鞘膜出现炎症反应，附睾充血、肿胀。

（2）临床表现　临床表现为阴囊疼痛，向腹股沟及会阴部放射，阴囊壁轻度红肿。睾丸上方可扪及黄豆大小的结节，触痛明显。

（3）超声声像图　声像图显示阴囊内睾丸上方、附睾前下方有直径3～5 mm的圆形强回声区，边界清晰，内部回声不均，周围可见低回声晕圈。睾丸、附睾和扭转的附件形成“米老鼠”征。彩色多普勒显示扭转的结节内无血流信号，周围组织血流增加（彩图12-8-5）。

第九节　小儿性早熟的超声诊断

性早熟（precocious puberty）是指青春期前的儿童出现性器官和第二性征的早发育及相应的生理现象。女性性早熟一般是指女孩8岁以前出现第二性征，10岁前出现月经初潮。

1. 病理

性早熟分为两种类型：真性性早熟和假性性早熟。前者是一种中枢疾病，由下丘脑－垂体－性腺轴的提前发动，并且功能亢进所致。后者由内源性或外源性性激素等多种因素作用所致，与小孩营养不协调、视觉干扰，以及某些药物和化妆品的作用有关，但下丘脑－垂体并未启动。

2. 临床表现

真性性早熟患儿发育顺序同正常发育相似，但提前并加速，依次出现乳房发育、外生殖器发育、阴道分泌物增多、阴毛出现、月经来潮。假性性早熟患儿临床表现为生殖器官提早发育、第二性征提早出现，但患儿不具备生殖能力。

3. 超声声像图

患儿子宫和卵巢较同龄儿增大，子宫前后径大于10 mm，宫体与宫颈之比接近成年女性，（1.5∶1～2∶1），内膜线清晰可见，卵巢体积增大，卵泡直径增大，大于4 mm，数目在4个或4个以上，一侧或双侧乳腺腺体发育。

第十节　小儿腹股沟疝的超声诊断

腹股沟疝是腹腔内容物经腹股沟孔隙或薄弱点膨突到皮下，形成的腹股沟区包块。小儿腹股沟疝均为斜疝。

1. 病理

腹股沟斜疝有先天性和后天性之分，先天性腹股沟斜疝是由胚胎期睾丸发育、下降时，穿经内环口、腹股沟管进入阴囊，同时将腹膜推入阴囊形成鞘状突，在阴囊处形成睾丸固有鞘膜，其余部分自行萎缩闭锁所致。若鞘状突不闭锁或闭锁不全则成为先天性斜疝的疝囊。后天性腹股沟斜疝则是由于腹壁薄弱或缺损造成，腹腔内容物突入腹股沟管形成腹股沟斜疝。疝内容物多为肠管和网膜组织。女性患儿疝内容物可以是卵巢。腹股沟斜疝包括可复性疝和嵌顿疝，以可复性疝多见。

2. 临床表现

临床表现主要为腹股沟区包块。男性疝内容物可延伸至腹股沟管及阴囊内,女性多位于腹股沟管内。患儿咳嗽或哭闹时外环口处有冲击感。嵌顿疝患儿常哭闹不安、有肠梗阻表现,包括呕吐、腹痛及腹胀。

3. 超声声像图

经腹股沟超声显示腹股沟管增宽,内环口增大,鞘状突宽细不等、长短不一,通常长径大于2 cm,或呈囊状。鞘状突的入口可显示腹腔内回声向腹股沟管延伸。如果疝内容物达到阴囊则形成腹股沟阴囊疝。疝内为肠管时,局部声像图表现为回声杂乱伴气体强回声、液性无回声(图 12-10-1),以及肠管蠕动气体和液体流动;疝内容物为网膜时表现为均匀条纹状高回声,无蠕动。疝内容物为卵巢,可显示含多个囊泡的低回声团(图 12-10-2)。

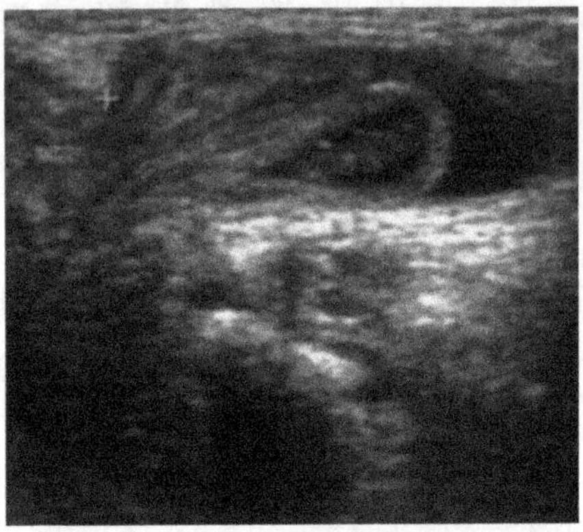

疝内容物为肠管。

图 12-10-1　小儿腹股沟疝二维声像图一

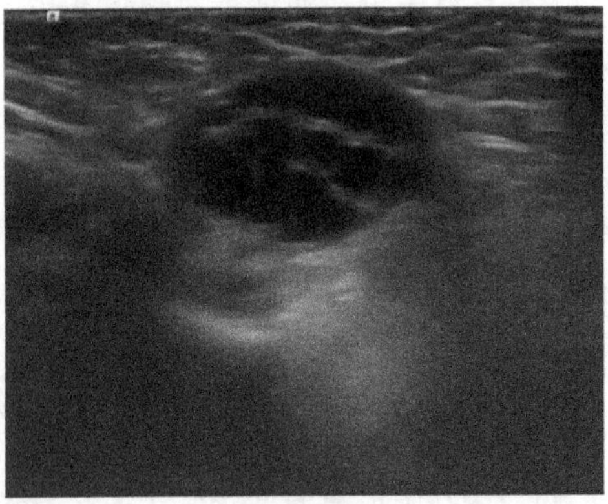

疝内容物为卵巢。

图 12-10-2　小儿腹股沟疝二维声像图二

扫一扫

看彩图

第十一节　小儿常见肿瘤的超声诊断

一、视网膜母细胞瘤

详见第十章第一节。

二、肝母细胞瘤

肝母细胞瘤(hepatoblastoma)是由胚胎性肝组织发生的恶性肿瘤,主要发生在5岁以下婴幼儿,占儿童期恶性肿瘤的2/3,男孩多于女孩。

1. 病理

早期局限在一叶肝内,单发多见,呈团状。中晚期由于肿瘤生长迅速,外表呈不规则分叶状,瘤体中央可出现坏死出血区,瘤体可占据整叶肝,以右肝为主。

2. 临床表现

早期病灶较小,不影响肝脏的生理功能。当肿瘤逐渐增大,肝细胞变性坏死,会出现肝功能损害。而后肝包膜由于瘤体增大而紧张,瘤体破裂出血时有急腹症,晚期出现黄疸、腹腔积液、肝功能衰竭。

3. 超声声像图

声像图显示肝脏增大,肝内可探及形态不规则实质团块(图12-11-1),早期呈类圆形,局限于某一叶内,边界清晰;中晚期肿瘤逐渐增大,呈分叶状,内部回声强弱不均,肿瘤生长过快时内部出现坏死,声像图则呈不规则低回声区或液性暗区。彩色多普勒显示肿瘤周边和肿瘤内部血供增加,但血管走向不规则,血管内径粗细不均,肿瘤中心则血供偏少。当肿瘤压迫门静脉或肝静脉时,相应的血管壁有压迹,血管狭窄或移位。肝静脉内出现瘤栓时,表现为高回声和局部静脉扩张。

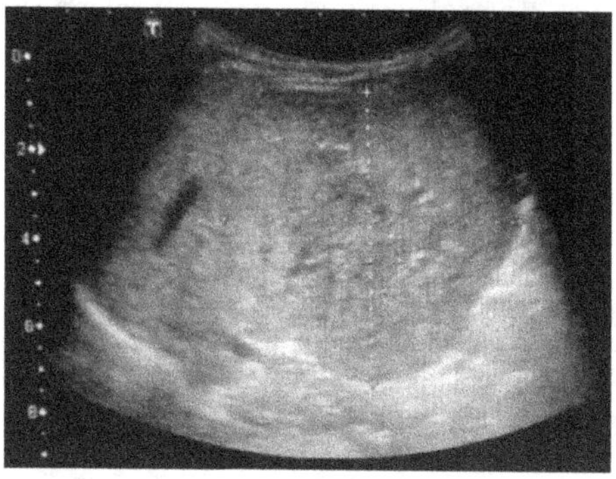

图12-11-1 肝母细胞瘤二维声像图

三、肾母细胞瘤

肾母细胞瘤(nephroblastoma)于1899年由Wilms首先对该病做了详细的描述,又称为Wilms瘤。其占小儿泌尿系统恶性肿瘤的首位,占所有小儿恶性肿瘤的5.9%。多见于1~5岁,3岁达高峰,男女差别不大,单侧多见。

1. 病理

肾母细胞瘤为有包膜的实体肿瘤,可发生于肾单位的任何部位。切面呈鱼肉样,灰白色,常有出血及坏死。镜下除了肿瘤组织以外,还可见横纹肌、平滑肌、骨、软骨、脂肪及神经组织。

2. 临床表现

肿瘤破坏并压迫肾组织可使肾盂、肾盏变形,造成梗阻或积水。肿瘤侵入肾盂向输尿管发展可引起血尿、梗阻。肿瘤可浸润转移,或经淋巴结转移至肾门、腹主动脉旁淋巴结,或在下腔静脉、右心房内形成瘤栓。血行转移可至全身各部位,以肺转移最常见,其次为肝转移。患儿多因腹部包块来诊,30%左右患儿有血尿,25%患儿伴有高血压,少数患儿出现精索静脉曲张。

3. 超声声像图

超声检查的重点为显示肿瘤大小和累及范围、腹膜后淋巴结是否转移,以及下腔静脉、心腔内有无转移等。典型的超声表现是肾脏实质性占位性病变,肿瘤边界清晰,肿瘤的一端或一侧显示残余肾实质回声(图12-11-2),呈月牙形或戴帽状。肿瘤也可能向肾外生长,完全位于肾外。肿瘤累及肾盂则充盈于肾盂内,表现为肾盂内实质性肿块,并伴有肾盂、肾盏积水。部分肿瘤有粗大钙化回声。彩色多普勒显示残存肾实质内可见血流信号分布,受肿瘤挤压移位(彩图12-11-3),血流频谱呈高阻力动脉流速曲线。肾静脉及下腔静脉转移显示为局部瘤栓回声,仔细检查对侧,排除肿瘤的可能性。

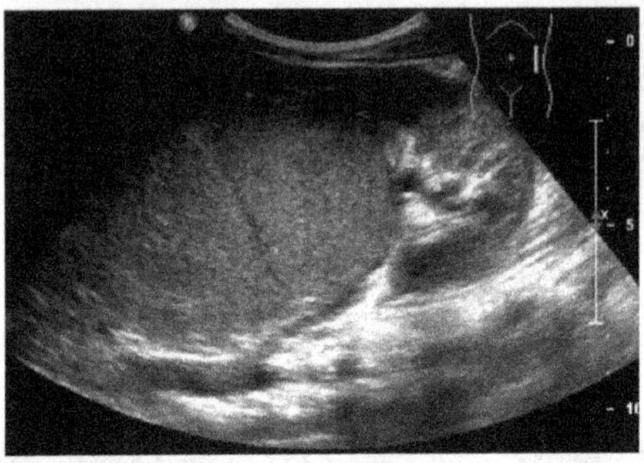

图 12-11-2 肾母细胞瘤二维声像图

参考文献

[1] 夏焙,吴瑛. 小儿超声诊断学. 人民卫生出版社,2001.

[2] 周永昌,郭万学. 超声医学. 1版. 科学技术文献出版社,1992.

[3] 任卫东,常才. 超声诊断学. 3版. 人民卫生出版社,2013.

[4] 黄承孝. 超声医学影像诊断学. 1版. 四川科学技术出版社,1996.

[5] 李正,王慧珍,吉士俊. 实用小儿外科学. 人民卫生出版社,2001.

[6] 马继东,张玉林,马强,等. 发育性髋关节发育不良的超声诊断. 中华小儿外科学杂志,2005,26(8).

[7] [奥]格拉夫,赵黎. 婴幼儿髋关节超声波检查的方法和原理. 第四军医大学出版社,2011.

[8] 唐盛平,刘正全,全学模,等. 先天性斜颈的病理研究. 中华小儿外科杂志,1998,19(2).

[9] 王洪涛,焦学忠,刘亚芹. 先天性斜颈的彩色多普勒超声显像诊断. 临床超声医学杂志,2005(3).

[10] 何静波,陈文娟,张浩荣,等. 超声多普勒超声诊断先天性幽门肥厚性狭窄的价值. 临床小儿外科学杂志,2004(4).

[11] 杨军. 新生儿中肠扭转的彩超诊断. 中国误诊学杂志,2005(9).

[12] 杨光华. 病理学. 5版. 人民卫生出版社,2001.

[13] 郭万学. 超声医学. 6版. 人民军医出版社,2011.

[14] 廖亚平. 儿童解剖学. 1 版. 上海科学技术出版社,1987.

[15] 谭郁彬,张乃鑫. 外科诊断病理学. 天津科学技术出版社,2000.

[16] Soyupaka S,Guneslia A,Seydaoglu G,et al. Portal Venous Diameter in Children Normal Limits According to Age,Weight and Height. European Journal of Radiology,2010,75(2).

[17] Mishra K,Basu S,Roychoudhury S,et al. Cystic Lesions of The Liver. AJR,2011,196(4).

[18] Piper G L,Peitzman A B. Current Management of Hepatic Trauma. Surg Clin N Am, 2010,90(4).

[19] Makin E, Davenport M. Fetal and Neonatal Hepatic Tumors. J Pediatr Surg, 2007,42(11).

[20] Alisi A,Vito R D,Monti L. Liver Fibrosis in Paediatric Liver Diseases. Best Pract Res Clinical Gastroenterology,2011,25(2).

[21] Bhat A,Bothra R,Bhat M P,et al. Congenital Bladder Diverticulum Presenting as Bladder Outlet Obstruction in Infants and Children. J Pediatric Urol,2012,8(4).

[22] 冯霞,夏焙,李守林. 声学造影在小儿泌尿系疾病的初步应用. 中国超声医学杂志, 2012,28(3).

[23] Hoppe B,Kemper M J. Diagnostic Examination of the Child with Urolithiasis or Nephrocalcinosis. Pediatr Nephrol,2010,25(3).

[24] Pritchard M J. Medullary Sponge Kidney: Causes and Treatment. Br J Nurs, 2010,19(15).

[25] Kurkinsky A K,Rooke T W. Nutcracker Phenomenon and Nutcracker Syndrome. Mayo Clin Proc,2010,85(6).

[26] Chauvapun J P,Caty M G,Harris L M,et al. Renal Arteriovenous Aneurysm in a 4-year-old Patient. J Vasc Surg,2005,41(3).

[27] Hutson J. M, Balic A, Nation T, et al. Ctyptorchidism. Seminars in Pediatric, 2010,19(3).

[28] Burnand K,Featherstone N,Tsang T. Acute Scrotal Pain in Boys at a Single Paediatric Centre with a Questionnaire to Assess Patient Awareness of the Acute Scrotum. Journal of Child Health Care,2011,15(4).

[29] Gupta A D,Loeb S,Stec A, et al. Unusual Presentation of a Mullerian Remnant in an Infant with Recurrent epididymo-orchitis. Urology,2011,78(6).

[30] Cimador M,Castagnetti M,Gattuccio I,et al. The Hemodynamic Approach to Evaluating Adolescent Varicocele. Nat Rev Urol,2012,9(5).

[31] Barnett C,Langer J C,Hinek A,et al. Looking Past the Lump:Genetic Aspects of Inguinal Hernia in Children. Journal of Pediatric Surgery,2009,44(7).

[32] Marilyn J S. Pediatric Sonography. Fourth Edition. New York:Lippincott Williams & Wilkins,2011.

[33] Acien P,Acien M I. The History of Female Genital Tract Malformation Classifications and Proposal of an Updated System. Hum Reprod Update,2011,17(5).

[34] Epelamn M,Chikwava K R,Chauvin N,et al. Imagine of Pediatric Ovarian Neoplasms. Pediatr Radiol,2011,41(9).

[35] Oltmann S C, Garcia N M, Barber R, et al. Pediatric Ovarian Malignancies: How Efficacious are Current Staging Practices? J Pediatr Surg, 2010, 45(6).

[36] Carol M Rumack, Stephanie R Wilson, J. William Charboneau, et al. Diagnostic Ultrasound. 4th ed. United States of America: Patricia Tannian, 2011.

中英文对照

acute mesenteric lymphadenitis	急性肠系膜淋巴结炎
biliary atresia	先天性胆道闭锁
congenital hypertrophic pyloric stenosis	先天性肥厚性幽门狭窄
congenital torticollis	先天性肌性斜颈
developmental dysplasia of the hip	发育性髋关节发育不良
ectopic kidney	异位肾
enorchia	隐睾症
fused kidney	融合肾
glycogen accumulation disease	肝糖原累积症
hepatoblastoma	肝母细胞瘤
hypoxic-ischemic encephalopathy	缺血缺氧性脑病
intracranial hemorrhage	颅内出血
intracranial infection	颅内感染
intussusception	肠套叠
Meckel diverticulum	梅克尔憩室
nephroblastoma	肾母细胞瘤
portal vein cavernous transformation	肝门静脉海绵样变性
precocious puberty	性早熟
renal hypoplasia	肾脏发育不良
solitary kidney	孤立肾
torsion of testis	睾丸鞘内扭转
torsion of the testicular appendage	附件扭转
torsion sign of spermatic cord	精索扭转
ureteral duplication anomalies	输尿管重复畸形

第十三章　介入性超声

介入性超声(interventional ultrasound,INVUS),是在超声显像基础上进行介入性穿刺诊断和治疗的一门新技术,于1983年在哥本哈根世界介入性超声学术会议上被正式确定,已成为现代超声医学的一个重要分支。介入性超声,是指在高分辨力超声影像的实时引导和监视下完成各种穿刺诊断和治疗,包括病理学穿刺活检、抽吸硬化治疗、置管清洗引流、靶向精准给药、肿瘤消融等,具有实时监测、精准引导、微创等优点。

第一节　介入性超声相关设备

介入性超声相关设备主要包括超声仪器、引导装置、穿刺活检装置、引流置管装置及消融设备等。

一、超声仪器

介入性超声诊疗中使用的超声诊断仪要具有较高的清晰度和分辨力,条件允许的情况下可使用三维及四维超声诊断仪。超声诊断仪的主要部件为主机、操作面板、探头(probe)、显示器及工作站等。根据介入治疗的需求,各种不同用途的超声探头相继研发问世,如穿刺专用探头、术中探头、腔内探头及内窥镜探头等。

(一) 常规探头

介入性超声使用的探头包括日常使用的线阵型(linear array)、凸阵型(convex array)和电子相控阵型(eletronic phased array)等探头。上述探头一般可配置介入穿刺架进行介入穿刺操作,熟练的操作者也可仅通过常规探头的引导徒手(free hand)完成穿刺操作。

(二) 穿刺式探头

穿刺式探头是为了满足介入操作的要求,外观及形状相应改变的专用探头。该种探头形态各异,具有进针方便、成像清晰、易于握持的特点(图13-1-1)。但穿刺式探头一般不用于日常检查,因用途局限,一次性投入成本较高,多数情况下,其可用常规探头替代。

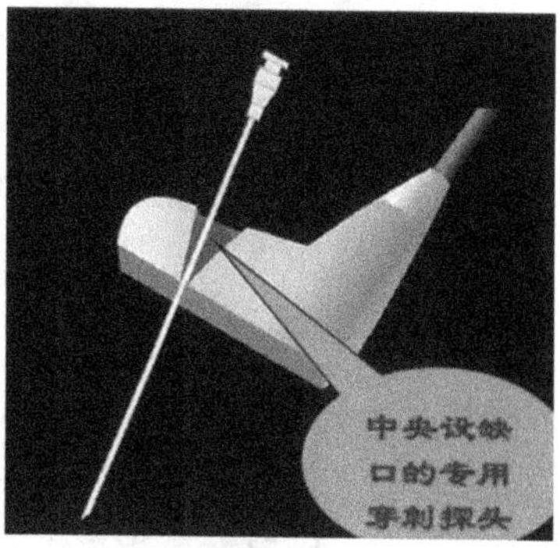

图13-1-1　穿刺式探头示意图

(三) 术中探头

术中探头是为配合术中超声的开展而开发的专用探头,以辅助外科手术的术中诊断与介入操作。与常规超声探头及介入探头相比,术中探头设计更加精巧,可手持或通过腔镜在体腔狭小的空间内使用。术中探头外部有保护涂层,可使用化学试剂直接浸泡等方法消毒,以满足更高的无菌要求。

(四) 腔内探头

腔内探头是指为了提高超声对深部组织的诊断能力而设计的探头,如经阴道、经直肠探头。

（五）内窥镜超声探头

内窥镜超声（endoscopic ultrasound，EUS）是将内镜和超声相结合的消化道检查技术，其将微型高频超声探头安置在内镜顶端，当内镜插入体腔后，在内镜直接观察消化道黏膜病变的同时，可利用内镜下的超声行实时扫描，可以获得胃肠道及其周围的层次结构的组织学特征及周围邻近脏器的超声图像，从而进一步提高内镜和超声的诊断水平。

二、引导装置

介入性超声操作可在探头穿刺架引导下或徒手（free hand）操作。

穿刺架是附加在探头上的引导工具，在介入性超声中广泛使用。通过穿刺架的引导，穿刺针沿着设定的路径行进，可提高穿刺针的显示率，增加介入操作的准确性。相比于专用的介入探头，穿刺架的成本低廉。穿刺架拆卸后可使用试剂浸泡、高温熏蒸等方法彻底灭菌消毒，避免了上述过程对探头的损伤。不同探头具有不同形态的穿刺架（图 13-1-2），一般不可通用。穿刺架无法绝对避免穿刺误差。相反，若需要纠正误差，由于穿刺架限定了进针路径，有时不如徒手穿刺方便（图 13-1-3）。

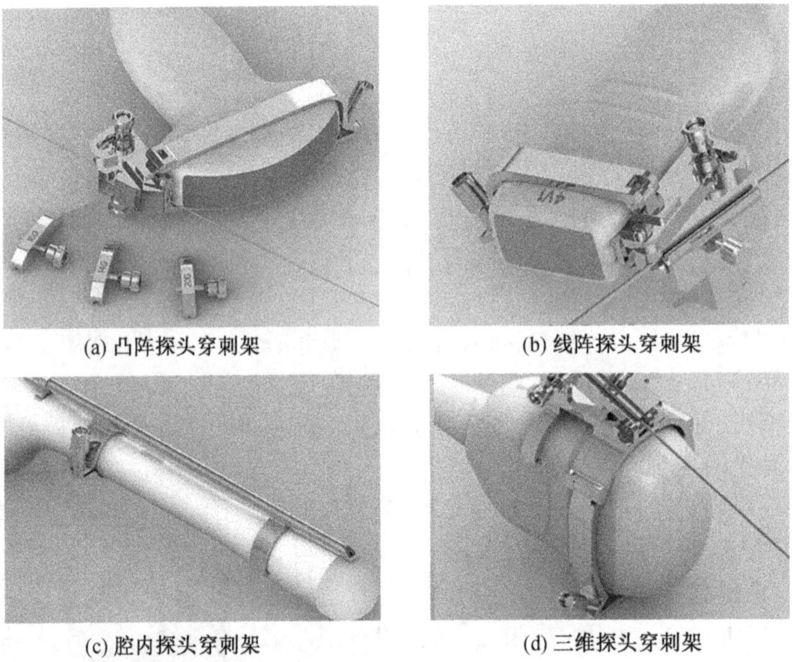

(a) 凸阵探头穿刺架　(b) 线阵探头穿刺架

(c) 腔内探头穿刺架　(d) 三维探头穿刺架

图 13-1-2　各种类型探头穿刺架

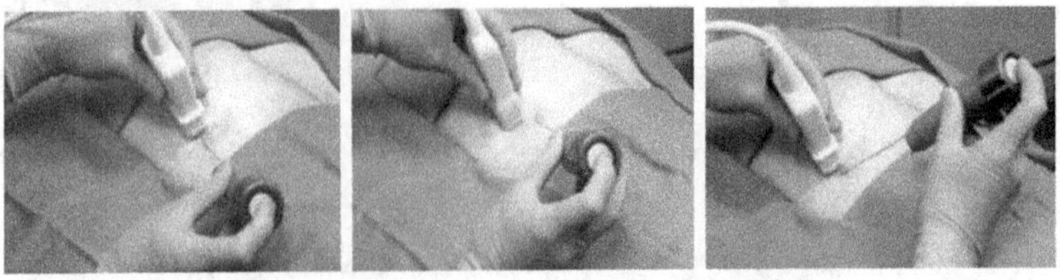

(a) 正确穿刺途径　(b) 不正确穿刺途径

图 13-1-3　超声引导下徒手穿刺途径

三、穿刺活检及引流置管装置

(一) 穿刺活检器具

超声引导下穿刺活检主要为细针(fine needle)细胞学和粗针(core needle)组织学穿刺活检。介入穿刺器具由粗至细分为 14～23 G(gauge)各型,对应的国内型号分别为 20～6 号(表 13-1-1)。

表 13-1-1　穿刺针国际和国内型号规格对照

国际型号(G)	国内型号(号)	外径/mm	内径/mm
23	6	0.65	0.45
22	7	0.7	0.5
21	8	0.8	0.6
20	9	0.9	0.7
19	10	1.0	0.8
18	12	1.2	1.0
16	16	1.6	1.4
14	20	2.0	1.8

1. 细针穿刺器具

可选用 20～23 G 带针芯细针(图 13-1-4),同时可配合引导针使用。引导针的选择,应与细针的直径相匹配,该针只穿刺腹壁不进腹腔,主要作用是保证细针不偏移方向,并可以减少穿刺损伤和针道的污染。

2. 粗针组织学活检器具

目前常用弹射式穿刺活检枪(又称自动活检装置),分为自动和半自动两种(图 13-1-5)。为了获取较大较完整的组织条,目前较多选用 18 G 和 16 G 粗针。

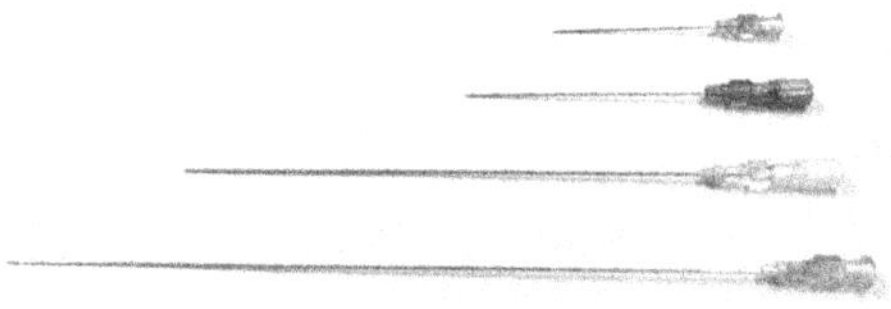

图 13-1-4　各型穿刺针

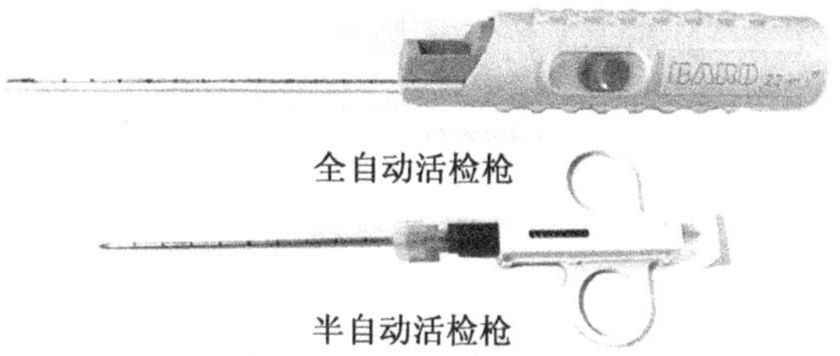

图 13-1-5　活检枪

自动穿刺活检枪内有两组弹簧,分别用来引发带槽的针芯和具有锐利切割缘的套管针。扣动“扳机”后,它首先将针芯快速发射出,随即自动将套管针快速推进,并将切割槽内组织封闭,完成整个取材过程。

半自动穿刺活检枪是将穿刺针刺入肿块表面后,将切割针针芯刺入肿块 10 mm 或 20 mm 再发射,使套管针达到切割针尖端,针体自动收取病理组织,抽针后将切割针取物槽内的肿块组织取出。使用弹射式穿刺枪取得的标本连续、完整、质量好。活检枪根据所配活检针的不同可分为内槽切割式和负压抽吸式;也可根据耐用性分为一次性和耐用型,后者消毒后可重复使用。

（二）引流管

引流管是介入手术中常用的医疗器材，其原理在于建立目标区域与体表的通路，通过引流、抽吸、冲洗、注药等操作，排除积液、积血、积脓等有害物质，达到防止感染扩散，解除或减轻压迫症状，促进创面愈合，获取样本检查的目的。临床上，置管操作常用于胸腹腔积液、盆腹腔间隙局限性积液、器官脓肿、肾盂积液或胆道梗阻等疾病的介入治疗。

常用的引流管品牌较多，但材料和外观大同小异，多为高分子材料，具有柔软、光滑，生物相容性好的特点。常用款式有猪尾巴引流管（图 13-1-6），尖端有侧孔，或可弯曲，以达到更好的引流及固定效果。

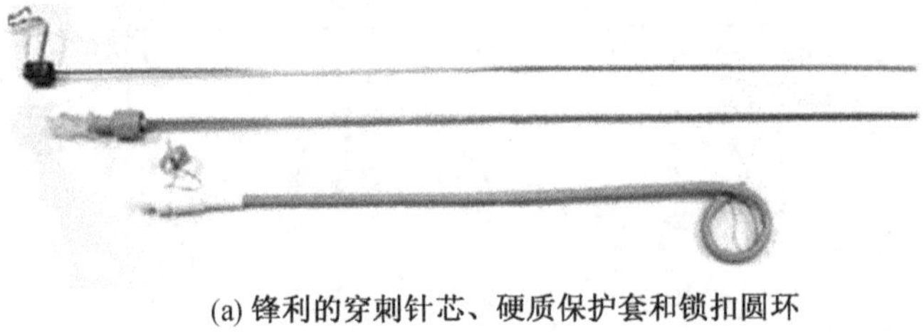

(a) 锋利的穿刺针芯、硬质保护套和锁扣圆环

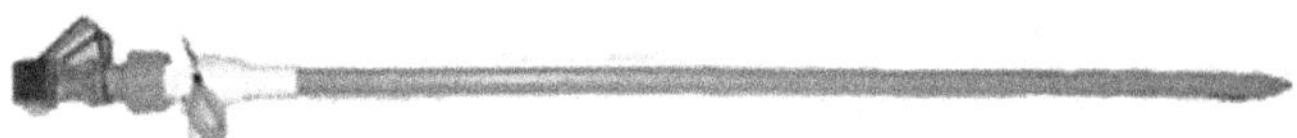

(b) 组装后的引流管

图 13-1-6　猪尾巴引流管结构图

四、消融设备

超声引导的微创消融治疗适用于人体各系统的良、恶性实体肿瘤，是介入性超声的重要组成部分。根据消融治疗的物理原理不同，可分为热消融术和冷冻消融术。热消融术主要有射频消融术（radio frequency ablation, RFA）、微波消融术（microwave ablation, MWA）、激光消融术（laser ablation，LA）、高强度聚焦超声（high intensity focused ultrasound, HIFU）等；冷冻消融术（cryoablation）。

（一）热消融治疗设备

1. 射频消融设备

射频消融设备由射频电发生器及电极针组成。

（1）射频电发生器　有功率控制发生器和温度控制发生器两种。前者以阻抗为终点指标，当阻抗 >500 Ω 时自动停止运行（图 13-1-7）；后者可预设温度和时间，仪器达到预设温度并维持相应的时间则停止运行。常用的频率为 200 ~ 500 kHz，输出功率为 100 ~ 400 W。

（2）RFA 电极针　制式各异，机制在于改善能量沉积深度和分布，包括单电极针、双电极针、多针尖电极针（图 13-1-8）等。

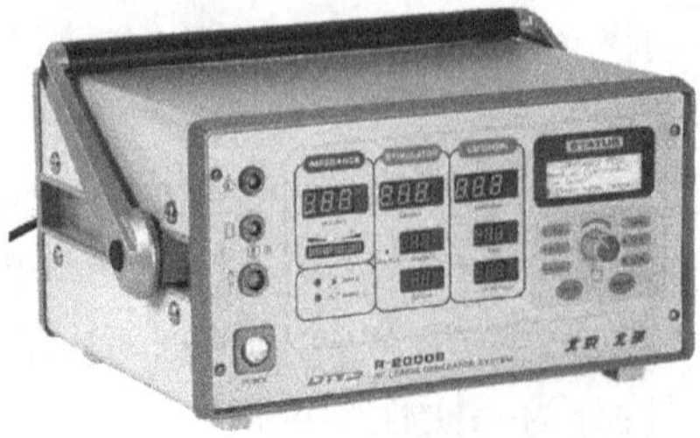

图 13-1-7　射频消融治疗仪

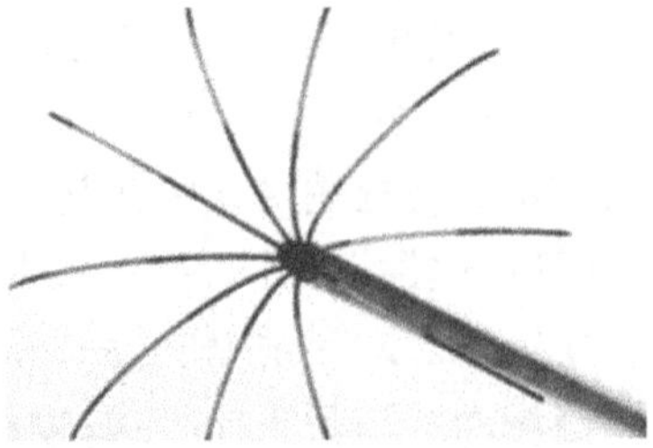

图 13-1-8　多针尖电极示意图

内冷却双电极针前端同时具有发射极和接地极，电流从发射极到接地极形成回路，不需要电极板，从而避免被电极板烧伤皮肤。其次此电极针内含两个空腔，可通过灌注冷却液持续冷却针尖，该技术可减少紧贴电极针处的热量，避免组织碳化，使肿瘤内沉积更多射频能量（图 13-1-9）。另外，还可用两根多针尖电极作为发生极和回路极以增加消融灶体积，多针模式下可根据肿瘤形态布针，从而达到“适形消融”。

2. 微波消融设备

微波消融设备由微波源、微波消融器（针）及测温系统组成。

（1）*微波源*　用于肿瘤消融的微波源目前有 2 450 MHz 和 915 MHz 两种频率（图 13-1-10），2 450 MHz 是常用的频率，915 MHz 具有较强的穿透力，消融范围更大一些。微波源的发射功率为 0 ~ 100 W 连续可调，发射形式可分为脉冲和连续两种，微波辐射要求输出功率稳定，驻波比尽可能小。

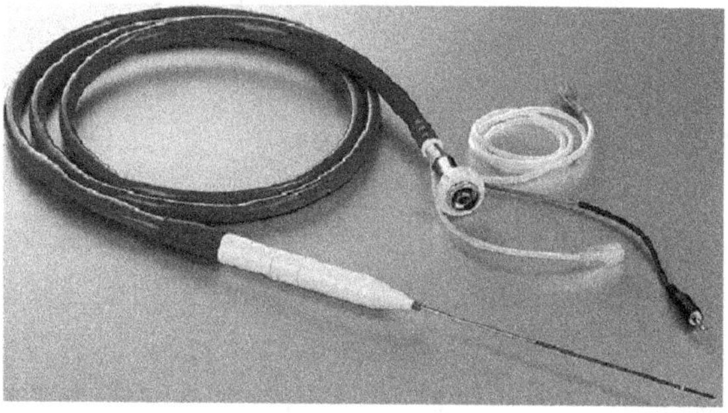

图 13-1-9　双电极消融针

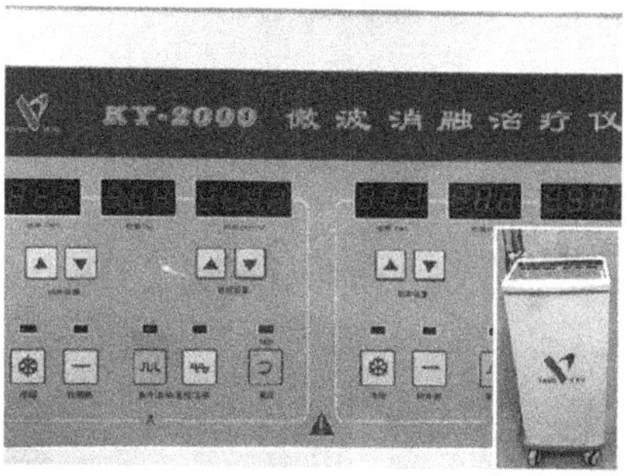

图 13-1-10　微波消融治疗仪

（2）*微波消融器（针）*　形式多种，如裂隙发射式、平行环型、垂直交叉型等。目前国内临床应用中以硬质裂隙水冷式最多（图 13-1-11），具有穿刺简便、中心碳化区少、耐高温、抗黏及不易损坏等特点，直径 2.8 ~ 1.6 mm（10 ~ 16 G），以 14 ~ 16 G 为常用。

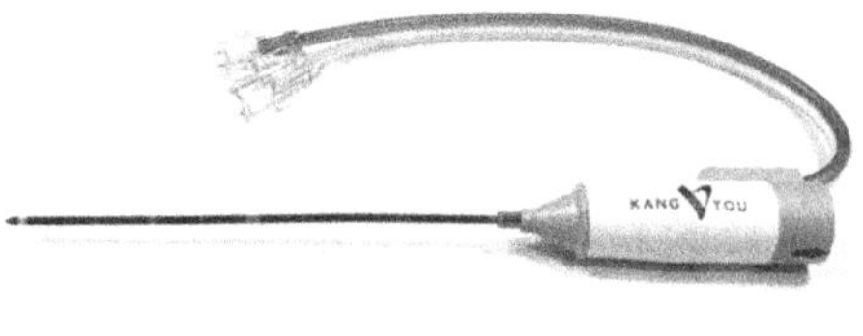

图 13-1-11　一次性水冷式微波消融针

3. 激光消融设备

激光消融设备（图 13-1-12）包括激光发生仪及相应光纤、转接口等。其最大特点在于光纤纤细，只有 0.3 mm。

（1）*激光仪*　Nd:YAG 型激光器，波长 1.06 μm，输出功率 4 ~ 6 W，用 300 ~ 600 μm 光纤传输，功率计监测治疗前后功率。

（2）*穿刺针*　光纤导入采用 18 ~ 21 G 的 PTC 针。

（3）*测温针*　特质数字半导体测温针 18 G 或 20 G，测温范围为 -5 ~ 150 ℃。

（二）冷冻消融治疗设备

通过冷冻使肿瘤组织灭活被称为“冷冻治疗”，目前应用于临床的两种主要的冷冻治疗系统是液氮系统及氩氦系统。图 13-1-13 所示为冷冻消融治疗设备“氩氦刀”。

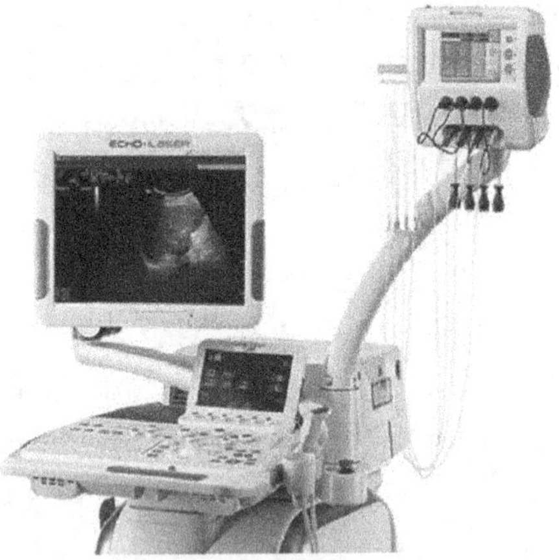

图 13-1-12　集成式激光消融治疗仪

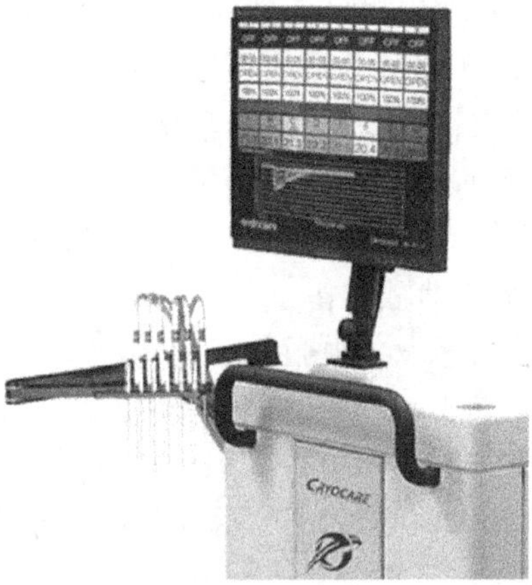

图 13-1-13　冷冻消融治疗设备“氩氦刀”

五、其他辅助装置

（一）引导针

用于建立目标与体表的通路，可完成抽液、细胞学活检、注药（造影剂）、放置导丝或引流管等操作，按结构可分为单壁针与套管针。单壁针为单一套管，尖端为一斜面，常用的注射器针筒即属于此类。此类引导针易于获得，经济实用，但穿刺深部或质硬组织较为困难，且管腔易被堵塞。套管由中央的针芯及外部的套管构成，针尖到达目标后，拔出针芯即可完成相应操作。在针芯的引导下，该种引导针更为锋利，管腔不易堵塞。

（二）导丝

导丝是置管操作的重要辅助工具，对导管起引导及支持作用，帮助导管进入目标。导丝型号众多，介入超声中常用的是直形导丝，长 20 ~ 40 cm，全段导丝表面光滑，易弯曲但不易折断，前端柔软可避免损伤组织。

（三）保护套

介入性超声均应使用保护套隔离探头，以遵循无菌操作的原则，同时保护探头避免沾染消毒试剂或患者体液。保护套为可透声材质，内侧面应予以必要的耦合。

（四）导航设备

为了提高介入超声的准确性，诞生了融合影像导航技术。该技术基于磁场，实现了超声与 MRI/CT 图像的同步显示，结合了超声的实时成像优势与 CT/MRI 的空间分辨力优势。核心设备包括磁场发生器及磁场感应器。

第二节　术前准备

介入性超声各项操作均应严格把握手术适应证和禁忌证，认真做好术前准备及应急预案。

一、患者术前准备

（一）一般术前准备

① 术前行血常规、凝血功能检查，肝、肾功能检查，肝炎、艾滋病和梅毒的血清学检查。

② 询问患者相关病史,是否有高血压、糖尿病,是否有麻醉药物过敏史。

③ 询问患者是否服用抗凝药物(阿司匹林、华法林、肝素等),必要时需停用至少一周。

(二) 特殊术前准备

① 一般穿刺操作无须禁食。对于全麻操作的患者,需禁食8~12 h;穿刺途径经过直肠及肠道的患者,需禁食和清理肠道。

② 妇产科类介入手术应避开患者月经期。

③ 经直肠或经阴道的介入手术过程中,必要时可使用单一剂量的抗生素作为预防措施。

④ 对于过于紧张的患者,需要耐心解释和心理安慰,解除患者及其家属的紧张情绪,必要时,可给予术前镇静药物。

⑤ 向患者及其家属说明手术过程和可能发生的意外情况,并签署知情同意书。

除以上常规准备工作外,应根据不同介入手术需求,行相关特定准备工作。

二、不良反应及并发症预防

(一) 出血和血肿的形成

出血是介入性超声常见的并发症,其发生率与所涉及脏器、病变性质、针具的型号、操作人员的熟练程度有关,为预防出血,术前要检查患者血小板及凝血功能,严格掌握穿刺的适应证及禁忌证,穿刺路径避开血管,必要时嘱患者屏气,在保证标本满意的前提下尽量减少穿刺次数及使用细针穿刺。

(二) 感染

探头及穿刺针严格进行无菌消毒,穿刺过程中遵循无菌原则,通常可以避免感染的发生。

(三) 疼痛

疼痛是穿刺后最常见的不良反应,以局部轻微疼痛为主,如果穿刺区疼痛严重,应警惕出血和腹膜炎的可能。

(四) 其他

邻近器官的损伤、休克等,出现严重并发症(表13-2-1)时要及时与相关专科联系,进行进一步诊治。

表13-2-1 介入性超声并发症分级表

并发症程度		临床表现
轻微	A	无须治疗,无后遗症
	B	普通治疗,无后遗症
严重	C	需要住院治疗,住院时间 <48 h
	D	住院治疗,住院时间 >48 h, 提升护理级别
	E	永久后遗症
	F	死亡

三、抢救及生命支持设备

介入性超声虽然是微创治疗但也具有风险,并发症的发生无法完全避免。因此,开展介入性超声的过程中,应准备必要的抢救及生命支持设备和抢救药品。

(一) 抢救及生命支持设备

抢救及生命支持设备包括心电监护仪、负压吸引器、心电图机、供氧系统或氧气瓶、呼吸机、注射泵、输液泵、除颤仪等。

(二) 抢救药品

抢救药品包括多巴胺、肾上腺素、毛花苷C(西地兰)、利多卡因、硝酸甘油等。

对于高危或复杂的介入操作,可在手术室等安全保障更为充分的场所进行。

第三节 超声引导穿刺的技术要求

超声引导穿刺活检的优势在于精准、安全、有效。为达到上述目标,要求操作者掌握影响穿刺精准性的因素及最佳穿刺路径的选择。

一、影响穿刺精准性的因素

超声引导的精准性是成功实现各种介入性操作的前提和关键,由超声波及穿刺目标的物理特性所决定。

(一) 影响穿刺精准性的超声因素

影响穿刺精准性的超声因素有两个:超声仪分辨力和局部容积效应。虽然这种误差较小,但随着穿刺精准性要求的不断提高,其影响不可忽视。

(二) 影响穿刺精确性的肿瘤因素

(1) *肿瘤的大小* 过小的目标不容易被瞄准,然而并非如常理所认为的,目标越大越容易穿刺成功。例如,巨块型的肿瘤常常由于生长过快而供血不足,内部含有大量的出血坏死组织,活检时会影响取材的成功率。大小适中且略偏小的肿瘤往往生长活跃,易提取到阳性组织。

(2) *肿瘤的形态* 使用非对称性的斜面针穿刺圆形的肿瘤,针的斜面要与穿刺点切线相垂直,否则阻力增加,针易产生偏移。

(3) *肿瘤的组织成分* 如果肿瘤组织松散,不易得到完整的组织条,造成取材不足而影响病理结果的观察时,可多取几条以获取足够的标本量。一些肿瘤仅局部发生恶变,穿刺活检不一定会取到,比如节细胞神经母细胞瘤,穿刺时应注意在不同的部位多点取材。因肿瘤本身或治疗的原因,瘤内发生部分坏死时,如取材到坏死组织难以明确诊断,穿刺前可行超声造影,确认坏死的位置,必要时在超声造影下引导进行穿刺活检。

(三) 影响穿刺精准性的其他因素

1. 导向器或引导针配置不当

每种仪器的配套穿刺装置与穿刺引导线及穿刺针的准确性略有差异,术前应进行水槽实验了解,并在术中予以适当纠正。

2. 呼吸造成的移动

肺、纵隔、腹部脏器均可随呼吸有不同程度的移动,故操作者应在术前训练患者屏住呼吸。

3. 穿刺造成的移动

当穿刺针接触到靶器官时,该器官会向对侧移位,特别是质地较硬、包膜圆滑、活动度大的目标会出现避让效应,尤其在某些位置不太固定的脏器,其偏移更为明显。锋利的穿刺细针和熟练的操作技术可以降低这一影响。

4. 针尖形状的非对称性

受力非对称的斜面型针尖在穿刺过程中,由于阻力作用会产生向背侧偏移的分力而使穿刺针偏离目标。采取边旋转边进针的方法，可减少这种影响。受力对称的针尖如圆锥形针尖则不会发生这种偏移。

5. 穿刺路径的组织硬度

使用细长穿刺针时，当穿刺路径上有皮肤、筋膜及纤维结缔组织、硬化的管道等阻力较大的组织时，穿刺针会弯曲变形偏离方向。可先用粗的引导针辅助穿刺皮肤和腹壁，再将细活检针通过引导针进针。

二、穿刺路径的选择

恰当的穿刺路径能够缩短穿刺距离，提高命中率，减少并发症，故需在穿刺前认真研究。

1. 选择最短路径

腹部肿块因其来源和大小不同，位置差异很大。有的近正中，有的近侧腹部，一般都能从不同方向获得其切面图像。虽然自腹前壁做穿刺为常规入路，但如果发现肿块位置较深时，则应在侧卧位和俯卧位再做多方向扫查，以发现更佳入路，选择自皮肤至病灶的最短途径进行穿刺，可使操作较为容易，成功率大为提高。

2. 是否经过正常组织

腹部实性器官穿刺时，经过正常组织与否应视该组织器官相对于肿瘤的供血情况而定。相对于富血供的肝癌来讲，肝组织供血较少，因此在肝癌的穿刺中要尽量经过正常肝组织取材。而对于肾癌和脾脏的占位，肾和脾供血要丰富得多，因此穿刺活检时要尽量选择最短路径，不经过或少经过正常组织为好。胰腺占位的穿刺也不宜经过正常胰腺组织，原因不仅是胰腺的供血更丰富，更重要的是为了防止胰漏引发的急性胰腺炎，尽量不损伤胰腺组织。

3. 上腹部穿刺与胸膜腔

上腹部穿刺要注意避免损伤肺组织。实时超声仪能准确地显示肺底及其在呼吸时的上下移动，但难以显示胸膜腔的下缘及胸膜窦。肺底至胸膜腔下缘距离个体差异较大，据统计在深吸气时，其距离为 2 ~ 3 cm。对于近膈面的脓肿，宜在肋缘下进针，向上（头端）做穿刺或在肺底强回声带以下 3 cm 处进针，一般可避免污染胸膜腔。

4. 胆囊穿刺

宜选择经过肝脏胆囊床的入路，以减少胆汁漏的发生。

5. 腹部穿刺与消化道

消化道含有污染物，尤其大肠杆菌量较多，并且超声显示肠袢多不清楚。因此对腹部穿刺是否损伤胃肠道而污染腹腔多有疑虑。

6. 腹膜后穿刺途径的选择

腹膜后病变的穿刺途径原则上有两种：一种经腹膜腔，另一种避开腹膜腔。

（1）经腹膜腔途径　多数腹膜后肿块突向腹腔者，取仰卧位自腹前壁经腹膜腔穿刺并无困难。近中线的腹膜后肿块，因受脊柱及厚实的腰大肌影响，腹后壁入路往往较困难，需由腹前壁穿刺。穿刺针贯穿腹腔时，可能穿过胃、肠及膀胱等脏器。临床实践证明，只要用细针，仍然是安全的。经腹膜腔做腹膜后穿刺时，原则上应当避免损伤肺、胸膜腔、胆囊、肾脏及大血管。

（2）非腹膜腔途径　侧卧位从侧腹壁或腰部进针或俯卧位从背部进针，均可避开腹膜腔达到穿刺病变的目的。

7. 浅表器官的穿刺

由于高频探头的使用,甲状腺、乳腺、淋巴结等浅表器官的穿刺精准性较高。甲状腺的穿刺易并发快速出血,选择穿刺路径时要注意避开血管。

8. 胸部的穿刺

超声引导下穿刺活检对于周围型肺肿瘤和胸膜的病变获取病理诊断具有重要价值。需要注意估测好活检针的弹射深度,避免伤到正常组织而造成气胸和出血。胸膜的取材应选择明显增厚并供血丰富的位置。

扫一扫

看彩图

第四节 介入性超声穿刺活检

随着现代影像与穿刺活检技术的发展,我们能够在极其微创的条件下准确获取活体细胞学或组织学的标本,实时超声影像是引导各种介入性操作的理想方法,特别是随着实时三维成像技术和超声微血管造影技术的不断完善,超声导向和监视达到前所未有的精确程度。与其他影像相比较,超声显像具有实时显示、灵敏性高、引导准确,无放射性损伤、操作简便、费用低廉等优点,因而实用价值高。

一、细胞学检查

自20世纪70年代以来,超声引导细针穿刺细胞学检查(US-guided fine needle aspiration, US-guided FNA)已广泛应用于临床。该技术确诊率高,并发症少,已成为对良恶性肿块鉴别诊断的重要方法。

(一) 适应证和禁忌证

1. 适应证

临床各种影像检查疑有占位性病变经超声显像证实者,原则上皆可施行。本检查也适用于对囊肿或脓肿的进一步确诊。

2. 禁忌证

① 超声影像不能清晰地显示穿刺部位者;

② 无安全穿刺路径者;

③ 穿刺部位周围伴有大量积液者;

④ 严重的出血倾向者;

⑤ 可疑动脉瘤、嗜铬细胞瘤和位于肝脏表面的肝海绵状血管瘤不宜穿刺,胰腺炎发作期应避免穿刺。

(二) 操作方法

(1) *患者准备* 患者取舒适且便于操作的体位,首先用普通探头观察、寻找及确定需要穿刺的靶目标,选择最好的穿刺途径和部位,确定后用记号笔标记穿刺点。

(2) *消毒* 常规消毒穿刺区域,将穿刺所需探头用无菌探头套包扎、备用;再次用消毒过的探头显示靶目标,确定穿刺点及穿刺路径、深度等。

(3) *麻醉* 一般选用2%盐酸利多卡因局部浸润麻醉穿刺点,直至脏器表面。

(4) *破皮、入针* 对于皮肤坚韧的患者,可能会导致细软的穿刺针弯曲,而影响穿刺途径的准确性，遇到此类情况，可先用破皮针或手术刀将皮肤刺破，再将穿刺针插入。

（5）进针　当靶目标病灶显示清晰时，固定穿刺探头和穿刺针，嘱患者适当的屏气，在实时超声引导和监视下迅速进针，直至进入预定的穿刺目标内。若穿刺过程中针尖显示不清，可适当调整探头的角度。有时穿刺针进入患者病灶时有一种组织软硬度变化的手感。确认穿刺针进入靶目标后嘱患者恢复平静呼吸。

（6）穿刺、拔针　拔出针芯，接上 10 mL 注射器，在保持负压的情况下使针尖切割缘在病灶内急速做小幅度上下提插运动，切割组织 3 ~ 4 次，增加组织细胞进入针腔内的标本量，获取适量标本后，迅速拔针。

（7）穿刺出的标本迅速置于载玻片上，均匀涂片，用 95% 的酒精固定，一般对靶目标实施 1 ~ 2 次穿刺，以确保足够的标本量，以便细胞病理学得进一步分析。

（三）注意事项和并发症

1. 注意事项

① 穿刺时嘱患者屏气不动，尤需注意避免咳嗽和急剧的呼吸动作。

② 当针尖显示不清时，可稍调整探头角度。此外，可根据测量的深度进针，针进入肿物后，有阻力和韧性感即可抽吸。

③ 对肝脏肿块穿刺宜先通过一段正常肝组织；对胰腺和肾脏肿块穿刺时要求直接进入肿块，对其周围组织的损伤越少越好。

④ 发现肿块中心坏死严重时，应避开坏死区在周边取样。

⑤ 未更换穿刺针而对靶目标重复穿刺前需对穿刺针进行消毒。

⑥ 术程严格遵守外科无菌术的规定。

2. 并发症

超声引导下的细针穿刺已被大量临床实践证明是一种并发症极少的安全的活检方法。

（四）临床意义

超声引导针吸细胞学检查对于恶性肿瘤的确诊已被公认，因而它对于良、恶性肿瘤的鉴别诊断是一种简便、安全、有效的方法。尤其在临床诊断的早期应用，可以极大地缩短确诊时间。其不足之处是对恶性肿瘤（彩图 13-4-1），除少数几种外，难以做出确切的组织学分类；对良性病变难以提示明确的组织病理学诊断。

二、组织学活检

1981 年 Isler 等首先报道改进针尖和穿刺技术用细针可以获取组织学标本，开拓了细针组织学活检在临床的应用，将细针穿刺由细胞学诊断推进到组织学诊断（histological biopsy）的高度。

（一）适应证和禁忌证

1. 适应证

原则上凡超声能够清晰显示的病变且临床需要组织病理学诊断者皆为适应证。以下情况尤为适用：

① 疑早期肿瘤或细胞学检查未能确诊；

② 影像学高度怀疑恶性肿瘤，采用非手术治疗前明确病理诊断以决定治疗方案；

③ 手术未取活检或活检失败；

④ 怀疑转移性肿瘤需确诊；

⑤ 良性及其他病变需获得组织病理诊断。

2. 禁忌证

同细针穿刺细胞学检查。

（二）操作方法

① 穿刺前根据活检目标选择适宜的活检枪信号。

② 用尖头手术刀在皮肤上刺 1 ~ 2 mm 的小切口。

③ 针尖进入皮下后，视病灶嘱患者做短暂的屏气。在超声实时监视下将活检枪迅速推至病灶内或病灶边缘，确认针尖进入靶目标后（彩图 13-4-2）再切割组织。

④ 拔出活检枪后，小心取出组织条（彩图 13-4-2），根据病理检查目的处理标本。根据需要重复穿刺 2 ~ 3 针，直至取得满意的标本。

⑤ 切取的标本根据病理组织学活检内容的不同要求做固定处理，如免疫组织化学、基因诊断等。

（三）注意事项及并发症

1. 注意事项

① 超声引导组织穿刺活检的应用主要针对实性病变或肿瘤。液性成分为主的病灶仍以细针抽吸的效果为佳，不必用组织切割针。

② 对较大肿块的不同回声区或多发性肿块，取样要有足够的代表性，尤其要注重对小血管较丰富的实性低回声区取样，应避开严重坏死区。

③ 针对不同器官注意选择不同的穿刺路径：肝脏要经过一段正常肝组织，胰腺应避免经过正常胰腺组织和扩张的胰管，胆囊占位或肝门部胆管的占位性病变要经过正常肝实质，脾脏占位要选择最短穿刺路径。

④ 术程严格遵守外科无菌术的规定。

2. 并发症

（1）*出血*　大量的统计资料显示，出血是介入性超声的最常见并发症，占所有并发症的首位。出血的主要原因是穿刺路径通过了较大的血管。彩色多普勒可以清晰地显示组织内及周边的血流信号情况，为穿刺安全路径的选择提供了重要且有效的手段，且能实时监控穿刺过程。

（2）*疼痛*　多为局部轻度刺激或钝痛，也可表现为其他部位牵扯痛，一般时间较短，无须特殊处理。

（3）*肿瘤针道种植*　穿刺活检存在针道种植的可能性，但发生率低。术前必须进行充分准备，制订精确、合理方案，由经验丰富的医师执行。

（4）*其他并发症*　包括感染、气胸、咯血、胸膜炎、胰腺炎、腹膜炎、一过性迷走神经反射、低血压等。

（四）临床意义

由于组织学活检取材标本较大、较完整，具有以下优点：

① 对恶性肿瘤，更易于明确组织类型及分化程度。

② 对某些良性病理改变，如脂肪变、纤维化、水肿、炎性改变及多数良性肿瘤能做出具体的组织病理诊断。

③ 组织学活检标本经石蜡包埋处理后除做光镜检查外，还可用作组织化学或免疫组织化学等特殊检查，使诊断更为精确。

④ 创伤小，多数情况可替代手术探查活检。

应该指出的是，组织学活检确实能够解决一些细胞学检查所不能解决的问题。然而，对有些病例穿刺活检诊断效果并不优于细胞学检查，因此两者互补才能进一步提高诊断水平。

三、临床应用

（一）超声引导甲状腺细针穿刺细胞学活检术

1930 年，Hayes 开始对甲状腺行粗针穿刺切割组织病理学检查，但并未广泛应用。1977 年，Walfish 等报道了超声引导甲状腺针吸细胞学检查评价甲状腺结节的研究（彩图 13-4-3）。

临床意义：超声引导下甲状腺细针穿刺细胞学检查（fine needle aspiration，FNA）时进行甲状腺结节诊断的重要手段之一。虽然 FNA 简便、易行、准确性很高，但仍有很多局限性。该检查成功与否与颈部解剖结构、操作者经验、细胞病理学家的经验等因素有关。必要时可行粗针穿刺组织切割活检。

（二）超声引导肝脏穿刺组织学活检术

自 1895 年 Lucatallo 正式将肝脏活体组织检查应用于临床后，活检结果即成为肝脏疾病的最终确诊依据之一。

传统的肝脏组织学活检多使用粗针，并发症较多。1981 年 Isler 等首先报道了超声引导细针穿刺切割组织活检的应用。目前，高分辨率的超声仪器可以显示小至 0. 3 cm 的肝内小结节，可供超声引导穿刺的病变小至 1 cm，甚至更小（彩图 13-4-4）。

大量研究证明，18 G 切割针能满足绝大多数肝组织学活检对取材的要求，包括肝弥漫性病变。特别是配用了自动活检枪，进一步提高了取材质量，目前已经成为通用的标准超声引导肝穿刺活检技术。

临床意义：对肝脏肿瘤的诊断水平而言，组织学活检显著优于细胞学检查。对肝脏良性弥漫性病变的诊断及其进展过程的了解，更是几乎完全依赖于肝脏的组织学检查。

（三）超声引导前列腺穿刺组织学活检术

2012 年我国肿瘤登记地区前列腺癌发病率为 9. 92/10 万，列男性恶性肿瘤发病率的第 6 位。前列腺癌早期常无症状，出现症状时往往提示疾病已处于晚期（图 13-4-5）。然而早期发现前列腺癌肿在临床上往往是十分困难的。经直肠超声由于使用高分辨率探头和彩色血流技术已成为前列腺诊断的首选检查项目。

1930 年纽约医院 Ferguson 首次报道，使用 18 G 针经会阴入路对前列腺进行穿刺抽吸活检。1962 年 Wanaba 将直肠超声检查技术应用于临床。目前超声引导下的经直肠前列腺活检术（transrectal prostate biopsy，TRBx）（图 13-4-6）和经会阴前列腺活检术（transperineal prostate biopsy，TPBx）已成为诊断前列腺肿瘤最广泛、成熟的应用方法，显著提高了检出的阳性率。

临床意义：由于进针路线的不同，经会阴穿刺活检术可以获取除外周带以外，甚至是移行带的前列腺组织（图 13-4-7）；而经直肠穿刺活检术所获取的前列腺组织范围有一定的局限性（图 13-4-8），因此在传统的观念中，理论上 TPBx 的检测率要高于 TRBx。

然而随着近年医学技术的发展和临床实践的积累，越来越多的报道指出，二者的检测率其实并无太大差异。因为随着扩大或多点穿刺法及饱和穿刺法在临床中的广泛应用，以及前列腺癌细胞呈弥散向分布的组织学新观点，路径的不同已经不是影响二者检测率的主要因素。

新的总结指出，TPBx 相对于 TRBx 而言，是更加复杂与疼痛的一种手术方式。而 TRBx

是更加快捷,且大多数人可以耐受的手术方式。尽管如此,由于直肠是一个血液丰富的器官,及其本身隶属消化道的特性,所以TRBx会带来更高的感染风险。TRBx的并发症虽然在临床罕见,可是一旦发生就很可能危及生命。TPBx在初检为阴性的病例中复检准确率更高。因此,临床医生应根据不同病例选择适当的活检方法。

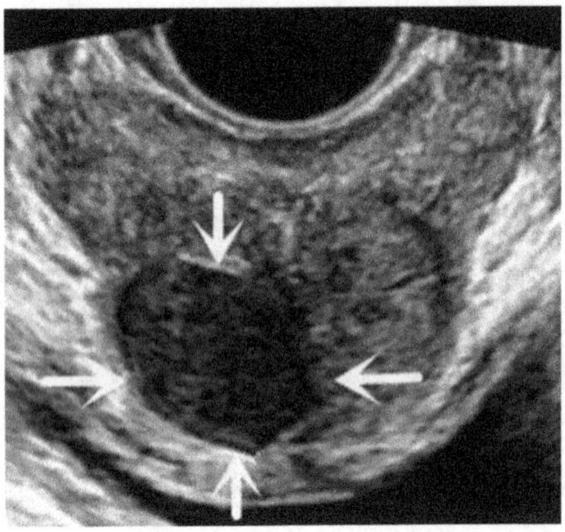

图 13-4-5　前列腺低回声结节二维声像图

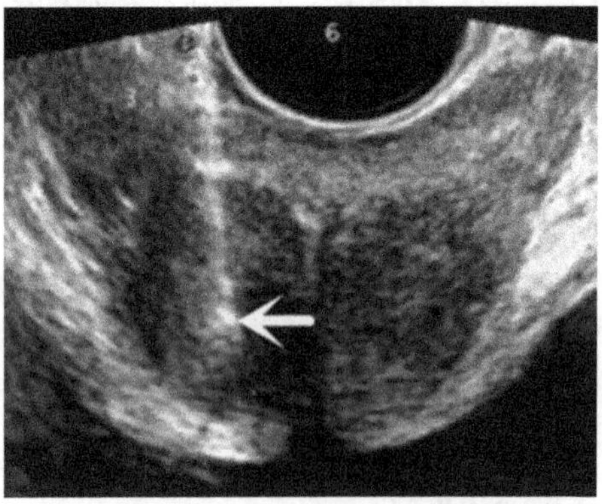

图 13-4-6　超声引导下经直肠前列腺结节活检术

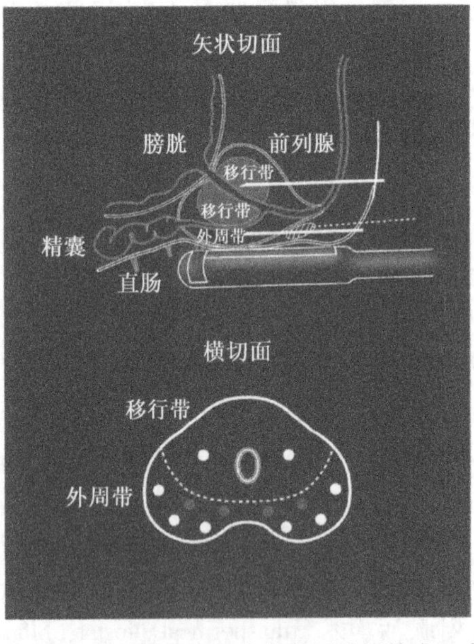

图 13-4-7　超声引导下经会阴前列腺活检术示意图

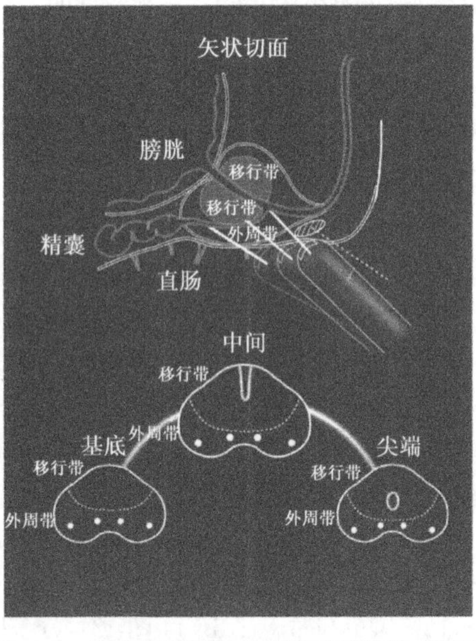

图 13-4-8　超声引导下经直肠前列腺活检术示意图

四、基因分析与免疫组织化检查

(一) 基因分析(gene analysis)

对基因结构、功能等特点进行的分析。

1. DNA的定性、定量分析可从不同角度对基因和基因组进行研究

DNA测序技术:

① 双脱氧链终止法(Sanger法);

② 化学裂解法;

③ PCR 测序技术；

④ 全自动 DNA 测序仪。

2. RNA 的定性、定量分析可从不同角度揭示基因的表达活性

常用方法：

① Northern blot；

② 原位杂交；

③ 实时 PCR；

④ RNA 酶保护试验；

⑤ cDNA 芯片技术；

⑥ RT－PCR。

（二）免疫组织化学检查（immunohistochemistry）

它是组织化学的分支，是用标记的特异性抗体（或抗原）对组织内抗原（或抗体）的分布进行组织和细胞原位检测的技术。

方法分类：

① 免疫荧光细胞化学技术；

② 免疫酶细胞化学技术；

③ 免疫胶体金技术。

扫一扫

看彩图

第五节　囊肿硬化治疗

超声引导下的抽吸硬化治疗主要应用于各器官囊肿，早期此种方法主要应用于诊断方面，随着技术的发展逐渐成为取代外科手术的重要治疗方法而被广泛应用。囊肿穿刺抽吸硬化治疗涵盖的范围比较广，遍及全身，尤其在肝、肾、盆腔等部位，其操作及治疗过程类似。

一、适应证和禁忌证

（一）适应证

① 直径大于 5 cm 的盆、腹部脏器单发或多发囊肿。

② 盆腹部囊肿引起明显临床症状者，如肝、肾、脾囊肿引起上腹部不适、腹胀、腹痛等，肾囊肿出现血尿等。

③ 压迫周围器官引起继发症、并发症的囊肿，如肾囊肿引起继发性高血压或肾积水等。

④ 囊肿合并感染。

（二）禁忌证

① 有严重出血倾向的患者。

② 无安全的穿刺路径患者。

③ 不能排除动脉瘤或血管瘤的囊性病变患者。

④ 胆道、泌尿道相通的囊肿，如胆源性囊肿、肾源性囊肿等，往往与胆管、肾盂肾盏相通，如此类囊肿注入硬化剂会造成相关管道狭窄，甚至闭塞，后果相当严重。

⑤ 胆管囊性扩张、输尿管囊肿。

⑥ 多囊肝、多囊肾患者，除非较大囊肿压迫周围脏器导致症状较严重，否则一般不做硬化治疗。

二、术前准备

（一）患者常规准备

参照本章第一节。

（二）针具的选择

一般选用 18～22 G 穿刺针或套管针。

（三）硬化剂的选择

一般选用无水乙醇或聚桂醇。

作用机制：

（1）无水乙醇　注入囊肿内 1～3 min 后，囊壁内壁上皮细胞即被固定，失去分泌功能，从而达到治疗的效果。具体用量视患者的耐受程度而定。需要特别注意的是，对酒精过敏的患者注入量过多会产生严重的酒精反应。

（2）聚桂醇（聚氧乙烯月桂醇醚）　损伤血管内皮、促进血栓形成、阻塞血管，从而起到止血作用。其也是一种局麻剂，有局部镇痛作用。

三、操作方法

① 患者的体位视穿刺部位和穿刺路径而定。肝囊肿穿刺可以选择平卧位或左侧卧位。胰腺囊肿穿刺一般选择平卧位。脾囊肿一般选择右侧卧位。肾囊肿穿刺可以选择侧卧位或俯卧位。

② 按常规程序消毒、铺巾、麻醉后，按照已确定的穿刺点和穿刺路径，在超声实时监视下进行穿刺、进针。

③ 当穿刺针抵达囊肿壁时，嘱患者暂时屏气，将穿刺针迅速刺入囊肿内，并保持针尖在囊腔的中部（图 13-5-1）。

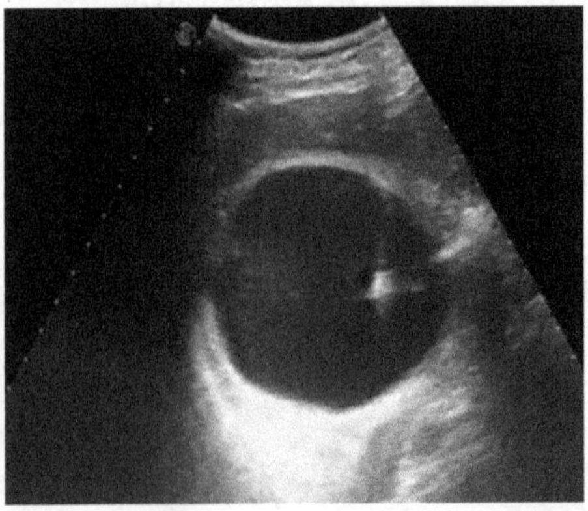

图 13-5-1　超声引导下肝囊肿穿刺抽吸硬化治疗图

④ 退出针芯，顺利抽吸囊液（图 13-5-2）。穿刺抽液的全过程，必须在超声监视下进行。根据囊肿的缩小情况，随时调整针尖的位置，以免脱出、刺伤周围组织。

⑤ 囊肿硬化治疗前要充分吸尽囊液，声像图显示液性无回声区基本消失。缓慢注入无水乙醇，注入量为抽出囊液量的 1/3～1/2，停留 3～5 min 后全部抽出，如此反复冲洗 2～4 遍

后，可注射无水乙醇或聚桂醇等硬化剂。若患者有不适感，可在退针前注射少量利多卡因以缓解硬化剂刺激囊壁造成的反应或硬化剂沿针道溢出所致的疼痛。

⑥ 退针、结束治疗，观察、复诊。根据诊断需要，对囊液做相应的实验室检查，如常规、生化、细胞学检查等。单纯性囊肿的囊液透明、清亮、无色或淡黄色。囊肿合并感染的囊液为浑浊的浓稠样液体。囊肿合并出血或外伤性的囊液为陈旧性血液。

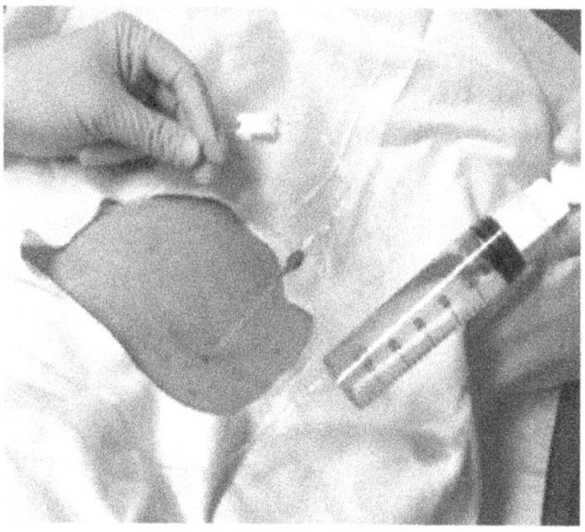

图 13-5-2　囊肿硬化治疗术中抽出淡黄色澄清囊液

四、注意事项及并发症

（一）注意事项

① 肾囊肿硬化治疗前，应先确定囊肿是否与肾盂相通，排除肾盂源性囊肿。

② 多囊腔的囊肿治疗前要明确各个囊腔是否相通，可用稀释的超声造影剂沿穿刺针注入，动态观察显影情况，加压推注还可观察囊腔与肾盂是否相通。

③ 一次注入无水乙醇量一般不超过 100 mL。

④ 抽完囊液注入硬化剂前要控制呼吸幅度并确认针尖在囊腔内，并尽量将囊液抽尽。

⑤ 术程严格遵守外科无菌术各项规定。

（二）并发症

① 常见并发症及处理参见本章第一节(彩图 13-5-3)。

② 在肝左叶的囊肿治疗过程中可能引起恶心甚至呕吐，一般出针后好转。

五、临床意义

超声引导下盆腹腔囊肿硬化治疗安全、有效、并发症少，已被临床广泛接受和应用。

扫一扫

看彩图

第六节　超声引导下脓肿置管引流术

随着介入治疗在临床上的广泛应用及实践，超声引导下经皮置管脓肿引流术因其安全、有效、操作简便而被临床医生和患者所接受。

一、适应证和禁忌证

（一）适应证

① 超声检查能够显示的脓肿；
② 抗生素治疗效果较差者；
③ 以上情况，均有安全路径者。

（二）禁忌证

① 有严重的出血倾向者；
② 无安全穿刺路径的脓肿；
③ 不能排除外动脉瘤或血管瘤合并感染者；
④ 对较大脓肿早期、毒血症症状严重、脓肿尚未液化者等，暂缓穿刺治疗；
⑤ 恶性肿瘤合并感染者；
⑥ 盆腹腔脓肿合并其他需要急诊手术者。

二、引流管选择

目前，引流管的选择主要根据操作者经验的积累、对引流管的熟悉程度及操作过程中的舒适度决定。一般而言，对于黏稠液体的引流选用大号口径的引流管，避免阻塞造成的引流不畅；对于稀薄液体的引流选用小号口径的引流管即可；对于需要置管的病灶，一般选用猪尾巴导管，猪尾巴导管的引流端设有侧孔，连接端设有保险扣，可固定引流管，以防脱出。

三、操作方法

先采用普通的探头确定脓肿的位置、大小、数量及其与周围脏器、血管的关系。根据脓肿的部位，通常选择离皮肤最近又安全的穿刺点和穿刺路径，并用记号笔定位。

确定好穿刺点和穿刺路径后，做常规消毒、铺巾、局部麻醉，在超声引导下穿刺脓肿。抽出脓液后，取样送常规检查和细菌培养，并做药物敏感试验。根据脓腔的位置、大小及抽出脓液的性质，有两种处理方法可选择。

（一）抽吸冲洗法

若脓腔较小，可一次性抽吸干净，再用 0.5% 甲硝唑溶液或庆大霉素溶液（生理盐水 100 mL 含庆大霉素 40 000 U）反复冲洗，并抽净。保留适量的抗生素，随后拔针。也有报道先用生理盐水冲洗干净脓腔后，注入 95% 乙醇再冲洗 2 ~ 3 次，抽尽乙醇后注入抗生素，这样有利于脓腔壁的坏死组织脱落，新鲜肉芽组织生成，促进脓腔愈合。

（二）置管引流法

当脓肿较大或经反复抽吸未能治愈时，可进行超声引导穿刺置管引流。根据脓腔大小、脓液黏稠度、引流时间长短，选择套管针穿刺法或 Seldinger 法置管。用手术刀片在皮肤表面切一小口，以免皮肤阻力大，将猪尾巴导管在超声实时监控下，沿穿刺路径进入脓腔中心，拔出针芯，用 20 mL 针筒抽吸出脓液，确定针尖在脓腔中（彩图 13-6-1）。随后，在超声实时监控下退出金属针后将引流管的头端卷成猪尾巴状（图 13-6-2），确保其在脓腔内，并固定，使其不易滑出。留置软塑质管，用专用的皮肤固定器，将引流管外露部分固定于皮肤表面，末端通过三通管连接于负压引流袋。

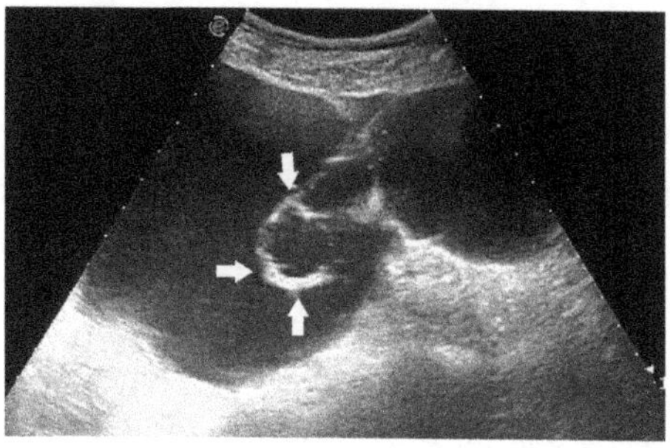

图 13-6-2　猪尾巴引流管二维声像图(箭头所示)

四、注意事项及并发症

(一) 注意事项

① 穿刺前选择最佳穿刺点和穿刺途径是穿刺成功和减少并发症的关键因素。

② 位于肝表面的脓肿穿刺,穿刺路径应经过一段正常肝组织,避免直接进针造成外漏,引起腹腔感染。

③ 对于置管后引流的患者,每天用生理盐水或抗生素反复冲洗脓腔 2 ~ 3 次,保持引流管通畅,降低脓液黏稠度,使坏死物、碎屑随冲洗液流出。2 ~ 3 天后用超声随访、观察。随着脓腔的缩小和脓液的减少,可适当减少冲洗的次数,待超声复查脓肿无回声区消失,引流管不再有脓液流出,体温及实验室检查也恢复正常,可考虑拔管。

④ 对于多发性脓肿,必要时可对每个腔进行穿刺,充分引流。

⑤ 引流管留置的时间一般不超过 15 天,少数患者视病情而定。

⑥ 术程严格遵守外科无菌术各项规定。

(二) 并发症

感染是最常见的并发症,术后可行普通抗生素预防治疗。除此,还有出血、气胸、脓胸、肠穿孔、肠瘘等。

五、临床意义

既往治疗脓肿多采用外科手术引流,但效果并不显著,随着超声引导介入技术的飞速发展,脓肿的诊断和治疗取得了重大的进展,有效地降低了死亡率。

第七节　超声引导下经皮胆管穿刺引流术

1969 年 Kaude 等报道了经皮、经肝穿刺行胆汁引流术并获得成功。1974 年千叶针技术把经皮穿刺胆系造影推进到临床应用的新阶段,在造影明确的基础上,可以接着再进行胆管穿刺引流。近年来,由于高分辨率实时超声仪的应用和导管技术的发展,经皮胆管穿刺引流术(percutaneous transhepatic biliary drainage, PTBD)可不必依赖于胆管 X 线造影的先决条件,而由高分辨率的超声引导直接完成,从而使该技术变得更加简便、安全、实用。

一、适应证和禁忌证

(一) 适应证

梗阻性黄疸,肝内胆管扩张内径≥4 mm,术前胆道解压或不宜马上手术者,行姑息性胆道引流者。

(二) 禁忌证

PTBD 常作为一种抢救措施或晚期肿瘤的姑息性治疗方法,故绝对禁忌证很少。仅以下情况作为相对禁忌证:严重出血倾向、肝内多发转移癌、大量腹腔积液、完全不能配合手术者。

二、术前准备

(一) 针具

(1) 穿刺针　17 G 或 18 G,长 20 cm,针尖呈斜面,带针芯。

(2) 导丝　前端呈 J 形弯曲,直径 0.9 cm,长 80 cm。

(3) 扩张管　6 ~ 8 F,长 10 cm。

(4) 引流管　7 ~ 8 F,前端呈猪尾状,有侧孔。

(二) 术前准备

除常规准备外,因 PTBD 的患者多有梗阻性黄疸,凝血酶原时间延长,术前予维生素 K 可使凝血酶原时间改善。为预防感染,应给予抗生素。

三、操作方法

选择穿刺胆管的首要条件:扩张显著并有一定的长度,或与肝门有一定的距离,便于可靠地置管。该支胆管应能清晰地显示,穿刺路径中无肋骨障碍,也不会损伤胸腔内结构。至于选择左支还是右支系统,应根据胆管扩张情况、病情需要和操作者的经验而定。

① 患者取仰卧位,常规消毒、铺巾,再次复核欲穿刺的胆管支及皮肤进针点。

② 局麻后用刀片尖端在皮肤进针点戳一深达肌层的小口,将 PTBD 穿刺针放入孔内,调整探头,使穿刺引导线通过欲穿刺的胆管穿刺点。让患者在平静呼吸状态下暂停呼吸,迅速将针刺入肝内,当针尖到达胆管壁时,可见其下凹,稍用力推针即有突破感。此时,显示屏上可见针尖在胆管内,拔出针芯往往流出胆汁,将针尖斜面转向肝门。

③ 在助手协助下将导丝经穿刺针插入,抵达梗阻部位后,右手固定导丝、左手拔出穿刺针,再将扩张管沿导丝推进扩张通道,最后将引流管自导丝插入胆道内。

④ 置管后,若引流管的位置不满意或引流不畅,应注入超声造影剂,观察胆道的显影情况,判断引流管位置是否合适,必要时再插入导丝调整。

四、注意事项和并发症

(一) 注意事项

术后卧床休息 24 h,每 2 h 观察一次。注意引流胆汁中的血液量。检查有无腹膜刺激征。术后继续使用广谱抗生素和维生素 K 2 ~ 3 天。记录胆汁引流量,引流量突然减少或引流量低于 100 mL/24 h,说明有堵塞,应造影了解导管通畅情况。

(二) 并发症

胆汁漏、胆汁性腹膜炎、败血症、胆管出血、腹腔出血、膈下脓肿等。

五、临床意义

在重度黄疸情况下手术，手术死亡率高达20%左右，而PTBD使胆管减压，对于改善肝功能、促进伤口愈合，减少术后并发症均有较好的作用。引起阻塞性黄疸的恶性肿瘤包括胆管癌、胰头癌、壶腹癌及肝门部转移癌。临床资料显示其中约80%的患者已不可能手术切除。因此，经皮经肝胆管插入引流术可以成为这些患者的姑息性治疗措施，起到改善症状、延长生命的作用。

必须强调PTBD本身只是胆管的一种引流减压措施，进一步治疗方案及预后的估计则取决于胆管梗阻的性质和基础病变的进展情况。

第八节　超声引导下胆囊造瘘术

超声引导下胆囊造瘘术(US-guided percutaneous transhepatic gallbladder drainage, US-guided PTGD)是在实时超声引导下经皮在胆囊内置管的技术。该项技术可以应用于结石性或非结石性胆囊炎、胆管炎、胆管梗阻等疾病。超声引导下的胆囊造瘘术可以选择最佳的穿刺点和穿刺路径，在超声全程实时监控下进行操作，安全、可靠而有效。

一、适应证和禁忌证

(一) 适应证

① 急性胆囊炎患者因年老体弱，或同时有较严重的心、肺、肾等脏器疾病不能耐受手术者。

② 胆总管下段梗阻伴胆囊增大而手术难以切除病灶或解除梗阻，经胆道引流失败者。

③ 急性胆囊炎和胆囊穿孔高度风险的患者等。

(二) 禁忌证

① 有凝血功能障碍的患者。

② 病情严重或身体虚弱不能耐受经皮经肝穿刺手术者。

③ 有大量腹腔积液者。

④ 陶瓷胆囊或胆囊壁增厚，使得胆囊无法穿刺者。

⑤ 胆囊充满结石或无结石而胆囊腔过小者。

⑥ 由于胃肠气体、肋骨干扰或患者过于肥胖导致胆囊显示不清者。

⑦ 无安全穿刺路径者。

二、术前准备

同PTBD。

三、操作方法

患者体位的选择应以清晰显示胆囊长轴为原则，一般选用仰卧位。在超声实时监视下，根据患者胆囊的位置，选择穿刺进针点。穿刺路径的选择有两种：

① 理想的进针路径，即经右肋间经右肝前叶到达胆囊床而进入胆囊内。需要特别注意的是，要正确识别胆囊床，胆囊床一般在胆囊颈侧，大约占正常胆囊的1/3。由于穿刺路径需

要经过肝组织，在此期间应利用彩色多普勒扫查使穿刺路径尽量避开较大的肝内血管。此路径的最大优点在于引流管较稳定，减少了胆汁的泄漏。

② 直接定于胆囊底部、体部距腹壁最近点。

穿刺点和穿刺路径确定后，局部常规消毒、铺巾，再用无菌穿刺探头再次确定，以确保穿刺点准确无误。局麻后用刀片尖端在皮肤进针点戳一个深达肌层的小口，将穿刺针在超声实时监视下进针至肝脏前缘。此时，嘱患者短暂屏气，将猪尾巴引流管迅速进入肝脏和胆囊床，继而进入胆囊内，拔出针芯，抽出适当的胆汁以确保针尖在胆囊内，再退出金属针，此时可见引流管的头端卷成猪尾巴状，确保其在胆囊内，并固定，使其不易滑出（图 13-8-1）。留置软塑质管，用专用的皮肤固定器将引流管固定于皮肤表面。将引流管尾端连接三通管后，与负压引流袋相连。胆囊造瘘成功后，每天用生理盐水冲洗以防引流管阻塞。抽出的液体可进行相关的实验室检查和培养等。

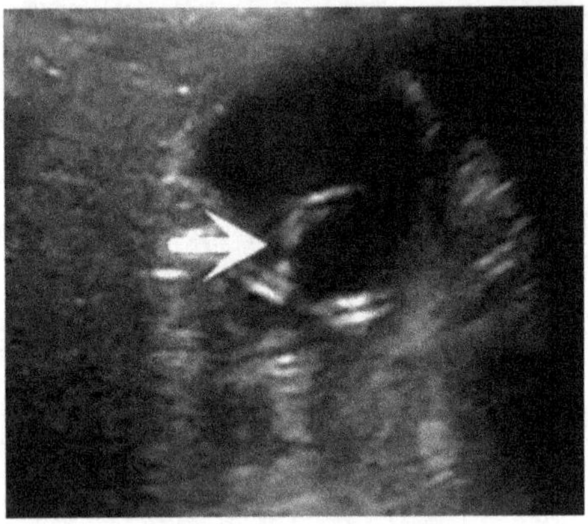

图 13-8-1　肿大的胆囊内留置的猪尾巴引流管（箭头所示）

四、注意事项和并发症

超声引导下经皮胆囊造瘘术的并发症较少，最常见的并发症为胆漏，常需外科行紧急手术处理。此外有胆道出血、胆汁性腹膜炎、继发感染、引流管脱出等。

五、临床意义

超声引导下胆囊造瘘术作为一种集诊断和治疗为一体的技术，已为临床医生所广泛接受，并以其独特的优越性在胆道系统疾病的诊断和治疗中发挥着重要作用。

第九节　超声引导下经皮肾盂造瘘术

近年来，随着泌尿系介入性诊断和治疗器械的改进和完善，腔内泌尿外科发展迅速并且其本身已成为一项重要技术，使许多尿路疾病可以免除传统的开放手术。其中大部分患者需要建立经皮肤通向肾脏及其集合系统的操作通道，即经皮肾盂造瘘术（percutaneous nephrostomy，PCN）。

一、适应证和禁忌证

（一）适应证

① 急性上尿路梗阻引起的尿闭，为挽救肾功能。

② 不宜手术的上尿路梗阻患者和恶性肿瘤患者的姑息性经皮尿流改道治疗。

③ 肾盂积脓或肾脓肿时，用此法减压、引流、冲洗、控制感染，避免手术或为进一步的手术治疗创造条件。

④积水肾引流后的功能评价，作为病肾取舍的依据。

⑤ 输尿管手术后因水肿或炎症引起的尿路梗阻，为促进炎症消除、避免再次手术。

⑥ 输尿管损伤后出现尿外渗，采用本方法临时转移尿流方向，促进愈合。

⑦ 移植肾术后出现肾盂积水、积血或积脓等并发症，采用此方法促使肾功能恢复。

⑧ 经皮肾镜检查或取石的术前准备。

⑨ 药物溶石或肿瘤化疗。

（二）禁忌证

① 有出血倾向者。

② 无安全路径。

③ 非梗阻原因引起的严重肾功能衰竭者。

④ 未控制的严重高血压患者。

⑤ 穿刺局部皮肤感染或严重皮肤病患者。

二、术前准备

（一）针具

① 穿刺针　一般选用外径为 18 ~ 20 G 的穿刺针，通过针芯置入导引钢丝即可。

② 导丝　直径 0.0889 cm，长 40 ~ 60 cm，前端柔软呈 J 形。

③ 导管　单纯引流可选用口径较细的引流管，常用 6 ~ 10 F 的猪尾形或球囊导管。

④ 扩张管　特氟龙材质，6 ~ 8 F，长 10 ~ 15 cm。

⑤ 套管针　可选 17 G 或 18 G 穿刺针，紧套于针外壁的导管为聚乙烯或四氟乙烯薄壁导管，长度与穿刺针相同，管尖呈锥形，前端可卷曲成猪尾，有侧孔。

（二）术前准备

① 患者常规准备参照本章第一节。如患者有凝血功能异常，需先纠正。

② 尿路影像学检查（包括超声、X 线尿路造影、CT、MRI 等），以明确病肾和上尿路的一般状态（位置、外形、大小、肾盂和输尿管、有无积水、梗阻程度等），估计可能发生的严重并发症，准备相应的急需药物，必要时备血。

③ 对体质虚弱、高龄等具有感染高危因素的患者，应预防使用抗生素。

④ 对小儿或过分紧张的患者，术前半小时给予镇静药物，必要时全麻下进行。

三、操作方法

1. 患者体位

取俯卧位或侧卧位，俯卧位者腹部垫高，侧卧位者对侧腰部垫高，穿刺前先用普通探头扫查，选择最佳穿刺点和穿刺路径。

2. 引流

常规消毒、铺巾，局麻，采取套管针法或 Seldinger 方法完成穿刺置管引流。套管针法适用于中度到重度积水的置管引流，Seldinger 方法适用于各种程度积水的置管引流。

（1）*套管针法* 先用尖头手术刀或粗针刺破穿刺点皮肤，再选用带有塑料外鞘的导管针穿刺扩张的肾盏，进入肾盂后，一边向前轻轻推进外鞘，一边拔出针体，外鞘作为导管留置肾盂内，或经外鞘插入引流管。

（2）*Seldinger 方法* 最常用，超声引导下将穿刺针刺入扩张的肾盂→拔出针芯见尿液→插入导丝→拔出针鞘→用扩张导管扩张针道→顺导丝插入引流管。

3. 固定

将引流管缝合固定在皮肤上，通过三通管接无菌引流袋。

四、注意事项和并发症

（一）注意事项

① 造瘘部位尽可能选在后侧方 Brodel 无血管区，穿刺针通过中下部肾盏或肾盏与漏斗部交界处，以防损伤叶间或弓形动脉。

② 穿刺路径必须注意避开肝、脾和结肠。

③ 加用彩色多普勒成像，避免血管损伤。

④ 穿刺需避开胸膜腔，尽可能不经过腹膜腔。

⑤ 进针时应尽量一次到位，如出血较多应及时冲洗，防止血块堵塞引流管，并使用利尿剂，术后注意监测血压。

⑥ 对梗阻肾进行引流时，由于突然减压，可能出现大量利尿，术后需及时纠正水和电解质紊乱。

⑦ 对于肾盂积脓患者，应尤其注意穿刺动作要轻柔，穿刺通道建立后要及时减压，避免引起肾盂内压急剧增加的操作，防止肾盂内脓液逆流入血液，导致脓毒血症。

⑧ 双侧肾积水时穿刺肾的选择：a. 一般不做双侧肾同时穿刺造瘘；b. 双侧肾积水程度均较严重时，宜先穿刺积水程度相对较轻的肾或梗阻发生较晚的肾，以挽救可能尚未完全丧失功能的肾；c. 双侧肾积水程度较轻时，宜先穿刺积水相对较重的肾，以减轻积水对肾功能的损害。

⑨ 术程严格遵守外科无菌术的各项规定。

⑩ 术后卧床 24 h 以上，严密观察血压、脉搏变化。

⑪ 对需长期置管引流患者，必须注意保持引流管通畅无菌，定期更换引流管。

（二）并发症

（1）*出血* 最常见，可发生在操作过程中，也可发生在拔管时或在其后延迟出血。如尿液混血多，而尿量又不多，可能是引流管侧孔在肾实质内，必须调整引流管位置。为了防止血块阻塞引流管，应用生理盐水冲洗；如果引流量不多但红细胞压积下降，应做超声检查判断是否有内出血。严重出血常因大血管损伤，有些患者可通过插入更粗的引流管以堵塞通道达到止血的目的，如无法止血则要进行血管栓塞或外科手术治疗。

（2）*感染和脓毒血症* 多发生在脓肾患者，可能与操作技术不良引起肾盂过度扩张、肾盂内压力急增有关，一旦发生感染，应延迟拔管。此外，如果发生肾周脓肿，需引流治疗。

（3）*肾周血肿* 小血肿可不做处理，较大的血肿应抽吸干净或切开清除。

(4) 尿外渗、肾盂穿孔　多数由于操作不当造成。

(5) 血管并发症　如动静脉瘘、假性动脉瘤，主要原因是较粗的穿刺针引起的血管损伤，或者糖尿病、高血压等其他肾硬化类型病变损害了血管壁的收缩性。血管并发症是造成后期出血的主要原因，需外科手术或血管栓塞治疗。

(6) 引流管滑脱和堵塞　引流管置入深度要适当，过深会影响引流，过浅则容易滑脱，治疗后发生引流不畅者应及时用注射器抽吸或经引流管注入少量生理盐水进行冲洗，防止血块或组织碎屑堵塞引流管。

(7) 其他　肺不张、胸腔积液、气胸或血胸往往与穿刺有关，如穿刺到周围脏器则会造成相应的损伤。

五、临床意义

超声引导下经皮肾盂造瘘术(US-guided PCN)克服了传统靠IVP造影和体表标志定位穿刺的盲目性，能便捷而准确地完成经皮肾盂穿刺、尿液引流，使患者有时间等待进一步的治疗，已取代了创伤较大的外科肾切开术。

扫一扫

看彩图

第十节　实质性肿瘤的消融治疗

近年来，超声引导下经皮局部肿瘤介入治疗技术发展迅速，已作为临床肿瘤治疗的一种重要手段，受到患者和医生的认可。肿瘤的消融大致可分为以下几类：化学溶液注射(无水酒精、丝裂霉素、聚桂醇、MTX等)、热消融治疗(射频消融、微波消融、激光消融和高强度聚焦超声)和冷冻消融治疗等。

一、超声引导经皮酒精注射治疗肝脏肿瘤

1983年日本的Sugiura等首次报道经皮酒精注射(percutaneous ethanol injection，PEI)治疗小原发性肝细胞性肝癌。它的机制是酒精直接注入瘤体内，使组织脱水、固定、蛋白质变性，产生凝固性坏死；此外，血管内皮细胞受酒精的破坏所引起的血栓形成和血管闭塞，也可引起细胞死亡。

(一) 适应证及禁忌证

1. 适应证及相对适应证

PEI治疗原发性肝癌的适应证取决于肝癌病灶体积大小、数目、门静脉有无癌栓及肝功能等级、凝血功能等相关因素。

(1) 适应证

① 直径≤3 cm的小肝癌。

② 癌结节数目≤3个。

③ 无大量腹腔积液等全身恶病质。

④ 凝血功能基本正常。

(2) 相对适应证　肿瘤较大或病灶超过3个，但一般情况较好、无明显恶病质、肝功能Child-Pugh A级或B级，且无其他适宜的治疗方法者。

2. 禁忌证

有下述情况不应行 PEI 手术:

① 巨大肝癌。

② 弥漫性肝癌或合并广泛性门脉癌栓。

③ 合并凝血功能障碍性疾病,有明显出血倾向,血小板计数 $<50\times10^9$/L(5 万/mL)。

④ 出现肝外转移且无法手术切除或应用其他方法治疗者。

⑤ 严重乙醇过敏者。

⑥ 严重肝功能不全,全身情况差。已出现恶病质者,如重度黄疸或大量腹腔积液不能耐受 PEI 者。

(二) 术前准备

① 利用超声、造影、增强 CT 等检查方法,确定病灶的大小、数目、位置、形态、有无清晰的边界和包膜等,建立治疗前资料,以便用于治疗后对照观察疗效。

② 患者常规准备参照本章第一节。实验室检查增加检测 AFP 和 CEA 指数。

(三) 操作方法

1. 麻醉

一般,多次穿刺 PEI 治疗需要做局部麻醉,也可以局麻配合镇痛剂或镇静剂。对于接受小剂量治疗者可在门诊治疗,但术后仍需观察 2 ~ 3 h;而对于接受单次大剂量治疗者则需要住院治疗、观察。

2. 治疗过程

首先,确定好穿刺点和穿刺路径,在肝脏区域常规消毒、铺巾,在穿刺点局部麻醉,然后在超声实时监视下,将 20 G 或 21 G 穿刺针插到病灶的中心部位(图 13-10-1),确认针尖位置后,退出针芯,用 99% 的酒精缓慢注射,可观察到酒精很快从针尖向肿瘤周围弥漫或包绕肿瘤(图 13-10-2)。为了使酒精注入整个肿瘤,往往需要通过多个穿刺点多方向进针,或一次进针后多方位布针注射。在注射治疗前后,有必要用彩色多普勒观察肿瘤内血流信号情况,如注射完毕后观察仍有血流信号可局部追加治疗。

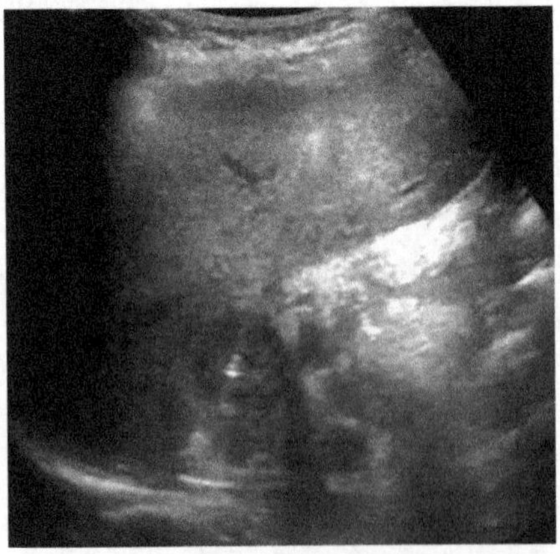

图 13-10-1　穿刺针进入肝右叶病灶二维声像图

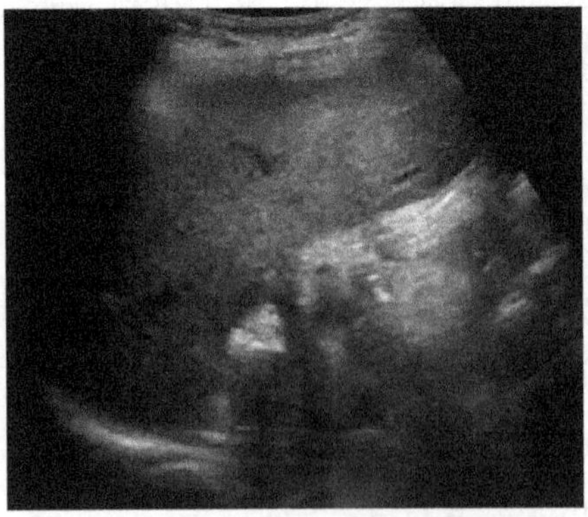

图 13-10-2　酒精在病灶内弥散二维声像图

3. 酒精用量

注入酒精着重使肿瘤周边区域完全覆盖,以获得较好效果,并且一次足量,以肿瘤体积为限。一般要超出肿瘤边缘 5 mm,体积量大致公式:$V=4/3\pi(r+0.5)$(V 体积量,r 肿瘤半径)。

每周可注射 2～3 次,4～6 次为一个疗程。要根据肿瘤灭活情况、肝功能和全身状况来控制疗程的进行。

(四) 注意事项及并发症

1. 注意事项

如果在注射酒精治疗过程中沿着针道发生过多的逆流应减缓注射速度;患者发生不可缓解的腹痛时应停止注射。注射阻力较大时可上下稍移动针尖或旋转改变针尖斜面方向,常可缓解压力。

肝癌酒精治疗后肿瘤复发较为常见。密切随访,可及时发现较小的复发灶,尽早行重复治疗,获得较好的灭活率。有时复发的新病灶随着复发次数的增加而增多。当不易控制肿瘤生长时,应综合应用其他有效治疗手段。

2. 并发症

一般多点小剂量注射酒精治疗引起的副作用较少。发热、疼痛和酒精的毒性反应是最常见的并发症,持续时间较短暂,可经保守治疗缓解。疼痛常在穿刺点,偶尔也可发生在腹部或肩部,可能与酒精漏出刺激肝包膜或膈肌有关。尽管少量酒精沿针道逆流有保护作用,但还是有肿瘤种植的可能性。

(五) 临床意义

对于小肝癌能造成完全性坏死,1,2,3 年的存活率分别可达 88.7%,66.5%,25%。对于大肝癌往往难以使肿瘤完全坏死,并且大量酒精渗入肝实质中可能加重肝坏死、肝硬化的改变,无论是在局部还是在整体均难以获得较好疗效。

二、超声引导热消融术治疗肝脏肿瘤

超声引导热消融术是借助实时超声的引导,将消融探针(电极)精确地置于靶向肿瘤内,通过加热局部组织原位灭活肿瘤病灶,其主要包含射频消融术(RFA)、微波消融术(MWA)、激光消融术(LA)、高强度聚焦超声(HIFU)等方法,最大优点为定位精准,仅作用于肿瘤及其周围组织,安全、高效、可重复应用。

(一) 治疗原理

虽然各种热消融治疗术的治疗原理各异,但最终目的均是在局部组织内产生高温,使组织发生凝固性坏死。经大量体外实验及临床应用已证明肿瘤细胞对热能非常敏感,若温度 > 50 ℃,细胞数分钟即可死亡,若温度 > 60 ℃,细胞立即死亡。然而在相同温度下,正常组织可不受损伤或受损伤较小。

1. 射频消融(RFA)

通过裸露的电极针形成电流回路,电极发射出射频电流,使肿瘤组织中的带电粒子高速振荡产热。

2. 微波消融(MWA)

通过电极在肿瘤组织中发射微波,微波场造成极性分子和离子的高频振动摩擦而升温。

3. 激光消融(LA)

通过光纤在肿瘤组织中使激光在一定的范围内散射、反射和吸收,并在此过程中将光能转变为热能被组织细胞吸收。

4. 高强度聚焦超声(HIFU)

通过超声聚焦刀,将体外低能量超声波聚焦于肿瘤组织内,使其能量放大数千倍,产生瞬间高温和空化效应。

（二）适应证及禁忌证

肝癌主要分原发性和转移性，其中原发性又以肝细胞癌（hepatocellular carcinoma，HCC）为主要类型。热消融治疗肝癌可分为以原位灭活为目标的根治性治疗和以减低肿瘤负荷为目的的姑息性治疗，核心原则是患者能够获得明确的疗效。具体适应证应依据患者肝功能（Child－Pugh 分级）、肿瘤 TNM 分期、有无包膜、位置及毗邻关系、血供程度及生物学行为等进行综合分析。

1. HCC 适应证

① 单发乏血供肝癌直径≤5.0 cm；

② ≤3 个癌灶，最大灶直径直径≤3.0 cm；

③ 手术切除 1 年后复发癌，肿瘤大小特征同上；

④ 上述肿瘤有包膜或边界清晰，其外周具足够灭活的安全范围；

⑤ 上述肿瘤患者肝功能 Child－Pugh A 级或部分 B 级无肝外转移，无腹腔积液或少量腹腔积液；

2. HCC 相对适应证

① 肿瘤大小形态及患者肝功能等条件符合适应证，但肿瘤位于邻近心膈、胃肠、右肾上腺、胆囊、肝门、大血管等施行热消融操作存在高风险的位置；

② 对较大的肿瘤或多发肿瘤联合手术切除治疗，也可择期行分次治疗；

③ 肝移植前控制肿瘤生长及移植后肿瘤复发转移；

④ 手术切除后 1 年内短期复发不适宜再次手术；

⑤ 部分肝功能 Child－Pugh C 级经保肝治疗有明显改善。

3. HCC 禁忌证及相对禁忌证

① 肿瘤直径 >5.0cm，数目≥5 个，呈多结节浸润状并侵及大血管；

② 不能纠正的严重凝血功能障碍；

③ 肿瘤位于肝脏脏面的 >4 cm 且 1/3 以上的瘤体突出肝脏表面，肝尾状叶较大肿瘤；

④ 有门脉主干、一级分支或肝静脉癌栓、严重肝外转移；

⑤ 保肝治疗后无改善的肝功能 Child－Pugh C 级（顽固性大量腹腔积液、黄疸等）；

⑥ 明显的重要脏器功能衰竭，不能耐受手术；

⑦ 急性或活动性感染，尤其胆系合并感染。

4. 转移性肝癌适应证

适宜进行热消融治疗的转移性肝癌患者应为原发肿瘤得到控制、肝脏转移较局限、不能手术切除或不能耐受手术者，目标是延长患者的生存期。

① 肝内单发转移癌直径 <5.0 cm；

② 肝内多发转移癌，肿瘤数目≤3 个，最大灶直径≤3.0 cm；

③ 多发转移灶数目为 4～6 个、肿瘤最大灶直径≤3.0 cm 者可酌情分批分期治疗或联合其他方法治疗；

④ 肿瘤热消融治疗后复发新生病灶的重复治疗。

5. 转移性肝癌禁忌证

① 不能控制的广泛转移；

② 肿瘤负荷≥全肝的 70%，不能控制原发肿瘤者；

③ 其他禁忌证同 HCC 的热消融治疗。

另外在 RFA 治疗适应证的选择中，如闭合回路的电流区域内有金属物者，应慎重进行。

（三）治疗方法

1. 治疗方案制订

应做到“因人而异，因瘤而别”。治疗目标应该是尽可能地灭活整个肿瘤及肿瘤周边的所谓“正常”肝组织。初次消融肿瘤即争取获得整体灭活是局部微创治疗的真谛，也是降低复发转移的关键。穿刺进针的要点就是根据治疗方案设定穿刺点并减少穿刺次数。原则上，对于单一肿瘤，治疗应先从肿瘤的远端深部开始，然后治疗近端浅表区域。对于多个肿瘤的治疗，应先治疗深部的肿瘤，然后再治疗浅表的肿瘤，这样可避免浅表肿瘤消融治疗后的气体（强回声）影响深部肿瘤的观察和治疗。对于血运丰富的肿瘤，其治疗策略是首先灭活血运丰富的肿瘤部分，使接下来剩余病灶的灭活更容易。

2. 操作步骤

除 HIFU 治疗术外，余热消融治疗术操作步骤大致相同。

① 患者取平卧或右前斜位，超声扫查确定进针路线。1% 利多卡因局麻，应从皮肤至肝被膜充分麻醉，对邻近肝表面肿瘤应在消融区肝被膜行多点麻醉；多灶消融注射局麻可适当增加剂量。

② 尖刀片破皮后，嘱患者调控呼吸程度后屏气穿刺。穿刺针刺达肿瘤后从多切面观察针尖在肿瘤内的位置。按预先设定的治疗方案逐个球灶消融（图 13-10-3）。

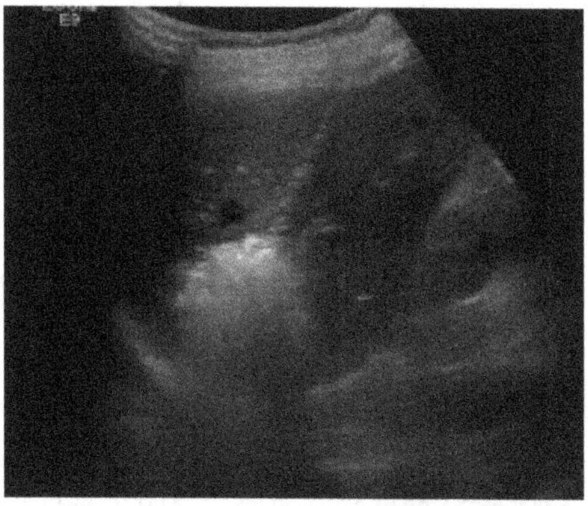

图 13-10-3 超声引导下对肝右叶占位行射频消融治疗

③ 消融治疗后，可借助 CDFI 或 CEUS 评估病灶坏死情况（彩图 13-10-4），后者可显示组织的微循环灌注，更加可靠准确。当消融范围达到预期后，将电极针退出，一般退针时需凝固针道，防止出血也减少针道种植的机会。

④ 术后常规留观 20 ~ 60 min，离开治疗室前行超声扫查，观察肝周及腹腔内有无积液、积血，以便早期发现并发症。

（四）注意事项及并发症

1. 注意事项

① 准确地将电极针放在预定的部位，是保证疗效的关键。这需要术者熟练地操作和患者呼吸运动的配合。

② 治疗过程中监控电极针深度，防止电极针随呼吸被牵拉至过深而造成其他结构过度消融，或有自动回弹显像。

③ 如发生穿刺中引导针偏移预定穿刺点,应行针道止血后方可退针。

④ 由于热能的波及,可能会出现意外部位的凝固性坏死,故凝固治疗中需要将超声探头与电极针分离开,通过多方向的扫查,尽量全面掌握凝固范围。

⑤ 在二维常规超声检查下,肿瘤范围显示不清晰时,应使用超声造影剂,准确捕捉治疗目标部位。有新发现的小病灶时,如需改变治疗方案必须征求家属意见,重新谈话并补充签字手续。

⑥ 治疗时,因胆管对热敏感,当肿瘤靠近肝门部胆管时,需采用灌注冷盐水等方法保护胆管。

⑦ 当肿瘤接近肝脏表面时,应注意保护皮肤,预防表皮烫伤。

2. 并发症

(1) *腹部疼痛* 为最常见的症状,发生于治疗中并可持续治疗后数天,一般轻、中度无须治疗即可自行消失。少数患者需给予止疼药物治疗。

(2) *发热* 多数患者治疗后 1 ~ 3 天出现发热,可持续 3 ~ 10 天,一般无须处理,当体温超过 38.5 ℃时,可采用物理降温。

(3) *肝功能异常* 治疗后 1 ~ 2 天出现转氨酶升高,可达到治疗前的 2 ~ 10 倍。原发性肝癌的患者多合并肝硬化,治疗后易出现转氨酶升高,部分患者还可出现轻度的胆红素、球蛋白及白蛋白升高,上述肝功异常一般无须特殊治疗,多于消融后 7 ~ 10 天降至治疗前水平。少数肝功能差的患者可给予保肝、补充蛋白及利尿治疗。

(4) *胸腔积液* 多数情况下为反应性胸腔积液,少数是术中由于损伤膈肌或胸膜引起血性胸腔积液。量少无症状的无须治疗,于 1 ~ 3 个月后自行吸收,如胸腔积液较多,出现呼吸困难,应进行胸腔抽液引流。

(5) *皮肤烫伤* 水冷式电极出现以前,皮肤烫伤是较常见的并发症。

(6) *肝出血或被膜下血肿* 预防出血的主要措施:① 彩色多普勒超声或超声造影定位引导,避开大血管;② 穿刺时经过至少 1 cm 正常肝组织;③ 出针过程中消融针道;④ 出针后穿刺点加压按压。

(7) *肠道穿孔* 一般发生于由外科手术史造成肠道粘连者。近肠道处采用少量无水乙醇注射及局部保护性测温可有效避免肠道穿孔。

(8) *胆道损伤* 多发生于肿瘤邻近肝门部,消融治疗时局部保护性测温可避免胆道的损伤。

(9) *针道种植* 发生率为 0.4% ~1.4%,多发生于消融术后 8 ~ 37 个月,出现在皮下。种植肿瘤可再次消融或手术切除。

(10) *其他罕见并发症*

① 肝脓肿或脓胸:很少发生,多见于糖尿病患者,一般于消融治疗后 3 ~ 4 周发生。除常规抗感染外,可行置管引流。多于 2 ~ 5 周后痊愈。

② 无症状胆囊壁增厚:多发生于肿瘤靠近胆囊者,胆囊壁受热导致。患者右上腹不适,多于 1 周内缓解。

③ 无症状动脉 - 门静脉瘘:极少发生,无须特殊处理。

(五) 临床意义

超声引导热消融治疗肝肿瘤为临床提供了一种新的微创的局部治疗方法。操作安全简便,疗效切实,可重复进行。随着影像医学技术的进步,肝肿瘤的局部消融治疗也会进一步发展,为失去手术机会的肝癌患者带来根治的希望。

三、甲状腺结节的热消融治疗

甲状腺结节发病率较高，据报道，其中5% ~15%的甲状腺结节为恶性结节。对于症状性良性的甲状腺结节和低侵袭性的甲状腺癌，可采取微创的热消融治疗方法，其能够保留甲状腺的生理功能和维持患者的颈部美观。常用的甲状腺结节热消融方法有微波消融、射频消融和激光消融等。

（一）治疗原理

同"超声引导热消融术治疗肝脏肿瘤"。

（二）适应证及禁忌证

1. 适应证

① 压迫气管及周围器官的较大（直径 >2.0 cm）的良性甲状腺结节；

② 进行性生长的良性甲状腺结节；

③ 引起甲亢症状的自主功能性结节；

④ 与结节相关性自觉症状明显的甲状腺良性结节。

2. 相对适应证

① 甲状腺单发微小乳头状癌（直径≤1.0 cm），并且病灶没有贴近包膜，颈侧区无可疑淋巴结转移，全身无远处转移；

② 直径4 ~5 cm的实质性（实质部分 >80%）甲状腺良性结节，消融难度较大和消融后吸收缓慢的结节；

③ 甲状腺乳头状癌，经评估，患者自身条件不能耐受外科手术治疗的；

④ 外科手术治疗术后残留或复发的甲状腺微小癌，并且无淋巴结及远处转移；

⑤ 甲状腺癌外科切除术后，数目小于3枚的颈部转移性小淋巴结（直径 <2.0 cm）。

3. 相对禁忌证

① 合并淋巴结或其他远处转移的甲状腺微小癌；

② 缺少安全消融范围的较大甲状腺癌（直径 >1.0 cm）；

③ 直经 >5.0 cm的实质性（实质部分 >80%）甲状腺良性结节，消融难度大和消融后吸收困难的结节；

④ 对侧声带功能不全的患者；

⑤ 病灶内存在粗大钙化的甲状腺癌或转移淋巴结。

4. 禁忌症

① 不能纠正的严重凝血功能障碍；

② 严重心肺及精神疾病，不能耐受消融手术；

③ 闭合回路射频消融术，电流区存在金属物、金属支架、起搏器等。

（三）术前准备

术前行常规准备及甲状腺功能检查。所有甲状腺结节采用甲状腺报告和数据系统（TI - RADS）分级进行分级诊断，对于TI - RADS分级≥3级的病灶，术前常规采用FNA或CNB行病理学活检。

（四）操作方法

① 患者取仰卧位，头后仰，充分显露颈部，鼻氧管吸氧，碘伏消毒，麻醉方式为2%利多卡因注射液局部麻醉，用液体隔离法隔离甲状腺与周围器官或组织，隔离液为利多卡因与生理

盐水混合液(0.25%)。

② 尖刀片破皮,在超声引导下,将电极针穿刺进入目标结节内。触动开关确认消融仪开始工作后,按照先背侧后腹侧、先下极后上极的顺序进行移动式消融,直至整个结节区域被覆盖(彩图13-10-5)。囊性或囊实性结节应尽量抽尽囊液后按上述方法再进行消融。

③ 治疗结束前,行甲状腺超声造影,观察结节消融效果,如有残留应再次消融。治疗结束后,超声观察甲状腺周围有无活动性出血。

④ 再次启动消融仪,边消融针道边退针。

(五)注意事项及并发症

1.注意事项

① 密切关注颈部动脉及神经走形,避免损伤。

② 消融结束后,用二维及彩色多普勒超声观察甲状腺周围有无活动性出血。如有出血,可对出血点行热凝固止血。

③ 术后患者于留观室平卧、吸氧,留观半小时后无异常可返回病房。

2.并发症及处理

(1)*喉返神经损伤* 术前,注射隔离液充分隔离,保护喉返神经。术中,检查患者发声情况。术后,如患者发生声音减低或嘶哑,多为局麻作用或可逆性热损伤,一般1~3个月内会恢复;如产生不可逆损伤,对侧喉返神经在3~6月内会代偿性恢复发声,应注意与患者充分沟通。

(2)*出血* 热消融治疗甲状腺结节出血发生率相对较低。术前,严格检查评估患者凝血功能情况,对服用阿司匹林等活血药物的患者,应停药一周后再治疗,如凝血功能不能改善者严禁手术;术中,彩色多普勒实时引导,注意避开大血管,若发生轻微出血可采取压迫止血。若发生轻、中度出血可在彩色多普勒监视下寻找出血点,并行热凝固。若发生中、重度出血,必要时寻求急诊外科手术。

(3)*感染* 在严格遵守无菌操作的情况下,感染发生率极低,必要时可预防性使用抗生素。

(4)*疼痛* 一般局麻后疼痛多可忍耐,少数疼痛较严重,需进行处理或中止治疗。

(六)临床意义

超声引导下热消融治疗甲状腺结节具有很高的临床价值。与传统的外科手术治疗相比,其创伤小、安全、美观,能尽可能地恢复甲状腺功能;在局麻下即可实施,节约了医疗资源,是甲状腺结节治疗的一个有效补充和创新。

四、超声引导冷冻治疗肿瘤

通过冷冻使肿瘤组织灭活已经被广泛地称为"冷冻外科术"或"冷冻消融术"。它是介入性微创消融治疗技术的一种。在术中,超声引导下可以消灭显示的肿瘤组织或缩小肿瘤体积。肿瘤冷冻治疗的目的是要与手术切除一样提高患者的生存率,同时降低发病率及扩大治疗的适用范围。那些属于外科手术禁忌证的肿瘤患者,正是冷冻治疗的基本适应证。此外,冷冻疗法也广泛用于皮肤病、直肠疾病、妇产科疾病和泌尿系疾病,尤其是那些易于接触的组织结构的治疗。

(一)治疗原理

冷冻治疗的原理是通过复合性组织变性而造成组织破坏,其作用取决于冷冻治疗的温度及时间。冷冻引起的坏死基本上是直接通过细胞内冰化、冷冻、解冻循环作用时造成细胞外液渗透性损伤，以及小血管（通常小于 2 mm）阻塞和血栓造成细胞凝固性坏死引起的。

（二）术中超声引导

冷冻治疗与其他消融治疗（如射频消融术、高强度聚焦超声及酒精注射）相比，其主要优点在于，可以在实时超声显示下对冷冻治疗过程进行更精确的监控。因为冷冻及非冷冻组织界面间的声阻抗差异很大，所以会使冷冻组织表面产生极强的回声及后方声影，使其与非冷冻组织之间存在一个锐利的分界面。

（三）并发症

（1）出血　冷冻术后出血是较常见的并发症。其原因包括低温造成的凝血障碍、大量肝组织破坏引起的血小板减少等。冷冻术后出现腹腔积液或腹腔积液增加可能是由腹腔内出血引起。

（2）脓肿　冷冻缺损区的增大伴有发热、白细胞增高，提示和支持脓肿的诊断，尤其是在冷冻缺损区内出现气体增多和气液平面。

（3）胆管损伤　冷冻术损伤胆管或胆囊可造成胆道系统的穿孔、狭窄或胆汁瘤。

（4）血管并发症　不常见。

（5）肝外损伤　邻近组织损伤。

（6）肿瘤残留与复发　冷冻区边缘可能残存瘤细胞，成为复发来源。

（四）临床意义

冷冻治疗恶性肿瘤是常规外科切除方法的一种重要补充和替代。

五、超声造影在肿瘤消融中的应用

随着仪器性能的改进和新型声学造影剂的出现，超声造影（contrast enhanced ultrasound，CEUS）已能有效增强心肌、肝、肾、脑等实质性器官及实体肿瘤的二维超声影像和血流信号。利用超声造影技术观察正常组织和病变组织的血流灌注情况、肿瘤血管分布和灌注特点，可有效评价肿瘤介入治疗效果。它极大地改善了局部消融肿瘤的各个步骤的操作效果。

（1）界定肿瘤浸润范围　根据 CEUS 增强范围界定肿瘤浸润范围。

（2）判断肿瘤大小及边界形态　CEUS 对确认肿瘤实际大小及边界更为准确。

（3）检出微小病灶、转移灶　可发现常规超声无法显示的病灶（彩图 13-10-6）。

（4）判断毗邻关系　更清晰地显示了肿瘤与相邻器官的毗邻关系，减少消融后并发症。

（5）评估肿瘤分化程度　肿瘤的渐变过程伴随病变内血流动力学的改变，CEUS 对血流动力学的评价非常灵敏。

（6）筛选适应证　正确地筛选适应证可提高消融成功率。

（7）指导消融应用效果　及时评估消融的效果及远期效果的随访（彩图 13-10-7）。

扫一扫

看彩图

第十一节　介入性超声在妇产科疾病诊疗中的应用

超声在妇产科疾病的检查中占有重要地位，所以介入性超声在妇产科疾病诊疗中具有先天优势。其广泛应用于子宫输卵管造影、子宫肌瘤治疗、卵巢内膜异位囊肿治疗、输卵管积脓治疗、羊膜腔穿刺、脐血管穿刺取血、绒毛膜穿刺活检等。

一、超声介入硬化治疗子宫肌瘤

子宫肌瘤是女性生殖系统最常见的良性肿瘤，育龄期妇女发病率高达25%，其传统的治疗方法为手术切除子宫或肌瘤剥除术，但外科手术创伤较大、恢复慢，因此各种介入治疗方法应运而生。

（一）适应证和禁忌证

1. 适应证

一般诊断明确的子宫肌瘤均可为治疗适应证，排除子宫肉瘤、子宫其他病变及宫颈非良性病变。以下是超声介入硬化治疗子宫肌瘤相对适应证：

① 子宫颈肌瘤、带蒂的黏膜下和浆膜下肌瘤、血管型平滑肌瘤。

② 合并急性和慢性盆腔炎，经药物控制后可变成适应证。

③ 多次下腹部手术史、肠粘连史，下腹部声通道上有异物置入者。

④ 下腹壁严重的质硬手术疤痕，对显像超声有明显衰减者。

2. 禁忌证

① 子宫肌瘤生长迅速及怀疑平滑肌肉瘤者。

② 有严重凝血功能障碍或严重心、肝、肾功能不全者。

③ 严重动脉硬化及高龄患者。

④ 妊娠或妇科急、慢性炎症未能控制者。

⑤带蒂的浆膜下肌瘤、阔韧带肌瘤及游离的肌瘤。

⑥ 穿刺部位感染。

（二）术前准备

① 患者常规准备参照本章第一节。

② 硬化剂：聚桂醇。

③ 常规超声测量肌瘤部位、大小、血流情况，计算肌瘤体积，根据其大小确定硬化剂的注射剂量。

④ 穿刺途径：

a. 经腹穿刺：选择前位子宫，肌瘤位于宫体前壁或宫底部的患者；

b. 经阴道穿刺：选择后位子宫，肌瘤位于子宫后壁、宫底部或两侧壁的患者。

（三）操作方法

经腹穿刺患者取平卧位，下腹部常规消毒铺巾后，在无菌操作下，超声测量出皮肤进针点与肌瘤的直线距离、进针深度和角度，采用腹部超声穿刺支架定位，皮肤穿刺点局部麻醉后，超声引导下用19 G的PTC穿刺针穿刺进针（图13-11-1）；经阴道穿刺者取膀胱截石位，常规会阴、阴道消毒，套上无菌探头套后，将装有灭菌穿刺架的阴道探头缓慢送入阴道，扫查肌瘤最大切面，确定最佳穿刺路径后，穿刺针沿穿刺架经后穹隆穿刺，避开较大血管，定位于肌瘤。直径不超过3 cm的子宫肌瘤单点注入药物，直径大于3 cm的子宫肌瘤多点、多平面注入药物，观察药物在瘤体内的弥散状态。由于肌瘤假包膜的存在，药物局限在肌瘤范围内，瘤体呈现雾状强回声光团。

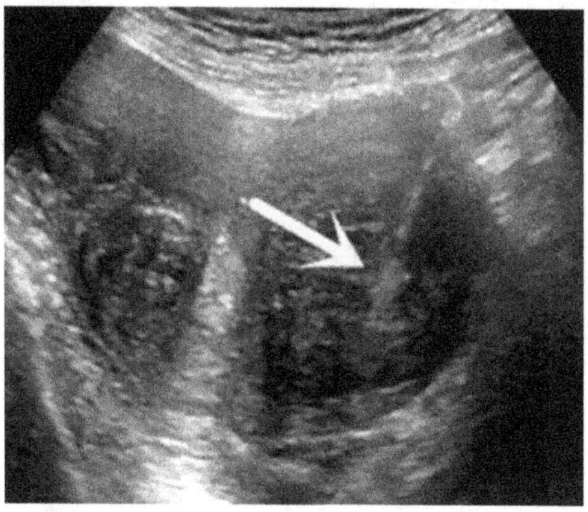

图 13-11-1　子宫前壁肌瘤行聚桂醇硬化治疗(箭头示穿刺针)

注射结束后退针(彩图 13-11-2),并注射透明质酸钠封堵针道避免聚桂醇溢出;如为经阴道治疗,最后以无菌纱布堵塞阴道穹隆 24 h 后取出。

(四)疗效评价

(1)*无效*　肿瘤在超声介入硬化治疗后体积增大,内部回声无改变,患者临床症状无改善。

(2)*有效*　肿瘤在超声介入硬化治疗后缩小,不足原肌瘤的 1/3,瘤体内部分回声增强或有小部分液化、钙化,但已停止生长,患者临床症状明显减轻。

(3)*显效*　肿瘤在超声介入硬化治疗后明显缩小,缩小体积大于原肌瘤的 1/3,患者临床症状明显减轻或基本消失。

(4)*治愈*　肿瘤在超声介入硬化治疗后原肌瘤的体积明显缩小或消失,超声显示瘤体内部分或大部分回声明显增强,大面积钙化,患者临床症状基本消失。

(五)注意事项及并发症

1. 注意事项

① 治疗前嘱患者放松,治疗中不要随意活动,如有不适及时告知医生。

② 治疗中密切观察患者的生命体征,如呼吸、心跳、血压等,术中出现呼吸心搏骤停、心律失常等应立即停止治疗,并予以相应急救措施。

③ 术程严格遵守外科无菌术的各项规定。

④ 治疗后,需让患者住院观察,卧床休息 24 h,如有不适,及时告知医师。

2. 并发症

① 局部感染或败血症:局部穿刺点红、肿、热、痛,或全身感染、发热、寒战等。

② 局麻药过敏;药物毒性反应。

③ 穿刺部位血肿、皮下气肿。

④ 渗血、渗液、出血,严重者发生休克甚至死亡。

⑤ 误穿其他脏器、硬化剂弥散损伤周围器官。

⑥ 脑血管症状,治疗期间发生高血压、脑血管意外、心律失常、心包填塞、心脏呼吸骤停。

(六)临床价值

超声引导下聚桂醇硬化治疗子宫肌瘤图像清晰,明确显示子宫肌瘤大小、血供、位置与周围组织的关系,实时监测,进针准确,治疗患者无须住院,并且保全了子宫,治疗过程安全、无痛、微创。但是当肌瘤过大时,聚桂醇硬化治疗往往不能一次完全奏效,需多次治疗,因此对于此类患者该方法是否作为第一治疗选择有待商榷。

二、高强度聚焦超声治疗子宫肌瘤

高强度聚焦超声(high-intensity focused ultrasound,HIFU)是现代医学与现代工程学相结合应用的一种新的治疗技术(图 13-11-3)。由 Lynn 等在 1942 年首次报道。HIFU 治疗是利用一定的技术手段,将高强度超声波聚焦于体内病变组织,从而达到靶向破坏病灶的目的。由于它具有良好的定向性、穿透性和可控性,加之是体外操作,故属于一种无创治疗技术,目前多被用于肿瘤的治疗中。

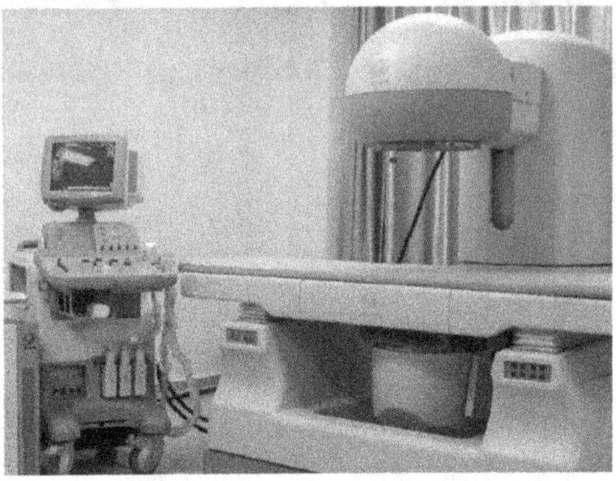

图 13-11-3　HIFU 治疗系统

(一) HIFU 原理

HIFU 是将体外发射的超声波,通过一定的技术手段聚集于体内病变组织,交点处的声强每平方厘米可达数千瓦。声波与生物组织相互作用,热能量于病变部位沉积后产生治疗效应,达到靶向损伤的目的。

因此,HIFU 治疗必须包括超声波的发生和聚焦、病灶的定位和治疗中的监控,以及实现二者的相关辅助装置。

(二) HIFU 治疗原理

HIFU 治疗利用短时间的高温等效应让焦域区的所有组织凝固性坏死,坏死组织逐渐被周围组织吸收。由于主要是以高温(65 ~ 100℃)来破坏局部组织,因此这种方式也被称为热切除或消融,是一种局部治疗肿瘤的新技术,主要适用于治疗恶性和良性实体肿瘤。

(三) 治疗计划系统

HIFU 治疗计划系统必须包括以下内容:

① 确定治疗靶区。

② 确定辐照的方向。

③ 确定选用的超声频率及换能器的聚焦口径、焦距。

④ 拟选用的辐照声强、辐照持续时间和两次辐照之间的间隔时间,以及运动扫描时治疗头的扫描速度。

⑤ "切除"方式。

⑥ 评估声通道。

⑦ 拟治疗次数。

⑧ 治疗体位确定，原则上应根据治疗的目的、肿瘤的毗邻关系、声通道的情况和肿瘤的位置来综合确定，常取声波到达靶区路径最短的体位。

⑨ 改善声通道的辅助装置和辅助措施。

⑩ 可能出现的并发症，以及预防和治疗措施。

（四）适应证

未完成生育，由于某些原因不愿手术并希望保留子宫，且瘤体直径 <10 cm 的肌壁间肌瘤患者。

（五）治疗过程

HIFU 治疗的术前准备基本与外科手术相同。

治疗的基本过程如下：麻醉→选择治疗体位和固定体位→确定病灶部位和毗邻关系→确定治疗靶区→启动治疗系统治疗→实时监控→调整 TPS。

（六）注意事项

① 根据 HIFU 治疗中所采用的麻醉进行恢复期监护，检测血压、脉搏、呼吸，直至生命体征平稳。

② 注意治疗区皮肤情况，必要时给予降温。

③ 严密观察和预防可能出现的并发症。

④ 随访脏器生化指标。

⑤ 按计划予以其他治疗。

（七）临床意义

HIFU 具有无创性、治疗剂量可掌握、治疗范围可准确控制，以及疗效可实时评价等优点，具有广泛的应用前景。

三、超声引导微波消融治疗子宫肌瘤

在超声监视和引导下将微波消融针置入子宫肌瘤内，在高频振荡产生的热效应作用下，使肌瘤组织产生生物效应而发生组织变性、凝固、坏死、机化，最后逐渐被机体吸收或排除，从而达到治疗目的（图 13-11-4）。

（一）操作方法

常规皮肤消毒，铺无菌巾，无菌探头定位后局麻或静脉麻醉，在超声引导下置入微波针至预定的肌瘤部位，可根据需要放置测温针。具体作用时间依据肌瘤的大小、瘤周温度的改变决定（彩图 13-11-5）。当消融范围达到预期范围后，将电极退出。术后，常规留观 20～60 min，离开治疗室前行超声扫查，观察盆腔内有无积液、积血，以便及时发现并发症。

（二）注意事项及并发症

微波消融治疗子宫肌瘤如操作不当，可能出现子宫穿孔，损伤邻近器官，产生较严重的并发症，这与手术操作者掌握这项技术的娴熟程度及对适应证的把握密切相关。

（三）临床意义

超声引导下微波消融治疗定位准确、安全可控、微创，最大的特点是可最大限度地不损害子宫肌瘤周围的正常组织，不影响子宫、卵巢的血液供应及内分泌功能，对盆腔干扰最小，可以保留子宫及生育功能，有利于女性的身心健康。

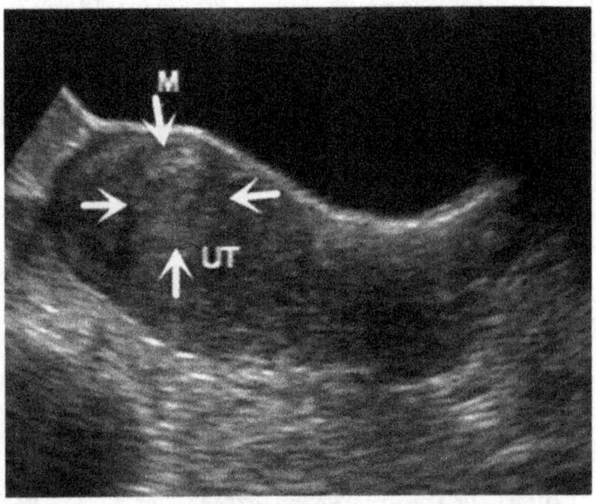

图 13-11-4　子宫肌瘤行微波消融术后 3 个月，体积明显缩小（箭头示）

四、超声引导抽吸硬化治疗盆腔子宫内膜异位囊肿

子宫内膜异位症（endometriosis，EMS）为育龄期妇女高发病，好发于盆腔，治疗方式主要有手术治疗、药物治疗、超声引导介入硬化治疗。其中超声介入硬化治疗操作简单，创伤轻微，费用低廉，疗效已经得到临床认可。

（一）适应证及禁忌证

（1）适应证　鉴于盆腔子宫内膜异位囊肿病变的复杂性，术前应先行细针穿刺诊断，确证后可行硬化治疗。

（2）禁忌证　对具有多个分隔的病例不宜行硬化治疗。

（二）术前准备

① 患者常规准备参照本章第一节，实验室检查增加检测 CA125，CA199，FSH。

② 于月经干净后 3 ~ 7 天内行硬化治疗术。

③ 术前常规超声检查明确囊肿大小、位置、形态、有无分隔、内部液体透声情况，并精确计算出囊肿内液体的体积。

（三）操作方法

常规皮肤消毒、铺洞巾，选择最佳进针途径，进针深入囊腔 1/3 ~ 2/3 处，拔出针芯，接连注射器（图 13-11-6a）。

抽液如为淡黄色液体，需进一步做蛋白实验，蛋白实验为阳性则尽量抽干净；如抽出液为深褐色浓稠液体，先抽一部分后，注入 0.9% 氯化钠溶液，反复冲洗至抽出澄清液体为止，然后根据囊内液体的体积计算出应注入硬化剂的剂量。囊内如有分隔，先处理体积大者，酌情处理后者。如分隔之间相通，则转动穿刺针方向，或微调进针深度，尽量将腔内液体抽吸干净，然后进行硬化治疗。术毕，囊液行常规及脱落细胞检查。

（四）临床价值

既往常用硬化剂为无水乙醇，常见不良反应为术中疼痛、术后醉酒样反应、乙醇过敏等。现临床普遍使用聚桂醇（图 13-11-6b），副作用小，效果更佳。但是，超声引导下硬化治疗仍然存在局限性，如对于多房性囊肿，分隔处囊壁张力小，不能完成全部囊液的抽吸，从而影响疗效。因此，在抽吸时，嘱患者平稳呼吸，适当转动针尖的方向，以便将囊液抽吸干净。超声引导下介入硬化治疗，因其微创、对卵巢储备功能影响较小且费用低廉，可明显减轻患者生理、心理及经济负担，是临床治疗此疾病的有效方法。

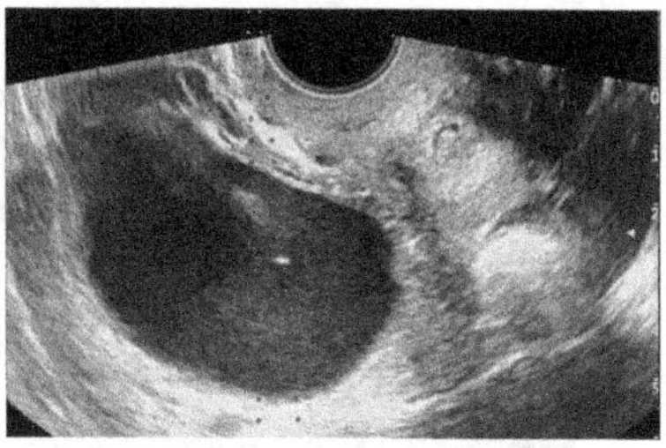
(a) 穿刺针置于卵巢内膜异位囊肿内

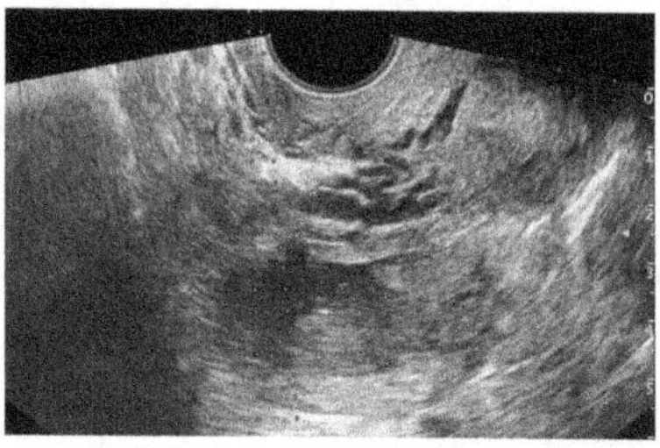
(b) 卵巢内膜异位囊肿注入聚桂醇后，硬化剂于囊内弥散

图 13-11-6 超声引导下行卵巢内膜异位囊肿抽吸硬化治疗术

五、超声引导下羊膜腔穿刺

（一）适应证

1. 中期妊娠(16～20 孕周)

① 胎儿染色体核型检查。

② 胎儿发育异常、代谢性疾病的羊水生化指标测定。

③ 羊水过多时羊水减量，或过少时羊膜腔灌注。

④ 羊膜腔内注药终止妊娠。

2. 晚期妊娠

① 胎儿成熟度评估。

② 母子血型不合的诊断。

③ 促胎儿成熟治疗。

④ 胎儿宫内发育迟缓或羊膜炎患者羊膜腔内注药治疗。

（二）禁忌证

① 先兆流产。

② 术前两次测量体温(腋温)＞37.2℃。

③ 有出血倾向(血小板≤70×10^9/L，凝血功能检查有异常)。

④ 有盆腔或宫腔感染征象。

⑤ 无医疗指征的胎儿性别鉴定。

（三）操作方法

① 孕妇取平卧位，超声确定羊水最深部位作为穿刺进针点(避开胎儿，并尽量避开胎盘)。

② 常规消毒、铺巾。

③ 超声引导下将穿刺针(20G～22G、长 15～20 cm)刺入羊膜腔内(图 13-11-7、图 13-11-8)，取出针芯，抽吸 10～30 mL 羊水送检。

④ 进行宫内治疗者注入相应的药物。

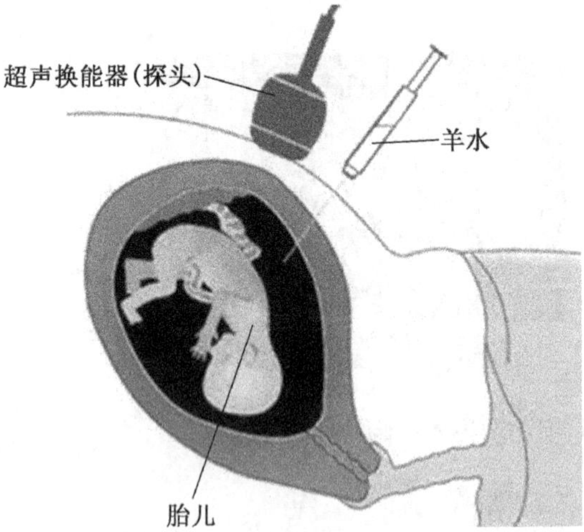

图 13-11-7 羊膜腔穿刺示意图

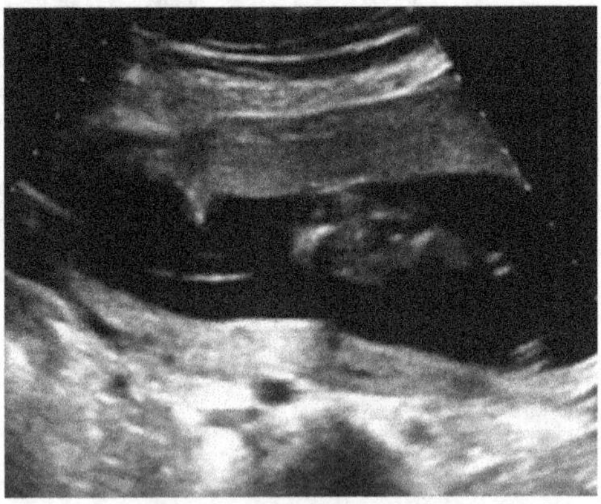
图 13-11-8 超声引导下穿刺针进入羊膜腔

(四) 注意事项及并发症

1. 注意事项

① 穿刺过程中出现子宫收缩或胎动频繁,应停止操作。

② 一次穿刺失败只允许重复一两次,且不能在同一部位重复进针。

③ 如果穿刺失败,再穿刺应在2周后进行。

④ 术毕超声观察胎心、胎动和羊水情况。

⑤ 双胎妊娠时,在超声引导下先穿刺一个妊娠囊,抽吸羊水后,换穿刺针穿刺另一个妊娠囊。

2. 并发症

(1) 流产　流产率约为0.06%,多次穿刺会使流产率增加。

(2) 损伤和出血　包括母体腹壁、子宫、脐带、胎盘或胎儿损伤,可发生腹壁、子宫浆膜下、脐带或胎盘血肿,胎儿出血。损伤会导致羊水内血染。

(3) 羊水渗漏　羊水渗漏会导致羊水过少,很少发生。

(4) 宫内感染　消毒不严格时可能发生感染,发生率约0.1%。

(五) 临床价值

超声引导下羊膜腔穿刺技术取材方便、流产率低,并发症少。经超声引导下羊膜腔内给药避开了胎盘屏障,减少了药物对母体的影响,显著提高了利用率。反复穿刺羊膜腔可能增加宫内感染和早产的风险。

六、超声引导下脐静脉穿刺取血

(一) 适应证

主要用于有医学指征的孕18周以后的产前诊断。

① 胎儿染色体核型分析;

② 胎儿宫内感染的诊断;

③ 胎儿血液系统疾病的产前诊断及风险评估;

④ 用于胎儿宫内治疗。

（二）禁忌证

① 先兆晚期流产；

② 术前两次测量体温（腋温）高于37.2 ℃；

③ 凝血功能异常；

④ 有盆腔或宫腔感染征象；

⑤ 无医疗指征的胎儿性别鉴定。

（三）操作方法

① 孕妇排空膀胱，取仰卧位，常规消毒铺巾；

② 超声定位；

③ 在超声引导下将穿刺针经腹壁及子宫穿刺进入脐静脉血管腔内；

④ 拔出针芯，接注射器抽取需要量的脐血，取血量不宜多于5 mL。插入针芯拔针。

⑤ 超声观察胎心、胎盘和脐带情况。

⑥ 手术时间不宜超过20 min，如穿刺针两次经皮穿刺均未穿入脐静脉腔内应终止手术，1～2周后重新手术。

（四）注意事项及并发症

① 向孕妇说明可能发生的并发症；

② 嘱孕妇出现腹痛、阴道出血、阴道流液、胎动异常等情况时及时就诊；

③ 禁止性生活2周；

④ 预约2周后复诊。

（五）临床意义

纯胎血标本在产前诊断、优生学及胎儿生物学研究中具有广泛作用。超声引导下脐静脉穿刺取血能安全、有效地获取纯胎儿血标本，极大地提高了产前诊断的准确性和敏感性。

参考文献

[1] 刘吉斌. 现代介入性超声诊断与治疗. 科学技术文献出版社，2004.

[2] 陈敏华. 肝癌射频消融——基础与临床. 人民卫生出版社，2009.

[3] 任卫东，常才. 超声诊断学. 3版. 人民卫生出版社，2016.

[4] Lorentzen T, et al. EFSUMB Guidelines on Interventional Ultrasound (INVUS), Part I. General Aspects, 2015.

[5] Sidhu P S, et al. EFSUMB Guidelines on Interventional Ultrasound (INVUS), Part II. Diagnostic Ultrasound－Guided Interventional Procedures, 2015.

[6] Dietrich C F, et al. EFSUMB Guidelines on Interventional Ultrasound (INVUS), Part III. Abdominal Treatment Procedures, 2016.

[7] Jenssen C, et al. EFSUMB Guidelines on Interventional Ultrasound (INVUS), Part IV. EUS－Guided Interventions: General aspects and EUS－Guided sampling, 2016.

[8] Fusaroli P, et al. EFSUMB Guidelines on Interventional Ultrasound (INVUS), Part V. EUS－Guided Therapeutic Interventions, 2016.

[9] Jenssen C, et al. EFSUMB Guidelines on Interventional Ultrasound (INVUS), Part VI. Ultrasound－Guided Vascular Interventions, 2016.

[10] Samer N. Narouze. Atlas of Ultrasound – Guided Procedures in Interventional Pain Management. Spriger. 2011.

中英文对照

contrast enhanced ultrasound	超声造影
convex array	凸阵型
core needle	粗针
cryoablation	冷冻治疗
eletronic phased array	电子相控阵型
endometriosis	子宫内膜异位症
endoscopic ultrasound	内窥镜超声
fine needle aspiration	细针穿刺针吸细胞学检查
fine needle	细针
free hand	徒手
gene analysis	基因分析
hepatocellular carcinoma	肝细胞癌
high intensity focused ultrasound	高强度聚焦超声
histological biopsy	组织学活检
immunohistochemistry	免疫组织化学检查
interventional ultrasound	介入性超声
laser ablation	激光消融术
linear array	线阵型
microwave ablation	微波消融术
percutaneous ethanol injection	经皮酒精注射
percutaneous transhepatic biliary drainage	经皮胆管穿刺引流术
probe	探头
radio frequency ablation	射频消融术
transperineal prostate biopsy	经会阴前列腺活检术
transrectal prostate biopsy	经直肠前列腺活检术
percutaneous nephrostomy	经皮肾盂造瘘术
percutaneous transhepatic biliary drainage	经皮胆管穿刺引流术
US-guided percutaneous transhepatic gallbladder drainage	超声引导下胆囊造瘘术
US-guided fine needle aspiration	超声引导细针穿刺抽吸细胞学检查